組織学

改訂20版

北海道大学名誉教授
阿部和厚

新潟大学長
牛木辰男

著

南山堂

改訂20版の序

　本書の初版は1954年に名古屋大学の戸苅近太郎により出版された．その後，改訂を重ねながら，北海道大学の伊藤　隆に受け継がれ，ついで阿部和厚が改訂を引き継ぎ，さらに，この度，牛木辰男が参加して改訂20版の出版に至った．このように，本書は，わが国で最も長い65年の歴史をもつ組織学の教科書ということになる．さきの改訂19版は，初版から約50年目の出版となったが，初版からの形を維持した改訂にとどめて，伊藤の遺志を継いだ阿部が単独で執筆した．しかし，この改訂20版では，その後の学問の進歩と時代の要請に応え，とくにこれを手にする現代の学生を意識して内容も構成も刷新することとし，阿部と牛木の共著としての大改訂を行った．

　初版でも述べているように，組織学は解剖学の根幹をなし，病理学などの基礎医学，さらに臨床医学の根底を支える学問である．そして時代とともに，その知見はさらに大きく膨らみ広がっている．しかし，本書は，医学生を中心として，歯学生，獣医学生，その他の医学関連の学生をも対象にするため，その内容は教科書の範囲でまとめるようにし，できるだけ読みやすい簡明な文章を心がけた．構成は，初版以来，組織学総論として「細胞」，「組織」，各論として「各器官系」に分けて扱ってきたが，総論の内容が膨大になってきたため，新たに「組織」を4大組織に分けるなど，項目を整理した．

　また，今回の改訂では，組織像の写生図，模式図，電子顕微鏡写真などの図を多く採用し，ページをめくりながら，図を見ていくだけで，組織の各部の構造や全体像が浮かび上るように工夫してある．

　初版では，名古屋大学の戸苅教室に所属していた専属の画家，木戸史郎によって忠実に描写された光学顕微鏡の組織像が数多く採用されていた．当時の外国の組織学や病理学の教科書も顕微鏡画像を写生図で示していたが，簡単に顕微鏡写真が撮影できるようになった今日，そのような図は姿を消してきている．しかし，複雑な組織像を正しくとらえる訓練には，顕微鏡を観察しながらのスケッチは欠かせない．すなわち組織像の写生図は，一度，「理解」というフィルターを通しているだけに，わかりやすく，おおいに学習の参考になるのである．そこで本書では，墨による木戸原図を彩色し，水彩画の多くも色補正して，歴史的に価値のある組織図を新しい形で継続することにした．また，阿部による写生図も増補した．こうして本書では，光学顕微鏡による組織像は，あえて写生図を中心としてある．なお，その大部分はヒトの標本による．

　さらに，模式図や電子顕微鏡写真などの新しい画像も数多く追加した．著者だけでは不足な写真については，信頼する研究者からご提供いただいた．これらの図についても多くはわかりやすさを考えて彩色をほどこした．

　以上の図と写真の彩色はすべて阿部が手作業で行ったが，枚数が多いために数年を要した．

　本書では，体系的ではないものの，肉眼解剖学・分子生物学・発生学・生理学・病理学との関連にも触れている．組織学の解剖学的位置づけ，分子や遺伝子との関連，機能や病気とも関連して広い視点のもとに理解できるようにするための配慮である．

　組織学は肉眼では直接見えない世界を対象とするため，さまざまな手法で実体を見えるようにする努力をする．これにより眼下に広がる世界は，自然そのものであり，自然が造った美，芸術でもある．そして，その形は無限の情報を含んでいる．観察者はここから最適な情報を拾い上げ，その意味を考える．形には意味があり，さらに時間の変化から機能が見えてくる．そして，病気もまた，正常の反応の延長で理解できるだろう．

　最後にこの改訂のために写真を提供くださった方々や貴重な助言をいただいた方々に，この場を借りて深謝する．また，本書の出版にあたっては，南山堂編集部の齋藤代助氏，高柳ユミ氏はじめ制作に携わった方々の大きな協力があった．心からお礼を申し上げる．

2019年1月

阿部和厚
牛木辰男

初版から現在までの足跡

　以下，長い歴史をもつ本書の初版からの経緯をまとめておく．
　この「組織学」の初版は，名古屋大学医学部の戸苅近太郎によって1954年に出版され，戦後で日本最初の本格的な組織学の教科書となった．戸苅の長年の医学部での学生教育，組織学の研究指導を踏まえて，戦後，大学が新制となる機会に，学生に新しい組織学の学び方を提供したいというものであった．その序文には，「組織学は基礎医学の基礎をなす解剖学の根幹をなすものであり，組織学を理解せずに解剖学，病理学などの基礎医学はもちろん臨床医学の真理にも触れることはできない」と述べている．これは，まさに今日でも変わらぬ真実である．
　その後，戸苅に学び，北海道大学の医学部の教授となった伊藤　隆が，1971年に共著者に加わり改訂14版として引き継がれ，1977年に戸苅が逝去した後の改訂18版からは伊藤の単著となって改訂をつづけた．伊藤もまた，本書が学生の自主的学習に役立つという思いがあった．
　今回の改訂20版の著者のひとりである阿部和厚は，伊藤が北海道大学に移ってからの最初の学生であり，学生のときから伊藤教室に出入りし，電子顕微鏡の技術などは当時の助教授の星野　洸（後の名古屋大学教授）から手ほどきを受けた．こうして，伊藤教室の大学院を終えて間もなくの改訂14版には90点ほどの電子顕微鏡写真と模式図を提供したが，1986年の改訂18版にはその数も200点ほどとなった．同時に，阿部は1985年に伊藤のあとを継いで北海道大学の教授となり次の改訂を託されたが，1988年に伊藤が他界した後に，おりしも押し寄せた大学教育改革という大きな変革に深く関わることになり改訂が遅れた．その結果，改訂19版の発刊は阿部が2002年に北海道医療大学の教授に移動した後の2005年となった．ただし，そこでは全文を見直し，時代を反映した加筆もしたが，初版からの体裁は継続し，伊藤と阿部の共著とした．なお，この改訂では，牛木辰男の写真提供などによる協力が加わった．牛木は，新潟大学の大学院生の頃に研究が近いことから阿部と出会い，その後，阿部教室の助教授，新潟大学の教授となった．
　今回は，それから10年以上のときが過ぎ，組織学の観察方法や研究法の進化，その後の研究の進展により，知見がさらに拡大したことを反映した改訂となった．一方で，現代において医学教育全体で扱うべき内容が膨大となってきたことで，組織学の講義や実習時間が縮小され，学生は組織学全般を効率よく自主的に学習する必要性がさらに高まってきている．また，印刷技術の進歩や学究の国際化が進み，カラーの図の多い海外の教科書の翻訳本も増えてきている．このような時代背景を踏まえながら，日本で生まれ，長く親しまれてきたこの組織学の教科書をより一層愛される書とするために，著者に牛木が参加して，すべてを刷新する全面的な大改訂を行うことになった．

目次

はじめに

- A 組織学とは ……………………………………… 1
- B 組織学的観察法の概要 ………………………… 1
  1. 光学顕微鏡による観察 ……………………… 1
  2. 透過光観察のための光学顕微鏡 …………… 2
  3. 電子顕微鏡による観察 ……………………… 3
  4. 原子間力顕微鏡による観察 ………………… 4
  5. 超解像顕微鏡による観察 …………………… 4

1 細　胞

細胞の構造 …………………………………………… 5

- A 細胞質 ……………………………………………… 5
  1. 細胞膜 ………………………………………… 6
  2. 被覆小胞 ……………………………………… 11
  3. エンドソーム ………………………………… 11
  4. ミトコンドリア ……………………………… 13
  5. リボソーム …………………………………… 15
  6. 小胞体 ………………………………………… 17
  7. ゴルジ装置 …………………………………… 17
  8. リソソーム …………………………………… 22
  9. ペルオキシソーム …………………………… 24
  10. プロテアソーム ……………………………… 24
  11. 細胞骨格 ……………………………………… 24
  12. 中心体 ………………………………………… 28
  13. 細胞質封入体 ………………………………… 30
  14. 結晶様封入体 ………………………………… 32
- B 核 …………………………………………………… 32
  1. 核の一般形態 ………………………………… 32
  2. 核の構造 ……………………………………… 32

細胞分裂 ……………………………………………… 36

- A 有糸分裂 …………………………………………… 37
  1. 分裂の経過 …………………………………… 37
  2. 染色体 ………………………………………… 39
- B 減数分裂 …………………………………………… 44
  1. 第一分裂 ……………………………………… 44
  2. 第二分裂 ……………………………………… 46

細胞の退化と死 …………………………………… 46

- A 核に現れる変化 …………………………………… 46
- B 細胞質に現れる変化 ……………………………… 47
- C ネクローシスとアポトーシス …………………… 47
  1. ネクローシス ………………………………… 47
  2. アポトーシス ………………………………… 47

2 上皮組織

表面上皮 ……………………………………………… 49

- A 上皮細胞の形態による分類 ……………………… 49
  1. 扁平上皮 ……………………………………… 49
  2. 円柱上皮 ……………………………………… 49
  3. 立方上皮 ……………………………………… 49
- B 上皮細胞の配列による分類 ……………………… 49
  1. 単層上皮 ……………………………………… 49
  2. 重層上皮 ……………………………………… 49
  3. 多列上皮 ……………………………………… 50
  4. 移行上皮 ……………………………………… 51

上皮細胞の表面構造 ……………………………… 51

- A 自由面の構造 ……………………………………… 51
  1. 微絨毛 ………………………………………… 51
  2. 小皮縁と刷子縁 ……………………………… 51

- 3. 不動毛 53
- 4. 繊 毛 53
- 5. 鞭 毛 55

B 隣接面の構造 56
- 1. 複合連結 56

C 基底面の構造 60
- 1. 細胞膜の基底陥入 60
- 2. ヘミデスモソーム 60
- 3. 基底膜 61

腺上皮 62

A 腺細胞の構造 62
B 腺の分類 62
- 1. 上皮内腺 63
- 2. 上皮外腺 63

C 外分泌腺の構造 64
- 1. 終末部 64
- 2. 導 管 64

D 外分泌腺の分類 65
- 1. 終末部の形態による分類 65
- 2. 導管の形態による分類 66
- 3. 分泌物の性状による分類 66
- 4. 構成による分類 67
- 5. 腺細胞における分泌物の放出機転による分類 67

3 結合・支持組織

結合組織 69

A 結合組織の構成要素 69
- 1. 無定形質 69
- 2. 結合組織線維 70
- 3. 結合組織細胞 74

B 結合組織の種類 79
- 1. 間葉組織 79
- 2. 膠様組織 80
- 3. 線維性結合組織 80
- 4. 脂肪組織 81
- 5. 弾性組織 82
- 6. 色素組織 83
- 7. 細網組織 83

軟骨組織 83

A 硝子軟骨 84
- 1. 軟骨細胞 84
- 2. 軟骨基質 84

B 弾性軟骨 86

C 線維軟骨 87
D 軟骨様組織 87
E 軟骨の発生と成長 87
F 軟骨組織の加齢変化 87
- 1. 石灰化 87
- 2. 骨 化 87
- 3. 石綿変性 87
- 4. 修復能 88

骨組織 88

A 骨組織の構造 88
- 1. 骨基質 88

B 骨組織の構築 89
- 1. ハバース層板 89
- 2. 介在層板 90
- 3. 外環状層板と内環状層板 90

C 骨の細胞 90
- 1. 骨芽細胞 91
- 2. 骨細胞 92
- 3. 破骨細胞 94

4 筋 組 織

骨格筋組織 97
- 1. 骨格筋細胞 97
- 2. 赤筋線維と白筋線維 103

心筋組織 104
- 1. 筋原線維と筋小胞体 106
- 2. 介在板 106

3. 伝導心筋細胞 ……………… 107　　　平滑筋組織 ……………………………… 107

5 神経組織

神経細胞 ……………………………… 111

A 神経細胞の分類 ……………………… 111
1. 無極神経細胞 ……………………… 111
2. 単極神経細胞 ……………………… 111
3. 双極神経細胞 ……………………… 111
4. 多極神経細胞 ……………………… 112

B 神経細胞の構造 ……………………… 113
1. 神経原線維 ………………………… 113
2. ニッスル小体 ……………………… 113
3. 色　素 ……………………………… 114
4. 分泌顆粒 …………………………… 114

C 神経細胞の突起 ……………………… 115
1. 樹状突起 …………………………… 115
2. 軸索突起 …………………………… 115

神経線維 ……………………………… 116

A 神経線維の構造 ……………………… 116

1. 軸　索 ……………………………… 116
2. 髄　鞘 ……………………………… 118

B 神経線維の種類 ……………………… 120
1. 無鞘無髄神経線維 ………………… 120
2. 有鞘無髄神経線維 ………………… 120
3. 無鞘有髄神経線維 ………………… 121
4. 有鞘有髄神経線維 ………………… 121

シナプス ……………………………… 121

A シナプスの構造 ……………………… 121
B 神経伝達物質 ………………………… 122
1. 伝達物質の放出 …………………… 123

グリア ………………………………… 123

A 中枢性グリア細胞 …………………… 123
1. 上　衣 ……………………………… 123
2. 固有グリア ………………………… 124

B 末梢性膠細胞 ………………………… 126

6 脈管系

血管系 ………………………………… 127

A 血管壁の基本的構造 ………………… 127
B 毛細血管 ……………………………… 128
1. 毛細血管の構造 …………………… 129
2. 毛細血管の種類 …………………… 130
3. 毛細血管の機能 …………………… 131

C 動　脈 ………………………………… 132
1. 細動脈 ……………………………… 132
2. 小動脈 ……………………………… 133
3. 中動脈 ……………………………… 133
4. 大動脈 ……………………………… 135
5. 動脈の加齢変化 …………………… 137

D 静　脈 ………………………………… 137
1. 細静脈 ……………………………… 137

2. 小静脈 ……………………………… 138
3. 中静脈 ……………………………… 138
4. 大静脈 ……………………………… 139

E 動静脈の吻合 ………………………… 139
F 心　臓 ………………………………… 141
1. 心臓壁の構造 ……………………… 142
2. 心臓の弁 …………………………… 142
3. 心臓骨格 …………………………… 143
4. 刺激伝導系 ………………………… 143
5. 心　膜 ……………………………… 145
6. 心臓の脈管・神経 ………………… 145

リンパ管系 …………………………… 145

1. 毛細リンパ管 ……………………… 146
2. リンパ管 …………………………… 146

7 血液

血液 147

A 血球 147
   1. 赤血球 147
   2. 白血球 150
   3. 血小板 157
   4. 血漿 159
   5. リンパ 159

8 造血と骨髄

造血 161

A 造血系細胞 161
B 血球の起源 162
   1. 多能性造血幹細胞 162
   2. 未分化造血前駆細胞 162
   3. 造血前駆細胞 162
   4. 成熟血液細胞 162
   5. 造血成長因子 162
C 赤血球生成 164
   1. 前赤芽球 164
   2. 好塩基性赤芽球 164
   3. 多染性赤芽球 164
   4. 正染性赤芽球 164
D 顆粒球生成 165
   1. 骨髄芽球 165
   2. 前骨髄球 166
   3. 骨髄球 166
   4. 後骨髄球 167
E 巨核球生成と血小板生成 167
   1. 巨核球生成 167
   2. 血小板生成 167
F 単球生成 168
G リンパ球生成 168
   1. Bリンパ球の生成 168
   2. Tリンパ球前駆細胞の生成 168

骨髄 168

骨髄の構造 169

9 免疫系とリンパ器官

免疫系 173

A 自然免疫 173
B 獲得免疫 173
   1. 液性免疫反応 173
   2. 細胞性免疫反応 174
C リンパ球と表面マーカー 176
D リンパ組織 177
   1. びまん性リンパ組織 177
   2. リンパ小節 177
   3. リンパ器官 177
E 胸腺 177
   胸腺の構造 178
F リンパ節 184
   リンパ節の構造 184
G 脾臓 190
   脾臓の構造 190

10 内分泌系

内分泌腺 197

A 下垂体 198
   1. 前葉（主部） 199
   2. 隆起部 203
   3. 中間部 203
   4. 神経下垂体 203
B 松果体 206

- C 甲状腺 ... 209
- D 上皮小体 ... 213
- E 副腎 ... 214
- F パラガングリオン ... 220
  1. 交感性パラガングリオン ... 220
  2. 副交感性パラガングリオン ... 220

11 神経系

中枢神経系 ... 223

- A 脊髄 ... 223
  1. 灰白質 ... 224
  2. 白質 ... 227
- B 脳幹 ... 227
- C 小脳 ... 228
  1. 小脳皮質 ... 228
  2. 小脳髄質 ... 230
  3. 小脳のグリア ... 230
- D 大脳 ... 230
  1. 大脳皮質 ... 231
  2. 新皮質 ... 231
  3. 不等皮質 ... 233
  4. 大脳辺縁系と海馬 ... 235
  5. 大脳髄質と大脳基底核 ... 236
- E 髄膜と脈絡叢 ... 236
  1. 髄膜 ... 236
  2. 脳室と脈絡叢 ... 238
- F 中枢神経系の血管 ... 238

末梢神経系 ... 239

- A 末梢神経節 ... 239
  1. 脳脊髄神経節 ... 239
  2. 自律神経節 ... 240
- B 末梢神経 ... 241
- C 末梢神経終末 ... 243
  1. 遠心性終末 ... 243
  2. 求心性終末 ... 246

12 外皮

- A 皮膚 ... 253
  1. 表皮 ... 253
  2. 真皮 ... 259
  3. 皮下組織 ... 260
- B 皮膚の付属器 ... 262
  1. 毛 ... 262
  2. 爪 ... 267
  3. 皮膚腺 ... 268

13 感覚器系

視覚器 ... 275

- A 眼球 ... 275
  1. 眼球線維膜 ... 275
  2. 眼球血管膜 ... 279
  3. 眼球内膜 ... 283
  4. 水晶体 ... 290
  5. 硝子体 ... 292
  6. 眼房水 ... 292
- B 視神経 ... 293
- C 副眼器 ... 293
  1. 眼瞼および結膜 ... 293
  2. 涙器 ... 295

平衡聴覚器 ... 296

- A 外耳 ... 296
  1. 耳介 ... 296
  2. 外耳道 ... 297
- B 中耳 ... 297
  1. 鼓膜 ... 297
  2. 鼓室 ... 298
  3. 耳管 ... 299
- C 内耳 ... 299
  1. 骨迷路 ... 299

2. 膜迷路 …… 300	1. 嗅粘膜 …… 310
3. 前庭迷路 …… 300	**味覚器** …… 312
4. 蝸牛迷路 …… 302	1. 味 蕾 …… 312
嗅覚器 …… 310	

14 運動器系

骨格系 …… 315	2. 長骨骨幹の骨化 …… 320
A 骨 …… 315	**筋 系** …… 324
B 骨の連結（関節）…… 316	A 筋 …… 324
C 骨発生 …… 318	B 腱 …… 324
1. 骨発生の様式 …… 318	C 筋系の補助装置 …… 326

15 消化器系

消化管 …… 327	J 咽 頭 …… 346
A 消化管の一般構造 …… 327	K 食 道 …… 347
B 口 腔 …… 329	L 胃 …… 348
C 口 唇 …… 329	M 小 腸 …… 354
D 頬 …… 330	N 大 腸 …… 362
E 口 蓋 …… 330	1. 虫 垂 …… 363
F 舌 …… 331	2. 肛門管 …… 364
G 口蓋扁桃 …… 334	**消化腺** …… 364
H 唾液腺 …… 335	A 肝 臓 …… 364
1. 小唾液腺 …… 336	B 肝外胆路と胆嚢 …… 373
2. 大唾液腺 …… 336	1. 肝外胆路 …… 373
I 歯 …… 338	2. 胆 嚢 …… 374
1. 歯の構造 …… 339	C 膵 臓 …… 374
2. 歯の発生 …… 342	

16 呼吸器系

気 道 …… 381	C 気管と気管支 …… 385
A 鼻 腔 …… 381	**呼吸部** …… 387
B 喉 頭 …… 383	A 肺 …… 387

17 泌尿器系

腎　臓 ……… 397
1. 腎臓の構造 ……… 397
2. ネフロンと集合管 ……… 398

尿　路 ……… 412
A 腎盂・尿管および膀胱 ……… 412
1. 腎　盂 ……… 412
2. 尿　管 ……… 413
3. 膀　胱 ……… 414

B 尿　道 ……… 416
1. 男性の尿道 ……… 416
2. 女性の尿道 ……… 417

18 男性生殖器系

A 精　巣 ……… 419
1. 精巣間質 ……… 420
2. 精細管 ……… 421
3. 精子発生 ……… 424

B 精巣上体と精管 ……… 429
1. 精巣上体 ……… 430
2. 精　管 ……… 433

C 副生殖腺 ……… 434
1. 精　嚢 ……… 434
2. 前立腺 ……… 435
3. 尿道球腺 ……… 437
4. 精　液 ……… 437

D 陰茎と陰嚢 ……… 438
1. 陰　茎 ……… 438
2. 陰　嚢 ……… 440
3. 生殖器系の発生 ……… 440

19 女性生殖器系

A 卵　巣 ……… 443
1. 卵巣皮質 ……… 444
2. 卵巣髄質 ……… 450
3. 卵巣の脈管・神経 ……… 451
4. 胎生組織の遺残 ……… 451

B 卵　管 ……… 451

C 子　宮 ……… 454

D 胎盤と臍帯 ……… 459
1. 胎　盤 ……… 459
2. 臍　帯 ……… 464

E 腟 ……… 464

F 女性外陰部 ……… 468

索　引 ……… 471

本書の表現，表記について

■ 文章と用語

　文章は，読者が学術的表現に慣れることも重要であるが，できるだけ読みやすい表現とするよう努めた．学名の漢字は，従来，簡略化された文字も用いられているが，本書では「解剖学用語―改訂 13 版」（2007）で表記している漢字を主に用いた．以下，いくつか例をあげる．

　「嚢（囊），頸（頚），弯（彎），甾（鼡），腟（膣），頰（頬），傍（旁），濾（沪），瞼，臍，橈，隙，扁，鈎」

　（　）内は，従来，用いられてきた簡略形で，用いても差し支えないとはされているが，本書では用いない．

　また解剖学用語は，従来，ラテン語が多く用いられてきたが，本書では，初出の学術用語に英語表記を用いた．ただし，英語の教科書でラテン語表記を主とするものは，これを採用した．

■ 図の倍率

　光学顕微鏡写真，写生図，および電子顕微鏡写真には，およその倍率を付記した．これによりミクロの大きさ感覚を身につけることができる．ミクロの大きさは，直径 7～8 μm の赤血球の大きさを尺度としても知ることができる．

　なお組織学では，長さはメートル法によって表され，**マイクロメートル** micrometer（μm）や**ナノメートル** nanometer（nm）が用いられる．

　$1\,\mu m = 10^{-3}$ mm, $1\,nm = 10^{-3}\,\mu m$

　しかし，マイクロメートルの代わりに**ミクロン** micron（μ），ナノメートルの代わりに**ミリミクロン** mirimicron（mμ）を用いることもある．また，**オングストローム** angstrom（Å）も慣用されている．

　$1\,\text{Å} = 0.1$ nm

　Å は，原子レベルの長さを表すときに用いることが多い．

はじめに

A 組織学とは

　人体は，生命の基本的構造単位である**細胞** cell が集まってできている．細胞は，その機能に応じて特有の構造と形態を示す．この特有の構造と形態をもった細胞は，固有の配列を示す集まりをつくる．このような集団を**組織** tissue という．組織は生体の基本的構成材料として，種々の組織が組み合わさって固有の構造と形態をもつ**器官** organ をつくる．器官はさらに集まって，特有の生活機能を営む**器官系** organ system を構成する．したがって，**個体** individual はいろいろな器官系が集まってできており，全体として調和のとれた生命体として働く．

　このように構成される人体の構造と形態を研究する学問が，**解剖学** anatomy である．解剖学はギリシャ，ローマの時代以来の極めて長い歴史をもつ学問で，古くから肉眼による観察に基づく**肉眼解剖学** macroscopic anatomy が主体となって発展してきた．しかし，17 世紀ヨーロッパに**光学顕微鏡** light microscope が発明されて以来，これを活用しての研究分野が発達し，肉眼ではみることができない微細構造が明らかにされるようになった．その結果，細胞を研究対象とする**細胞学** cytology，組織を研究する**組織学** histology，さらに器官・器官系の微細構造を研究する**顕微解剖学** microscopic anatomy が区別されるようになったが，一般にはまとめて広義の組織学といい，解剖学の一分野とされる．

　20 世紀の半ばには**電子顕微鏡** electron microscope が現れ，光学顕微鏡で観察できない超微構造を観察できるようになった．また，組織化学や免疫染色が発展し，組織構造と物質との関係を知ることができるようになった．最近では，原子のレベルの構造まで画像化する方法も出現し，みえる世界はますます拡大，多様化してきている．

B 組織学的観察法の概要

　組織学は，人体や動物の微細構造の観察によって成り立つ．ここには，極めて多様な観察方法がある．一般には，臓器・組織・細胞を切片にして，**光学顕微鏡** light microscope や**電子顕微鏡** electron microsocope で観察した所見に基づく．ここでは，厚さ数マイクロメートル（μm）のパラフィン切片や，厚さ数ナノメートル（nm）の超薄切片でみえてくる形の所見から，立体としての細胞・組織・臓器，そして人体の構造を把握することになる．一方，ミクロの立体像を直接に観察する方法もある．

　光学顕微鏡や電子顕微鏡の観察には，一般に化学物質による**固定**によって生体現象をある時点で「止めた」標本を用いるが，正常構造の多様性でみえる原則や，実験により異なる時間で標本を作製することによりみえてくる時間的変化，病気の組織にみえる正常との差異，さらにある構造における特定の物質の把握などから，組織学的構造を機能と関連して理解していくことができる．

　また，組織学は肉眼解剖学から連続する解剖学の一つである．ここでは，さまざまな方法を用いるにしろ，自然そのものあるいは自然に極めて近い構造を観察することになり，眼下にみえているものは無限の情報を含む．まさに原始林に踏み込むようなもので，何を観察するかによってみえてくるものは違ってくる．ここが解剖学的，組織学的研究の醍醐味である．ここでは，本書の記載を理解するための参考に，組織学的観察法の一部を簡単に紹介する．

1. 光学顕微鏡による観察

　解剖学的観察は肉眼に始まる．肉眼解剖の際に，肉眼でみえないほど微細な構造を知るためには虫めがね（ルーペ）を用いる．さらに拡大を上げて観察したいときには，**実体顕微鏡** stereomicroscope を用い

る．実体顕微鏡はルーペの延長線上にある．ここでは生体を観察することもできる．顕微鏡手術でも用いられている．

細胞レベルで生の標本を観察したいときには，**位相差顕微鏡** phase contrast microscope が役立つ．これは培養細胞の観察によく用いられる．細胞内構造の屈折率の差を強調して，生きた細胞の形や動きを観察できる．同様であるが，構造の光干渉性を利用して構造把握するものとして，**微分干渉顕微鏡** differential interference contrast microscope も用いられる．その他に，液体に浮遊する細胞や細菌などを光らせて観察する**暗視野顕微鏡** dark field microscope，標本の偏光性の差を観察する**偏光顕微鏡** polarizing microscope などがある．

しかし光学顕微鏡の性能を最大限に利用するには，以下のように組織を固定，切片とし，これを染色して透過光で観察する．

2. 透過光観察のための光学顕微鏡

光学顕微鏡というと，一般にこの型である．顕微鏡の本体である鏡筒は，両端に対物レンズと接眼レンズを備える．対物レンズ側に標本を置き，接眼レンズに眼をあてて観察する．倍率は最大1,000倍で，0.1 μm ほどの大きさまでみえる．なお，どれほど微細なものまでみえるかは，識別できる2点間距離で表し，これを**解像力** resolving power（または**分解能** resolution）という．解像力は対物レンズの性能によって決まる．接眼レンズはこれを拡大する役割をもつ．また顕微鏡写真を撮る場合には，観察物の実際のサイズとフィルム上のサイズの比率を撮影倍率といい，これはカメラの種類や位置によっても異なる．また，さらに写真上に引き伸ばした比率から，写真倍率を計算する．

標本は，対物レンズ側にある台にセットし，それにその向こうから光をあてて観察する．光源と標本台の間には，光を適当に標本にあてるためのコンデンサーレンズが装備される．標本は光が透過するほど薄くなければならない．凍結して切片とする凍結切片法もあるが，一般にはパラフィン切片法を用いる．また微細構造の把握には，細胞・組織を染色して観察する．

1. パラフィン切片・一般染色法

標本を薄く切るために，標本をパラフィンに包埋する．次のような手順で行う．

固定 fixation：観察すべき標本を取り出すと，これを適当な大きさに切り，細胞・組織の構造を保つために，**固定液** fixative に適当な時間入れる．固定液の代表は10%**ホルマリン** formalin であるが，目的により種々の処方の固定液が選ばれる．固定により，蛋白質の凝固が起こり，構造が保たれる．

脱水 dehydration・**包埋** embedding：**パラフィン** paraffin は水とはなじまない．パラフィンを標本に浸透させるためには，低濃度から100%までのアルコールに標本を順に通して標本が水を含まない状態とし，さらにパラフィンとなじむキシレンやベンゼンに置換した後，50℃ほどで溶解しているパラフィンに浸す．こうして標本の中にパラフィンが十分に浸透してから，標本をパラフィンとともに固める．これを**パラフィン包埋** paraffin embedding という．

薄切 sectioning：パラフィン包埋をした標本を**ミクロトーム** microtome という薄切装置にセットし，ミクロトームにセットされたカミソリの刃で厚さ3〜10 μm ほどに薄切する．この切片をスライドガラスの上に貼りつける．

染色 staining：スライドガラスに貼りつけたパラフィン切片を染色する．染色液は染色剤（色素）の水溶液なので，キシレンでパラフィンを溶解し，高濃度から低濃度の順にアルコールを通して水まで戻し，染色液に浸して染色する．

一般には，はじめ**ヘマトキシリン** hematoxylin 液で核などを青く染め，続いて**エオシン** eosin 液で胞体や膠原線維などをピンクに染めるヘマトキシリン・エオシン染色（HE染色）を用いる．

ヘマトキシリンは**塩基性色素** basic dye で，溶液中で陽性荷電していて，陰性荷電している物質と結びつく．ヘマトキシリンに薄青から濃青に染まることを**塩基好性**に染まるといい，あるいはその組織は**好塩基性** basophilic という．エオシンは**酸性色素** acidic dye で，溶液中で陰性荷電していて，陽性荷電している物質と結合する．エオシンにピンクから赤に染まることを酸好性に染まるといい，あるいはその組織は**エオシン好性** eosinophilic，**好酸性** acidophilic という．

封入 mounting：一般に，染色標本は長く保存するために樹脂で封入する（永久標本）．樹脂は，水になじまないので，アルコールで脱水し，キシレンを通して樹脂になじませ，カバーガラスをかぶせて封入する．これを顕微鏡で観察する．

2. 特殊染色

HE染色ではみえてこない構造をみえるようにするもので，極めて多様な染色がある．例えば，弾性線維を濃紫色に染める**レゾルシン-フクシン** resorcin-fuchsin や**アルデヒドフクシン** aldehyde-fuchsin による弾性染色，結合組織の膠原線維と細胞の染め分けに使う**アザン染色** Azan stain や**マッソン・トリクローム染色** Masson trichrome stain，神経細胞や神経膠細胞の突起を染め出すための**鍍銀染色** silver impregnation，脂肪を染める**ズダン染色** Sudan stain，固定液に重クロム酸を入れる**クロム染色** chrome stain などがある．

3. 組織化学染色 histochemistry

組織における特定物質の存在を証明する方法に，切片上での化学反応を利用する染色がある．鉄や銅などの金属の存在を証明する染色，例えば鉄の存在を青く染める鉄染色，糖の存在を示す**PAS染色** periodic acid-Schiff stain（PAS stain）などがある．また，組織にアルカリホスファターゼ，酸ホスファターゼ，ペルオキシダーゼなどの酵素の存在は，切片中の酵素によって発色，あるいは金属沈殿を起こさせ，金属の場合は，さらにこれを化学的に発色させる．こうして組織，あるいは細胞の中の特定部位に，特定の物質や酵素の存在がみえるようになる．種々の糖と結合する種々のレクチン（植物から抽出した特異物質）染色も，特定の糖の存在を証明する．

4. 免疫組織化学染色 immunohisotochemistry

抗体はある特定の抗原と結合する．このような抗原抗体反応を用いて，組織中の特定物質を検出できる．これは，遺伝子から特定蛋白まで，さまざまな物質の存在を細胞や組織上で証明でき，組織学を大きく進歩させた．原理は，抗体に蛍光物質あるいはペルオキシダーゼなどの標識を結合させ，これを組織に反応させる．標識に蛍光物質を用いた際は，抗原のあるところが**蛍光顕微鏡** fluorescence microscope でみえるようになる．また，標識にペルオキシダーゼを用いた際は，それを発色させて物質の存在を可視化する．免疫染色の方法はさらに多様な方法がでてきて，種々の物質の存在を知ることができるようになっている．

また，免疫組織化学的に染色した標本を用いて，蛍光顕微鏡とレーザー光線を利用した**共焦点レーザー走査顕微鏡** confocal laser scanning microscope により，コンピュータを介して細胞や組織の解像力の高い画像，および断面像を得ることができる．これにより，物質の局在を光学顕微鏡による極微細レベルまで解析できる．

5. オートラジオグラフィー autoradiography

放射性物質を組み込んだ種々の物質を生きた動物に投与し，一定時間後に標本を作製し，写真フィルムの乳剤をかけると，その物質のあるところで銀の粒子が析出する．こうして，特定物質が生体内でどのように動くかを把握することができる．

6. インサイチューハイブリダイゼーション in situ hybridization

培養細胞や組織切片において，特定のDNAやmRNAの分布や量を検出する方法をインサイチューハイブリダイゼーション法（ISH法）という．ISH法では，まず標的とする遺伝子に相補的な塩基配列をもつDNAなしRNAを作製する必要がある．これを**プローブ** probe という．このプローブを細胞や組織切片上で反応させて，プローブと検出したい核酸の両鎖の複合体を形成，すなわち**ハイブリダイズ** hybridize させる．この部分を標識物質で可視化することで，細胞や組織切片上の遺伝子の局在を検出できる．ISH法は，細胞や組織中の遺伝子発現を研究する上で重要である．また，ウイルス感染や腫瘍の診断にも用いられる．

3. 電子顕微鏡による観察

光学顕微鏡でみえないレベルのさらに微細な超微構造は，電子顕微鏡によって観察する．

1. 透過電子顕微鏡 transmission electron microscope

透過電子顕微鏡では数nmレベルまでの構造を識別できる．透過電子顕微鏡は大きな鏡筒からなる．上端には電子線を放出するフィラメント（電子銃）がセットされ，その下には輪状の電磁石からできているコンデンサーレンズ，対物レンズ，投射レンズが順に組み込まれ，標本の超薄切片をコンデンサーレンズと対物レンズの間に挿入する．電子線は標本を透過して，対物レンズと投射レンズで拡大された影が鏡筒の下端にある蛍光板に投影されるが，ここにフィルムを置いたり，CCDカメラを置くことで写真となる．鏡筒内は，電子が空気の分子に衝突して拡散されないように真空にしている．

電子顕微鏡用標本作製の原則は，パラフィン切片標本作製と同様である．固定には死後変化と固定による変形が極力小さい固定剤を行う．一般にグルタルアルデヒド溶液が用いられるが，オスミウム酸の溶液

も用いる．固定後脱水して，パラフィンの代わりにプラスチック（エポキシ樹脂など）に包埋する．これを**ウルトラミクロトーム** ultramicrotome にセットして，ガラスあるいはダイヤモンドのナイフで厚さが 50〜100 nm の超薄切片とする．これを小さな金網（メッシュ）に貼りつけ，鉛やウランなどの金属で染色する（**電子染色** electron staining）．電子染色標本を電子顕微鏡に入れると，微細構造が影となって強調されて拡大される．

光学顕微鏡用に開発された組織化学，免疫組織化学，オートラジオグラフィーの手法は，反応産物を金属とすることで同様に用いることが可能で，特定の物質の局在を微細構造レベルで解析できる．また，最近は，分子を凍結してその構造を高分解能観察するためのクライオ電子顕微鏡も威力を発揮している．

2. 走査電子顕微鏡 scanning electron microscope

走査電子顕微鏡は透過電子顕微鏡と同様に電子線を用いるが，全く異なる原理で画像をつくる．鏡筒の上端にセットされたフィラメント（電子銃）から出る電子線の束は，その下の電磁レンズによってミクロレベルの点に収束される．ちょうど，ルーペで太陽光を点に結像するのと同様である．鏡筒の下端にある標本室に挿入した標本に収束させた点状の電子線を照射すると，標本から多様な信号がはじき出される．これを検知器で感知し，電気信号に変換することで，観察画面上に光る点として現れる．一般には電子線を照射部位の標本から飛び出る電子（二次電子）を検出するが，その量に応じて，観察画面に現れる光点の明暗は変化する．したがって，標本に照射する電子線を標本表面で走査すると，観察画面上には光の明暗の走査線が現れることになる．このとき標本から放出される二次電子の量は標本の凹凸に大きく依存しているため，電子線を標本の xy 平面で走査すると，観察画面に標本の表面像が立体的に描出される．

走査電子顕微鏡は標本の表面凹凸情報を画像化することから，標本は観察したい表面をあらかじめ剖出しておく必要がある．固定した標本は，導電染色をした後に臨界点乾燥法などを用いて乾燥させ，さらに表面に金属を薄くコーティングしてから，走査電子顕微鏡内に入れて観察する．標本の導電染色は標本に電気が流れるようにして，標本に照射した一次電子による帯電障害が生じるのを防いでいる．

この顕微鏡では，比較的低倍から数 nm レベルの構造まで立体的に観察が可能なことから，細胞や組織の立体構造解析に有用である．

走査電子顕微鏡には，標本に照射した電子が反射した反射電子を検出する方法，照射した電子により生じるカソードルミネッセンス（陰極蛍光）や特性 X 線を検出する方法などもある．また，立体視できる技術や，水を含んだ標本を観察する技術などもでてきている．

4. 原子間力顕微鏡による観察

レンズを使わない顕微鏡として，**走査プローブ顕微鏡** scanning probe microscope が知られている．この顕微鏡では，鋭い針（探針，プローブ）を標本の表面に近づけたときに生じるさまざまな物理化学的情報を信号とし，標本の xy 平面に探針を走査することで，標本表面の画像を取得することができる．使用する探針・標本間の信号の種類により，さらに多様な顕微鏡が区別されるが，生物学分野で最も利用されているのは，**原子間力顕微鏡** atomic force microscope である．

原子間力顕微鏡では，小さな板バネの先端に下向きに短い針（探針）があり，この針の先端を標本の表面に原子レベルにまで近接させる．この状態で探針・標本間の相互間力（いわゆる原子間力）が一定になるように走査すると，板バネの先端は標本の表面の凹凸に応じて上下する．この動きを板バネに反射させたレーザー光線でモニターし，コンピュータで画像とする．この顕微鏡では液中でも標本の観察が可能なことから，生体分子を液中で可視化し，その動態を観察することなどに威力を発揮している．

5. 超解像顕微鏡による観察

通常の光学顕微鏡の解像力（空間分解能）は光の波長によって制限されており，せいぜい 200〜450 nm である．これは，細胞小器官の分布がかろうじて観察できる程度である．しかし，近年，この限界を超えた新しい顕微鏡が登場してきている．これらは蛍光観察の際の発光領域や検出領域を狭い領域に限定する多様な手法を応用して光学顕微鏡の解像力を向上させたもので，**超解像顕微鏡** super resolution microscope と総称される．**飽和励起顕微鏡** saturated excitation (SAX) microscope，**誘導放出抑制顕微鏡** stimulated emission depletion (STED) microscope などがあるが，蛍光標識技術の進歩と合わさり，ミトコンドリアや微細管，アクチンフィラメントなどの動態解析などに有用である．

HISTOLOGY

Chapter 1 細　胞
cell

　細胞 cell は生物体を構成する基本的な構造単位で，内部環境を外部環境から隔てる細胞膜に包まれ，自己複製能力を備える**遺伝子** gene をもつ．また，その遺伝子の情報により細胞の生命活動に必要な種々のタンパク質を合成し，さまざまな生命活動を営む機能単位でもある．

　現在の地球上の細胞は，**原核細胞** prokaryotic cell と**真核細胞** eukaryotic cell の 2 種類に大別される．

　原核細胞は，細胞の進化の過程で，核をもつ細胞の前に出現した細胞，あるいは核をもつ細胞の元になった細胞という名前で，真核細胞に比べてはるかに小型（1〜5 μm）で，遺伝子の集まる核領域があるが，核膜はもたない．すなわち，核をもたない．また，内部構造も単純で，膜でできた構造物や線維などの特別な構造はもたない．原核細胞には**古細菌** archaea（好塩菌，高熱菌，メタン生成菌など）と**真正細菌** eubacteria（いわゆる細菌）が含まれ，細胞分裂では単純に二分される．

　真核細胞は，一般の動物や植物をつくる大型の細胞で，核をもち，膜でできた種々の構造物や線維を含む．植物では細胞膜の外側に細胞壁をもち，細胞内にある葉緑体により太陽のエネルギーを利用した光合成を行い，無機物から有機物を合成する．一方，動物細胞は，できあがった有機物を外から取り入れてエネルギー源とし，さまざまな生命現象を営む．

　人体は，出生時には約 3 兆個，成人では 60 兆個ほどの細胞からできている．

　細胞の形は極めて多様である．例えば，球形，立方形，柱状，紡錘形，多角（体）形，星形，錐体形など多様で，細胞の位置，分化や機能の状態によっても変化する．

　一般に，血球のように液状環境に浮遊する安定状態では球形となる．

　細胞の大きさは，ヒトや哺乳動物で通常直径 10〜20 μm である．しかし，細胞によって，かなり相違があり一定ではない．例えば，リンパ球のように直径約 5 μm の小さな細胞から卵細胞や神経細胞のように直径 100 μm 以上の大きな細胞もある．また，横紋筋細胞では長さ 10 cm 以上のものもあり，神経細胞のように長い突起をもち全長 1 m に及ぶものもある．

■ 細胞の構造

　細胞をつくる基本的物質を**原形質** protoplasm という．細胞は細胞膜に包まれた原形質の塊である．原形質には，タンパク質，糖質，脂質，核酸，無機質など極めて多種の物質が水を媒体として含まれており，膠質状（コロイド状）を呈する．こうして，**粘りのあるゾル** cytosol の状態にある．

　細胞は**細胞体** cell body と**細胞核** cell nucleus とに区別され，原形質は細胞膜と核膜の間を埋める**細胞質**と核をつくる**核質** nucleoplasm とに分けられる（図 1-1）．

　細胞の構造は，本来生きている状態で知ることが望ましいが，さまざまな条件に制約されて微細な構造を明らかにすることが難しい．したがって，一般には固定・染色などいろいろな方法・技術を用いて処理し，光学顕微鏡（光顕）や電子顕微鏡（電顕）で観察する．そのほか分子生物学的，遺伝子解析学的，物理学的，化学的な手法によって微細構造や分子構造，機能が解明されている．

A　細胞質 cytoplasm

　細胞質は，水にさまざまな高分子が分散する無構造で，均質なコロイド物質として，細胞膜に包まれ，外界から隔てられている．その媒質は**細胞質基質** cytoplasmic matrix（硝子形質 hyaloplasm）ともいい，膜で区画された細胞内の有形成分を除く部分を構成する．細胞質をつくるコロイド物質は，種々の条件によって，高分子が浮遊する流動性のある**ゾル** sol と，高分子が互いに連結して流動性を失った**ゲル** gel との間で変化する．

　細胞質基質のうちで，細胞の周縁部を**外形質** exoplasm といい，内部を**内形質** endoplasm という．

　外形質は一般に狭く，有形の構造はほとんど含ま

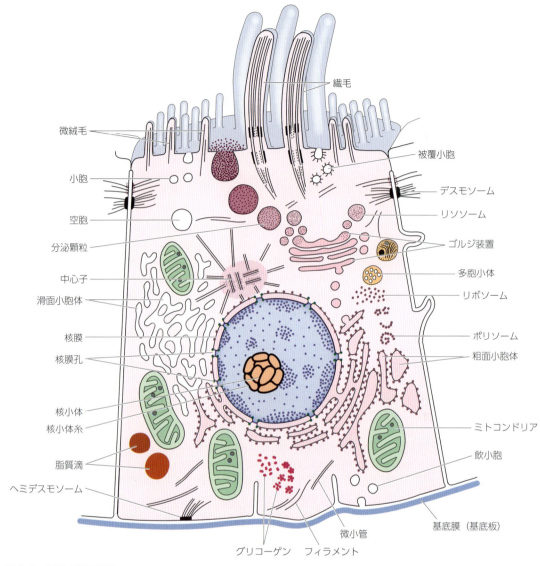

図 1-1 細胞の微細構造

れないか，極めて乏しい．ここでは**細胞骨格** cytoskeleton という微細な糸状構造（**マイクロフィラメント** microfilament や**微小管** microtubule）により細胞の形の保持，運動，細胞内構造の移動が行われている．

内形質は，細胞質の大部を占め，一般にゾル状で流動性があり，細胞骨格のほかに膜で境された種々の有形成分（いわゆる**膜小器官** membranous organelles）を含む．

細胞質の有形成分は，**細胞小器官** cytoplasmic organelles (cell organelles) と**細胞質封入体** cytoplasmic inclusions とに大別される．

細胞小器官は細胞に普遍的に存在し，一定の形態をもち，特殊な機能を営む構造で，細胞の生命活動にあずかる基本的構造である．

細胞質封入体は一般に細胞が産生する物質あるいは代謝産物で，その存在は必ずしも恒常的でなく，特定の機能相に現れ，細胞の機能活性に応じて変化する．

ここでは，細胞質にみられる構造を分類にこだわらず順に述べる．

1. 細胞膜 cell membrane

細胞の表面は，細胞膜（形質膜 plasmalemma）に包まれる．この膜があることで，細胞が存在することができる．細胞膜は極めて薄く，光学顕微鏡では直接観察できないが，電子顕微鏡でみることができる厚さ 8〜10 nm の膜である（図 1-2）．

細胞の構造

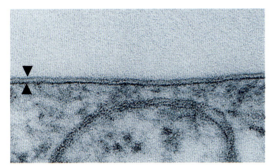

図1-2 細胞膜の透過電子顕微鏡写真
細胞表面を覆う細胞膜は暗・明・暗の3層構造を示す
×200,000

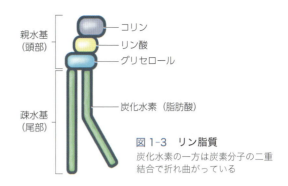

図1-3 リン脂質
炭化水素の一方は炭素分子の二重結合で折れ曲がっている

　細胞膜は，脂質の二重層とそれに伴うタンパク質，糖質からなる．そのため細胞膜は，透過型電子顕微鏡で観察すると，暗・明・暗の3層構造を示し，外側と内側との暗くみえる層を**外板** lamina externa，**内板** lamina interna，あるいは**外葉** outer leaflet，**内葉** inner leaflet という．このような暗・明・暗の3層構造は細胞膜のみならず，細胞質にあるミトコンドリア，ゴルジ装置，小胞体などの膜系構造をつくる膜も同様の構造である．このように細胞膜も含めていわゆる生体膜は，基本的に同様の構造であり，これを**単位膜** unit membrane という．また，種々の機能的構造を境する膜として，**限界膜** limiting membrane ともいう．

a. 細胞膜の分子構造

　細胞膜は，総重量の約50%がタンパク質で，残りが脂質と糖質である．脂質は分子が小さいので，分子数ではタンパク質の約50倍である．

1) 脂質とタンパク質

　細胞膜をつくる脂質二重層は，主としてリン脂質からなる．細胞膜に多いリン脂質は，**ホスファチジルコリン** phosphatidylcholine，**スフィンゴミエリン** sphingomyelin，**ホスファチジルエタノールアミン** phosphatidylethanolamine，**ホスファチジルセリン** phosphatidylserine である．このうち最も多いホスファチジルコリンは，グリセロールにコリンとリン酸基が結合して親水性の頭部をつくり，反対側には2本の長い炭化水素（脂肪酸）の鎖が結合して疎水性の尾部となっている（図1-3）．この鎖の炭素原子の数は，14～24とさまざまである．このような親水性と疎水性の両方の性質をもつ分子を**両親媒性分子** amphipathic molecule という．このような2分子が，親水基（リン酸）を水の多い環境に向け，疎水基（脂肪酸）を向かい合わせた配列をして，細胞膜の脂質二重層をつくる．すなわち，細胞膜では，親水基を膜の内外両表面に，疎水基を膜の中央層に向ける脂質分子が2層に垂直に並んでいる．このような脂質二重層は，水が多い環境の中で，領域を分ける膜をつくる巧妙な仕組みである．

　リン脂質の2本の疎水基は，一方が炭素の二重結合の存在により外側へ折れ曲がっていて非対称のため，脂質分子は，隙間をもって密集し，互いに流動性を示す（図1-4）．

　細胞膜は，リン脂質のほかにコレステロールや糖脂質も含み，両者ともにリン脂質と同様の両親媒性を示す．コレステロール分子は，リン脂質分子の間を埋め，流動性を阻害して，膜を安定させる．そのため，コレステロールは，量が多いほど膜の流動性は低くなり，膜を強化する．糖脂質分子は主に脂質二重層の外層にあり，糖鎖を細胞表面に出している．

　脂質二重層には，塊状のタンパク質分子がモザイク状に埋まっている．このようなタンパク質分子を，**膜内在性タンパク質** intrinsic (integral) membrane protein という．一方，脂質二重層に組み込まれず，表面に結合するタンパク質を**膜外在性（周辺）タンパク質** extrinsic (peripheral) membrane protein という．

　膜内在性タンパク質には，脂質二重層を貫いて，内外の膜表面に露出する**膜貫通タンパク質** transmembrane protein と，一方の脂質層にのみ組み込まれている**単層結合タンパク質** integral monotopic protein とがある．また，膜の脂質分子の親水基（リン酸）と結合したり膜貫通タンパク質と結合している膜表面のタンパク質分子を脂質連結タンパク質およびタンパク質付着タンパク質といい，いずれも**膜表在性タンパク質** surface membrane protein である．このように細胞膜をつくるタンパク質分子は流動性の脂質分子層の中を移動し，細胞膜の機能を担っている．

　上記のように，細胞膜は，脂質の膜にタンパク質が浮いている状態を呈し，これを**流動モザイクモデル** fluid mosaic model という．

　生体膜の超微形態は，**凍結割断レプリカ法**

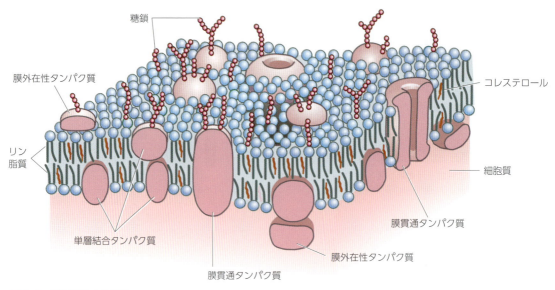

図1-4 細胞膜の立体構造
リン脂質の二重膜に膜内在性タンパク質と膜外在性タンパク質が結合する

freeze-fracture replica technique という方法により電子顕微鏡で観察できる（図1-5a）．細胞を凍らせた状態で割ると，細胞膜はしばしばリン脂質の2分子が向かい合った疎水基の間で割れ，この割断面は膜の中央で**細胞質側割面**（P面 protoplasmic face，またはPF面）と反対側の**外界側割面**（E面 extraplasmic face，またはEF面）との2枚に裂ける（図1-5b）．ここには水がなく，凍結していないためである．この割面に，大きさ5〜10 nmの粒子と，そのくぼみのような構造が多数みられる．この**膜内粒子** intramembranous particle は膜内在性タンパク質分子を表している．膜内粒子の分布や密度は，膜によって，また，その機能活性によって異なり，一般にP面に多い．

なお，凍結割断にエッチングを加える**凍結割断エッチングレプリカ法** freeze-fracture etching replica technique では，細胞膜の膜内構造とともに細胞膜の表面の構造も観察できる．この場合，細胞膜の外表面を**ES面** extacellular surface，内表面を**PS面** protoplasmic surface という．

2）糖質と糖衣

タンパク質や脂質の分子には，糖質も結合し糖タンパク質や糖脂質をつくる．その糖質は糖鎖として細胞膜の外表面に露出している．このような糖鎖でできる層は，透過電子顕微鏡でみると，細胞膜の外側（すなわち外板の外面）に微細なケバ状を呈する薄層（fuzzy layer）として観察される．この層は酸性ムコ多糖類のような糖質からなり，細胞膜の外表面を覆い，**糖衣（表面被覆）** glycocalyx（surface coat）

という．

糖衣にあたる層は植物細胞では著しく発達して厚く強固な**セルロース** cellulose の壁をつくり，古くから**細胞壁** cell wall として認められていた．動物細胞では，糖衣として存在することが電子顕微鏡により観察できる．

糖衣は，マイナスに荷電する硫酸基や炭酸基をもつため，プラスに荷電している種々のレクチン（植物の抽出物）やルテニウム赤，アルシャン青，クプロニック青などと結合し，光学顕微鏡でも観察できる．電子顕微鏡でもこれらの色素や陽性荷電フェリチンなどで観察できる．

b. 細胞膜の機能

細胞膜は，細胞の表面では，細胞質を外界から隔て，細胞質の拡散を防ぐ隔壁であり，また，細胞内では膜で囲まれる細胞小器官の機能的微小環境を保つ隔壁となっている．しかし，細胞膜は，静的な隔壁ではなく，構成するタンパク質や糖衣により活発な生物学的活性をもつ動的構造である．特に構造と関連して，細胞膜は次のような機能をもつ．

1）物質の透過

細胞は，細胞膜を介して生命活動に必要なさまざまな物質を出し入れしている．この膜を介した物質の移動を**膜輸送** membranous transport という．膜輸送には，大きく分けて**受動輸送** passive transport と**能動輸送** active transport がある．

（1）**受動輸送**：細胞膜を境にして，低分子の物質

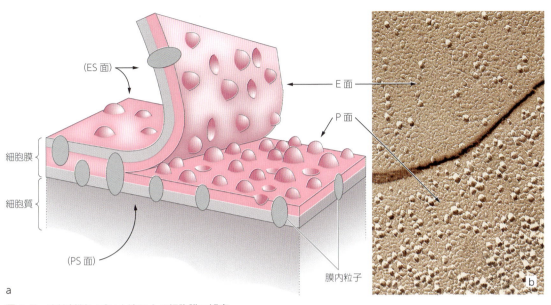

図 1-5　凍結割断レプリカ法による細胞膜の観察
a：細胞膜は脂質二重層の中間層（疎水基層）で割れる．b：レプリカの電子顕微鏡写真．膜内粒子はＰ面に多い　×120,000

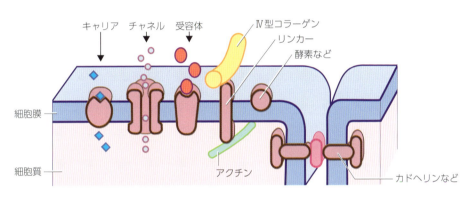

図 1-6　細胞膜タンパク質の機能形

が濃度の濃いほうから薄いほうへ受動輸送する現象を**拡散** diffusion という．これには，酸素や炭酸ガス，ステロイドなどの**単純拡散** simple diffusion と，トランスポーター（輸送体）などにより等加速度を速める**促進拡散** facilitated diffusion の２種類がある．糖，アミノ酸，水，電解質（イオン）など細胞代謝に関係する重要な基本的物質は親水性の通路を通過する．このような通路は**チャネル** channel や**キャリア（担体）** carrier などと呼ばれる膜貫通タンパク質粒子の中に存在する（図 1-6）．

チャネルの多くは，通過する物質と結合して，これを通過させる門として働く．例えば，電気信号の伝達と関連する Na^+ チャネル，**リガンド** ligand と結合して開閉するチャネル，神経伝達物質と結合して特別のイオンを細胞に入れるチャネル，内耳の不動毛のように機械的刺激で開閉して陽イオンを取り込み脱分極させるチャネル，サイクリック AMP やサイクリック GMP，Ｇタンパク質など細胞内情報伝達と関係するチャネルなどがある．

（2）能動的輸送 active transport：キャリア（担体）にはチャネルのような孔がなく，膜の片側のみに口を開けたような構造をしており，その立体構造を変えることで，Na^+ ポンプ，K^+ ポンプなど濃度勾配に逆らって，積極的に物質を移動させる．ここではATPがADPに分解する際のエネルギーを利用する．この際，糖衣は細胞内への物質の移動と関連して，いろいろな物質に対して選択的な関門（**フィルタ** filter）となり，細胞を保護する．

2）代謝活性

細胞膜では，細胞の代謝と関連していろいろな化学反応が起こる．このような反応は主として**酵素**に

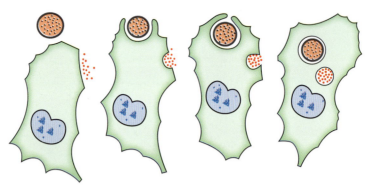

図 1-7　細胞の食作用と飲作用．細菌やタンパク質の取り込み

よるもので，そのための酵素はタンパク質分子として膜内粒子の形で存在し，膜の流動性によって移動，輸送される．関与する膜内粒子は，膜の代謝活性によって異なり，代謝活性が高い膜には密で多い．

3）機械的作用

隣接する細胞どうしの連結や細胞の接着は細胞膜のもつ連結ないし接着機能による（細胞の連結 p.56）．これには細胞膜どおしを接着させるカドヘリン cadherin や細胞と細胞外基質を結びつけるインテグリン integrin などがある．

また，細胞膜の内側には，細胞膜を補強するために**スペクトリン** spectrin という細長いフィラメント状のタンパク質が網目状に裏打ちする構造がある．スペクトリンは，膜貫通タンパク質に付着する**アンキリン** ankyrin というタンパク質で細胞膜に結合し，細胞膜の機械的支持をしている．

4）外界からの情報の受容と細胞の認識

細胞は外界からいろいろな情報（**信号** signal）を受容し，処理し反応する．このような情報の受容に細胞膜が関与している．特定の物質，例えば化学伝達物質やホルモンなどに対して，細胞膜，特に糖衣にある糖タンパク質が**受容体** receptor として働き，それが特定の物質と特異的に結合することによって受容される．

例えば，**アセチルコリン** acetylcholine，**ステロイドホルモン** steroid hormone，**一酸化窒素** nitric oxide（NO）などが信号となって，その受容体に結合すると，細胞内で一連の反応による情報伝達系が活性化される．受容体には，酵素と関連するもの，Gタンパク質と関連するものなどがあり，これらの受容体は種々の細胞内情報伝達物質が反応する引き金として機能する．

また，情報伝達と関連する重要な物質に，**ギャップ結合**（隙間結合）gap junction をつくるタンパク質もある．これは隣り合う細胞どうしのイオンや低分子物質の細胞間通路となる．

5）標識マーカーの提供

細胞膜には，種々の標識分子が露出し，特定の物質と結合して，細胞活動の引き金となっている．これらは細胞分化の指標ともなる．また，免疫反応での抗体受容体や糖鎖の血液型物質も標識マーカーに属する．

6）エンドサイトーシス endocytosis

細胞が外界の物質を細胞膜によって包み込み，細胞内に取り込む現象をエンドサイトーシス（取り込み現象）という．これには食作用と飲作用とがある．

（1）食作用（ファゴサイトーシス） phagocytosis：細胞が固形の粒子状物質（細胞の残骸，細菌，他の遺物など）を取り込む場合にみられる．電子顕微鏡で観察すると，取り込まれる物質はまず細胞膜に付着し，次いで細胞から出る偽足状の胞体突起で包み込まれて胞体内に取り込まれる（図1-7）．このように細胞膜で包み込んで，胞体内に取り込んだものを**食小体**（ファゴソーム）phagosome という．食小体の大きさはさまざまで，1μm を超えるものもある．食作用を主要な働きとする細胞を**食細胞** phagocyte という．

食細胞には**マクロファージ** macrophage（大食細胞）や白血球などがある．取り込む構造物の認識には細胞膜表面の受容体が関与する．すなわち，食作用は，食細胞の膜表面の受容体が，取り込む構造物の表面の物質に結合することにより生じ，その物質が細胞膜で包まれて，細胞内へ取り込まれる．

（2）飲作用（ピノサイトーシス） pinocytosis：細胞が液体に溶けた物質を取り込む現象で，液相エンドサイトーシスと受容体依存性エンドサイトーシスに分けられる．

・**液相エンドサイトーシス** fluid-phase endocytosis：細胞が細胞外液に含まれる分子を無差別に細胞内に取り込む現象である．電子顕微鏡でみる

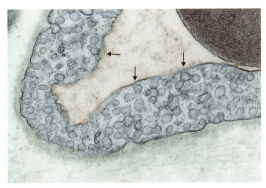

図1-8 細胞の飲作用の透過電子顕微鏡写真
矢印は飲小胞を示す（筋の毛細血管内皮細胞） ×60,000

と，取り込む部位では細胞膜が陥凹し，次いでちぎれて直径約100 nm の小胞として取り込む（図1-8）．このような小胞を**飲小胞** pinocytotic vesicle という．この膜には，被覆小胞にみられるような被覆はみられない．

・**受容体依存性エンドサイトーシス** receptor-mediated endocytosis：タンパク質など高分子の特定の物質（低比重リポタンパク質やインスリンなど）を選択的に取り込む場合のように，細胞外液に含まれる分子を細胞膜の**受容体** receptor に結合させて濃縮した状態にして細胞内に取り込む現象である．これに関係する受容体は一般に**被覆小窩** coated pit と呼ばれる細胞膜の陥凹に集まる．取り込まれる物質は，この陥凹からちぎれてできる被覆小胞により細胞内へ送り込まれる．

2. 被覆小胞 coated vesicle

表面が微細なケバ状物質で覆われた小胞を被覆小胞（コート小胞）という（図1-9）．一般に直径約70～150 nm である．被覆小胞を覆う被覆構造は**クラスリン** clathrin というタンパク質である．クラスリンは細胞膜の細胞質側に結合しながら五角形や六角形の網目をもつカゴをつくり，これにより細胞膜を小胞状に陥凹させる（図1-10）．

クラスリンによる被覆小胞は，細胞膜からだけでなく，ゴルジ装置（p.17）から分泌顆粒やリソソーム（p.21）ができる際にゴルジ小囊からできる小胞にもみられる．

細胞膜から離れた被覆小胞は，まもなくクラスリンが脱落し，エンドソームと呼ばれる構造に融合する．ゴルジ小囊からの被覆小胞は分泌顆粒となり細胞膜へ移動して，ここから分泌物を放出する．このようにエンドサイトーシスと反対に，胞体の小胞や膜に包まれた分泌顆粒などが細胞膜に達し，細胞膜と接着・癒合してその内容を細胞外に放出する現象は，**エキソサイトーシス（開口放出）** exocytosis と呼ばれる（p.62）．

リソソームをつくる際も，酵素はゴルジ装置から被覆小胞で運ばれる．この際も，小胞はゴルジ装置を離れると，クラスリンが脱落する．

脱落したクラスリンは，新たな被覆小胞がつくられる際に，再利用される．

3. エンドソーム endosome

エンドソームは，小胞ないし小管状の構造で，細胞膜近くの**早期エンドソーム** early endosome と細胞の深部にある**後期エンドソーム** late endosome とを区別する（図1-11）．

エンドサイトーシスによる被覆小胞は，細胞膜から離れると，クラスリンをはずして細胞膜付近にある小胞あるいは小管状の早期エンドソームに癒合し，細胞外から取り込んだ物質を送り込む．飲小胞により取り込まれた物質も，一部は早期エンドソームへ送られる．早期エンドソームの機能は細胞内に取り込んだ高分子物質の仕分けである．早期エンドソームで，その物質がリソソーム酵素で分解する必要のある場合には，ここから細胞深部の後期エンドソームに送られる．初期エンドソームの内腔のpH

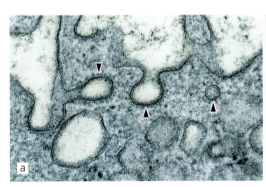
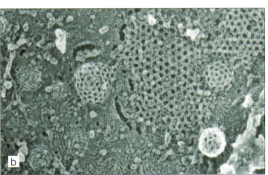

図1-9 被覆小胞
a：透過電子顕微鏡写真（精巣上体の上皮細胞）．図の中央に3個の被覆小胞（▲）がみられる ×80,000
b：凍結エッチングレプリカ法による電子顕微鏡写真（名古屋大学 臼倉治郎氏 提供） ×6,000

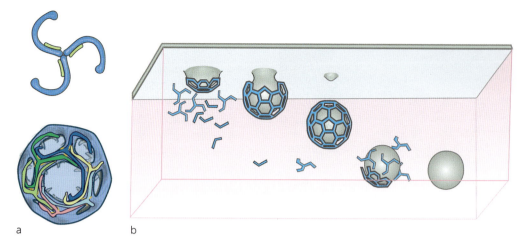

図 1-10 被覆小胞の立体構造
a：クラスリンは弯曲する 3 本の分子が結合している。被覆小胞はクラスリンがからまり合って小胞のまわりをカゴ状に取り巻く。
b：細胞膜が陥入してできる小胞をクラスリン分子がとり囲んでつくられる

は細胞質よりやや低い程度（pH 6.2〜6.5）であるが，後期エンドソームはリソソーム酵素を含むため酸性（pH 5.5）になっている。リソソーム酵素は，ゴルジ装置からマンノース-6-リン酸（M-6-P）の受容体をもった小胞により供給される。後期エンドソームはリソソーム酵素を蓄えて，互いに融合しながらリソソームに成熟するのでプレリソソーム prelysosome とみなすこともできる。

早期エンドソームから後期エンドソームへの物質の輸送には，多胞小体が関与する。多胞小体 multi-vesicular bodies（MVB）は膜に包まれた直径約 0.5〜1.0 μm の球状小体で，内部に直径 50〜70 nm の小胞を多量に含んでいる。多胞小体は多くの細胞にみられ，特にリソソームに富む細胞に多い。

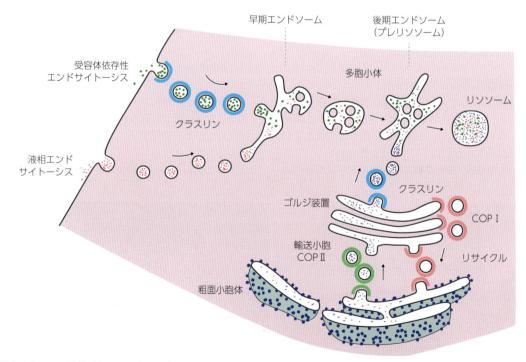

図 1-11 エンドサイトーシスとエンドソーム
受容体依存性エンドサイトーシスによる被覆小胞，ゴルジ装置から後期エンドソームにリソソーム酵素を運ぶ小胞はクラスリンで被覆される。粗面小胞体からゴルジ装置への輸送小胞およびその逆行性小胞（リサイクル）はコートタンパク質（コートマー coatomer，COP）で被覆される。

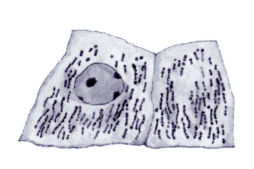
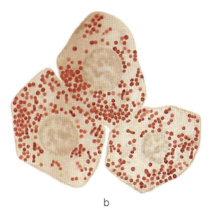

図 1-12　ミトコンドリア
a：腎臓尿細管上皮細胞のミトコンドリア（レビー固定，鉄ヘマトキシリン染色，×1,200）．b：肝細胞のミトコンドリア（コルスター固定，アルトマン染色，×1,200）

4. ミトコンドリア mitochondria（単数は mitochondrion）

　ミトコンドリアは光学顕微鏡で糸状・杆状あるいは顆粒状にみえ，径 0.2〜0.5 μm で，長さは 2〜5 μm にもなる小体である（図 1-12）．ギリシャ語の mitos は糸，chondros が粒のことから，糸粒体と訳されることもある．

　ほとんどすべての細胞に存在し，生きている細胞でも位相差顕微鏡でみることができる．ミトコンドリアを特異的に染める蛍光色素（MitoTracker など）を用いると蛍光顕微鏡での追跡も可能である．それにより，ミトコンドリアが活発に動き，千切れたり融合したり，形を変えることがわかる．

　古くは**ヤヌス緑** Janus green による**超生体染色** supravital staining で認められた．超生体染色は細胞を体外に取り出して，まだ生きている状態で細胞に色素を取り込ませて染める方法である．

　固定した組織切片では，酸性フクシンや鉄ヘマトキシリンなどでミトコンドリアを染色することができる．そのほか，**シトクロム c 酸化酵素** cytochrome c oxidase などの免疫組織化学による同定も可能である．

　ミトコンドリアの大きさ・形状・数は細胞によってさまざまであり，同種の細胞でも細胞の機能状態によっても異なる．また，細胞内における分布・配列・密度もさまざまである．例えば，1 個の肝細胞は 1,000〜2,000 個のミトコンドリアをもつ．

　電子顕微鏡でみると，ミトコンドリアは 2 枚の**ミトコンドリア膜** mitochondrial membrane で包まれ，内部に**ミトコンドリア基質** mitochondrial matrix がある（図 1-13）．ミトコンドリア膜は**外ミトコンドリア膜** outer mitochondrial membrane と**内ミトコンドリア膜** inner mitochondrial membrane からなる．

　2 枚のミトコンドリア膜はともに，それぞれ細胞膜と同様に，単位膜の 3 層構造をもつ．

　外ミトコンドリア膜はミトコンドリアの表面を包み，内ミトコンドリア膜は外ミトコンドリア膜の内側にある．2 枚のミトコンドリア膜の間には幅 10〜20 nm の**膜間隙** intermembranous space がある．

　内ミトコンドリア膜はミトコンドリアの内部，すなわちミトコンドリア基質に向かって突出し，**クリスタ** cristae と呼ばれるヒダ状の隆起をつくる．このクリスタは，一般にミトコンドリアの長軸に対して直角方向にあり，板状を呈するが，細胞によって異なる形を示すこともある（図 1-14）．例えば，板状でなく，ステロイドホルモン産生細胞のように細管状（細管 tubule）や小胞状（小胞 vesicle）のものもある．いずれにしても，クリスタは内ミトコンドリア膜の表面積を著しく増大する構造である．

　ミトコンドリア基質は，多量のタンパク質を含み，ミトコンドリア膜の膜間隙やそれに連なる**クリスタの内腔** intracristal space に比べると，やや電子密度が高い．また，基質はときに径 30〜50 nm の電子密度の高い**ミトコンドリア顆粒** mitochondrial granules（matrix granules）を含む．この顆粒は，リン脂質からなり，カルシウムと結合する．また，ミトコンドリア基質は，結晶様あるいは小球状の**ミトコンドリア封入体** mitochondrial inclusion を含むこともある．

ミトコンドリアの機能

　ミトコンドリアは，細胞が生命現象を営む活動に必要な ATP を好気性に産生している．すなわち，**細胞呼吸** cell respiration の中心として働き，エネルギー産生の場である．細胞質の中では大量のエネルギーを消費する部位（精子の中間部，骨格筋細胞の筋

1. 細 胞

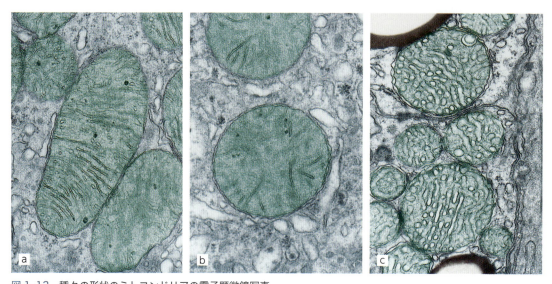

図 1-13 種々の形状のミトコンドリアの電子顕微鏡写真
a：腎臓近位尿細管上皮細胞　×24,000，b：肝細胞　×27,000，c：副腎皮質細胞　×22,000

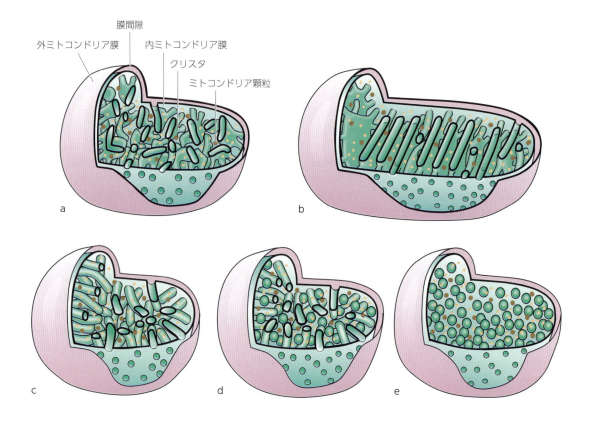

図 1-14 ミトコンドリアの立体構造
板状，細管状，あるいは球状のクリスタをもつ．クリスタはすべて内ミトコンドリア膜と管あるいは球で連結する

原線維の間など）に多い．

ミトコンドリアは，細胞質でブドウ糖の**解糖** glycolysis によって生じたピルビン酸をはじめ，エネルギー源となる脂肪酸やアミノ酸を酸素の存在のもとに完全に酸化し，大量の ATP を産生し，水と二酸化炭素を生ずる．呼吸によって肺から酸素を取り入れるのは，ミトコンドリアで ATP をつくるためであり，この結果としてできた二酸化炭素は肺から排出される．

細胞質内で酸素を使わない解糖では，ブドウ糖 1 分子から ATP 2 分子しかできないが，ミトコンドリアではブドウ糖 1 分子の酸化により ATP 30 分子が得られる．いわゆる好気呼吸 aerobic respiration である．

このような好気性代謝は，ミトコンドリアにある酵素系による反応で，①クエン酸回路系，②電子伝達系，③酸化的リン酸化の 3 種の反応がある．クエン酸回路系に関与する酵素系は主としてミトコンドリア基質に含まれ，電子伝達系と酸化的リン酸化反応に関与する酵素系は，主としてクリスタを含む内ミトコンドリア膜にある．

外ミトコンドリア膜には，大量の**ポリン** porin が含まれる．ポリンは膜貫通タンパク粒子で，水溶性分子の通路をつくる．内ミトコンドリア膜は，極めて多数の膜内粒子を含む（重量比でタンパク質が約 70％，リン脂質が約 30％）．これらのタンパク質の大部分は，呼吸鎖に関係する酵素で，NADH 脱水素酵素複合体，**シトクロム bc1 複合体**，シトクロム酸化酵素複合体などである．すなわち，ADP の酸化的リン酸化反応にあずかる酵素を含み，**ATP 合成酵素**をもつ．このような酵素は，クリスタの内面に**基本粒子** elementary particles として並んでいる（図 1-15）．基本粒子は直径約 10 nm の球状の**頭** head と，太さ 3〜4 nm・長さ約 5 nm の**柄** stalk とからなり，頭をミトコンドリア基質に向けて並ぶ．基質内のタンパク質も主に呼吸鎖に関与する酵素である．これらの酵素反応には Ca イオンの動きも関与する．

ミトコンドリア基質には，特有の DNA，RNA，リボソームが含まれる．特に DNA はミトコンドリア DNA といい，原核細胞がもつ DNA に似た環状 DNA である．ミトコンドリアそれ自体に，生物体の特性である自己複製能があり，固有の遺伝子をもつ．例えば肝細胞などにおけるミトコンドリアの寿命は約 10 日で，新生増殖する．このようなことから，ミトコンドリアは，本来，独立した一種の原核生物であったものが進化の過程で真核細胞の中に取り込まれて共生関係に入り定着して生じた構造であるとも考えられている．

骨格筋の収縮力が低下する筋不全などに，ミト

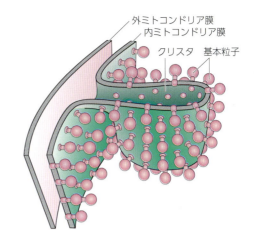

図 1-15　ミトコンドリア膜の立体構造
基本粒子は頭と柄とからなる

コンドリアの遺伝子の異常や欠損による疾患が知られている．形態学的にもミトコンドリアの形の異常や異常封入体がみられる．これは母親から遺伝する．すなわち，卵子は豊富な細胞質に多くのミトコンドリアをもつのに対し，精子は細胞質をほとんどもたないため，受精卵の分裂によりできる細胞は母親由来のミトコンドリア DNA のみを含む．また，ミトコンドリア DNA の解析はヒトの進化や遺伝的関係の解析や，動物の系統解析にも用いられる．

5. リボソーム ribosome

リボソームは電子顕微鏡で短径 12 nm，長径 25 nm の粒子としてみられ，タンパク質（40％）と RNA （ribosomal RNA, rRNA）（60％）とからなる（図 1-16）．個々のリボソームは，大小 2 個のサブユニットからなる．大サブユニットは，約 50 のタンパクと沈降係数 5S，5.83S，28S の rRNA からなる．小サブユニットは，33 のタンパクと沈降係数 18S rRNA からなる（図 1-17a）．リボソームは細胞内でタンパク質を合成する．大サブユニットはアミノ酸を運ぶ **tRNA**（転移 RNA, transfer RNA），小サブユニットは **mRNA**（伝令 RNA, messenger RNA）との結合部をもつ．大小のサブユニットは細胞質内に分離して存在し，タンパク質合成の際に mRNA に両者が結合してリボソームとなる（図 1-17b）．

リボソームには，細胞質内に存在する**自由リボソーム** free ribosome と，後述する小胞体（粗面小胞体）に付着する**付着リボソーム** attached ribosome とがある．

リボソームは数個ないし 30 個が太さ約 1 nm の mRNA の糸に結合し，数珠玉のように並んで集団をつくる．このようなリボソームの集団は**ロゼット** rosette 状を呈し，**ポリソーム** polysomes（polyri-

1. 細 胞

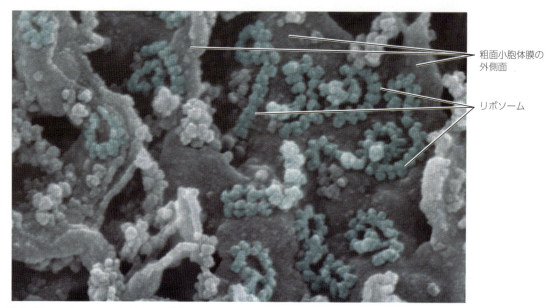

図 1-16　リボソームの走査電子顕微鏡写真（旭川医科大学　甲賀大輔氏 提供）
リボソームは大小のサブユニットからなり，大サブユニットが膜に接着する．合成されたポリペプチドが小胞体内へ放出されるためである．粗面小胞体の膜の外側に付着するリボソームは数珠状に連なり，ポリソームを形成する　×160,000

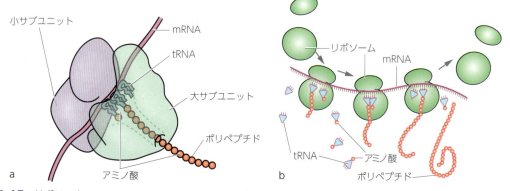

図 1-17　リボソーム
a：リボソームの構造．リボソームは大小のサブユニットからなる．大小のサブユニットは mRNA をはさんで移動する．mRNA 上のアミノ酸配列を順に読みながら tRNA でアミノ酸を運び，これを連結して，ポリペプチド，そしてタンパク質を合成する
b：リボソーム（ポリソーム）におけるタンパク質合成．リボソームの大小のサブユニット粒子は，mRNA のフィラメント状分子に連結し，ポリソームを形成する．リボソームは tRNA によって運ばれたアミノ酸を順序よく結合，ポリペプチド分子ができる．リボソームは mRNA にそってポリペプチドとともに移動する．mRNA の分子が長ければ長いほど，ポリソームをつくるリボソームは多く，ポリペプチドをつくるアミノ酸も多くなる

bosmes）と呼ぶ．

リボソームの機能

　リボソームは前述のようにタンパク質合成の場である．小サブユニットはポリソームでは，合成するタンパク質のアミノ酸配列の順序を示す mRNA に結合し，そこで tRNA と結合する大サブユニットと結合してリボソームとなる．リボソームは，mRNA 上の遺伝情報を順に読みながら移動して，それぞれの情報に見合うアミノ酸をつけた tRNA と結びつきながら，そのアミノ酸を鎖状に結合していき，ポリペプチドやタンパク質を合成する．タンパク質を合成し終わると，リボソームの大小のサブユニットは，分かれて mRNA を離れる．

　自由リボソームでつくられるタンパク質は細胞の構成成分であるタンパク質である．細胞内のタンパク質は分解されるので，たえず補給されている．特に分裂・増殖を営む細胞では，活発なタンパク質の新生・補給を必要とし，そのために大量のリボソー

ムが存在する．このような大量のリボソームをもつ細胞質は光学顕微鏡で**塩基好性**basophiliaにみえる．この塩基好性はリボソームのrRNAによる．

小胞体（粗面小胞体）に結合するリボソームは，小胞体の内部にアミノ酸の鎖を伸ばし，タンパク質の合成が完了すると，これを遊離する．これはゴルジ装置を経てリソソームや分泌顆粒に運ばれる．

6. 小胞体 endoplasmic reticulum

小胞体は，**単位膜** unit membrane で囲まれた内腔をもつ袋状の構造で，電子顕微鏡で同定される．小胞体の形状は細管状のもの（**細管** tubule），小胞状のもの（**小胞** vesicle），嚢状のもの（**小嚢** saccule）などである．特に扁平な嚢状のものを**槽** cistern といい，これが層状に重なっていると**層板** lamella と呼ぶ．

小胞体には，滑面小胞体と粗面小胞体とがある．

a. 滑面小胞体 smooth (agranular) endoplasmic reticulum, sER

滑面小胞体は細管や扁平な小胞であることが多い．特に細管は一般に分岐・吻合して網状に連なる．滑面小胞体は粗面小胞体とも連なることがある．また，細胞膜に直接連なることもある（図1-18）．

ステロイドホルモン産生細胞のように，大量の滑面小胞体が存在する場合には，細胞質は光学顕微鏡で酸好性にみえることが多い．

滑面小胞体は，細胞の種類や機能状態によって，形状・発達がかなり著しく異なり，その機能は一様でないが，次のような機能に関与する．

1）脂質代謝

滑面小胞体はいろいろな脂質，コレステロールなどの産生・代謝に関与する．すなわち，脂質，リポタンパク，ステロイドホルモンなどを産生・分泌する細胞では，滑面小胞体はよく発達する．また，小腸の吸収上皮細胞では，吸収された脂肪酸とグリセリンは滑面小胞体で再び中性脂肪に合成される．

2）糖質代謝

例えば，肝細胞で，グリコーゲンは滑面小胞体と極めて密接な関係にあり，グリコーゲンの合成に関与する酵素は滑面小胞体の膜に存在する．

3）解毒作用

肝細胞のもつ重要な機能の一つに解毒作用がある．例えば，薬物は肝細胞で分解され，水酸化によって無毒化，すなわち解毒される．肝細胞が解毒を営む場合には，滑面小胞体は著しく発達し，解毒作用に関与する．

4）イオンの移動・輸送

この機能は特に特定の細胞においてみられる．例えば，骨格筋細胞，心筋細胞で，滑面小胞体は極めてよく発達し，筋小胞体をつくっている．これらの筋細胞の収縮・弛緩には，細胞内のカルシウムイオンが重要な役割を担い，細胞が収縮する場合にはカルシウムが小胞体から細胞質に放出され，弛緩する場合には再び小胞体の中に組み入れられる．このようなカルシウムの移動は，小胞体の膜に存在する酵素の働きによる．

また，胃液の塩酸を産生する胃腺の壁細胞では，塩素イオン，水素イオンが産生されるが，このイオンの産生・濃縮に滑面小胞体が関与する．

b. 粗面小胞体 rough (granular) endoplasmic reticulum, rER

粗面小胞体は，小胞体の膜の外面にリボソーム（ポリソーム）が付着するものである．粗面小胞体は槽が互いに重なって層板をつくるものも多い（図1-19，20）．隣接する粗面小胞体は互いに連なっている．膵臓の外分泌細胞や形質細胞のように，タンパク質を活発に産生・分泌する細胞で特に発達している．このような細胞の細胞質には，古くから**エルガストプラスム（作業形質）** ergastoplasm（ergastoはworkの意）と呼ばれた塩基好性に好染する部位がみられる．この部位は発達した粗面小胞体が集まるところである．

粗面小胞体は前述のように滑面小胞体や核膜とも連なることがある．

粗面小胞体は，付着リボソームが合成したタンパク質を内腔に貯える．先に述べたように，自由リボソームで産生されるタンパク質は細胞の自家用（内需用）のタンパク質であるのに対し，粗面小胞体でつくられるタンパク質は，細胞外に放出されるタンパク質，すなわち輸出型（外需用）のタンパク質である．

例えば，腺細胞が分泌するタンパク質は粗面小胞体でつくられ，膜により細胞質から隔離されて，その内腔に貯えられる．特に大量に貯留すると，小胞体は嚢状に拡張する．このようなタンパク質は小胞（輸送小胞）によってゴルジ装置に運ばれ，ここで分泌物に仕上げられる．

7. ゴルジ装置 Golgi apparatus

ゴルジ装置（**ゴルジ複合体** Golgi complex）はイタリアのカミロ・ゴルジ Camillo Golgi（1843〜1926）

1. 細 胞

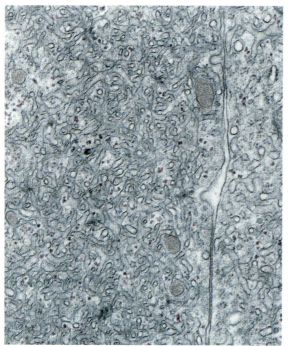

図 1-18　滑面小胞体の透過電子顕微鏡写真
（精巣の間質細胞）　×25,000

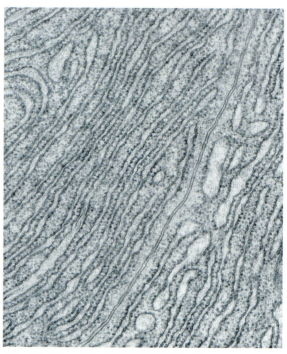

図 1-19　粗面小胞体の透過電子顕微鏡写真
（膵臓の外分泌細胞）　×33,000

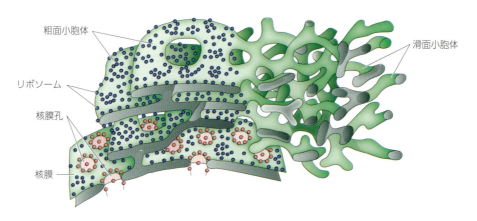

図 1-20　粗面小胞体・滑面小胞体・核膜の立体構造

が神経細胞で発見した構造である．鍍銀法で核の周囲に黒く染まる網状構造としてみられ，**内網装置** apparatus reticulatus internus と名付けられたが，その後ほとんどすべての細胞に認められ，一般にゴルジ装置と呼ばれるようになった．

ゴルジ装置は硝酸銀や4酸化オスミウムで処理すると黒く染まり，核の近くに細かい網状構造としてみられることが多いが，神経細胞や肝細胞のように，核から離れて散在したり，細胞質内に広く分布することもある（図1-21）．単層上皮の上皮細胞では，一般には核の上部，管腔側にあり，細胞内で分布に極性がある．

普通の染色法では，ゴルジ装置は染まらない．核の近くに発達するゴルジ装置をもつ細胞では，ゴルジ装置の部位が染まらないために明るくみえることもあり，ゴルジ装置の**陰像** negative image と呼ばれる．例えば，塩基好性の豊富な胞体をもつ形質細胞は，核の接するゴルジ装置に一致して明るい部分がある．

電子顕微鏡でみると，ゴルジ装置は膜性構造で，主として平滑な膜で囲まれた扁平な円板状の嚢，すなわち**小嚢（槽）** saccule（cistern）でできている

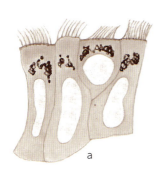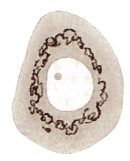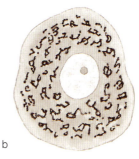

図1-21　ゴルジ装置
a：卵管上皮細胞のゴルジ装置（コラチェフ固定　×900）．b：神経細胞のゴルジ装置（脊髄神経節，ラモニ・カハール変法）　×500

（図1-22）．小囊は数個が20〜30 nm間隔で層状に重なり，**層板** lamellaをつくる．層板の周囲に直径約40 nmの**小胞** vesicleがみられる．また，小囊の一部または一端が拡張して，直径0.1〜0.5 μmの**空胞** vacuolesをつくることもある．

ゴルジ装置は，主として糖質の合成と粗面小胞体に産生されたタンパク質の加工，濃縮，選別輸送である．タンパク質は，粗面小胞体からゴルジ装置を経てその反対側へ移動し，分泌顆粒やリソソーム酵素を入れた小胞をつくってゴルジ装置を離れる．

ゴルジ装置をつくる小囊（ゴルジ槽）の層板は一般に弯曲し，一側ではやや突隆して凸面となり，反対側では陥凹して凹面となっている（図1-23, 24）．

ゴルジ装置の凸面側には，隣接する粗面小胞体からくびれ，ちぎれて生じた小胞がみられる．このような小胞は小囊と癒合して，小囊の形成に加わる．この小胞は粗面小胞体で産生されたタンパク質をゴルジ装置の小囊に運ぶもので，**輸送小胞** transport vesiclesとも呼ぶ．このような輸送小胞は，**クラスリン** clathrinとは異なるコートタンパク質（コートマー coatomer, COP II）で被覆されている（図1-11）．コートマーによる被覆はクラスリンのようなカゴ構造はつくらない．ゴルジ装置は，基本的構成要素が単一の基本単位型のほかに，帽子型，椀型，球型などの種類がある（図1-24）．

小囊（ゴルジ槽）の層板は，凸面（**シス面** cis face）にある区画，凹面（**トランス面** trans face）にある区画，その間の区画（**中間区画** medial compartment）の3区画に分けられる．シス面のゴルジ槽は，輸送小胞が加わって，その形成にあずかり，多くの窓があり細管が吻合する網目状を呈する（図1-25a）．このように粗面小胞体からのタンパク質が運ばれてくる面であることから，**形成面** forming faceとも呼ぶ．シス面のゴルジ槽に運ばれたタンパク質は，被覆小胞によってさらに中間区画のゴルジ槽へ運ばれ，順次同様に凹面であるトランス面に向かって運ばれていく．トランス面のゴルジ槽は網目状で，**トランスゴルジ網** trans-Golgi networkと呼ばれることもある．この網の一部または一端が拡張し，さらにくびれて空胞や分泌顆粒，さらにリソソーム酵素を入れた小胞をつくる．このトランス面を**成熟面** maturing faceとも呼んでいる．このようにゴルジ

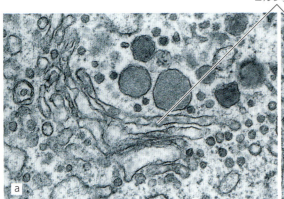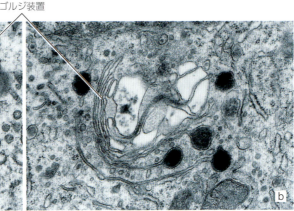

図1-22　ゴルジ装置の透過電子顕微鏡写真
a：形質細胞　×33,000．b：小腸上皮細胞　×22,000

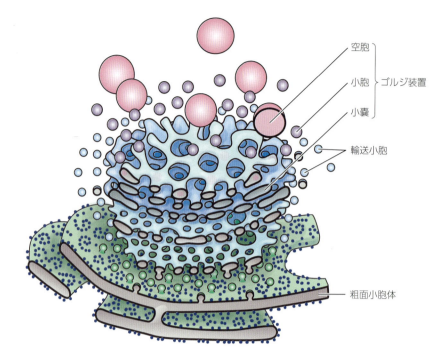

図 1-23 ゴルジ装置の立体構造

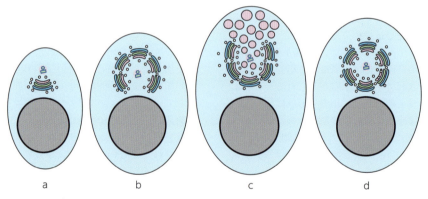

図 1-24 ゴルジ装置の種類
　　a：基本単位型，b：帽子型，c：椀型．分泌顆粒も示す．d：球型
　　基本単位型がいくつか並ぶ型は各単位の間に小胞やゴルジ装置産物の通路ができる

装置は静的な構造でなく動的な構造であり，機能的な極性を示す．

トランス面のゴルジ槽からも CoP I で包まれた被覆小胞が輸送小胞として形成される．これはシス側の粗面小胞体へ逆行性輸送される（図1-11）．

ゴルジ層板は，機能極性を反映して区画によって染色性や酵素活性が異なる．例えば，シス面の1，2層は，オスミウム酸の還元反応で染色され，また，NADP nicotinamide adenine dinucleotide phosphate の活性を示す（図1-25b）．一方，トランス面の1，2層のゴルジ槽はチアミンピロホスファターゼ thyamine pyrophosphatase の活性を示す．酸性ホスファターゼもトランス面に強く局在する．

ゴルジ装置の機能

ゴルジ装置の機能は次のようにまとめられる．

1）分泌物の生成

分泌細胞では，分泌物の詰め込み，濃縮，加工から産生に至る過程はゴルジ装置で営まれる．特に分泌物がタンパク質を主とする糖タンパク質である場合には，前述のように，粗面小胞体からゴルジ装置に至る一連の過程によって産生される．すなわち，

細胞の構造

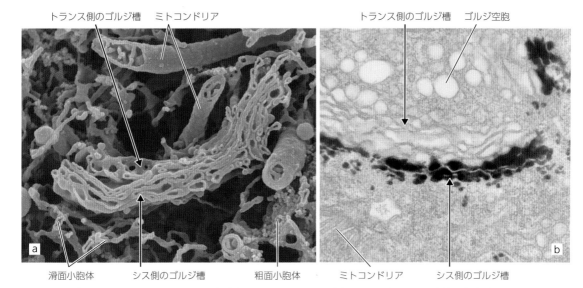

図1-25　ゴルジ装置の走査電子顕微鏡写真（a）と還元オスミウム染色による透過電子顕微鏡写真（b）
各写真の中央にゴルジ装置がみられる．その下側がシス側のゴルジ槽，上側がトランス側のゴルジ槽である．還元オスミウム染色ではシス側の数層のゴルジ槽にオスミウムが沈着する　a：×40,000，b：×30,000　　　　　（a：旭川医科大学　甲賀大輔氏　提供）

粗面小胞体でつくられたタンパク質は輸送小胞でゴルジ装置に送られて，ここで糖質が添加され（glycosylation），また水解（hydrolysis）によって生物学的活性をもつ分子となって，分泌物がつくられる．こうして，分泌物はゴルジ装置で加工・産生され，成熟すると，ゴルジ層板の成熟面で空胞に詰め込まれて小囊から離れ，さらに融合・濃縮されて（濃縮胞 condensing vacuole），**分泌顆粒** secretory vacuoles となる．

また，主としてムコ多糖を産生・分泌するような分泌細胞（p.63）でも，ゴルジ装置で糖質がつくられ，硫酸化（sulfation）されて，分泌物が形成される．

ゴルジ装置を経由するタンパク質の分泌，すなわちエキソサイトーシスには，**構成性分泌** constitutive secretion と**調節性分泌** regulated secretion の2種が知られる．

構成性分泌は，抗体を分泌する形質細胞やプロコラーゲンを分泌する線維芽細胞に多くみられるもので，分泌物は合成されるとただちに分泌されるので，分泌顆粒がないようにみえる．

調節性分泌は，膵臓外分泌細胞，その他の明瞭な分泌顆粒を示す細胞にみられる様式で，分泌物は分泌顆粒となっていったん貯えられ，分泌シグナルによって分泌される．

2）リソソーム酵素の生成

後述するリソソームに含まれる水解酵素もゴルジ装置でつくられる．これらの酵素は糖タンパク質で，前述の分泌顆粒と同様に形成されるが，小胞の膜にマンノース-6-リン酸（M-6-P）の受容体をもつのが特徴である．この小胞が後期エンドソームに融合することでリソソームが形成される．

3）精子の先体の形成

精子の先体は，ゴルジ装置でつくられる（p.426）．一種の分泌顆粒ともみなすことができる．

4）細胞における膜の流動・配分センター

分泌細胞において，前述のように，形成面で輸送小胞が小囊に癒合して，その膜の形成にも加わり，成熟面で空胞としてちぎれて離れる．このように，膜についてみると，ゴルジ装置では加わる膜と失われる膜との間にバランスが保たれている．また，分泌物が細胞から放出される場合には，分泌顆粒を包む膜は細胞膜と癒合し，それに組み込まれる．こうして，ゴルジ装置は細胞膜の補給にも関与することになる．細胞膜の外表面を覆う糖衣の糖質はゴルジ装置でつくられる．このように，ゴルジ装置は細胞膜を補給することになるが，一方では，過剰となった細胞膜は細胞の内部に向かって陥凹し，小胞となって，ゴルジ装置に再び運ばれ，利用される．このように，ゴルジ装置は膜の流動・配分センターでもある．

5）物質代謝のセンター

例えば，小腸の上皮細胞（吸収細胞）では，ゴルジ装置は脂質の吸収・代謝と関連がある．すなわち，この細胞では，吸収された脂質（脂肪酸とグリセリン）は滑面小胞体で中性脂肪に再合成されたのち，

ゴルジ装置に集められ，ここで粗面小胞体でつくられたタンパク質が加わって**乳び(糜)粒** chylomicronと呼ばれる小滴となる．乳び粒は上皮細胞の側面から細胞間隙に放出されて，乳びとなる（p.361）．

8. リソーム lysosome

リソーム（水解小体）は，電子顕微鏡による観察で単位膜に包まれ，大きさ・内容が極めて多様な小体としてみられる（図1-26）．すなわち，直径約0.2～0.5 μmで，内部に均質あるいは不均質で電子密度が高い物質や，大小さまざまな塊状・顆粒状あるいは層板状の構造などを含んでいる．通常の場合，一般の染色では光学顕微鏡で識別することができないが，リソームを多く含む好中球や単球などでは，一般の染色でも顆粒として認められる．

リソームは，いろいろな加水分解酵素，すなわち**水解酵素** hydrolaseを含んでいる．水解酵素には，サルファターゼ，プロテアーゼ，ヌクレアーゼ，リパーゼ，グリコシダーゼなど，タンパク質，核酸，糖質などを分解する数十種以上のものがあり，その至適pHは酸性領域にある．この中でタンパク質を分解する酵素の総称を**カテプシン** cathepsinという．特に**酸性ホスファターゼ** acid phosphataseは組織化学的に証明でき，リソームを形態学的に識別同定するための**標識酵素** marker enzymeとなる．また，リソームの種々の酵素は免疫染色でも染められる．

リソームの酵素は，分泌顆粒の内容と同様に，粗面小胞体で合成され，ゴルジ装置に運ばれ，ここでできあがる．ゴルジ槽から出芽する小胞はクラスリンをつけた被覆小胞の形をとるが，小胞の膜にマンノース-6-リン酸（M-6-P）の受容体をもつのが特徴である．ゴルジ装置を離れると，クラスリンはとれて，消化すべき内容を含む膜系（後期エンドソームや食小体）と癒合できるようになる．

リソームの機能

リソームはさまざまな水解酵素をもち，これによって細胞外から取り込んだ異物や細胞内の不用物質を分解処理する（図1-27）．すなわち，**細胞内消化** intracellular digestionを行う小体である．この場合，小体は膜で包まれ，水解酵素は細胞質から隔離されて，その分解作用が細胞質自体に及ぶことを防いでいる．

リソームで分解処理される構造・物質は，①細菌，破壊した細胞，異物などの細胞外の粒子状構造，②細胞外タンパク質，膜タンパク質，膜受容体に結合した物質，③細胞内で代謝あるいは変性・老化などによって生じた不用になった構造（細胞小器官，

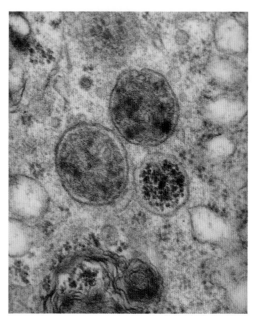

図1-26　リソームの電子顕微鏡写真
（肝細胞）　×58,000

細胞内タンパク質，そのほかの細胞内構造など）に分けられ，3つの経路でリソームに達する．

リソーム酵素は，前述のように，ゴルジ装置でつくられるが，マンノース-6-リン酸（M-6-P）の受容体をもった小胞としてゴルジ装置を離れ，後期エンドソームと融合して酵素が濃縮され，リソームに成熟していく．このリソームと食小体が融合したものが**食リソーム** phagolysosomeである．食リソームは一般に大きく径約0.4 μmにも達し，その内容や形態も多様である．

かつては，小さい均一にみえる顆粒（径20～50 nm）を分解・消化の働きが始まっていないものと考えて，**一次リソーム**といい，それが食小体と合体して食リソームとなったものを**二次リソーム**として区別していたが，前述のように必ずしもそのように単純に説明できないことから，最近はこの言葉は使われなくなった．

食リソームの最終分解産物は細胞の外部に放出されることもあるが，そのまま小体内にとどまることもある．特に水解酵素によって分解処理され難い物質が内部に残留するリソームを**遺残体** residual bodyと呼ぶ．

1）他食作用 heterophagy

外界の粒子状構造，異物は，細胞膜で包んで**食小体** phagosomeとして細胞内に取り込まれる．このような食小体にリソームが融合して，食リソームとなり，リソームがもつ酵素は食小体に与えら

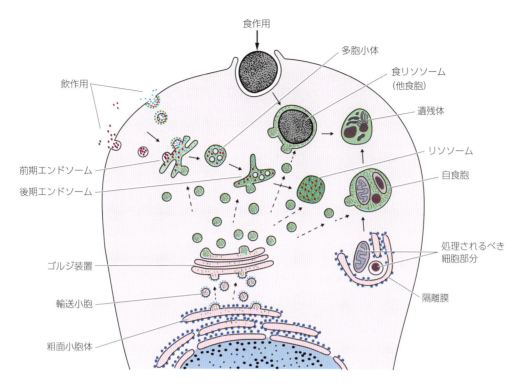

図1-27 エンドサイトーシスとリソソームとの関係

れて分解消化にあずかる．

また，タンパク質のような物質を取り込む場合にも，取り込まれた物質は細胞膜に包まれて食小体として細胞内へ入り，リソソームへ移動して，これに融合する．このようにして，細胞が食作用によって外部から取り込んだ物質を分解処理することを**他食作用（ヘテロファジー）**という．そのため，他食作用の食リソソームは**他食胞 heterophagosome（heterophagic vacuole）**ともいう．特に活発な他食作用はマクロファージ（大食細胞）のような食細胞でみられる．マクロファージは，一般に多数のリソソームをもち，取り込んだ異物や物質の消化途中のさまざまな像を示す食リソソームを多く含む．

2）自食作用 autophagy

細胞内のミトコンドリア，小胞体，リボソームなどの細胞成分もリソソームで処理されることがある．この場合にも，処理されるべき物質や構造が膜（隔離膜 phagophore）で包まれ，これにリソソームが合体して，その加水分解酵素で分解消化される．このような分解処理を**自食作用（オートファジー）**といい，この作用が営まれるリソソームを**自食胞 autophagosome（autophagic vacuole）**という．

成人は1日に約60～80gのタンパク質を食事から摂取し，それをアミノ酸に分解して体内に取り込んでいるが，一方で体の中では1日に160～200gのタンパク質が合成されている．この差にあたるタンパク質は，自身の体のタンパク質をリサイクルしていることになる．自食作用はこのタンパク質のリサイクルにおいて，細胞自身を食べて材料を供給するために役立っている．特に栄養飢餓のような状態では，細胞は自身の一部を積極的に分解し，それを栄養素として利用している．

また，自食作用によって，細胞内のタンパク質の品質管理を行ったり，発癌予防に役立ったりしていると考えられている．

神経細胞や心筋細胞のように，できあがると一生分裂しない長寿命の細胞は，細胞内に褐色にみえる**リポフスチン lipofuscin** 顆粒が集合する．これは自食作用で消化できなかった物質が主に不飽和の脂質をもつ物質を含む複雑な構造となって残った遺残体である．

前述のとおりリソソームでは，その含む酵素は膜によって細胞質から隔離されているので，直接に細胞質に作用することはない．しかし，何らかの原因で，膜が損傷されたり，膜の透過性が高まると，酵素は細胞質に逸脱して，そこで消化作用が行われることになる．このようになると，細胞の**自己融解 autolysis** が起こる．例えば，細胞が酸素欠乏によって傷害される場合などに起こり，その現象は死後変化として認められる．

また，このような細胞が多数集まって細胞外に酵素が散布されると，組織が破壊される．肺の組織が破壊される肺気腫はこの例である．

特定のリソソーム酵素に遺伝的欠損があると，本来，分解されるはずの物質が処理されないで蓄積し，細胞の機能も障害されるようになる．このように，水解酵素の遺伝的欠陥によっていろいろな物質が細胞内に蓄積するために起こる疾患が知られている．**ゴーシェ病** Gaucher disease（βグルコセレブロシダーゼ欠損），**ファブリ病** Fabry disease（αガラクトシダーゼA欠損），**ポンペ病**（糖尿病Ⅱ型）Pompe disease（αグルコシダーゼ欠損）などである．

9. ペルオキシソーム peroxisome

ペルオキシソームは，かつて電子顕微鏡的に**マイクロボディ** microbody として同定されていたもので，いろいろな細胞に存在するが，特に腎臓の尿細管上皮細胞，肝細胞やマクロファージなど特定の細胞に多い．肝細胞では1個の細胞に400個ほどのペルオキシソームが存在する．限界膜で包まれる球状小体で，リソソームに似るが，一般にやや大きく，径約 0.5 μm である．内部は細胞によって異なり，一般には微細顆粒状であるが，ときに均質な基質に尿酸オキシダーゼの結晶をもつものもある（図1-28）．この小体は名前のように**ペルオキシダーゼ** peroxidase をもつが，そのほかにカタラーゼ，D-アミノ酸酸化酵素，などの酸化酵素を含む．

ペルオキシソームは，小胞体に由来する小胞に細胞質内の自由リボソームで合成された酵素が取り込まれて形成される．また，既存のペルオキシソームの分裂によって新生されるものもある．

ペルオキシソームの機能はその酵素による**過酸化水素** H_2O_2 の**産生**と**分解**である．過酸化水素は微生物に対して殺菌的効果をもつなど有用な物質であるが，一定量を超えると，細胞自体にも傷害作用を及ぼすことになる．そのために，カタラーゼによって，過酸化水素は水と酸素とに分解され，無毒化される．こうして，ペルオキシソームは細胞内の過酸化水素の代謝を調節する働きをもつ．

また，肝臓や腎臓でアルコールの分解や非糖質からブドウ糖をつくる**糖新生** gluconeogenesis にも関与する．

10. プロテアソーム proteasome

プロテアソームは**タンパク質分解酵素**（**プロテアーゼ** protease）の複合体で，細胞質内に豊富に散在する．リボソームの半分ほどの大きさをしており，両端を塞がれた短い円筒状を呈する（図1-29）．細胞活動により細胞内に生じた異常タンパク質や壊れた酵素などを分解する酵素を含む．このような異常タンパク質は**ユビキチン** ubiquitin という小分子量のタンパク質に認識され結合する．これをプロテアソームが認識して結合する．プロテアソームに結合したタンパク質は，引き伸ばされて，プロテアソームの円筒の中に入り，分解される．遊離したユビキチンは再利用される．

リソソームによる自食作用は，変性に陥った膜小器官を中心に処理するが，プロテアソームは変性したタンパク質そのものを処理する．

11. 細胞骨格 cytoskeleton

細胞骨格は，細胞質内にあるタンパク質でできた線維状の構造で，細胞の形を細胞内から支持するとともに，細胞の形の変化や細胞の運動，細胞小器官の移動などにも中心的役割を果たす．

細胞骨格にはマイクロフィラメント（アクチンフィラメント），中間径フィラメント，微小管の3種が区別される（図1-30）．これらの構造は電子顕微鏡で区別することができる．また，種類により異なるタンパク質分子からなることから，免疫組織化学的に染め分けられる（図1-31）．

a. マイクロフィラメント microfilament

マイクロフィラメント（微細細糸）は，太さ6 nmの細い線維で，**アクチン** actin というタンパク質からなり，**アクチンフィラメント** actin filament ともいう．このフィラメントは細胞質の中で散在した

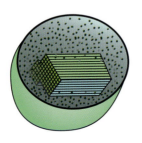

図1-28　ペルオキシソーム

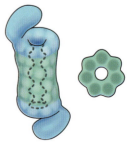

図1-29　プロテアソーム

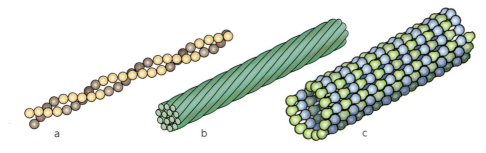

図1-30 細胞骨格の立体構造
a：マイクロフィラメント，b：中間径フィラメント，c：微小管

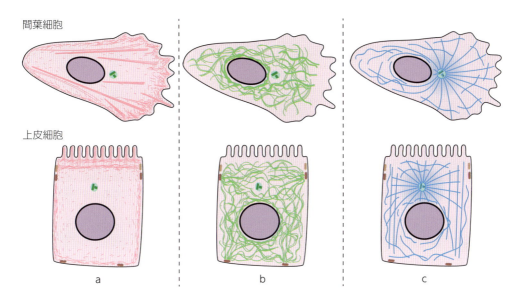

図1-31 細胞骨格の免疫組織化学的な染め分け
a：マイクロフィラメント，b：中間径フィラメント，c：微小管

り，集まって束をつくったりして，広く分布し，また交錯して立体的な網工をつくることもある（図1-31）．

マイクロフィラメントは，球状のアクチン分子，すなわち**Gアクチン** G-actinが数珠状に重合したヒモをつくり，さらにこの2本がコイル状により合わさってフィラメントをつくる．アクチン分子には極性があり，これらは一方向性に並ぶため，アクチンフィラメントは両端が異なる性質をもつ．重合する際は一方が速く重合する．極性はフィラメントの機能や伸長，短縮の方向性とも関連する．アクチン分子が重合して伸長しやすいプラス（＋）端と分子が脱重合して短縮に関わるマイナス（－）端がある．重合でみると，マイナス端よりもプラス端で重合速度が速いことが関係している．

この重合は，アクチン重合阻害剤である**サイトカラシン** cyotochalasinで阻害される．

マイクロフィラメントは，特に筋細胞においては，アクチンフィラメントとして**ミオシンフィラメント** myosin filamentと協調して，筋細胞の収縮に関与する（p.101）．筋細胞では，アクチンフィラメントは安定した構造である．

筋フィラメントでは，アクチンフィラメントにミオシン分子の頭部が結合している．ミオシン分子の頭部を含む**メロミオシン** heavy meromyosin (HMM)を酵素により切り離して，これをアクチンフィラメントに反応させると，HMMが一方向を向く矢尻の鎖形に結合し，電子顕微鏡でみると矢尻の鎖のようにみえる．アクチンフィラメントで矢尻の先端側が**P端** pointed endといい，マイナス端になる．その反対側が**B端** barbed endといい，プラス端である．筋フィラメントでは，アクチンフィラメントがP端方向へミオシンで牽引されて，筋収縮が起きる．また，細胞膜にはB端で結合する．

このほか，アクチンフィラメントは多くの細胞の中に存在し，種々の機能を営む．

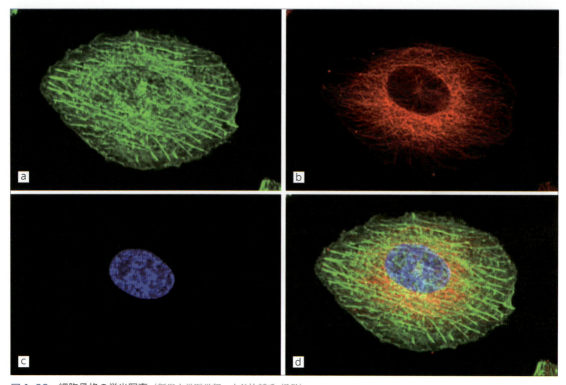

図1-32 細胞骨格の蛍光写真（新潟大学医学部 水谷祐輔氏 提供）
培養細胞（Mm2T，インドホエジカ胸腺由来細胞株）について，a：アクチン（緑）をPhalloidinで，b：チュブリン（赤）を抗αチュブリン抗体で，c：核（青）をDAPIで，蛍光染色してある．dの図はa，b，cの3枚を重ね合わせたもの ×800

例えば細胞膜の直下では，網工をつくり，**外形質** exoplasm（**細胞皮質** cell cortex）となり，物質の細胞内への取り込みや，分泌物の放出，細胞の運動に関与する．また，細胞小器官，小胞，顆粒と結合して，これらの構造の移動に関与する．これはアクチンの重合，脱重合による．

さらに，アクチンフィラメントは細胞分裂の際に二分する細胞の間に胞体のくびれをつくり，輪状にちぎるような働きをする．

細胞質内にあっては，細胞の形の維持，機械的支持に関与する．

b. 中間径フィラメント intermediate filament

中間径フィラメントは太さ約10nmのフィラメントの総称で，10nmフィラメントとも呼ばれる．中間径フィラメントは，その太さがアクチンフィラメント（径5nm）と微小管（径24nm）との中間にあるためにつけられた名称である．中間径フィラメントは分岐することなく，ほぼ直線状に，あるいはやや迂曲して走る．一般に比較的安定で強く，単独に走ることもあるが，集まって束をつくることも多い．

中間径フィラメントは，その構成タンパク質により，**ケラチンフィラメント** keratin filament（上皮細胞にある），**デスミンフィラメント** desmin filament（筋細胞），**ビメンチンフィラメント** vimentin filament（線維細胞のような間葉系細胞），**ニューロフィラメント** neurofilament（p.113），**神経膠フィラメント** glial filament（glial fibrillary acidic protein）などが区別される．

中間径フィラメントは主として機械的支持に関与し，細胞骨格として細胞の形の維持，核の位置の固定などの役割をもつ．また，上皮細胞の**張フィラメント** tonofilament（図1-33）は細胞膜の結合装置である**デスモソーム** desmosome や**ヘミデスモソーム** half desmosome に付着し，細胞質側から細胞の結合・接着を補強している．

中間径フィラメントの種類や走行，量などを免疫組織化学的に染め分ける方法は，種々の腫瘍の診断や治療計画に有用である．

c. 微小管 microtubule

微小管は太さ約24nmの管状構造である（図1-34）．一般に分岐することなく，ほぼ直線状ないし緩やかに迂曲して走り，横断像では円形を呈する．

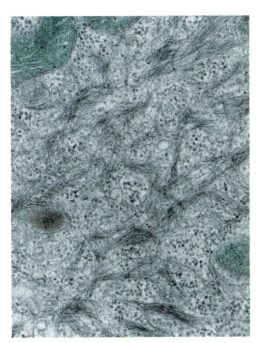

図1-33 張フィラメントの透過電子顕微鏡写真
多くの中間径フィラメントが集まって細線維をつくる（舌の粘膜上皮細胞）　×45,000

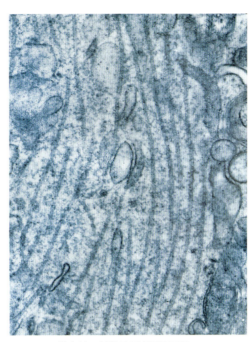

図1-34 微小管の透過電子顕微鏡写真
（神経細胞）　×45,000

微小管はほとんどすべての細胞に存在し，細胞質の中で単独に散在したり，あるいは集まって束をつくる．微小管は硬度と弾性をもつ構造である．その壁の厚さは約6 nmで，**チュブリン** tubulinと呼ぶ球状のタンパク質が集まって重合してできる（図1-35）．

チュブリンには，**αチュブリン** α-tubulinと**βチュブリン** β-tubulinの2種があり，これらが結合して**二量体** dimerをつくり，これらが微小管の長軸にそって縦にらせん形に並んで重合し，円筒状の微小管の壁ができて成長する．微小管の断面ではチュブリンが13個並ぶ．微小管でαチュブリンとβチュブリンは一定方向に並び，そのため微小管は極性を示す．βチュブリンが向かう側が，微小管の成長が速く，プラス（＋）端という．チュブリンがはずれ（脱重合），微小管が短くなるのも，こちら側である．αチュブリンが向かう側は，マイナス（－）端である．

微小管は次のような働きをする．

1）細胞の外形の形成と維持

マイクロフィラメントとともに細胞の形を保つ働きをする．例えば，血小板は円板状であるが，このような形は細胞膜のすぐ下で輪状に走る微小管の束によって保たれる．

2）細胞内における物質・構造の移動・輸送

細胞内において，いろいろな構造・物質の移動・輸送は一定の方向に整然と営まれる．このような移動・輸送は微小管による（図1-36）．例えば，細胞分裂の際，紡錘糸が形成され，それによって染色体が二分され移動する（p.38）．紡錘糸は微小管である．

前述のように，微小管はチュブリンが重合して形成されるので，**コルヒチン** colchicineや**ビンブラスチン** vinblastineのようなアルカロイドを投与すると，チュブリンの重合が阻止されて微小管は形成されない．したがって細胞分裂の際に，こうしたチュブリン重合阻害剤を与えると，紡錘糸（すなわち微小管）の形成が妨げられて分裂は中期で停止する．そこで，染色体の解析においては，細胞培養中に培養液にコルヒチンを投与し，分裂の中期で停止した細胞を多数出現させ，染色体の観察をしやすくする．

細胞内における分泌顆粒やいろいろな小器官の移動・輸送，あるいは神経軸索内の物質輸送（軸索流p.116）も微小管による．神経軸索では，神経伝達物質を入れた小胞が細胞体側から神経終末側へ移動する．この際，小胞は軸索内の**神経微小管** neurotubuleに結合する**キネシン** kinesinというタンパク質に接着し，キネシンが微小管上を移動することで，小胞を移送する．一方，神経終末側から逆行する移動は，キネシンの代わりに**ダイニン** dyneinという

1. 細 胞

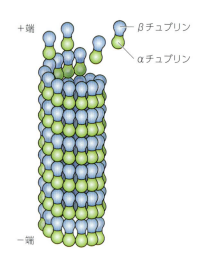

図 1-35　微小管の立体構造模型図
管壁は球状のαチュブリンとβチュブリンが縦に結合している

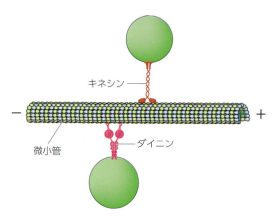

図 1-36　小胞の移動に関わる微小管
キネシンは小胞を微小管に結合させ，キネシンの2個の頭がチュブリンに交互に結合しながら，歩くように小胞を微小管の＋端側へ移動させる．小胞を微小管に結合させるダイニンは2個の頭を回転させて微小管への結合枝を曲げながら小胞を微小管の－端側へ移動させる

タンパク質が関わる．

　このようにキネシンやダイニンは，筋細胞のミオシンと同様に，ATPの加水分解により生じる化学エネルギーを運動に変換することができる**モータータンパク質** motor protein で，ミオシンはアクチンの上を動くのに対して，キネシンとダイニンは微小管の上を動くことで，順行性と逆行性の軸索流が生じる．

3）特殊な構造の構成

　微小管は集まって，次に述べる中心体を形成する．また，繊毛や鞭毛の軸糸は微小管の特殊な構成によってできており，繊毛・鞭毛運動に関与する．すでに述べたように，細胞分裂に現れる紡錘糸も微小管である．

12. 中心体 centrosome, cytocentrum

　中心体（中心小体）は，光学顕微鏡の一般染色ではわからないが，特殊な染色（ハイデンハイン鉄ヘマトキシリン染色）をすることで，極めて微細な点状の小体と，その周囲のやや明るく均質な細胞質が区別される（図1-37）．この点状の小体が**中心子** centriole である．中心子は，一般に2個が互いに近接して存在する．この一対の中心子を**双心子** diplosome と呼ぶ．

　中心体はしばしば核の一側に近接して位置するが，細胞の自由面近くにみられることもあって，その位置は必ずしも一定でない．

　電子顕微鏡でみると，中心子は長さ300〜500 nm，直径約150 nmの中空円筒状構造で，しばしばゴルジ装置に囲まれている．双心子の場合には，2個の中心子は，それぞれの長軸が互いに直角方向にあるような位置にある．中心子をつくる円筒の壁はやや電子密度の高い物質と，その中に埋まって縦走する9組の桿状構造とでできている．この9組の桿状構造の各組は，それぞれ，3本ずつの微小管，すなわち**三連微小管** triplet microtubules でできている．中心子の横断像でみると，9組の三連微小管は全体として羽根車のように配列する．各組の3本の微小管を内側からA管，B管，C管とすると，A管は全体で直径約150 nmの円周上に並び，この円の切線に対して約30°の線上にB管とC管が位置する．

　また三連微小管のA管は丸い管状で，通常の微小管と同様に断面に13個のチュブリンが並ぶが，B管とC管は断面がC形をしており，11個のチュブリンが並び，これが隣接する微小管のチュブリン2個を共有して断面の輪を閉じる．なお，各組のA管は隣りの組のC管と微細な糸状線維で結ばれる．

　中心子は電子密度の高い物質で囲まれる．この中心子周囲物質は**ペリセントリン** pericentrin やγチュブリンを含む．ペリセントリンはチュブリンの足場となるタンパク質である．γチュブリンは，重合して輪状の複合体をつくり，微小管のαチュブリンと結合して微小管が成長していく核となる．すなわち，中心子周囲物質は**微小管形成中心** microtubule organizing center (MTOC) となる．細胞内の微小管はここから形成される．また，中心子の微小管もMTOCでつくられ，中心子に接する電子密度の高い物質の集積の中に微小管が現れる．このような生成過程にあるものを**前中心子** procentriole と呼ぶ．

　中心体，すなわち中心子は，その周囲にゴルジ装置が存在するなど，細胞の中心に位置する（図1-

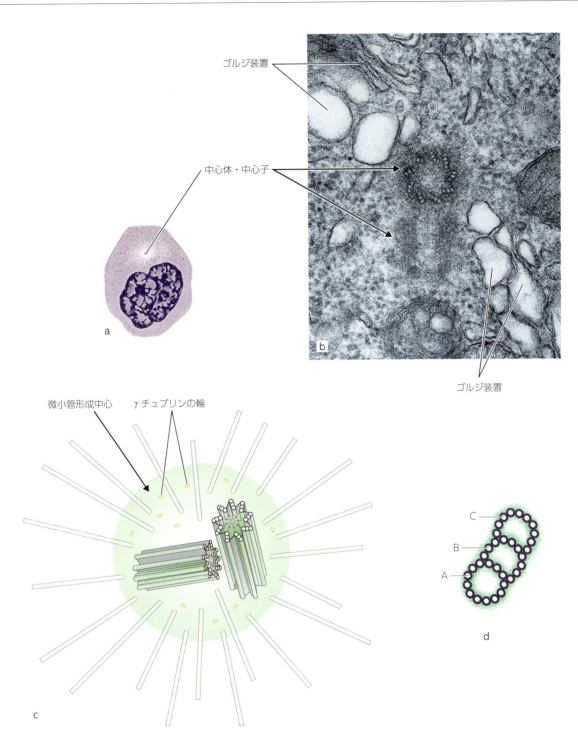

図1-37 中心体
a：光学顕微鏡写真．単球-鉄ヘマトキシリン染色 ×1,000．b：透過電子顕微鏡写真 ×10,000．c：中心体は2個の中心子からなる．各中心子は9組の3本が連結する微小管からなる．中心体は微小管形成中心に囲まれる．ここにはγチュブリンの輪があり，成長する微小管の核となる．d：3本が連結する微小管（A，B，C）の横断図

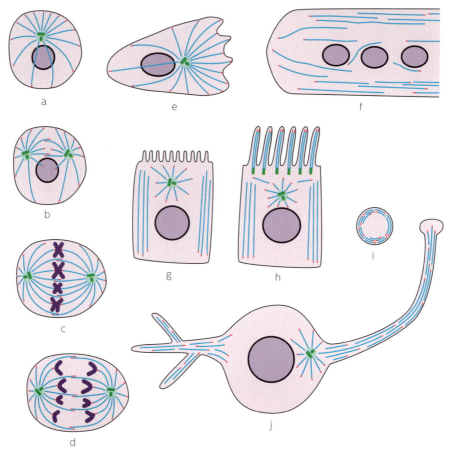

図1-38 中心体と微小管の細胞内分布
微小管（ー）の（・）はプラス端．a：細胞分裂の休止期，b：前期，c：中期，d：後期を示す．e：間葉細胞，f：骨格筋細胞，g：上皮細胞，h：繊毛上皮細胞，i：血小板，j：神経細胞を示す

38）．中心体は，細胞分裂の場合に極めて著しい変化と動きを示し，染色体の移動に関与する．また，**繊毛**や**鞭毛の形成** ciliogenesis にも関与する．

中心小体を中心とする細胞内の微小管，紡錘糸，神経微小管，繊毛や鞭毛の軸糸では，マイナス端は中心小体側または細胞中心側にあり，細胞の末梢，軸索の神経終末，繊毛や鞭毛の末梢，紡錘糸の染色体側はプラス端である．

13. 細胞質封入体 cytoplasmic inclusion

細胞質には，細胞の代謝産物，貯蔵された栄養物質，取り込まれた物質などがしばしばみられる（図1-39）．このような物質が細胞質封入体である．封入体はすべての細胞にみられるわけでなく，また同種の細胞でも機能相に応じて変化する．

a. 脂　質 lipid

脂質は細胞質のなかで一般に球状の**脂質滴** lipid droplets としてみられる．このように細胞質に貯えられる脂質は細胞でつくられたものである．普通の組織切片では，標本の製作過程で脂溶性の有機溶媒を用いるので，脂質滴は溶け去って空胞にみえる．しかし，オスミウム酸で固定したり，有機溶媒を用いずに凍結切片をつくると，脂質滴は保存され，**ズダンⅢ** Sudan Ⅲのような脂溶性色素で染めることができる．

b. グリコーゲン glycogen

グリコーゲンはブドウ糖が重合してでき，エネルギー源として貯えられ用いられる．細胞質に貯えられるグリコーゲンは水溶性であるから，普通の組織切片では溶け去ってみることができない．しかし，保存するように固定し，**PAS染色**（過ヨウ素酸-シッフ periodic acid-Schiff 反応）や**ベストのカルミン染色** Best's carmine stain などの特殊な染色法で染めることができる．

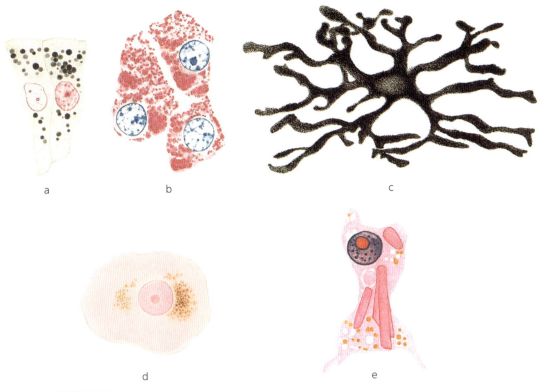

図 1-39 細胞質封入体
a：脂質滴（小腸上皮細胞，オスミウム酸固定）×1,000，b：グリコーゲン（肝細胞，ベスト染色）×1,000，c：メラニン顆粒（腸間膜の伸展標本）×220，d：リポフスチン顆粒（脊髄神経節の神経細胞）×500，e：結晶体（精巣の間質細胞）×1,000（伊東俊夫による）

多くの細胞にみられるが，特に筋細胞，肝細胞に多い．

電子顕微鏡では，グリコーゲンは径 25〜30 nm の粒子としてみることができる（図1-40）．このような粒子を β 粒子 β-particles という．肝細胞のように，大量のグリコーゲンをもつ場合には，β 粒子がロゼット状に集まって，径 100〜150 nm の塊をつくる．これを α 粒子 α-particles と呼ぶ．

グリコーゲンの分解が障害される糖原病では，一般の細胞にも多量のグリコーゲンが蓄積し，ミトコンドリアの基質にも多量のグリコーゲンが現れる．

c. 色 素 pigment

細胞質には，次のような色素がみられる．

1）メラニン melanin

メラニンは，主として皮膚や眼球（虹彩など）にある黄褐色の色素で，メラニン顆粒としてみられる．メラニンは，メラニン細胞 melanocytes でつくられている（p.257）．

電子顕微鏡でみると，メラニン顆粒は膜に包まれ

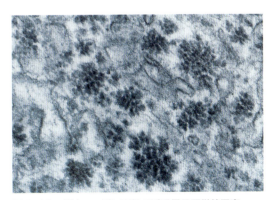

図 1-40 グリコーゲン顆粒の透過電子顕微鏡写真
直径 15〜30 nm のグリコーゲン顆粒（β 粒子）が群をつくって，径約 100〜150 nm の集塊状（α 粒子）にみられる（肝細胞）×55,000

た小体，すなわちメラニン小体 melanosomes として存在する．

2）ヘモジデリン hemosiderin

ヘモジデリンは赤血球のヘモグロビンが破壊されてできる．赤血球が老化すると，マクロファージに

取り込まれ処理されるが，ヘモグロビンは鉄を含むヘモジデリンと，鉄を含まないビリルビンとに分解される．ともに黄褐色の色素である．ヘモジデリンは電子顕微鏡で直径9 nmの微細粒子が密集する．この粒子は鉄を含むタンパク質粒子で，**フェリチン顆粒** ferritin granules という．

3）リポフスチン lipofuscin

リポフスチンは黄褐色の色素で，神経細胞や心筋細胞などに顆粒としてみられる．電子顕微鏡でみると，リソソームの終末産物である遺残小体からでき，神経細胞や心筋細胞のように，分裂増殖しない細胞が老化するとともに増加して，**消耗性色素** waste pigment あるいは**老化色素** senile pigment とも呼ばれる．

前述の色素は体内でつくられる色素で，**内生色素** endogenous pigment ともいわれる．このほかに，体外から取り込んだ色素，すなわち**外生色素** exogenous pigment もある．例えば，野菜・果実などに含まれる黄褐色色素である**カロテン** carotene や，外界から吸入された**塵埃** dust，鉛や銀などの金属などがある．

14. 結晶様封入体 crystalloid inclusions

細胞質には，針状・板状などさまざまな形態の結晶様構造がときにみられる．これを結晶様封入体という．例えば，精巣のセルトリ細胞（p.422）のシャルコー・ベチャー結晶やライディッヒ細胞（p.420）のラインケの結晶などがある．主としてタンパク質でできている．そのほか，電子顕微鏡で好酸球顆粒やペルオキシソームなどにもみられる．

B 核 nucleus

核は，細胞の構造・機能における遺伝的特性を決定する中枢的存在で，その働きは核に含まれる遺伝子による．この遺伝子が細胞の代謝活性を調節・統御し，生命現象において中心的役割を演ずる．このような遺伝子の本体は核に含まれる**デオキシリボ核酸** deoxyribonucleic acid（DNA）にある．

核はすべての細胞（真核細胞）に存在する．

ただし，ヒトを含めて哺乳類の赤血球は例外で，核をもたない．これは，赤血球に分化・成熟する過程で，核をもった前駆細胞が核を失って無核細胞になるためである．無核細胞では遺伝情報による代謝活性の調節・統御がないので，長く生き続けることができない．

核は，後述するように（p.37），細胞が有糸分裂によって増殖する場合，分裂期には特異な変化を示す．そこで核の構造を述べるときには，分裂期にない細胞（**分裂間期細胞** interphase cells）の核，すなわち**分裂間期核** interphase nucleus について述べる．

分裂間期を休止期，間期核を**休止期核** resting nucleus ということもある．しかし，間期核は機能的には細胞の遺伝情報系の中心として代謝活性を調節・支配しており，また，分裂のための準備をしているのであって，決して休止しているのではない．したがって，休止期という名称よりも（分裂）間期と呼ぶほうがふさわしい．

1. 核の一般形態

核の形は原則としては球形であるが，細胞の形によって異なる．例えば，筋細胞のように細長い形状をもつ細胞では核も細長く，扁平な細胞では核も扁平で円盤状である．また，白血球の核にみられるように，分葉状，環状，杆状，馬蹄形，腎形などさまざまな不整形の場合も少なくない．

核の大きさも細胞の種類によってさまざまである．胞体の大きさに比例することも多い．一般に幼若な未分化細胞は比較的大きな核をもつ．

核の位置は一般に細胞のほぼ中央にあるが，一側に偏在することもある．特に胞体に大量の分泌顆粒や封入体をもつ細胞では，これによって圧迫され，胞体の一側に偏在する．

核の数は通常1細胞に1個である．しかし，1個の細胞に2個あるいは3個以上の核をもつこともある．このような細胞を**多核細胞** multinucleated cell という．

多核細胞が生ずるのは，細胞が分裂する場合に核分裂だけが起こって胞体の分裂を伴わない場合（2核の肝細胞や多核の骨格筋細胞など）や，細胞が融合して1つの細胞になった場合（異物巨細胞や破骨細胞など）が考えられる．

2. 核の構造

核は生きている細胞でも位相差顕微鏡などによって認めることができる．しかし，その場合には，核は一般に均質無構造にみえ，微細構造は明らかでない．固定染色標本で観察すると，核は，**核膜** nuclear membrane に包まれ，内部の**核質** nucleoplasm は染色質と核小体を区別する（図1-41）．

a. 核　膜 nuclear membrane

核膜は核を包み，核質を細胞質から隔てる薄い膜である．

電子顕微鏡でみると，核膜は厚さ約8～9 nmの2枚の膜でできている（図1-42）．外側の膜を**外核膜** outer nuclear membrane といい，内側の膜を**内核膜** inner nuclear membrane という．外核膜と内核

細胞の構造

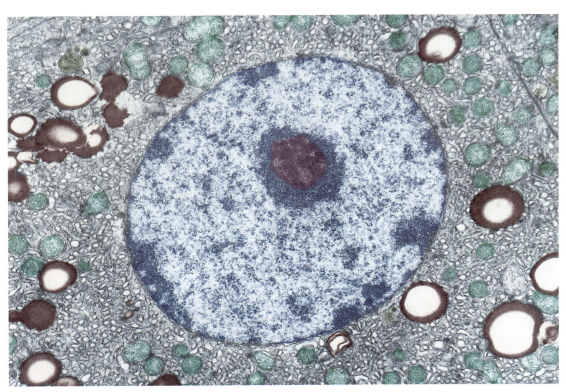

図 1-41　細胞核の透過電子顕微鏡写真（副腎皮質細胞）
核の中央に核小体がみられる．核を囲む細胞質には，滑面小胞体が充満し，脂肪滴も多い　×12,000

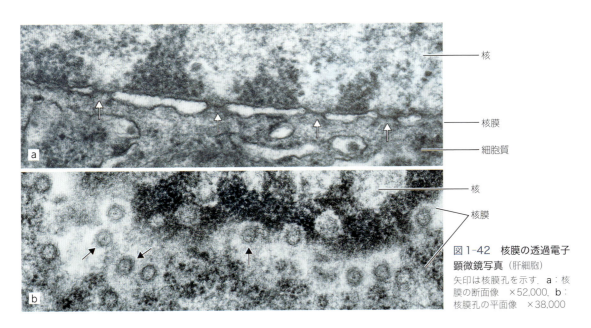

図 1-42　核膜の透過電子顕微鏡写真（肝細胞）
矢印は核膜孔を示す．a：核膜の断面像　×52,000，b：核膜孔の平面像　×38,000

膜との間には，幅 20〜70 nm の狭い空隙があり，これを**核膜槽** perinuclear cistern（space）という．核膜は小胞体が核質を囲んで特殊に分化してできた膜で，核膜槽は小胞体の内腔に連続している．

核膜の外核膜の外面には，しばしばリボソームが付着しており，粗面小胞体に連なることもある．

内核膜の内面は，**ラミン** lamin からなる中間フィラメントが交錯して網工をつくる薄層により裏打ちされている．**核板** nuclear lamina（線維板 lamina fibrosa）というこの薄層は，核膜を支持し，染色質を核膜に保持する．また，細胞分裂時には消失する．

このように，核膜は極めて薄いが，光学顕微鏡で

膜としてみることができるのは，内核膜の内面に染色質などが付着しているからである．

核膜には，ところどころに径 50〜100 nm の孔があいている．この孔を**核膜孔** nuclear pores という．核膜孔の数・大きさは細胞によって異なり，その大きさは核表面の 8〜25％を占める．

核膜孔の周縁では外核膜と内核膜とが互いに連なり，さらにタンパク質で構成される薄い膜，すなわち**隔膜** diaphragma で閉ざされているようにみえる．この構造と核膜孔を合わせて，**核膜孔複合体** nuclear pore complex という．核膜孔複合体は，約 50 種の**ヌクレオポーリン** nucleoporin と呼ばれる顆粒状あるいは線維状のタンパク質からなる（図 1-43）．これらのタンパク質は，核膜孔の周縁の細胞質側と核質側にそれぞれ 8 個の顆粒状の**サブユニットからなる輪** cytoplasmic ring, nucleoplasmic ring をつくる．さらにこの**両者を結ぶタンパク質の輪** middle ring がある．その内側には，さらに 8 個の顆粒状のサブユニットからなる輪がある．また，細胞質側と核質側のそれぞれのサブユニットからは線維状のタンパク質が細胞質側および核質側へ伸び，特に核質側では**終末リング** terminal ring を吊り下げてカゴのような構造をとる．

核膜孔は核質と細胞質との間で行き来する物質の通路である．このような物質の通過は，細胞の代謝活性の高い細胞ほど多い．特に RNA やタンパク質など大きな分子の通過が可能であるが，その透過性には選択性がある．核膜孔の中心には**通過中のタンパク質の粒子** central granule がみられる．

活発な細胞分裂をしている細胞，代謝活性の高い細胞の核は大きく，核膜表面積は広い．また，核膜には，しばしば光学顕微鏡レベルでの陥入や切痕がみられる．このような陥入・切痕によって，核の表面積は広くなり，核質と細胞質との間の活発な物質交流を担っている．

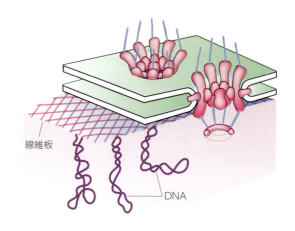

図 1-43　核膜と核膜孔複合体

b. 核基質 nuclear matrix

核質で，核内を満たすコロイド状の液を核基質という．可溶性のタンパク質などを含むが，通常の標本では染まらない．ここに染色質と核小体が浮いている．

核基質には，核の代謝にあずかる媒質となり，DNA，RNA などの合成にあずかる酵素など，いろいろな物質が含まれる．まれに脂肪，結晶体，グリコーゲンなども出現する．

c. 染色質 chromatin

染色質（クロマチン）は，核質の大部分を占め，塩基性色素によく染まる物質でできている．その名称も「染色するとよく染まる」という意味である．標本を作製するために用いる固定液によって，染色質はかなりさまざまな形態を示すが，一般に核内に網状に分散し，あちこちで顆粒状・塊状に凝集する．

染色質は主としてデオキシリボ核酸（DNA）と塩基性タンパク質である**ヒストン** histone とからなり，そのほかに塩基性でないヒストン以外のタンパク質や RNA も含まれる（図 1-44）．

DNA は，径 2 nm のヒモ状分子で，核内では直径 11 nm の粒子状のヒストン八量体(H2A, H2B, H3, H4 の 4 種のヒストンが 1 つの粒子をつくる)に巻きつきながら，数珠状に連なる．この粒子を**ヌクレオソーム** nucleosome という（図 1-45）．DNA は，ヌクレオソームに 2 回り巻きつきながら，長い数珠をつくる．この線維を**数珠状線維** beads-on-a-string fiber という．この線維が他のヒストン H1 でつなぎ止められてさらに太い線維となり，それがさらに折り畳まれて染色質をつくる（図 1-46）．

核の中の DNA は，染色体の数（ヒトでは 46 本）だけあり，それぞれの DNA は上記のように折り畳まれながら，ところどころで核膜の裏打ちをするラミンに接着しながら核内にそれぞれがまとまって分布する．これを核内の**染色体テリトリー（領域）** chromosome territory と呼ぶことがある．

染色質は，**異染色質** heterochromatin と**正染色質** euchromatin を区別する．

異染色質は，顆粒状あるいは塊状に凝集し濃染する染色質で，特に核膜の内側と，核小体の周囲に付着し集まっている．異染色質は染色質をつくる DNA がヌクレオソームとともに強く凝縮している部分で，遺伝情報の転写が抑制されていて，いわば非活性の部分である．

一方，正染色質は，染色質をつくる DNA の凝縮

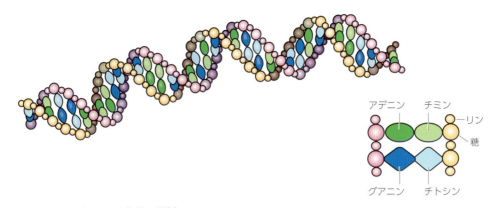
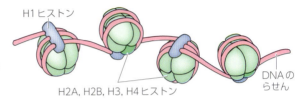

図1-44 DNAの二重らせんと塩基の関係

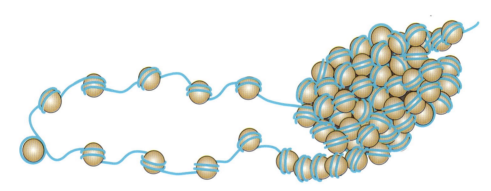

図1-45 ヌクレオソーム
ヌクレオソームの粒子はH2A，H2B，H3，H4ヒストンがそれぞれ2個ずつ，合計8個のヒストンが集まってできる．ヌクレオソームにはDNAが2回り巻きついている

図1-46 数珠状線維とクロマチン（染色質）

が緩んで長く伸びているため明るくみえる部分であり，DNAの遺伝情報がmRNAに活発に転写されている活性部分である．

したがって，正染色質と異染色質との量は細胞の機能活性によって異なる．活発な細胞分裂をしている細胞など，特に活発にタンパク質合成を営む細胞では，正染色質は比較的多く，そのために核は大きく明るく胞状にみえる．これに対して，タンパク質合成が活発でない不活性細胞では，異染色質の量が多く，核は濃染する．

前述のように，染色質の染色性・性状・分布は細胞腫に特有である．したがって，核の形態像は細胞腫の鑑別同定に役立つ．

性染色質

明るく染まる核をもつ細胞，例えば口腔粘膜の上皮細胞などで，その核を男女で比べると，女性では核膜の内側に接して径約1μmの染色質塊が認められることがある（図1-47）．しかし，これは男性ではみられない．このような染色質塊を**性染色質** sex chromatin（**バル小体** Barr body）という．女性の細胞は，後述するように（p.41），性染色体として2個のX染色体をもつ．このうちの一方は遺伝情報源として働いているが，他の1個はDNAの複写などは行わず休んでいる状態，すなわち遺伝的不活性で凝集した状態にあり，これが性染色質をつくる．

性染色質は性の判別やいろいろな性染色体異常の簡易診断に用いられる．

d. 核小体 nucleolus

核小体は核の内部にあるほぼ球状の小体である．核小体は一般に1〜数個みられるが，その数・大きさは細胞の種類，活動状態によって異なる．核小体

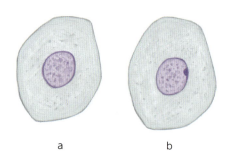

図 1-47　核の性染色質（上皮細胞）×1,000
a：男性の細胞（性染色質がない），b：女性の細胞（性染色質がある）

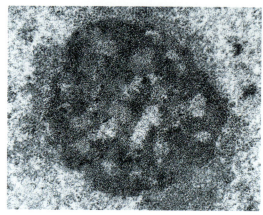

図 1-48　核小体の透過電子顕微鏡写真
核小体糸と均質部からなる核小体に染色質が付着する（肝細胞）×22,000

は多くの場合染色質に取り囲まれ，しばしば核膜の内面に接して存在する（図1-48）．

核小体は主として RNA (ribonucleic acid) と塩基性タンパク質とからなり，酸好性に染まるが，表面に異染色質をつけて塩基好性に染まることもある．

電子顕微鏡でみると，核小体はひも状構造である**核小体糸** nucleolonema の網と，均質にみえる**均質部** pars amorpha とからなり，その周囲には**核小体付属染色質** nucleolus-associated chromatin という染色質が付着する．さらに拡大すると，核小体は，太さ 5〜7 nm の微細なフィラメントと，径 10〜15 nm の顆粒とからなり，①フィラメントで均質部をつくる**線維中心** fibrillar center，②核小体糸でフィラメントが密在する**緻密線維部** dense fibrillar portion，③顆粒が集合する**顆粒部** granular portion を区別する．このうち顆粒部が核小体全体のほぼ70％を占める．

核小体は細胞質でリボソームとなる大小のサブユニット（p.16）を産生する．これらはリボソームRNA (rRNA) とタンパク質の複合体からなる．まず，線維中心や緻密線維部で，大きな RNA 複合体 (45S rRNA) としてつくられ，これに核内で合成された 5S rRNA と細胞質でつくられたリボソームタンパク質が加わり，さらに大分子のリボ核タンパク質となる．線維中心は，rRNA 遺伝子 (rDNA) や rRNA ポリメラーゼ (rRNA の合成酵素) を含む．緻密線維部には rRNA のプロセッシングに必要な酵素タンパク質（**フィブリラリン** fibrillarin や**ヌクレオリン** nucleorin），および産生中の rRNA が存在する．

線維中心や線維部でつくられた核タンパク質は，核小体の顆粒部で，リボソームの大サブユニットと小サブユニットの前駆物質につくりかえられる．顆粒部にはリボソームの前駆物質が存在し，さらに，これらが 18S rRNA からなる小サブユニット，およ

び 28S, 5.8S, 5S の rRNA からなる大サブユニットになる処理が行われる．リボソームの大小サブユニットは，細胞質に出ていき，ここでリボソームとなってタンパク質を合成する．

すでに述べたように，リボソームは細胞質におけるタンパク質合成の場であるから，核小体の大きさや発達の度合いは，その細胞のタンパク質合成の度合いに関与することになる．一般に活発な分裂増殖を営む細胞，例えば幼若な造血細胞や癌細胞や分泌性タンパク質を産生する分泌細胞などでは，核小体はよく発達し，大きい．

核小体は核内で移動するが，特に活発にタンパク質の合成を営む細胞では，核小体は核膜の内側に直に接していることもある（核小体の辺在 nucleolar margination）．このような位置にあると，核小体は，そのつくるリボソームサブユニットを特に速やかに細胞質に送ることができる．

核小体は，細胞分裂の際に消失し，分裂が終わると再び出現する．この場合，核小体は染色体の特定部位（rRNA 遺伝子の存在部位）に形成され，ここを**核小体形成体** nucleolar organizer という．核小体形成体が存在する部位は染色体の二次狭窄（p.40）に位置する．

細胞分裂

細胞は，**細胞分裂** cell division によって増殖する．1個の細胞が細胞分裂によって2個の細胞に分かれるとき，分かれる前の細胞を**母細胞** mother cell といい，分裂によって生ずる細胞を**娘細胞** daughter cells といって区別する．

細胞分裂は核の分裂，すなわち**核分裂** nucleokinesis と胞体の分裂，すなわち**細胞体分裂** cytokinesis との 2 つの過程からなる．

細胞分裂には，有糸分裂と減数分裂とがある．

A 有糸分裂 mitosis

有糸分裂は最も普通にみられる細胞分裂で，ほとんどすべての体細胞はこの分裂によって増加する．有糸分裂では，特に核に複雑な形態変化がみられる（図 1-49）．

1．分裂の経過

先に述べたように，細胞が機能を営んでいる分裂間期には，DNA は染色質という構造をつくり核に格納されている．核の中の DNA のヒモの数は動物によって異なり，ヒトでは 46 本である．それぞれ体細胞の核の DNA は半分が母親由来，半分が父親由来であり，DNA 量は 2 N と表現する（図 1-50）．

有糸分裂は，経過が連続的であり，一般に前期・前中期・中期・後期・終期の 5 期に分けられる．分裂に先だって DNA が複製され，通常の 2 倍（4 N）になっている．これが，細胞分裂により上手に分配されて，また 2 N の DNA 量をもった 2 個の娘細胞がつくられる．

有糸分裂に要する時間は一般に 30〜60 分であるが，動物や細胞の種類，あるいは条件によって異なる．例えば，38℃で培養したウサギの線維芽細胞では 40〜50 分，ニワトリ胚の間葉細胞では 70〜80 分かかる．

1）前　期 prophase

前期は，染色質が凝縮し，次第に濃く染まる糸状の**染色質糸** chromatin fiber となるところから始まる．染色質糸は著しく曲がりくねった糸球（**密糸球** glomus compactum）となり，さらに太く短くなって疎な糸球（**疎糸球** glomus dispersum）をつくり，やがて DNA のヒモの数と一致した太い**染色体** chromosomes となる．このように染色質から染色糸，染色体へと凝縮するためには，主に**コンデンシン** condensin というタンパク質が関与する．また，すでに述べたように，分裂期までに DNA は複製されているが，複製された 2 本の DNA は完全に分離しないまま，寄り添って凝縮することから，2 本の DNA がそれぞれ凝縮した**染色分体** chromatid が 1 本の染色体の中に並んでいる（後述）．DNA の結合

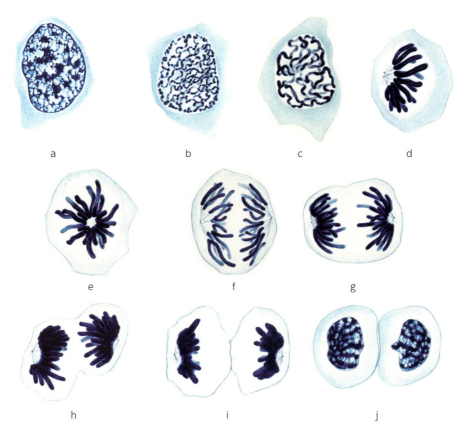

図 1-49　有糸分裂（表皮細胞）　×900
a：分裂間期，b〜c：前期，d：前中期，e：中期，f〜g：後期，h〜j：終期

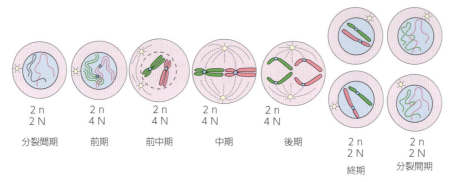

図 1-50　有糸分裂における DNA と染色体の動き

にはコヒーシン cohesin というタンパク質が関与する．

　一方，胞体にも変化が現れる．すなわち，細胞は球形となり，中心体をつくる 1 対の中心子がそれぞれ 2 つに分かれて，2 対の中心子，すなわち 2 個の中心体が形成される．2 個の中心体は次第に離れ，細胞の両極に向かって移動する．また，それぞれの中心体の周囲に放射状に微細な線維が現れる．これを極放線 astral rays という．次いで，離れた中心体の間を結ぶように，微細な線維でできる紡錘状の構造が現れる．これを紡錘体（有糸分裂紡錘）mitotic spindle といい，線維を紡錘糸 spindle fibers と呼ぶ．電子顕微鏡でみると，極放線も紡錘糸も中心体から放射状に走る多数の微小管でできている．

2）前中期 prometaphase

　染色体が形成されるにつれて，核膜を裏打ちしているラミンが分解されて，核膜は分散してみえなくなり，核小体も消失する．

　染色体にはセントロメア centromere と呼ばれる狭窄部（一次狭窄）が出現し，この部分に形成される動原体 kinetochore に動原体微小管が付着する．したがって，中心体から走る微小管には，中心子から放射状に伸びて細胞膜に付着する放射状（星状）微小管 astral microtubule，対極の中心子まで伸びる極微小管 polar microtubule，染色体の動原体まで伸びて付着する動原体微小管 kinetochore microtubule が区別される．極微小管は，両極の中心子から伸びる微小管が細胞中央で側側結合する．

3）中　期 metaphase

　染色体は両極の中心子からの動原体微小管に牽引されながら胞体内を移動して細胞中央に向かう．細胞の両極にある中心体を結ぶ紡錘体の中央部に垂直な面を赤道板 equatorial plate という．この赤道板上に染色体が並ぶのが中期である．

　細胞の極側からみると，赤道板上に並んだ染色体は小さい染色体ほど中央に近く，大きなものほど辺縁に配列する．

　各染色体は，すでに前期で，それぞれが長軸に沿って縦裂して 2 本の染色分体ができているが，完全には分離しないでいる．特にセントロメアでの結合は強く保たれる．

4）後　期 anaphase

　中期の終わりに各染色体の染色分体を結びつけているタンパク質（主にコヒージン）が分解されてセントロメアも縦裂し，2 本の染色分体は完全に分離し，娘染色体 daughter chromosome となる．それぞれの娘染色体はそれに付く動原体微小管が短くなることで互いに離れ，それぞれの極に向かって移動する．こうして，互いに離れた娘染色体は，それぞれ，細胞の両極に集まる．一方，細胞の両極は，極微小管が中央の結合が移動しながら伸びることで離れていく．また，赤道板を囲むように，アクチンフィラメントからなる収縮輪ができ，ミオシンとの連携で細胞がくびれ始める．

5）終　期 telophase

　細胞の両極に集まった娘染色体は密な集塊（糸球）をつくり，次いで染色体の凝縮はとかれて再び間期核にみられるような染色質に戻る．同時に，核ラミンが集まり，核膜が再び形成される．さらに，核小体も現れる．核小体は特定の染色体の一定の部位（rRNA 遺伝子のある部位）が集まって形成される．ここを核小体形成体という．

　細胞質は収縮輪が収縮してさらに深くくびれ，ついに分離する．こうして細胞分裂が終了する．放射状微小管，極微小管，動原体微小管は消失する．

　細胞質がくびれて細くなった部位，すなわち 2 個の娘細胞が接するところに濃染する中間体 midbody という小体がみられる．これは，収縮輪の心に残存した極微小管の密集する部位である．

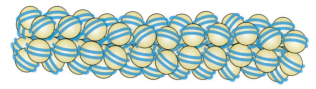

図 1-51 ヌクレオソームが折り畳まれた 30 mm 径の染色質線維

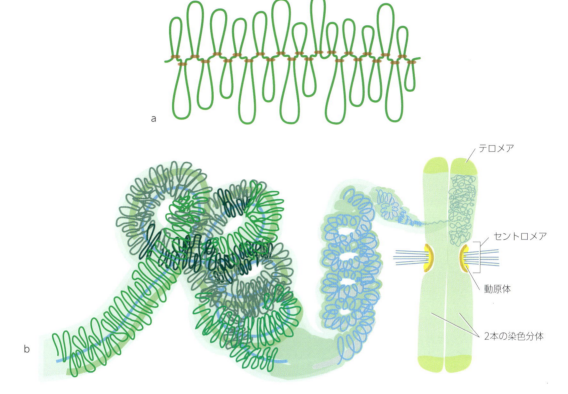

図 1-52 染色質線維が凝縮してできる染色体
a：結合タンパク質によりループ状に折り畳まれた染色質線維，b：染色質線維がさらに凝縮して染色体となる

2. 染色体 chromosomes

前に述べたように，分裂間期では，染色体は核内で脱凝縮して形を失い，染色質として存在する．すなわち，DNA のヒモが，ヒストン八量体（H2A, H2B, H3, H4 の 2 分子ずつの集まり）からなる粒子に 2 周ほど巻きついてヌクレオソームをつくり，これが数珠状に連なった線維がさらに折り畳まれた径 30 nm ほどの線維として**染色質線維** chromatin fiber を形成している（図 1-51）．細胞分裂時には，DNA が複製されてから，ヒストン以外のタンパク質も加わってさらに折り畳まれて，強く凝縮する（図 1-52）．こうした凝縮には，**コンデンシン** condensin というタンパク質などが関与する．また，細胞分裂前に DNA は複製されており，この 2 本のDNA が完全に分離することなく凝縮していくので，

分裂中期の染色体は，700 nm の**染色分体** chromatids が 2 本並んで接合した構造をしている（図 1-53）．この接合はコヒーシンというタンパク質が関与し，分裂の後期はコヒーシンの分解に始まる．

染色体には**セントロメア** centromere と呼ばれる細くくびれた部分（一次狭窄）がある．この部分は，特殊な DNA 配列（セントロメア DNA）とタンパク質（CEMP-B など）で構成され，外側に**動原体** kinetochore が接着している．動原体は複数のタンパク質で構成されており，ここに動原体微小管が結合することができる．1 つの動原体に 30〜40 本の動原体微小管が結合する．

染色体のセントロメアの狭窄の両側は**腕** arm と呼び，長いほうを**長腕** long arm，短いほうを**短腕** short arm と区別する．

1. 細 胞

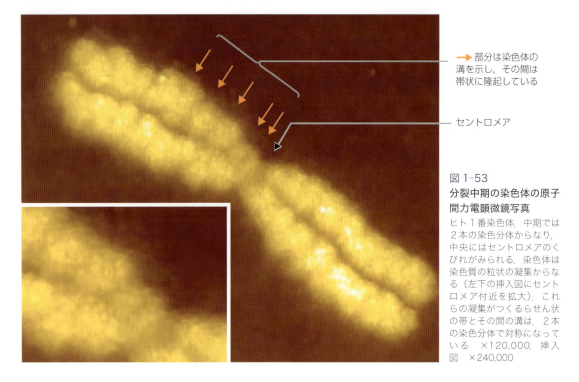

図 1-53
分裂中期の染色体の原子間力電顕微鏡写真

ヒト1番染色体．中期では2本の染色分体からなり，中央にはセントロメアのくびれがみられる．染色体は染色質の粒状の凝集からなる（左下の挿入図にセントロメア付近を拡大）．これらの凝集がつくるらせん状の帯とその間の溝は，2本の染色分体で対称になっている ×120,000，挿入図 ×240,000

→部分は染色体の溝を示し，その間は帯状に隆起している

セントロメア

染色体の両端は，**テロメア** teromere と呼ばれる特殊な DNA 配列で終わる．テロメアは，ヌクレオチドの反復配列からなり，染色体末端の完全な DNA 複製に関与する．また染色体の末端を保護している．

分裂の際に，染色体が凝縮するのは，含まれる遺伝子すなわち DNA が複製を終了して細胞分裂のために移動しやすい形になるためである．

a. 染色体の数と形態

染色体は，先に述べたように分裂中期で赤道板上に配列し，最も明瞭となる．したがって染色体は中期において観察・分析される．

染色体の数と形態は生物の種によって，それぞれ，一定である．このような固有の染色体構成を**核型** karyotype という．

中期の赤道板上に並んだ染色体をみると，各染色体は，縦裂する2本の染色分体からなる．染色分体は，セントロメアで強く結合し，通常は腕部も緩く結合していることが多いが，標本の作製の仕方によっては腕部が裂けて，X 状，V 状などさまざまな形態を示す．

染色体のやや細くくびれるセントロメアの部位を**一次狭窄** primary constriction という（図 1-54）．染色体は，この一次狭窄の位置により，**中央着糸染色体** metacentric chromosome（一次狭窄が染色体のほぼ中央にある），**亜中央着糸染色体** submetacentric chromosome（一次狭窄が中央と一端との中間にある），**末端着糸染色体** acrocentric chromosome（一次狭窄が一端近くに偏在する）に分類される．

染色体によっては，一次狭窄のほかに，染色分体の一端近くにもう1個の狭窄，すなわち**二次狭窄** secondary constriction をもつものがある．二次狭窄は細く糸状で，その端側には小さな球状の付随体（**サテライト**）satellite がある．付随体は，核小体の形成にあずかる**核小体形成領域** nucleolus organizer regions（NORs）にあたり，付随体をもつ染色体は**付随体染色体** satellite chromosome と呼ばれる．

染色体の数は種に固有である．ヒトの染色体は46本で，個々の染色体は，それぞれ，大きさ・形態が異なる．46本の染色体のうち，44本は大きさ・形態の等しい染色体が2本ずつ対をつくっている．このような22対の染色体を**常染色体** autosome という．残りの2本は**性染色体** sex chromosome である．性染色体は，男女で構成が異なり，男性では1本が大きい **X 染色体** X chromosome，もう1本が小さい **Y 染色体** Y chromosome からなる．女性では，2本とも X 染色体からなる．

ヒトの体細胞の46本の染色体の半分，すなわち，22本の常染色体と1本の性染色体は父親から由来したものであり，残りの半分は母親から由来したものである．このように，染色体は，父親から受けた半分の1セットと母親から受けた半分の1セットとの2セットからなり，**二倍性** diploidy（2n），すなわち，**二倍体** diploid である．基本数となる半分（1

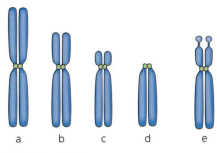

図 1-54　染色体
a. 中央着糸染色体：一次狭窄（中央の白い円で示す部）が中央にある
b, c. 亜中央着糸染色体：一次狭窄が中央と一端との中間にある
d. 末端着糸染色体：一次狭窄が一端近くに偏在する
e. 付随体染色体：二次狭窄と付随体をもつ

セット）は**一倍体** haploid である．2 セットの対をなす染色体は，遺伝的に同等な染色体なので**相同染色体** homologous chromosome という．

1 個の核の中にある全 DNA，すなわち染色体の中に含まれる全 DNA の塩基配列が**ゲノム** genome である．

b. 常染色体の分類

22 対すなわち 1 セットの常染色体には，長さの順に 1～22 の番号を付けている．さらに，長さと一次狭窄の位置とによる形態的特徴に基づいて，A（1～3），B（4, 5），C（6～12），D（13～15），E（16～18），F（19, 20），G（21, 22）の 7 群に分類している．X 染色体は C 群にあたる長さと形態をもち，Y 染色体は G 群にあたる長さと形態をもつ．

光学顕微鏡による染色体の形態解析のためには，一般には，細胞を培養して培養液に微小管の働きを阻害する薬剤を加え，分裂細胞をすべて分裂中期で停止させる．用いられる薬剤には，チュブリン二量体に結合する**コルヒチン** colchicine，二量体の微小管への重合を阻害する**ビンブラスチン** vinblastine や**ビンクリスチン** vincristine などがある．こうして，分裂中期の細胞を多数集め，細胞を低張処理により膨化させてから，カルノア液（メタノール，酢酸）で固定する．この細胞をスライドガラスの上につぶして染色体を分散させて種々の方法で解析する（図 1-55）．基本的にはギムザ染色で染色し，同定・分類するが，同じ形のものも多いので，さらに特定の処理染色法が用いられる．例えば，トリプシンのようなタンパク分解酵素で処理したのち，ギムザ染色を施すと，特有のパターンの縞模様（G バンド）がみられる（G 染色法）．また，**キナクリン** quinacrine という蛍光色素で染めても，同様な縞膜様（Q バンド）が蛍光を発する（Q 染色法）．

こうした染色により各染色体の縞模様を解析し，これに遺伝子の相対的位置の情報を組み合わせて図示したものを**染色体地図** chromosome map という．染色体地図は個々の染色体の同定や遺伝子の解析に役立つ．

さらに最近は，蛍光物質で標識したヌクレオチドを特定の遺伝子に結合させて染色体を解析する **FISH**（fluorescence *in situ* hybridization）法も普及し，異なる蛍光物質で複数の遺伝子を同時に解析できるようになっていて，各染色体のどの部位にどの遺伝子があるかを可視化できる．

常染色体および性染色体には，いろいろな異常があり，それと関連して現れる種々の形質異常や疾患が知られている．

染色体の異常には，数の異常と形態の異常とがある．

c. 染色体の異常

1）数の異常

倍数体 polyploid や**非倍数体（異数体）** aneuploid (heteroploid) がある．

倍数体は染色体数が正常の二倍体 2n でなく，2n より多い倍数になる場合で，多精子受精や二倍体卵子の受精・分裂の異常などによるといわれる．

非正倍数体は染色体数が正常の二倍体 2n よりも 1～数本多かったり，少なかったりする場合である．例えば，対になるべき常染色体の 1 本が欠ける場合，すなわち 2n－1 のものを**モノソミー** monosomy といい，常染色体が 1 本多い場合，すなわち 2n＋1 のものを**トリソミー** trisomy という．染色体の不分離や消失によって起こる．

例えば，常染色体の異常として，**ダウン症候群** Down syndrome が知られている．この場合，21 番目の染色体が 1 本過剰にあり，21-トリソミーである．

性染色体の異常として，**ターナー症候群** Turner syndrome（女性で，X 染色体が 1 本のみの場合，すなわち正常の XX 型でなく XO 型，したがって染色体数は 45 である），**クラインフェルター症候群** Klinefelter syndrome（男性で，X 染色体が過剰にあり，XXY である．染色体数は 47 である），**XXX 症候群** XXX syndrome（女性で，X 染色体が 1 本多くある．染色体数は 47）や **XYY 症候群** XYY syndrome（男性で，Y 染色体が 2 本ある）などが知られている．

2）構造の異常

欠失 deletion, **逆位** inversion, **転座** translocation

1. 細胞

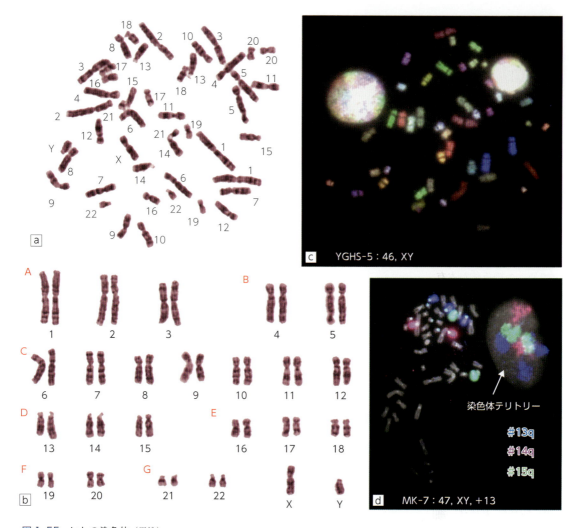

図 1-55　ヒトの染色体（男性）
a：ヒトリンパ球の分裂中期染色体の G バンド像（トリプシン処理，ギムザ染色）　×1,400．b：ヒト G バンド核型パネル（a を染色体番号順に並べたもの）　×1,400．A～G の 7 群に分類される．X 染色体は C 群，Y 染色体は G 群の形態をもつ．c：ヒトリンパ芽球様細胞株（YGHS-5：46, XY）の分裂中期染色体の M-FISH 像　×800．d：ヒト線維芽細胞株（MK-7：47, XY, +13）の分裂中期染色体のマルチカラー FISH 像　×800
3 色の染色体ペインティングプローブを用いている．13 番染色体（青）がトリソミーとなっていることがわかる
間期核には 3 色の染色体テリトリーが可視化されている　　　　　　　　　　　　　　　　　　（総合研究大学院大学　田辺秀之氏　提供）

などが知られている（図 1-56）．
　欠失は染色体の一部が失われる場合，逆位は染色体が 2 ヵ所で切断され，切断部が 180°回転して両端の部と融合する場合をいう．また転座は染色体の一部が他の染色体へ位置を変える場合である．

d. 染色体の構造

　すでに述べたように，DNA はヒストンなどのタンパク質と複合体をつくり，**デオキシリボ核タンパク質** deoxyribonucleoprotein（DNP）となっている．分裂前期で，複製を終えた DNA は最も強く凝縮するので，染色体として明瞭にみられるようにな

る．このような染色体は DNA，すなわち遺伝子が運搬移動に適した形に荷造りされたものである．
　染色体は分裂期核で明瞭にみられるようになるが，分裂間期核でもある程度の個体性を保ち存在する．すなわち，間期核では，染色体の DNP がつくる凝縮した高次構造がほぐれて伸びた状態にあり，糸状の**染色糸** chromonema となっている．染色糸のうちで，特にらせんが伸びほぐれている部は染色されにくい**正染色質** euchromatin にあたり，らせんのほぐれが不十分で凝縮している部が濃く染まる**異染色質** heterochromatin である．
　間期核を FISH 法で解析すると，脱凝縮した染色体がつくる染色質が，核内にそれぞれまとまった領

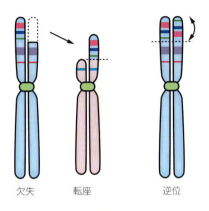

図 1-56　染色体の構造異常

域を保っていることがわかる．このように間期核の中で個々の染色体が占有する領域を**染色体テリトリー（領域）** chromosome territory という．

e. 細胞周期

細胞は，細胞分裂を繰り返すことによって増加していく．この場合，細胞分裂の準備期間である**分裂間期** interphase と，母細胞から娘細胞が生じるという分裂期の過程を繰り返す．この一連の過程を**細胞周期** cell cycle と呼ぶ．間期は，DNA 合成とその前後の時期がある．したがって，細胞周期は，次に述べるように，—G_1—S—G_2—M—の 4 期からなる（図 1-57）．

1) **G_1 期** G_1 (gap 1) phase：細胞周期のうちで比較的に安定した期で，細胞は活発にタンパク質や RNA を合成し，細胞分裂により半分になった細胞質，細胞小器官を回復し，その細胞固有の機能を営む．また，DNA 合成酵素を増やし，分裂に備える．各期の中では，最も長い．24 時間周期程度の細胞では，G_1 期は 12 時間ほどである．

一方，神経細胞や心筋細胞のように分化に向かった細胞は，もはや分裂しないで，最後の分裂後は分裂周期をはずれて G_0 期（o は周期の「外 out」の意味）となっている．

2) **S 期** S (synthesis) phase：細胞分裂のために DNA を合成し，染色体を複製する．1 本の染色体をつくる DNA のヒモを正確にコピーしながら 2 本にする巧妙な仕組みが進行する．放射性同位元素（トリチウム 3H）で標識した DNA 前駆物質，すなわち 3H-チミジン tritiated thymidine を与えると，合成期にある細胞核はこれを取り込み標識されるので，**オートラジオグラフ法** autoradiography で DNA 合成を明らかにすることができる．また，最近はチミジンの類似体（BrdU や EdU など）を投与して，免疫組織化学や他の簡単な手法で解析することもできる．S 期の DNA 合成には 8 時間程度を要する．

3) **G_2 期** G_2 (gap 2) phase：合成期が終わってから分裂期（M 期）までの間の分裂前期である．分裂の準備期であり，倍量の DNA をもつが，コピーされた 2 本の DNA どうしは互いに寄り添っており，染色体として凝縮する準備段階にある．中心子は複製され 2 対となる．4 時間程度で，周期の短い細胞では 1 時間と短い．

4) **M 期** M (mitosis) phase：すでに述べたように，染色体が二分する核分裂と細胞質分裂が進行し，母細胞から 2 個の娘細胞ができあがる．最も短く，1 時間ほどである．

細胞周期の長さは細胞の種類によって異なる．多くの細胞は，24〜36 時間周期であるが，短いものは腸の上皮細胞のように 12 時間周期，長いものは肝細胞のように 1 年周期もある．

一方，活発に増殖する細胞では分裂前期（G_1）は短い．例えば，胎生期の細胞や腫瘍細胞などのように，旺盛な増殖を営む場合には，間期，特に分裂後期（G_1）が極めて短く，ほとんどみられないことも多く，ただちに合成期（S）となる．反対に，分裂を終えたのち，長期にわたって，ときに生涯にわたって，分裂増殖しない細胞では，分裂前期（G_1）が著しく長いことになる．

分裂後期（G_2）で，DNA の合成倍加を終わっても分裂期に入らないで核分裂が起こらないと，核は倍加された DNA をもつことになる．このように倍加が起こっても，紡錘が形成されないで核分裂が行われない現象を**核内有糸分裂** endomitosis という．細胞は三倍体・四倍体など**倍数体** polyploid となり，それに応じて大きい細胞となる場合もある．例えば，肝細胞や骨髄の巨核球などにみられる．

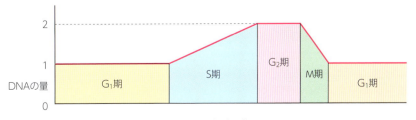

図 1-57　細胞周期

1. 細 胞

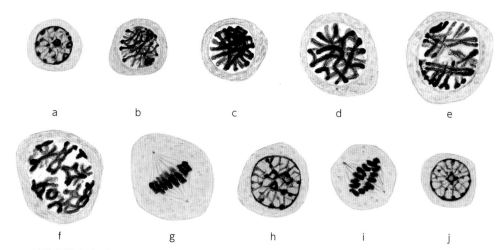

図 1-58 減数分裂（精細胞）×800
a：分裂間期, b〜f：第一分裂前期（b：細糸期, c：合糸期, d：厚糸期, e：複糸期, f：分離期）, g：第一分裂中期, h：分裂間期（二次精母細胞）, i：第二分裂, j：減数分裂を終えた細胞

　細胞周期のすべての進行は**サイクリン** cyclin というタンパク質が**サイクリン依存性キナーゼ** cyclin-dependent kinase (CDK) を活性化することで制御されている．

　細胞周期による細胞の増殖においては，母細胞から娘細胞に正確に DNA を分配することが必要である．そのために，細胞周期の各所に DNA の障害をチェックし，正しく細胞周期が進んでいるかを監視する機構が存在している．このような機構を**細胞周期のチェックポイント** cell cycle check point といい，そこで条件を満たさない場合は次に進むことができない．G_1/S チェックポイント，G_2/M チェックポイント，M 期チェックポイントが比較的よく知られている．

B 減数分裂 meiosis

　減数分裂は生殖細胞が成熟する場合にのみ起こる分裂であって，**成熟分裂** maturation division ともいう．

　個体の発生は男女両性の生殖細胞，すなわち精子と卵子との合体によって始まる．体細胞は 46 本 (2n) の染色体をもつ**二倍体細胞** diploidea である．男女両性の生殖細胞の合体によって，新しい個体の発生が始まる場合に，新しく生ずる細胞は親の細胞と同様に二倍性 (2n) であるが，そのために男女それぞれの生殖細胞は前もって染色体数を半分，すなわち 23 本 (n) に減じておくのである．この生殖細胞のように，染色体数が二倍体細胞の半分である細胞を**一倍体細胞** haploidea といい，染色体が二倍性から一倍性へと半減するような特殊な細胞分裂が減数分裂である．

　減数分裂は続いて起こる 2 回の細胞分裂からなる（図 1-58）．この第一分裂は，複雑な経過を示す特異な分裂で，これを**異型分裂** heterotypic division と呼ぶ．第二分裂は，体細胞における有糸分裂と同様な分裂で，**同型分裂** homotypic division という．第一分裂によって，染色体数は半減する．このように始めに起こる第一分裂で染色体が半減することを**前減数** pre-reduction という（図 1-59）．

1. 第一分裂

　第一分裂は異型分裂で，染色体数は半減し，細胞は**二倍体** diploid (2n) から**一倍体** haploid (n) になる．これに先だって，DNA 合成（S 期）を終えているので，DNA 量は 4 N になっている．この分裂は，数日をかけてゆっくりと進む．次のような分裂に伴う核の変化は，精巣の一次精母細胞で詳細に観察できる．

a. 第一分裂前期 prophase I

　前期で，染色体は極めて特異な行動をとり，経過は長く複雑である．前期はさらに**細糸期** leptotene，**合糸期** zygotene，**厚糸期** pachytene，**双糸期** diplotene，**分離期** diakinesis の 5 期に分けられる．

1）細糸期

　染色体は凝縮しはじめて，極めて細い糸状となる．このようなフィラメント状の染色体は核内にほぼ均等に分布し，有糸分裂における糸球に似た外観を呈する．

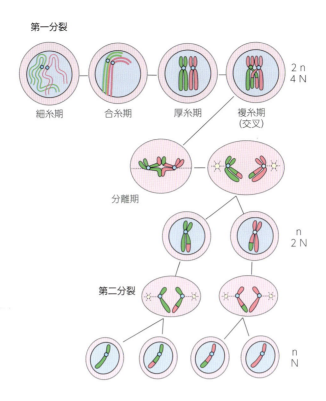

図 1-59　減数分裂における染色体の変化

2) 合糸期

細糸状の染色体は核の一側に集まるとともに，対になっている相同染色体どうしが互いに並ぶように接する．このように相同染色体が互いに密接することを**接合** conjugation といい，接合してできた染色体を**二価染色体** bivalent chromosome という．

男性では，性染色体は大きな X 染色体と小さな Y 染色体との 2 個からなる．X 染色体と Y 染色体とは，相当する一部のみが接合する．

3) 厚糸期

染色体はますます短縮して太く短くなる．接合する相同染色体は，それぞれ，縦裂して 2 本の染色分体になるので，二価染色体は全部で 4 本の染色分体からなる．これを**四価染色体** quadrivalent chromosome という．

4) 複糸期（双糸期）

前期で接合した相同染色体は，それぞれ，2 本ずつの染色分体からなるので，全体として 4 本の染色分体からなるが，その 2 本ずつが分離する．しかし，完全には分離しないで，ところどころで密着し，互いに部分的に交換しあう．このような部分交換を**交叉（キアズマ）** chiasma といい，染色分体の間で遺伝子を部分的に交換し組換える．

5) 分離期

染色体はさらに太く短くなり，2 個の相同染色体は交叉部で互いに結合し，X・V・Y・O などに似たさまざまな形を示す．核小体はみえなくなり，核膜も消失する．

b. 第一分裂中期 metaphase I

染色体は赤道板上に並ぶ．

c. 第一分裂後期 anaphase I

接合した二価染色体は分かれ，相同染色体は，それぞれ，細胞の両極に移動する．性染色体は常染色体に先行して分離するか，または遅れて分離・移動する．

d. 第一分裂終期 telophase I

細胞の両極に移動した娘染色体は再び分裂間期の状態になる．細胞質もくびれて分かれる．

前述のように，第一分裂では，相同染色体は分離するために，分裂の結果生ずる 2 個の娘細胞は，そ

れぞれ，23個の染色体をもち，染色体数は半減（n）している．しかし，第一分裂に先立って DNA は普通の有糸分裂におけるように合成され倍量（4N）になっているので，第一分裂の結果生じた娘細胞の各染色体は，それぞれ，2本の染色分体ででき，DNA 量は半減していない（2N）．

2. 第二分裂

第一分裂によって生じた娘細胞は，短い分裂間期を経て，引き続き第二分裂を開始する．第二分裂は普通の有糸分裂に似た分裂である．23個の各染色体は，それぞれ，2本の染色分体からなるが，染色分体がそのまま分離して娘細胞に分かれる．

第一分裂と第二分裂との間の分裂間期は短く，この間に DNA の合成は起こらない．したがって，第二分裂の結果生じた娘細胞の DNA 量は半減している（N）．

減数分裂では，引き続いて起こる2回の分裂の結果生ずる4個の娘細胞は染色体数においても，DNA量においても半減した**一倍体細胞** haploidea である．また，減数分裂では，相同染色体の間で起こる遺伝子の交換や配分によって，極めて多様な遺伝子の組み合わせが生ずることになる．

こうして，男性では，生殖細胞，すなわち精子は22個の常染色体と1個のX染色体あるいはY染色体とをもち，女性では22個の常染色体と1個のX染色体とをもつことになる．このような生殖細胞，すなわち**生殖子** gamete（精子と卵子）は受精で合体して，正常の染色体数と DNA 量をもつ二倍体細胞（2N）となり，ここから新しい個体の発生が始まる．

■細胞の退化と死

細胞は個体と同様に発生から死に至るまで一定の生活期間，すなわち**寿命** life span をもつ．細胞の寿命は細胞の種類によって著しく異なる．例えば，赤血球は成熟後，約120日で死に至り，表皮細胞や腸管上皮細胞なども寿命が比較的短い．一方，神経細胞は寿命が長く，ほぼ個体と一致する寿命をもつ．

一般に細胞が退化に陥る場合には，形態学的変化はまず核に起こり，次いで細胞質に現れる．また，細胞の死に方としては，ネクローシス（壊死）とアポトーシス（枯死）という形式がよく知られている（図1-60）．

A 核に現れる変化

1）核壁濃染 hyperchromatosis of nuclear membrane

染色質が核膜の内側に沿って凝集し，核膜は厚く濃染する．核の内部は腫脹するように染色されなくなったり，塊状の酸好性物質が現れたりする．

2）核濃縮 pyknosis

最もしばしばみられる変化で，核は萎縮し，濃染して不整形となる．

3）核崩壊 karyorrhexis

核は濃染する不整形の小塊に分かれ，破砕・崩壊

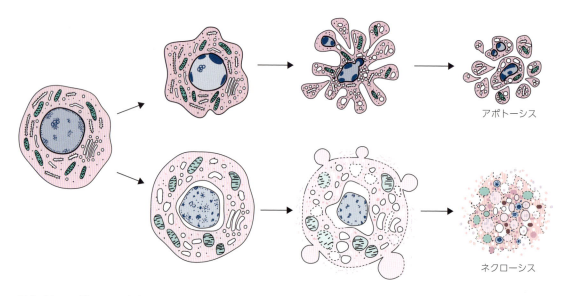

図1-60 アポトーシスとネクローシス
アポトーシスでは DNA の断片化により，染色質が濃縮する．ネクローシスでは細胞膜の損傷と細胞小器官の膨化が顕著である．

する．

4）核溶解 karyolysis

染色質が溶解し，核は染色性を減じて消失する．この変化は比較的に急激に起こる変化である．

5）核の空胞化 vacuolation

核内に大きな空胞が現れ，核は死滅する．

B 細胞質に現れる変化

細胞質は均質性を失い，変質して，一般に酸好性を増して，混濁膨化したようにみえたり（混濁腫脹 cloudy swelling），凝縮したように無構造，濃染性にみえる（凝固 coagulation）．さらに自己融解によって二次的に液化することもある．

電子顕微鏡でみると，微細構造は変化し不明瞭になり，特にミトコンドリアは腫脹・膨化する．

また，細胞の機能低下に伴って，細胞質には多量に異常な成分，例えば空胞，硝子滴，脂肪滴などが現れることもある．

C ネクローシスとアポトーシス

細胞死は，多様な要因で生じるが，外的要因により細胞傷害を受けて起こるものと，寿命によって生じるものに大別される．

1. ネクローシス necrosis

細胞はいろいろな傷害によって死に陥る．このような病的な細胞・組織の死をネクローシス（壊死）という．壊死では，種々の外因によって急性の細胞傷害や細胞膜の損傷を受けると，壊れた細胞膜から水分や細胞外イオンが細胞内に流入し，細胞小器官の膨化や細胞膜の破裂が起こり，リソソームその他の細胞内容が細胞外へまき散らされ，周囲組織は損傷され，強い炎症反応が起きる．

2. アポトーシス apoptosis

人体を構成する細胞数は，それぞれの組織，器官の細胞増殖と細胞死によって一定に保たれている．

このような細胞死は，細胞が機能を果たした上で寿命となり死んでいく生理的な細胞死であり，アポトーシス（枯死）という．

アポトーシスは，傷害によることなく遺伝的にプログラムされた死（**プログラム死** programmed cell death）であり，細胞膜は損傷されずに細胞内で自己消化が進行する．核では DNA が断片化され，クロマチンが濃縮して核が小さく分断されていく．細胞小器官はこわれ，ミトコンドリアの内容は細胞質に放出され，細胞質は縮小する．細胞膜は強く波打ち，細胞内容を囲んで断片となる胞状化が起こり，細胞は大小の**アポトーシス小体** apoptotic body になる．小体はただちに近接するマクロファージに取り込まれ，短時間のうちに処理され，除去される．そのため，炎症は起きない．

発生過程で細胞が過剰につくられ，その際不要となった余分の細胞はアポトーシスで死滅して除去される．このような現象は神経系や免疫系などで知られている．

アポトーシスは，細胞内の Bcl 2 ファミリータンパク質 Bcl 2 family proteins の作用が引き金となっている．Bcl 2 ファミリータンパク質は核に作用し，DNA の断片化を促す．また，ミトコンドリアに作用してその膜を破壊することから，内部のシトクロムが細胞質に放出する．シトクロムは細胞質内の**プロカスパーゼ** pro-caspase を活性化して**カスパーゼ** caspase にして，活性化したカスパーゼは，細胞のアポトーシスをさらに進行させる．

加齢によるアポトーシスには，DNA の両端にあるテロメアが関与している．テロメアの核酸配列の繰り返し構造は，細胞分裂に先立つ DNA 合成の際に 1 個ずつ減少していく．このテロメアの減少は，**テロメラーゼ** telomerase によって修復されるが，体細胞には，テロメラーゼ活性が減少していく．そのため，細胞分裂を繰り返すごとにテロメアは短くなり，ついには消失して DNA の遺伝子部分が欠損して，増殖を止めるシグナルが出て，細胞はやがて老化して，細胞死のアポトーシスに陥る．

腫瘍細胞は，一般に，テロメラーゼ活性が高い．しかも細胞周期の G_1 期が極めて短い．そのため，腫瘍細胞は老化せず，活発に細胞分裂を繰り返す．

Chapter 2 上皮組織
epithelial tissue

上皮組織 epithelial tissue は，身体の外表面や体腔，あるいは器官（特に中空器官）の内面のように，自由表面をシート状に覆う組織である．したがって，外部に対する防御，物質の吸収や分泌，感覚などに関与する．

上皮組織は一般に細胞が密に集まってでき，細胞間質は極めて少量である．また，上皮組織には，ごく一部の例外を除き，血管が進入しない．このように，上皮組織の特徴は主として細胞ででき，血管を欠くことである．

上皮組織は発生学的にはすべての胚葉から生ずる．例えば，体表を覆う上皮は胚子の表面を覆う外胚葉に由来し，消化器系，呼吸器系の器官を覆う上皮は内胚葉性である．また，泌尿生殖器系における上皮や体腔，脈管の内面を覆う上皮は中胚葉性である．

病理学においては，「上皮」は外胚葉性上皮と内胚葉性上皮のことを指し，これから生じる腫瘍を「癌」と呼んでいる．一方，中胚葉性の上皮（例えば体腔上皮）は，**中皮** methothelium として区別し，ここから派生する腫瘍は「中皮腫」と呼ばれる．また血管の内腔を覆う上皮は**内皮** endothelium と呼ぶ．

上皮組織は身体のすべての自由面を覆う組織であるが，その他に上皮から生ずる腺や感覚器の表面を覆う特殊な上皮なども含まれる．したがって，上皮組織は機能の上で，①**表面上皮（保護上皮）** surface epithelium，②**腺上皮** glandular epithelium，③**特殊上皮** special epithelium（感覚上皮や生殖器にある胚上皮など）に大別される．

■ 表面上皮 surface epithelium

上皮細胞の形態・配列によって分類される．

A 上皮細胞の形態による分類

上皮細胞の形態によって，上皮は扁平上皮，円柱上皮，立方上皮に分けられる（図2-1）．

1. 扁平上皮 squamous epithelium

扁平な板状の上皮細胞からできる．胞体は極めて薄いが，核があるところはやや厚い．核は細胞の中央にあり，やや扁平な球形ないし楕円体形である．

2. 円柱上皮 columnar epithelium

円柱上皮細胞は高さが高く柱状である．しかし，細胞は実際には円柱でなく，横断面でみると多角形であって，細胞は互いに接して並んでいる．核は球形または楕円体形で，細胞の中央あるいはやや基底側に位置する．

3. 立方上皮 cuboidal epithelium

上皮細胞は円柱上皮に比べて高さが低く，高さと幅とがほぼ等しい．核は一般に球形で，細胞の中央にある．

B 上皮細胞の配列による分類

上皮は，上皮細胞の配列によって，単層上皮，重層上皮，多列上皮（偽重層上皮），移行上皮の4種に大別される．

1. 単層上皮 simple epithelium

上皮細胞が1層に並んでいる上皮である．上皮細胞の形態によって，さらにつぎの3種に分けられる．

1) **単層扁平上皮** simple squamous epithelium：血管の内皮や体腔上皮など．
2) **単層立方上皮** simple cuboidal epithelium：腺の導管上皮，尿細管の上皮，脈絡叢上皮など．
3) **単層円柱上皮** simple columnar epithelium：胃，腸の粘膜上皮，腺の導管上皮など．

細気管支や卵管の粘膜上皮も単層円柱上皮であるが，上皮細胞の自由面に繊毛をもつので，**単層繊毛上皮** simple ciliated epithelium，あるいは**単層円柱繊毛上皮** simple columnar ciliated epithelium という．

2. 重層上皮 stratified epithelium

上皮細胞が2層以上に重なってできる上皮である．最も表層にある上皮細胞の形態によって，重層扁平上皮，重層立方上皮，重層円柱上皮の3種に分けられる．

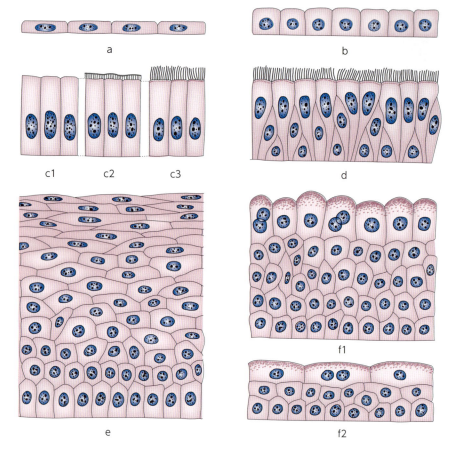

図 2-1　上皮の種類 (形態と配列による分類)
a：単層扁平上皮，b：単層立方上皮，c1：単層円柱上皮，c2：単層円柱上皮 (表面に線条縁をもつ)，c3：単層繊毛上皮，d：多列上皮，e：重層扁平上皮，f1：移行上皮 (収縮時)，f2：移行上皮 (伸展時)

1) 重層扁平上皮
stratified squamous epithelium

最表層の上皮細胞が扁平細胞である．上皮細胞は上皮の深側に向かうとともに厚くなって多角体形となり，最も基底側では立方形あるいは円柱状である．

重層扁平上皮の上皮細胞は，最基底側の基底細胞層で分裂増殖し，表層へ押し上げられるように移動し，最表層から脱落していく．

重層扁平上皮は最も一般的な重層上皮で，身体の外表面や外表面に近い口腔，咽頭，食道や肛門および腟など機械的刺激を受ける部位にあり，機械的刺激に対する抵抗性が強い．

ことに身体の外表面を覆う上皮，すなわち表皮 (p.253) では，表層の上皮細胞は細胞質に**ケラチン** keratin という丈夫なタンパク質を満たし，極めて抵抗性が強い．このように上皮の表層がケラチンで満たされる現象を**角化** keratinization (cornification) といい，このような上皮を**角化 (型) 重層扁平上皮** keratinized stratified squamous epithelium と呼ぶ．

2) 重層立方上皮 stratified cuboidal epithelium

表層の上皮細胞が立方形である．この上皮はまれである．汗腺の導管上皮は立方形細胞が2層に配列する重層立方上皮である．

3) 重層円柱上皮 stratified columnar epithelium

最も表層の上皮細胞が円柱状でできる重層上皮である．中層は多角体形，基底層は立方形または円柱状あるいは円錐状の細胞でできている．この上皮も比較的まれで，重層扁平上皮と後述の多列円柱上皮との移行部 (結膜円蓋の粘膜上皮など) にみられる．

3. 多列上皮 pseudostratified epithelium

多列上皮 (偽重層上皮) は，単層上皮のように，上皮細胞はすべて上皮の基底面上に並ぶが，細胞の高さがさまざまで，一部の細胞は高く自由面にまで達するのに，一部の細胞は背が低く自由面に達しない．したがって，上皮細胞の核はさまざまな高さにあり，2～3層に配列し，一見すると重層上皮のよう

にみえる．基底側の小型の細胞を**基底細胞** basal cells と呼び，この細胞が分裂して自由面に達する背の高い細胞をつくる．

呼吸器系の気道の粘膜上皮は，一般に上皮細胞の表面に繊毛をもつ**多列繊毛上皮** pseudostratified ciliated epithelium，あるいは**多列円柱繊毛上皮** pseudostratified ciliated columnar epithelium である．

4. 移行上皮 transitional epithelium

移行上皮は重層上皮に似ているが，上皮の形態が機能相（収縮と伸展）によって細胞の形や配列が変化し移行する．すなわち，収縮状態では，最表層（表在層）の大きな上皮細胞（しばしば2核をもつ）とその下側の数層の細胞からなる，厚い重層円柱上皮のようにみえる．これに対して，伸展状態では，上皮は伸びて薄くなり，細胞の層数も減少し，表在層の細胞は伸び扁平となって，薄い重層扁平上皮のようになる．

このように，移行上皮は特に伸展，収縮に適応する上皮で，膀胱，尿管など**尿路の粘膜上皮** uroepithelium にみられる．移行上皮の微細構造や伸展・収縮機構については後に詳述する（p.414）．

■ 上皮細胞の表面構造

上皮は，身体の外表面や中空器官の内面を覆っており，その露出する面を**自由面** free surface といい，身体内部に向き結合組織に接する面を**基底面** basal surface という．上皮細胞でも，その細胞表面は自由面や基底面それぞれに機能に応じて特徴ある形態構造を示す．また，上皮細胞が互いに接する隣接面（側面）にも，細胞が互いに連結するために特殊な構造を示す．

一つの細胞で，自由面，基底面，隣接面（側面）の3面をもつのは単層上皮の細胞のみである．重層上皮では，自由面は上皮表在層の細胞のみにみられ，基底面は上皮基底層にある細胞のみにみられる．表在層と基底層との間，すなわち中間層にある細胞の表面は，隣在する細胞と接する隣接面のみである．

前述のように，組織や細胞がすべての方向軸に対して対称的であるわけではなく，形態，機能において方向性をもつ場合には，**極性** polarity をもつという．細胞はすべて表面の細胞膜に機能的局在性をもち，非対称性で極性をもつが，上皮細胞では形態，機能における極性が特に明瞭である．

A 自由面の構造

1. 微絨毛 microvilli（microvillus）

上皮細胞の自由面には，しばしば細長い指状ないし棒状の微細な細胞質突起がみられる．この突起が微絨毛である．微絨毛は名前のように微細であって，一般に長さ $0.5～1.5\,\mu m$，太さ $0.1～0.3\,\mu m$ で，一本一本は電子顕微鏡では認められるが，光学顕微鏡ではみえない．

細胞の自由面における細胞質の突出が微絨毛のように指状でなく，細長いヒダ状の場合は，**微細ヒダ** microplicae（microfolds）という．

微絨毛が発達して，つぎのような特殊な形態をとることもある．

2. 小皮縁と刷子縁
cuticular border and brush border（図2-2）

小腸の上皮細胞の自由面には，光学顕微鏡で，薄い皮をかぶせたような層がみえる．小皮縁と呼ばれるこの層に，縦走する微細な線条が密在してみえることもあり，その場合は**線条縁** striated border ともいう．電子顕微鏡でみると，小皮縁は長さ約 $1\,\mu m$，太さ約 $0.1\,\mu m$ の微絨毛が規則正しく密に並ぶ構造である（図2-3）．

小腸の上皮細胞では，一つの細胞に約1,000～3,000本の微絨毛が密生している．

個々の微絨毛の中軸（芯）には，20～30本の太さ約 $6\,nm$ のアクチンフィラメントが束をつくって縦走する．このフィラメントは，**フィンブリン** finbrin や**ビリン** fascin などで互いに連結しており，細胞膜とは**ミオシンI** myosinI と**カルモデュリン** calmodulin で固定される．また，微絨毛の基部直下の胞体の頂部には，アクチンフィラメントが横走して網をつくる．この網を**終末扇** terminal web といい，すぐ内層にある中間径フィラメントの網で支えられる．終末扇のアクチンフィラメントは，**スペクトリン** spectrin によって細胞膜や，フィラメント同士，さらに中間径フィラメントと結合する．微絨毛の中軸を縦走するアクチンフィラメントは，終末扇に進入し放散している．

脳室で脳脊髄液を分泌する脈絡叢の上皮も類似の微絨毛をもつが，その長さは短い．

腎臓の尿細管をつくる単層立方上皮の自由面には，光学顕微鏡でみると，**刷子縁** brush border と呼ばれる構造が存在する．刷子縁は線条縁に似てみえるが，線条縁と違い細胞質との境界が明瞭でない．電子顕微鏡でみると，刷子縁も密在する微絨毛でできているが，小皮縁に比べると微絨毛は長く，やや不揃いである（図2-3c）．また，刷子縁では微絨毛の基部の間に細胞膜の小陥凹や管状陥入がみられる．

2. 上皮組織

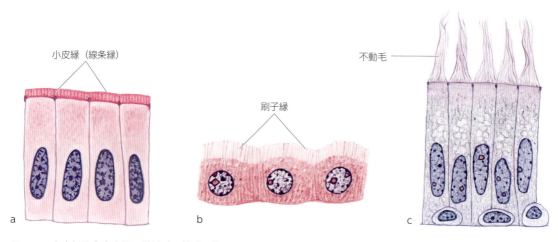

図 2-2　上皮細胞自由表面の微絨毛の特殊形態
a：小腸の上皮細胞　×500，b：腎臓の近位尿細管上皮細胞　×800，c：精巣上体管上皮細胞　×500

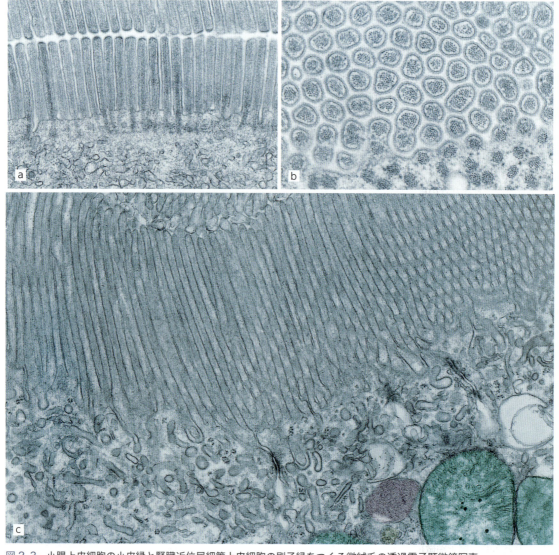

図 2-3　小腸上皮細胞の小皮縁と腎臓近位尿細管上皮細胞の刷子縁をつくる微絨毛の透過電子顕微鏡写真
a：小皮縁の縦断像　×20,000，b：小皮縁の横断像　×60,000，c：刷子縁の縦断像．微絨毛の基部間にある細胞膜は細胞質内に管状の陥入を示す　×24,000

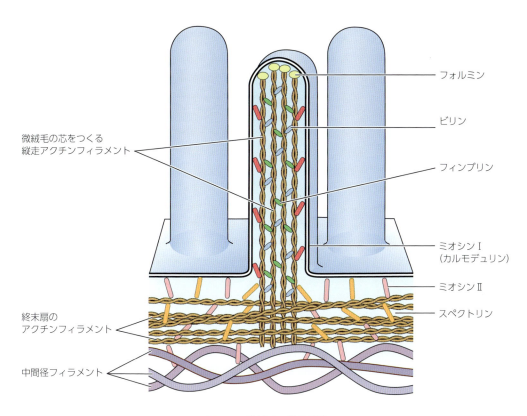

図2-4 微絨毛の分子模型

　小皮縁と刷子縁の微絨毛表面には多量の**糖衣** gly-cocalyx がついており，PAS 染色で濃染する．また，電子顕微鏡でも**ケバ状の構造** fuzzy coat として観察できる．

　このように小皮縁，刷子縁ともに吸収を専門とする上皮（吸収上皮）にみられ，この極めて多数の微絨毛によって細胞の自由面の表面積，すなわち吸収面は著しく広くなり，ここで活発な吸収作用を示す．そのため，この細胞膜は，**ATP アーゼ** ATPase に富む．また，尿細管の刷子縁で，微絨毛基部の間にみられる細胞膜の陥凹，陥入はタンパク質のような比較的高分子の物質を吸収する形態像である．また，表面の糖衣はこの部の活発な物質移動に対する防御機構や物質の認識にも関与している．

　微絨毛の内部の分子構造（図2-6）は，微絨毛の機能によって異なる．

3. 不動毛 stereocilia

　光学顕微鏡で，上皮細胞の自由面に，密生した不動性の長い細毛がみられることがある．これを不動毛という（図2-2c）．

　精巣上体管の上皮細胞にみられる不動毛は，長く，しばしば筆の穂先のように束のようになっている（**毛束** tuft）．電子顕微鏡でみると，不動毛も微絨毛が密在してできている．微絨毛は極めて長く，かつその基部でしばしば分岐している．この不動毛も細胞膜の吸収作用のために細胞の自由面を著しく広くする構造である．

　内耳の感覚細胞である有毛細胞の感覚毛も不動毛である．一般の微絨毛に比べ，やや太いが根元は細くなり，全体に棍棒状を呈する．聴覚や平衡覚の刺激で，根元から曲がることで，細胞膜の電気的変化を起こし，神経を刺激するきっかけをつくる．

4. 繊　毛 cilia

　繊毛（線毛・動毛 kinocilia）は細胞の自由面に密生し，運動能をもつ細毛である．各繊毛の基部には，それぞれ，**基底小体** basal body と呼ぶ小体がみられる（図2-5）．気道，卵管，脳室の上皮にみられる．

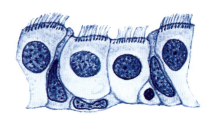

図2-5　繊毛（動毛）
卵管の上皮細胞．各繊毛の基部に，基底小体がみられる　×600

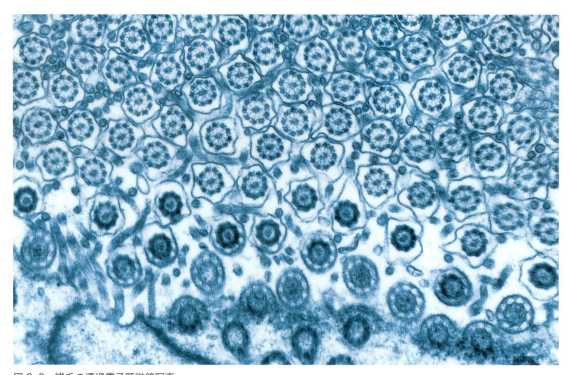

図 2-6　繊毛の透過電子顕微鏡写真
卵管の上皮細胞．繊毛の基底小体（下方）から上方へさまざまなレベルの横断像が観察される．2 対の中心微小管が同じ方向になるように配列している　×32,000

電子顕微鏡でみると，繊毛は特有な内部構造をもつ細胞質突起である（図 2-6）．長さ約 7〜10 μm，太さ約 0.3 μm の棒状で，表面は細胞膜で覆われ，内部には長軸に平行に走る 20 本の微小管をもつ．微小管のうち，2 本は中軸部にあり，これを**中心微小管（中心軸糸）** central microtubules といい，残りの 18 本は 2 本ずつが対になった 9 組で，辺縁部に等間隔に規則正しく並び，**辺縁微小管（周辺軸糸）** peripheral diplomicrotubules と呼ぶ（図 2-7a）．

繊毛を横断面でみると，2 本の中心微小管は**中心鞘** central sheath と呼ばれる構造に囲まれており，そこから辺縁微小管に向かって放射状の物質（**放射状スポーク** radial spokes）が出ている．これにより中心鞘と辺縁微小管が結ばれている．

対をつくる辺縁微小管は，完全な丸い断面を示す A 微小管と，それに壁の一部を共有する B 微小管からなり（図 2-7c），A 微小管に中心鞘からの放射状スポークが連結する．また，A 微小管からは隣りの微小管対の B 微小管に向かって 2 本の腕状の**突起** arm が出る．この突起は**ダイニン** dynein というタンパク質でできている．ダイニンは，分子の尾部を A 微小管に固定し，頭部を B 微小管へ向けており，ATP の存在下で，隣りの微小管対の B 微小管と滑り合うことができる．一方で，隣り合う微小管対は**ネキシン** nexin というタンパク質で連結しているために，ダイニンによる隣り合う微小管対の滑り合いが，全体として繊毛が曲がる運動となる．

周辺微小管は 2 本の中心微小管を結ぶ線に直行する線が交差するものを 1 とし，ダイニンの腕がでる側へ順に 1，2，3…と 9 まで数える（図 2-7b）．この番号の順は，繊毛を上からみると反時計回り，下からみると時計回りとなっている．

中心微小管は繊毛の基部，すなわちほぼ細胞表面の高さで終わっているが，辺縁微小管はさらに胞体の内部にまで達し，繊毛の根部にある基底小体に連なっている．基底小体は中心子と同様の構造をもち，9 組の微小管でできている．各組は，それぞれ 3 本ずつの微小管，すなわち**三連微小管** triplomicrotubules からなる．基底小体上端の内部には濃い物質が入り，この部を**基底板** basal plate という．この部の小管から短い線維が 9 個の束となって外側へ放射状にのび，繊毛の根元を細胞質に固定する．

基底小体の側面から下方へ，**基底足** basal foot という錐体ないし杆状の突起がみられたり，さらにここから下方に向かって**小根** rootlet（**基底根** basal root）という横縞模様のある線維状構造がでることもある．これも繊毛の固定装置とみなされる．

繊毛は，中心子が分裂して細胞の自由面下に並んだ多数の**前中心子** procentriols から生ずる．

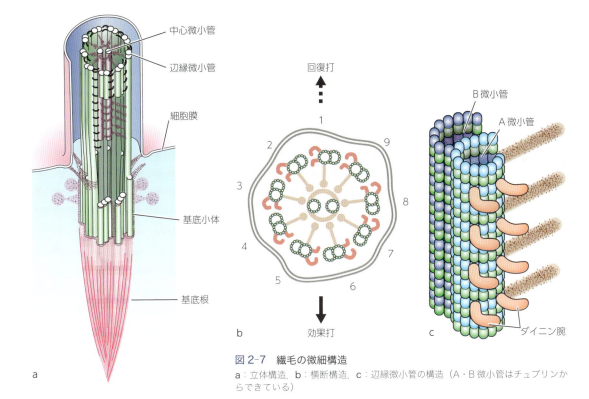

図 2-7 繊毛の微細構造
a：立体構造，b：横断構造，c：辺縁微小管の構造（A・B微小管はチュブリンからできている）

繊毛運動 ciliary movement （図 2-8）

　繊毛はまず一定方向に振子状に急速に屈曲し（**効果打** rapid effective stroke），次いでゆっくりと元に復する（**回復打** slower recovery stroke）という運動を繰り返す．効果打は繊毛の1番から5，6番方向へ屈曲する．一つの細胞では繊毛は同じ方向へ曲がるので，断面の構造が同じ方向になるように並ぶ．このような繊毛の屈伸運動は次々に順に起こり，上皮で一定方向へ波状に進む．こうして，全体として調和のとれた周期的リズムで起こる運動が繊毛運動である．繊毛運動によって，細胞表面に接する液体の薄層上の物質は一定方向に移動，輸送される．繊毛運動は，ダイニンが尾をA微小管に固定し，頭を

B微小管上で滑らすことで，互いに隣り合う微小管の間で滑走が起こり，屈曲する．また，基底小体は運動を調節し，開始させる働きをもつ．

5. 鞭　毛 flagellum

　繊毛が1本のみの場合には，これを**鞭毛** flagellum と呼ぶ（図 2-9）．ヒトでは，鞭毛は精子（p.426）にみられ，極めて長く 100 μm 以上のものもあり，波状運動を行う．
　若干の特定の細胞に短い鞭毛あるいは**単一繊毛** solitary cilium がみられることもある．この場合運動はみられない．
　ダイニン欠損や異常などにより生じる**カルタゲナー症候群** Kartagener's syndrome や**ヤング症候群** Young syndrome は，先天的に周辺微小管の形成不

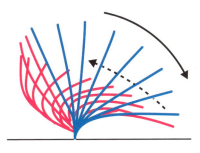

図 2-8 繊毛運動
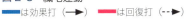
は効果打（→）　　は回復打（--→）

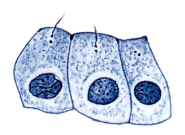

図 2-9 鞭　毛
腎臓集合管の上皮細胞　×700

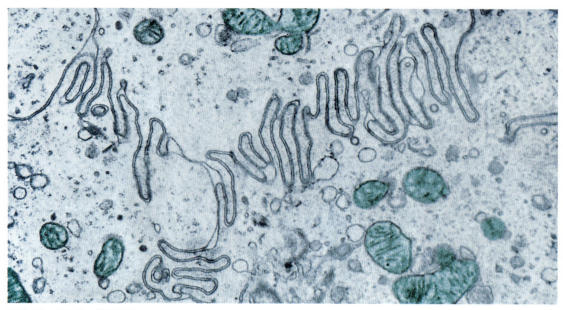

図2-10　細胞間の指状連結
小腸の上皮細胞　×14,000

全やダイニンの突起の欠損，変形を伴い，気道や卵管の繊毛運動，精子の鞭毛運動ができなくなっている．そのため不妊や頻回の気道感染症となる．これを**繊毛運動不全症候群** immotile cilia syndrome という．

B　隣接面の構造

上皮は細胞が互いに連結してできている．すなわち，上皮細胞が互いに接する隣接面（側面）には，細胞の連結に応ずる構造がみられる．

細胞の連結 intercellular junction は，細胞膜の中に出現する**細胞接着分子** cell adhesion molecules によって可能になる．細胞接着分子としては，接着にカルシウムを必要とする**カドヘリン** cadherin と**セクレチン** secletin とともに，カルシウムを必要としない免疫グロブリンスーパーファミリーや，**インテグリン** integrin が知られている．

電子顕微鏡では，上皮細胞同士が単純に接する場合は，細胞膜同士が幅10〜20 nm程度離れて存在する．隣接する上皮細胞の細胞膜は，それぞれ，**陥入** infolding を示し，その陥入が互いにかみ合うように接する場合もある（図2-10）．このような**かみ合い** interlocking を**細胞間の指状連結** interdigitation という．細胞が連結する有効面を広くしている．

1. 複合連結 complex intercellular junction

上皮細胞では，細胞間の連結を強固かつ安定なものにするために，特殊化した**連結装置**（接着装置）

junctional apparatus が発達している（図2-11）．

光学顕微鏡で立方上皮や円柱上皮を観察すると，上皮細胞の頂部の周りを取り囲む濃染性の構造があり，**閉鎖堤** terminal bar と呼ばれてきた構造がこれにあたる．閉鎖堤は，上皮細胞の縦断像では点状を呈し，表面からみると，細胞上端の側面を取り囲み，全体として多角形の網工をつくる．

電子顕微鏡でみると，閉鎖堤は上皮細胞の自由面のすぐ下方にある3種の細胞連結装置，すなわちタイト結合（閉鎖帯），その下方にある接着結合（接着帯）およびさらに下方にある小さなデスモソーム（接着斑）からなり，まとめて**連結複合体** junctional complex をつくることがわかる．連結複合体の発達は上皮によって異なり，上皮の機能とも関係がある（図2-12，13）．

電子顕微鏡で明らかになった接着装置には，このほかにギャップ結合がある（図2-14）．

a. タイト結合 tight junction

タイト結合（密着結合）は上皮細胞の側面で最も表側部にあって，細胞の周りを帯状に取り囲むので**閉鎖帯** zonula occludens とも呼ばれる．電子顕微鏡では，あい対する細胞膜の間に細胞間腔がなく，細胞膜の外板同士が互いに密着する．

タイト結合では，細胞膜の密着部に，**オクルディン** occludin や**クローディン** claudin という膜貫通タンパク質が列をつくって並んで紐状に連なり，これが複雑に吻合した網状構造をつくる．網の目にあた

上皮細胞の表面構造

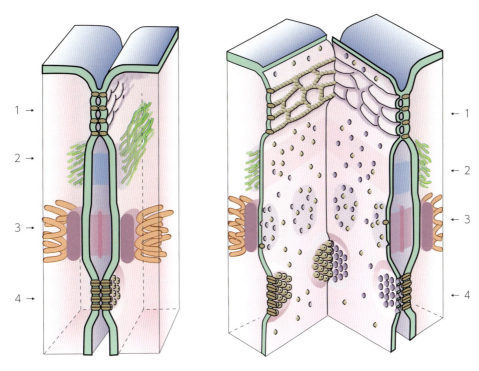

図 2-11　上皮細胞側面にみられる連結複合体（右図：凍結割断レプリカ法による像）
1：タイト結合（閉鎖帯），2：アドヒーレンス結合（接着帯），3：デスモソーム（接着斑），4：ギャップ結合

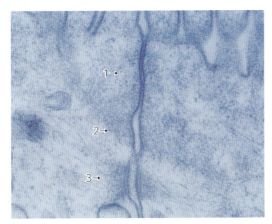

図 2-12　隣接する小腸上皮細胞間の連結複合体
×60,000
1：タイト結合，2：アドヒーレンス結合，3：デスモソーム

るところは密着しておらず，わずかな細胞間腔がみられる．オクルディンやクローディンは細胞内でZO1, ZO2, ZO3 というタンパク質を介してアクチンフィラメントと結合する．

　タイト結合は隣接する細胞同士の細胞間腔を閉じ，物質が間腔を通過し拡散，移動することを妨げる．すなわち，隣接する細胞膜同士を癒着させ，上皮の外側（自由面側）と内側（基底側）との間で物質の漏れが起こることを阻止し，**拡散関門** diffusion barrier としての働きをもつ．

　タイト結合の密着部の網状構造は凍結割断レプリカ法で可視化される．密着部の網は連続しないこともあって，物質の拡散移動は必ずしも完全に遮断されるとは限らない．しかし，密着部の網工が複雑であるほど，物質の漏れを防ぐことができる．タイト結合と同様の構造が帯状に連ならないで，斑状にみられる場合には，これを**閉鎖斑** macula occludens と呼び，毛細血管や毛細リンパ管の内皮細胞間にみられる．

b. ギャップ結合 gap junction

　ギャップ結合（**ネキサス** nexus）は隣り合う細胞の細胞膜が約 2 nm の狭い細胞間腔（**細隙** gap）を示す斑状の連結である．あい対する細胞膜には直径 9〜11 nm の球状の膜貫通タンパク質粒子が規則正しく並び，互いにあい対するように位置し，細胞間腔を横切って接着している．この様子は凍結割断レプリカ法で観察できる．

　ギャップ結合の膜貫通タンパク質粒子は，**コネキシン** connexin というタンパク質が 6 個集まって，管状の粒子である**コネクソン** connexon をつくる．隣接する細胞の膜にあるコネクソン同士は接して，その中央に小孔状の親水性通路をつくり，この通路を通ってイオンや低分子物質が隣り合う細胞間を移

2. 上皮組織

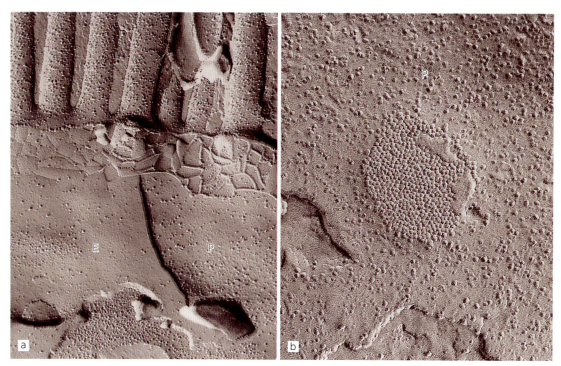

図2-13　小腸上皮細胞側面にみられる連結複合体（凍結割断レプリカ法による像）
E, P：割断による細胞膜面
a：微絨毛に近接して網状のタイト結合（閉鎖帯）がみえる　×70,000.　b：中央にギャップ結合がみられる　×120,000

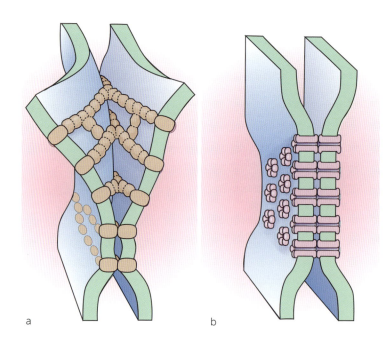

図2-14　タイト結合とギャップ結合
a：タイト結合：膜内粒子が連なってヒモ状を呈し，これが吻合して全体として網状に呈する
b：ギャップ結合：あい対する細胞膜は極めて狭い細胞間腔で隔てられ，中央には親水性通路となる小孔をもつ膜内粒子が，あい対する位置にあって接し，規則正しく配列する

動し拡散できる．こうして，隣り合う細胞間で興奮伝達などが可能となり，また細胞間における機能，成長，分化などの連絡協調が行われる．すなわち，コネクソンは**細胞間交通路** intercellular communication channel をつくり，全体として**細胞間の物質・情報の交流のための交通性連結** communicating junction を形成する．

c. アドヒーレンス結合 adherens junction

アドヒーレンス結合（接着結合）は一般に閉鎖帯のすぐ下方にあって，上皮細胞の周りを帯状に取り囲むので**接着帯** zonula adherens とも呼ばれる．**中間結合** intermediate junction という呼びかたもある．

電子顕微鏡では，隣り合う細胞の細胞膜は幅約20 nm の細胞間腔で隔てられる．この部位の細胞膜に接する細胞質に電子密度のやや高い物質があり，そこにマイクロフィラメントが集まっている．細胞間腔には特に密な濃縮層はみられず，次に述べるデスモソームにおけるような板状の接着板もみられない．

アドヒーレンス結合の接着物質は，**E カドヘリン** E-cadherin である．E カドヘリンはカルシウムの存在で結合して細胞を接着させる．また，膜を通過して細胞内に伸びた部分は，**カテニン** catenin，**ビンクリン** vinculin を介して，マイクロフィラメント（アクチンフィラメント）と結合している．こうして，アドヒーレンス結合に沿って走るアクチンフィラメントの裏打ちができる．

典型的なアドヒーレンス結合は帯状に上皮細胞の周囲を取り巻くが，連続的でなく広い斑状（**接着野** fascia adherens）であることも多く，また，上皮のほかにも，いろいろな組織，細胞にみられる．

アドヒーレンス結合は機械的な細胞結合に役立つ．また，ここに付着するアクチンフィラメントの収縮によって細胞の形を変えることにも役立つ．

d. デスモソーム desmosome （図2-15）

デスモソームは電子顕微鏡で，隣接する細胞のあい対する細胞膜にみられる（図2-16），径約 0.2〜0.5 μm の円板状ないし斑状の構造で，対になって，ボタンのように細胞膜をつなぎとめるので**接着斑** macula adherens とも呼ばれる．デスモソームで，向かい合う細胞膜は幅約 30 nm の細胞間腔で隔てられ，間腔には電子密度がやや高い物質で満たされ，その中央には，しばしばさらに密度の高い薄層である**中間線** intermediate line がみられる．この接着物質は，カドヘリン族の**デスモコリン** desmocollin と**デスモグレイン** desmoglein を含む．隣り合う細胞からのこれらの接着分子は，カルシウムの存在下で強く連結し結合する．

デスモソームの細胞膜のすぐ内側の細胞質には，電子密度の高い物質でできる薄い板状の裏打ち構造があり，**接着板** attachment plaque と呼ばれる．接着板は，**デスモプラキン** desmoplakin や**プラコグロビン** plakoglobin などからなり，ここに細胞質から多数の中間径フィラメント（**ケラチンからなるフィラメント** keratin tonofilaments）がつなぎとめられている．このフィラメントは接着板でループをつくり，再び細胞質に放散している．

光学顕微鏡で，重層扁平上皮を観察すると，隣接する上皮細胞は細い細胞質突起によって互いに結合しているようにみえる．ここは**細胞間橋** intercellular bridge と呼ばれ，その中央に点状の**橋結節** bridge corpuscle がみられる（図2-17）．この橋結節が電子顕微鏡でみられるデスモソームにあたる．

デスモソームは特に機械的に強力な連結構造で，細胞間腔は大量のカルシウムイオンを含むが，カルシウムキレート剤でカルシウムを除いたり，トリプシンで処理すると，デスモソームの連結は弱くなる．細胞内でここに集まるフィラメントは，細胞骨

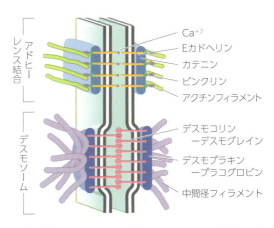

図2-15 アドヒーレンス結合とデスモソームの分子構造

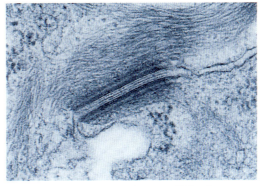

図2-16 デスモソームの透過電子顕微鏡写真
舌の表面の重層扁平上皮　×60,000

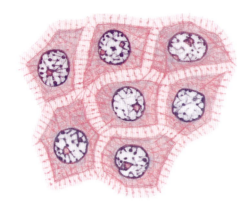

図 2-17　細胞間橋
表皮有棘層の重層扁平上皮　×900

格として働き，デスモソームにかかる張力に対抗する．

多くの細胞では，小さな斑状で，接着板や中間線の明瞭でないデスモソームもある．

C　基底面の構造

上皮の基底面は身体の内部に接する面である．上皮の栄養・代謝や内部組織，すなわち結合組織との結合などに関連し，機能的にも重要な意義をもち，それに応じて，次のような構造がみられる．

1. 細胞膜の基底陥入 basal infolding

上皮細胞の基底面では，細胞膜が胞体に向かって深くヒダ状に入りこむことがある．これが基底陥入である．また，腎尿細管の上皮細胞のように，細胞基底部に多数の細胞質突起があり，隣在する細胞の同様の突起と両手の指を互いにからませあうようにかみ合って**嵌合**（かみあい）interdigitation をつくることもある（図 2-18）．

光学顕微鏡で，上皮細胞の基底部に多数の垂直に走る**基底線条** basal striation がみられることがある．基底陥入や嵌合が形成され，その細胞膜に沿って細胞質に多くのミトコンドリアが並んでいるために生ずる．

前述のような細胞膜の陥入によって，細胞基底面の面積は著しく増大し，上皮細胞とその下の結合組織との間に物質，特に水や電解質などの移動が活発に起こる．

陥入した細胞膜には ATP アーゼなどの酵素活性が高く，活発な能動輸送が行われていることを示す．

2. ヘミデスモソーム hemidesmosome

上皮（特に重層上皮）が，その下の結合組織に接する基底面には，上皮細胞の細胞膜にデスモソーム

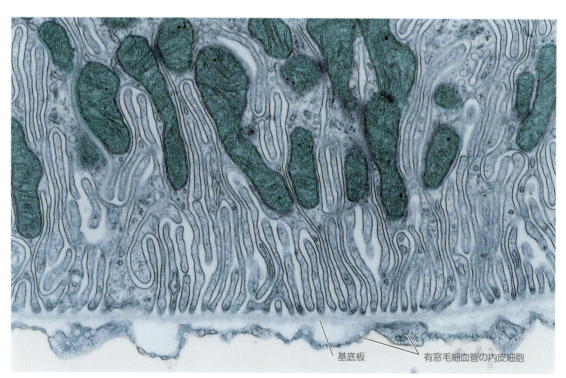

図 2-18　細胞の基底面の細胞膜陥入と嵌合および基底板の透過電子顕微鏡写真
腎臓の遠位尿細管　×32,000

上皮細胞の表面構造

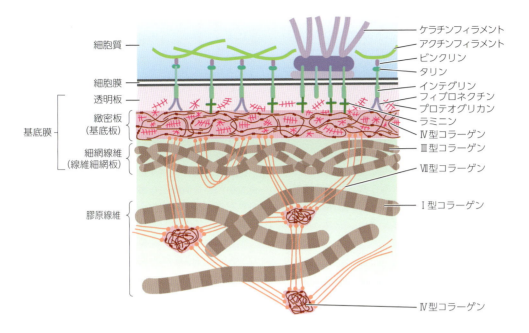

図2-19　上皮細胞の基底膜とヘミデスモソーム
細胞と結合組織との結合に関する分子を示す

（接着斑）と同様の連結構造がみられる．この場合には，上皮細胞にデスモソームと同様の構造の半分だけが存在し，結合組織側にはみられないのでヘミデスモソーム（半接着斑 half desmosome）という．

分子構造はデスモソームとやや異なり，細胞質内の接着板へ細胞外から連絡する分子は**インテグリン** integrin である．この分子は細胞外では，基底膜の中の**ラミニン** laminin や**Ⅳ型コラーゲン** collagen Ⅳに結合する．細胞内の接着板には中間径フィラメントが結合している．

このほか，ヘミデスモソームと形態的にはよく似た小さな接着（局所接着 focal attachment）には，細胞を結ぶアドヒーレンス結合とよく似た構造のものもある．この場合，膜内接着分子であるインテグリンは，細胞内では**タリン** talin と**ビンクリン** vinculin を介して，アクチンフィラメントに結合し，細胞外では基底膜の**フィブロネクチン** fibronectin に結びつく（図2-19, 20）．

これらは上皮細胞を下側の基底膜に連結する働きをもつ．

3. 基底膜 basement membrane

上皮の基底面は結合組織に接している．光学顕微鏡でみると，上皮基底側には，結合組織との間に基底膜という薄い膜が存在する．基底膜は普通の染色切片ではみることができないが，銀染色や PAS 染色で染まり，特に微細な銀好性線維からなる薄い層と

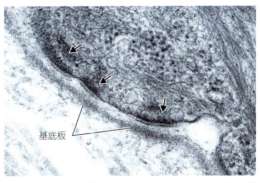

図2-20　細胞基底面にみられるヘミデスモソームの透過電子顕微鏡写真
舌の扁平上皮細胞　×65,000
ヘミデスモソームを（→）で示す

して観察できる．

電子顕微鏡でみると，上皮細胞の基底面の細胞膜に沿って，厚さ50〜200 nm の電子密度の高い薄層がある．この層を**基底板** basal lamina，または**緻密板（緻密層）** lamina densa と呼ぶ．これに対して，基底板と細胞膜との間にある幅30〜40 nm の明るい層は，**透明板（透明層）** lamina lucida と呼ばれる．

緻密板は上皮と結合組織との界面で上皮細胞によって形成され，太さ3〜4 nm の微細な線維状の**Ⅳ型コラーゲン** collagen Ⅳがフェルト状に交織してできる．緻密板には，ヘパラン硫酸プロテオグリカンも含まれる．一方，透明板には，上皮細胞の細胞

膜にあるインテグリンに結合する糖タンパク質や**ラミニン** laminin があり，その下の緻密板のIV型コラーゲンと結合する．緻密板のさらに下側には，多糖類・糖タンパク質に富んだ基質に埋まり，III型コラーゲンからなる**細網線維** reticular fibers の薄い層がある．これを**線維細網板（線維網状層）** lamina fibroreticularis と呼ぶ．また，ときに緻密板から伸びる**係留細線維** anchoring fibrils（VII型コラーゲンからなる）がみられ，さらに下方の膠原線維（I型コラーゲンからなる）に結合することもある．

このように，光学顕微鏡でみられる基底膜は単一な膜でなく，電子顕微鏡的には，透明板，基底板（緻密板），線維細網板からできている．このうち，線維細網板の細い膠原線維（細網線維）が銀染色で銀好性に染まり，その基質がタンパク質と糖質を含む（プロテオグリカン）のでPAS反応で可染する．

透明板はラミニンの性質により陽性荷電（＋）となっている．

基底膜は上皮を結合組織に接着するとともに，上皮を結合組織から分離する．さらに，物質の透過に対してフィルター，上皮再生の足場として働く．

基底膜と同様の薄膜は筋線維，神経細胞，脂肪細胞などの非上皮性細胞が結合組織と接する面にもみられる．この場合には基底板に相当する層を**外板** external lamina と呼ぶ．

腺上皮 glandular epithelium

細胞が特定の物質を合成し，これを細胞外に放出することを**分泌** secretion といい，分泌を主な機能とする細胞を**腺細胞（分泌細胞）** glandular cell (secretory cell) と呼ぶ．

分泌物を体外に放出する現象は**外分泌** exocrine と呼び，体内（主に血管内）に放出する現象は**内分泌** endocrine と呼ぶ．また外分泌を行う細胞は**外分泌細胞** exocrine cell，内分泌を行う細胞は**内分泌細胞** endocrine cell として区別される．ただし，単に腺または腺細胞と呼ぶときは，外分泌腺や外分泌腺細胞を指すことが多い．

多くの腺細胞は上皮細胞から派生する．上皮細胞が主として分泌を営む場合に，その上皮を腺上皮という．

A 腺細胞の構造（図2-21）

腺細胞が細胞内で合成し，貯え，必要に応じて細胞外に放出する物質を分泌物と呼ぶ．分泌物またはその前段階の物質はしばしば胞体内に分泌顆粒として存在する．

腺細胞における分泌物の形成機序は分泌物の性状によって異なる．内分泌細胞については別に述べるが（第10章），外分泌細胞の分泌物については以下のように大別される．

(1) **タンパク質性分泌物**：腺細胞には粗面小胞体がよく発達し，そのリボソームでタンパク質が合成され，その内腔に貯留される．

このような粗面小胞体の内容は輸送小胞に含まれて，ゴルジ装置に運ばれる．こうして，ゴルジ装置に運ばれたタンパク質は，ここで濃縮され，かつ糖質の添加や硫酸化などの修飾を受ける．このような物質はゴルジ空胞や小胞となって，ゴルジ装置を離れ，さらに融合して分泌顆粒となる．分泌顆粒は細胞の表面に向かって移動し，その膜が細胞膜と癒合して，その内容を細胞外に放出する（エキソサイトーシス，p.11）．

(2) **粘液性分泌物**：粘液のように多糖類とタンパク質とからなる糖タンパクである場合には，タンパク質は粗面小胞体で合成され，ゴルジ装置に送られ，ここで多糖類と結合して分泌物が形成される．

(3) **脂質性分泌物**：分泌顆粒はみられないが，多数の脂質滴が存在する．腺細胞では，滑面小胞体が特によく発達し，しばしば脂質滴を囲み，分泌物の形成に関与する．

B 腺の分類

腺細胞は上皮内に1個ずつ散在することもあるが，集団をつくることも多い．腺細胞の集団を**腺** gland と呼ぶ．しかし，この言葉は曖昧で，腺細胞が個々に散在する場合にも，腺（単細胞腺）という

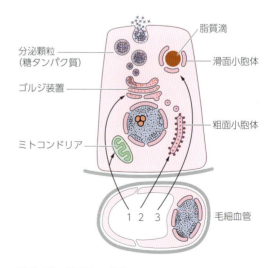

図2-21　腺細胞の構造
分泌物の形成と放出を示す．1. 糖質の経路，2. タンパク質（アミノ酸）の経路，3. 脂質の経路

こともある．

腺は存在する部位によって，上皮内腺と上皮外腺とに分けられる．

1. 上皮内腺 intraepithelial gland

腺細胞が表面上皮のなかに存在する場合である．

a. 単細胞腺 unicellular gland

上皮のなかにある1個の細胞が腺細胞である場合である．例えば，次に述べる杯細胞は単細胞腺である．

杯細胞 goblet cells は消化管や気道の円柱上皮に存在し（図2-22），**ムチン** mucin と呼ぶ糖タンパク質（ムコ多糖類）を上皮自由面に分泌する外分泌細胞である．ムチンは水が加わると，粘稠な**粘液** mucus となる．分泌顆粒は**粘液原（ムチゲン）顆粒** mucigen granules といわれ，光学顕微鏡の標本では，**ムチカルミン** mucicarmine で染まり，PAS反応で可染する．分泌顆粒は細胞の上半部に貯えられ集積する．このため細胞は上半部が膨満する．胞体の下半部，すなわち基底部は細く，塩基好性で，ここに圧迫された核がみられる．分泌顆粒は融合して大きくなり，特に普通の染色切片では一般に内容物が溶け去るために，細胞の上半部，すなわち核上部は明るくみえる．このように，杯細胞はゴブレット（ビール杯）に泡を入れたような形状をしているので，この名がある．

杯細胞では，核下部の細胞質に粗面小胞体が発達し，ここでタンパク質がつくられる．このタンパク質は核上部に発達するゴルジ装置に運ばれ，ここで硫酸塩を含む多糖類と結合して，分泌顆粒，すなわち粘液原顆粒が形成される．分泌顆粒は細胞の上半部に集まり蓄積され，しばしば融合して大きな分泌顆粒となる．分泌顆粒は，エキソサイトーシスによって放出される．

杯細胞の寿命は2～4日である．

b. 多細胞腺 multicellular gland

上皮のなかに数個以上の腺細胞が集まっている場合を多細胞腺という．腺細胞の集団が，蕾のような形をしているものは，**腺蕾** glandular bud と呼ばれる（図2-22）．

多細胞腺は気道や尿道の上皮にみられるが，ヒトでは比較的稀である．

2. 上皮外腺 exoepithelial gland

上皮外腺は発生学的に上皮から生じ，上皮の外部，すなわち結合組織のなかに陥入してできるものである．上皮外腺は外分泌腺と内分泌腺とに分けられる．

a. 外分泌腺 exocrine gland

外分泌腺は，分泌物を産生する腺細胞（外分泌細胞）からなる**終末部** terminal portion と，分泌物を上皮の表面に運ぶ管である**導管** excretory duct とからできる．こうして，分泌物は終末部でつくられ，導管を経て上皮の外面に送り出される．外分泌腺の構造・分類については後述する．

b. 内分泌腺 endocrine gland

内分泌腺は，導管を欠き，腺細胞（内分泌細胞）で産生された分泌物は直接あるいは間接に周囲の血管あるいはリンパ管に流入して送られる（図2-23）．このような分泌物を**ホルモン** hormone という．

内分泌腺の腺細胞（内分泌細胞）は一般に上皮に由来するが，発生が進むとともに上皮との連絡を失い，導管を欠くことになる（ductless gland）．ただし，内分泌腺細胞には，精巣の間細胞のように，上

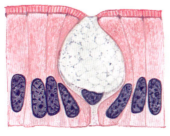

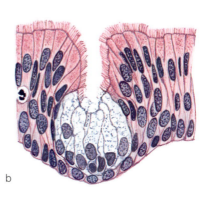

a b

図2-22　上皮内腺
a：上皮内単細胞腺（小腸上皮の杯細胞）　×500．b：上皮内多細胞腺：喉頭粘膜上皮の腺蕾　×450

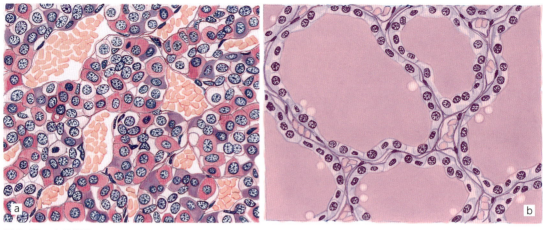

図 2-23　内分泌腺
a：下垂体前葉：分泌ホルモンが異なる種々の腺細胞がみられる　×450．b：甲状腺：腺細胞は濾胞をつくる　×220．腺細胞の集団あるいは濾胞を囲んで毛細血管がみられる

皮性でなく結合組織性のものもある．

　内分泌腺細胞は一般に索状・塊状などの集団をつくるが，腺細胞が腔を囲んで囊状に配列して**濾胞** follicle をつくり，その腔に分泌物を放出し**コロイド** colloid として貯留するものもある．コロイドも再び吸収され，結局は血管またはリンパ管に流入する．

C　外分泌腺の構造

　外分泌腺は，終末部と導管とからなる（図2-24）．

1．終末部 terminal portion

　腺体 glandular portion とも呼ばれ，一般に腺細胞が腺腔を囲んで配列してできる．腺細胞は分泌物を腺腔に直接放出するが，ときに細胞間にある細管（**細胞間分泌細管** intercellular secretory canaliculi）を経て腺腔に送ることもある（図2-25a）．また，腺細胞には，細胞内に細管（**細胞内分泌細管** intracellular secretory canaliculi）をもつものもある．

　終末部には，腺細胞の基底側で基底膜との間に**筋上皮細胞** myoepithelial cell と呼ぶ細胞がしばしばみられる．筋上皮細胞には紡錘状筋上皮細胞と星状筋上皮細胞（図2-25b）との2種が区別される．

　紡錘状筋上皮細胞 fusiform myoepithelial cell は平滑筋細胞とよく似た細長い紡錘状である（図2-25c）．しかし，一般の平滑筋細胞と違い上皮性由来である．この筋上皮細胞は終末部の長軸方向に配列するが，全体として，らせん状に縦走し，終末部の末端，すなわち腺底では渦巻き状に走る．

　星状筋上皮細胞 stellate myoepithelial cell は扁平な星形で，胞体突起によって互いに連なり，全体として終末部を籠のように囲むので**籠細胞** basket cell とも呼ばれる．この筋上皮細胞も，細胞質には多く

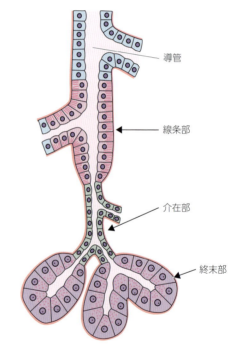

図 2-24　外分泌腺の構造

のアクチンフィラメントをもち，収縮能をもつ．
　筋上皮細胞はいずれも収縮性細胞で，その収縮によって分泌物を終末部から導管に向かって圧し出す．

2．導管 excretory duct

　終末部から表面上皮に至る管である．発達した大きな腺では，導管も長く，多くの枝に分かれる．終末部に連なるところは細いが，合流して，次第に太い導管となる．この場合，ただ太くなるだけでなく，管壁をつくる上皮に分化がみられる．すなわち，腺

腺上皮

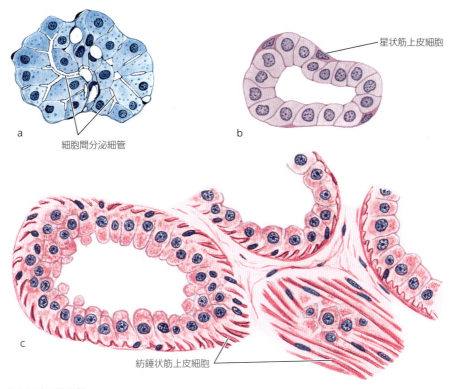

図 2-25　外分泌腺の終末部
a：膵臓．腺細胞間に細胞間分泌細管をもつ　×500．b：涙腺．腺細胞の外側に星状筋上皮細胞（籠細胞）がみられる　×500．
c：アポクリン汗腺．腺房を囲んで紡錘状筋上皮細胞が発達する　×300

を全体として大樹にたとえると，終末部はいわば葉であり，導管は茎，枝，幹などにあたる．このように，導管はその走行経過に従って分化し，終末部の近くでは，次のような特有の形状をもった各部を区別することもある．

a. 介在導管（介在部）intercalated duct

終末部へ直接に連なる管で，極めて細く，管腔も著しく狭い．上皮は単層の扁平あるいは立方上皮で，小さく明調な上皮細胞でできている．介在導管は腺によって発達・長さが異なるが，一般に短く，欠ける場合も多い．介在導管の上皮細胞が終末部の腺腔内に陥入する場合もある．これを**腺房中心細胞** centroacinous cell（図 2-26a）という．介在部は，活動によって消耗していく終末部細胞の供給元となる．すなわち介在部細胞は終末部細胞の幹細胞である．

b. 線条導管（線条部）striated duct

介在導管に続く部で，これより太く単層の立方あるいは円柱上皮で囲まれる．上皮細胞の核は細胞の中央またはやや管腔側よりに存在する（図 2-26b）．

細胞質は酸好性に染まり，基底側に線条構造，すなわち基底線条（p.60）がみられる．電子顕微鏡でみると，基底線条は，基底面にある細胞膜の基底陥入と，その間に並ぶミトコンドリアとでできている．

基底線条は活発な水，電解質などの物質移動（能動輸送）に関与する構造である．線条導管は，一般に管腔からの吸収が営み，管腔へ電解質などの分泌も行う．

線条導管に続く導管は，合流して次第に太くなり，最後に体表や管状臓器の粘膜表面上皮に連なる（図 2-26c）．上皮は単層あるいは重層ないし多列円柱上皮である．

D　外分泌腺の分類

腺，特に外分泌腺は終末部や導管の形態，分泌物の性状，放出機転などによって，次のように分類される．

1. 終末部の形態による分類

腺は管状腺・胞状腺・房状腺に分けられる．
管状腺 tubular gland は，終末部が管状を呈する．
胞状腺 alveolar gland は，終末部が球状に膨らみ，腺腔も広がっている．

2. 上皮組織

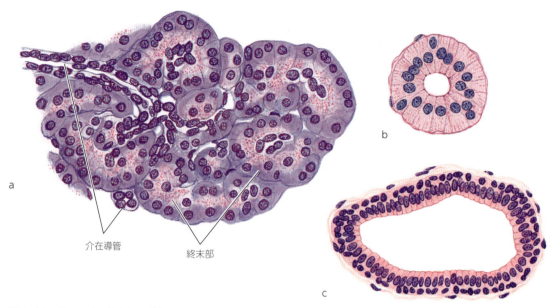

図2-26 外分泌腺の終末部と導管系
a：膵臓，終末部と介在導管 ×450．b：顎下腺，線条導管 ×400．c：顎下腺，導管 ×400

腺腔が袋のように特に広い場合には，**囊状腺** saccular gland ということもある．

房状腺 acinous gland は，終末部が胞状腺のようにまるく膨らんでいるが，腺腔は狭く管状である．

前述のような分類は実際には必ずしも明瞭でなく，中間の形態をもつことも多く，例えば**管状胞状腺** tubuloalveolar gland・**管状房状腺** tubuloacinous gland などがある．

2．導管の形態による分類

腺は単純腺と複合腺とに分けられる．

単純腺 simple gland は，導管が1本である腺である．

さらに，終末部が一つで分岐していない場合は**単非分枝腺** simple non-branched gland といい，終末部が分岐している場合は**単分枝腺** simple branched gland という．

複合腺 compound gland は，単純腺が2個以上集まってできる腺である．この場合には，単純腺の導管は集まって太い導管となっている．

終末部と導管の形態による分類を組み合わせて，次のように分ける（図2-27）．

a．管状腺 tubular gland

単管状腺：小腸腺，エックリン汗腺など．
単分枝管状腺：胃腺，子宮腺など．
複合管状腺：粘液性舌腺など．
網状腺：管状腺が分岐し吻合して網状を呈する場合で，腺腔も網状である．肝臓など．

b．胞状腺 alveolar gland

単胞状腺：ヒトではまれ．
単分枝胞状腺：脂腺など．
複合胞状腺：前立腺，乳腺など．

c．房状腺 acinous gland

単房状腺：小さな脂腺など．
単分枝房状腺：大きな脂腺など．
複合房状腺：大唾液腺，膵臓など．

3．分泌物の性状による分類

腺は次のように分けられる．

a．粘液腺 mucous gland

ムチン mucin と呼ぶ糖タンパク質を分泌する．ムチンは水が加わると，粘稠な**粘液** mucus となる．腺細胞，すなわち**粘液細胞** mucous cell は多くの分泌顆粒，すなわち粘液原顆粒 mucigen granule をもつ．しかし，分泌顆粒は普通の染色標本では染色されないので，細胞質は明るく泡沫状にみえる．核は分泌顆粒によって細胞基底側に圧迫され，扁平である．

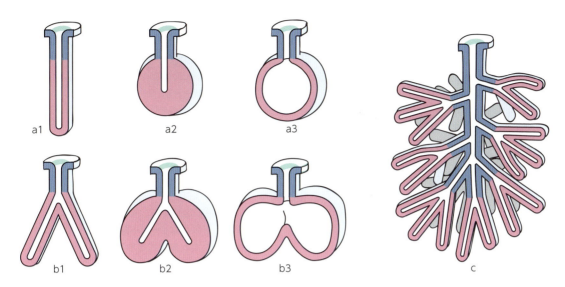

図 2-27　外分泌腺の分類
a1：単非分枝管状腺，a2：単非分枝胞状腺，a3：単非分枝胞状腺，b1：単分枝管状腺，b2：単分枝胞状腺，b3：単分枝胞状腺，c：複合腺（複合管状腺）
部分は終末部を示す

b. 漿液腺 serous gland

分泌物が粘稠でなく，一般に透明な水様で，タンパク質を含み，**タンパク腺** albuminous gland とも呼ばれる．腺細胞，すなわち**漿液細胞** serous cell は立方形ないし円錐状で，その腺腔側の細胞質に好酸性に染まる分泌顆粒をもつ．細胞基底側，すなわち核下部には，粗面小胞体が発達し，その細胞質は塩基好性に染まる．核はほぼ球形で，細胞の中央あるいはやや基底側に存在する．

前述の腺の他に，汗腺，涙腺，脂腺，乳腺などのように，それぞれ，特定の分泌物を産生するものがある．

また分泌物の化学的性状によって，タンパク質分泌腺，ペプチド分泌腺，アミン分泌腺，脂質分泌腺，電解質分泌腺などに分けることもできる．それぞれについては，各器官において述べる．

4. 構成による分類

一つの腺を構成する腺細胞がすべて同種である腺，すなわち1種類の腺細胞からなる腺を**同質腺** homocrine gland という．これに対して，2種類以上の腺細胞で構成される腺は**混合腺** mixed gland（**異質腺** heterocrine gland）と呼ばれる（図2-28）．例えば，一つの終末部が粘液細胞と漿液細胞とで構成される場合には，大部分が粘液細胞ででき，漿液細胞は数個が腺底部に存在する．このような漿液細胞は半月状にみられるので，**漿液半月** serous demi-lune と呼ばれる．半月をつくる漿液細胞はやや小型

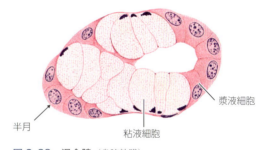

図 2-28　混合腺（鼻腔粘膜）
腺体は粘液細胞群と漿液細胞群からなる．漿液細胞は半月をつくる　×400

な不規則形で，腺腔からは粘液細胞で隔てられているが，粘液細胞の間にある細胞間分泌細管を経て分泌物を腺腔に放出される．漿液腺と粘液腺の混合腺を**漿粘液腺** seromucous gland ともいう．

5. 腺細胞における分泌物の放出機転による分類（図2-29）

a. 漏出分泌腺（エックリン腺）eccrine gland

腺細胞が分泌物のみを細胞から放出する場合である．この分泌機転は，本来，光学顕微鏡で認められたが，電子顕微鏡でみると，分泌顆粒が細胞の表面に近づき，顆粒を包む限界膜と細胞膜とが癒合し，癒合したところがオメガ（Ω）形に開口して，分泌顆粒の内容が放出される．このような分泌様式を**エキソサイトーシス**（開口分泌）exocytosis という．多くの腺細胞はこの様式で分泌する．

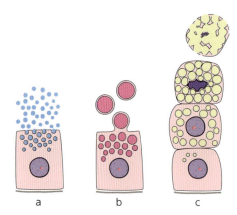

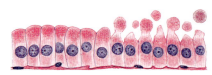

図 2-29　腺細胞の分泌物の放出様式
a：漏出分泌，b：離出分泌，c：全分泌

図 2-30　離出分泌（アポクリン腺）
胞体の上部に分泌物が貯えられると，分泌物が細胞体の一部とともに離断する〔図の左から右へ〕　×250

b. 透出分泌 diacrine secretion

　ステロイド分泌細胞のように，分泌顆粒の内容が細胞膜を透過して細胞外にしみでるように放出される場合を透出分泌という．

c. 離出分泌腺（アポクリン腺） apocrine gland（図 2-30）

　分泌物が腺細胞の胞体内に満たされると，その部が細胞の自由面から突出，次第にくびれて，やがてちぎれて放出される．このようにくびれる胞体突起は大小さまざまで，光学顕微鏡で認められるほどのもの（大離出分泌）から，電子顕微鏡でみることができるような微小なもの（小離出分泌 microapocrine secretion）まである．乳腺や大汗腺の分泌細胞はこの様式の分泌を示す．

d. 全分泌腺 holocrine gland（図 2-31）

　腺細胞が胞体内に分泌物を蓄積し充満すると，次第に変性に陥り，細胞全体がそのまま分泌物となって放出される．皮膚の脂腺は，この様式で分泌する．

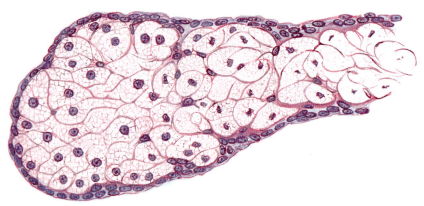

図 2-31　全分泌腺（脂腺）
腺細胞は胞体に脂質滴を充満すると，次第に変性し，細胞全体が分泌物となり，放出される〔図の左から右へ〕　×220

HISTOLOGY

Chapter 3 結合・支持組織
connective and supporting tissue

結合・支持組織 connective and supporting tissue は，身体の各部・各器官をつなぎあわせて支え，さらにいろいろな組織・細胞を結合する役割をもつ組織である．古くは，単に支持組織（広義）と呼ぶこともあった．
結合・支持組織は細胞 cells と細胞間質 intercellular substance とで構成される．さきに述べたように，上皮組織は主として細胞で構成されるのに対して，結合・支持組織は大量の細胞間質をもつ．したがって結合・支持組織の主要な構成要素は細胞間質である．細胞間質は**線維** fibers と**無定形の基質**（無定形質）amorphous ground substance とからなる．無定形質は，流動性のものから固形に至るものまで，さまざまで，その性状によって結合組織，軟骨組織，骨組織，血液およびリンパが区別される．このうち軟骨組織と骨組織はからだの骨格をつくることから，まとめて**支持組織**（狭義）supporting tissue と呼ぶこともある．
線維と無定形質とをまとめて**基質** matrix （または**細胞外マトリックス** extracellular matrix）ともいう．

■ 結合組織 connective tissue

結合組織は体内に広く分布し，器官，組織の間を埋めて機械的に結合したり支持するが，そのほかに，脈管（血管，リンパ管）や神経を導き，栄養，代謝産物の輸送や貯留，さらに損傷，感染に対する防御や修復などにも働く．このように，結合組織は単なる結合・支持作用のほかに，物質交換，栄養補給にも関与し，さらに炎症・免疫反応の場ともなり，生体の内部環境の維持のために，極めて重要な役割を担っている．

A 結合組織の構成要素

細胞と細胞間質とで構成される．細胞間質は豊富で，基質と結合組織線維とからなる．

1. 無定形質 amorphous ground substance

無定形質は，一般に大量の水を含み，透明で粘性のあるゲル状，均質な物質である．無定形質は普通の組織切片では失われて認めることができないが，結合組織の有形成分の媒質として，重要な構成要素である．ここでは簡単に述べるにとどめる．
無定形質には，プロテオグリカンや組織液などが含まれる．

a. プロテオグリカン proteoglycan（図3-1）

細胞外には線維以外にプロテオグリカンと総称されるムコ糖-タンパク質複合体の巨大分子が存在する．プロテオグリカンは，長い鎖状の**コアタンパク質** core protein に**グリコサミノグリカン** glycosaminoglycan という糖鎖がブラシ状に多数結合してできている．強い陰性荷電をもつため，陽イオンを引きつけ，これにより浸透圧が上がるため，多量の水を吸着して大きな容積を占めるのが特徴である．そのため組織の水やイオンの代謝，調整に役立ち，無定形質に液の流動がなくても可溶性物質の拡散を可能にする．
グリコサミノグリカンは，従来，**酸性ムコ多糖** acid mucopolysaccharide と呼ばれた．二糖の反復によって構成される．これには，硫酸化グリコサミノグリカン（コンドロイチン硫酸，ヘパラン硫酸，ケラ

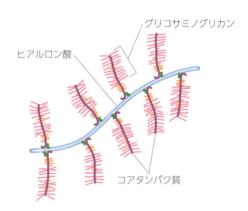

図3-1　プロテオグリカンとグリコサミノグリカン
グリコサミノグリカン（コンドロイチン硫酸など）のブラシは多量の水を保持できる

タン硫酸，デルマタン硫酸）の他，ヒアルロン酸やヘパリンなどがある．

コンドロイチン硫酸 chondroitin sulfate のように硫酸と結合したグリコサミノグリカン（コンドロイチン）はゲル状の物質で，無定形質に硬さを与える．コンドロイチン硫酸は一般にメタクロマジー（**異染性**）metachromasia を呈し，PAS 染色で染まる．

メタクロマジーとは，特定の色素で組織，細胞を染色した場合に，色素液の色調とは異なる色調に染まることである．例えば，塩基性色素である**トルイジン青** toluidin blue で染めると，コンドロイチン硫酸を含む無定形質はトルイジン青の色調である青色でなく赤紫色に染まる．

ヒアルロン酸 hyaluronic acid は他のグリコサミノグリカンのようにはコアタンパク質と統合しないが，粘稠性で，摩擦を減じ，圧などの物理的衝撃に対応し，さらに侵入する有害な物質・微生物などの拡散侵襲を妨げるなど防衛的な働きもする．また，関節の滑液性をつくり，関節運動での潤滑油のような作用をする．**ヒアルロニダーゼ** hyaluronidase という酵素で，ヒアルロン酸が分解されると，無定形質の粘性は低下して，透過性は高まり，いろいろな物質，微生物などの侵入，拡散が容易となる．

ヘパリン heparin は血液凝固を阻止する働きをもち，マスト細胞が産生される．

b. 糖タンパク質 glycoprotein

無定形質には，プロテオグリカンとは異なる糖タンパク質が含まれる．この糖タンパク質は，従来，中性ムコ多糖類と呼ばれた固有の糖タンパク質である．プロテオグリカンは糖質が 60〜90％ を占めるのに対して，この糖タンパク質は糖質が 2〜15％ である．

この糖タンパク質としては，**フィブロネクチン** fibronectin が知られている．フィブロネクチンは膠原線維や線維芽細胞などいろいろな細胞の表面にあって，細胞間あるいは細胞と線維とを接着させ，細胞の移動，分化などを促進する場をつくったり，膠原線維の形成のための足場を提供し，また組織構築の維持に関与するなど，いろいろな働きをもつ．

c. 組織液 tissue fluid

組織液は血漿に由来する液状成分で，毛細血管壁を透過して無定形質の中に漏出し，再び毛細血管，毛細リンパ管から回収される．こうして，無定形質において組織液は流動する．その量は一般に少量であるが，毛細血管の透過性が高く基質への漏出が過度になったり，基質から血管，リンパ管への回収が

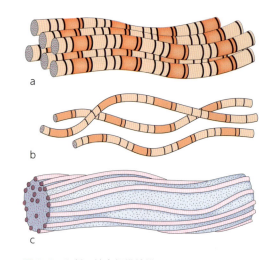

図 3-2　3 種の結合組織線維
a：膠原線維，b：細網線維，c：弾性線維

障害されると，**浮腫** edema を生ずる．

組織液は栄養物質や代謝産物を含み，組織，細胞との間に行われる物質交換の媒質として，代謝の上で重要な役割を果たす．

2. 結合組織線維

結合組織線維は細胞間質のなかにあって，支持および結合する働きをもつ．線維には，膠原線維，細網線維，弾性線維の 3 種が区別される（図 3-2）．

a. 膠原線維 collagen fiber（図 3-3, 4）

体内に最も普遍的に存在する結合組織線維であり，**コラーゲン** collagen からなる．

膠原線維は，肉眼的には白色にみえ，煮ると膠（にかわ glue，ギリシャ語で kolla）を生ずるのでこの名（膠原）がある．また，タンニン酸などで処理すると，不溶性となる．このことは皮革をなめすのに利用されている．

膠原線維は機械的に極めて強靱な線維で，特に線維の走行にそって働く張力に対しては抵抗が強い．したがって，線維が多量になるほど，組織は強くなる．このように，線維は強力な支持作用をもつ．

膠原線維は，一般に太さ約 1〜20 μm の**束** bundle (fasciculus) をつくっている．通常やや波状に走る．酸性色素に淡染し，例えばエオジンでは淡いピンク色に染まり，アニリン青では青色に，酸性フクシンで赤色に染まる．

膠原線維は，電子顕微鏡で観察すると太さ 30〜200 nm の**膠原細線維（コラーゲン細線維）** collagen fibrils が集まってできている．これらの細線維は，糖タンパク質からなる接合質（**細線維間質** interfibril-

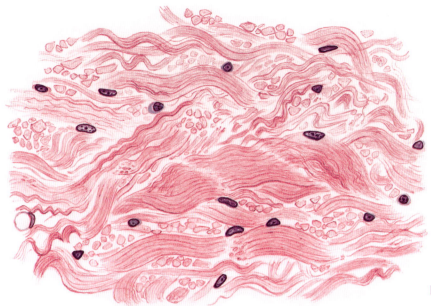

図 3-3　膠原線維（真皮）
×300

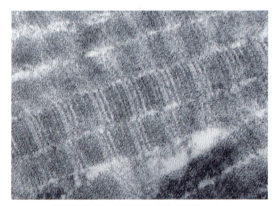

図 3-4　膠原細線維の透過電子顕微鏡写真（角膜）
膠原細線維には一定間隔で繰り返す横縞がみられる　×140,000

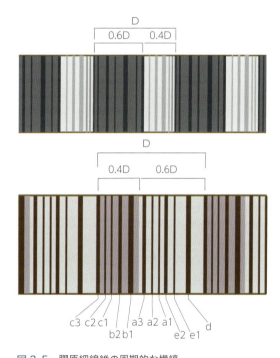

図 3-5　膠原細線維の周期的な横縞
膠原細線維のネガティブ染色像（上）とポジティブ染色像（下）
D＝64〜67 nm

lar substance）によって結合されて膠原線維および膠原線維束をつくる．したがって細線維が多いものほど，太い膠原線維となる．

　個々の膠原細線維は**トロポコラーゲン** tropocollagen が縦列をつくって並び，これが**架橋結合** cross linking によって重合して線維状の束をつくっている．トロポコラーゲンは，単にコラーゲン分子とも呼ばれる長さ 300 nm，太さ約 1.5 nm の線維状タンパク質分子で，3 本のペプチド鎖（アルファ鎖）がらせん状により合わさってできる．

　膠原細線維には，64〜67 nm 周期の横縞がみられる（図 3-5）．横縞ができるのは，細線維を構成する長さ 300 nm のコラーゲン分子が縦列する際に，束ねられた隣りの分子同士が，自身の長さの約 1/4 ずつずれて並ぶことによる．この横縞は，電子顕微鏡の通常の染色では濃さの異なる明暗の線の並びとしてみえるが，最も明瞭な d 線を目印として D 周期と呼んでいる．ネガティブ染色では明暗の長さが 4 と 6 の比率の**オーバーラップ帯** overlapping zone と**ギャップ帯** gap zone が観察される．ギャップ帯は，縦列するコラーゲン分子のずれた間隙にあたる．

　コラーゲン分子の生成は線維芽細胞の中で行われる．まず線維芽細胞の粗面小胞体で特有のペプチド

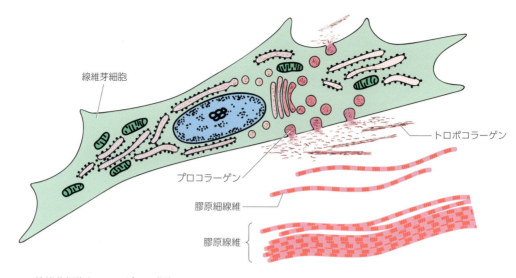

図 3-6 線維芽細胞とコラーゲンの分泌
線維芽細胞は粗面小胞体でコラーゲンのプロα鎖をつくる。プロα鎖は3本が重合してプロコラーゲンとなり、ゴルジ装置に運ばれたのち、分泌される。プロコラーゲンは細胞外でトロポコラーゲンとなり、これが重合して膠原細線維となり、さらに膠原線維となる

鎖が合成される。このペプチド鎖（プロアルファ鎖）はゴルジ装置に運ばれ、3本がより合わされて、プロコラーゲン procollagen という分子となる。プロコラーゲンはそのまま細胞外に放出されるが、その後、プロコラーゲンペプチダーゼによって両端が切り取られ、最終的にコラーゲン分子（トロポコラーゲン）になる。コラーゲン分子は架橋結合によって互いに重合して、膠原細線維を形成する（図3-6）。

コラーゲン collagen は、量的に身体の総タンパク量の約 1/2〜1/3 に達し、体重の 4〜6% を占め、体で最も多いタンパク質である。コラーゲン分子は、前述のように、3本のポリペプチド鎖、すなわち**アルファ鎖** α chain からできている（図3-7）。アルファ鎖は 1,000 個のアミノ酸の鎖からなり、その組成配列は組織によって異なるので、その差異によってほぼ 20 種の型のコラーゲンに分類される。線維性結合組織の膠原線維はⅠ型コラーゲンが主体をなす。以下に代表的なもののみを示す。

(1) **Ⅰ型コラーゲン** type Ⅰ collagen：最も普遍的な膠原線維をつくるコラーゲンである。腱、筋膜、皮膚、骨などにみられる。

(2) **Ⅱ型コラーゲン** type Ⅱ collagen：軟骨や眼球の硝子体、脊索にあるコラーゲンで、細線維として存在するが、線維（細線維束）を形成しない。

(3) **Ⅲ型コラーゲン** type Ⅲ collagen：リンパ組織、脾臓、肝臓、平滑筋などにみられる細網線維や胎生期・創傷治癒の際に出現するコラーゲンである。大量の糖質を含む。Ⅲコラーゲンが主成分である膠原細線維（束）は鍍銀や PAS で染色される。

(4) **Ⅳ型コラーゲン** type Ⅳ collagen：細線維を作らず、コラーゲン分子が糖タンパク質と結合し

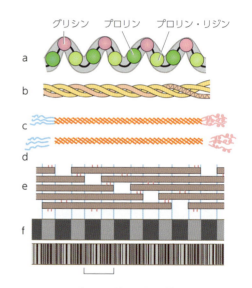

図 3-7 コラーゲンのα鎖から膠原線維まで
a：α鎖、b：3本のα鎖からなるプロコラーゲン、c：C末端とN末端のペプチドをもつプロコラーゲン、d：プロコラーゲンペプチダーゼで末端ペプチドを切断されたコラーゲン分子、e：トロポコラーゲンが架橋結合して、膠原細線維となる、f：結果としてできる膠原線維の周期的縞模様

て、基底膜の基底板という膜状の構造をつくる。

(5) **Ⅴ型コラーゲン** type Ⅴ collagen：Ⅰ型コラーゲンによる膠原細線維と共存し、64 nm 周期の横縞を示すが、極めて細い。

(6) **Ⅶ型コラーゲン** type Ⅶ collagen：基底板をその下のⅠ型コラーゲンやⅢ型コラーゲンの線維に結びつける、**繋留細線維** anchoring fibrils をつくる（p.62）。

コラーゲン分子を構成する3本のアルファ鎖のア

ミノ酸は，プロリン，リジン，グリシンで，特に**水酸化プロリン** hydroxyproline と**水酸化リジン** hydroxylysine を含む．特に水酸化プロリンは他のタンパク質にはみられずコラーゲンに特有で，コラーゲンの定量に用いられる．水酸化プロリンや水酸化リジンは，コラーゲン分子の結合や架橋などにあずかり，コラーゲンの重合，安定，強化に必要である．

プロリンが水酸化される反応にはビタミンCが必要である．**壊血病** scurvy はビタミンCの欠乏により毛細血管が脆くなり，全身の組織や器官に出血が起こりやすくなる疾患であるが，コラーゲン分子が不安定なため，らせん状のより合わせができず，膠原線維は変性し，その新生が障害されることにより生じる．

また，**エーラス・ダンロス症候群** Ehlers-Danlos syndrome は，特定のコラーゲン分子（Ⅰ，Ⅲ，Ⅴ型など）をコードする遺伝子や，コラーゲン産生に関わる酵素の欠損により異常な膠原線維ができる遺伝性疾患で，皮膚が著しく伸びやすくなり，関節の周りの靱帯が伸びやすくなるなどの症状が出て，大動脈破裂，眼球破裂などが起こる．

膠原線維の形成については，後述する（p.74）．

b. 細網線維 reticular fiber（図3-8）

細網線維はヘマトキシリン-エオジン染色のような普通の染色では染まらない．しかし特殊な銀染色（Bielschowsky染色など）では黒く明瞭に染まるので，**好銀性線維** argyrophil fibers とも呼ばれる．またPAS染色でも染まる．

光学顕微鏡でみた細網線維は太さ2μm以下の細い線維で，分岐，吻合して，全体として格子状ないし微細な網工をつくる．このため**格子線維** lattice fibers とも呼ばれる．リンパ節，脾臓，骨髄などにみられる．主にⅢ型コラーゲンからなる．

細網線維を電子顕微鏡で観察すると，膠原線維と同様の構造をもつ微細な線維（膠原細線維）で構成されることがわかる．しかしここで見られる膠原細線維の直径は30 nmほどで，細く均一である．またこれらの膠原細線維は比較的多量の糖タンパク質に包埋されている．細網線維が膠原線維と違い，銀好性を示すのは，このように線維が微細で，それを包埋する糖タンパク質に銀塩が沈着するためである．またこの糖タンパク質が，PAS染色で可染する．

細網線維は微細な線維網による支持が必要な部位に存在する．特に結合組織が他の組織に接する境界，例えば上皮との境界面にある基底膜や筋線維・神経線維との境界面などに認められる．また，造血組織の間質などにもみられる．これらの部位では，細網線維へ機械的な支持の他に，物質の移動に適する空間を保つのに役立っている．

c. 弾性線維 elastic fiber（図3-9）

弾性線維は，膠原線維に比べると，強靱ではないが，極めて弾性に富む線維である．弾性線維はひっぱると，長さが約1倍半まで伸びる（図3-10）．

弾性線維が多量に存在すると，新鮮な状態でやや黄色調を帯びる．線維は光を強く屈折するが，普通の染色ではほとんど染まらない．そこで弾性線維を観察するためには，特殊な染色（弾性染色）が用いられる．例えば，**ワイゲルト** Weigert の**レゾルシン-フクシン** resorcin-fuchsin で染めると，暗紫色に染まり，**オルセイン** orcein では黄褐色に染まる．

弾性線維は膠原線維に比べると少量ではあるが，ほとんどの線維性結合組織に存在する．弾性線維は一般に細く，太さは0.2～1.0μmである．迂曲して走り，しばしば分岐し，吻合して全体として網をつくる．大動脈のように，特に高度の弾性を要するよ

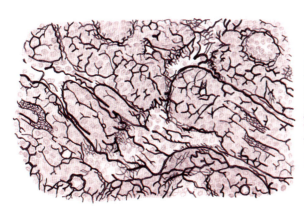

図3-8　細網線維（リンパ節，銀染色）×150

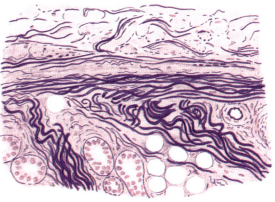

図3-9　弾性線維
真皮，ワイゲルトのレゾルシン-フクシン弾性線維染色　×150

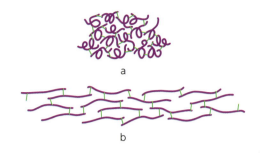

図 3-10　エラスチンの分子模型
a：弛緩時，b：伸張時

うな部位には，弾性線維は大量に存在し，弾性組織をつくる．このような場合には，弾性線維も太く，太さ 4〜5 μm にも達する．また血管の動脈では，弾性板（または弾性膜）として膜状，層状の構造をなす．

弾性線維を電子顕微鏡でみると，均質無構造の基質（**均質部** pars amorpha）の周辺および内部に太さ約 10 nm の**微細線維** microfibrils の束（**細糸部** pars filamentosa）を伴う．均質部はタンニン酸処理によりオスミウム酸で黒染する．

弾性線維の均質部は**エラスチン** elastin というタンパク質でできており，微細線維は主に**フィブリリン** fibrillin という分子からできている．

エラスチンはコラーゲンのようにグリシンやロイシンを含むが，コラーゲンと違い大量のバリンや特異なデスモシン，イソデスモシンを含む．エラスチンは不規則に渦巻くヒモ状の分子で，ところどころに付着するデスモシンとイソデスモシンの結合に架橋をつくって網工を形成している．これに伸ばす力がかかるとエラスチンのらせんは伸び，力が消えるとらせんにもどる．こうして弾力性を示すゴム状分子になっている．

エラスチンは酸やアルカリに対して抵抗が強いが，**エラスターゼ** elastase という酵素によって分解する．

弾性線維は線維芽細胞や平滑筋細胞によってプロコラーゲンと同様につくられる．これらの細胞は単量体のエラスチン（トロポエラスチン）を合成して放出する．トロポエラスチンは重合してエラスチンとなり，微細線維に沈着して弾性線維が形成される．したがって，エラスチンが沈着していない微細線維の束（**オキシタラン線維** oxytalan fiber）や，エラスチンが部分的に沈着している微細線維の束（**エラウニン線維** elaunin fiber）も存在する．

このようにフィブリリンの微細線維はエラスチン分子が線維をつくる基質となる．

先天的に大動脈などが弱い**マルファン症候群** Marfan's syndrome では，弾性線維に伴うフィブリリン微細線維が欠損している．

3. 結合組織細胞 （図 3-11）

結合組織では，細胞間質が多いので，細胞は比較的少ないが，細胞の種類は多い．

細胞は組織固有の細胞（固定細胞 permanent or fixed cells）と，血液に由来し一過性にみられる細胞（遊走細胞 wandering or transient cells）とに大別される．

細胞の種類やその比率，分布は結合組織の部位，線維の密度，機能状態などによって変化する．

a. 線維芽細胞 fibroblast

最も普遍的に広く分布する固有の結合組織細胞で，一般に膠原線維束に沿ってみられる．扁平な紡錘形の細長い細胞で，長短さまざまな細胞質突起を出し，核は扁平な楕円体状で，1〜2 個の核小体をもつ．しかし，普通の染色切片では，細胞質は明るく認め難く，濃染する紡錘形の核だけがみられることが多い．しかし電子顕微鏡でみると，細胞質に比較的豊富な粗面小胞体と発達したゴルジ装置をもつ（図 3-12）．

線維芽細胞は結合組織の線維と基質とを産生する．
膠原線維の形成 fibrogenesis は次のような過程で行われる（図 3-13）．

細胞はコラーゲンの素材となるアミノ酸を取り込み，粗面小胞体で**グリシン** glycine，**プロリン** proline，**リジン** lysine の 3 種のアミノ酸が約 1,000 個連なってできたペプチド，**プロアルファ鎖** pro α-chain を合成する．次いで，プロアルファ鎖のアミノ酸は，水酸化，糖添加と順に加工され，3 本がらせん状に重合して**プロコラーゲン** procollagen となる．これが粗面小胞体から輸送小胞によりゴルジ装置に運ばれ，分泌顆粒につめられて，細胞外に放出される．プロコラーゲンは，細胞外で**プロコラーゲンペプチダーゼ** procollagen peptidase によって末端の数個のアミノ酸が切断され，**トロポコラーゲン** tropocollagen となる．トロポコラーゲンはさらに並列し架橋結合によって重合して微細な線維，膠原細線維をつくる．この膠原細線維が集まり束を作り，次第に太くなって膠原線維となる．このように，プロコラーゲンは可溶性で，細胞内では線維をつくらないが，細胞外に放出されると，トロポコラーゲンとなって重合し，線維を形成する（図 3-6，7）．

線維芽細胞は，膠原線維のほかに基質の糖タンパク質も産生している．このような糖タンパク質はゴルジ装置で産生され，膠原線維の新生に先立って分泌される．こうして分泌された基質はトロポコラーゲンの重合，すなわち線維形成が起こるための足

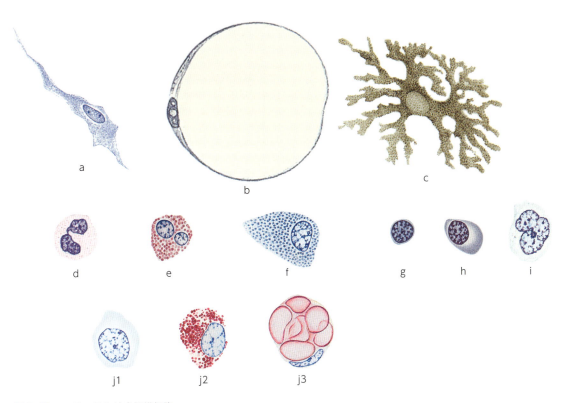

図 3-11　いろいろな結合組織細胞
a：線維芽細胞（組織培養による）　×600．b：脂肪細胞　×600．c：色素細胞　×600．d：好中球　×1,200．e：好酸球　×1,200．f：マスト細胞　×1,200．g：リンパ球　×1,200．h：形質細胞　×1,200．i：単球　×1,200．j：マクロファージ　×1,200．j1：正常状態のもの．j2：カルミン生体染色を施したもの．j3：赤血球を貪食したもの

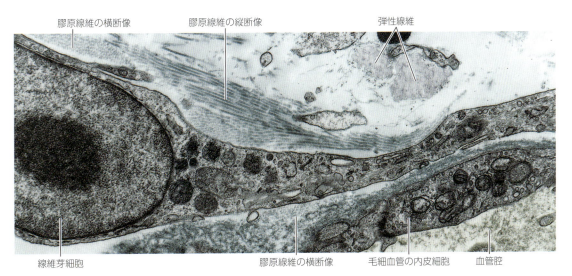

図 3-12　線維芽細胞の透過電子顕微鏡写真（胃粘膜）　×14,000

場，媒質として役立つ．

　線維芽細胞は膠原線維をつくると，その線維に沿って位置し，線維形成を行わなくなるので，**線維細胞** fibrocyte とも呼ばれる．しかし，こうした細胞も特定の条件下，例えば創傷の治癒などの場合には，増殖し，活発な代謝を営み，線維を形成する．

すなわち，線維芽細胞と線維細胞とは，機能相が異なる細胞である．線維細胞が活性化されると，大型となり，塩基好性に染まる豊富な細胞質をもつ線維芽細胞となる．

　線維芽細胞の増殖は，種々の**増殖因子** growth factor と呼ばれるタンパク質に制御される．

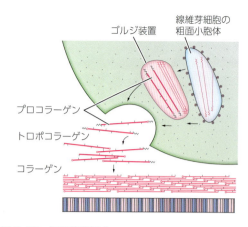

図 3-13 膠原線維形成

b. 間葉細胞 mesenchymal cell

この細胞は線維芽細胞よりも小さいが，両細胞は極めて似た形態をもち，通常の染色法では光学顕微鏡のもとで区別することは困難である．間葉細胞は本来発生学的に胎児期の間葉をつくる間葉細胞であるが，成人でも多能性をもつ未分化の状態を保って残っている．未分化間葉細胞あるいは間葉系幹細胞ともいう．特定の条件のもとで線維芽細胞，脂肪細胞，骨芽細胞，平滑筋細胞などいろいろな細胞に分化する．

c. 脂肪細胞 adipocyte（fat cell）

脂肪を合成し，それを大量に貯える特殊な細胞である．脂肪は一般に大きな球形の脂質滴として胞体の大部分を占め，固有の細胞質は胞体の周縁部にのみ存在する．核は脂質滴によって細胞の一側に圧迫され扁平である（p.81～82）．

脂肪細胞の脂肪は主として中性脂肪（トリアシルグリセロール）で，水に溶けないが，アルコール，エーテル，キシロールなどの有機溶媒には溶けるので，普通の組織切片では，その製作過程で溶け去り空胞状となり，細胞は印環（指輪）のようにみえる．しかし，脂肪細胞を新鮮状態で（あるいは凍結切片で）ズダン Ⅲ Sudan Ⅲ のような特定の色素で染色すると，脂質滴は橙赤色に染まる．

個々の脂肪細胞は，脂肪細胞から分泌されたⅢ型コラーゲンによる薄い基底膜で包まれている．

脂肪細胞は疎性結合組織に散在するが，しばしば集まって脂肪組織をつくる．特に小血管のまわりに多数に存在することも多い．

脂肪細胞は一般に未分化間葉細胞に由来する**脂肪芽細胞** adipoblasts から生ずる．脂肪芽細胞は線維芽細胞とよく似た形の細胞で幼若のものは区別がつかないが，球形核は細胞の中央にあって，ときに分裂像を示す．脂肪ははじめ胞体内に小滴として現れるが，小滴は次第に増加し，かつ大きくなるとともに融合して大きな脂質滴となって脂肪細胞となる（p.82）．

脂肪細胞は，生後早期に数が増えるが，その後，数は増加しない．肥満は全身の脂肪組織の量が多い．ここでは脂肪細胞が一般の数倍とかなり大きくなっている．一方，脂肪細胞の数が多いこともある．これは脂肪細胞の数が決まる前に，栄養過多などにより脂肪芽細胞の数が増えていた可能性がある．

脂肪細胞が含む脂質は大部分が**トリグリセロール** triglycerol で，代謝により，脂質の新生，蓄積と分解，動員とをたえず繰り返している．脂肪細胞内のトリグリセロールは，小腸から吸収された脂質である**カイロミクロン** chylomicron, 肝臓でつくられる**超低比重リポタンパク質**（very low-density lipoprotein：VLDL），ブドウ糖から合成される脂肪酸とグリセロールに由来する．カイロミクロンと VLDL は，毛細血管壁を通過するとき，リポタンパク質リパーゼで分解され，脂肪酸とグリセロールとなり，脂肪細胞内でトリグリセロールに再合成される．ブドウ糖から脂肪酸の合成にはインスリンが関与する．一方，脂肪細胞内の脂質は，ノルアドレナリンの働きによりリパーゼが活性化され，血中へ脂肪酸とグリセロールとなって放出され，アルブミンと結合して全身に運ばれる．

脂肪細胞は，**レプチン** leptin を分泌する．この物質は視床下部の食欲中枢に作用して摂食を抑制する．レプチンは肥満ホルモンともいわれる．

d. マクロファージ macrophage

マクロファージ（大食細胞）は体内に広く分布し，特に疎性結合組織に線維芽細胞とともに存在し，活性状態によって大きさ，形態が異なる．

小型の場合は不整な球形を呈し，核も線維芽細胞の核に比べて小さく，濃染する．しかし，光学顕微鏡では線維芽細胞と区別できないことが多い．組織にあっては，**固定マクロファージ（組織球）** fixed macrophage（histiocyte）とも呼ばれる．組織に常在するようにもみえるので，**常在マクロファージ** resident macrophage ともいう．このようなマクロファージは，刺激を受けると，遊走し，大きくなり，胞体の染色性も増し，核も大きく不整な球形ないし卵円形で，明調になる．また炎症時には血中の単球が組織に速やかに動員されてマクロファージになる．このような**活性化したマクロファージ** activated macrophages や**遊走（自由）マクロファージ** wandering (free) macrophages は，電子顕微鏡で

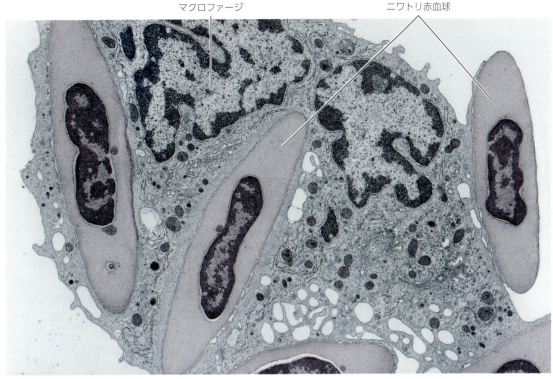

図3-14　マクロファージ（マウス，腹膜腔内のマクロファージ）
腹膜腔内にニワトリ赤血球（有核）を注射すると，マクロファージはこれを取り込む　×10,000

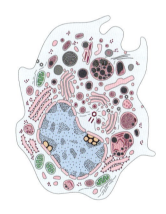

図3-15　マクロファージの微細構造
胞体に多様な形態像を示すリソソームを豊富にもつ

観察すると，多数のリソソームや食小体を含む（図3-14, 15）．こうして，マクロファージは活発な食作用を示し，生体染色色素や細菌など外来性物質（異物）を取り込む．また，退化変性した細胞やその崩壊によって生ずる細胞破片なども取り込み処理する．

消化が困難な異物がある場合や特定の炎症で，単球は上皮様を呈し，融合して大きな多核細胞，すなわち異物巨細胞 foreign-body giant cells となることもある．結核の病巣にみられる多核巨細胞も同様の細胞である．

このようにマクロファージは遊走性と活発な食作用によって，生体にとっての異物，あるいは異物化した構造や物質を処理し，清掃する細胞（scavengers）で，生体防衛において極めて重要な役割を演ずる．マクロファージは抗原を取り込み処理し，免疫を担うリンパ球に抗原情報を与える（抗原提示）．すなわち，マクロファージは免疫反応において，リンパ球とともに，重要な役目を果たす細胞である．

マクロファージは骨髄由来で，その多くは血液の単球（p.157）から生じる．すなわち，単球が細静脈や毛細血管の壁を通って血液から結合組織に出てマクロファージとなる．したがって，固定マクロファージ，常在マクロファージと遊走マクロファージなどは同じ種類の細胞で，機能相の違いによる．また，その他の食細胞である肝臓のクッパー細胞 Kupffer cells，肺の塵埃細胞 dust cells，骨の破骨細胞 osteoclasts も骨髄の単球に由来し，樹状細胞 dendritic cells や皮膚のランゲルハンス細胞 Langerhans cells，脳のミクログリア microglia などのような食細胞と近縁の細胞も骨髄の単核細胞に由来する．したがって，マクロファージやこれらの細胞は単核食細胞系 mononuclear phagocyte system

(MPS)という一つのカテゴリーにまとめることができる．これらの細胞はすべて特定のFc受容体および補体受容体をもつ．

単核食細胞系は，外界から侵入する微生物や異物，体内で生理的に退化死滅する細胞など不用な物質を取り込み処理して除去し，生体の清浄化と防衛のために働く防衛系であり，さらに免疫反応において抗原物質を処理，認識するなど，免疫機構にも関与する重要な生体系である．

なお，ある種の組織（細網組織）では，光学顕微鏡で観察すると，マクロファージは，細網細胞や内皮細胞と区別がつかないものがあり，かつてはこれらの細胞が移行したり食細胞系に属すると考えて**細網内皮系** reticuloendothelial system としてまとめられた（p.83）が，これらの細胞の移行は現在は否定的である．一方で，ある種の細網細胞や内皮細胞にある程度の食作用があるという報告もある．

e. マスト細胞 mast cell

マスト細胞（肥満細胞）は結合組織に広く分布する．一般に疎性結合組織で小血管の周囲にみられる．特に皮膚，気道，消化管などのように外界と接する部位，器官に多い．細胞は直径約 $10\mu m$，球形ないし多角体形で，核は比較的小型で，胞体に特有の顆粒を大量にもつが（図3-16），通常のヘマトキシリン-エオジン染色ではこの顆粒は染まらない．しかし，塩基性色素で染めると**メタクロマジー**（異染性）metachromasia を呈して明瞭となるのが特徴である．すなわち，メチレン青やチオニンのような青色の塩基性色素で染色すると，顆粒は赤紫色に染まる．このような異染性は顆粒に含まれる硫酸塩をもつムコ多糖による．これらの染色では，細胞内に充満する顆粒に覆われて，核はしばしば不明瞭である．このように細胞内に顆粒が充満し，この細胞の発見時に栄養がつまっているように見えたので「**肥満細胞**」Mastzellen（Mast はドイツ語で「肥らせる」の意）という名前がついたが，肥満には関係ない．

顆粒は主に**ヘパリン** heparin，**ヒスタミン** histamin，**セロトニン** serotonin を含む．ヘパリンは血液凝固阻止作用をもち，ヒスタミンは毛細血管壁や細静脈壁の透過性を高め，セロトニンは血管平滑筋の収縮を高める働きがある．そのほかにも，**ロイコトリエン** leukotriene，**プロスタグランジンD** prostaglandin D，**血小板活性化因子** platelet-activating factor など種々の生物学的活性物質を含む．

マスト細胞は炎症の際に重要な役割を演じ，特にアレルギーと関係がある．マスト細胞は細胞表面に免疫グロブリンIgEに対する**受容体** receptor をもち，IgE抗体と結合する（図3-17）．すなわち，アレルギーを起こす抗原（アレルゲン allergen）が気道や腸管などから体内に入ると，マスト細胞の表面にあるIgE抗体と反応し，その結果，**脱顆粒** degranulation という特殊な開口分泌によって顆粒に含まれる生物学的活性物質の放出が起こる．

マスト細胞は，蕁麻疹，喘息発作など即時性アレルギー反応，すなわちアナフィラキシーの主役である．

マスト細胞は後述する血液の好塩基球と同様の物質を含む特有の顆粒をもち，共通の性格をもつことから，**組織好塩基球** connective tissue basophils とも呼ばれる．またマスト細胞と好塩基球とは，共通の前駆細胞，すなわち骨髄の幹細胞に由来する．しかし，マスト細胞は，骨髄由来の前駆細胞が組織で分化した細胞で，血液の好塩基球とは別物と考えら

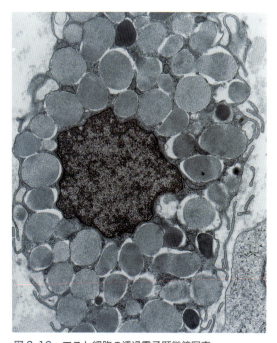

図3-16　マスト細胞の透過電子顕微鏡写真
×9,000

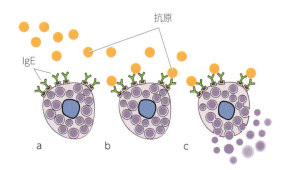

図3-17　マスト細胞の免疫反応
a：IgEに対する受容体をもち，IgEと結合している
b：そのIgEに対する抗原が侵入すると，これと結合する
c：IgEとの結合を引き金に，顆粒の内容が放出される

れる．一般に血液の好塩基球は小さく，分葉核をもつが，マスト細胞は大きく，核は分葉していない．また，顆粒の微細構造も異なり，好塩基球にはない**トリプターゼ** tryptase を含む．

f. 形質細胞 plasma cell

形質細胞は結合組織に広く分布する．特に気道・消化管の粘膜に多く，リンパ組織に豊富にみられる．

形質細胞は，Bリンパ球に由来する抗体産生細胞であり，組織に遊走してから分化するため血液中には存在しない．

形質細胞は，核の性状がリンパ球に似ているが，豊富な細胞形質をもつことから，その名称がついている．形質細胞は一般に球形ないし楕円体形で，核は胞体の一側に偏在する．リンパ球の核と同様に染色質に富み，染色質塊はしばしば核の中心から核膜に向かって放射状に配列する**車輪核** cartwheel nucleus を示す．

光学顕微鏡で見た細胞質は好塩基性であるが，核に接して明るい部（**明域** clear area）がみられる．ここはゴルジ装置が存在するために染色されないで明るくみえ，ゴルジ装置の陰像である．

電子顕微鏡でみると，核に接する大きなゴルジ野を除く細胞質は，極めて発達する層板状の粗面小胞体で満たされる．粗面小胞体の内腔に粗大顆粒あるいは密な物質を貯留することもある（**図3-18**）．このような拡張した小胞体の内容は光学顕微鏡でPAS反応陽性の酸好性封入体としてみることができ，**ラッセル小体** Russell body と呼ばれる．

前述のように，形質細胞は極めて発達のよい粗面小胞体をもち，活発にタンパク質を合成する．細胞が産生放出するタンパク質は免疫，特に体液性免疫に関与する抗体，すなわち**免疫グロブリン** immunoglobulin (Ig) である．このように，形質細胞は**抗体産生細胞**である．

形質細胞は抗原によって刺激されたリンパ球（Bリンパ球p.171）から生ずる．このような小リンパ球が大きくリンパ芽球のようになり，さらに粗面小胞体が発達して，形質芽細胞に分化し，形質細胞になる．形質細胞の寿命は約2〜4週である．リンパ球は遊走移動，循環するが，形質細胞は局所に留まり移動しない．

リンパ球 lymphocyte，**好中球** neutrophil，**好酸球** acidophil，**単球** monocyte はいずれも白血球で，血管系を循環し，結合組織に遊出する．詳細は血液のところで述べる（p.150）．

結合組織に出現する白血球の量は部位によって，また生理的あるいは病理的な条件によって，著しい変動がある．

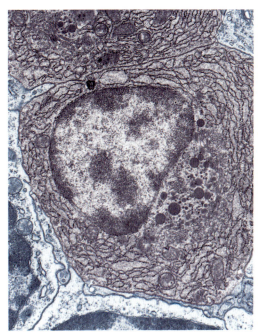

図 1-18 形質細胞の透過電子顕微鏡写真
×10,000

g. 色素細胞 pigment cell

色素細胞は，皮膚，眼球の脈絡膜や虹彩など特定部位の疎性結合組織に多い．色素細胞は一般に偽足状の胞体突起をもつ不整形の細胞で，胞体に黒褐色の**メラニン色素** melanin pigment を含む．このような色素細胞はメラニンを産生する**メラニン細胞** melanocytes である．メラニン細胞は発生学的に**神経堤** neural crest に由来する．

色素細胞には，メラニン細胞の他に，メラニン色素を取り込み保有するマクロファージもある．これらは，**色素保有細胞** chromatophore と呼ぶが，メラニン色素を取り込んだものを特に**メラニン保有細胞** melanophore という．

B 結合組織の種類

結合組織はいろいろな種類に分けられている．その分類は必ずしも明確でないこともあるが，主要なものについて述べる．

1. 間葉組織 mesenchymal connective tissue

胎生期において，組織・器官の間を埋める最も未分化な結合組織で，主として**間葉細胞** mesenchymal cells と液状の基質とからできる．間葉細胞は未分化な細胞で，線維芽細胞の他に，脂肪細胞，軟骨細胞，骨細胞，筋細胞などいろいろな細胞に分化し，間葉組織もさまざまな支持組織となる．

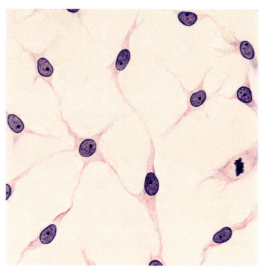

図 3-19　膠様組織
（胎児の間葉）　×600

3. 線維性結合組織 fibrous connective tissue

結合組織の大部分を占め，体内至るところに広く分布する．膠原線維の量（密度）や配列によって疎性結合組織と密性結合組織とに分類される．

a. 疎性結合組織 loose connective tissue
（図 3-20a）

膠原線維がまばらに配列し，全体として目のあらい網をつくる．網の目は，液性の基質で満たされ，いろいろな結合組織細胞を含む．膠原線維の他に，少量の弾性線維や好銀性線維も混在する．

疎性結合組織は体内に広く分布して，組織や器官の間を埋め，さらに血管，リンパ管，神経を導き，組織液の流動によって栄養・代謝産物などの通路となる．

器官の内部では，実質細胞の間を満たして，**間質** stroma となり，**間質結合組織** interstitial connective tissue をつくる．

b. 密性結合組織 dense connective tissue

膠原線維は太く，線維束をつくって密に配列する．疎性結合組織に比べて，膠原線維が多く，細胞および基質は少ない．細胞は大部分が線維芽細胞である．

膠原線維は組織に加わる圧迫，牽引，伸展など力学的外力に対応するように配列する．そのため密性結合組織は線維の配列によって，さらに交織線維性結合組織と平行線維性結合組織とに分けられる．

（1）**交織線維性結合組織** dense irregular connective tissue：膠原線維束が種々の方向に交織するように走る．線維間には少数の線維芽細胞が存在

2. 膠様組織 mucous connective tissue, gelatinous tissue（図 3-19）

胎生期の結合組織である．間葉組織に似て，細胞は星状で，胞体突起によって互いに連なって網工をつくり，細胞間，すなわち網の目は液状基質で満たされる．基質は均質無構造で，ムコ多糖と水に富み粘液様で，グリコーゲンや脂質も含む．基質には毛細血管やリンパ管はない．

膠様組織の代表的なものとして，臍帯をつくる**ワートンのゼリー** Wharton's jelly と呼ばれるものがある．はじめは細胞間に線維はないが，胎生 2 ヵ月以後には膠原線維が現れる．

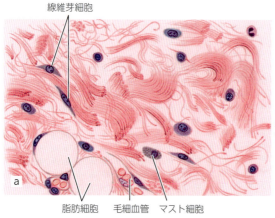
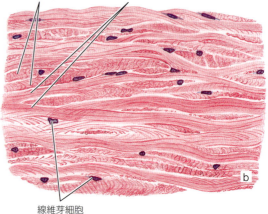

図 3-20　線維性結合組織
a：疎性結合組織，皮膚の皮下組織　×200．b：密性結合組織：交織線維性結合組織，眼球の強膜　×200

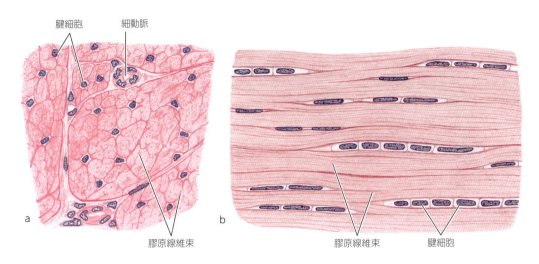

図 3-21　腱細胞（密性結合組織；平行線維性結合組織）
a：腱の横断　×200，b：腱の縦断　×240

する（図 3-20b）．

交織線維性結合組織は，いろいろな器官を包む被膜，皮膚の真皮，眼球の強膜などのように，種々の方向への張力に対する強い抵抗性を要する部位にみられる．

(2) 平行線維性結合組織 dense regular connective tissue：膠原線維が極めて緻密に一定方向に規則正しく平行に走る．線維間には線維芽細胞が列をつくり並んでいる．

平行線維性結合組織は一定方向の牽引，伸展に対して極めて強い抵抗性をもつ．例えば，腱や靱帯でみられる．

腱では，膠原線維束が平行に走り，その間に線維芽細胞は列をつくって並び**腱細胞** tendinocytes と呼ばれる（図 3-21）．腱細胞は線維の間に薄い膜状の胞体突起を出して横断像では星形を呈するので，**翼細胞** winged cells ともいう．また，平行線維性結合組織は角膜の固有質にみられる（p.277）．ここでは線維束は重なって平行な層板をつくる層板線維性結合組織となっている．線維芽細胞は層板の間に存在し，胞体突起を出して互いに連絡する．

4．脂肪組織 adipose (fat) tissue

疎性結合組織において，特に脂肪細胞が多く，主として脂肪細胞でできる場合には脂肪組織という．

脂肪細胞は集まって疎性結合組織で囲まれ，**脂肪小葉** fat lobule をつくり，（図 3-22）さらに集まって大きな集団をつくる．脂肪小葉では，脂肪細胞の間に微細な好銀性線維があり，脂肪細胞は基底膜で

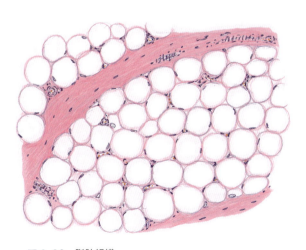

図 3-22　脂肪組織
　　　　　×150

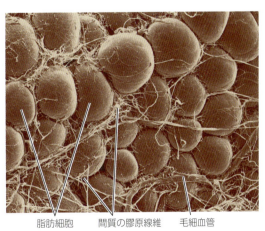

図 3-23　脂肪組織の走査電子顕微鏡写真
各脂肪細胞は微細な細網線維を含む基底膜で包まれる
　　　　　×400

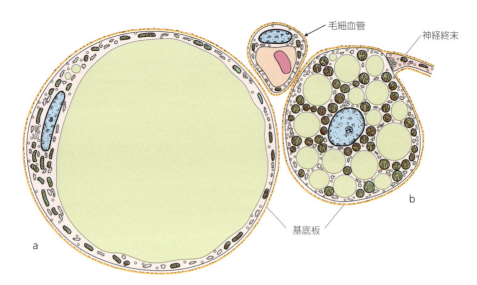

図 3-24 白色脂肪細胞と褐色脂肪細胞の微細構造
a：白色脂肪細胞，b：褐色脂肪細胞

囲まれる．また，毛細血管も豊富である（図3-23）．

脂肪組織は全身に広く分布するが，特に皮下組織，腸間膜，腹膜後隙などに著しく発達する．

脂肪組織は余剰のエネルギーを貯蔵し，脂肪はエネルギーの産生に用いられる．その他に，脂肪組織は体温の放散を防ぎ（例えば皮下脂肪層），いろいろな組織，器官の間を埋めて機械的に支持し，外力に対してクッションのように緩衝，保護する働きをもつ（例えば，臀部の皮下脂肪組織，手掌や足底における皮下脂肪組織，眼球の周りにある眼窩脂肪体など）．

褐色脂肪組織 brown adipose tissue

前述の普通の脂肪組織（**白色脂肪組織** white adipose tissue）の他に，褐色脂肪組織と呼ぶ特殊な脂肪組織がある．褐色脂肪組織をつくる脂肪細胞は**褐色脂肪細胞** brown adipose tissue と呼ばれ，胞体に多数の脂肪小滴をもつ．核は球形で，細胞のほぼ中央あるいはやや偏心性に存在する．

普通の脂肪細胞（白色脂肪細胞）では，前に述べたように，脂肪は大きな滴となって，胞体の大部を占める．その結果，細胞は印環状を呈し，**単胞性脂肪細胞** unilocular fat cells となっている．これに対して褐色脂肪細胞は多数の脂肪小滴をもち，**多胞性脂肪細胞** multilocular fat cells である（図3-24）．

電子顕微鏡でみると，褐色脂肪細胞では，脂肪滴の間に多数のミトコンドリアが存在する．ミトコンドリアは大きく，発達した密なクリスタをもつ．ミトコンドリアには大量のチトクロームをもち，そのために脂肪組織が褐色調を呈する．

褐色脂肪組織は，冬眠動物や齧歯類で特に発達がよい．ヒトでは胎児，新生児で左右の肩甲骨の間，鼠径部，腎臓の周囲など特定の部位に褐色脂肪組織がある程度存在するが，成人ではその数が減少し，ほとんど見られなくなる．

褐色脂肪組織は特に熱産生に関与する．低い外気温から体を守る．この組織には，血管と神経，特にアドレナリン作動性線維が豊富に分布している．動物が冬眠から覚醒するときや出生時にノルアドレナリンの作用で脂肪が酸化され，活発な熱産生が起こるためである．

最近，ポジトロン断層法 positron emission tomography（PET）により，生体でも褐色脂肪組織を正確に観察できるようになり，この組織の肥満との関係が話題になっている．すなわち，成人でも褐色脂肪組織は首や肩の周囲に存在し，その数が減ると脂肪を燃焼する機能が衰えて，太りやすい体質になるという．そのため，褐色脂肪細胞の数や働きを高めて肥満を予防したり，肥満を治療する試みが行われている．

5．弾性組織 elastic tissue（図3-25）

弾性線維が特に大量に含まれる結合組織である．肉眼的に黄色調を帯びるので**黄色結合組織** yellow connective tissue ともいう．弾性線維が極めて多数に密に集まって板状あるいは膜状となり，**弾性板（弾性膜）** elastic lamella をつくることもある．このような弾性板（弾性膜）に多くの小孔があいているものは，**有窓弾性膜** fenestrated elastic membrane と呼ばれる．

弾性組織は黄色靱帯などの靱帯や大動脈壁などにみられる．

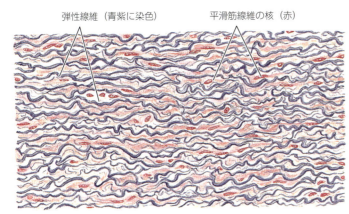

図 3-25 弾性組織（大動脈，ワイゲルト弾性線維染色）
弾性線維は藍青色に染まる　×280

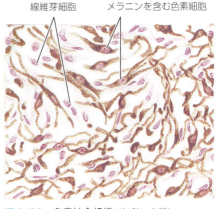

図 3-26 色素結合組織（虹彩の支質）　×200

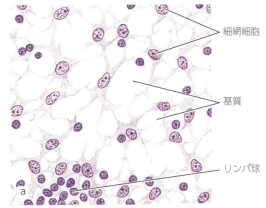
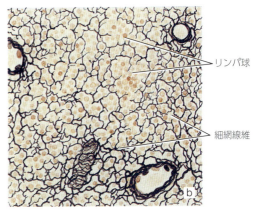

図 3-27 細網組織（リンパ節）
a：細網細胞　×450，b：細網線維（ビールショウスキー銀染色）　×200

6. 色素組織 pigment tissue

メラニン色素をもつ色素細胞が大量に存在する特殊な線維性結合組織である．例えば，眼球の脈絡膜・虹彩の支質や強膜の褐色板にみられる（図3-26）．

7. 細網組織 reticular tissue

互いに胞体突起が連なる**細網細胞** reticular cells と**細網線維** reticular fibers で構成され，全体として網状を呈する組織である（図3-27）．細網細胞は，大きく楕円体状で明るい核をもち，不整な星状に伸びる突起の表面に沿って微細な銀好性の細網線維が走る．

細網組織は骨髄のような造血組織やリンパ組織にみられ，その支質をつくり，網の目には造血系細胞や血液細胞のような移動性の細胞を満たしている．そのため，切片で細網細胞の胞体突起がつくる網工は明らかでない．しかし，細網細胞は核の特徴によって区別できる．

細網内皮系 reticuloendothelial system：細網細胞や特定の器官（例えばリンパ節，骨髄，肝臓など）にある特殊な内皮細胞（細網内皮）は食作用をもち，本来活発な食作用をもつマクロファージとともに，一つの系としてまとめられ，細網内皮系（網内系）と呼ばれていた．しかし，細網内皮系の細網細胞や内皮細胞とみなされていた細胞は，いずれも骨髄由来のマクロファージであり，先に述べた**単核食細胞系** mononuclear phagocyte system にいれられる（p.77）．一方で，従来，細網内皮系とまとめられていた器官の一部の細網細胞や内皮細胞には若干の食作用があることも報告されてる．

■ 軟骨組織 cartilage tissue

軟骨組織は線維性結合組織の特殊型であり，特有の弾性と硬さとをもつ．身体または器官を支持し，骨組織とともに受動的運動器をつくる．

軟骨組織は結合組織のように細胞と細胞間質とか

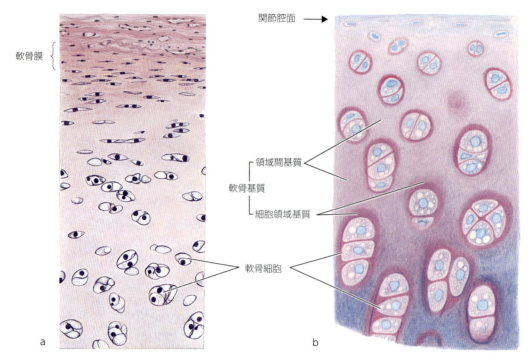

図3-28 硝子軟骨
a：幼弱な硝子軟骨 ×220. b：関節軟骨. 軟骨基質は異染性を示す（トルイジン青染色） ×500

らできている．細胞は**軟骨細胞** cartilage cells，細胞間質は**軟骨基質** cartilage matrix と呼ばれる．特に軟骨基質の性状によって，軟骨組織は主として硝子軟骨，弾性軟骨，線維軟骨の3種に分類される．

A 硝子軟骨 hyaline cartilage

硝子軟骨は最も広く分布する代表的な軟骨で，新鮮な状態では乳白色で半透明にみえる．

硝子軟骨は個体発生の過程で骨格が生ずる前に骨の代わりに身体の支柱をつくる．発育が進むと，その大部分は骨に置換される（骨発生, p.318）．硝子軟骨は関節軟骨，肋軟骨，気道の軟骨（鼻軟骨，喉頭軟骨の大部分，気管軟骨）などにみられている．

軟骨細胞と多量の軟骨基質とからできている（図3-28）．

1. 軟骨細胞 cartilage cell, chondrocyte

軟骨細胞は軟骨内における部位によって大きさ，形状が異なる（図3-29）．すなわち，軟骨の中央部では，細胞は大きく，球形，卵円形ないし多角体形で，細胞1個1個が単独に，あるいは2個ないし数個が小群をつくって軟骨基質の小腔，すなわち**軟骨小腔** cartilages cavity (lacuna) の中に存在する．細胞質は好塩基性で，ミトコンドリア，ゴルジ装置，中心小体の他に，発達した粗面小胞体，いろいろな

小胞および脂質滴やグリコーゲンをもつ．核は一般に球形や楕円体形で中等量の染色質と1〜数個の核小体を含む．

軟骨細胞は，次に述べる軟骨基質，すなわち線維（主にコラーゲン）と線維間質（軟骨基質の主としてプロテオグリカン）を生成する．分泌細胞のように，特に発達した粗面小胞体とゴルジ装置をもって活発にタンパク質とグリコサミノグリカンを産生している．

軟骨細胞は軟骨基質の中に存在する．基質は後述するようにゲル状であって，組織標本を作製する場合に固定液の浸透は極めてゆっくりのため，軟骨細胞は軟骨小腔内でしばしば収縮してみえる．

軟骨の辺縁部では，軟骨細胞は小型で扁平となり，軟骨表面に平行に並んでいる．

軟骨は線維性結合組織でできている**軟骨膜** perichondrium で包まれる．軟骨辺縁の軟骨細胞は軟骨膜の軟骨芽細胞に由来する．

2. 軟骨基質 cartilage matrix

軟骨組織の細胞間質で，線維と線維間質とからなる（図3-30）．

線維（基質線維）は極めて微細なコラーゲン細線維である．一般に太さ10〜20 nmで，大部分はII型コラーゲンからなり，I型コラーゲンによる通常のコラーゲン細線維にみられるような64 nmの横縞をもつ．

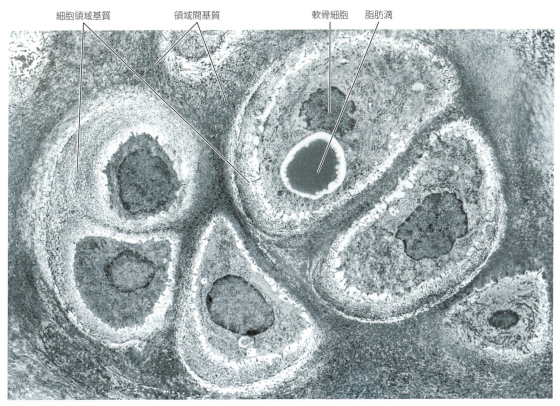

図 3-29　軟骨の透過電子顕微鏡写真（マウス気管軟骨）
軟骨細胞は細胞領域基質に囲まれ，領域間基質に埋まっている　×2,200

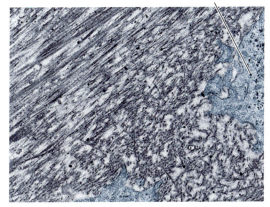

図 3-30　軟骨基質の透過電子電顕微鏡写真
基質の線維はⅡ型コラーゲンからなる　×8,000

　コラーゲン細線維は，一般に束をつくらず交錯して存在し，かつ次に述べる線維間質の中に埋まり，かつ線維と間質との屈光率はほぼ等しいので，普通の組織切片で認めることができない．
　線維間質は**無定形質** amorphous ground substance と呼ばれ，軟骨に特有な硬さを与えるゲル状物質で，無定形で均質にみえ，好塩基性に染まる．

また PAS 反応陽性であり，トルイジン青などで染めると異染性を示す．化学的にタンパク質とグリコサミノグリカンとの複合体，すなわちプロテオグリカンであって，特にヒアルロン酸，コンドロイチン硫酸やケラタン硫酸を含む．コンドロイチン硫酸やケラタン硫酸は，コアタンパク質のヒモにブラシ状に結びつき**アグリカン** aggrecan と呼ばれる単量体プロテオグリカンをつくる．基質には，300以上の単量体プロテオグリカンが結びつくヒアルロン酸のヒモが交錯して分布し，Ⅱ型コラーゲンの細線維と結合している．
　軟骨の無定形質が塩基好性と異染性であるのはコンドロイチン硫酸のような硫酸塩を含むためであり，PAS 反応陽性であるのは多糖類を含むためである．
　アグリカンとコンドロイチン硫酸の凝集体は多くの水の分子を結びつけている．そのため硝子軟骨の60～80%を細胞外の水分が占める．
　コンドロイチン硫酸の種類やケラタン硫酸の占める比率などは加齢とともに変化し，それに伴って，軟骨の硬さ，弾性も変わってくる．特に高齢になると，ケラタン硫酸が増加する．
　軟骨基質のうちで，軟骨細胞をいれる軟骨小腔を

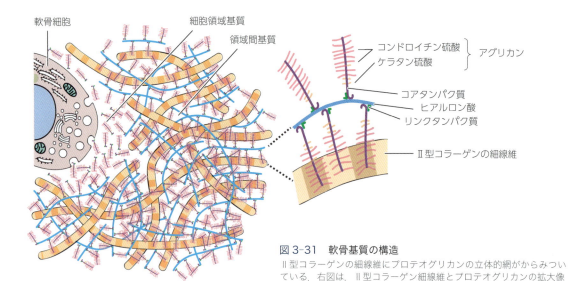

図 3-31　軟骨基質の構造
Ⅱ型コラーゲンの細線維にプロテオグリカンの立体的網がからみついている．右図は，Ⅱ型コラーゲン細線維とプロテオグリカンの拡大像

直接に囲む部は特に強い塩基好性を示し，**細胞領域基質** territorial matrix という．軟骨細胞あるいは軟骨細胞群とそれを囲む領域基質とを合わせて**軟骨単位** chondron という．また，軟骨基質のうちで，領域基質の間にある部は塩基好性が比較的弱く，**領域間基質** interterritorial matrix という．領域間基質はコンドロイチン硫酸が比較的少量で，線維に富んでいる．加齢とともに，塩基好性はさらに減じ，やや酸好性を呈することもある．

軟骨基質には，血管やリンパ管がない．すなわち，軟骨は**無血管**の組織である（図3-31）．軟骨細胞に対する栄養や酸素は軟骨を包む軟骨膜にある血管から拡散・浸透によって供給される．すなわち，軟骨は**遅栄養組織** bradytrophic tissue である．このような状況に対応するために，軟骨細胞は細胞質にグリコーゲン，脂質のような栄養物質を大量に貯えている．グリコーゲンは飢餓の場合にも完全に消失することがない．

B　弾性軟骨 elastic cartilage（図 3-32）

弾性軟骨は耳介，喉頭蓋などにみられる．

弾性軟骨は硝子軟骨の変形ともみなされ，軟骨基質に大量の弾性線維を含み，弾力があり，変形を加えても元にもどることができる．この軟骨は弾性線維に富むので，肉眼的に硝子軟骨に比べて不透明で黄色調を帯びる．

軟骨細胞は，硝子軟骨に比べると，やや小型で，

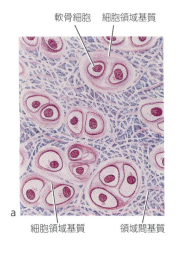
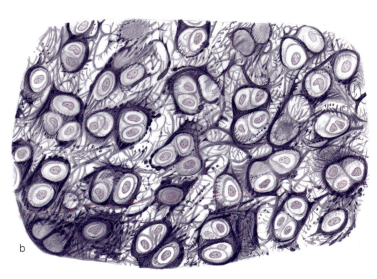

図 3-32　弾性軟骨（耳介）
a：弾性線維は青染する基質にネガティブ像としてみえる　×400，b：ワイゲルイト弾性線維染色　×700

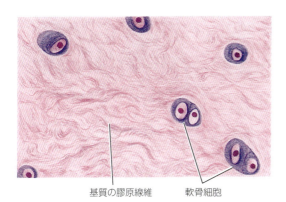

図 3-33　線維軟骨 (椎間円板) ×200

（ラベル：基質の膠原線維／軟骨細胞）

細胞領域基質も狭く，したがって軟骨単位も比較的小さい．軟骨細胞は，硝子軟骨に比べて密在する．軟骨基質で，弾性線維は分岐，交錯して網状を呈し，軟骨単位を密に囲んでいる．

C　線維軟骨 fibrocartilage （図 3-33）

　線維軟骨は椎間円板の線維輪，恥骨間軟骨板や関節半月などをつくる．

　線維軟骨は密線維性結合組織との移行型ともみなされる軟骨である．Ⅰ型コラーゲンを含むのが特徴で，大量の太い膠原線維が密在し束をつくって波状に走り，その線維束の間に軟骨細胞が存在する．線維束の間に軟骨基質をもつ軟骨細胞は一つひとつ単独に，あるいは 2〜3 個集まって小群をつくって，散在する．細胞はしばしば線維束の間で短い列をつくって並ぶこともある．軟骨基質は軟骨細胞の周囲の狭い層に限られる．

　このように，線維軟骨は大量の膠原線維をもつので，他の種類の軟骨よりも軟らかい．

D　軟骨様組織 chondroid tissue

　軟骨様組織は，軟骨組織としては特殊なものである．軟骨細胞は大型で，細胞質は水分に富み胞状にみえる．軟骨基質は極めて少ない．

　軟骨様組織は下等脊椎動物に現れるが，ヒトではまれで，腱，心臓の弁膜など特定の部位にみられることがある．

E　軟骨の発生と成長

　軟骨は発生学的に間葉から生ずる．間葉細胞は突起を縮めて，次第に大きくなり，細胞質に大量のグリコーゲンをもち，核も球形となる．このような細胞が互いに密集して**軟骨前組織** prechondrial tissue

となる．細胞は**軟骨芽細胞** chondroblasts となり，軟骨基質（線維と無定形質）を産生して周囲に分泌する．こうして，細胞は自らが産生分泌した軟骨基質に取り囲まれる．細胞は分裂増加し，基質を新生して，軟骨は次第に成長してゆく．このような成長を**間質成長** interstitial growth という．一方，軟骨の表面を覆う軟骨膜の内面でも軟骨芽細胞が軟骨組織を形成して付加する．このような成長を**付加成長** appositional growth という．

　前述のように，軟骨組織が形成されると，軟骨細胞は軟骨基質で囲まれ，軟骨小腔の中に存在する．小腔の中に，軟骨細胞は 1 個ずつ単独に存在するが，2〜4 個の軟骨細胞群をつくっていることもある．このような軟骨細胞群は 1 個の軟骨芽細胞から生ずるもので，**同系細胞群** isogenous cell group と呼ばれる．

F　軟骨組織の加齢変化

　軟骨組織は，すでに述べたように，軟骨基質に脈管を欠き，いわゆる遅栄養性組織であるために，生理的にも加齢に伴って変性が起こりやすい．特に体重がかかる関節軟骨では，変性により軟骨が失われ，関節炎になりやすい．

1.　石灰化 calcification

　成長軟骨では，後述するように (p.95)，骨端側で軟骨細胞が新生していくとともに，骨幹側では，軟骨細胞は肥大化し，周りの軟骨基質は，特に細胞に接する部位から石灰塩（リン酸カルシウム，炭酸カルシウムなど）が顆粒状に沈着し始め，次第に増加する．基質が石灰化すると，軟骨細胞はアポトーシスに陥り，消失する．

2.　骨　化 ossification

　成長軟骨で軟骨基質が石灰化すると，石灰化軟骨が吸収され，その部に骨発生と同様の過程で骨化が起こる．軟骨は骨組織で置換されるのである (p.319)．

3.　石綿変性 asbestos degeneration

　肋軟骨や喉頭の軟骨などの硝子軟骨の中央部に起こる変化である．変性部は肉眼的に白く不透明で石綿様となり，脆くなる．この部では，軟骨基質はプロテオグリカンが減少し，粗大な線維状の非コラーゲン性タンパク質が現れて酸好性に染まるようになる．軟骨細胞も変性し消失する．変性部はさらに軟化溶解して腔となることもある．

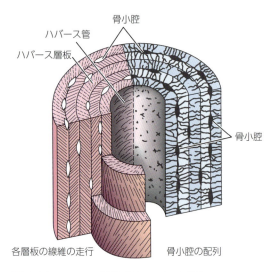

図 3-34 ハバース層板（オステオン層板）
左側は各層板における線維の配列を示し，右側は骨小腔の配列を示す

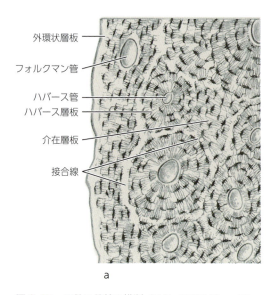

図 3-35 長骨の骨幹の横断（尺骨，研磨標本）×80
a：横断．外側部

4. 修復能

軟骨には，血管がなく，伴う間葉細胞がないため，軟骨組織の欠損は修復できない．

軟骨の破損がその深部の骨組織に達するときや，培養により得られた軟骨細胞の移植で再生がみられることがある．

骨組織 bone tissue

骨は，体を支持し，保護している硬い骨組織からなり，カルシウムの貯蔵にも関与している．

骨をつくる骨組織は特殊な結合組織で，細胞と細胞間質とからなる．細胞は骨細胞である．細胞間質は骨基質と呼ばれ，線維と線維間質（無定形質）とでできる．基質，特に無定形質には，後述するように，極めて大量の無機質，特にカルシウム塩が含まれるために，骨組織は特有の硬さをもつ硬組織となる．

骨組織は乾燥重量の 76% が無機質であり，残りの 24% が有機質である．

骨組織は極めて硬い組織であるから，顕微鏡で観察するためには，酸あるいはキレート剤（EDTA など）で処理しカルシウム塩を除去して作製された組織切片（**脱灰標本** decalcified section）を用いるか，あるいは晒した骨を砥石で研磨して極めて薄くした標本（**研磨標本** ground preparation）を用いる．

脱灰標本では，主として骨細胞や骨基質の線維など有機成分の観察ができる．研磨標本では，細胞は失われているが，主に無機成分でできている骨の構築の観察が可能である．

A 骨組織の構造

骨組織の細胞は，骨芽細胞，骨細胞，および破骨細胞であり，特有の細胞間質，すなわち骨基質とからなる．

1. 骨基質 bone matrix

骨基質は骨組織の細胞間質で，線維と線維間質とからできる．これによって骨は硬いが，しなやかな弾力がある．

線維はⅠ型コラーゲンからなる太い膠原線維（膠原細線維束）である．膠原線維は密集して配列する．普通の染色切片では，線維は明らかでないが，特殊の方法でみると明瞭になる．膠原線維は，後述するように，規則正しい走行，配列を示し，骨組織に特有な層板をつくる．

線維間質は**無定形質** amorphous ground substance と呼ばれ，少量のプロテオグリカン，糖タンパク質と大量の無機質とを含む．プロテオグリカンは，コンドロイチン硫酸・ケラタン硫酸などであるが，軟骨基質に比べると，硫酸基が極めて少量である．糖タンパク質は，**オステオカルシン** osteocalcin，**オステオポンチン** osteopontin，**オステオネクチン** osteonectin で，ハイドロアパタイトと結合する．

したがって，骨基質は軟骨基質のように塩基好性とはならず，膠原線維が豊富に存在するために酸好性に染まる．

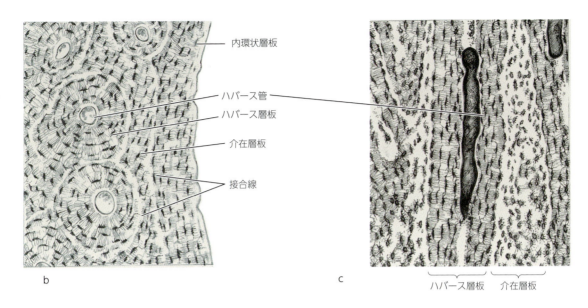

b：横断．内側部
c：縦断

無機質は極めて大量で，骨の重量の約65%を占める．

大量の無機質によって，骨組織は**骨質** bone substance と呼ばれる特有な硬さをもつ．

無機質はリン酸カルシウム（80〜90%），炭酸カルシウム（7〜10%）および少量のマグネシウム塩（1〜2%）などでできている．特にリン酸カルシウムは，主としてアパタイトと呼ぶ微細な結晶を形成している．アパタイト結晶は主として**水酸化アパタイト** hydroxyapatite $[Ca_{10}(PO_4)_6(OH)_2]$ で長さ20〜40 nm，太さ1.5〜4 nmの針状結晶体をつくり，膠原細線維に沿って密在する．

水酸化アパタイト結晶では，カルシウムイオン，リン酸イオンはたえず交代し，更新されている．アパタイト結晶は極めて小さいが，全体としては極めて広い表面積で体液との間にイオン交換が行われる．

例えば，飲料水に大量のフッ素イオン F^- が含まれると，F^- はアパタイトの OH^- と置換し，また Sr^{2+} は Ca^{2+} と容易に置換して骨組織に蓄積することになる．骨は体内の全カルシウム量の約99%を含み，カルシウムの貯蔵の場ともなっている．

カルシウムはいろいろな細胞の機能活性の上でも必要で，体液のカルシウム濃度は一定に保たれている．カルシウムに対する要求が増大すると，骨組織から動員される．

B 骨組織の構築

骨組織には特有の層板構造がみられる．すなわち，**骨層板** lamella ossea と呼ぶ線維板があたかもベニヤ合板のように層状に重なって骨組織をつくる．各層板は，それぞれ，厚さ3〜7μmで，平行に規則正しく走る膠原線維でできる．

骨は肉眼的に表層の緻密な**緻密骨** compact bone と，内部の海綿状を呈する**海綿骨** spongy bone とに分けられる．海綿骨は梁柱状の**骨梁** bone trabeculae からできている．

層板構造は緻密骨で特に明瞭にみることができ，次のような骨層板が区別できる．

1. ハバース層板 Haversian lamella（図3-34）

緻密骨，特に長骨の緻密骨では，骨の長軸方向，一般には骨にかかる荷重の方向，に直径約50μm（22〜110μm）の管が縦走する．この管を**ハバース管（中心管）** Haversian canal (canalis centralis) といい，これを同心円状にとり囲んで4〜20層の骨層板がみられる．この層板がハバース層板（オステオン層板 Lamella osteon）である．各層板では，膠原線維が中心管の方向にほぼ向いているがやや傾斜し，中心管に対してらせん状に走る．一つの層板における線維のらせん走行は，それに隣接する層板における線維のらせん走行とは交叉して走る．

ハバース管を囲むハバース層板は全体で円柱状の構造をつくる．このような円柱状の構造は緻密骨の構成単位とみなされるので，**骨単位（オステオン）** osteon あるいは**ハバース系** Haversian system と呼ばれる．ハバース管は主として骨の長軸方向に走るが，互いに連絡し，全体として網状を呈する．ハバース管は少量の結合組織と1〜2本の細い血管（毛細血管，細静脈）をいれ，これによって緻密骨の内部

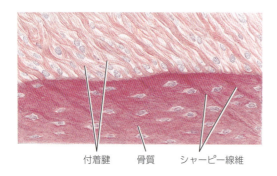

付着腱　骨質　シャーピー線維

図3-36　シャーピー線維（ヒト胎児，指末節の縦断）×220

には血管が広汎な網状に分布している．

ハバース層板は，円筒状のハバース管の内側に，内張をするように層板ができていくことで，年輪状の構造をとる．

2. 介在層板 interstitial lamella（図3-35）

骨単位（オステオン）の間を埋める不規則な断片状の層板である．いったんできたハバース層板が，骨吸収が進行する際に，ハバース管の内側から削られ，さらに新たなハバース管ができるときに残された前のハバース層板の一部である．層板がつくられたり，壊されたりすることを繰り返している証拠である．

3. 外環状層板と内環状層板
outer and inner circumferential lamella

外環状層板と内環状層板とは，それぞれ，骨の外面と内面に沿って平行に走る数層の層板である．骨の外側面あるいは内側面に沿って層板ができることで，つくられる．

環状層板を垂直にあるいは斜めに貫いて進入する管を**フォルクマン管（貫通管）**Volkmann's canal (perforating canal) という．貫通管は内部で中心管に連なり，血管や神経を導く管である．ハバース管とハバース管を横に連結する管もフォルクマン管という．

また，外環状層板には，骨膜から繊細な膠原線維の束が進入する．これを**シャーピー線維（貫通線維）**Sharpey's fiber という（図3-36）．特に腱や靱帯の付着部では腱や靱帯の線維が骨に刺さり込むようにシャーピー線維が発達する．なお，シャーピー線維として刺さり込む腱や靱帯では，骨に近接する部で線維の間の細胞は周りに軟骨基質をもち，線維軟骨の様相を呈する．

骨組織は前述の層板系で構築されるが，各層板系の間には，光を強く屈折する明瞭な線がみられる．この**接合線** cement line は，膠原線維を欠き，無機質を大量に含み塩基好性に染まる．

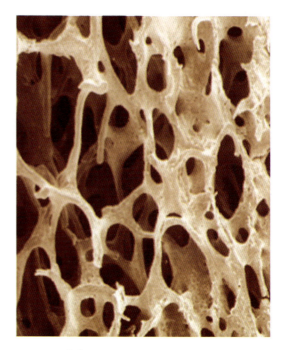

図3-37　海綿骨の骨梁の走査電子顕微鏡写真　×100

層板構造は緻密骨で発達している．海綿骨は，骨梁でできている（図3-37）．大きな骨梁は不完全な数層の層板でできており，ハバース管はなく骨単位の形成もみられない．小さな骨梁では層板の形成もみられない．

骨組織には，前述の**層板骨** lamellar bone の他に，**網状骨** woven bone がある．網状骨は，細い膠原線維が不規則に配列する幼若な骨組織で，骨細胞が多く，基質に糖が多い．網状骨はのちに吸収され，次第に規則正しい配列をもつ骨組織，すなわち**層板骨** lamellar osseous tissue に置き換えられていく．

C 骨の細胞

骨には，骨原性細胞に由来する**骨芽細胞**と**骨細胞**，および単核食細胞系の**破骨細胞**がある．それぞれ別の機能をもつ．

骨原性細胞 osteogenic cell は，骨膜，ハバース管の内面，骨の骨髄面にある骨芽細胞，骨細胞の前駆細胞で，間葉系細胞から分化する．骨芽細胞は，骨組織の表面にあって骨基質をつくる．骨細胞は，骨基質内で細胞突起による網をつくり，骨にかかる荷重を感知する．破骨細胞は，骨髄の単球系に由来し，骨組織の表面にあって骨を削る役である．骨は，骨芽細胞による骨形成と破骨細胞による骨吸収とのバランスにより形づくられる．

骨の成長に伴う骨の形態形成を骨の**モデリング** modeling，成人，およびそれ以降の骨の形の変化を

リモデリング remodeling という．リモデリングは，カルシウム代謝で骨の微小面で骨が吸収，形成されるものもいう．骨吸収と骨形成のバランスで，骨吸収が優位になると，**骨粗鬆症** osteoporosis となる．

1. 骨芽細胞 osteoblast

骨芽細胞は，骨表面で骨をつくる細胞である．まるみを帯びた立方形で，骨の表面を上皮様に覆う．核は球形で，細胞質は塩基好性で明瞭なゴルジ装置・発達した粗面小胞体を備え，細胞膜は強いアルカリ性ホスファターゼ活性を示す．

骨芽細胞は，骨基質の膠原線維のもとになるトロポコラーゲン，およびプロテオグリカンを骨質側へ分泌する．すなわち，骨芽細胞は，分泌に関して機能的極性を示す．

骨芽細胞は，骨に接する面に多数の細長い胞体突起を出す．この突起は骨面の上に互いに並行して走り，この突起に沿って微細な膠原細線維が形成される．こうして骨層板の膠原線維の走行が決められる．線維の走行は，その骨にかかる荷重の方向と関係するので，骨芽細胞は，骨にかかる荷重の方向を感知して，突起を伸ばす方向を決めることになる．

骨芽細胞の機能

前述のように骨芽細胞は骨表面にあって骨基質側へトロポコラーゲンなどの骨化の原料を分泌し，トロポコラーゲンは骨芽細胞の突起に沿って重合して

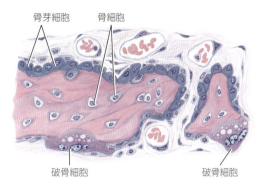

図 3-38　骨の細胞（胎児の頭蓋骨）×150

膠原細線維が形成される．さらに，膠原細線維は太く密在していく．

こうして骨芽細胞の下にできたばかりの膠原細線維の層には，まだカルシウム塩のような無機質の沈着がみられない．これを**類骨** osteoid という（図3-38）．

骨化 ossification では，類骨の表面に骨芽細胞によってつくられる膠原細線維が積み上げられていくと同時に，深部で**石灰化** calcification が進行する．この石灰化には，骨芽細胞のアルカリ性ホスファターゼ，骨基質のオステオカルシン，オステオポンチンの存在が関連する．**石灰化** calcification が始まる際には，基質の中に**基質小胞** matrix vesicles という直径3〜30 nmの小胞が出現する．小胞は骨芽細胞の細胞質突起から発芽するように膨出し分離して生じ，特に強いアルカリ性ホスファターゼ活性を

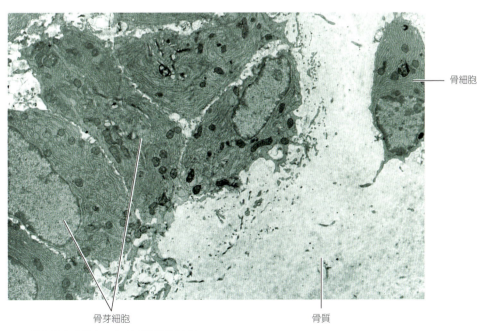

図 3-39　骨芽細胞と骨細胞の走査電子顕微鏡写真
骨芽細胞と骨表層の骨細胞には粗面小胞体が充満している　×2,000

もっていて，小胞内に石灰質の結晶構造が析出し，これが増加して，基質内に出て，互いに融合して石灰化が進行する（図3-39）．また，膠原細線維の周期性とも関連して，石灰化が進行する．

石灰質は，初めはリン酸カルシウムとして沈着するが，次第に安定なアパタイトになる．

こうして，ある程度の厚さの層板ができると，骨芽細胞は突起の方向を変えて，別の層板をつくる．

前述のように，骨芽細胞は骨基質をつくる（図3-40）．

2. 骨細胞 bone cell, osteocyte

骨細胞は1個1個が骨基質の中にあって，胞体突起による網をつくっている（図3-41）．

各骨細胞は，小腔，すなわち**骨小腔** bone lacuna の中に存在する（図3-42）．

骨小腔の形状は，特に研磨標本で明瞭に観察できる．こうして観察すると，骨小腔からは極めて多くの細い管，すなわち**骨細管** bone canaliculi（canaliculus）が出ている．骨細管は骨小腔からほぼ放射状に出て，分岐，吻合して，隣在の骨小腔から出る骨細管と連なっている．

骨小腔，すなわち骨細胞は層板に沿って規則正しく並び，無数の骨細管によって互いに連絡している．

骨細胞は骨小腔を満たし，小腔と全く同様の形態をもつ扁平な楕円体状細胞である（図3-43）．

細胞は極めて多数の胞体突起を骨細管の中に出している．核は圧平された球形ないし楕円体形で，一般に明らかな核小体をもつ．細胞質は弱い塩基好性で，ミトコンドリア，ゴルジ装置，脂質滴，小胞などをもつ．電子顕微鏡でみると，特に若い骨細胞では，粗面小胞体がよく発達している．細胞の胞体突起は骨細管を満たし，細管と同様に分岐し，隣接する骨細胞の胞体突起と末端で**ギャップ結合**により互いに連絡している（図3-44）．

このように，骨細胞は多数の胞体突起によって互いに連なり，骨基質内で，細胞突起網をつくる．突起は骨表面やハバース管の内面にも達し，血管に接する胞体突起を通じて，血液から栄養や酸素を受け取り，これらは細胞から細胞へと，次々にリレーさ

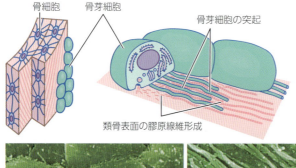

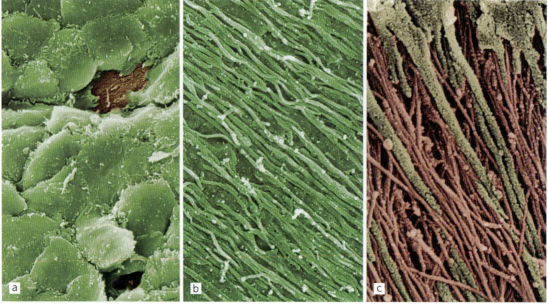

図3-40 骨表面の骨芽細胞と骨基質の膠原線維形成
a：骨表面を石垣の石のように覆う骨芽細胞が剥離した部に類骨表面がみえる ×1,400．b：骨芽細胞は裏面に類骨との間に多数の突起を平行に走らす ×20,000．c：類骨の膠原細線維は骨細胞の突起に沿って形成される ×26,000

骨組織

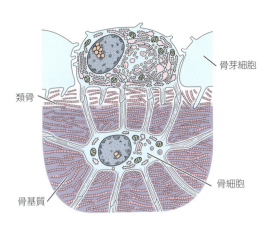

図 3-41　骨芽細胞と骨細胞

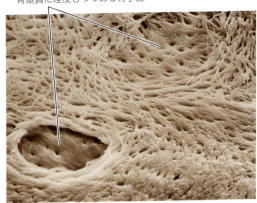

図 3-42　骨基質表面の走査電子顕微鏡写真
類骨の膠原線維の間と骨小腔面に骨細管の小孔がみえる
×2,500

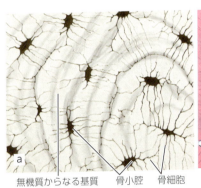

図 3-43　骨基質と骨細胞　×200
a：無機質の基質．研磨標本
b：膠原線維を密在する基質．脱灰標本

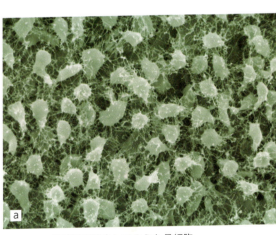

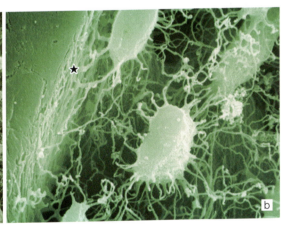

図 3-44　骨基質を除去してみえた骨細胞
a：骨細胞は突起で互いに連結　×2,000．b：骨細胞の突起は骨芽細胞（★）の裏の突起に連結している　×1,000

れるように送られる．一方，代謝産物は逆に血管へ送られる．

a. 骨細胞の機能

骨は軟骨と異なり，血管に富む組織で，骨細胞は活発な代謝活動を営み，骨組織の維持の他に骨基質における無機質の代謝回転にも関与している．

また，骨細胞の胞体突起網は，骨にかかる荷重の強さや方向を感知する装置ともみなされる．骨細胞の突起は，骨表面の骨芽細胞の突起にも連結している．その骨にかかる荷重の情報は，胞体突起を通じ

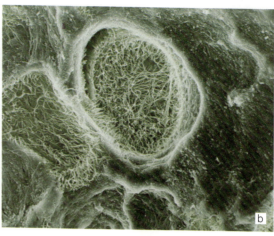

図 3-45 骨形成面（茶）と骨吸収面（緑）の走査電子顕微鏡写真
a：骨表面の軟組織を溶解除去した標本．骨形成面には新生骨小腔，吸収面には骨内の露出した骨小腔がみえる　×300
b：骨表面の軟組織を洗浄除去した標本．底部に線維がみえる陥凹は，破骨細胞により消化中のもの　×1,200

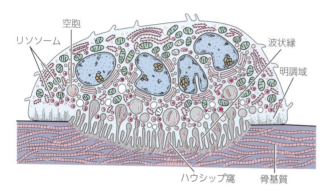

図 3-46 破骨細胞の微細構造

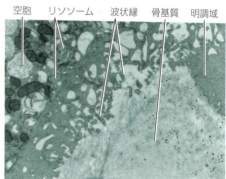

図 3-47 破骨細胞の透過電子顕微鏡写真
×5,000

て骨細胞による骨芽細胞に伝えられ，荷重に対抗する骨層板形成に関与している．

b. 骨芽細胞と骨細胞の起源

骨細胞は，骨芽細胞が自ら産生した骨基質に埋没して骨細胞になるといわれる．しかし，骨芽細胞は一方にのみ骨基質をつくり，そのままでは骨基質に埋没することはない．

走査電子顕微鏡で観察すると，骨芽細胞層の所々に深部の骨細胞の突起に連結する突起を骨基質へ伸ばす骨細胞がみられる．

このことから，骨細胞は骨芽細胞層内で，骨芽細胞と共通の骨原性細胞から分化し，骨芽細胞が新生骨を骨表面に付加していくと，骨細胞は深部の骨細胞の突起に引っ張られて，そこに止まり，ついには骨基質内部に沈むと解釈される．

すなわち骨細胞と骨芽細胞とは別の細胞として骨表面で分化する．

3. 破骨細胞 osteoclast

骨組織は，新生されるとともに，一方で破壊，吸収される．こうして骨質は新生，成長とともに骨としての形を整える（モデリング modeling）．骨組織の破壊，吸収にあずかる細胞が破骨細胞である．

破骨細胞は，骨組織に接し，しばしば骨組織表面に生じたくぼみのなかに存在する．このくぼみは破骨細胞が骨質を溶解して生ずる骨吸収窩（ハウシップ窩 Howship's lacuna）である．骨吸収窩は，一般には，いくつかのくぼみの集まりである．また，破骨細胞が残した骨吸収の跡として，広い骨吸収面をつくることもある（図3-45〜48）．

破骨細胞は直径20〜100μmで，通常数個ないし

骨組織

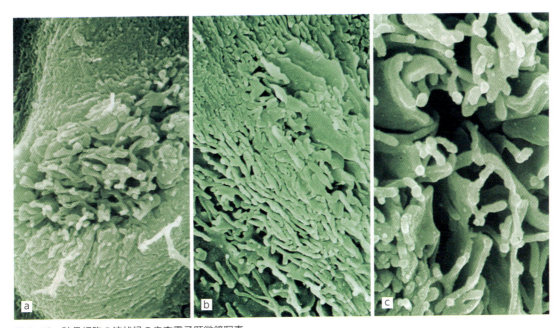

図3-48　破骨細胞の波状縁の走査電子顕微鏡写真
a：活発な骨吸収により深い骨吸収窩をつくる波状縁（中央）と周りのしわが多い明調域表面　×2,500．b：不活発な波状縁は骨基質に接着し，線維に沿って並ぶ　×7,000．c：活発な波状縁．その間から水解酵素を活発に分泌する　×14,000

20個以上にも及ぶ核をもつ多核巨細胞である．細胞体は，ミトコンドリアが多いために一般に酸好性に染まり，特に強い酸性ホスファターゼ活性を示す．この酸性ホスファターゼは酒石酸で処理しても消失しない．**酒石酸耐性酸性ホスファターゼ** tartrate resistant acid phosphatase は破骨細胞のマーカー酵素である．

電子顕微鏡でみると，細胞は骨組織の表面に広く胞体を伸ばし，多くのミトコンドリアの他に空胞や豊富なリソソームなどをもつ．これらは，特に骨組織に接する側に多い．また，骨基質に接する面の細胞膜は極めて密かつ不規則なヒダ状ないし微絨毛状の**波状縁** ruffled border となっている．ここで，骨質の活発な溶解と吸収が営まれる（**図3-47**）．

骨に接して波状縁を囲む部位は，比較的平滑な細胞膜面を呈し，この部の細胞質は均質で明るくみえ，**明調帯** clear zone と呼ばれる．明調帯の胞体にはアクチンフィラメントがあり，骨表面に接着して，骨質の溶解吸収が営まれる場を周囲から遮断し，破骨細胞下に骨吸収のための微小環境をつくる．波状縁のすぐ上の胞体には多くの小胞や空胞がみられるが，ハイドロキシアパタイトや分断した膠原細線維をいれることもあり，骨基質を取り込んだ食胞である．

a. 破骨細胞の機能

波状縁下には，H⁺と酸性ホスファターゼが分泌され，骨基質を酸性の状況で脱灰するとともに露出した膠原細線維を溶かす．酸性ホスファターゼは，コラゲナーゼやゼラチナーゼを含む．破骨細胞は，波状縁の部で，骨基質の分解産物であるハイドロキシアパタイト結晶，分断された膠原細線維，その他のタンパク質などを細胞内にとりこみ，さらに分解，消化する．空胞やリソソームは，細胞内消化のための構造である．

このような破骨細胞の骨吸収機能は，上皮小体ホルモンで促進され，カルシトニンで抑制される．破骨細胞には，上皮小体ホルモンの受容体はなく，これをもつ骨芽細胞が分泌するカップリング因子により調節される．この因子には，マクロファージ・コロニー刺激因子，RANKL（receptor for activation of nuclear factor kappa B ligand），オステオプロテジェリンなどがあり，破骨細胞の分化に関与する．

破骨細胞と同様の細胞に，成長軟骨にみられる**破軟骨細胞** chondroclast や歯根にみられる**破歯細胞** odontoclast がある．

b. 破骨細胞の起源

破骨細胞は，骨髄に由来する血液の単球が骨表面で**前破骨細胞** preosteoclast となって，これが癒合して多核の巨細胞となることによって生ずる．

前述のように，骨は，骨芽細胞，骨細胞，破骨細胞が互いに協調して形づくられる．

Chapter 4 筋組織
muscle tissue

収縮に特化した細胞の集まりを**筋組織** muscle tissue という．全身の骨格を結びつけ体の移動や全身の運動，指の微細な動き，心臓や胃腸の動き，血管の収縮を担っている．

筋組織は自動運動を営む組織で，細胞すなわち筋細胞と細胞間質とからなる（図4-1）．

筋組織をつくる**筋細胞** muscle cell, myocyte は収縮能が特に著しく発達し，この細胞によって筋組織は特有の収縮を営む．筋細胞は一般に細長く線維状になっていて，**筋線維** muscle fiber (myofiber) とも呼ばれる．筋細胞の胞体には，**筋原線維** myofibril と呼ぶ構造が発達する．筋原線維は筋細胞の長軸方向に走り，さらに筋フィラメントからなる．筋フィラメントには主として**アクチン** actin による細いフィラメントとミオシン myosin による太いフィラメントがある．筋細胞は，**アクチンフィラメント** actin filament と**ミオシンフィラメント** myosin filament との間の動きにより，特有の収縮を営む．

各筋細胞は基底膜で包まれ，筋細胞の間には細胞間質がある．間質は，一般には少量で，主として銀好性線維をもつ線維性結合組織で，筋組織に豊富な血管と神経とを導く．

筋は筋細胞（線維），特にその筋原線維の性状によって平滑筋と横紋筋とに分類され，横紋筋はさらに骨格筋と心筋とに分けられる．

機能的に平滑筋と心筋は**不随意筋** involuntary muscle であり，骨格筋は**随意筋** voluntary muscle である．

収縮機能に対する細胞の特殊化という視点からみると，筋細胞は，平滑筋，心筋，骨格筋の順に並ぶが，本書では，骨格筋，心筋，平滑筋の順に述べる．

■ 骨格筋組織 skeletal muscle tissue

骨格筋組織は主として骨格筋をつくる筋組織であるが，その他に表情筋のような皮筋や咽頭や食道の筋層のような内臓筋にもみられる．骨格筋組織も細胞すなわち骨格筋細胞（線維）と，少量の細胞間質とで構成される．

1. 骨格筋細胞 skeletal myocyte

骨格筋細胞は長い円柱状の多核細胞である．長さは一般に1〜40 mm，太さは約10〜100 μmで，横断面では円みをおびた多角形である（図4-2）．

ヒトでは，長さ平均約30 mmで，一般に太い細胞（線維）ほど長い．最も短い筋細胞はアブミ骨筋にみられ，長さ1 mm以下である．長い筋線維では10 cm以上に及ぶものもある．

筋細胞の両端は遊離して終わるものや腱と結合するものがある．遊離端はやや尖っているか，あるいは鈍円状であるが，分岐して終わるものもある．

骨格筋細胞は多核細胞で，1個の細胞に含まれる核の数は細胞の長さによっても異なるが，多いものでは100個あるいはそれ以上にも達する．

核は扁平な卵円形ないし長楕円体形で，一般に細胞の辺縁部で細胞膜の内側に沿って縦に並んでいる．しかし，眼筋や筋紡錘の筋線維では，核は線維の中軸に存在し，腱に付く末端部では多数の核が不規則に配列する．核は染色質に富み，1〜2個の核小体をもつ．

筋細胞の胞体は酸好性に染まり，極めて多数の**筋原線維** myofibrils をもつ．筋原線維は太さ約1 μm，

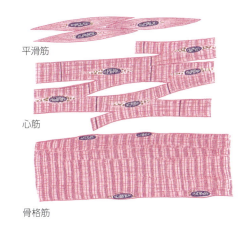

図4-1 3種の筋細胞

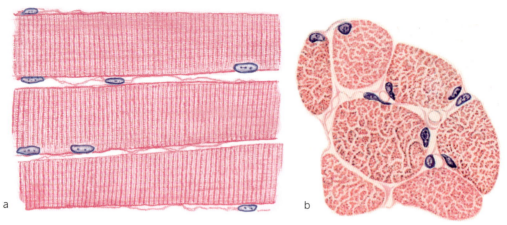

図4-2 骨格筋線維（舌筋）
a：縦断 ×240, b：横断 ×400

細いものでは太さ0.2μmの長い線維状構造である．筋細胞の横断面でみると，筋原線維は細胞のほぼ全域にわたって均等に分布する．

a. 骨格筋細胞の発生（図4-3）

骨格筋細胞は発生学的に中胚葉に由来する．中胚葉性細胞が増加し，やや細長い**筋芽細胞** myoblasts となる．筋芽細胞は単核細胞であるが，次第に融合して長く大きな円柱状の多核細胞となる．これを**管状筋細胞（筋管）** myotubes という．このような多核細胞は細胞の中央部に縦に並ぶ核をもち，周縁部に筋原線維が次第に形成される．筋原線維が次第に増加し，胞体を満たすようになると，核は辺縁部に位置するようになり，成熟した筋細胞となる．筋芽細胞の一部は筋線維の基底膜に包まれて，筋衛星細胞として残る．筋衛星細胞は筋線維が再生する際に活躍する．

b. 筋原線維の構造

筋原線維は，縦断像でみると，淡染し明るくみえる部分と濃染し暗くみえる部分とが交互に規則正しく存在する．明るくみえる部分を**I帯** I band と呼び，暗くみえる部分を**A帯** A band という（図4-4）．

I帯，A帯というのは偏光顕微鏡で観察した場合，光が素通りして明るくみえる**単屈折帯** isotropic band（disk）と，光が屈折して暗くみえる**複屈折帯** anisotropic band を区別できることから，単屈折と複屈折の英語の頭文字をとって命名したものである．

筋細胞（線維）において，隣りあう1本1本の筋原線維のI帯とA帯とは，それぞれ，同じ高さにそろって並んでいるので，筋細胞（線維）自体にも規則正しい明暗の**横紋** cross striation がみえることに

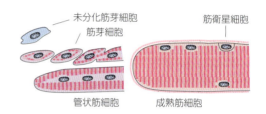

図4-3 骨格筋細胞の発生
筋芽細胞は互いに融合，管状筋細胞，成熟筋細胞の順に成熟

なる．

I帯では，その中央部に細い暗調の横線がみられる．この横線を**Z線** Z line という．Z線はドイツ語の Zwischenscheibe（間の板の意）の頭文字をとって名付けられた名称である．

濃染するA帯の中央部にはやや淡染する細い帯がある．ここを**H帯** H band という．H帯の中央にも微細な横線，すなわち**M線** M line がみられる．H帯，M線は，それぞれ，Hensen's disk（Hensenは発見者），Mittelmembran（ドイツ語で中央の膜の意）の頭文字をとって命名されたものである．

隣在する2本のZ線の間を**筋節** sarcomere と呼び，筋細線維の形態ならびに機能的単位とみなしている．

筋節の長さは筋細胞（線維）の収縮・弛緩によって変化し，弛緩時には約2.5μm，収縮時には2μmあるいはそれ以下になる．A帯の長さは一定で，収縮，弛緩によって変化しないが，I帯の長さが変化し，弛緩時には長く，収縮時には短くなる（図4-7）．

強く収縮して，筋細胞の長さが弛緩時の長さの約50％にまでなると，I帯は消失する．

筋原線維は，電子顕微鏡でみると，**筋フィラメント** myofilament の束である．筋フィラメントには，太い筋フィラメントと細い筋フィラメントとの2種

がある（図4-5）．

太い筋フィラメント thick myofilament は太さ約15 nm，長さ約1.5 μmで，A帯のみに存在する．太い筋フィラメントは，ミオシン分子の集合体からなる**ミオシンフィラメント** myosin filament である（図4-6）．

ミオシン分子は細長いタンパク質（長さ約150 nm の**ミオシンⅡ** myosinⅡ）で，一端が膨らむ2本の細長い線維状のタンパク質がらせん状により合わさった棒状のタンパク質である．

ミオシンをトリプシンで消化すると，**重いHメロミオシン** heavy meromyosin（HMN）と**軽いLメロミオシン** light meromyosin（LMN）とに分けられる．Hメロミオシンは一端が膨らむタンパク質の側で，膨らみはミオシン頭部をつくる．これに続くLメロミオシンは，尾部をつくる．

太い筋フィラメントは，このようなミオシン分子が束になってできている．この束からは，縦にらせん状に6方向に配列する微細なトゲ状の突起がみられる．この突起がHメロミオシンの頭部にあたり，後述の細い筋フィラメントとの間を橋状に結ぶ．これらの突起は，太い筋フィラメントの中央部分にはみられないが，太い筋フィラメントの両側でミオシン分子が頭部を端側へ，尾部を中央側へ向けて束をつくることによる．また，頭部には**ATPアーゼ** ATPase がある．この酵素はカルシウムイオンの存在のもとで活性化されてATPを分解し，収縮の際に，ミオシン分子の頭が動く運動のエネルギーを供給する．

細い筋フィラメント thin myofilament は太さ約5 nm，長さ約1 μmで，Z線からI帯を進み，A帯に達するが，H帯には進入しない．細い筋フィラメントは，**アクチン** actin，**トロポニン** troponin，**トロポミオシン** tropomyosin の3種のタンパク質で構成されるが，主体はアクチンであるので**アクチンフィラメント** actin filament とも呼ばれる．

アクチンは，2本の**Fアクチン** F actin（fibrous actin）と呼ばれる線維状のタンパク質がゆるやかならせん状に互いによじれ合ってできる．Fアクチンはさらに**Gアクチン** G actin（globular actin）という球状の単位単体が数珠状に連なってできる．

トロポミオシンは，長さ40 nmで，2本の長い糸状のタンパク質がよじれ合ってできている．トロポミオシンに沿ってGアクチンがらせん状に並び，F

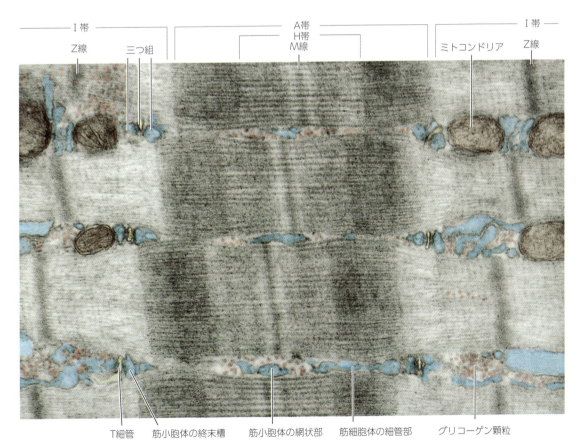

図4-4 骨格筋線維（弛緩時）の透過電子顕微鏡写真 ×44,000

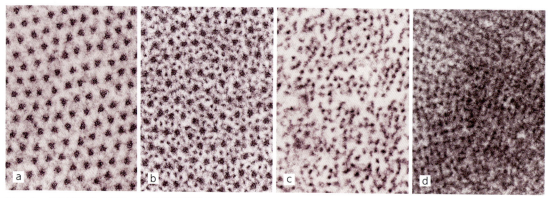

図 4-5　骨格筋線維（横断）の透過電子顕微鏡写真　×120,000
筋節の種々の部位の横断像を示す
a：H帯．太い筋フィラメント，b：H帯．太い筋フィラメントと細い筋フィラメント，c：I帯．細い筋フィラメント，d：Z線

アクチンをつくる．トロポニンは，トロポニン I, C, Tの3個の球状のポリペプチドからなるタンパク質で，2本のFアクチンの間に，トロポミオシンに沿って，25～30 nm の間隔をおいて規則正しく並び，収縮の際，カルシウムイオンと結合し，ミオシンの頭部の ATPアーゼを活性化する働きをもつ筋調節タンパク質である．

前述の太い筋フィラメントと細い筋フィラメントは，次のように，規則正しく配列して筋原線維をつくり，その横紋を生ずる（図 4-7）．

I帯は細い筋フィラメントのみででき，太い筋フィラメントは重ならない．これに対して，A帯では，太い筋フィラメントと細い筋フィラメントとが重なっている．しかし，A帯の中央部では細い筋フィラメントは重ならないので，H帯を生ずるのである．

太い筋フィラメントの中央部はやや太くなり，さらにフィラメントは横走する太さ 4 nm の3本の微細なフィラメント構造で互いに結ばれる．こうして，A帯の中央に横走するM線ができ，太い筋フィラメントは互いに結合される．太い筋フィラメントは横断面でみると，約 30～40 nm の等間隔に並び，規則正しい幾何学的パターンをつくる．また，A帯において，太い筋フィラメントと細い筋フィラメントとが重なり合うところで横断面をみると，1本の太いフィラメントの周りを取り囲むように6本の細い筋フィラメントが整然と6角形状のパターンをつくって配列している（図4-5）．

Z線は，**αアクチニン** α actinin, **ネブリン** nebulin などの種々のタンパク質からできていて，電子密度の高い物質が集まりとして観察される．細い筋フィラメントはZ線タンパク質のαアクチニンに結合し，隣接する筋節の細い筋フィラメントとジグザグ状に互いに連なる．この結合はネブリンで補強される．**デスミン** desumin でできた中間径フィラメン

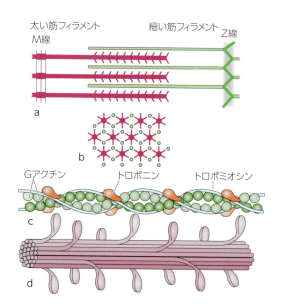

図 4-6　筋フィラメントの配列と構造
a：縦断像，b：横断像．太いフィラメントと細いフィラメントの配列，c：細いフィラメント（アクチンフィラメント）の構造，d：太いフィラメント（ミオシンフィラメント）の構造．各ミオシンは球状の頭部（Hメロミオシン）と棒状の尾部（Lミオシン）からなる

トは，各筋節のZ線を囲む網をつくり，細胞膜にも固定している．また，Z線からは**タイチン（チチン）** titin という弾力のあるバネ状の細い糸状のタンパク質が伸びて，太い筋フィラメントに結合し，太いフィラメントを両側から引っ張り，収縮の際に位置がずれないように固定している．

M線は，隣接する太い筋フィラメントを横に結合するように3本の繊細な線維がみられる．中央が**ミオメシン** myomesin, 両側が**Cタンパク質** C protein ででき，横に並ぶ太い筋フィラメントの位置を安定させている．

c. 筋細胞の収縮機序

筋細胞が収縮する場合には，短くかつ太くなる．これは筋原線維をつくる各筋節が短く太くなるためである．

さきに述べたように，収縮によって，筋節が短くなる場合に，A帯の長さは変わらないが，I帯とH帯とが短くなる．このような収縮は**筋フィラメントの滑りこみ** sliding filament mechanism による．すなわち，太い筋フィラメントと細い筋フィラメントとは，いずれも長さを変えないで，太い筋フィラメントの間に細い筋フィラメントが重なり合うように深く滑りこむことによる．

このようにA帯の太い筋フィラメントの間に細い筋フィラメントを滑りこませるのは，太い筋フィラメントの表面に突出しているHメロミオシンの頭部が細い筋フィラメントと結合しながら首ふり運動をするためで，これによって細い筋フィラメントがたぐりこまれる．太い筋フィラメントの中央部には，頭部の突出がなく，その両側で頭部の首ふり運動は反対方向に起こるので，両側から細い筋フィラメントをたぐりこむことになり，隣りあうZ線が引き寄せられて筋節が短くなる（図4-7）．

収縮には，まずCaイオンが，次に述べる筋小胞体から放出され，ミオシンの頭部のATPがADPに分解する．これにより，頭部は細い筋フィラメントのGアクチン分子に結合し，次いで頭部が太い筋フィラメントの中央側へ首ふりをし，細い筋フィラメントをたぐりこみ，Gアクチンとの結合を離す．次いでミオシンの頭部にATPが組み込まれ，同様の反応を繰り返す．このようにして連続的に細い筋フィラメントをたぐりこみ，太い筋フィラメントと細い筋フィラメントとの間で滑り込みが起きる．

d. 細胞質の構造と機能

筋細胞の細胞質を**筋形質** sarcoplasm という．筋形質は筋原線維の間や核の周囲に比較的多く存在する．筋形質には，特に滑面小胞体とミトコンドリアが発達し，比較的大量のグリコーゲンが含まれる．

滑面小胞体は**筋小胞体** sarcoplasmic reticulum と呼ばれ，筋細胞の細胞膜が落ちこんでつくるT細管と構造と機能の面で密接な関係をもつ．

T細管（横細管） transverse tubule (T tubule) は，筋細胞（線維）の表面を包む細胞膜が，A帯とI帯との境界部で内部に向かって直角に陥入したもので，筋フィラメントの束である筋原線維を輪のように取り巻く．筋小胞体は各T細管の間で複雑な網をつくり筋原線維を包んでいる．

筋小胞体は筋原線維の横紋，すなわちA帯とI帯の高さに一致して形態分化を示す．すなわち，A帯に一致する高さでは，小胞体は縦走する細管状（**筋細管** sarcotubules）の**細管部** tubular elements で，H帯の高さでは互いに吻合して網状となる**網状部** reticular elements である．I帯に一致する高さでも，ほぼ同様で，特にZ線の高さで吻合して網をつくる（図4-8）．

A帯とI帯との高さの筋小胞体は，A帯とI帯との移行部の高さで，それぞれ，連なって，横走する広い嚢をつくる．この嚢を**終末槽** terminal cistern という．このように，A-I帯移行部では，A帯とI帯との筋小胞体が，それぞれ，終末槽をつくり，T細管をはさんで，向かい合っている．そのため，T細管とその両側から筋小胞体の終末槽でサンドイッチ状にはさまれ，三者で一つの組み合わせをつくる．この組み合わせを**三つ組** triad という．T細管の膜と終末槽の膜は，ギャップ結合によりジッパー状に結合している（図4-9）．

三つ組は，哺乳類ではA-I帯接合部の高さにみられるが，両生類などの下等脊椎動物ではZ線の高さにある．

T細管は筋細胞表面の細胞膜が陥入してできたものであるから，細胞膜における興奮（脱分極による膜電位の変化，すなわち活動電位）はT細管によって筋細胞の内部に伝わり，さらに三つ組のところで膜結合を通じて筋小胞体に伝達される．筋小胞体は，筋細胞の弛緩時には，内部にカルシウムイオンを高濃度に含む．

筋細胞が刺激を受けると，細胞膜の興奮が起こり，これがT細管を経て三つ組で筋小胞体に伝えられると，筋小胞体の内部に含まれるカルシウムは小胞体から外部，すなわち筋形質に放出される．筋形質におけるカルシウム濃度が高くなると，前述のようにミオシンとアクチンが反応し，筋細胞の収縮が起こる．細胞膜の興奮が消失すると，カルシウムは再び筋小胞体の内部に取り込まれ，筋形質のカルシウム濃度は低下し，筋細胞は弛緩する．

このようにカルシウムは筋細胞の収縮，弛緩，す

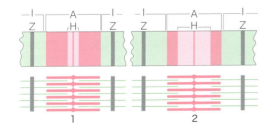

図4-7　筋収縮・弛緩に伴う筋フィラメントと横紋の変化
1：収縮時，2：弛緩時
I帯，A帯，H帯の幅に注目

4. 筋組織

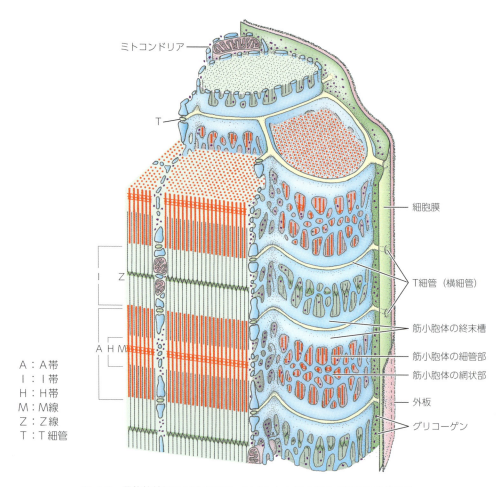

図4-8 骨格筋線維における筋フィラメントと筋小胞体の配列の微細構造

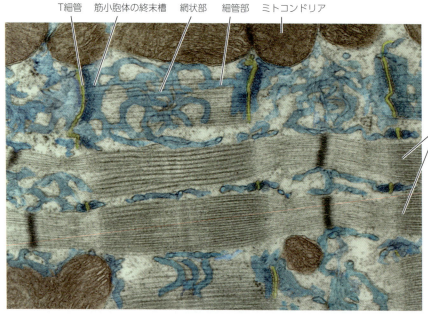

図4-9 骨格筋線維の透過電子顕微鏡写真

筋原線維のA帯とI帯の移行部にそってT細管が走り，その間を筋小胞体が網をつくる．T細管をはさんで，筋小胞体の終末槽があり，三つ組をつくる

×25,000

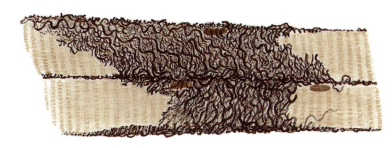

図4-10　骨格筋線維を包む好銀性線維

舌筋．ビールショウスキー銀染色
×450

なわち筋フィラメントの滑りこみ機構において，重要な役割を演じ，その調節にあずかる．

したがって，三つ組は筋細胞で膜の電位変化が収縮を開始させるまでの過程，すなわち，**興奮収縮連関** excitation-contraction coupling において重要な役割を果たす構造である．

ミトコンドリアは主として核の両端近く，細胞膜のすぐ内側，あるいは筋原線維の間の筋形質に存在する．ミトコンドリアは一般に筋細胞の長軸方向に，かつZ線の位置にほぼ一致するように並ぶ．ミトコンドリアは一般に密なクリスタをもち，筋細胞の収縮に必要な大量のエネルギーを産生する．

ゴルジ装置は核の両極近くに存在する．筋形質には，グリコーゲンが含まれる．グリコーゲンは核の近くに大量に存在し，また筋原線維の間にもみられ，エネルギー源として用いられる．

筋形質には，**ミオグロビン** myoglobin も含まれる．ミオグロビンはヘモグロビンに似て酸素と結合するタンパク質で，筋細胞の休止時には酸素と結合して，これを保ち，収縮時に酸素の要求が高まると酸素を離す．

ミオグロビンは特にアザラシ，鯨など水生哺乳類の筋細胞に大量に含まれる．水中における長時間の運動に応ずるためとみなされる．

筋細胞は好銀性線維の密網で包まれている（図4-10）．電子顕微鏡でみると，筋細胞は細胞膜で包まれ，さらにその外側に**基底板** basal lamina および網状の微細な膠原細線維がある．筋細胞の細胞膜を**筋細胞膜** sarcolemma と呼ぶ．

電子顕微鏡でみると，細胞膜に接して，小型紡錘形の単核細胞が存在する．この細胞を**筋衛星細胞** muscle satellite cell という．衛星細胞は，筋細胞の発生の際の筋芽細胞が未分化のまま保たれたものである（図4-3）．

筋細胞（線維）が損傷されると，衛星細胞は活性化して，分裂増殖して再生に関与する．しかし，骨格筋細胞の再生能は極めて低く，筋の壊死巣，すなわち欠損部は一般に線維性結合組織（瘢痕）で置換される．

運動負荷により骨格筋が発達するが，この際は各筋線維の太さが増して**肥大** hypertrophy となる．一方，運動できないことは麻痺により筋肉は細くなるが，この際は各筋線維の太さが減少する**萎縮** atrophy を示す．

2．赤筋線維と白筋線維（表4-1）

骨格筋には，肉眼的に赤くみえる**赤筋** red muscle と白っぽくみえる**白筋** white muscle とがある．赤筋は，持続力のある長時間の運動，姿勢の維持のような**持続性収縮** tonic contraction に適している．白

表4-1　筋線維の特徴

	赤筋線維	白筋線維
筋線維の太さ	細い	太い
筋小胞体	単純網工	複雑で細い網工
ミトコンドリア	大きく，数が多い	小さく，少ない
Z線	太い	細い
ミオグロビン	多い	少ない
酵素	酸化酵素多い 　コハク酸脱水素酵素など ATPase 少ない	酸化酵素少ない ATPase 多い
周りの血管	豊富	乏しい
周りの神経	細い	太く発達
収縮	緩徐，長時間の運動，疲れにくい	迅速，緊急の運動，疲れやすい

筋は，永続きはしないが瞬発力のある速やかな運動，速やかな**相動性収縮** phasic contraction に適している．

赤筋は，横隔膜や脊柱起立筋に多い．また，マラソンランナーには赤筋が多い．一方，短距離ランナー，重量挙げ選手，投擲選手には白筋が多い．渡り鳥のカモの胸肉は赤筋であるが，ニワトリの胸肉は白筋である．

筋線維のレベルでは，赤筋線維（赤筋細胞），白筋線維（白筋細胞），中間筋線維（中間筋細胞）との3種が区別される．赤筋は，赤筋線維が多く，白筋は白筋線維が多い．ヒトでは，純粋な赤筋や白筋はなく，一般に赤筋線維・白筋線維および中間筋線維が混在している（図4-11）．しかし，筋によって各筋線維の比率は異なる．例えば，眼筋や横隔膜などは赤筋線維が多い．四肢の筋，例えば腓腹筋は白筋線維が多いが，ヒラメ筋は赤筋線維が比較的多い．また，中間筋線維は中距離ランナー，水泳選手，サッカー選手に多い．

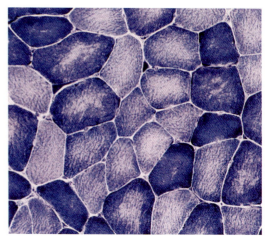

図4-11　赤筋線維と白筋線維（ヒト骨格筋，コハク酸脱水素酵素NADH反応）×120
NADHはミトコンドリアに含まれ，赤筋線維はミトコンドリアが多くNADHの活性が高い．白筋線維では，ミトコンドリアが少なくこの活性は低い（北海道大学医学部　田代邦雄氏提供）

a. 赤筋線維 red muscle fiber

好気型遅筋線維 slow oxdative fiber（I型線維）ともいう．この線維は細く，筋形質が豊富で筋原線維が少なく，筋形質にミオグロビンが多く含まれるため肉眼的に赤くみえる．

電子顕微鏡でみると，赤筋線維では，ミトコンドリアが大きく豊富で，かつクリスタも発達がよく，組織化学的に酸化還元酵素活性が高く，ATPアーゼ（ATPase）は少ない．酸素を用いるリン酸化でATPをつくる．解糖系酵素は少ない．筋小胞体は比較的単純な形態をもつ．Z線は厚い．周りには毛細血管が多い．

赤筋線維は，前述の構造からわかるように，一般に好気性代謝が活発で疲労が遅い．その収縮は緩徐であるため**遅い（筋）線維** slow (muscle) fibers ともいう．持続的な収縮に適する．

b. 中間筋線維 intermediate fiber

好気解糖型速筋線維 fast oxidative glycolytic fiver（IIa型線維）ともいう．赤筋線維と白筋線維の中間的な性状をもつ筋線維である．太さも中間的であり，大量のミトコンドリアとミオグロビンを含む．これを**中間筋線維** intermediate fiber という．グリコーゲンの量は中間的である．電子顕微鏡的にも，赤筋線維と白筋線維の中間の像を示す．

中間筋線維は，酸素を多く利用する好気的解糖を行う．

c. 白筋線維 white muscle fiber

解糖型速筋線維 fast glycolytic fiver（IIb型線維）ともいう．一般に太く，筋形質が少なく，筋原線維が多く密在する筋線維で，肉眼的に白っぽくみえる．白筋線維でできている筋は，**白筋** white muscle といい，速やかな**相動性収縮** phasic contraction を行う．

電子顕微鏡でみると，白筋線維は，赤筋線維に比べて，ミトコンドリアも小さく，かつ少ない．筋小胞体の構造は複雑で豊富であるが，細かく細い網を示す．Z線は薄い．組織化学的に筋形質にはグリコーゲンが豊富で，酸化還元酵素活性が低く，ホスフォリラーゼやATPアーゼは多い．まわりには毛細血管が少ない．

白筋線維は急速に収縮できるが，そのエネルギーを嫌気性解糖系に求めるため，収縮で乳酸が蓄積しやすく疲労しやすい．そのため**速い（筋）線維** fast (muscle) fibers ともいう．単発の速やかな収縮に適する．

■心筋組織 cardiac muscle tissue

心筋組織は心臓の心筋層をつくる筋組織で，心筋細胞と間質とからなる（図4-12）．

心筋細胞は骨格筋と同じく横紋筋であるが，心筋細胞は分岐し，かつその端で隣接の心筋細胞と連なって**心筋線維** cardiac muscle fiber の立体的な網をつくる．このような筋線維がつくる網の目は広

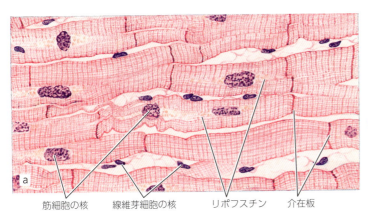
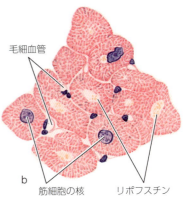

図4-12　心筋組織　×450
a：縦断．b：横断

く，疎性結合組織で埋められる間質となる．間質には血管や神経がある．

心筋細胞は隣在する心筋細胞とそれぞれの端同士で連なって心筋線維をつくる．平滑筋と骨格筋では筋細胞を筋線維ともいうが，心筋では心筋細胞と心筋線維とを区別している．

心筋細胞 cardiac myocyte (cardiomyocyte, cardiac muscle cell) は，長さ約80μm，太さ約14μmである．太さは新生児では約6〜8μm，肥大した心臓では20μmにも達する．

心筋細胞は平滑筋細胞と骨格筋細胞との中間の構造をもつ．すなわち，横紋筋に属するが，骨格筋細胞のような多核細胞でなく，平滑筋細胞のような単核細胞で，筋細胞の中軸部に1個，ときに2個の核をもつ．核は比較的大きく，楕円体形で，染色質に乏しい．心筋細胞の細胞質は骨格筋細胞のように酸好性に好染し，多くの筋原線維と豊富な筋形質とをもつ（図4-13）．

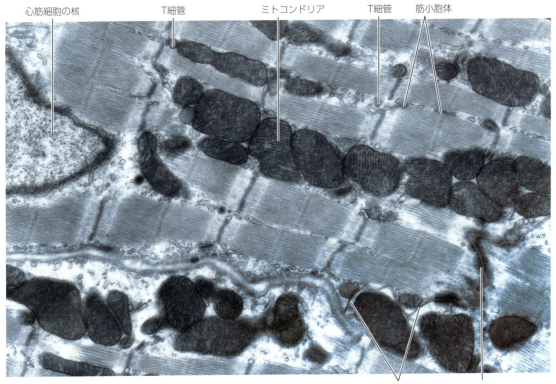

図4-13　心筋細胞の透過電子顕微鏡写真　×16,000

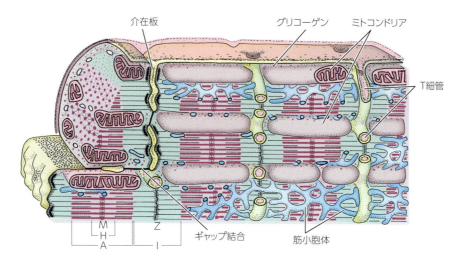

図4-14 心筋細胞の微細構造
T細管は太く，中に基底板を伴っている．筋フィラメントの配列との位置関係，筋小胞体の形を骨格筋細胞と比較する

　心筋線維は，細胞レベルで自律的収縮能をもつことが特徴である．自律的収縮のリズムは細胞培養下で孤立心筋細胞でも観察され，これらが互いに連結する心筋線維では心筋細胞が互いに同期する収縮のリズムを示す．細胞間の興奮の伝導により，収縮のリズムを共有していることがわかる．

1．筋原線維と筋小胞体

　筋原線維 myofibril は，骨格筋細胞に比べると，少量で，かつ疎である．筋原線維は，筋細胞の周縁部に多く，中軸部には少ない．筋細胞の横断面でみると，筋原線維は，しばしば放射状配列を示す．

　筋原線維は骨格筋細胞の筋原線維と同様に横紋を示し，電子顕微鏡でみると，太い筋フィラメントと細い筋フィラメントとからなり，骨格筋と同様に，その配列パターンによってA帯・I帯およびH帯・Z線・M線をつくる（図4-14）．

　筋小胞体は主として細管状で，吻合し，全体として疎な網をつくる．しかし，骨格筋細胞の筋小胞体とちがい，終末槽をつくらず，末端がやや膨らみ，ここでT細管と接するのみである．

　心筋細胞でも，細胞膜が陥入してT細管（横細管）をつくる．このT細管は骨格筋細胞のT細管よりも太く，Z線の高さにつくられる．細胞膜の外面に接する基底板はT細管の内面にも続く．

　すでに述べたように，骨格筋細胞では，T細管はその両側で筋小胞体の終末槽と接して三つ組をつくるが，心筋細胞ではT細管は一側においてのみ細管状の筋小胞体の末端と接し，**二つ組** diad, dias となることが多い．また，筋小胞体の細管は細胞膜とも接して二つ組をつくる．

　このように筋小胞体がT細管あるいは細胞膜と接して形成する二つ組は，骨格筋細胞における三つ組と同様に興奮収縮連関に関与する．

　筋形質は，骨格筋細胞に比べると多量で，特に細胞の中軸部で核の周囲に豊富にあり，ミトコンドリアやゴルジ装置などを含む．特にミトコンドリアは骨格筋細胞に比べて多く，極めて大きく，そのクリスタはよく発達し密在する．また，グリコーゲンや脂質滴も多い．

　以上のように心筋細胞は，骨格筋の赤筋の特徴を示す．収縮を持続的に繰り返すことによる．

　さらに，黄褐色の色素顆粒，すなわちリポフスチン顆粒が核の付近に現れ，特に加齢とともに増加する．

2．介在板

　光学顕微鏡でみると，心筋線維には長軸方向に直角に横走する線がある．この線はエオジンに濃染し，核と核との間にあって階段状を呈して横走する．**介在板** intercalated discs といい，互いに接する心筋細胞の細胞境界にあたる．

　電子顕微鏡でみると，介在板は細胞膜の横走する接合面と，縦走する側面の接合面とが階段状に連なってできている．

　横走する部では，あい接する細胞膜が乳頭状に突出し，これが互いに嵌合する．ここには，上皮細胞におけるアドヒーレンス結合（p.59）に似た連結装置がみられる．しかし上皮細胞のように接着帯という帯状の構造をとらず，広がった面状になることから**接着野** fascia adherens と呼ばれる．また，横走する部の両端には，しばしばデスモソーム（接着斑）が存在する．介在板の縦走する部では，あい接する細胞膜は**ギャップ結合**（p.57）をつくる．

前述のように，隣接する心筋細胞は介在板で接着野，デスモソーム（接着斑）とギャップ結合という3種の結合によって連結される．横走部の接着野は細い筋フィラメントが終わる付着部として役立ち，デスモソームはあい接する細胞を機械的に強く連結する．一方，ギャップ結合は互いに接する細胞間で興奮が伝導するところである．

3. 伝導心筋細胞 conducting cardiac myocyte

心筋細胞には，前述のような普通の心筋細胞の他に，刺激の伝導に関わる特殊心筋細胞がある．この特殊心筋細胞は**刺激伝導系** impulse conducting system をつくる心筋細胞であり，伝導心筋細胞とも呼ばれる．刺激伝導系は洞房結節，房室結節，房室束およびその枝のプルキンエ線維からなる（p.145）．

伝導心筋細胞では，筋原線維は少なく，主として細胞の辺縁部に存在する．筋形質は豊富で，特に大量のグリコーゲンを含んでいる．核は大きく円く，しばしば2核となっている．

伝導心筋細胞でできている心筋線維は，普通の心筋線維に比べて，著しく細いものや太いものがある．洞房結節や房室結節の伝導心筋線維は普通の心筋線維よりも細い．一方，房室束と，そこから分岐し末梢に至る**プルキンエ線維** Purkinje fibers は極めて太い．

■ 平滑筋組織 smooth muscle tissue

平滑筋は，胃腸，尿管や膀胱，卵管や子宮および血管の壁などに分布して平滑筋組織をつくる．平滑筋組織では，平滑筋細胞の間にわずかの微細な膠原線維（鍍銀好性線維），弾性線維があって筋細胞（線維）を結合している（図4-15）．

平滑筋細胞（平滑筋線維） smooth muscle cells (fibers) は1個ずつ単独に散在することもあるが，一般には束状あるいは膜状ないし層状に集まって存在する（図4-16）．

平滑筋細胞は発生学的に中胚葉性で，間葉細胞が**筋芽細胞** myoblasts となり，平滑筋細胞に分化する．しかし，例外的に外胚葉性のものもある（例えば眼球の虹彩における平滑筋や汗腺の筋上皮細胞）．

平滑筋細胞の形状は一般に細長い紡錘形で，中央部は太く両端部が細くなっている．

筋細胞の長さは一般には15〜200μmで，部位によって，また収縮状態によって異なる．例えば，血管壁の平滑筋細胞は約20μm，妊娠子宮の平滑筋細胞は500〜600μmにも達する．また，細胞は収縮すると短く太くなる．

筋細胞の核は通常1個で，長さ5〜25μmの細長い杆状で，細胞のほぼ中央部に存在する．核は一般に1個ないし数個の核小体をもつ．

核の形状は細胞の収縮状態によっても変化し，強く収縮する場合には短縮かつ屈曲あるいはらせん状になる．

a. 筋原線維の配列

筋細胞の細胞質，すなわち**筋形質** sarcoplasm は，酸好性でエオジンに好染する．ここに細胞の長軸方向に走る直径約0.2μmの筋原線維がある．

筋原線維は通常の染色標本では明らかでないが，硝酸などで適当に処理すると，みることができる．

電子顕微鏡でみると，多数の微細な筋フィラメントがある．筋フィラメントには，太さ約5nmのアクチンフィラメントと，太さ約15nmの太いミオシンフィラメントとからなる．太い筋フィラメントは細い筋フィラメントに比べて少ない（細い筋フィラメント15本に対して太い筋フィラメント1本の割である）．

平滑筋細胞の細い筋フィラメントは，**アクチン** actin，**トロポミオシン** tropomyosin，および平滑筋に固有の**カルデスモン** caldesmon と**カルポニン** calponin からなり，横紋筋と異なりトロポミオシンにはトロポニンは付着していない．太い筋フィラメントは，横紋筋と同様に**ミオシン** myosin からなる．しかし，横紋筋と違いミオシンの頭は，2方向のみに突出し，片側では同じ方向に向き，反対側では反

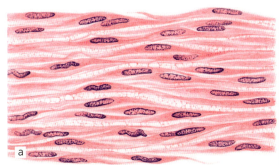
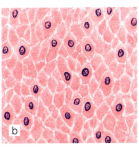

図4-15　平滑筋組織
×450
a：縦断，b：横断

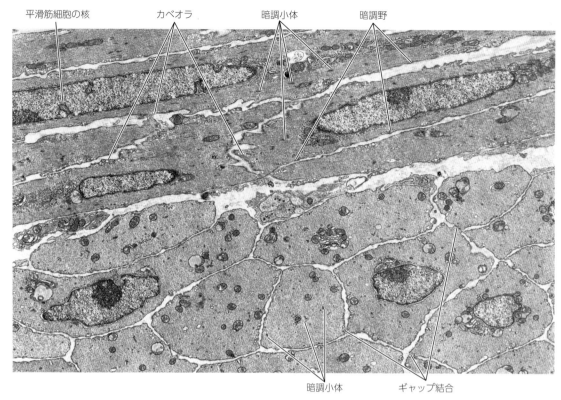

図 4-16　平滑筋細胞の透過電子顕微鏡写真
上部に縦断像，下部に横断像がみえる　×7,000

対方向に向いている．そのため，ミオシンの尾側で太い筋フィラメントは徐々に細くなる．

2種の筋フィラメントの配列は整然とせず，むしろさまざまな方向に斜走する．したがって，光学顕微鏡で横紋はみられない．ミオシンフィラメントのミオシン分子による突起，すなわちミオシンの頭部は，アクチンフィラメントのアクチン分子と結合して，横紋筋におけると同様に筋フィラメントの滑りこみ (p.101) によって，平滑筋が収縮する．

b. 細胞質の構造と機能（図4-17）

電子顕微鏡で観察すると，細胞質（すなわち筋形質）には，ところどころに**暗調小体** dense body と呼ばれる電子密度の高い部がみられる．骨格筋細胞における Z 線 (p.98) にあたり，αアクチンがあり，ここに細い筋フィラメントが付着する．この小体と同様な密な部は細胞膜の内側にもみられ，**暗調野** dense area と呼ばれる．ここには，細い筋フィラメントの他に，デスミンやビメンチンなどの太さ10 nm の中間径フィラメントも終わっている．また，隣り合う筋細胞では，ときにそれぞれの暗調野が互いに向かい合うようにあい対し，デスモソーム（接着斑）に似ている．間質に面する細胞膜にも，ヘミデスモソーム（半接着斑）と似た暗調野がみられる．

暗調小体や暗調野には，①筋細胞において収縮の際張力を生じ，②細胞骨格と関連して，細胞形態を保ち，③細胞の連結に関与するなどの働きがある．

筋形質は特に核の周囲に豊富で，ここに小さなゴルジ装置，ミトコンドリア，少量の小胞体やリボソームなどが存在する．その他，グリコーゲンや脂質滴なども含まれている．

細胞膜に沿って，多数の微細な細胞膜の陥凹がみられる．**カベオラ（表在小胞）**caveola といい，骨格筋における T 細管 (p.101) にあたる構造と考えられる．平滑筋細胞は，骨格筋線維に比べるとはるかに細く，細胞膜の興奮を細胞の深部にまで伝えるための T 細管のような構造は必要ない．

カベオラの周りには，細胞膜下に筋小胞体の不規則な網工がある．

カベオラと周りの細胞膜下の小胞体は筋収縮の際のカルシウムイオンの供給源である．

平滑筋には，収縮状態を長時間維持する仕組みがある．

筋細胞の表面は細胞膜で包まれる．隣接する筋細胞の細胞膜は一般に 50〜80 nm の間隙で隔てられるが，ときに間隙が極めて狭く約 2 nm で，ギャップ結合をつくる（図4-18）．これは，筋細胞間の興

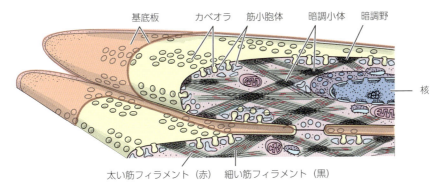

図4-17 平滑筋細胞の微細構造

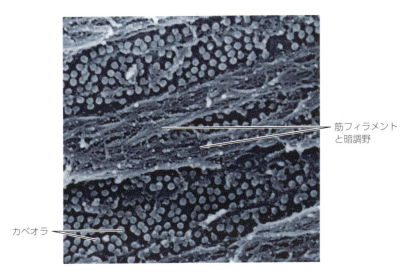

図4-18 平滑筋の細胞質側からみた細胞膜面と筋フィラメントの走査電子顕微鏡写真　×60,000
筋フィラメントの束は，暗調野で細胞膜に付着する．カベオラが集合する膜面と筋フィラメントが付着する膜面は交互に並び，細胞の縦方向に帯状に走る

奮伝達が行われる部位で，特に内臓の平滑筋で発達する．このような平滑筋組織では，全体として協調が保たれ，調和して収縮する．

細胞膜の外側には，上皮細胞における基底板と同様の構造を示す基底板がみられる．さらにその外側には微細な膠原線維（鍍銀好性線維），弾性線維が存在する．これらの構造が光学顕微鏡で基底膜のような薄膜として認められる．

Chapter 5 神経組織
nervous tissue

　神経組織 nervous tissue は神経系，すなわち中枢神経系（脳，脊髄）と末梢神経系（体性神経系，自律神経系）とを構成する組織で，神経機能を営む神経成分と，支持成分とに大別される．

　神経成分は神経細胞 nerve cell と，その突起である神経線維 nerve fiver とででき（図5-1），その両者をあわせて**ニューロン** neuron (neurocyte) という．

　ニューロンは一つの細胞であるが，核を含む胞体部，すなわち**神経細胞体** soma を特に神経細胞と呼び，その突起である神経線維と分けて扱うことが多い．

　ニューロンは神経系の形態的ならびに機能的単位で，神経系の働きは一般にニューロンが連なってつくる広汎かつ複雑な回路網によって営まれる．

　支持成分は，グリア（神経膠）であり，神経系，特に中枢神経系では，他の組織における間質の役割を果たし，ニューロンの支持・保護・代謝などに関与する．

■ 神経細胞 nerve cells

　神経細胞は一般に脳，脊髄や神経節に多数集まっているが，末梢神経の線維束の中にも少数がみられることもある．

　神経細胞は直径約20〜130μm，球形，楕円体形，星形，紡錘形，錐体形などさまざまな形のものがある．一般には大型の細胞であるが，直径4〜5μmの小さな神経細胞もある．

　神経細胞は発生学的に外胚葉に由来し，**神経芽細胞** neuroblast から発達分化する．分化すると，早期に分裂増殖能を失い，新生しない．

A 神経細胞の分類 （図5-2）

　神経細胞は胞体から突起を出すが，その突起の数によって，次のように分類される．

1. 無極神経細胞 apolar nerve cell

　突起をもたないもので，胎生期でまだ突起が発達しない幼若な神経芽細胞にみられるのみである．

2. 単極神経細胞 unipolar nerve cell

　突起がただ1本のみのもので，発生過程にある幼若な神経細胞である．

3. 双極神経細胞 bipolar nerve cell
（図5-3a）

　球形ないし楕円体形で，通常は胞体の両端から突起を1本ずつ出している．突起のうちの1本は**樹状突起** dendrite といい，インパルス（興奮）を胞体に向かって求心性に伝える．もう1本の突起は**神経突起（軸索突起）** neurite (axonal process) といい，

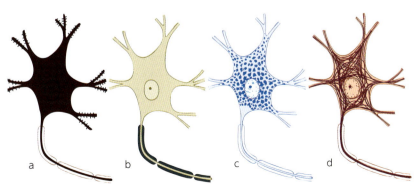

図5-1　神経細胞の形と種々の染色
a：ゴルジ銀染色
b：オスミウム酸による髄鞘染色
c：クレシルバイオレットによるニッスル染色
d：神経原線維のビールショウスキー銀染色

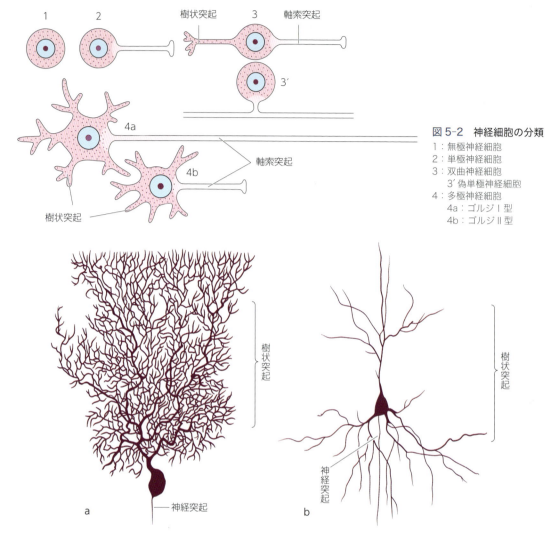

図 5-2 神経細胞の分類
1：無極神経細胞
2：単極神経細胞
3：双極神経細胞
　3′偽単極神経細胞
4：多極神経細胞
　4a：ゴルジⅠ型
　4b：ゴルジⅡ型

図 5-3 神経細胞（小脳，ゴルジ銀染色）×120
a：双極神経細胞，b：多極神経細胞

インパルスを胞体から遠心性に伝える．
　双極神経細胞は特定の感覚器，例えば網膜，嗅上皮やらせん神経節などにみられる．
　脳脊髄神経節の神経細胞（知覚神経細胞）は発生早期には2本の突起，すなわち神経突起と樹状突起とをもつ双極神経細胞であるが，発達とともに2本の突起の基部が互いに近づいて一緒になり，1本の共通幹となる．こうして，突起は胞体から起こるところでは1本であるが，胞体から離れるとT状に2本，すなわち神経突起と樹状突起とに分かれる．このような神経細胞を**偽単極神経細胞** pseudounipolar nerve cell という．

4. 多極神経細胞 multipolar nerve cell
（図5-3b）
　3本以上の突起をもつ神経細胞である．突起のう

ち，1本だけが神経突起で，他はすべて樹状突起である．
　多極神経細胞は中枢神経系，自律神経節に広くみられる最も普通の神経細胞で，一般に星形，錐体形である．
　さらに，神経突起（軸索）の長さによって，次の2型に分類される．
　（1）ゴルジⅠ型神経細胞 Golgi typeⅠ nerve cell：神経突起（軸索突起）が著しく長いものをいう．中枢神経系の灰白質にあり，その軸索は灰白質から出て，白質を走り，離れた部位の灰白質に至るものや，中枢神経系から出て末梢神経となって末梢部位に至るものなどがある．
　（2）ゴルジⅡ型神経細胞 Golgi typeⅡ nerve cell：神経突起（軸索突起）が短いものをいう．特に中枢神経系の灰白質内に多く，その軸索は短く灰白

質内に終わっている.

B 神経細胞の構造

神経細胞の核は一般に大きく球形で,染色質はびまん性に分散するので,明るく胞状にみえる.一般に1個の明瞭な核小体がみられる(図5-4).

神経細胞の胞体を**核周部** perikaryon ともいい,その細胞質を**神経形質** neuroplasm という.次のように,細胞小器官など,いろいろな構造がみられる.

ミトコンドリアは一般に顆粒状あるいは杆状で,核周部のみでなく突起にもみられ,特に軸索突起の先端に多い.ゴルジ装置は一般に発達がよく,胞体内の所々に分布する.一部は樹状突起にもみられる.

中心小体は光学顕微鏡では認めることが困難で,存在しないといわれたが,電子顕微鏡では,特に幼若な神経細胞にみられる.

1. 神経原線維 neurofibrils

神経細胞の細胞質には,銀染色によって銀好性に黒く染まる細い線維がみられる.この線維を神経原線維と呼ぶ.胞体に広く網状に分布し,さらに突起内にもみられる.

電子顕微鏡でみると,次の2種の線維構造が存在する.

a. 神経フィラメント neurofilaments

太さほぼ10 nmの線維で,神経細胞の胞体および突起に束状に集まり,光学顕微鏡でみえていた神経原線維の主体をなす.神経フィラメント(**ニューロフィラメント**)は中間径フィラメントであり,細胞骨格として形態の機械的支持に関与する.神経フィラメントは有髄線維の軸索に特に豊富であるが,無髄軸索や樹状突起には少なく,みられないこともある.

b. 神経微小管 neurotubules

太さ約25 nmの微小管で,これも神経細胞の胞体および突起に存在する.神経微小管は小胞や物質を移動・運搬する.

2. ニッスル小体 Nissl body

神経細胞の胞体にあり,チオニン,トルイジン青などの塩基性色素に好染する顆粒状ないし塊状の物質である(**色素好質** chromatophilic substance).胞体に広く分布し,しばしば斑状にみえるので,**虎斑物質** tigroid substance とも呼ばれる.

電子顕微鏡でみると,ニッスル小体は平行に配列する**粗面小胞体**と,その間にある大量の自由リボ

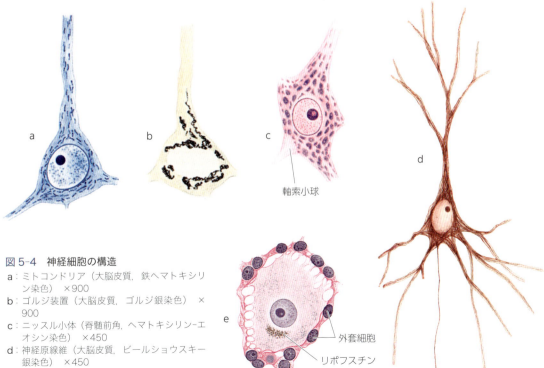

図5-4 神経細胞の構造
a:ミトコンドリア(大脳皮質,鉄ヘマトキシリン染色) ×900
b:ゴルジ装置(大脳皮質,ゴルジ銀染色) ×900
c:ニッスル小体(脊髄前角,ヘマトキシリン-エオシン染色) ×450
d:神経原線維(大脳皮質,ビールショウスキー銀染色) ×450
e:リポフスチン(三叉神経節,ヘマトキシリン-エオシン染色) ×400

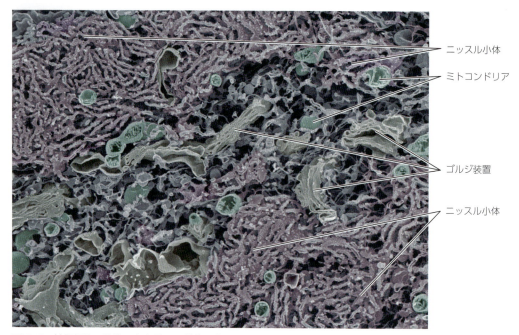

図 5-5　神経細胞の胞体の走査電子顕微鏡写真
粗面小胞体の集合であるニッスル小体（紫）が多い．ゴルジ装置が分散する　×1,400

ソームとの集まりで，タンパク質を合成している構造体である．これは神経細胞が活発にタンパク質を産生している細胞であることを示す（**図 5-5**）．

ニッスル小体は胞体だけでなく，樹状突起にも存在する．しかし，神経突起（軸索）にはみられない．また軸索が起こる胞体部位（**軸索小丘** axon hillock）もニッスル小体を欠く．

ニッスル小体の量，形状，分布などはニューロンによって異なる．例えば，大型の運動ニューロンでは，ニッスル小体は大量で，粗大な塊をつくり，脳脊髄神経節の大型知覚ニューロンでは，ニッスル小体は微細で，胞体内に広く分布する．小さなニューロンでは，ニッスル小体は一般に微細で少量である．

種々の疾患，疲労状態や突起が損傷，切断された場合など，神経細胞が傷害されると，ニッスル小体は敏感に反応し，分散し，ついには消失する．この現象を**色質融解** chromatolysis（**虎斑融解** tigrolysis）．この場合には，胞体は腫脹し，胞体中央部のニッスル小体が極めて微細となって融解し（**中心性色質融解** central chromatolysis），核は胞体の辺縁側に移動し，偏在することが多い．このような変化は，特に軸索が胞体の近くで切断された場合に強く起こり，**軸索反応** axonal reaction あるいは**逆行性変性** retrograde degeneration とも呼ばれ，脊髄前角の大型運動ニューロンで特に著しい．

3. 色　素

神経細胞の胞体には，色素が含まれることがある．色素には，リポフスチンとメラニンとの2種がある．

a. リポフスチン lipofuscin

微細な黄褐色の色素顆粒で，脂質と同様の染色性をもつ．顆粒は胞体の一定部位に限局することもあるが，びまん性に分布することもある．一般に小児期には少ないが，加齢とともに増加する．その出現の時期や量は神経細胞によって異なる．リポフスチン顆粒はリソソームに由来し，特に分解されないで残った老廃物を貯えたリソソームの集合体である．

b. メラニン melanin

他の組織に出現するメラニンと同様の大きな褐色の色素顆粒で，特定の神経細胞にみられる．メラニンをもつ神経細胞が存在すると，その部位は肉眼的にも黒色あるいは青色をおびる．例えば中脳の黒質や第四脳室底の青斑核などである．

4. 分泌顆粒 secretory granules

一部の神経細胞では，ホルモン産生細胞とよく似た分泌顆粒をもつものがある．このような細胞を**神経分泌細胞** neurosecretory cells と呼び，その分泌現象を**神経分泌** neurosecretion という．

神経分泌細胞は視床下部のような特定部位にみられる（p.204）．

分泌顆粒は一般の分泌細胞（腺細胞）におけるようにゴルジ装置で産生され，胞体の突起（軸索突起）に送られ，そこから血管などへ放出される．

分泌物がペプチドである神経分泌細胞を**ペプチド分泌ニューロン** peptidergic neuron といい，カテコールアミン（ドパミン，ノルアドレナリン，アドレナリンなど）やインドールアミン（セロトニンなど）を分泌するものを**モノアミン分泌ニューロン** aminergic neuron という．

C 神経細胞の突起

神経細胞の突起には，すでに述べたように樹状突起と軸索突起（神経突起）がある（図5-6）．

1. 樹状突起 dendrite

胞体から出るところでは太いが，分岐を繰り返して，次第に細くなる．

樹状突起は神経細胞の胞体が直接に突出したもので，その細胞質，すなわち樹状突起形質は，ミトコンドリア，ゴルジ装置，神経フィラメント，ニッスル小体（粗面小胞体と自由リボソーム）などを含む．これらの構造は特に樹状突起の基部に多いが，突起が細くなるとともに減少し，消失する．しかし，神経フィラメントは突起の先端にまで達している．

多くのニューロンでは，樹状突起の表面に多数の小さな突出がみられる．これを**樹状突起棘** dendritic spine（または棘 spine）という．樹状突起棘は他のニューロンの軸索の終末とシナプスをつくり，興奮を受容する場である．

樹状突起は，すでに述べたように，興奮を突起の末梢から胞体に向かって求心性に伝えるもので，突起が樹状を呈するのは，興奮の受容面積を広くするためとみなされる．

樹状突起には，後述する軸索にみられるような物質の移動がみられ，**樹状突起流** dendritic flow という．例えば，アミノ酸を胞体に注入すると，樹状突起の先端に向かって移動する．

2. 軸索突起 axonal process

1本で，興奮を胞体から突起の先端に向かって伝える．すでに述べたように，長さはさまざまで，1

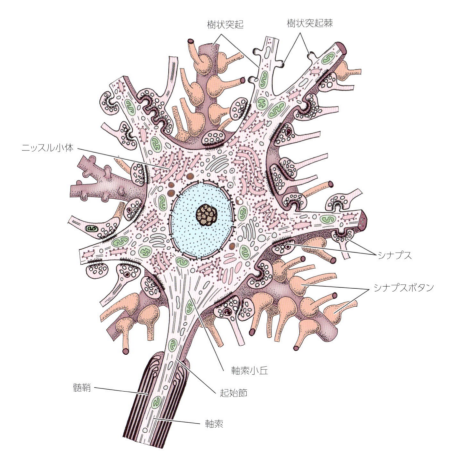

図 5-6　神経細胞の微細構造
神経細胞体と樹状突起には極めて多数の種々の形のシナプスが連結している

5. 神経組織

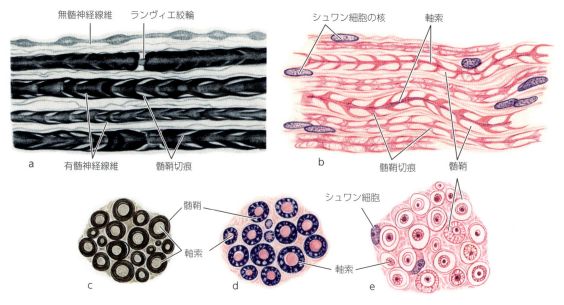

図5-7　神経線維（脊髄神経）の縦断像（a, b）と横断像（c, d, e）×450
a：オスミウム固定．b：ホルマリン固定（ヘマトキシリン-エオシン染色）．c：オスミウム固定．d：ミュレル（パールワイゲルト染色）．e：ホルマリン固定（ヘマトキシリン-エオシン染色）

m以上にも達する長いものもある．

軸索突起（**神経突起** neurite）は，樹状突起に比べると，平滑であり，太さも一様である．一般には細く長く，分枝も少ない．経過中に出る枝は，**側副枝** collaterals といい，軸索突起からほぼ直角方向に出る．軸索突起は先端で多数の小枝に分かれる．これらを**終末分枝** terminal branch (telodendron) と呼ぶ．

軸索突起が胞体から起こる部位は円錐状で，細胞質はニッスル小体を欠き明るくみえる．この部位を**軸索小丘** axon hillock と呼ぶ．軸索突起には，ミトコンドリア，神経原線維が含まれるが，ゴルジ装置，粗面小胞体，ニッスル小体はみられない．軸索突起の構造は次に述べる．

■ 神経線維 nerve fiber

神経線維は神経細胞の突起のうちで比較的に長いものをいう．突起には樹状突起と軸索突起（神経突起）との2種がある．樹状突起は一般に軸索突起よりも短いが，長いものもある．例えば，脊髄神経節の知覚ニューロンは偽単極神経細胞で，その樹状突起は1本で長く，軸索突起と同様の構造をもち，神経線維となる．

A 神経線維の構造

神経線維は神経細胞の突起である軸索と，これを包む支持細胞とからできている．支持細胞は特異なさや，すなわち**髄鞘**（p.117）と**シュワン鞘**（p.120）とをつくる（図5-7）．

1. 軸　索 axon

軸索は神経細胞の胞体の軸索小丘から起こる．軸索小丘に続く軸索の**起始節** initial segment は約数μmにわたって有髄線維でも髄鞘で包まれず，細い．起始節より遠位側に進むと，軸索は太くなり，髄鞘で包まれるようになる．

起始節は軸索小丘と同様の構造をもち，機能的に**インパルス** impulse の発生にあずかる．神経細胞の細胞膜は，興奮の静止状態では，膜内外のナトリウムイオンとカリウムイオンの濃度の差により外側がマイナスに荷電している．この荷電は，刺激により脱分極し，次いでまた静止電位に戻る．この脱分極による電位が活動電位，すなわちインパルスである．インパルスは細胞膜上を伝わっていく．これを興奮の伝導という．

軸索は神経細胞の胞体に連なり，横断面は円形である．太さは$0.5〜2\mu m$で，さまざまである．1本の軸索では，起始節を除き，その走行経過中の太さはほぼ一定である．

軸索は神経形質の続きでできる．**軸索形質** axoplasm といい，神経原線維（神経フィラメントと神経微小管），ミトコンドリア，滑面小胞体を含むが，ゴルジ装置やニッスル小体はない．軸索は神経細胞の細胞膜に連なる**軸索膜** axolemma で包まれる．

軸索には，いろいろな物質の流動が知られている．この現象を**軸索流** axonal flow（**軸索輸送** axoplasmic transport) という. 軸索流には, 細胞体から軸索の末端に向かう流れ, すなわち**順行性軸索流** anterograde axonal flow と, 反対に軸索の末端から細胞体に向かう**逆行性軸索流** retrograde axonal flow とがある.

順行性軸索流には, 速度が 1 日 1〜5 mm 以下の**遅い軸索流** slow anterograde flow と, 1 日 300〜400 mm の**速い軸索流** fast anterograde flow とがある. 遅い軸索流は, チュブリン, アクチン, 神経フィラメント物質など, 細胞体で産生されたタンパク質などの物質輸送にみられる. 速い軸索流は, ミトコンドリア, 小胞, 滑面小胞体など膜系構造や糖類, アミノ酸, 核酸, ある種の神経伝達物質, カルシウムイオンなどの輸送にみられる.

逆行性軸索流は 1 日 300〜400 mm の**速い軸索流** fast retrograde flow で, ミトコンドリア, 多胞小体などや軸索の末端に取り込まれた物質の輸送にみられる.

軸索流には軸索における神経微小管が関与し, **キネシン** kinesin や**ダイニン** dynein が関与する (p.28).

軸索流, 特に順行性輸送は, 軸索の発達, 維持, 再生に必要なタンパク質など栄養物質の補給や軸索末端における興奮伝達などの機能を営むのに必要な構造や物質の輸送に関与する.

軸索では, 粗面小胞体, リボソームを欠くためにタンパク質は合成されない.

逆行性軸索流によって, 軸索の末端に取り込まれた物質や侵入する病原体は細胞体に送られる. こうして, 軸索の末端における変化が神経細胞の細胞体に影響する.

軸索流はニューロンの標識研究に用いられる. 放射性の標識アミノ酸, 例えば〔^{3}H〕ロイシンを神経細胞の付近に注射すると, ロイシンは細胞体で合成されるタンパク質に組み込まれる. このような標識されたタンパク質は軸索を輸送されるので, 注射後適当な時間が経つと, 軸索の末端で放射能が検出される. こうして, 軸索の走行, 分布を明らかにできる.

また, **西洋ワサビペルオキシダーゼ** horseradish peroxidase (HRP) を注射すると, ニューロンの細胞体や軸索の終末で取り込まれる. 軸索に取り込まれた HRP は逆行性軸索流で細胞体に送られ, 細胞体に取り込まれた HRP は順行性軸索流で軸索の末端に向かって輸送される. このような HRP を組織化学的に検出することによって, ニューロンの形態学的観察や伝導路の走行を知ることが可能となる.

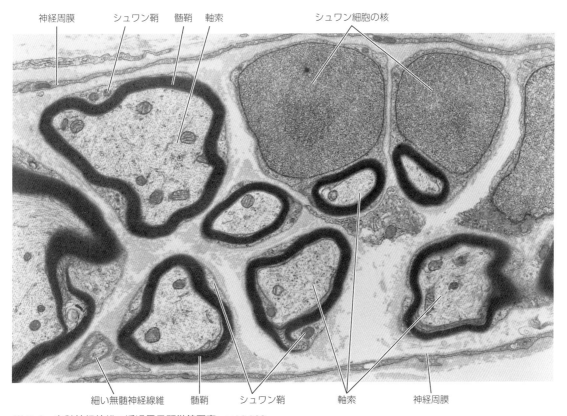

図 5-8 有髄神経線維の透過電子顕微鏡写真 ×10,000

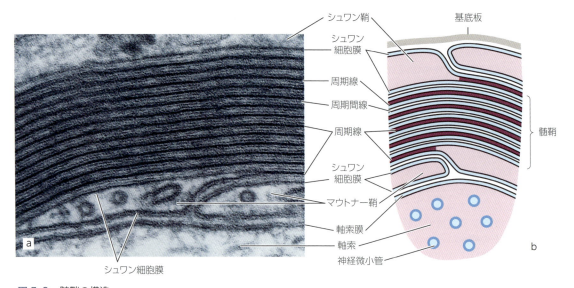

図 5-9　髄鞘の構造
a：透過電子顕微鏡写真　×160,000，b：微細構造

2. 髄　鞘 myelin sheath

髄鞘（ミエリン鞘）は軸索を円筒状に囲む被鞘である．髄鞘の厚さは神経線維によって異なるが，同じ神経線維では全長にわたってほぼ一様である．中枢神経では希突起膠細胞が，末梢神経ではシュワン細胞が髄鞘をつくる（図5-8）．

a. 髄鞘の構造（図5-9, 10）

髄鞘は化学的に脂質（約80%）とタンパク質（約20%）とでできている．脂質はコレステロール，リン脂質，糖脂質などで，**ミエリン** myelin ともいう．このように髄鞘は大部分が脂質でできているので，オスミウム酸で固定すると黒染する．

髄鞘には，固有のタンパク質として，**ミエリン p_0 タンパク質** myelin protein zero（P_0），**PMP22**（peripheral myelin protein 22），**プロテオリピドタンパク質** proteolipid protein（PLP），**ミエリン塩基性タンパク質** myelin basic protein（MBP），などが存在する．

新鮮な神経線維を水中で切断すると，その断端からミエリンが滴状に湧出する．この状態を**ミエリン像** myelin figure という．

通常の組織切片では，その製作過程でアルコールなどの脂肪溶剤を用いるので，髄鞘はミエリンが溶解し，残ったタンパク質が変性凝固して不規則な網状を呈する．これを古くは**神経ケラチン** neurokeratin と呼んだ．

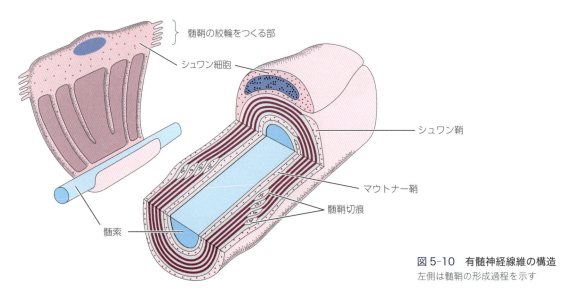

図 5-10　有髄神経線維の構造
左側は髄鞘の形成過程を示す

電子顕微鏡でみると，髄鞘は軸索の周りを同心円状に取り囲む層板構造，すなわち**ミエリン層板** myelin lamellae でできている．層板は厚さ約3 nm の電子密度の高い層（**周期線** major dense line or period line）と，厚さ約2 nm の電子密度がやや低い層（**周期間線** minor dense line or intraperiod line）とが，交互に規則正しく重なってできている．このような層板構造は，後述するように，中枢神経系では希突起膠細胞の膜状の突起が，末梢神経系ではシュワン細胞の膜状の突起が，軸索を同心円状に幾層にも取り巻いてできたものである．周期線は巻きこまれた突起の細胞質が消失し，細胞膜の内板同士が互いに密着癒合して生ずるもので，12〜15 nm の間隔で反復する．周期間線は巻きこまれた細胞膜の外板ででき，2枚みられるが，2枚が癒合することも多い．

周期線は内側端で2葉に分かれ，その間に薄い細胞質層をはさむ．この細胞質層を**マウトナー鞘** Mauthner sheath という．

b. 髄鞘の切れ目

髄鞘には，ところどころに，2種の切れ目，すなわち絞輪と切痕とがみられる．

(1) **ランヴィエ絞輪** node of Ranvier：髄鞘はほぼ一定の間隔（80〜600 μm）で中断している．この中断部位が絞輪である．隣り合う2つの絞輪の間を**絞輪間節** internodal segment または髄鞘節 medullary segment という．髄鞘の厚さと絞輪間節の長さとは軸索の太さに比例し，太い軸索では髄鞘も厚く，絞輪間節も長い．軸索が側副枝を出す場合には，側副枝は絞輪の部位で分かれる（図5-11）．

新鮮な神経線維を硝酸銀液に浸すと，ランヴィエ

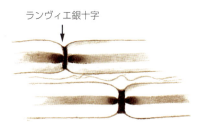

図5-11　有髄神経線維の銀十字　×600

絞輪の部位に黒く染まる輪が現れる．このような輪が生ずるのは，絞輪のところにある液状のタンパク質が凝固し，銀塩を還元するためである．さらに，時間が経過すると，軸索も黒染するようになるので，絞輪の部位には全体として黒染する十字像が生ずる．これを**ランヴィエ銀十字** silver cross of Ranvier という（図5-12）．

電子顕微鏡でみると，ランヴィエ絞輪の部位では，髄鞘をつくる各ミエリン層板の末端部が軸索に向かってほぼ直角に走り，軸索膜に接して指状に膨らんで終わっている．この部と軸索膜との間にはタイト結合がみられる．またシュワン細胞では，絞輪の部で隣接する胞体間にもタイト結合がみられる．

ランヴィエ絞輪は中枢神経系と末梢神経系いずれの神経線維にも存在する．

髄鞘は軸索に起こる脱分極，すなわち活動電位を絶縁する働きをもつ．脱分極は絞輪のところで起こり，軸索の興奮伝導は絞輪から次の絞輪へと跳躍的に行われる（**跳躍伝導** saltatory conduction）．

(2) **髄鞘切痕（シュミット-ランターマン切痕）** incisure of Schmidt-Lanterman：末梢神経の髄鞘には，線維の走行に対して斜めに走る切れこみがみられる．これが髄鞘切痕で，各絞輪間節に1ないし

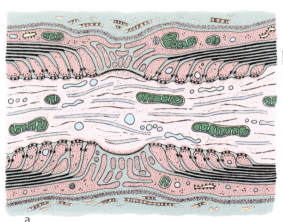
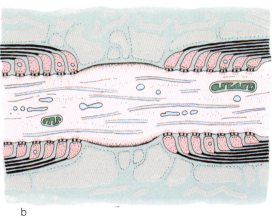

図5-12　髄鞘のランヴィエ絞輪の微細構造（縦断像）
a：末梢神経の有髄線維．髄鞘はシュワン細胞がつくる．b：中枢神経の有髄線維．髄鞘は希突起膠細胞がつくる

5. 神経組織

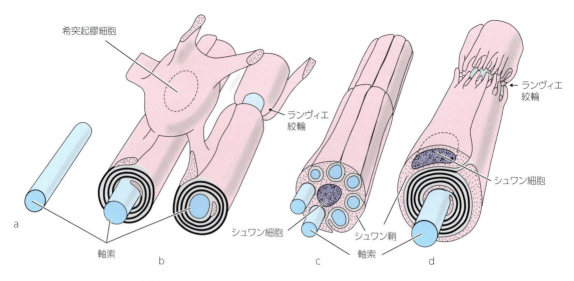

図 5-13　神経線維の微細立体構造
a：無鞘無髄神経線維，b：中枢神経の無鞘有髄神経線維，c：末梢神経の有鞘無髄神経線維，d：末梢神経の有鞘有髄神経線維

数個みられ，軸索をとり囲んで漏斗状に斜走する．軸索に対する切痕の斜走方向は一定しない．

髄鞘切痕は，髄鞘をつくるミエリン層板の各周期線が離開し，その間に細胞質が保たれることによって生ずる．切痕は加齢とともに増加する．シュワン細胞では，重なり合う細胞膜はコネキシンで結合する．

髄鞘切痕は末梢神経系の神経線維にのみみられ，中枢神経系では存在しない．

c. シュワン鞘 Schwann sheath

神経は軸索の周りを膜状に包む薄く扁平な細胞，すなわち**シュワン細胞** Schwann cell でできており，神経線維鞘 neurolemma とも呼ばれる．シュワン鞘が髄鞘とともに軸索を包む場合（有髄・有鞘神経線維）には，髄鞘の外側にある．1個のシュワン細胞が1個の絞輪間節にあって，その細胞核は絞輪間節のほぼ中央に位置する．シュワン細胞の細胞質には，核の付近にミトコンドリア，ゴルジ装置や少量の粗面小胞体などがある．その他に，**パイ顆粒（ライヒ）**π granules of Reich と呼ばれる異染性の顆粒がみられる．この顆粒は，電子顕微鏡でみると，密な小体で，リポフスチンにあたり，加齢とともに増加する．

シュワン細胞の外面には，細胞膜に接して上皮細胞と同様の基底板がみられる．

末梢神経系の有髄神経線維では，シュワン細胞は，すでに述べたように，髄鞘をつくる．すなわち髄鞘形成細胞で，シュワン鞘は髄鞘とともに一つの単位的構造である．

B　神経線維の種類 （図5-13）

神経線維は，前述のような被鞘の有無によって，次の4種に分けられる．

1. 無鞘無髄神経線維 unmyelinated nerve fiber without neurolemma

シュワン鞘を欠く神経線維で，**裸の軸索** naked axon である．中枢神経系の灰白質にある軸索にみられる．

2. 有鞘無髄神経線維 unmyelinated nerve fiber with neurolemma （図5-14）

この線維は**灰白線維** gray fiber ともいわれ，自律

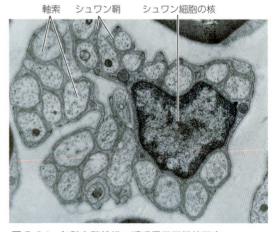

図 5-14　無髄有鞘線維の透過電子顕微鏡写真
×12,000

神経系の節後線維にみられる．シュワン鞘が髄鞘を形成しない場合で，軸索はシュワン細胞の細胞膜の陥入のなかに入り込み，胞体内に囲まれる．1個のシュワン細胞がしばしば多数（数本〜数十本）の軸索を包んでいる．

3. 無鞘有髄神経線維 myelinated nerve fiber without neurolemma

白色線維 white fiber とも呼ばれ，中枢神経系（脳・脊髄）の白質をつくる神経線維である．この場合，髄鞘を形成するのはシュワン細胞でなく，グリア細胞である．

4. 有鞘有髄神経線維 myelinated nerve fiber with neurolemma

この線維は末梢神経系の体性神経の大部分をつくる．

神経線維は生理学的に興奮伝導速度との関連から太さによって，A線維，B線維およびC線維に大別される．

(1) A線維 type A fibers：太さ3〜20 μm で，有髄性の体性神経線維（運動性・知覚性）である．さらにα・β・γ・δ線維に分けられる．

(2) B線維 type B fibers：太さ約1〜3 μm で，有髄性の自律神経線維の節前線維や内臓知覚線維などがこれに属する．

(3) C線維 type C fibers：太さ0.5〜1.5 μm で，一般に無髄線維である．自律神経線維の節後線維や，一部の痛覚線維（にぶく，遅い痛み）などである．

興奮の伝導速度は線維（軸索）の太さに比例し，A線維が最も速く（15〜120 m/秒），次いでB線維（3〜15 m/秒），C線維（0.5〜2.5 m/秒）である．伝導速度は髄鞘の有無とも関連し，有髄線維と無髄線維とを比べると，有髄線維のほうが速い．有髄線維では，軸索も一般に太く，かつランヴィエ絞輪で跳躍伝導が起こるためである．

■ シナプス synapse

神経系はニューロンの広汎な連鎖でできている．2個のニューロンが連絡し，その間に興奮伝達が起こる部位をシナプスという．シナプスは一種の細胞連結であり，興奮伝達は常に一方向にのみ起こる．シナプスは形態学的に次のように分類される（図5-15）．

(1) 軸索樹状突起間シナプス axodendritic synapse：一つのニューロンの軸索が他のニューロンの樹状突起に終わるシナプスで，最も一般的である．

(2) 軸索胞体間シナプス axosomatic synapse：

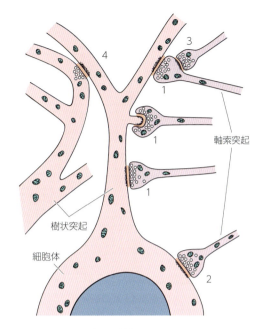

図 5-15　シナプスの種類
1：軸索樹状突起間シナプス，2：軸索胞体間シナプス，
3：軸索間シナプス，4：樹状突起間シナプス

軸索が（細胞体）に終わるシナプスで，これもよくみられる．

(3) 軸索間シナプス axoaxonic synapse：軸索が軸索の起始節や終末分枝に終わるシナプスである．

(4) 樹状突起間シナプス dendrodendritic synapse：樹状突起と樹状突起間にできるシナプスである．

A　シナプスの構造（図5-16, 17）

軸索は終末に近づくと髄鞘を失って裸軸索となり，枝分かれをする．このような終末分枝の末端は，シナプスボタン synaptic bouton と呼ばれる球状の膨らみを示し，シナプス synapse をつくる．

1本の軸索が多数の終末分枝に分かれ，多くのニューロンに連絡する．逆にいえば，1個のニューロンは多くのニューロンから興奮を受けている．例えば，脊髄の前角にある運動ニューロンは約2,000個のシナプスをもち，小脳のプルキンエ細胞は樹状突起だけでも数十万個のシナプスをもつ．

シナプスで，シナプスボタンの細胞膜は次のニューロンの細胞膜との間に15〜20 nmの狭い細胞間隙を隔ててあい対する．この細胞間隙をシナプス間隙 synaptic cleft といい，互いに向かい合う細胞膜をシナプス膜 synaptic membrane と呼ぶ．終末球，すなわち興奮を与える側（シナプス前部）のシナプス膜をシナプス前膜 presynaptic membrane と

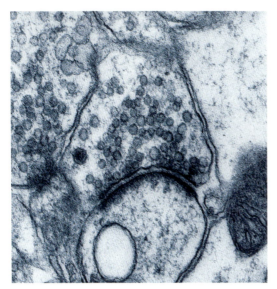

図 5-16　シナプスの透過電子顕微鏡写真
大脳皮質　×60,000

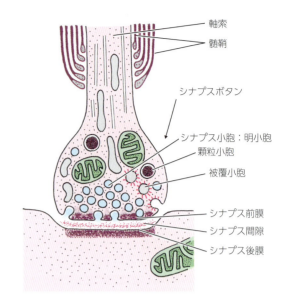

図 5-17　シナプスの微細構造

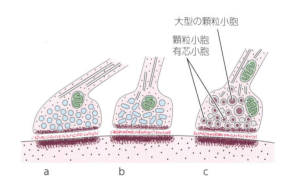

図 5-18　異なるシナプス小胞をもつシナプス
a：球状の明小胞をもつ（S 型）
b：扁平なシナプス小胞をもつ（F 型）
c：顆粒小胞をもつ

いい，興奮を受ける側（シナプス後部）のシナプス膜を**シナプス後膜** postsynaptic membrane と呼ぶ．シナプス前膜とシナプス後膜には，膜のすぐ内側に電子密度がやや高い物質が集まっている．また，シナプス間隙にも，その中央にシナプス膜に平行な薄層があり，ここからシナプス膜に向かって垂直に並ぶ微細な線維状構造がみられることもある．

シナプスボタンは，多数の小胞とミトコンドリア，まれにリソソームを含む．

小胞は**シナプス小胞** synaptic vesicles と呼ばれ，特にシナプス前膜の近くに集積する（図 5-18）．これらの小胞には，これを集め，シナプス前膜に結合させる物質である NSF（N-ethyl-maleimide-sensitive factor）が覆っている．興奮が軸索終末に達すると，シナプス小胞を包む膜は NSF の働きでシナプス前膜の NSF 結合タンパク質と結合し，シナプス前膜の脱分極があると，カルシウムチャネルが作動してカルシウムイオンがシナプスボタンに流れ込み，これをきっかけにシナプス小胞は開口し，シナプス小胞の内容はシナプス間隙に放出される．このようなシナプス小胞に含まれる物質は**神経伝達物質** neurotransmitters である．放出された伝達物質はシナプス後膜で受容体に受けとられ，後膜のイオン透過性が変化して電位変化が起こり，興奮が伝達される．

伝達物質のような化学物質を介して，興奮伝達が起こるシナプスは**化学シナプス（小胞シナプス）** chemical synapse（vesicular synapse）という．

シナプスには，化学シナプスの他に，**電気シナプス（無小胞シナプス）** electrical synapse（nonvesicular synapse）と呼ぶシナプスがある．電気シナプスは 2 個のニューロンのシナプス膜が，**ギャップ結合**のように，幅約 2 nm の細隙を隔ててあい対し，膜を構成するタンパク粒子により互いに接着するもので，シナプス前部と後部とのニューロンの細胞質の間で，イオンの流入移動が容易に起こり，興奮が伝達される．電気シナプスは一般に無脊椎動物で知られているが，脊椎動物では，極めてまれで，特定部位のみに存在する．同様の構造は，平滑筋や心筋でみられる．

B　神経伝達物質

神経伝達物質 neurotransmitter としては，アセチルコリン acetylcholine，カテコールアミン catecholamine（ノルアドレナリン noradrenalin やドー

パミン dopamine）のようなアミン，γ-アミノ酪酸 gamma-aminobutyric acid（GABA）などのアミノ酸が古くから知られている．このような比較的に低分子物質の他に，種々のペプチド（神経ペプチド neuropeptide）のような伝達物質も知られている．伝達物質の性状によって神経は**コリン作動性** cholinergic，**アドレナリン作動性** adrenergic，**セロトニン作動性** serotonergic，**ドーパミン作動性** dopaminergic，**ペプチド作動性** peptidergic などと呼ばれる．

伝達物質のうちで，最も普遍的で古くから知られているのはアセチルコリンである．アセチルコリンは軸索の終末部で合成され，シナプス小胞に貯えられる．このような小胞は直径 40～60 nm で，内部が明るい**明小胞** clear vesicles である．

ノルアドレナリンを含む小胞は直径 50～100 nm で，内部に芯のように電子密度の高い顆粒状物質をもち，**顆粒小胞** granular vesicles（有芯小胞）と呼ばれる．

また，ドーパミンをいれる小胞は，直径 90～120 nm の**大型の顆粒小胞** large granular vesicles としてみられる．GABA をもつ小胞は内部が明るく，楕円体形（50×30 nm）である．

生理学的に，シナプスには**興奮性**と**抑制性**とが知られている．興奮性シナプスは球状のシナプス小胞をもち，S 型（球型）と呼ばれ，アセチルコリン，グルタミン，セロトニンなどを放出する．抑制性シナプスは扁平な（flat）小胞をもち F 型（扁平型）で，その伝達物質は GABA やグリシンを放出する．

抑制性シナプスのシナプス小胞は実際には球形であって，扁平化は固定条件によるともいわれる．

1. 伝達物質の放出

シナプス小胞に含まれる伝達物質の放出は，小胞膜がシナプス前膜と癒合して起こる**エキソサイトーシス**（開口分泌）exocytosis による．

伝達物質がアセチルコリンの場合には，放出されたアセチルコリンはシナプス後膜の受容体と結合するが，同時にシナプス膜やシナプス間隙にある**アセチルコリンエステラーゼ** acetylcholine esterase という酵素でコリンと酢酸とに分解される．コリンはシナプス前部の軸索内に取り込まれて，再びアセチルコリンの合成に利用される．

前述のように，多くのシナプス小胞がエキソサイトーシスによって内容を放出すると，各小胞膜は次にシナプス前膜に連なることになる．こうして，シナプス前膜には多数の小胞膜がくみこまれて加わるので，シナプス前膜は過剰となり延長するはずであるが，一方でシナプス前膜へ内側に向かって陥凹し，くびれ，いわゆる被覆小胞となり，**エンドサイトーシス** endocytosis によって取り込まれる．被覆小胞は軸索形質の中で被覆を失って槽をつくり，それから再びシナプス小胞が形成される．こうして，シナプス前部では，小胞のエキソサイトーシスとエンドサイトーシスとが共役して起こり，小胞膜の回転，再循環が起こる．

神経伝達物質の欠損による疾患に，**パーキンソン病** Parkinson disease がある．パーキンソン病は運動失調を症状とするが，脳の黒質のドーパミン含有神経細胞の変性，消失による．

■ グリア neuroglia

グリア（神経膠）は神経組織における支持成分で，**グリア細胞（神経膠細胞）** neuroglial cells, gliocytes でできる．グリア細胞は中枢神経系における**中枢性グリア細胞** central gliocyte と，末梢神経系における**末梢性グリア細胞** peripheral gliocyte とに大別される．ただし，通常グリアという場合には，中枢性グリア細胞を意味することが多い．

A 中枢性グリア細胞

中枢神経系におけるグリアで，次のように分けられる．

1. 上衣 ependyma

中枢神経系は発生学的に外胚葉に由来する**神経管** neural tube から生ずる．神経管の頭側部が脳になり，尾側部が脊髄になる．こうして，神経管から中枢神経系ができると，その内腔は脳では脳室系に，脊髄では脊髄中心管になる．これらの内腔の表面は単層の上皮性細胞で覆われる．この細胞層が上衣で，その細胞が上衣細胞である．

上衣細胞 ependymal cell, ependymocyte は円柱状ないし立方形細胞で，ほぼ中央部に楕円体形の核

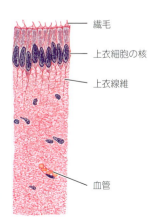

図 5-19　上衣細胞
脊髄横断　×250

をもつ．細胞は自由面にしばしば繊毛をもつ（**繊毛上衣細胞** ciliated ependymocyte）（図 5-19）．

　上衣細胞は基底側から神経組織に向かって細長い胞体突起を出している．この突起は**上衣線維** ependymal fibers といわれ，分岐し，あい連なる．特に発育期では長く，脊髄では外表面にまで達して**外グリア境界膜** external glial limiting membrane を形成する．

　また，脈絡叢を覆う上皮細胞も上衣細胞である．

　電子顕微鏡でみると，上衣細胞の自由面には繊毛の他に微絨毛をもつ．互いに隣接する上衣細胞はアドヘーレンス結合（接着帯）やデスモソーム（接着斑）で連結する．

　上衣細胞は，前述のように，基底側から細長い胞体突起を出し，特に発育期の神経管では支持作用をもつ．

2. 固有グリア neuroglia proper

　中枢神経系で，ニューロン，血管の間を満たすグリアである．このグリアを構成するグリア細胞は，普通の染色標本では，核がみられるのみで，その全体的な形態像は明らかでない．形態を詳細に観察するためには，特殊な金染色法，銀染色法あるいは免疫染色法が用いられる．

　一般にグリア細胞という場合には，固有グリア（固有神経膠）を意味することが多い．固有グリア細胞の核は一般に神経細胞に比べて小さい．グリア細胞は神経細胞に比べて約 10〜50 倍も多く，中枢神経系の総体積の約 1/2 を占める．

　固有グリアには，次の 3 種のグリア細胞（膠細胞）がある．

a. 星状膠細胞 astrocyte

　星状膠細胞（アストロサイト）は，多数の突起を出して星形を呈する．核はグリア細胞のうちで最も大きく，ほぼ球形ないし卵円形で，比較的に明るい．特殊な銀染色で，胞体には**グリア線維** glial fiber と呼ぶ線維状構造がみられる（図 5-20）．

　胞体突起は互いに連なって網工をつくる．また，突起は長く伸び，その先端は神経細胞体を囲み，血管壁に接し，あるいは脳，脊髄の表面に面している．このような突起の先端部を**グリア小足** glial pedicles（end feet）といい，これが並んで**グリア境界膜** glial limiting membrane（membrana limitans gliae）をつくる．すなわち，血管の周囲では**血管周囲グリア境界膜** perivascular glial limiting membrane，外表面では**浅グリア境界膜** superficial glial limiting membrane，脳室に面して**脳室周囲グリア境界膜** periventricular glial limiting membrane などをつ

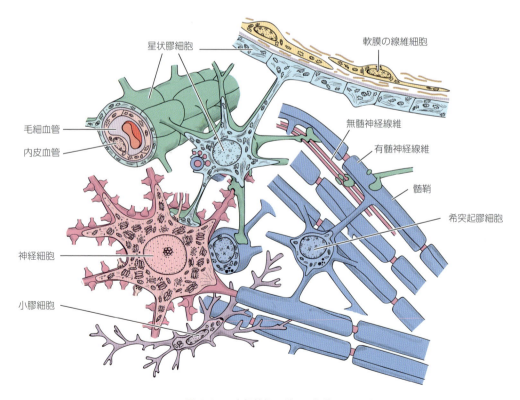

図 5-20　中枢神経のグリア細胞

くる.

電子顕微鏡でみると，核，細胞質はともに明るく，細胞質はミトコンドリア，ゴルジ装置，多くのリソソーム，グリコーゲンなどをもつ．さらに星状膠細胞（アストロサイト）の特徴として，**グリオフィラメント** gliofilament と呼ぶフィラメントがみられる．グリオフィラメントは太さ約10 nmで，ほぼ直走し，一般に集まって束をつくる.

このようなフィラメントの束が光学顕微鏡でみられるグリア線維にあたる．グリオフィラメントは中間径フィラメントにあたり，**グリア線維性酸性タンパク質** glial fibrillary acidic protein（GFAP）からなる中間径フィラメントで，細胞骨格としての支持構造である．GFAPの免疫染色は星状膠細胞の同定に有用である.

光学顕微鏡でみた星状膠細胞は，さらに形質性星状膠細胞と線維性星状膠細胞との2型に分けられる（図5-21）.

(1) 形質性星状膠細胞 protoplasmic astrocytes：主として灰白質にある．細胞質は比較的に豊富で，細胞突起は太く短いが，多くの分枝をもつ．核は比較的に大きく，球形ないし卵円形である.

(2) 線維性星状膠細胞 fibrous astrocytes：主として白質にみられる．比較的に小型扁平な細胞で，突起は形質性星状膠細胞に比べると少ないが，細く長くのびる．突起の分枝は少ないか，無い．グリア線維（グリオフィラメント）はよく発達する.

星状膠細胞はニューロンと血管との間を埋めるように全体として複雑な網工をつくり，支持作用をもつ．さらに，支持作用の他にも，血液脳関門やいろいろな役割を果たす．例えば，胞体突起はニューロンの細胞体，樹状突起やシナプスの部位に接して，これを包み隔離して保護，絶縁し，ニューロンの物質代謝にもあずかる．星状膠細胞のみがもつグリコーゲンもエネルギー源として代謝に関連する．また，中枢神経系の病変，損傷に際して，星状膠細胞は活発に反応して，肥大増殖し（**グリオーシス** gliosis, astrocytosis），崩壊産物を取り込むこともある.

・**血液脳関門** blood-brain barrier：脳における毛細血管壁の物質透過性は他の組織・器官に比べてかなり特異で，いろいろな物質に対して透過を許さないように調節されている．例えば，生体染色に用いるアンリンやトリパン青なども脳の血管壁を通過し難い．このように，脳毛細血管では，血液中の物質を透過させない一種の関門（障壁）機構，すなわち血液脳関門があり，これによって，脳の内部環境は恒常に保たれ保護される.

脳血管では，星状膠細胞のグリア小足が血管壁を囲み血管周囲グリア境界膜をつくり，これが関門機構にあずかる．脳の毛細血管では，内皮細胞は互いにタイト結合で連結し，胞体には物質の移動・輸送を示唆する飲小胞も極めて少ない．このことから，血管壁自体に透過性を制限する働きがあるともみなされる.

b. 希突起膠細胞 oligodendrocyte（図5-22）

固有グリアの3種のグリア細胞のうちで最も多

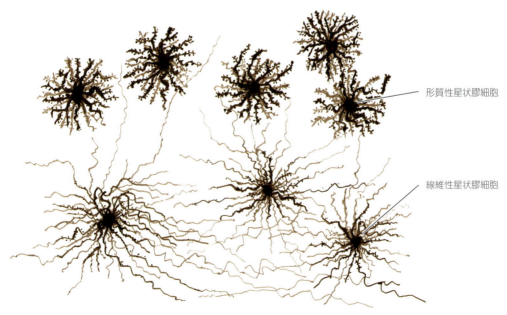

図5-21　星状膠細胞（大脳，銀染色）
×350

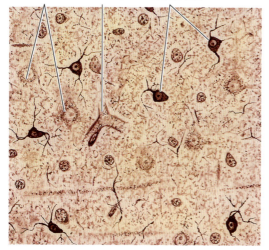

図 5-22 希突起膠細胞（大脳皮質）×220

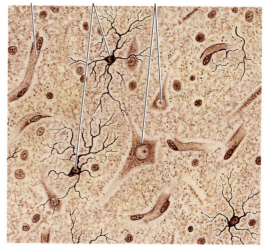

図 5-23 小膠細胞（脊髄灰白質）×220

い．希突起膠細胞（オリゴデンドロサイト）は，星状膠細胞に比べると，一般に小型で，突起は少なく短く，かつ分枝も少ない．核は球形で，星状膠細胞の核に比べて，やや小さく，染色質に富む．

希突起膠細胞は，灰白質では，しばしば特に大きな神経細胞を囲み，**衛星希突起膠細胞** perineuronal oligodendrocyte (satellite cell) とも呼ばれる．白質では，しばしば有髄線維の間に並び，**線維間希突起膠細胞** interfascicular oligodendrocyte という．

電子顕微鏡でみると，ミトコンドリア，ゴルジ装置，粗面小胞体，リボソーム，微小管などをもつ．

希突起膠細胞は，ミエリン形成突起という多くの薄い膜状突起を出し，軸索の周りをぐるぐるととり巻いて髄鞘を形成する．すなわち，希突起膠細胞は，中枢神経系における有髄線維の**髄鞘形成** myelination を行う細胞である．

さきに述べたように，末梢神経系では，シュワン細胞が髄鞘を形成する．この場合，1個のシュワン細胞は1本の軸索の一つの絞輪間節の髄鞘をつくる．これに対して，中枢神経系では，1個の希突起膠細胞は多くの突起，すなわちミエリン形成突起を出し，それぞれが軸索を包みこんで髄鞘を形成する．したがって，1個の希突起膠細胞が多くの軸索の髄鞘をつくる．さらに，1本の軸索で多くの絞輪間節の髄鞘を形成することもある．

希突起膠細胞は中枢神経系における有髄線維の髄鞘を形成するが，さらに，その維持にも関与する．希突起膠細胞の変性退化によって，髄鞘の破壊・消失（**脱髄** demyelination）が起こる．

c. 小膠細胞 microglia（図 5-23）

小膠細胞（ミクログリア）の発見者の名前を冠して，**オルテガ細胞** Hortega's cells とも呼ばれる．3種の固有グリアのうちで最も小さい．直径約 5 μm，星形で，数本の胞体突起を出す．突起は短い分枝に分かれ，表面に多くの棘状の小突出をもつ．核も小さく，やや不整な細長い楕円体形で，染色質に富み濃染する．

電子顕微鏡でみると，細胞質にはミトコンドリア，ゴルジ装置，小胞体などの他に，多くのリソソームがある．

星状膠細胞や希突起膠細胞が発生学的にニューロンと同様の外胚葉性であるのに対して，小膠細胞は中胚葉由来で**メゾグリア（中胚葉膠）** mesoglia とも呼ばれ，食細胞系に属し，血中の単球に由来する．

小膠細胞は中枢神経系における免疫担当細胞ともいわれ，状況に応じて活性化する．例えば，脳の損傷の場合に，突起を縮め，腫大し，アメーバ様運動を営み異物を取り込む．このように，小膠細胞はマクロファージのように活発な食作用を示す．小膠細胞に対する要請がさらに高まると，さらに血中から単球が遊出して加わる．

B 末梢性膠細胞

末梢神経系では，神経線維のシュワン細胞や，神経節で神経細胞を囲む衛星細胞などがいわゆるグリア細胞である．

また，消化管壁における神経叢でも，神経細胞とともにグリア細胞が混在する．このようなグリア細胞は大きさがさまざまで，上皮様で群在する．

HISTOLOGY
Chapter 6 脈管系
circulatory system

　体中の細胞は、血液によって運ばれる栄養と酸素によって生きている。血液は、細胞の生命活動の産物である老廃物と炭酸ガスをも運ぶ。**脈管系** circulatory system（循環器系ともいう）は、血液を体内に循環させる管系で、血液を流す血管系とリンパを流すリンパ管系とに分けられる（図6-1）。

■血管系

　血管系 blood vascular system（**心臓血管系** cardiovascular system）は動脈、毛細血管、静脈、心臓からなる。この中で、細く壁が薄い毛細血管が、血液と組織（または細胞）との間の物質交換や炭酸ガス交換を行う機能的部位である。心臓は血液を送り出すポンプ、動脈と静脈は血液循環の通路となる。動脈は心臓から離れると枝分かれしながら次第に細くなり、毛細血管の網へ血液を送る。毛細血管網を出た血液は、静脈へ集まり、静脈は合流しながら次第に太くなり、心臓に戻る。

　全身をみると、血管系は全身へ血液を送る**体循環系** systemic circulation と、肺へ血液を送り、肺胞で炭酸ガスと酸素を交換する**肺循環系** pulmonary circulation とがある。

　リンパ管系 lymphatic vascular system（p.145）は、血液から組織へ出たリンパ液を、盲端あるいは網状の毛細リンパ管に集めて、太いリンパ管に送り、それがさらに合流しながら太くなって、心臓に近い太い静脈に注ぐまでの管系である。こうしてリンパを血液に戻すことができる。リンパ管を流れるリンパは、ところどころにあるリンパ節を経由する。

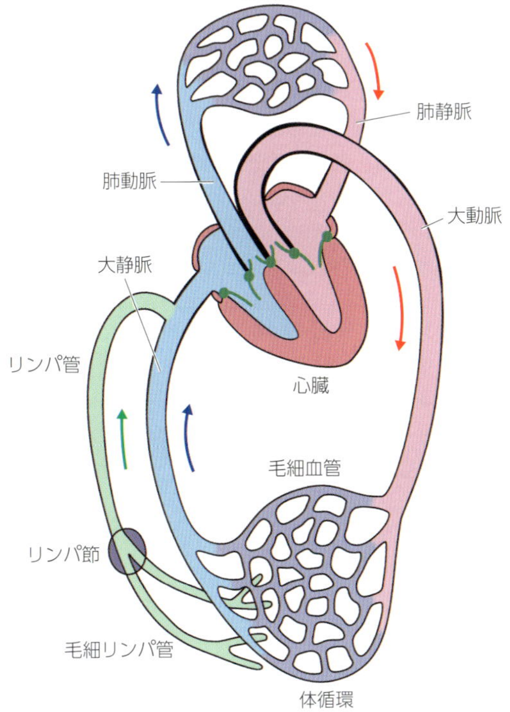

A　血管壁の基本的構造

　血管壁は、内膜、中膜、外膜の3層からなる（図6-2）。

1）内　膜 tunica intima

　血液に接する層で、**内皮細胞** endothelial cells からなる単層扁平上皮とその下の薄い結合組織で構成される。

　内皮細胞は、血管腔と血管壁の間の機械的バリアとして働くだけでなく、多様な生理活性物質を産生・分泌している。例えば、血液凝固を起こさない

図6-1　循環器系・血管系とリンパ管系
動脈血　，静脈血　，リンパ　が流れる

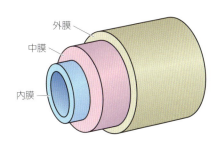

図6-2　血管壁の基本構造

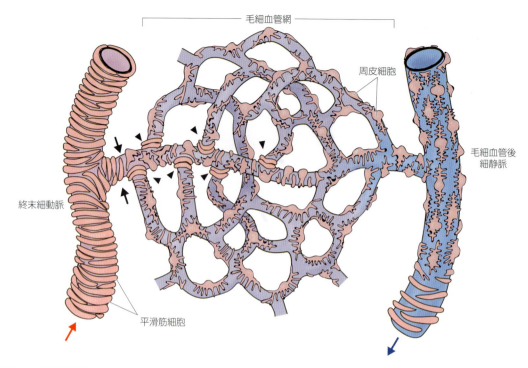

図 6-3 毛細血管床
終末細動脈から分岐する毛細血管床への入口には毛細血管前括約筋（➡）がある．毛細血管床の本流（図の毛細血管網の中央を左から右へ流れる）から枝分かれする．毛細血管の入口にも括約筋（▲）があり，その毛細血管への血流を調節している

ようにする物質（プラスミノゲン活性化因子など）を分泌し，血栓ができないようにしている．また，平滑筋の収縮や弛緩を促す因子（NOやエンドセリンなど）を分泌し，局所の血管の緊張や血流を調節している．

2）中　膜 tunica media

主として平滑筋が輪走する中間の層である．壁が薄い毛細血管では，平滑筋の代わりに，ところどころで**周皮細胞** pericytes が取り巻いている．

3）外　膜 tunica externa

結合組織からなる外側の層である．静脈では，ここに縦走する平滑筋束があるものもある．やや太い血管では，外膜に血管壁を養う栄養血管（**血管の血管** vasa vasorum, vessels of vessel）が存在する（p.139）．また，血管壁の平滑筋を収縮，弛緩させて血圧を調節する自律神経網（**血管の神経** nervi vascularis, nerves of the vessel）が存在する．

3層の構造は血管の種類や部位によって異なる．動脈と静脈の平滑筋と結合組織の量と配列は，そこを流れる血液の血圧と関係している．

まず，単純な構造をもつが，血管の働きの主役である毛細血管から順に述べる．

B 毛細血管 blood capillary

毛細血管は互いに連なって網をつくり，組織との間で物質交換と炭酸ガス交換をする．毛細血管網の形状と密度は器官や組織によってさまざまで，分布する部位の代謝によって異なる．

毛細血管は，終末細動脈から毛細血管後細静脈へ直行する血管（メタ動脈 metarteriole）を本流とし，そのはじめのほうでいくつもの毛細血管を枝分かれさせて，互いに吻合しながら毛細血管網をつくり，あちこちで本流に合流して毛細血管後細静脈となる．この毛細血管網全体を**毛細血管床** capillary bed という（図 6-3）．本流から枝分かれする毛細血管の入口には**毛細血管前括約筋** precapillary sphincter として働く平滑筋があり，毛細血管床への血液流入を開閉している．こうして普段は，血液が流れていない毛細血管も多い．

全身における毛細血管の内表面の総面積は約 $6,000 m^2$ ともなる．

毛細血管の太さは一般に 7〜10 μm であるが，特に細いものでは管腔は赤血球の直径よりも狭い．赤血球はこの中を変形しながら通過する．器官，組織が活発に働き，代謝が盛んになっているときには，そこに分布する毛細血管は拡張して，流れる血液量は増加する．一方，組織が活動していないときには，

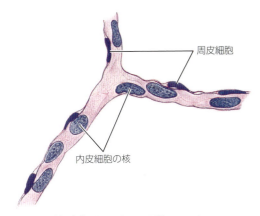

図6-4 毛細血管（ウサギ，腸間膜）×450

その部の多くの毛細血管は細くなって閉じている．

毛細血管には，太さが30〜50μmにも達するものがある．このような広い管腔をもつものを特に**洞様毛細血管** sinusoidal capillary または**洞様血管**（類洞）sinusoid と呼ぶ．

1. 毛細血管の構造

毛細血管の壁は極めて薄く，単層扁平上皮でできている（図6-4）．この上皮を特に**内皮** endothelium といい，内皮をつくる細胞を**内皮細胞** endothelial cell という．内皮細胞は血管の縦方向へ細長く，扁平な楕円体形の核をもつ．胞体は，核を含むところではやや厚いが，その他の部では極めて薄い．

毛細血管は，横断面で1〜2個の内皮細胞で囲まれる（図6-5）．電子顕微鏡でみると，内皮細胞はミトコンドリア，ゴルジ装置，少数の粗面小胞体，リボソームなど細胞小器官のほかに，微細な小胞や中間径フィラメントを含む．これらの中間径フィラメントは，**デスミン** desmin と**ビメンチン** vimentin からなり，細胞の形状維持に関与する．

隣接する内皮細胞は，タイト結合とギャップ結合により接着する．2個の内皮細胞が接する部位に近い細胞自由面には，しばしば微細なヒダ状の胞体突起がみられる．これを**辺縁ヒダ** marginal fold という．血管の拡張に備える装置とみなされる．

内皮は基底膜で囲まれる．基底膜は，すでに述べたように，透明板・基底板（緻密板）・線維細網板（p.62）からなる．

内皮の外側の中膜に相当する層には，ところどころに**周皮細胞** pericyte が密着している．この細胞は多くの突起をもち，突起をタイト結合で連結し，毛細血管をカゴ状に囲んでいる．周皮細胞は基底板に包まれる．周皮細胞が内皮細胞と向き合う面では，両細胞は基底板を共有する．

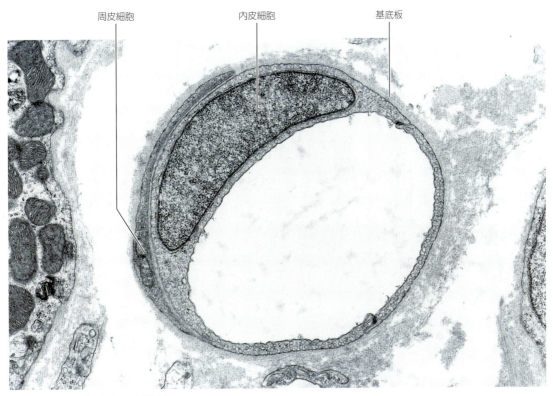

図6-5 毛細血管の電子顕微鏡写真
骨格筋の連続性毛細血管 ×14,000．内皮細胞の胞体内に多数の飲小胞がみられる

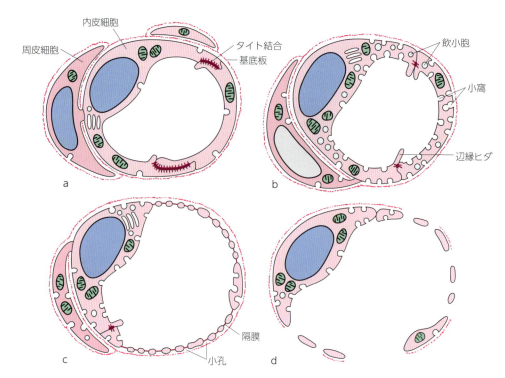

図 6-6　いろいろな種類の毛細血管の構造
a, b：連続性毛細血管（a：脳の毛細血管で，隣接する内皮細胞はタイト結合され，飲小胞はほとんどみられない．b：普通の筋型毛細血管），c：有窓性毛細血管，d：非連続性毛細血管（内皮細胞の間には広い細胞間隙がある．内皮は有窓性でもある）

　周皮細胞は，平滑筋細胞と同様に胞体内にアクチン，トロポミオシン，イソミオシンを含むため，収縮により毛細血管の血流を調節することができると考えられる．また，血管損傷での再生の際，未分化な間葉性細胞として平滑筋細胞に分化できる可能性も指摘されている．
　最外層の外膜は薄く，ここには**外膜細胞** adventitial cell とも呼ばれる線維芽細胞が散在する．

2. 毛細血管の種類

　毛細血管は微細構造，特に内皮の構造によって，次の3種に分けられる（図6-6）．

a. 連続性毛細血管 continuous capillary

　連続性毛細血管は普通の毛細血管で，筋，肺，皮膚，外分泌腺など，体内に最も広く分布する．骨格筋組織を走る毛細血管が典型で，**筋型の毛細血管 muscle-type capillary** とも呼ばれる．
　内皮は切れ目のない連続性，すなわち**無窓内皮細胞** nonfenestrated endothelial cell からなり，隣り合う内皮細胞とはタイト結合でしっかり接合し，軽度の細胞膜嵌合がみられる．その外側に接する基底板も連続性である．
　内皮細胞の胞体には，多数の**飲小胞** pinocytotic vesicle がみられる．これらは細胞の自由面や基底面から物質を運んで内皮細胞を通過させることに役立つ．
　脳や脊髄の毛細血管は連続性であるが，隣接する内皮細胞どうしはタイト結合が発達しており，胞体に飲小胞をほとんどもたないのが特徴である．脳の毛細血管では，生体染色の色素など，多くの物質が透過できないようになっている．このような構造は**血液脳関門** blood-brain barrier の一部を構成する．

b. 有窓性毛細血管 fenestrated capillary

　内分泌腺，小腸絨毛，脈絡叢，眼球の毛様体突起や腎臓の糸球体・尿細管周囲などには有窓性毛細血管が分布している．
　内皮細胞は胞体が極めて薄く，そこに多数の**小孔** pore（**窓** fenestration）をもつ**有窓内皮細胞** fenestrated endothelial cell である（図6-7）．小孔は円形で，大きさはさまざまであるが，一般には直径約70～100 nm である．小孔はさらに極めて薄い一層の**隔膜** diaphragma で閉ざされていることが多い．隔膜は単位膜より薄く，中央に微細な点状の肥厚をもつ．小孔の数，分布は，臓器によってさまざまである．小腸の絨毛の毛細血管は，吸収細胞の基底面に向かう側の薄い胞体に多数の小孔があり，反対側

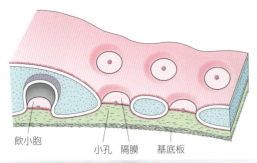

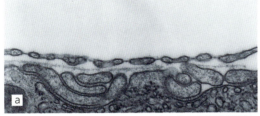

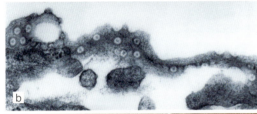

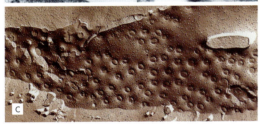

図6-7　有窓性毛細血管の小孔の構造と内皮細胞の電子顕微鏡写真
a，b：超薄切片（a：側面像，b：平面像）　×30,000
c：凍結割断レプリカ法でみた小孔の分布　×25,000

にはほとんどない．吸収した物質を取り込む仕組みであることを示す．水分や物質移動が活発な腎臓の糸球体毛細血管では小孔に隔膜を欠いている．

内皮細胞の外側にある基底板は連続性で，小孔の部位にも認められる．

c. 非連続性毛細血管 discontinuous capillary

骨髄，脾臓，肝臓などにみられ，直径が30〜40μmと広く，細胞間隙がところどころで解離し，壁が非連続性となっている．これを**洞様毛細血管** sinusoidal capillary（**類洞** sinusoid）という（図6-8）．内皮細胞は薄く，有窓性であることも多い．特に肝臓では，大小の穴が多数開いている．この穴は，大きいものでは直径0.5μmほどになり，隔膜はみ

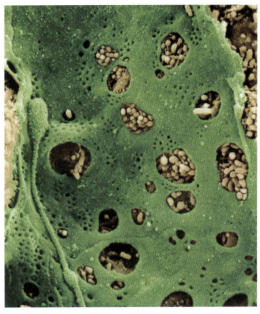

図6-8　肝臓の洞様毛細血管の走査電子顕微鏡写真
内皮細胞には，大小の窓が開いている．内皮細胞の向こう側には微絨毛をもつ肝細胞の表面がみえる　×500

られない．また，その外側の基底板も間隙や穴にはみられない．骨髄では，洞様毛細血管でつくられた血液細胞が内皮細胞の胞体を通過して血流へ出ていく．脾臓では，細胞間隙が広く内皮細胞が杆状となるため，この隙間をマクロファージやリンパ球などの遊走細胞が出入りする．また，寿命がきた赤血球がマクロファージに捕らえられる．

3. 毛細血管の機能

毛細血管は，血液と周囲の組織，細胞との間の物質交換が営まれる血管（**交換血管** exchange vessel）である．

このような物質交換は毛細血管壁の透過性による．物質の透過には，水力学的な圧（血圧）や浸透圧（膠質浸透圧）による**濾過** filtration，透過物質の濃度差によって起こる**拡散** diffusion など物理的機構が知られている．そのほかに，内皮細胞にみられる生物学的な機構による物質移動が行われる．

毛細血管における物質の透過は形態学的に認めることができないものもあるが，フェリチンのような粒子を投与して知ることができるものもある．そのほか物質によっては，組織化学的方法あるいは免疫組織化学的方法で観察できる．

連続性毛細血管では，内皮細胞に飲小胞や小窩がみられる．液性の高分子物質は飲小胞によって内皮細胞の細胞質を移動する（**トランスサイトーシス** transcytosis）．また，内皮細胞間の狭い間隙を通る物質移動もある．

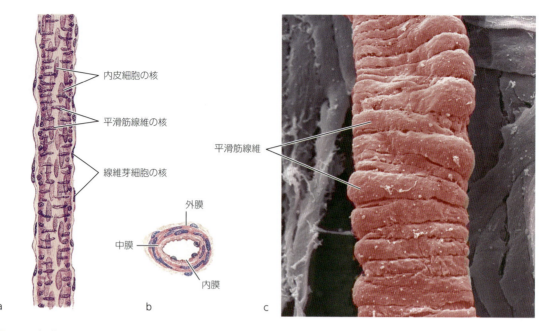

図6-9　細動脈
a：縦断像，b：横断像　×200
c：走査電子顕微鏡写真　×600

有窓性毛細血管では，内皮細胞における小孔によって，物質，特に大きな分子に対する透過性も高く，活発な物質移動が行われる．さらに，非連続性毛細血管では，内皮の細胞間隙によって，より大きな分子の物質などの移動も容易となり，しばしば単球（マクロファージ）のような細胞も通過する．

前述のような物質の通過は，通過する物質の大きさにより，主として直径50〜70 nmの物質が細胞間隙を通過する**大型小孔** large poreと，直径9〜11 nmの物質が飲小胞や小孔を通過する**小型小孔** small poreの2つのシステムに分類される．一方，酸素や二酸化炭素，ブドウ糖などの分子量の小さい物質は細胞膜，細胞質を通過して移動できる．

C　動　脈 artery

動脈は心臓から出て，末梢に向かって血液を運ぶ血管で，枝分かれを繰り返して次第に細くなり，末端で毛細血管に連なる．

動脈壁は，**内膜** tunica intima (interna)，**中膜** tunica mediaおよび**外膜** tunica adventitia (externa) の3層を明瞭に区別し，動脈の大きさによって構造に差異がある．

動脈は，太さ，構造によって，細動脈，小動脈，中動脈および大動脈に分けられる．

1．細動脈 arteriole

細動脈は毛細血管に連なる最も細い動脈である（図6-9）．直径は約40 μm（10〜100 μm）で，壁の構造も単純である．すなわち，内膜は末梢の細い細動脈では内皮だけでできており，やや太くなると内皮細胞の下に薄い弾性線維の層が現れる．中膜は内皮を直接に輪状に囲む1〜2層の平滑筋線維でできており，外膜は極めて薄く，ごく少量の膠原線維と線維芽細胞からなる．

内皮をつくる単層の扁平な内皮細胞は，動脈の縦方向に細長い．内皮細胞の核は紡錘形で，動脈の縦方向に細長いのに対して，中膜の平滑筋線維の核は内皮細胞核に直交するように輪走する．

中膜の平滑筋線維は末梢に向かうとともに次第に減少し，太さ15 μm以下の細動脈では平滑筋線維は散在性となり，ついに消失する．こうして，細動脈は毛細血管に移行する．細動脈の終末（**終末細動脈** terminal arteriole）では，内皮を囲む平滑筋線維がまばらな**毛細血管前細動脈** precapillary arteriole（**メタ細動脈** metarteriole）になり，毛細血管への移行部では平滑筋は括約筋のように内皮を囲み，**毛細血管前括約筋**をつくる．

毛細血管の血流は，まわりの組織の代謝に応じて変化する．その際，細動脈の収縮と拡張によって，毛細血管網への血流は調節される（**調節血管** regulating vessel）．特に毛細血管前括約筋は，毛細血管の直前で毛細血管への血流を調節，あるいは閉じて毛

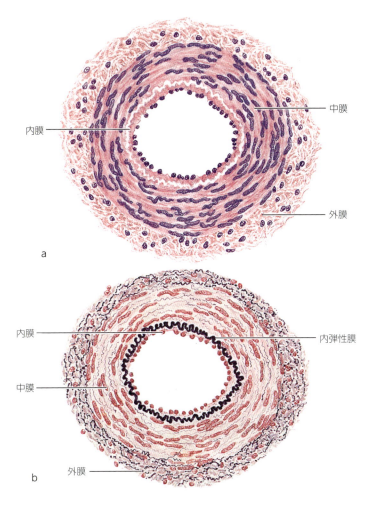

図 6-10 小動脈（横断）×220
a：HE 染色，b：ワイゲルト弾性線維染色

細血管への血流を部分的に遮断する．

2. 小動脈 small artery

小動脈は太さがほぼ 1 mm 以下の動脈で，いろいろな組織，器官の切片でみられる小さな動脈の大部分が小動脈である．

内膜は内皮と内弾性膜とでできている．内皮は細動脈と同様に単層の扁平な内皮細胞からなる（図6-10）．**内弾性膜** internal elastic membrane は内皮の外側へ直に接し，微細な弾性線維が集まり融合してできる膜で，多数の穴が開き，有窓性である．これは管腔からの栄養を通りやすくしている．動脈の横断面では，内弾性膜は波状に走る輪状線として明瞭に認められる．このように内弾性膜が波状を呈するのは，中膜の平滑筋線維が固定される際に，収縮するためである．

中膜は輪状（またはらせん状）に配列する平滑筋線維でできる層である．平滑筋線維の間には微細な弾性線維が走る．平滑筋線維は2〜3層からほぼ10層であるが，動脈の太さによって異なり，太い動脈では比較的厚い．

太さが100〜130μmの小動脈では，中膜は3〜4層の平滑筋線維でできており，太さ300μm以上になると，中膜の構造は次に述べる中動脈と同様となる．

外膜は主として縦走する膠原線維，弾性線維および線維芽細胞でできている．

3. 中動脈 medium-sized artery

大動脈以外で，固有の解剖学名をもつ動脈の大部分が中動脈に属する（図6-11）．

中動脈は管腔の割に壁が厚く，中膜に平滑筋がよく発達し，**筋型動脈** muscular artery と呼ばれる．この動脈は大動脈によって心臓から送り出される血液を，さらに各器官，組織に分配するので，**分配動脈** distributing artery ともいう．

6. 脈 管 系

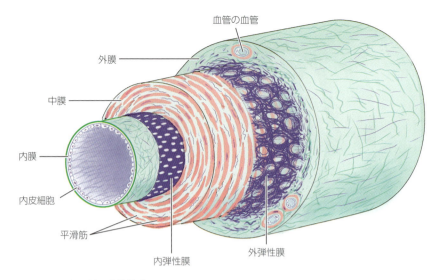

図6-11 中動脈の立体構造
膠原線維は ■，弾性線維は ■．

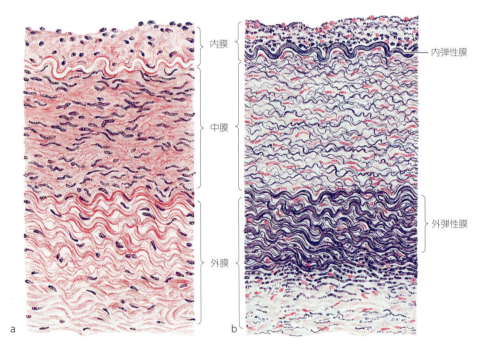

図6-12 中動脈（横断） ×200
a：HE染色，b：ワイゲルト弾性線維染色

1）内　膜

　内皮と内皮下層および内弾性膜とでできている（図6-12）．内皮細胞は扁平で細長い多角形で，中膜の筋線維の収縮によって，核はしばしば管腔内に突き出ている．
　内皮下層 subendothelial layer は内皮の外側にある結合組織層で，縦走する繊細な膠原線維，弾性線維と少数の線維芽細胞からなる．
　内皮下層は太い動脈ほど厚い．また，甲状腺の動脈や陰茎深動脈などでは，しばしば肥厚する．特定の動脈（冠状動脈など）や動脈の分岐部では，内皮下層に縦走する平滑筋線維がみられることもある．
　内弾性膜はよく発達している．普通の染色標本における動脈の横断面で，内弾性膜は波状に走る無構造の輝く線として認められる．小動脈と同様に弾性

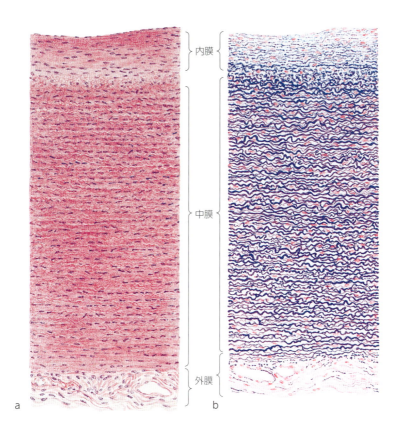

図6-13 大動脈（横断） ×120
a：HE染色，b：ワイゲルト弾性線維染色

線維からなる有窓膜であるが，ときに内・外2枚に分かれている．

2) 中 膜

よく発達し，輪状（またはらせん状）に走る平滑筋線維でできている．平滑筋線維は一般に10〜40層に配列するが，特に下肢で発達している．動脈の分岐部では縦走する平滑筋線維が混在する．電子顕微鏡でみると，平滑筋線維は基底板で囲まれ，隣接する線維は**ギャップ結合** gap junction によって結合している．

平滑筋線維の間には，ほぼ輪状に走る微細な弾性線維網が存在し，内弾性膜と外弾性膜とに連なる．その他に，中膜を放線状に走る弾性線維（**放線線維** radial fiber）や，内弾性膜から起こり弓を描いて再び内弾性膜に至る弾性線維（**弓線維** arc fiber）もある．

筋型動脈は，中膜の平滑筋の収縮-弛緩によって血圧を維持・調節している．

3) 外 膜

厚い疎性結合組織で，縦走する膠原線維，弾性線維と線維芽細胞とでできている．中膜に接する最も内側では，多量の輪走する弾性線維が**外弾性膜** membrana elastica externa をつくることもある．

外弾性膜の発達は動脈によって異なる．例えば，内胸動脈ではよく発達するが，脳や指の動脈ではみられない．脾動脈や陰茎背動脈などでは，外膜に縦走する平滑筋線維がみられる．

中動脈で，太さがほぼ1mm以上になると，外膜に**血管の血管**がみられる．これは，付近の小動脈に由来し，その毛細血管は中膜の外側部まで侵入する．それより内側には，毛細血管はなく，栄養は直接内腔の血液から受ける．

外膜には，**血管の神経**として，無髄神経線維と有髄神経線維が分布する．主として血管の血管とともに走る．無髄線維は，中膜の平滑筋を収縮・弛緩させ，血圧を調節している自律神経系の**血管運動神経** vasomotor nerve である．この神経は中膜の最も外側にある平滑筋線維に接して終わり，中膜の中には侵入しない．中膜における平滑筋線維の興奮は隣接する筋線維とのギャップ結合によって伝えられる．

有髄線維は主として知覚線維で，外膜に自由終末をつくって終わる．

4. 大動脈 large artery

大動脈は心臓に近い大きな動脈で，**大動脈** aorta

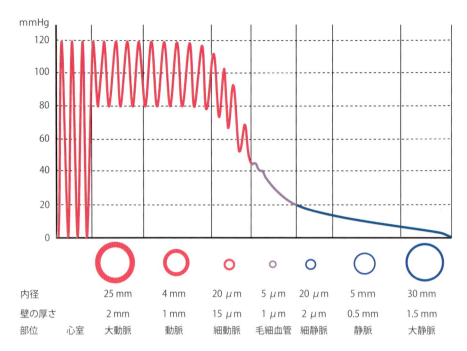

図6-14　心収縮に伴う心室内圧と血管の種類，太さ，血圧の関係

とそれから分かれる腕頭動脈，総頸動脈，鎖骨下動脈，総腸骨動脈や肺動脈である．この動脈は，後述するように，中膜に弾性線維が極めて発達する（図6-13）．この特徴から**弾性型動脈** elastic artery と呼ばれる．主として，心臓から送り出される血液を直接導く本幹で，これを**伝達動脈** conducting artery ともいう．

弾性動脈には，前述のような本幹にあたる大きな動脈のほかに，中動脈の太さの膝窩動脈もある．また，肺動脈の枝は小動脈に至るまで弾性型動脈の構造をもつ．

1）内　膜

内膜は比較的厚い．

内皮細胞はやや扁平な多角形をしている．電子顕微鏡でみると，内皮細胞は多くの飲小胞をもつ．また，**バイベル・パラーデ小体** Weibel-Palade body という細長く電子密度の高い顆粒がみられる．これは血液凝固に関与する**フォン・ウィレブランド因子** von Willebrand factor を含み，ゴルジ装置を経由してつくられ，血中に分泌される．この顆粒は，動脈全般および心臓の内皮細胞にみられる．

内皮下層は厚く，膠原線維，弾性線維と紡錘形の線維芽細胞でできている．また少数の平滑筋線維も含まれる．弾性線維は網状を呈するが，内弾性膜はみられない．したがって，内膜と中膜との境界は中動脈ほど明瞭でない．

2）中　膜

中膜は主として弾性線維が豊富な組織でできている．すなわち，多数の有窓性弾性板が平滑筋線維をはさんで輪状に重なる層をつくっている．弾性板は厚さ2〜3μmで，50〜70層に配列する．各弾性板の間にある平滑筋線維は，輪状に走るようにみえるが，実際には隣接する弾性板を互いに結ぶように斜走し，その収縮によって弾性板の緊張・伸展を調節する．また，弾性板の間には，平滑筋によりつくられる微細な膠原線維や弾性線維，プロテオグリカンからなる基質がある．

3）外　膜

外膜は比較的薄く，疎性結合組織ででき，周囲の結合組織に明瞭な境界なく移行する．外弾性膜はみられない．外膜には，縦走する弾性線維や，ときに縦走する平滑筋線維があり，血管の血管や神経，ときに神経細胞もみられる．

b. 弾性型動脈の機能

大動脈と肺動脈は，心臓の収縮期に大量の血液が急激に流入する際，壁の弾力により拡張し，流入による衝撃をやわらげ，血液を吸収する．続く心臓の拡張期には，膨らんだ血管は，壁の弾性によって元に戻りながら，血液を末梢方向に送る．こうして，心臓から間欠的に血液が送り出されるにもかかわ

らず，拡張期にも動脈の血液は止まることなく末梢へ向かって流れ続ける．弾性型動脈は心臓のポンプ作用の休止期（拡張期）に働く補助ポンプとして機能し，心臓の収縮期に最高血圧，拡張期に最低血圧が示される（図6-14）．

c. 弾性型動脈から筋型動脈への移行

弾性型動脈から筋型動脈への移行部では，中膜の弾性板の間にところどころ平滑筋束が島状に現れる．このような動脈は，混合型動脈 artery of mixed type といい，外頸動脈，腋窩動脈，腸骨動脈などにみられる．そのほかに，弾性型動脈や混合型動脈が突然，筋型動脈に移行する場合もある．すなわち，中膜が内・外2層に分かれ，内層は主として輪走する平滑筋線維からなり，外層は主として弾性板でできている．また，内膜の内弾性膜も明瞭になる．このように，中膜が弾性型動脈と筋型動脈との構造をもつ動脈を混成型動脈 artery of hybrid type という．こうして中膜の平滑筋層が次第に厚くなり，動脈は筋型動脈となる．混成型動脈は腹大動脈から起こり，腹腔の臓器に分布する動脈にみられる．

5. 動脈の加齢変化

動脈の生理的加齢変化として，中年になるにつれて，動脈壁に徐々に膠原線維が増加し，一方，弾性線維は減少してくる．特に内膜が厚くなり，種々の生理活性物質が動脈硬化を起こしやすい状況となる．これにより，動脈壁は厚くなり，弾力性が低下し，内腔は狭くなる．このような変化は，特に心臓の冠状動脈では，狭窄に結びつく問題となる．

このような動脈の老化は，高血圧，血管狭窄，血栓による管腔閉塞を起こす**動脈硬化症** arteriosclerosis の病因となる．動脈硬化は3種を区別する．

1）粥状硬化 atherosclerosis

大動脈，特に腹大動脈や，それから起こる動脈の分岐部（例えば冠状動脈など）などの弾性型動脈では，内皮細胞機能が低下して血中の**低比重リポタンパク** low-density lipoprotein (LDL) が酸化し，結合組織線維の増加で厚くなった内膜の内皮下層，特にその深部に沈着する．これはマクロファージに取り込まれて，LDLで泡状になったマクロファージ（**泡沫細胞** foam cell）が集まった**アテローム** atheroma をつくる．これは通常どろどろした粥状の塊（**粥腫** plaque）であり，これが次第に広がった結果，血管腔は狭まり，ときには内皮細胞層を壊して，そこに血栓が形成される．また，血管壁は硬く，心臓の収縮期血圧を緩衝できず高血圧となる．血栓が剝がれて，それより末梢の細い動脈に詰まって塞栓となる

こともある．

2）Mönckeberg（メンケベルグ）型硬化

四肢の動脈や，大動脈から起こる脳底の動脈や，内臓に分布する筋型動脈にみられる．本質的には弾性型動脈にみられる硬化と同様であるが，特に内膜の線維性肥厚が著しく，アテロームの形成は少ない．また，中膜の平滑筋線維が変性消失し，結合組織の増加，次いで石灰沈着を生ずるものもある．

3）細動脈硬化 arteriolosclerosis

主として腎臓，脾臓，膵臓，精巣，大脳などの小・細動脈にみられ，動脈壁は細胞成分が消失し，酸好性に染まり，肥厚する．すなわち，**硝子様肥厚** hyaline thickening となる．

これらの変化は同時に起こることが多いが，粥状硬化が特に頻度が高く問題となり，動脈硬化症というと一般にはこれを問題とする．

D 静　脈 veins

静脈は毛細血管に続き，次第に合流して太くなり，最後に心臓に注ぐ．静脈は**伴行静脈** accompanying vein として動脈に伴って走ることも多い．この場合，静脈は，並んで走る動脈に比べて，一般に壁が薄く，内腔が広い．動脈に比べて，血液がゆっくりと流れているためである．

組織切片でみると，動脈は壁が厚く，横断面でほぼ円形であるのに対して，静脈は壁が薄く，内腔は血液を含まない場合には圧されて扁平な不整楕円形ないし裂隙状にみえることも多い．

静脈は心臓に近づくとともに太くなるが，静脈壁の構造は太さがほぼ等しい静脈でも必ずしも同様でなく，むしろ部位によって著しく異なる．ここでは，便宜的に大きさで分けて述べる．

1. 細静脈 venule

細静脈は毛細血管に連なる最も細い静脈である．特に毛細血管から移行する細静脈を**毛細血管後細静脈** postcapillary venule という．これは，太さ10〜30μmで，壁は毛細血管とほぼ同様に内皮，基底膜および散在性の周皮細胞と，少数の線維芽細胞とでできている．

毛細血管後細静脈が集まり，太さが30〜50μmになると，**集合細静脈** collecting venule となる．集合細静脈では，周皮細胞が多くなり，縦走する膠原線維，線維芽細胞が増加するので，**周皮細胞性細静脈** pericytic venule とも呼ばれる．さらに太さ50〜100μmの細静脈になると，周皮細胞の代わりに平

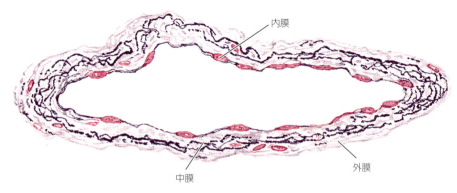

図 6-15　小静脈（横断）ワイゲルト弾性線維染色　×250

滑筋線維が現れる．平滑筋線維は始めは散在性であるが，まもなく1層となる．このような細静脈は，**筋性細静脈** muscular venule といい，細動脈に並んで走ることが多い．

細静脈，特に毛細血管後細静脈では，隣接する内皮細胞は互いの結合が弱く，またヒスタミンなどに反応して細胞間隙は広くなり，壁の透過性が高くなる．このために，毛細血管後細静脈では，血液と周囲組織との間の物質移動が容易に行われる．特に炎症などの場合においては，透過性が著しく高まり，血液から血漿の滲出や白血球の遊出が起こる．

リンパ節の深部皮質にある毛細血管後細静脈は，扁平な内皮細胞の代わりに背の高い立方形の内皮細胞をもち，**高内皮細静脈** high-endothelial venule と呼ばれる（p.189）．Tリンパ球に対する受容体を備え，血中のTリンパ球をリンパ節実質に侵入させる部位となる．

微小血管系 microvasculature

すでに述べたように，毛細血管領域は血液と組織との間で物質交換が行われる主要な場であるが，その循環はただ毛細血管のみでなく，その前後の細動脈，細静脈とも機能的に極めて密接な関連をもつ．したがって，毛細血管系を中心として，細動脈と細静脈とを合わせて微小血管系といい，その循環を**微小循環** microcirculation という．微小循環は機能的に循環系の本質的な単位でもあり，その動態は関連する病態を理解する上でも重要である．

2. 小静脈 small vein

小静脈は太さが0.2〜1.0 mm程度の静脈である（図6-15）．

小静脈以上の静脈では，壁は原則として内膜，中膜，外膜の3層からなる．しかし，3層の区別は不明瞭である．

内膜は，太さ200〜300 μmの静脈では，内皮のみでできている．それよりも太い静脈では，内皮下層が現れる．

中膜は輪走する平滑筋線維でできている．静脈が太くなると，平滑筋層は次第に厚くなり，4層ほどになるが，その配列は動脈に比べるとまばらである．

外膜は縦走する膠原線維，細い弾性線維および線維芽細胞でできている．静脈が太くなると，外膜は厚くなる．

3. 中静脈 medium-sized vein

中静脈は太さ1〜10 mmで，解剖学名を付けられている静脈のうちで，後述の大きな静脈以外は大部分が中静脈である．

内膜は内皮と内皮下層とでできている．内皮下層は厚さがさまざまであるが，主として細い膠原線維でできていて，微細な弾性線維を混じえる．

四肢の静脈，例えば大腿静脈，膝窩静脈，伏在静脈，橈側および尺側皮静脈などや子宮静脈，内頸静脈など特定の静脈では，内皮下層に縦走する平滑筋線維がみられる（図6-16）．

中膜は動脈に比べてはるかに薄い．輪走する平滑筋線維でできているが，筋線維の配列はまばらで，筋線維の間にかなり多量の膠原線維が存在する．

頭部，頸部，体幹上半部の静脈では，中膜の平滑筋は極めて少なく，欠けることもまれではない．冠状静脈洞や心静脈では，中膜が心臓と同様に心筋線維でできている．

四肢の静脈では，中膜の平滑筋は発達がよい（筋型静脈）．

外膜は一般に中膜よりも厚く，壁の大部となることもある．疎性結合組織で，縦走する膠原線維束と弾性線維網とでできている．

外膜には，血管の血管，リンパ管，神経がみられる．皮静脈，下半身の静脈，四肢ことに下肢の静脈，腹腔内の静脈などでは，外膜に多量の縦走する平滑筋線維が存在する．

血管系

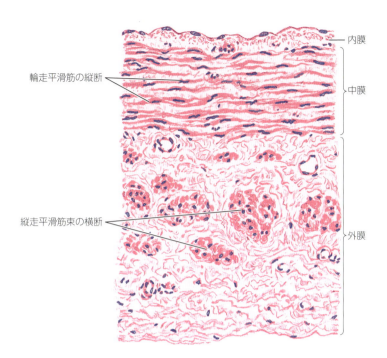

図 6-16　大腿静脈（横断）×200

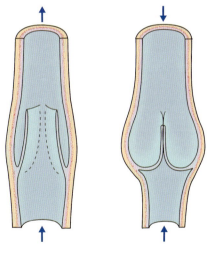

図 6-17　静脈弁
血液が逆流すると（右）弁は閉じる．
矢印：血液の流れ

静脈弁 valve

小静脈，中静脈，特に四肢の静脈には，ところどころに弁がみられる．弁は半月形のポケット状の内膜ヒダで，膜状の結合組織と，これを覆う内皮とでできている（図6-17）．弁は内腔に向かって突出して互いに向かい合い，血液が末梢方向に逆流するのを防いでいる．

弁の自由縁は心臓方向に向き，弁の中枢側は凹面となっている．また，弁の中枢側で静脈はやや拡張し，これを**静脈弁洞** sinus valvulae という．

4. 大静脈 large vein

大静脈は太さ 9〜10 mm 以上の静脈で，上・下大静脈，およびそれに直接に注ぐ太い静脈，肺静脈，門脈などである．一般に太さの割に壁は薄い（図6-18）．

内膜は中静脈と同様であるが，内皮下層はやや厚い．

中膜は薄い．輪走する平滑筋は発達せず，欠けることもある．

外膜は極めて厚く，壁の主部となっている．主として縦走する膠原線維束と弾性線維とでできている．

下大静脈，門脈，腎静脈などでは，外膜に縦走する平滑筋が発達している．

なお，心臓に注ぐ大きな静脈（大静脈や肺静脈）の壁には，心臓の近くで心筋線維がみられる．

外膜には，血管の血管，リンパ管，神経がみられる．

静脈の栄養血管（血管の血管）は，動脈における血管に比べると，壁に深く侵入し，ほとんど内膜にまで達する．

E　動静脈の吻合

細動脈は毛細血管を経て細静脈に連なるが，とき

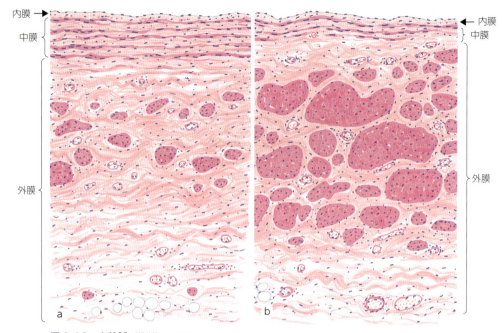

図 6-18　大静脈（横断）　×100
a：上大静脈，b：下大静脈．縦走する平滑筋の束が多い

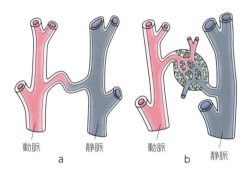

図 6-19　動静脈吻合
a：単純動静脈吻合，b：糸球状動静脈吻合

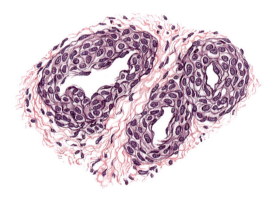

図 6-20　皮膚糸球（指皮膚）　×150

に側枝を出して直接細静脈に連絡することがある．このような短絡路を**細動静脈吻合** arteriovenous anastomosis という．

通常，吻合は曲がりくねって，またはらせん状に走り，その壁には内皮のすぐ外側に平滑筋線維が括約筋のように発達する（図6-19）．

吻合が閉じる場合には，血液は主として細動脈から毛細血管に向かって流れるが，吻合が開くと，血液の大部分は細静脈に直接流入することになる．このようにして，細動静脈吻合は毛細血管領域に流入する血流を調節する．

細動静脈吻合は主として手掌，足底，口唇，鼻などの露出した皮膚や，唾液腺・甲状腺・胃腸など消化管の粘膜，腎臓，陰茎，卵巣など，その機能・代謝活性が間欠的に変化する器官，組織に存在する．

皮膚では，毛細血管への血流を調節し，熱の放散による体温の調節に関わっている．

前述のような動静脈吻合は**単純動静脈吻合** simple arteriovenous anastomosis というが，その他に**糸球状動静脈吻合** glomeriform arteriovenous anastomosis（グロームス小体 glomus body）という特殊な構造をもつものもある．

糸球状動静脈吻合は，血管が糸球状に曲がりくねり，その内腔は狭く，内皮のすぐ外側に明るい細胞質と球形核をもつ**上皮様細胞** epithelioid cell が3〜5層不規則に密に並んでいる．上皮様細胞は平滑筋が変化した**上皮様筋細胞** epithelioid myocyte である．このような特殊な構造をもつ動静脈吻合は尾骨小体や皮膚糸球にみられる．

尾骨小体 coccygeal body は正中仙骨動脈の先端，

血管系

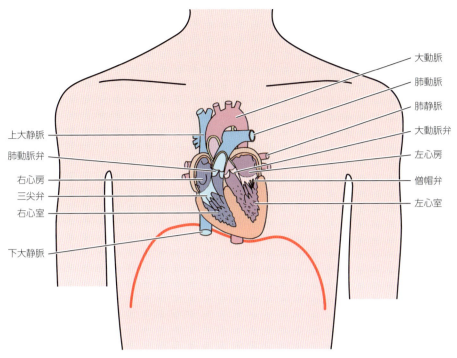

図 6-21　心臓の位置，心臓壁，心房-心室，弁

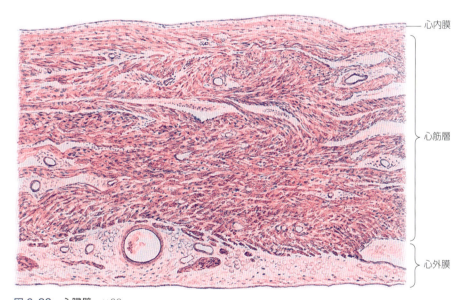

図 6-22　心臓壁　×30

すなわち尾骨の先端近くにある径約2 mmの小体である．

皮膚糸球 cutaneous glomus は手掌，足底，指の皮膚や爪床にみられ，**ホイエル・グロッセル器官** Hoyer-Grosser organ とも呼ばれる（図6-20）．

これらの動静脈吻合は，交感神経，副交感神経に富む．

F　心　臓 heart

心臓は血管系の中心にあり，血液を循環させるポンプとして働く．

心臓は，胸腔の中央，やや左に位置し，心底（心基部）を後部にし，心尖を横隔膜の上で左前に向けている（図6-21）．心臓は，体循環および肺循環のための2つのポンプが合体した形をし，内腔は左右

の心房，左右の心室からなる．主体となるポンプは厚い筋肉で囲まれる心室であり，心室が収縮，拡張する際に，血液が心房から心室へ，心室から大動脈，あるいは肺動脈へと一方向性に流れる．そのために心室の入口に房室弁，出口に動脈弁を備えている．心房は心室に流れる血液をためる前室として働き，大動脈あるいは肺動脈は心室の拡張期にも末梢へ血液を流す後室のポンプとして働く．

1. 心臓壁の構造

心臓壁は心内膜，心筋層，心外膜の3層からなる（図6-22）．

a. 心内膜 endocardium

心内膜は部位によって厚さが異なる．一般に心房では厚く，心室では薄い．

心内膜は内皮と内皮下層とからなる．

内皮 endothelium は血管の内皮に連なり，心臓の内面を覆う．単層の扁平な多角形の細胞でできている．

内皮下層 subendothelial layer は結合組織層で，厚い場合には深側で密で，特に多量の弾性線維と平滑筋線維を含む層（**筋弾性層** myoelastic layer）をつくる．

内皮下層は心房では発達して厚く，特に弾性線維に富む．心室では，内皮下層は薄く，ことに乳頭筋ではほとんどみられない．平滑筋線維はその量が部位によって異なるが，心室中隔では特に多い．

心内膜の最も深い部分は疎性結合組織ででき，心内膜と心筋層とを結合している．ここを**心内膜下組織** subendocardial tissue といい，血管，神経および刺激伝導系の伝導心筋線維が存在する．

b. 心筋層 myocardium

心臓壁の大部分を占める厚い層で，心房よりも心室で厚い．特に左心室では壁の厚さが10～12 mmで右心室の3～4倍も厚い．これに比べて，心房はかなり薄い．

心筋線維は，収縮により，心房では心室へ，心室では大動脈あるいは肺動脈へ血液が流れるように配列する．特に，心室側では層をなして心臓全体および左右の心室をらせん状に囲み，血液を動脈へ絞り出す仕組みとなっている．また，最内層の筋線維は，心房の心耳，心室の肉柱をつくり，心室の乳頭筋も形成する．

心筋層は心筋組織でできている．心筋組織については，すでに述べた（p.104）．一般に心房の心筋線維は心室の心筋線維に比べると細い．

心房，特に右心房の心筋細胞には，電子顕微鏡で特有な顆粒がみられる．この顆粒は**心房性ナトリウム利尿ペプチド** atrial natriuretic peptide（ANP）と呼ぶポリペプチドを含む分泌顆粒で，ナトリウム利尿（排泄）作用と降圧作用などを示し，血圧調節や水・電解質バランスにあずかる．このような心筋細胞は一種の**筋内分泌細胞** myoendocrine cell である．一方，心室の心筋細胞は，同様に働く**脳性ナトリウム利尿ペプチド** brain natriuretic peptide（BNP）をつくるが，つくられるとただちに分泌され，分泌顆粒はほとんどみられない．

心筋線維は太さがさまざまな束をつくる．筋線維束の間には疎性結合組織がある．この結合組織には，弾性線維網がみられる．

弾性線維は心室では少ないが心房では多く，小児では少ないが成人では多量となる．

c. 心外膜 epicardium

心外膜は心筋層の外側にある漿膜で，心臓を包む袋である心嚢の心膜臓側板にあたる．心膜臓側板は，血管が出入りする心底部の大血管の基部で反転し，心膜壁側板に移行する．表面は単層の扁平ないし立方上皮で覆われ，上皮下には薄い結合組織層がある．この結合組織は，特に多量の弾性線維を含む．この上皮下結合組織層と心筋層との間には，疎性結合組織が存在する．この疎性結合組織は**心外膜下組織** subepicardial layer といい，ここには心臓の冠状動脈や静脈，リンパ管や神経が存在する．

冠状動脈は，大動脈の付け根から左右2本出て，心房と心室の境界で心臓を取り巻くように走り，枝が心房と心室の壁に血液を送っている．この毛細血管からの血液は冠状静脈に集まり，右心房で下大静脈口の下左側に冠状静脈洞として開口する．これらの血管の周囲には脂肪組織が発達する．冠状動脈の狭窄閉塞は狭心症の原因となり，血栓による閉塞では心筋梗塞となる．

神経は迷走神経の枝の副交感神経と上中下頸部交感神経節からの枝であり，心房と心室の境界を中心に神経叢をつくり，心拍数を調節している．

2. 心臓の弁 cardiac valve

心室の入口には房室弁（右側：三尖弁，左側：僧帽弁），出口には動脈弁（肺動脈弁と大動脈弁）がある（図6-23）．

房室弁は房室口を取り囲む輪状の結合組織，すなわち**線維輪** annulus fibrosus に連なる板状の緻密な結合組織が膜をつくり，その心房側と心室側との両表面を心内膜が覆ってできる．すなわち，弁の結合組織は3層からなり，中央は線維軟骨に似た密性結

血管系

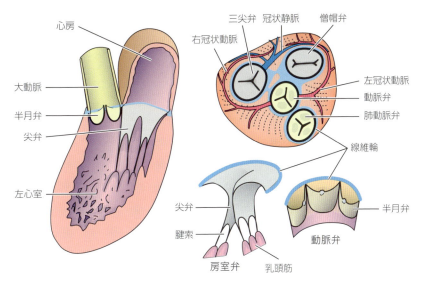

図 6-23　心臓弁の弁と線維輪
各弁の入口は、線維輪で囲まれる

合組織で、線維輪の延長にあり、線維の間に塩基好性に染まるプロテオグリカンを伴う紡錘形ないし球形の細胞がある．弁の表面を覆う心内膜は、心房側では心室側よりも厚い疎性結合組織で、線維の間に多量のプロテオグリカンをもつ．心室側は平滑筋線維と多量の弾性線維を含む密性結合組織で、ここから伸びる線維の束が腱索となって心室内側に突き出る乳頭筋へ結びつく．

　動脈弁は3枚の半月状の弁（半月弁）からなり、房室弁と同様に、線維輪に連なる薄い板状の軟骨様結合組織と、その両面を覆う心内膜とでできている．血管側の内膜は、プロテオグリカンの多い疎性結合組織で、心室側の心内膜は特に弾性線維に富む層となっている．

　房室弁、動脈弁ともにプロテオグリカンの多い疎性結合組織からなる内膜層は、弁が閉じるときの衝撃を吸収する．

　先天異常や炎症などで、心臓の弁がうまく開閉しなくなると、心臓弁膜症となる．

3. 心臓骨格 cardiac skeleton

　心臓骨格は、房室口、動脈口（肺動脈口、大動脈口）を輪状に囲む線維輪および左右の房室口を囲む線維輪と大動脈口の線維輪とを結ぶ左右の**線維三角** fibrous trigone とからなり、心筋線維および弁が付着するところである．弁が付着する枠をつくり、心臓の収縮期にも変形しないようにしている．また、心房と心室の心筋層を電気的に遮断し、心房から心室への刺激伝導を調整している．線維輪は線維軟骨に似た密性結合組織でできている．老齢になると、しばしば石灰沈着がみられる．

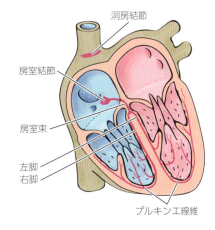

図 6-24　刺激伝導系

心臓骨格の構造は動物によって異なる．ウマ、ブタでは軟骨様組織、イヌでは硝子軟骨ででき（**心軟骨** cardiac cartilage）、ウシなどでは骨（**心骨** cardiac bone, os cordis）を含む．

4. 刺激伝導系 impulse conducting system

　心臓は、1分間に60〜80回の収縮と弛緩を繰り返して、拍動している．この拍動は、心内膜にある特殊な心筋細胞、すなわち**伝導心筋細胞**（p.107）がつくる刺激伝導系によって先導されている．刺激伝導系は洞房結節、房室結節および房室束からなる（図6-24）．

a. 洞房結節 sinoatrial node（SA node）

　右心房で、上大静脈口のすぐ内側の分界稜にあ

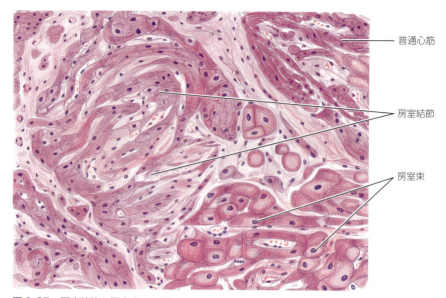

図 6-25　房室結節と房室束　×50
房室結節では明るくみえる結節筋細胞が網状に配列する．房室束の心筋細胞は太い

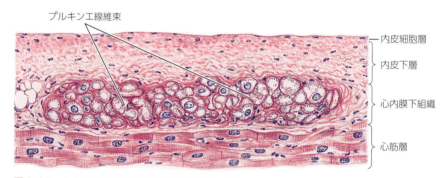

図 6-26　心内膜を走るプルキンエ線維の束　×90

る．心外膜下組織にあり，長さ 10〜20 mm，幅約 1 mm，厚さ約 1 mm で，**結節筋細胞** nodal myocyte と呼ばれる伝導心筋細胞の集まりからなる．結節筋細胞は普通の心筋細胞よりも細く，紡錘形で，筋原線維が少ないので明るくみえる．結節筋細胞は**結節筋線維** nodal fiber として，互いに平行に並びながら枝を出して連結し，網状となり，間には多量の結合組織を入れている．結合組織は弾性線維に富み，多くの交感神経と副交感神経からなる自律神経性の無髄神経線維や神経細胞を含む．結節筋線維は結節の周辺で普通の心筋線維に移行し，興奮を伝える．

洞房結節は，**キース・フラック結節** node of Keith-Flack ともいい，刺激伝導系のペースメーカである．もともとは自動的に 1 分間に 50〜120 回のリズムで，心筋収縮の指令をだしているが，交感神経と副交感神経により，1 分間に 60〜80 回に調節されている．交感神経は速く，副交感神経は遅くする．

b. 房室結節 atrioventricular node（AV node）

房室結節（**田原結節** node of Tawara）は右心房の内側壁で，冠状静脈洞の開口近くにある．結節は心内膜下組織で，洞房結節とよく似た細い結節筋細胞が互いに連絡し，網状に配列することで結節をつくる（図 6-25）．

洞房結節の刺激は，心房の普通心筋を伝わって房室結節に達する．房室結節での伝導速度は約 50 cm/秒であり，普通心筋の伝導速度（約 1 m/秒）に比べて遅いのが特徴である．

c. 房室束 atrioventricular bundle

房室束（**ヒス束** bundle of His）は心房と心室の間を結ぶ唯一の心筋組織で，房室結節から起こり，心室中隔の後縁に沿って下行し（**幹** trunk），次いで**左脚** left bundle と**右脚** right bundle とに分かれ，そ

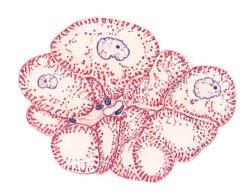

図 6-27　プルキンエ線維（横断）×500

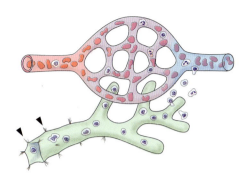

図 6-28　毛細血管と毛細リンパ管の関係
毛細リンパ管（■）には係留フィラメント（▲）が付着する

れぞれが枝分かれして左室と右室の心筋層に入り込む．

房室束の伝導心筋細胞は洞房結節のものとは異なり太く，互いに連なってひも状の線維束となり，周囲はやや厚い結合組織の鞘に包まれるようになる．

d. プルキンエ線維

房室束の起始部の幹が左脚と右脚とに分かれると，心筋線維はさらに太くなる．このような太い伝導心筋線維は**プルキンエ線維** Purkinje fiber と呼ばれる（図6-26，27）．普通の心筋線維に比べてはるかに太く，細胞質はグリコーゲンに富むため明るくみえる．筋細線維は少なくまばらで，主として胞体の周辺部に分布する．プルキンエ線維は心内膜下組織を走り，その末梢で普通の心筋線維に移行する．房室束とプルキンエ線維の伝導速度は 4 m/秒で，普通心筋の約4倍であるため，房室結節の興奮をすばやく心筋全体に伝えることができる．

小さな心筋梗塞などで房室束の伝導が遮断される状態を脚ブロックという．また，ブロックされた房室束が結節のリズムと別のリズムを刻み，心拍のリズムが乱れた不整脈となることもある．不整脈が重篤な場合は，人工のペースメーカの移植が必要となる．

5. 心　膜 pericardium

心膜は心臓を包む袋で，心外膜となる心膜臓側板とその外側の壁側板との間には漿液をいれる心膜腔がある．心膜腔に向かう内面は単層の扁平上皮（**中皮** mesothelium）で覆われる**漿膜性心膜** pericardium serosum である．臓側板についてはすでに述べた（p.142）．臓側板は漿膜の外側を密性結合組織（**心膜下組織** subpericardial tissue）が覆い，下方では横隔膜の腱膜と融合，上方は大血管の外膜へ移行する．

6. 心臓の脈管・神経

心臓壁，ことに心筋層は，冠状動脈から極めて豊富な血管分布を受け，心筋線維の間には毛細血管網が発達している．

冠状動脈の枝（特に乳頭筋に分布する動脈枝）は，内膜に縦走する平滑筋線維束をもつ．この縦走平滑筋は，心筋，特に乳頭筋が収縮する際に，冠状動脈に血流障害が起きるのを防いでいる．

心臓の細い静脈は薄い壁をもつが，そこにも縦走平滑筋がみられる．

心筋層と心内膜下組織および心外膜下組織には，毛細リンパ管網が存在する．リンパ管は動脈に沿って走り，次第に太くなる．

神経は交感神経と迷走神経とに由来する．洞房結節や房室結節には，神経線維が特に豊富に分布し，密な神経叢をつくり，神経細胞も含まれる．

心内膜と心外膜には知覚性の有髄線維も分布する．

■ リンパ管系

血管系を循環する血液の液状成分は毛細血管および細静脈から周囲組織に漏出して**組織液** tissue fluid となる．組織液は再び毛細血管，細静脈から血管系に吸収されるが，一部（約10%），特に分子量の大きな物質は**リンパ管** lymphatic vessels によって**リンパ** lymph として吸収される（図6-28）．

リンパ管は毛細リンパ管として始まり，次第に集まって太くなり，最終的には太い本幹となって，左右の総頸静脈と鎖骨下静脈とが合流する部（静脈角）で腕頭静脈に注ぐ．特に左は腸と下肢からのリンパを集めた胸管を含む本幹が合流して左総頸静脈と鎖骨下静脈の分岐部（静脈角）へ注ぐ．また，リンパ管は種々の免疫細胞の通路でもある．

このように，リンパ管系は血管に対して，もう一つの補助的な通液路系となっている．しかし，血管系が循環路であるのに対して，リンパ管系は一方向のみに流れる還流路（**導出系** drainage system）である．

6. 脈管系

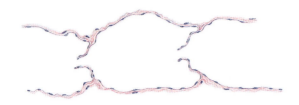

図 6-29　細いリンパ管
弁が存在する　×80

リンパ管はその走行中に多くのリンパ節を経由する．リンパ節およびその他のリンパ組織は別に取り扱い，ここではリンパ管のみについて述べる．

1. 毛細リンパ管 lymphatic capillary

毛細リンパ管は盲端に始まる細管で，**起始リンパ管** initial lymphatics とも呼ばれる．通常互いに吻合して毛細リンパ管網をつくる．

毛細リンパ管は一般に毛細血管よりもやや太く，ところどころで拡張している．その壁は薄く，単層の扁平な内皮細胞でできている．

組織切片で，毛細リンパ管は圧されて，認めることが困難なことも多い．

電子顕微鏡でみると，壁は極めて薄い扁平な内皮細胞からなり，連続性毛細血管のように連続性である．内皮細胞の外側に基底板は一般に存在しないが，部分的にみられることもある．周皮細胞はみられない．

内皮細胞の基底側の細胞膜には，太さ 10 nm ほどのフィラメントが束をつくって付着している．このようなフィラメントを**係留フィラメント** lymphatic anchoring filaments という．毛細リンパ管を周囲の結合組織に固定し，その内腔が閉ざされないように保つのに役立つと考えられている．

毛細リンパ管は特に自由表面を覆う上皮下で最も発達する．例えば，皮膚や腸管などの上皮下に極めて発達した毛細リンパ管網がみられる．このような上皮下のリンパ管網は一般に毛細血管網よりも深側にある．特に小腸絨毛の毛細リンパ管はよく発達して**中心リンパ管** central lymphatics をつくり，小腸上皮細胞から吸収された脂肪をいれて白濁したリンパ（**乳び** chyle）を胸管へと運搬する．一方，毛細リンパ管は上皮や軟骨，骨組織，筋組織，神経組織などには存在しない．また，一般に洞様血管が発達する器官の実質，例えば肝臓，骨髄や脾臓などの実質にはみられない．

2. リンパ管 lymphatic vessel

リンパ管が次第に集まって太くなり，壁も厚くなる．このような**集合リンパ管** collecting lymphatic

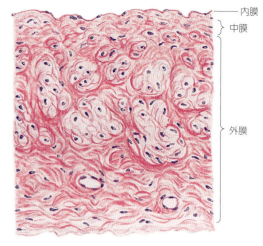

図 6-30　胸管（横断）　×250

vessels は一般に血管に比べて壁が薄いが，広い内腔をもつ．

細いリンパ管では，壁は薄く，内皮とその外側にある縦走する膠原線維束，弾性線維とからなり，ときに少数の輪走する平滑筋線維もみられる．

リンパ管は太くなるとともに，壁も次第に厚くなり，静脈のように，内膜，中膜，外膜の3層が区別できるようになる．しかし，3層の区別は必ずしも明瞭ではない．

内膜は内皮と薄い内皮下層とからできている．内皮下層は結合組織ででき，ここに縦走する弾性線維が含まれる．弾性線維は特に太いリンパ管では，中膜に接して発達する網をつくる．

中膜は主として輪走する平滑筋線維でできている．平滑筋線維はまばらに配列し，その間に結合組織，特に細い弾性線維が混在する．

外膜は比較的厚く，疎性結合組織でできていて，主として縦走する膠原線維，弾性線維からなる．

リンパ管には，ところどころに弁が**リンパ管弁** lymphatic valve 存在する（図 6-29）．弁は内膜のヒダで，半月状に突出し互いに向かい合う．弁は一般に静脈の弁よりも多く，リンパの逆流を防ぐ．

胸管 thoracic duct と**リンパ本幹** lymphatic trunk は，大静脈のような大きな静脈と似た構造をしている（図 6-30）．

内膜には，少量の縦走する平滑筋をもつ．

中膜は，輪走および縦走する平滑筋束と，その間にある多量の膠原線維とでできている．

外膜は最も厚く，縦走する膠原線維束と弾性線維からなる．そのほかに，縦走する平滑筋束が発達している．

太いリンパ管の壁には，血管や神経もみられる．神経には平滑筋に分布する無髄線維と知覚線維がある．

HISTOLOGY

Chapter 7 血 液
blood

血液は血管の中を流れる赤い液体で，特殊な結合組織である．血液は体内を循環し，種々の物質を輸送する．これにより，生体内のガス交換，代謝，防衛に関与している．

■ 血 液

ヒトの血液量は体重の約 1/13（約 8%）で，成人では 5〜6 L である．

血液は，約 45% の有形成分と約 55% の液体成分からなる．有形成分は**血球** blood cells（blood corpuscles）と呼ぶ細胞と**血小板** blood platelets，液状成分は**血漿** blood plasma である．

血液を試験管に取り放置すると，細胞成分は血漿中の凝固因子により塊状に凝固して沈む．上澄みを**血清** blood serum といい，凝固塊を**血餅** blood clot という．したがって，血清は，血漿から凝固因子が取り除かれたものである．

一方，ヘパリンなど血液の凝固を防ぐ物質（抗凝固剤）を加えて遠心分離をすると，試験管の底に細胞成分のみが沈み，上澄みが血漿となる．細胞成分は大部分が赤血球であり，血液全体に対する比率%を**ヘマトクリット** hematocrit という．正常では成人男性で約 45%，女性で約 40% である．赤血球の上には白血球の**薄層** buffy coat ができる．この白血球の薄層には血小板も含まれる．

血球の数は 1 mm^3 の血液中の数で表す．

血液は液状であるから，その 1 滴をとってスライドガラスの上に塗りつけて乾燥し，特殊な固定・染色（**ギムザ染色** Giemsa stain，**ライト染色** Wright stain，**メイ-グリュンワルト染色** May-Grünwald stain など）を行うと，血球，血小板などの有形成分を光学顕微鏡で観察できるようになる．このような標本を**血液塗抹標本** blood smear といい，臨床的に日常広く利用されている．

A 血 球（図 7-1）

血球は赤血球と白血球との 2 種に大別される（表 7-1）．

1. 赤血球 erythrocyte（red blood cell，RBC）（図 7-2）

赤血球は，全身の組織への酸素運搬と組織の細胞が出す二酸化炭素の運搬が役割である．

ヒトの赤血球は，数が血液 1 mm^3 中，成人男性で約 500 万個，女性では約 450 万個である．核をもたない無核細胞で，両面がやや凹んだ円板状をしている．直径約 7.5 μm で，周辺の厚さ 2.6 μm，中央の厚さ 0.75 μm である．

赤血球は，全重量の 1/3 と高濃度にタンパク質を含み，その大部分は**ヘモグロビン** hemoglobin であ

表 7-1 血球の分類

血球の種類	数（個）血液 1 mm^3	大きさ（μm）切片	塗抹	%	アズール顆粒	特殊顆粒
赤血球 erythrocyte	女性約 450 万 男性約 500 万	7.5				
白血球 leukocytes	5,000〜8,000			白血球中の%		
好中球 neutrophil		7〜9	10〜12	65〜75	++	+++
好酸球 eosinophil		9〜11	10〜14	2〜5	+	+++
好塩基球 bazophil		7〜8	8〜10	0.5		+++
リンパ球 lymphocyte		5〜8	8〜10	20〜30	+	−
単球 monocyte		10〜12	12〜15	6〜8	++	−
血小板 platelet	20〜30 万	2〜3				

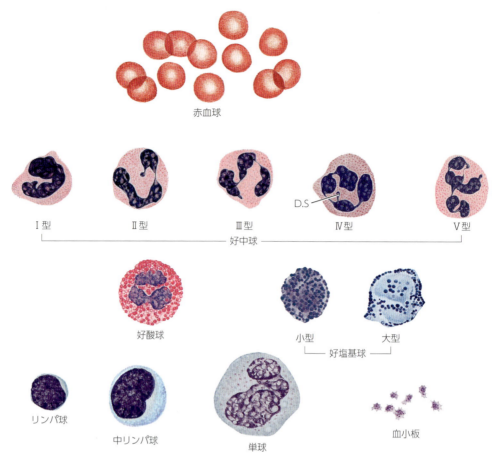

図 7-1　ヒト血球（塗抹標本，ギムザ染色）×1,000
D.S：ドラムスティック

る．100 mL の血液は，**ヘマトクリット** hematocrit 45％とすると，ほぼ 15 g のヘモグロビンを含む．ヘモグロビンは，肺，および組織で，酸素と二酸化炭素とのガス交換を行う．**ヘモグロビンは血色素**とも呼ばれ，赤色を示す．血液はヘモグロビンを満たす赤血球が極めて多数集まっているので赤色にみえる．染色標本では，赤血球は，ヘモグロビン，特にグロビンによって極めて強い酸好性，すなわち，エオジンで赤く染まる．塗抹標本では凹んだ中央は淡色となる．

赤血球の円板は状況によってしなやかに変形することができる．赤血球がその直径より狭い毛細血管内を通過する場合には，椀状に細長く変形し，また血管の枝分かれする部でも，折れ曲がるなど著しく変形する．このような変形能は細胞膜の弾性，柔軟性による．赤血球が特に細い血管を通過する際に変形するために，著しい張力がかかったりする．そのため，赤血球の細胞膜は，変形に耐えるように，**スペクトリン** spectrin と**アクチン** actin がつくる格子状の裏打ち構造をもつ．その際，格子は**グリコホリン** glycophorin および**バンド 3 タンパク質** band 3 protein と**アンキリン** ankirin で膜に固定している．

赤血球の老化や病気によって弾性が低下すると，変形能は弱くなる．変形能が低下した赤血球は，微小循環，特に脾臓の微小循環系を通過しにくくなり，崩壊する．

赤血球は特徴ある円板状の形態をもつことで，変形自在であり，同じ体積の球体に比べて 30〜40％広い表面積をもつことになる．血液中の全赤血球の表面積は約 3,000〜4,000 m^2 で，体表面積の約 2,000 倍にも達する．このように広い表面積をもつことは，赤血球内のヘモグロビンが細胞膜を介して酸素と結合する上で好都合である．

赤血球がその円板面で接しあい，あたかも硬貨を積み重ねたような像を呈することがある．これを**連銭形成** rouleaux formation という．動物によっては，著明な連銭形成がみられることもある．ヒトでは，主として血漿の変化（高グロブリン血症など）があり，血流が静止したり，緩徐になると，しばしば起こる．赤血球の沈降速度（いわゆる赤沈または血沈）が亢進する場合に多い．

赤血球ができる過程で，未分化な幼若段階，すな

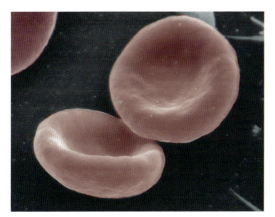

図7-2　赤血球の走査電子顕微鏡写真　×4,600

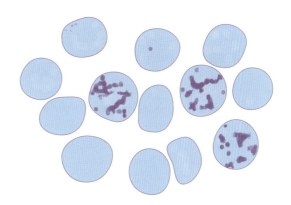

図7-3　網状赤血球　×1,800
ブリリアント-クレシル青染色

わち赤芽球は核をもつが，分化すると，最後に核を失い（脱核 denucleation）無核の赤血球となる．核がなくなることで赤血球の単位体積当たりのヘモグロビン容量が大きくなる．

なお，鳥類以下の脊椎動物では，赤血球は有核である．

また，赤血球は分化成熟するとともに，ゴルジ装置，ミトコンドリア，中心小体，小胞体など細胞小器官を失い，細胞質はヘモグロビンで満たされる．

ブリリアント-クレシル青 brilliant cresyl blue など特定の色素で超生体染色を行うと，赤血球の中には，胞体内に青紫色に染まる塩基好性の微細な網状を呈する顆粒ないし糸状物質をもつものがみられる．このような塩基好性の網状物質をもつ赤血球を**網状赤血球** reticulocyte という（図7-3）．網状赤血球は赤血球形成過程において核を失った直後の比較的幼若な赤血球で，網状物質は主として残存するリボソームなどが凝集したものである．赤血球が成熟するとみられなくなる．網状赤血球は赤血球のうちで約1％にみられ，1～2日で成熟した赤血球になる．

a. 赤血球の機能

赤血球の機能は主として酸素の運搬で，その他二酸化炭素の運搬，pH緩衝作用にも役立つ．

1）酸素の運搬

赤血球内のヘモグロビン分子は**ヘム** heme という鉄を含む赤い色素4個とそれぞれに結びつく4個の**グロビン** globin というタンパク質でできた複合タンパク質である（図7-4）．ヘムの中央にある鉄は肺（肺胞）で酸素と結合して**酸化ヘモグロビン** oxyhemoglobin（HbO_2）となり，各組織で酸素を放出する．1gのヘモグロビンは酸素1.4 mLと結合することができ，ヘモグロビンと結合する酸素量は血漿に溶ける酸素量の約50倍にも達する．酸化ヘモグロビンは鮮赤色で動脈血の色である．一方，静脈血の暗赤色は酸素と結びついていないヘモグロビンである**還元ヘモグロビン** deoxyhemoglobin の色である．

なお，一酸化炭素は，酸素より300倍も強固にヘモグロビンと結合し，**一酸化炭素ヘモグロビン** carboxyhemoglobin が多くなると酸素を取り入れることができなくなる．これが一酸化炭素中毒である．一酸化炭素ヘモグロビンは鮮紅色で，これにより死亡した人の皮膚はピンク色となっている．

2）二酸化炭素の運搬

二酸化炭素（CO_2）は約80％が赤血球に取り込まれ，H_2CO_3 となり，さらに解離した HCO_3^- が血漿に溶けて運搬される（$CO_2 + H_2O \rightleftarrows H_2CO_3 \rightleftarrows H^+ + HCO_3^-$）．肺では，反応が左側に進み，$CO_2$ となって放出される．赤血球には大量の**炭酸脱水酵素** carbonic anhydrase が含まれ，前述の反応の促進に働く．

二酸化炭素の約20％はヘモグロビンと直接結合して，**カルバミノ化合物** carbamino compound となって運ばれる．

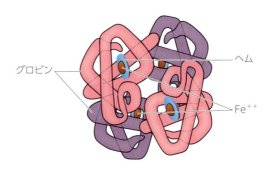

図7-4　ヘモグロビン分子
中央に鉄 Fe^{++} を含むヘム分子をもつ2種のグロビン鎖が計4個集まっている．Fe^{++} は2個の酸素 O_2 と結合できる

b. 貧血 anemia

血液中のヘモグロビン量が減少した状態を貧血という．その結果，血液の酸素運搬能力が低下し，息切れ，倦怠感，目まい，立ちくらみなどの症状が現れる．

貧血の原因には，赤血球の数の減少，ヘモグロビンの減少，異常ヘモグロビンの存在などがある．

出血や造血不全で，赤血球の数が著しく減少する場合を**赤血球減少症** erythropenia という．逆に，赤血球数が著しく増加する場合を**赤血球増加症** erythrocytosis といい，発汗により脱水が起こったときや，標高の高い所で生活したときの適応などでみられる．

また，貧血では赤血球の形，大きさ，染色性が変化することが多い．

赤血球に変形がみられる場合を**奇形赤血球症** poikilocytosis という．扁平でない小型球形の赤血球を**球状赤血球** spherocytes といい，先天性球状赤血球貧血では特に多い．また，特殊な変形に**鎌状赤血球貧血** sickle cell anemia がある．この疾患の赤血球は細長く，両端がとがって鎌の刃状の形態となるが，このような変形はヘモグロビンの分子構造の異常による．毛細血管に血栓をつくったり組織の血流障害を起こす．

大きさでは，**大赤血球** macrocyte や**小赤血球** microcyte がみられる．悪性貧血などでは，特に大きな卵円形の赤血球，**巨赤血球** megalocyte が現れる．また，多くの貧血では，赤血球の大きさが著しく大小が不同となる**赤血球大小不同症** anisocytosis がみられる．

さらに，鉄欠乏性貧血では，赤血球の染色性が低下するので，**低色素性貧血** hypochromatic anemia に属する．

なお，血液を扱う場合，赤血球に変形が起こることがある．生理的食塩水のような等張液にある場合には赤血球は変形しないが，高い浸透圧をもつ高張液に置かれると，赤血球は水を失って収縮し金平糖のようになる（金平糖化 crenation）．また，浸透圧の低い低張液に入れると，赤血球は膨化し，ヘモグロビンは細胞外に遊出してしまう．これを**溶血** hemolysis という．赤血球が溶血によって無色になったものは，**赤血球影（血影）** blood ghosts という．

このように，赤血球はいろいろな外的条件によって影響を受け，特に細胞膜は障害を受けやすく，その結果溶血が起こる．

c. 赤血球の寿命

赤血球の寿命は，約120日である．老化した赤血球は細胞膜の弾力を失い，変形能が低下して，脾臓，肝臓，骨髄の洞様血管でマクロファージに捕らえられ，破壊，処理される．

d. 血液型

赤血球の細胞膜には，**グリコフォリン** glycophorin という膜貫通型の糖タンパク質が存在する．このタンパク質の膜表面に出た糖鎖には3種類あり，H抗原，A抗原，B抗原と呼ばれる．これらの糖鎖は遺伝的に決定されており，その組み合わせによりABO式血液型が決まってくる．

H抗原はどの血液型の赤血球膜表面にも存在し，これにN-アセチルグルコサミンが付加されるとA抗原に，ガラクトースが付加されるとB抗原になる．したがって，赤血球膜表面にA抗原のみをもつ場合はA型，B抗原のみをもつものはB型，AとB抗原の両方をもつものはAB型，両方をもたないものがO型となる．血漿中にはそれぞれに対する抗体（凝集素）が存在し，A型では抗B抗体（β），B型では抗A抗体（α），O型には両者がある．AB型では両者とも存在しない．このことから，輸血では，抗原と抗体が凝集反応を起こさない組み合わせが必要となる．

この他ABO式血液型以外の血液型も知られている．**Rh式血液型**では，アカゲザル（rhesus macaque）の赤血球に対する抗体と反応する抗原（D抗原）をもつRh陽性（Rh＋）ともたないRh陰性（Rh－）があり，日本人ではRh－は1％にも満たない．Rh－の人にRh＋の血液を輸血すると，血液の凝集や溶血が起こり，ショックとなる可能性がある．

2. 白血球 leukocyte (white blood cell, WBC)
（図7-5）

白血球は，生体防衛に関与する免疫細胞で，全身を循環，パトロールしながら，必要に応じて血管を出て目的の組織へ遊走し，機能を発揮する．

白血球は，赤血球と異なり核をもち，形と機能の異なるいろいろな種類に分けられる．血管系によって全身を循環しているが，血管内，すなわち血液中では機能をほとんど発揮せず，必要とされる部位で血管外に出て，組織中で機能を発揮する．

白血球数は赤血球に比べて著しく少なく，血液1 mm^{3}中に5,000〜8,000個である．

しかし，白血球数は，後述する各種白血球の構成比率（％）とともに，個体によってかなり異なり，また，同一個体でもいろいろな条件（例えば，食事，運動，精神活動など）によって生理的に変動する．さらに1日のうちでも日内変動がみられ，一般に午前（早朝空腹時）には少なく，午後には多い．また，乳

血液

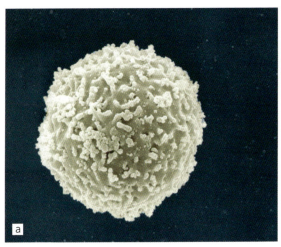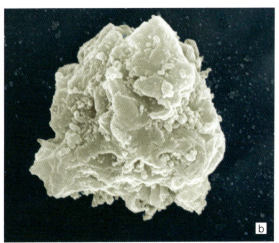

図7-5　白血球の走査電子顕微鏡写真（ヒト）×5,600
a：好中球，b：単球

幼児，小児では成人に比べて多いので臨床検査において注意する必要がある．成人では，白血球が著しく増加し，1 mm³中に10,000個以上になると，**白血球増多（症）** leukocytosis という．反対に減少して3,000/mm³以下になると**白血球減少（症）** leukopenia という．

白血球数は，白血病では著しく増加する．一方，抗癌剤や放射線治療などで骨髄の造血機能が障害を受けると減少し，問題となる．

白血球は顆粒球（顆粒白血球）と無顆粒球（無顆粒白血球）とに大別される．

顆粒球 granulocytes は細胞質に特殊な顆粒をもつもので，顆粒の性状，特に染色性によって好中球（中性好性白血球），好酸球（酸性好性白血球），好塩基球（塩基好性白血球）の3種に分けられる．

無顆粒球 agranulocytes には，リンパ球と単球がある．

ただし，顆粒球，無顆粒球という分類は，いろいろな染色技術が開発される以前に行われたもので，無顆粒球も，厳密にいえば，顆粒をもっている．共通の顆粒は，アズールに染まるリソソームである．

なお，顆粒球と無顆粒球とは，後述するように，核の形態も異なる．顆粒球の核は一般に分葉を示す**多形核白血球** polymorphonuclear leukocytes であるが，無顆粒球の核は分葉を示さない**単核白血球** mononuclear leukocytes である．

これらの白血球は，免疫反応の部位で，互いに影響し合う物質を放出している．このような物質は，**サイトカイン** cytokine と総称し，特に白血球から放出されるものは**インターロイキン** interleukin（IL）と呼ばれ，30種以上が知られている．また，リンパ球がつくるものは**リンホカイン** lymphokine，単球やマクロファージがつくるものは**モノカイン** monokine という．

a. 好中球 neutrophil（図7-6）

好中球（**中性好性白血球** neutrophil leukocyte）は白血球のうちで最も数が多く，末梢血の全白血球の65～75％を占めている．

細菌感染症などでは，好中球が増え，**好中球増多症** neutrophilia（白血球増多症）となる．一方，好中球が減る場合は，**好中球減少症** neutropenia という．

好中球はほぼ球形で，直径は約7～9μmである．塗抹標本ではやや広がって大きく，直径10～12μmになる．

好中球の核は染色質が凝集して濃染し，多様な形態を示す．このため多形核白血球ともいう．核は多くは分葉状で，2～5分葉となっており，**分葉核好中球** segmented neutrophil と呼ばれる．しかし，分葉せず，弯曲した棒状ないしソーセージ状の核をもつものもあり，**杆状核白血球** band neutrophil（stab neutrophil）という．杆状核白血球は比較的に未熟な幼若好中球で，成熟するとともに分葉し，次第に分葉の数が増す．

好中球は，核の分葉数によって分類され，単葉のものをⅠ型，2葉のものをⅡ型，さらに分葉したⅢ型，Ⅳ型，Ⅴ型がある．正常では，2～3分葉のⅡ型およびⅢ型が最も多い．病的状態では，Ⅰ型が増加したり，あるいは逆に分葉数の多いⅣ型，Ⅴ型が増加することがある．Ⅰ型，Ⅱ型など分葉数の少ない好中球が増加する場合は，これを**左方移動** shift to the left といい，未熟な幼若好中球が多いことを示す．これは一般に骨髄から多数の好中球が血液中に動員されるためで，好中球数も増加する（**再生性移**

Chapter 7

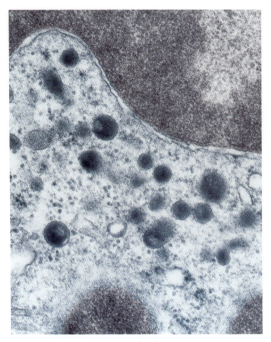

図 7-6 好中球の電子顕微鏡写真
好中球の特殊顆粒を示す ×38,000

動 regenerative shift）．例えば急性炎症などで起こる．一方，分葉数の多いⅣ型，Ⅴ型の好中球が増加する場合を**右方移動** shift to the right といい，成熟，老化した好中球が増加することで起こる（**変性移動** degenerative shift）．

好中球の核には，ときに細い糸状の染色質で分葉に連なる小滴状の染色質塊がみられる．この染色質塊は太鼓バチ状あるいはテニスのラケット状で，**ドラムスティック** drumstick と呼ばれる（図 7-1）．ドラムスティックは女性の好中球の約 2〜3% にみられるが，男性ではみられない．ドラムスティックは性染色質（p.35）にあたる．

マウスやラットのような齧歯類では，輪状の核をもつ好中球もある．

好中球の細胞質は弱い酸好性に染まる．また，びまん性にグリコーゲンをもつので PAS 染色でも弱陽性に染まる．グリコーゲンは，嫌気性の環境での代謝への備えである．ミトコンドリア，ゴルジ装置などの他に，多くの微細な顆粒をもつ．

顆粒は，主に一次顆粒（アズール顆粒），二次顆粒（好中球の特殊顆粒），三次顆粒の 3 種が区別される．

（1）**一次顆粒** primary granule（azurophilic granule）：好中球ができる際に，最初に出現する顆粒（一次顆粒）で，数は少ないがアズール色素で紫色に染まるのでアズール顆粒と呼ばれることが多い．好中球の顆粒の約 10〜20% を占める．電子顕微鏡でみると，径 0.6〜0.7 μm とやや大きい球形の顆粒で，密度の高い内容をもつ．アズール顆粒は，酸性ホスファターゼなど酸性水解酵素を含んだリソソームで，特に**ミエロペルオキシダーゼ** myeloperoxidase（MPO）を含むのが好中球の特徴である．ミエロペルオキシダーゼは過酸化水素（H_2O_2）と塩素イオン（Cl^-）から次亜塩素酸（HOCl）を産生することができる．次亜塩素酸は強い酸化，漂白作用をもち，病原微生物の殺菌に役立つ．このほか，アズール顆粒には，**デフェンシン** defencine，カテプシン G，エラスターゼなどが含まれる．デフェンシンは細菌，真菌，マイコバクテリア，ウイルスなどに対して活性をもつ抗微生物ペプチドである．

（2）**二次顆粒** secondary granule（specific granule）：アズール顆粒に遅れて出現するため，二次顆粒というが，好中球の特徴が最もよく現れる顆粒であることから，**好中球の特殊顆粒** neutrophil-specific granule と呼ぶこともある．好中球の特殊顆粒は中性好性でピンク色ないし紫色に染まるが，ギムザ染色など普通の染色では明瞭でないことが多い．しかし好中球の 3 種の顆粒の中で最も多く，好中球の顆粒の約 80% を占める．電子顕微鏡でみると，径 0.1〜0.3 μm と小型の顆粒で，杆状，球形，亜鈴形，米粒状など多様な形状を示しており，その内容は電子密度が高いものから低いものに至るまでさまざまである．この特殊顆粒には，リゾチーム，ラクトフェリン，コラゲナーゼ，アルカリ性ホスファターゼなど多くの酵素を含む．**リゾチーム** lysozyme は細菌の細胞壁のムコ多糖類を分解する酵素であり，殺菌作用がある．

（3）**三次顆粒** tertiary granules：ゼラチナーゼを主成分としており，顆粒内容を放出しながら，結合組織内を遊走する際に働く．

なお，好中球の特殊顆粒の染色性は動物種によって異なる．例えば，ウサギではエオシン好性で，ピンク色に染まるので，この好中球を**偽好酸性白血球** pseudoeosinophilic leucocyte という．モルモットでは酸好性かつ塩基好性すなわち両性好性に染まり，ラット，マウスでは顆粒は小さく，光学顕微鏡ではほとんどみえない．このようにさまざまな染色性を示すので，**異好性白血球** heterophilic leucocyte あるいは**特殊白血球** special leucocyte ともいう．

好中球の寿命は短く，約 8 日である．その期間の大部分は骨髄にとどまり（骨髄内プール），末梢血に出てからの寿命は数時間である．

好中球の機能

好中球は，活発に運動し，食作用を営む重要な生体防衛細胞である．血管から遊走して（走化性 chemotaxis），特に炎症部位に集まり，侵入した細菌や

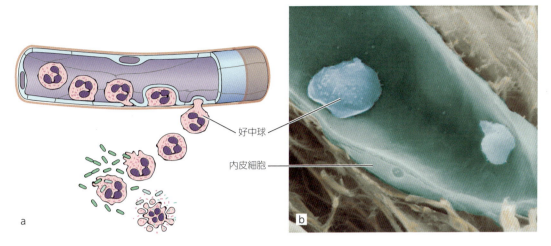

図7-7 好中球の血管外遊走
a：血中の好中球は，血管内皮細胞に接着し，内皮細胞と基底膜の間にもぐりこみ，次いで血管外へ遊出し，細菌の感染部位へ遊走し，細菌を貪食する．次いでアポトーシスをおこし，リゾチームなどを放出する．b：遊走のために血管内皮細胞に接着した好中球の走査電子顕微鏡写真．2個の好中球がみられる．内皮細胞の外側は結合組織　×1,000

異物に対して反応する（図7-7）．炎症や細菌感染の際，最初に反応する免疫細胞で，このようなときには骨髄から多量に動員されるため，血液中の好中球が著明に増加し，**白血球増多症** leukocytosis となる．

炎症部位では，毛細血管や細静脈の内皮細胞が活性化され，表面に**P セレクチン** P-selectin という接着因子が発現する．これに好中球表面の糖鎖リガンドが結合することで，好中球が内皮細胞の表面に緩く結合して転がり始める（**ローリング** rolling）．好中球は続いて自身の表面に**インテグリン** intergrin を発現し，これが内皮細胞表面の ICAM-1 (intercellular adhesion molecule-1) と強固な結合をすることで，好中球が内皮に貼りつく（**接着** adhesion）．さらに内皮細胞は偽足を伸ばしながら内皮細胞を貫いて，血管壁を通り抜ける（**血管外遊出** diapedesis）．

血管外に出た好中球は，細菌がもつ走化性ペプチド（fMLP など）や，活性化されたマクロファージの出す**ケモカイン** chemokine（白血球の遊走と活性化に関わるサイトカイン）に引き寄せられる．炎症部位では特殊顆粒の内容を放出すると同時に，抗体や補体で覆われた細菌などの異物を認識し，食作用によりこれらを活発に細胞内に取り込み，アズール顆粒の酵素により消化処理する．この際，好中球は，大型の食細胞であるマクロファージ（大食細胞）に対して，小型の食細胞であることから，かつては**ミクロファージ**（小食細胞）microphage とも呼ばれた．

食胞内の細菌は，酵素による消化の他に，ここで生ずる活性酸素によっても殺菌される．また，好中球は，活動により壊れていく．この際も細胞内のリゾチームや，その他の種々の酵素が放出され，抗菌性の環境をつくる．このように，炎症の現場に集まって，壊れた好中球の集団を**膿** pus といい，好中球が集まる現象を**化膿** suppuration という．

b. 好酸球 eosinophil（図7-8）

好酸球〔**酸好性白血球** acidophilic (eosinophilic) leucocyte〕は全白血球の 2〜5% を占める．一般に好中球よりもやや大きく，直径 9〜12 μm である．核は分葉核で，通常 2 分葉である．2 個の分葉は，それぞれほぼ同じ大きさの卵円形ないし腎臓形で，「い」の字に似た形になっている．

細胞質は，エオシンで濃いピンクに染まる多数の球形ないし楕円形の酸好性の顆粒，すなわち**エオシン顆粒** eosinophilic granules で満たされる．エオシン顆粒は，好酸球に固有の特殊顆粒であるが，好中球の特殊顆粒に比べると，はるかに大きく明瞭である．電子顕微鏡でみると，好酸顆粒は直径 0.6〜1.0 μm で，膜で囲まれ，内部に電子密度の高い物質を満たす．さらに顆粒の中央部には，板状で結晶様の構造をもつ．

結晶様構造は**類結晶** crystalloid とも呼ばれ，その形は動物によって異なるが，タンパク質分子が規則正しく立体格子状に配列してできる．類結晶には，**主要塩基性タンパク質** major basophilic protein (MBP)，**好酸球陽イオン性タンパク質** eosinophyl cationic protein (ECP)，**好酸球由来ニューロトキシン** eosinophyl-derived neurotoxin (EDN) などが含まれる．MBP は，顆粒内タンパク質の 50% を占め，エオシン好性である．

好酸顆粒の結晶様構造以外の基質には，酸性ホスファターゼ，カテプシン，ペルオキシダーゼなどの

7. 血液

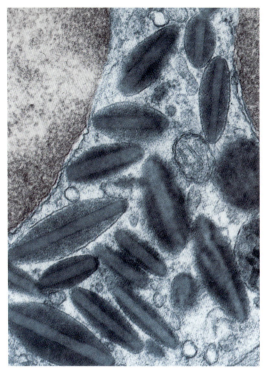

図 7-8　好酸球の走査電子顕微鏡写真（マウス）
特殊顆粒を示す（ヒトでは球形に近い）　×3,800

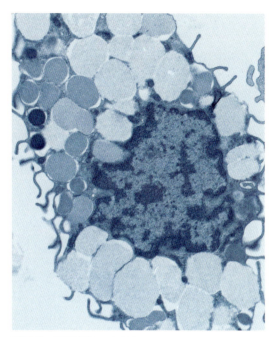

図 7-9　好塩基球　×8,000

水解酵素が含まれる．また，ヒスタミン活性を中和するヒスタミナーゼを含む．

好酸球は，好酸顆粒のほかに通常のリソソームであるアズール好性顆粒を少数もつ．

好酸球は，末梢血における滞留時間が好中球と同様に短く，3時間ないし十数時間である．

好酸球の機能

好酸球は特にアレルギー疾患や寄生虫病などで増加し（**好酸球増多症** eosinophilia），副腎皮質ホルモン投与などで著しく減少する（**好酸球減少症** eosinopenia）．

好酸球は特に消化管，呼吸器系の気道における粘膜結合組織に多くみられる．

好酸球は，細菌や抗原物質を直接には取り込まないが，抗原-抗体複合体や抗体で包まれた細菌などに対しては食作用を営む．また，寄生虫を囲んで，顆粒の内容を放出し，寄生虫の外皮を破壊して殺す．特に酸好性顆粒の MBP, ECP, およびペルオキシダーゼは，寄生虫に対して強い細胞傷害効果がある．一方，抗原-抗体複合体の除去は主としてアズール顆粒による．

c. 好塩基球 basophil（図7-9）

好塩基球（**塩基好性白血球** basophilic leucocyte）は全白血球の 0.5～1% と極めて少ない．特にマウス，ラットなどでは，好塩基球は極めて少ないが，それに反比例するように，組織好塩基球にあたるマスト細胞（肥満細胞）が多い．

好塩基球は直径約 7～9 μm で，好中球とほぼ同大，あるいはやや小さい．核は分葉核であるが，多分葉でなく，一般に不整形で U 状または S 状を呈する．核は，塗抹標本では，細胞質の好塩基顆粒で覆われ，形態がわかりにくいことも多い．

細胞質は，多数の塩基好性に染まる特殊顆粒を含む．この**好塩基顆粒** basophilic granules はマスト細胞の顆粒と同様に**異染性** metachromasia を示し，また水に溶けやすい．顆粒は，電子顕微鏡でみると，径は平均 0.6 μm，球形ないし楕円形で，内部構造は多様で，均質，微細顆粒，あるいは微細な線維で満たされる．

顆粒の性状は動物種によっても差異がある．ヒトでは，一般に微細顆粒状をしているが，マスト細胞の顆粒は渦巻き状の構造をしている．好塩基球とマスト細胞は形態，機能がよく似ており，どちらも骨髄由来であるが，分化の過程は異なる．

特殊顆粒の他に，少数のアズール顆粒を含む．他白血球と同様にリソソームとして働く．

好塩基球の循環血液中における滞留時間は約 3～5 日である．

血液

好塩基球の機能

好塩基球は極めて緩慢な遊走能と弱い食作用をもつ．好塩基顆粒には，マスト細胞の顆粒と同様に，ヘパリン，ヒスタミン，ヘパラン硫酸，ロイコトリエンなどを含む．細胞表面にはマスト細胞と同様にIgE受容体があり，細胞表面にIgEをつけ，これが抗原と結合することで，顆粒の内容が放出され，この物質により種々の生体反応が起きる．

すなわち，好塩基球は，組織に出て，血管の拡張，透過性を高め，気管支枝や細気管支の平滑筋を収縮させるなどマスト細胞と同様の機能を示す．特に，蕁麻疹や喘息発作などの即時性アレルギー反応（アナフィラキシー）の主役を演じるが，この場合には，分単位での最も早い免疫反応となる．

d. リンパ球 lymphocyte（図7-10）

リンパ球は，生体防衛に関わる免疫反応の主役である．

リンパ球は，白血球の中で好中球に次いで多く，全白血球の20～30%を占める．幼・小児では，成人に比べさらに多く，40～70%である．

リンパ球が著しく増加する場合（4,000/mm^{3}以上）を**リンパ球増多** lymphocytosis といい，減少する場合を**リンパ球減少** lymphopenia という．

血液中には形態的に小リンパ球と中リンパ球が区別される．

小リンパ球 small lymphocyte は一般に小さな球形細胞で，直径5～8μmである．大部分は直径約6μmである．核は一般に球形で細胞の大部を占め，染色質が密で濃染する．細胞質は少量で，核を囲む狭い層としてみられ，ギムザ染色では塩基好性に青く染まる．細胞質には，アズールで染まる**アズール顆粒** azurophilic granule がときにみられる．

中リンパ球 medium lymphocyte は約5%と少数で，直径は10～12μmである．核は小リンパ球よりやや大きく，卵円形で，しばしば一側に浅い陥凹をもち，腎臓形である．細胞質は小リンパ球より豊富である．

電子顕微鏡でみると，リンパ球はミトコンドリア，ゴルジ装置，中心小体，リボソーム，リソソームなどをもつが，大量のリボソームの他は，いずれも発達が悪く，微細構造は単純で，特徴が乏しい．ただ，小リンパ球には，比較的に明るい細胞質をもつ**明調小リンパ球** light small lymphocyte と，やや暗調な細胞質をもつ**暗調小リンパ球** dark small lymphocyte とが区別できる．暗調小リンパ球が，より細胞質に乏しく，骨髄や胸腺皮質に多いので，より未分化の小リンパ球とみなされる．

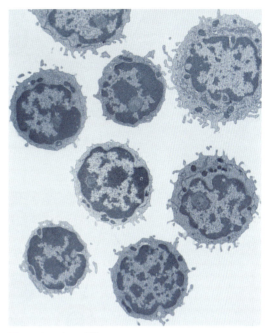

図7-10 リンパ球 ×4,000

リンパ球の機能

リンパ球は免疫を担当している細胞で，免疫反応において中心的役割を果たす（図7-11）．

リンパ球はいろいろな観点（起原，微細構造，細胞膜の表面性状，寿命，機能など）から分類されているが，一般にはBリンパ球，Tリンパ球，NKリンパ球の3種に大別される．その他にこれらの細胞の**幹細胞** stem cell や，上記の3種の亜型がある．これらのリンパ球は形ではほとんど区別できないが，それぞれ固有の**細胞表面マーカー** cell surface marker を免疫組織化学的に検出することで区別できる（p.26）．

細胞表面マーカーは表面抗原とも呼ばれるが，これらに結合するモノクローナル抗体は多数あるため，国際的に統一された分類が用いられている．これをCD（cluster of differentiation）分類といい，CD分類でつけられた番号をCD番号といい，現在では300以上が知られている．

(1) Bリンパ球（B細胞） B lymphocyte (B cell)：Bリンパ球は末梢血のリンパ球の15～30%を占め，免疫グロブリン（抗体）を産生するリンパ球である．特異的マーカーとしてはCD9，CD19，CD20，CD24と反応する．また，**MHC II 分子（主要組織適合複合体** major histocompatibility complex II）をもつ．さらにBリンパ球は細胞表面に免疫グロブリンIgM，IgDをもち，抗原認識の受容体となり，これと反応する抗原にあうと結合して，大型の**免疫芽細**

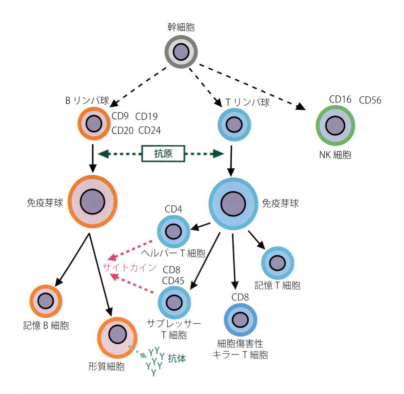

図 7-11　リンパ球の分化と機能
骨髄由来の**幹細胞**は，3種のリンパ球：B, T, NK 細胞になる．BとTリンパ球は，抗原刺激により，免疫芽細胞となり，分裂増殖してその抗原に対する**記憶細胞**および種々の免疫担当細胞になる

胞（リンパ芽球）immunoblast となり，さらに形質細胞（p.79）に分化し，細胞質で大量の免疫グロブリンを産生し，体液性免疫に関与する．

Bリンパ球は骨髄の造血系**幹細胞** stem cell（p.163）に由来する．鳥類では，骨髄で生成された**Bリンパ球の前駆細胞** pre-B cells が**ファブリシウス嚢** bursa of Fabricius（排泄腔にあるリンパ上皮性器官）に達し，ここで増殖するとともにBリンパ球に分化する．すなわち，**嚢依存性** bursa-dependent であるから，Bリンパ球と呼ばれた．しかし，哺乳類では，ファブリシウス嚢あるいはそれに相当する器官はなく，Bリンパ球は骨髄で直接産生される．すなわち**骨髄由来リンパ球** bone marrow-derived lymphocyte である．

（2）Tリンパ球（T細胞） T lymphocyte (T cell)：
Tリンパ球は末梢血のリンパ球のうち 70〜85% を占め，細胞性免疫にあずかる．特異的マーカーとしては CD2，CD3，CD5，CD7 と反応する．さらに CD4 と反応するTリンパ球は MHC II 分子と結合する抗原を認識する．CD8 をもつTリンパ球は MHC I 分子と結合する抗原を認識する．また，細胞表面には抗原を認識する**T細胞受容体** T-cell receptor (TCR) が存在する．

骨髄で産生された**Tリンパ球の前駆細胞** pre-T cell は，胸腺（p.183）に至り，ここで増殖し分化してTリンパ球となる．すなわち，**胸腺由来（依存）リンパ球** thymus-derived (-dependent) lymphocyte であるため，**胸腺** thymus の T をとってTリンパ球と名付けられた．

Tリンパ球は**リンホカイン** lymphokine という活性物質（サイトカイン，p.151）を分泌する．

Tリンパ球には，**細胞傷害性キラーT細胞** killer T cell，**ヘルパーT細胞** helper T cell，**サプレッサーT細胞** suppressor T cell の3種がある．

・**細胞傷害性キラーT細胞**：CD8 と反応し（CD8+），ウイルス感染細胞，癌細胞，組織適合性が合わない移植臓器の細胞を MHC I と結合することで認識し，これに接着して，細胞を溶解するリンホカインやパーフォリンを分泌して，イオンチャネルをつくり，その細胞を破壊する．

・**ヘルパーT細胞**：CD4+ で，外来の抗原に対する免疫反応を誘導する．ヘルパーT細胞は，マクロファージから抗原提示を受け，表面抗体が抗原と結びついて活性化され，リンパ球を増殖，分化させるインターロイキンをつくり，新たにつくり出されたリンパ球は，Bリンパ球，Tリンパ球，NK リンパ球 B の分化，機能を刺激するリンホカインを分泌する．特にBリンパ球の抗体産生を促す．

・**サプレッサーT細胞**：細胞傷害性キラーT細胞と同様に，CD8＋，CD45＋で，Bリンパ球がつくった抗体を減少あるいは抑制する．特に，サプレッサーT細胞はBリンパ球の抗体産生を抑制し，免疫反応のいきすぎを防ぐ．

(3) **NKリンパ球** natural killer lymphocyte：このリンパ球は胸腺やTリンパ球の関与なしに，ある種の腫瘍細胞，ウイルスで変化した細胞などを攻撃し，傷害するリンパ球である．中リンパ球の形で，細胞内に大きないくつかのアズール顆粒を含むので大顆粒リンパ球とも呼ばれていた．この顆粒は電子顕微鏡では，まるい暗調顆粒にみえる．NKリンパ球はCD16，CD56が特異マーカーである．数は少ない．

なお，リンパ球には寿命の長い**長命型** long-lived と，短い**短命型** short-lived とが知られている．一般に，Tリンパ球は寿命が長く，ヒトでは数年あるいはそれ以上にも及ぶが，Bリンパ球は短命で数週ないし数ヵ月である．

e. 単 球 monocyte（図7-12）

単球は全白血球の約6～8％を占め，白血球のうちで最も大きく，直径は10～15μmである．塗抹標本で伸展され扁平となると，約20μmにも達する．大きさは機能活性とも関連して変化し，組織に出て活性が高い場合には大きい．

核は卵円形，腎臓形，馬蹄形などで，一般に核膜には陥凹がみられる．陥凹が特に深くなると，分葉状にみえることもある．単球の核はリンパ球の核に比べて明るく，染色質は比較的繊細な網状である．

細胞質は一般に豊富で，ギムザ染色では，リンパ球に比べるとややくすんだように灰青色を呈し，微細なアズール顆粒を含む．

電子顕微鏡でみると，特に活性が高い場合には，偽足状の細胞質突起をもち，細胞質には小器官が豊富で，特に粗面小胞体が発達し，多量の微細なフィラメントをもつこともある．また，アズール顆粒にあたるリソソームがみられる．

単球は，組織や臓器のマクロファージ，肝臓のクッパー細胞，骨表面で癒合してできる多核巨細胞の破骨細胞の前駆細胞であり，**単核食細胞系** mononuclear phagocytic system（p.77）に属する．

単球の機能

単球は骨髄で生成され，血液中に入り，循環するが，末梢血に滞留するのは2～3日で，血管から結合組織中に遊出してマクロファージとなる．

単球は，微小血管（毛細血管後細静脈や毛細血管）の壁を通って血管外の結合組織に遊出し，外部から侵入した細菌や異物，死んだ細胞などを取り込む活発な食作用を示す．これにより免疫系のなかで，抗原提示細胞として重要な働きをもつ．また，サイトカインの一種である種々のインターロイキンを分泌して，種々のリンパ球に働きかけ，免疫細胞の細胞の増殖，分化に関与し，免疫反応を調節している．

また，大型の異物に対しては，マクロファージは，互いに融合して多核の異物巨細胞となる．同様の巨細胞は結核の病巣でもみられる．

3. 血小板 blood platelet（thrombocyte）

血小板は，径2～3μm，扁平な楕円形の板状小体で，血液1mm³中に約20～30万個ある．血液凝固に関与する．

血小板の形態は，流血中では，円盤状の碁石形であるが，いろいろな条件によって変化する．異物との接触，粘着，凝集などの場合に，偽足形成，表面の膨隆，扁平化などの変形をみせる．塗抹標本では，しばしば不整な星形で，集塊をつくる（図7-13, 14）．

血小板数は，種々の条件で変動するので，平常時の数を求めることは難しい．例えば，食事，血中の酸素濃度，精神活動，ホルモンなどによって影響を受け，特に女性では月経周期に伴っても変化する．

血小板は，骨髄で巨核球の細胞質が小区画に分画され，これが分離して生じた細胞質の断片であるので，核はみられず，形質膜で囲まれた細胞質のみでできている．

血小板の辺縁部は，均質にみえ，ギムザ染色では淡青色に染まる**硝子部** hyalomere である．中心部は

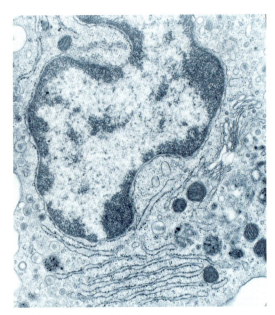

図7-12 単 球 ×15,000

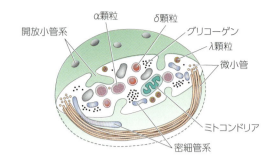

図7-13 血小板の微細構造

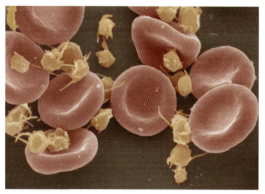

図7-14 赤血球と血小板の走査電子顕微鏡写真
血小板は反応した状態で突起を伸ばしているものが多くみられる ×2,800

ギムザ染色で赤紫色に染まる顆粒が密在し，**顆粒部** granulomere と呼ばれる．電子顕微鏡でみると，硝子部には微小管とマイクロフィラメントとがある．微小管は血小板の周縁に沿って輪状に走る束をつくる．マイクロフィラメントは細胞膜に平行して走る．微小管は血小板の円板状の形態を保つ働きをもち，マイクロフィラメントは細胞質を収縮，変形させて，顆粒の内容を放出させる役割がある．

硝子部には，2種の小管系がみられる．

小管は，空胞状にみえる開放小管系と密細管系である．**開放小管系** open canicular system は，胞体内で迷路をつくり，血小板の細胞膜に連続して表面に開いている．**密細管系** dense tubular system は，小胞体に由来し，やや密な内容を示し，カルシウムイオンを含む．

顆粒部には，3種の顆粒がみられ，**α顆粒**，**δ顆粒**，**λ顆粒**と呼ばれる．

α顆粒は，アズール色素に染色される，直径300〜500 nm のやや大きい顆粒で，光学顕微鏡でみえる顆粒のほとんどがα顆粒である．α顆粒はやや密度の高い内容物をもち，**フィブリノーゲン** fibrinogen，種々の血液凝固因子，**プラスミノーゲン** plasminogen，**血小板由来成長因子** platelet-derived growth factor（PDGF）などを含む．δ顆粒は，直径250〜300 nm で，さらに密度の高い内容を示すので暗調顆粒 dense granule とも呼ばれる．カルシウムイオン，ADP，ATP，セロトニンを含む．λ顆粒は，直径200〜250 nm と最も小型の顆粒で，酸性ホスファターゼを含むリソソームである．

また，顆粒部には，少数のミトコンドリアやグリコーゲン顆粒などもみられる．

血小板は末梢血に約7日滞留する．

血小板の約1/3は脾臓に貯留されている．

血小板は細胞質の断片であることから核を欠くが，哺乳類以外の脊椎動物では血小板はなく，紡錘形の有核細胞が血小板の働きをもつ**血栓細胞（栓球）** thrombocyte がある．

血小板の機能

血小板は，その**凝集** aggregation と**血液凝固** blood coagulation による**止血** hemostasis に関与する．これらは，血管が損傷して出血が起こる場合に，失血を防ぐための生体防衛機構である．止血の機構は一次止血と二次止血に大別される．

(1) **一次止血** primary hemostasis：血管壁の内皮が損傷し，内皮下のコラーゲン細線維が血流に露出すると，**ヴォン・ヴィレブランド因子** von Willebrand factor（vWF）を介して血小板が接着して凝集する．これにより血小板が活性化し，ADP，セロトニン，カルシウムなどを放出し，特に ADP によって血小板の凝集が促進されて，血小板凝集塊がつくられ，血管壁の損傷部位は覆われ出血が阻止される．このような血小板の凝集塊を**血小板血栓（一次血栓）** platelet thrombus（primary thrombus）という．

また，血小板に含まれるセロトニンは，血管を収縮させて止血に役立つ．

(2) **二次止血** secondary hemostasis：凝集して活性化された血小板は収縮，変形して，顆粒の内容を放出する．これにより，多くの血液凝固因子が連鎖反応を起こす．また，損傷を受けた内皮細胞が放出した**組織トロンボプラスチン** tissue thromboplastin は，カルシウムイオンの存在のもとで血漿の**プロトロンビン** prothrombin を活性化して**トロンビン** thrombin に転化する．トロンビンは，血漿中に溶解している**フィブリノーゲン** fibrinogen を不溶性の**フィブリン** fibrin に変える．フィブリンの糸がつくる網は赤血球をからめて血液凝固し二次血栓 secondary thrombus（血餅）となる（図7-15）．

一方，血小板から放出された増殖因子（血小板由来成長因子）は，線維芽細胞を増殖させ，損傷の修復が進む．損傷が修復されると，内皮細胞が出す組

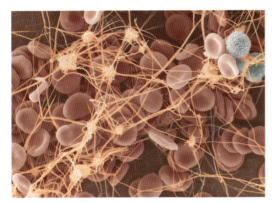

図 7-15　血餅の走査電子顕微鏡写真　×1,000
赤血球にフィブリンの糸がからまっている．白血球（右上）もみえる（新潟大学　水谷祐輔氏　提供）

織プラスミノーゲン活性化因子 tissue plasminogen activator（t-PA）は，血漿の**プラスミノーゲン** plasminogen を**プラスミン** plasmin とし，このタンパク質分解酵素の作用で，血餅は溶かされ除去されていく．

　動脈硬化症などの血管に変化が起こる疾患では，内皮細胞の損傷により血管内に血栓ができやすく，これが剥離してそれより末梢の動脈を塞ぐことによる脳梗塞や心筋梗塞の原因になる．また，長時間同じ姿勢でいると，下肢などが圧迫されて血流が悪くなり，圧迫された静脈に血栓が生じることがある（深部静脈血栓症 deep vein thrombosis）．飛行機に長く乗る場合などに生じることから**エコノミークラス症候群**とも呼ばれるが，血栓がはがれて肺塞栓の原因となる．

　ヴォン・ヴィレブランド病は，ヴォン・ヴィレブランド因子の遺伝子変異により一次止血がうまく働かない遺伝性疾患である．一方，血友病は血液凝固因子の一つが先天的に欠落ないし活性低下を起こす疾患で二次止血がうまく働かず出血傾向を示す．また種々の原因で血小板が減少すると，血管の障害に血栓の形成が間に合わず，皮膚や粘膜に点状や斑状の出欠を示すようになる．これを**血小板減少性紫斑病** thrombocytopenic purpura という．

4. 血　漿 blood plasma

　血漿は，先に述べたように，血液の細胞間質にあたる液状成分で，血液の55％を占める．血漿は淡黄色の液体で，化学組成のうえで約91％が水で，残りの9％がタンパク質，脂質，糖質などの有機成分とイオンなど無機成分とでできている．

　特に血漿中に溶けているタンパク質，すなわち**血漿タンパク質** plasma protein は大部を占め，いろいろなタンパク質（アルブミン，グロブリン，フィブリノゲンなど）からなる．

　血漿タンパク質は栄養，膠質浸透圧の維持，緩衝作用，ホルモンや脂質などの運搬，血液凝固，免疫などいろいろ重要な作用をもつ．また，血液に一定の粘性を与え，血液循環にも役立つ．

　特殊な方法で観察すると，血漿には，微細な粒子が含まれる．これを**血塵** hemoconia といい，腸で吸収された**カイロミクロン（乳糜粒）** chylomicrons や血球の破壊細片である．

5. リンパ lymph

　リンパはリンパ管内を流れる液状組織で，血液と同様に細胞と液状の細胞間質とからなる．

　細胞はほとんどリンパ球であるが，少数の樹状細胞も含まれる．リンパ球の量は各部位のリンパ管によって異なる．最も末梢の細いリンパ管ではリンパ球はほとんど含まれない．リンパ節を経由するとともに，次第にリンパ球が加わり増加する．

　細胞間質は**リンパ漿** lymph plasma で，血漿に似ている．

　小腸壁からのリンパは特に消化吸収時には乳様に白濁し**乳糜** chyle と呼ばれる．乳糜は乳糜粒という微細な脂質滴を大量に含んでいる．

HISTOLOGY

Chapter 8 造血と骨髄
hematopoiesis and bone marrow

血球の寿命は一般に短く，血球は循環血から絶えず失われている．しかし，循環血における血球は一定数に保たれている．このことは，一方において，血球が絶えずつくられ補給されていることによる．このような血球の生成を**造血** hematopoiesis（hemopoiesis）といい，**造血組織** hematopoietic tissue で行われる．

■ 造　血

造血は胎生期で極めて早期，すなわち，胎生約18日で卵黄嚢の壁の中胚葉にできる**血島** blood island で始まる（図8-1）．卵黄嚢造血は胎生2ヵ月までみられるが，2ヵ月の初め頃になると，造血の場は肝臓に移る．肝臓造血は胎生7ヵ月まで続くが，その後，造血は次第に骨髄で営まれるようになる．なお，胎生中期には肝臓とともに脾臓でも造血がみられる．

このように，胎生期において，造血の場は卵黄嚢から，肝臓と脾臓を経て，最後に骨髄に移り，生後では骨髄のみで造血が行われる（図8-2）．

A　造血系細胞 hematopoietic cell

赤血球，顆粒球，単球，リンパ球および血小板は骨髄でつくられ，各系列それぞれについて，未分化・幼若な段階から成熟に至るまでいろいろな分化段階の細胞が存在する．一方，リンパ球は，骨髄でつくられた前駆細胞からリンパ組織に移って，分化・増殖し，免疫系を担う．したがって，造血系細胞は，**骨髄系造血細胞** myeloid cell と**リンパ系造血細胞** lymphoid cell に大別される．それぞれの血球と血小板が産生されてくる過程は，**赤血球生成** erythropoiesis，**顆粒球生成** granulopoiesis，**リンパ球生成** lymphopoiesis，**単球生成** monopoiesis，**血小板生成** thrombopoiesis という．

このような造血系細胞の系列や発育・分化段階の

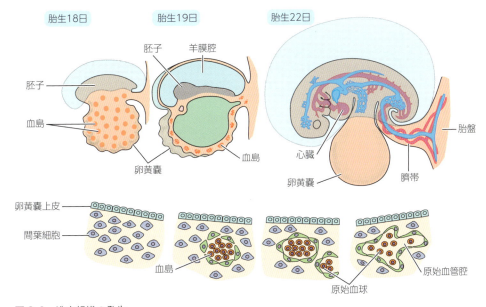

図8-1　造血組織の発生
卵黄嚢の壁に血島が形成され，血管が発生する．胎生22日には血管系が機能を開始している

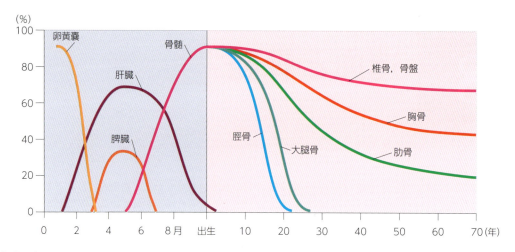

図 8-2　造血の場の推移
出生前および出生後の臓器内造血細胞の比率（胸腺/リンパ節を除く）

分類は臨床医学においても重要であって，詳細に解析されている．形態学的解析には，主として，胸骨あるいは腸骨に太い針を刺す骨髄穿刺によって採取した骨髄組織をスライドガラスに薄く塗って，末梢血と同様に染色する**骨髄塗抹標本**を用いる（図8-3）．

B　血球の起源

すべての種類の血球は，共通の最も未分化な**造血幹細胞** hematopoietic stem cell, すなわち多能性造血幹細胞から生じることが知られている．

この血液の幹細胞の存在は，多くの実験的研究によって証明されている．これらの造血幹細胞の研究では，骨髄細胞を実験動物に移植したり培地に培養して形成されたコロニー（1個の細胞から増殖した細胞集団）を解析する．また，その際に，種々のサイトカインを作用させて，コロニーの形成を調べる．このようなコロニーのもとになる細胞を**コロニー形成細胞** colony forming cell（CFC），あるいは**コロニー形成単位** colony forming unit（CFU）という．このコロニーに2種類の血球ができていたとすると，その2種の血球は同じ幹細胞からできているということになる．

造血系細胞はその分化の段階により，いくつかに分けられる（表8-1）．

1．多能性造血幹細胞
pluripotent hematopoietic stem cell（PHSC）

骨髄有核細胞に0.1％含まれる**多能性造血幹細胞**からすべての血液細胞が分化する．これは**多能性骨髄系幹細胞** multipotent myeloid stem cell（CFU-GEMM：顆粒白血球，単球，血小板，赤血球系へ分化）と**多能性リンパ系幹細胞** multipotent lymphoid stem cell（CFU-L：リンパ球系へ分化）に分化する能力をもった未分化な細胞である．また，自己複製能をもち，活発に増殖して自身のコピーをつくる．幹細胞は小リンパ球に似た形をしている．

2．未分化造血前駆細胞
hematopoietic progenitor cell

これもリンパ球に似た形態をもつ小型の細胞で，1種類の血球へ方向づけられた**単能性幹細胞** monopotential stem cell である．**赤血球前駆細胞**（CFU-E），**好酸球前駆細胞**（CFU-Eo），**好塩基球前駆細胞**（CFU-Ba），**巨核球前駆細胞**（CFU-Meg）などがある．**顆粒球前駆細胞**（CFU-GM）は**両能性幹細胞** bipotential stem cell で，**好中球系**（CFU-G）と**単球系**（CFU-M）へ分化する．活発に自己増殖できる．

3．造血前駆細胞 hematopoietic precursor cell

骨髄やリンパ組織にあって，それぞれの血球へ一方向性に分化する赤芽球，骨髄芽球，前骨髄球とその分化した好中性骨髄球，好酸性骨髄球，好塩基性骨髄球，リンパ芽球，巨核芽球などの**芽細胞** blast である．それぞれ固有の形態を示し，骨髄塗抹標本で区別することができる．

4．成熟血液細胞 mature blood cell

それぞれの前駆細胞から分化した血球で，最終機能形である．

5．造血成長因子 hematopoietic growth factors

造血は種々の細胞から分泌される多くの**サイトカイン** cytokine によって調節されている．これらを総称して造血成長因子という（表8-2）．造血成長因子は，主に糖タンパク質で，種々の実験によりそれぞ

造血

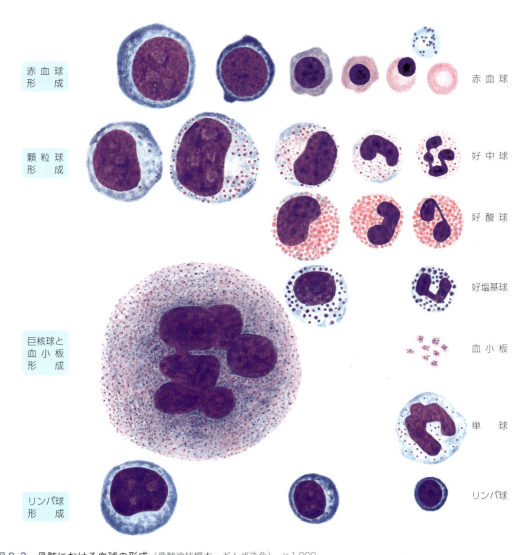

図 8-3 骨髄における血球の形成（骨髄塗抹標本，ギムザ染色）×1,000
赤血球（左側から右側に向かって順に，前赤芽球，好塩基性赤芽球，多染性赤芽球，正染性赤芽球，脱核網状赤血球，赤血球）
顆粒球（骨髄芽球，前骨髄球，骨髄球，後骨髄球，顆粒球［好中球，好酸球，好塩基球］）

表 8-1 造血における細胞分化

造血系幹細胞		未分化造血前駆細胞	造血前駆細胞	成熟細胞
多能性造血幹細胞 PHSC	多能性骨髄系幹細胞 CFU-GEMM	CFU-E	赤芽球	赤血球
		CFU-GM ― CFU-G	好中性骨髄球	好中球
		CFU-M	単芽球	単球
		CFU-Eo	好酸性骨髄球	好酸球
		CFU-Ba	好塩基性骨髄球	好塩基球
		CFU-Meg	巨核芽球	巨核球
	多能性リンパ系幹細胞 CFU-L		リンパ芽球	リンパ球

れの作用が確認され，造血幹細胞，造血前駆細胞の増殖・分化・成熟を促している．

多能性造血幹細胞は，3種のインターロイキン（IL-1，IL-3，IL-6）によって増殖が刺激され，その数を保つ．また，**幹細胞因子** stem cell factor (SCF) は，幹細胞の増殖を促す．さらに**顆粒球-単球コロ**

表 8-2　代表的造血成長因子

造血成長因子	産生細胞	作　　用
幹細胞因子	骨髄細網細胞	造血刺激
GM-CSF	T細胞，内皮細胞	CFU-GM 分裂，分化，顆粒球機能調節
G-CSF	マクロファージ，内皮細胞	CFU-G 分裂，分化，好中球機能調節
M-CSF	マクロファージ，内皮細胞	CFU-M 分裂，分化
IL-1	マクロファージ，内皮細胞	IL-3，IL-6 と協調し PHSC の増殖
IL-2	活性化 T 細胞	T 細胞・B 細胞の分裂，NK 細胞分化
IL-3	活性化 T 細胞，B 細胞	IL-1，IL-6 と協調し PHSC の増殖
IL-6	単球，線維芽細胞	IL-1，IL-3 と協調し PHSC の増殖
IL-8	白血球，内皮細胞，平滑筋	好中球の遊走と脱顆粒
IL-9	ヘルパー T 細胞	マスト細胞の活性化と増殖
IL-12	マクロファージ	NK 細胞の刺激
γ-インターフェロン	T 細胞，NK 細胞	B 細胞と単球の活性化
エリスロポエチン	腎臓，肝臓内皮細胞	CFU-E の増殖
トロンボポエチン	主に肝細胞	CFU-Meg の増殖と分化

ニー刺激因子 granulocyte monocyte colony-stimulating factor (GM-CSF)，**顆粒球コロニー刺激因子** granulocyte colony-stimulating factor (G-CSF)，**単球コロニー刺激因子** monocyte colony-stimulating factor (M-CSF)，その他のインターロイキン，**エリスロポエチン** erythropoietin，**トロンボポエチン** thrombopoietin などが特定の血球の前駆細胞への分化を促す．CSF は好中球，単球の増殖と分化を調節し，エリスロポエチンは赤血球系，トロンボポエチンは血小板生成に影響を与える．

寿命がきた血球は，造血成長因子との接触に関係なく，アポトーシスを起こして壊れていく．

C 赤血球生成 erythropoiesis

赤血球は未分化・幼若な段階にある細胞，すなわち前赤芽球，赤芽球を経て分化する．

1. 前赤芽球 proerythroblast

赤血球系で，形を識別できる最も幼若な細胞である．直径約 15〜20 μm で，赤芽球のうちで最も大きい．細胞質は豊富なリボソームをもつので塩基好性である．核は球形で大きく，微細な染色質網と 2〜3 個の核小体とをもつ．前赤芽球は数回の分裂ののち，好塩基性赤芽球になる．

2. 好塩基性赤芽球 basophilic erythroblast

この赤芽球は一般に前赤芽球よりも小さく，直径 12〜16 μm である．細胞質は前赤芽球よりも強い塩基好性を示す．核は染色質が粗で濃染され，核小体は不明瞭になる．

電子顕微鏡でみると，細胞質には，細胞分裂とヘモグロビン合成のために，多量の自由リボソームがある．その他に，電子密度が高いヘモグロビンも少しずつみられるようになる．また，フェリチン粒子が胞体内や小胞内に出現する．

好塩基性赤芽球は活発に分裂する．

3. 多染性赤芽球 polychromatophilic erythroblast

好塩基性赤芽球は分裂ののち，細胞質が塩基好性を減ずるとともに，酸好性を増してくる．こうして，塩基性色素と酸性色素との両者で染まり，多染性赤芽球となる．

酸好性になるのは，ヘモグロビンが次第に増して多量となるからである．

多染性赤芽球は大きさがさまざまであるが，一般には好塩基性赤芽球よりもやや小さく，直径 10〜12 μm で，核も小さく，かつ染色質は濃縮する．

多染性赤芽球は数回分裂するが，分裂するとともに小さくなる．

4. 正染性赤芽球 orthochromatophilic erythroblast

多染性赤芽球は分裂するとともに小さくなり，かつ細胞質は塩基好性を失って，最後には赤血球と同様に強い酸好性となる．これが正染性赤芽球である．**常赤芽球** normoblast とも呼ばれる．正染性赤芽球は直径約 8 μm で，核も小さく，染色質は著しく濃縮する．

正染性赤芽球は分裂しないで，核を失って無核となり，赤血球となる．濃縮核は，まわりのごく少量の細胞質とともに胞体からくびれ，放出される（脱核 enucleation）．放出された核はただちにマクロファージに取り込まれ処理される．

正染性赤芽球が脱核したのちに生ずる赤血球には，なお少量のリボソームが細胞質に含まれ，特にブリリアントクレシル青で網状ないし顆粒状に染ま

造 血

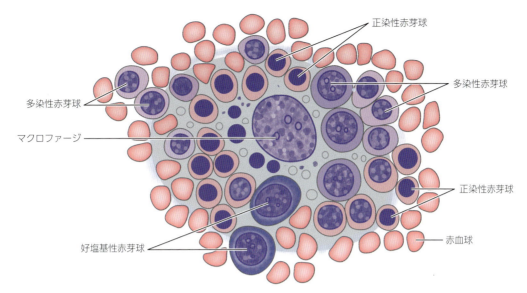

図 8-4　赤芽球島（骨髄塗抹標本，ギムザ染色）
骨髄のマクロファージを中心にして赤血球造血細胞が集合している．赤芽球は同様の造血段階のものが隣接する．分裂を繰り返して核は小さくなり，赤血球になる前に放出された核は，マクロファージに取り込まれ処理される　×800

る．このような赤血球を**網状赤血球** reticulocyte という（p.149）．

産生された赤血球は血液中に入る．骨髄組織内における赤血球の移動には，細網細胞の収縮能が関与する．

赤血球造血は，骨髄の中でマクロファージを中心にして行われる．マクロファージとそれを囲む赤芽球の集団を**赤芽球島** erythroblastic island という（図 8-4）．このマクロファージは寿命で壊れた赤血球を取り込み，ヘモグロビンを分解して**フェリチン** ferritin をつくり，これを赤芽球に与えて赤血球造血を促す．赤芽球にはマクロファージからフェリチンを取り込む現象（**鉄取り込み** rhopheocytosis）がみられる．また，正染性赤芽球が脱核した核を取り込み処理する．

悪性貧血では，取り込まれた鉄の利用が障害され，フェリチンを入れた小胞が目立つ．この小胞を**シデロソーム**（鉄小胞）siderosome という（図 8-5）．鉄染色をすると，光学顕微鏡でも識別できる．

赤血球形成はいろいろな要因で調節されている．例えば，体液性因子として**エリスロポエチン**が知られている．エリスロポエチンは糖タンパク質でできているサイトカインで，主として腎臓で産生され（p.410），赤血球系幹細胞から赤芽球への分化を促進する働きをもつ．その他に，葉酸，鉄，ビタミン B_{12} なども，赤血球形成と関係がある．

D　顆粒球生成 granulopoiesis

顆粒球系白血球は，いずれも骨髄芽球，前骨髄球，骨髄球，後骨髄球を経て分化・発育する（図 8-6）．

末梢血では，赤血球は顆粒球に比べて約 500 倍も多いが，骨髄では顆粒球系の造血系細胞が最も多く，赤血球系の造血系細胞の約 2～3 倍存在する．これは赤血球は顆粒球よりも寿命が長く血中に長くとどまるのに対して，顆粒球は寿命が極めて短く，血液中の滞留時間が短く回転が速いためである．

1.　骨髄芽球 myeloblast

顆粒球系造血細胞のうちで最も幼若なものである．骨髄芽球は数が少ない．比較的小さく，直径 10～13 μm で，細胞質は塩基好性で，顆粒はほとんどみられない．核はほぼ球形で，比較的大きく明るい．染色質網はやや粗く，1～3 個の核小体をもつ．

電子顕微鏡でみると，細胞質には豊富な自由リボソームや多くのミトコンドリア，少量の粗面小胞体が含まれる．

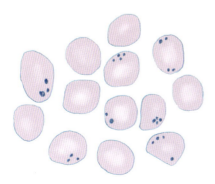

図 8-5　悪性貧血の赤血球にみられるシデロソーム
血液塗抹標本，プルシアンブルー染色　×1,200

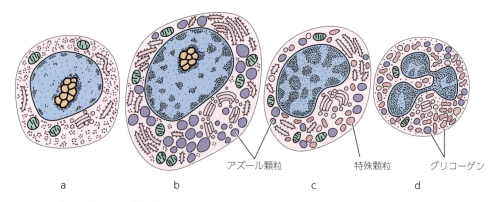

図 8-6　顆粒球（好中球）形成の微細構造
a：骨髄芽球，b：前骨髄球，c：骨髄球，d：好中球

2. 前骨髄球 promyelocyte

顆粒球系の造血系細胞のうちで最も大型で，直径 16～24μm である．細胞質は塩基好性で，アズールで赤紫色に染まる**アズール顆粒** azurophilic granule をもつ．アズール顆粒は次第に増加する．アズール顆粒はリソソームで，ペルオキシダーゼやいろいろな水解酵素を含む．前赤芽球やリンパ芽球と形は似るが，ペルオキシダーゼを染めると，大きなペルオキシダーゼ顆粒が**一次顆粒** primary granule として出現し，区別できる（図8-7）．

電子顕微鏡でみると，細胞質にはアズール顆粒の他に，多量の粗面小胞体，自由リボソーム，ミトコンドリア，発達したゴルジ装置などが含まれる．

核は球形ないし卵円形で，明るく，染色質は繊細で分散し，核小体は1～3個で明瞭である．

前骨髄球は分裂するとともに分化して，骨髄球に移行する．

3. 骨髄球 myelocyte

前骨髄球よりも小さく，直径 12～18μm である．核はほぼ球形ないし腎臓形であるが，前骨髄球に比べて濃染し，染色質は密になる．核小体は次第に不明瞭になる．細胞質は塩基好性を減じ，アズール顆粒とともに**特殊顆粒** specific granule が**二次顆粒** secondary granule として現れる．骨髄球は分裂を繰り返すとともに小さくなり，アズール顆粒が減少し，特殊顆粒がさらに増加する．

そのため骨髄球は特殊顆粒の性状によって好中性骨髄球，好酸性骨髄球，好塩基性骨髄球の3種に明瞭に分けられる．

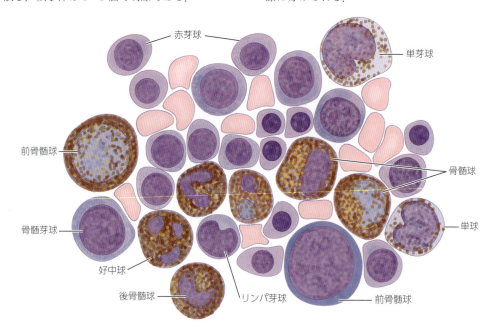

図 8-7　骨髄細胞のペルオキシダーゼ（骨髄塗抹標本，ペルオキシダーゼ反応）
顆粒球系造血細胞は，ペルオキシダーゼ陽性顆粒をもつが，赤血球系とリンパ球系細胞は反応を示さない　×1,000

好中性骨髄球 neutrophilic myelocyte は最も多い．細胞質は塩基好性を減じ，むしろ酸好性に染まり，グリコーゲンを含む．好中顆粒はアルカリ性ホスファターゼを含む（p.91）．

好酸性骨髄球 acidophilic myelocyte は好中性骨髄球よりも少ない．細胞質に特有の好酸顆粒をもつ．

好塩基性骨髄球 basophilic myelocyte は特に少数で，かつ好塩基顆粒は水に溶解するので，観察することは難しい．好塩基顆粒は初め塩基好性であるが，次第に異染性を示すようになる．

4. 後骨髄球 metamyelocyte

骨髄球は分裂を繰り返すとともに，アズール顆粒が減少するのに対して，特殊顆粒が次第に増加して，後骨髄球となる．後骨髄球は骨髄球よりもやや小さく，核は腎臓形から次第に馬蹄形，杆状となり，かつ濃染性に変化し，核小体もみられない．後骨髄球はもはや分裂はせず，核は次第に分葉状となって顆粒球になる．

後骨髄球も特殊顆粒の性状によって，**好中性後骨髄球（幼弱好中球）**neutrophilic metamyelocyte（juvenile neutrophilic granulocyte）・**好酸性後骨髄球（幼弱好酸球）**acidophilic metamyelocyte（juvenile acidophilic granulocyte）・**好塩基性後骨髄球（幼弱好塩基球）**basophilic metamyelocyte（juvenile basophilic granulocyte）が区別できる．

この中で好中性後骨髄球が最も多い．形成された顆粒球，特に好中球はただちに血管内に流入しないで，比較的長く骨髄にとどまる．こうして，骨髄には血液中の好中球の約 15 倍にも及ぶ好中球が貯蔵される（成熟顆粒球の貯蔵プール）．炎症の場合のように，好中球の必要性が高まると，この骨髄の貯蔵プールからただちに血液中に動員されることになる．このため，炎症時に血液中の好中球の数が増加する．

急性骨髄性白血病では，骨髄芽球が血中に大量に出ていく．慢性骨髄性白血病では，骨髄芽球，前骨髄球，骨髄球が血液中に出ていく．

E 巨核球生成と血小板生成
megakaryopoiesis and thrombopoiesis

骨髄には，極めて大きな細胞，すなわち**巨核球** megakaryocyte が散在する．この細胞は多角体形で，70〜100 μm あるいはそれ以上の径をもち，核は大きく，大小不同の複雑な分葉状である．

1. 巨核球生成

巨核球も幹細胞から生ずる．骨髄塗抹標本で識別できる最も幼若なものは**巨核芽球** megakaryoblasts と呼ばれ，径 20〜30 μm で，1 個の球形ないし卵円形の明るい核と塩基好性の細胞質をもつ．

巨核芽球では，核分裂は起こるが，細胞質の分裂を伴わない．また，核分裂においても，娘核は分離しないで連なって大きな分葉状の核を生ずる．こうして，核は多倍体となり，それに比例して細胞の大きさも増大し，細胞質はやや塩基好性（**好塩基性巨核球** basophilic megakaryocyte）を減ずる．径 30〜45 μm のものを**前巨核球** promegakaryocytes とも呼び，核は粗な染色質網をもち，分葉傾向を示し，4〜8n の多倍体である．電子顕微鏡でみると，胞体内に滑面小胞体，小胞，顆粒が増加する（図 8-8）．

2. 血小板生成

巨核球は前述のような経過で形成される．極めて巨大な多倍体細胞で，特徴的な分葉核と，極めて豊富な細胞質とをもつ．巨核球は 16n の多倍体が最も多いが，64n に達するものもある．細胞質は表面に不規則な偽足状の突起を出す．また多量のアズール顆粒をもつ（**顆粒巨核球** granular megakaryocyte）．このように成熟すると，巨核球の胞体はやや酸好性になる．

電子顕微鏡でみると，細胞質は核を中心として 3 つの域に分けられる．核のまわりの狭い**核周域** perinuclear zone は，ミトコンドリア，ゴルジ装置，粗面小胞体，リボソームなどを含む．細胞質の最も辺縁部は**周縁域** marginal zone と呼ばれ，**外形質** exoplasm にあたり，細胞小器官はなくフィラメントに富む．

核周域と周縁域との間は**中間域** intermediate zone と呼ばれ，細胞質の大部分を占める．ここには，限界膜で包まれた径 0.2〜0.3 μm の顆粒が多数にみられる．この顆粒は血小板の特殊顆粒（血小板顆粒，アズール顆粒）にあたる．中間域の細胞質には，多数の小胞が出現し，これが連なって扁平な嚢状となる．このような扁平嚢状の膜は網状に連なって細胞質を多数の小区画に分けるので，**分離膜** demarcation membrane という．このように分離膜によって生ずる細胞質の小区画が細胞から離断して血小板となる．1 個の巨核球からは約 4,000〜8,000 個の血小板が形成される．

巨核球は一般に洞様血管の近くにあり，偽足状の胞体突起を血管内に向かって出し，そこで細胞質を分離して血小板を産生する．

血小板を産生すると，巨核球は核とそのまわりの少量の細胞質とをもつだけになり，変性・退化する．このような変性巨核球はマクロファージによって処理されるが，一部は血行性に肺に送られ，そこで死滅する．

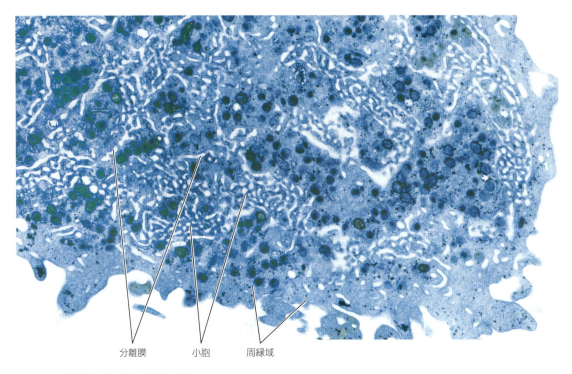

分離膜　小胞　周縁域

図 8-8　巨核球の透過電子顕微鏡写真
胞体の中間域には多数の顆粒と分離膜をつくる小胞がみられる　×16,000

F　単球生成 monopoiesis

単球は，一般には骨髄で幹細胞から**単芽球** monoblast と**前単球** promonocyte を経て形成される．このような幼若な単球系細胞を骨髄塗抹標本で明瞭に区別することは困難であるが，電子顕微鏡でみると，前単球は径8〜15μm，核は大きく，球形で明るい．細胞質には多量の自由リボソームをもち，しばしば束状のフィラメントが含まれる．

G　リンパ球生成 lymphopoiesis

骨髄では，リンパ球は造血系細胞および血球の有核細胞のうち約10〜20%を占め，主として小リンパ球の細胞形態を示す．このような骨髄リンパ球には，骨髄でつくられたリンパ球や，骨髄以外でつくられたものが混在する．

骨髄で，多能性造血幹細胞から分化した**多能性リンパ系幹細胞**は，大リンパ球の形をとるリンパ芽球となって分裂増殖し，Tリンパ球前駆細胞，Bリンパ球前駆細胞をつくる．これらの細胞は，骨髄およびリンパ組織でTリンパ球やBリンパ球に分化する．また，NK細胞 (p.176) などの**自然リンパ球** innate lymphoid cell (ILC) も同様に骨髄で生成され，分化する．

リンパ性白血病では，リンパ芽球が大量に末梢血に出てくる．

1．Bリンパ球の生成

鳥類では，骨髄で産生されるBリンパ球前駆細胞が**ファブリシウス嚢** bursa of Fabricius（総排泄腔の管壁が背側に向かって嚢状に膨らみ，そこにリンパ球が集まりリンパ組織をつくる）に至り，ここで増殖・分化してできるリンパ球を**ファブリシウス嚢由来リンパ球**（Bursa-derived lymphocyte：B lymphocyte）という．しかし，ヒトを含めて哺乳動物では，ファブリシウス嚢は存在せず，骨髄でできたBリンパ球前駆細胞が，骨髄および で**腸管付属リンパ組織** gut associated lymphatic tissue や脾臓などで分化する**骨髄由来リンパ球**（bone marrow derived lymphocyte：B lymphocyte）が鳥類のBリンパ球と相同のものである．

2．Tリンパ球前駆細胞の生成

Tリンパ球前駆細胞は骨髄で産生され，胸腺に送られ，そこで増殖・分化してTリンパ球となる．

リンパ球の分化に関する詳細は，9章で詳解する．

■ 骨　髄

骨髄 bone marrow は胎生後半期から生涯にわた

る造血組織である．骨の髄腔や海綿骨の骨梁の間を埋め，肉眼的に赤くみえる**赤色骨髄** red marrow と黄色にみえる**黄色骨髄** yellow marrow に分けられる．

赤色骨髄は，活発な造血を営んでいる．赤色にみえるのは，ヘモグロビンをもつ赤血球およびその幼若細胞である赤芽球が多数に含まれるからである．造血機能が減退してくると，黄色骨髄となる．

胎生後期から生後5歳頃までは，骨髄はすべて活発な造血を営み赤色骨髄である．しかし，その後，長骨骨幹の骨髄では，次第に脂肪細胞が増加して，黄色骨髄になる．こうして，成人では，四肢の長骨の骨髄は大部分が黄色骨髄で占められ，赤色骨髄は主に短骨，扁平骨など（胸骨，椎骨，肋骨，寛骨，鎖骨，頭蓋骨など）に限局する．ただし，大腿骨や上腕骨のような大きな長骨では，骨端や骨幹の上1/3部に赤色骨髄が残っている．

成人では，骨髄の全重量は約 2,600 g で，体重の4～6％であり，そのうち約半分，すなわち約 1,200 g が赤色骨髄で占められる．すなわち，骨髄の造血組織はほぼ肝臓に匹敵する大きさをもつことになる．

小動物では，黄色骨髄は比較的少なく，脂肪細胞は赤色骨髄に散在し，骨髄全量の約10％を占めるにすぎない．

成人でも，活発な造血を必要とするような条件下では，黄色骨髄は再び造血組織すなわち赤色骨髄となる．

白血病などの病的状態で，骨髄の他に，肝臓や脾臓のような胎生期の造血器官に再び造血が起こることがある．これを**髄外造血** extramedullary hemopoiesis という．髄外造血は，骨髄線維症で骨髄造血ができない状況でもみられる．

黄色骨髄において，脂肪細胞は高齢あるいは低栄養状態でしばしば萎縮して変性する．この場合には骨髄は粘液様の液状物質で満たされた**膠様骨髄** gelatinous marrow となる．

骨髄の構造

造血組織は，細網組織が間質をつくり，その網の目を自由細胞である造血系細胞が満たしている．骨髄もこのような特徴を示す．

a. 骨髄の間質 stroma of bone marrow

すでに述べたように，骨髄の間質は細網細胞と細網線維からなる細網組織でできている（図8-9，10）．**細網細胞** reticular cell は，胞体突起によって互いに連なる網をつくる．核は卵円形で，染色質が少なく明るくみえる．**細網線維** reticular fiber は細網細胞と密接し，細胞とともに立体的な網状の組織をつくる．

細網細胞は造血系細胞に対して支持的な働きをもつとともに，コロニー刺激因子（CSF）やインター

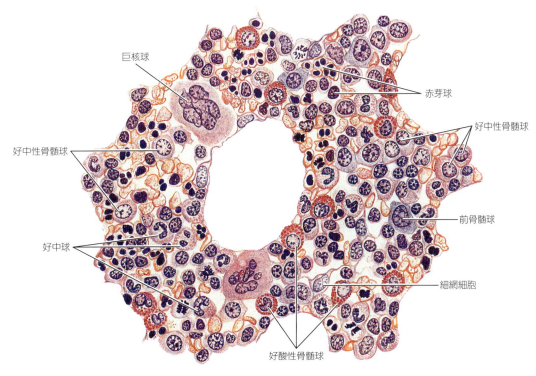

図8-9　骨　髄　×550

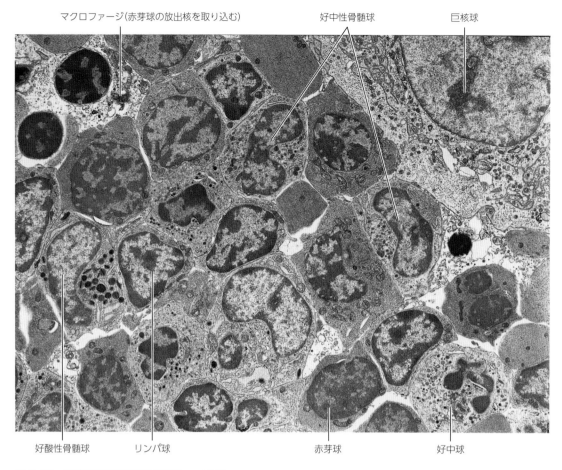

図8-10　骨髄の走査電子顕微鏡写真　×4,500

ロイキン7（IL-7）などのサイトカインを分泌し，造血系細胞の増殖・分化を刺激している．さらに細網細胞は収縮作用をもち，組織の網目を変化させ，造血系細胞の移動・分布を調節する．このように，細網細胞は造血に適する条件を整え，誘導する特殊な環境（**造血誘導微小環境** hematopoiesis-inductive microenvironment）をつくっている．

赤色骨髄では，脂肪細胞は少なく，散在するにすぎないが，造血機能が低下して造血系細胞が減少すると次第に増加する．しかし，造血機能が亢進すると減少する．このように，脂肪細胞は骨髄において造血のための予備空間を構成している．

細網細胞がつくる網目の中には，造血細胞が充満している．造血細胞は，顆粒球生成細胞と赤血球生成細胞がそれぞれコロニーのように集団をつくって分布する．特に赤血球系は，先にも述べたように，マクロファージを中心に集まって**赤芽球島**をつくっている．このマクロファージは，寿命がきた赤血球を処理し，ヘモグロビンの処理産物であるフェリチンを赤芽球に提供して赤血球造血に鉄を再利用するのに役立つとともに，赤芽球から離脱した核の処理

など，赤血球造血に密接に関与する．マクロファージはその他の造血でも生ずる退化変性細胞や核などを取り込み，処理している．

b. 骨髄の血管

骨髄に分布する血管は主として骨に進入する**栄養動脈** nutrient artery に由来する（図8-11）．栄養動脈は骨髄に達すると，枝分かれして細動脈となり，さらに毛細血管に連なる．骨髄の毛細血管は**洞様血管** sinusoid である（図8-12）．すなわち，径60〜70 μmの広い内腔をもつ非連続性毛細血管（p.131）で，内皮細胞は胞体が極めて薄く有窓性で，内皮の外側に接する基底板も発達が悪く，かつ非連続性である．洞様血管は互いに吻合して網をつくり，次いで骨髄の中央を縦走する**中心静脈** central vein に注ぎ，骨髄を去る．

造血系細胞による血球の産生は血管の外部で起こる．このような**血管外造血** extravascular hemopoiesis で形成された血球は洞様血管の内皮細胞の小孔（窓）を通過して血管内に入る．内皮の小孔は比較的

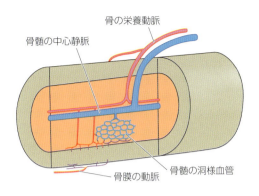

図 8-11　骨髄の血管

大きく，径 1〜3 μm であるが，血球が通過する場合にのみ出現する．

造血細胞の集団をみると，赤芽球系は洞様血管に近接し，できあがった運動能のない赤血球を洞様血管に押し出しやすい位置に分布する．一方，遊走細胞である顆粒球系造血細胞は，洞様血管から離れた位置に集団をつくる．また，できあがった好中球は動員に備えて骨髄に貯蔵プールをつくっている．リンパ球は細動脈の周りに多い．成熟した巨核球は洞様血管に接して，血管内へ血小板を放つ．

リンパ管は，骨髄にはみられない．骨髄や肝臓のように，洞様血管が発達する部位にはリンパ管は存在しない．

c. 骨髄像 myelogram

血液疾患では，しばしば骨髄穿刺により骨髄を採取し，塗抹標本で染色して，有核骨髄細胞の各細胞の比率を求める．これを骨髄像という．

骨髄像は，疾患や状態で変化するが，正常でのおよその目安の比率は，骨髄芽細胞，前骨髄球，骨髄球で合計約 20% である．このうち骨髄球が最も多く 15% 近くで，次に，前骨髄球，骨髄芽球の順に少ない．また，骨髄球の大部分は好中性骨髄球で，あとは少ない．後骨髄球は約 20%（好中性後骨髄球），成熟好中球が約 20% である．前赤芽球，赤芽球は，合計約 20% で，この中の多くは，脱核前の正染性赤芽球である．残り（約 20%）のうち，半分はリンパ球である．残りは，多いほうから単球，巨核球，形質細胞，細網細胞などとなる．いずれも数% 以下である．これらの比率は，貧血，白血病，その他の血液疾患で大きく変化する．

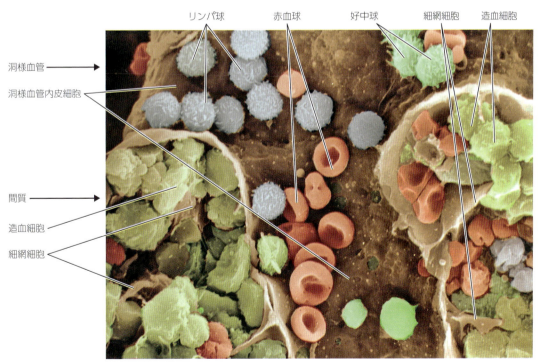

図 8-12　骨髄の走査電子顕微鏡写真
中央の洞様血管に骨髄実質から種々の血球が出てくる　×1,600

HISTOLOGY
Chapter 9 免疫系とリンパ器官
Immune system and lymphoid organs

人体には，外界から侵入する異物（異種タンパク質を含む），病原体（ウイルス，細菌，寄生虫など）および体内で生じた異物など，生体自己が本来もっていない物質に対して，これを排除して身を守る生体防衛機構が存在する．

外界の異物や病原体の侵入に対する生体防衛の第一関門は上皮である．上皮バリアと呼ばれるこの物理的な第一関門を越えて侵入した物質や病原体への生体防衛には，非特異的反応と特異的反応がある．これらの生体防衛反応を免疫反応という．また，体内で生じた異物の処理や癌細胞の排除機構も免疫反応による．

免疫反応を担う細胞は，種々の白血球であり，これらは免疫細胞として役割分担しながら機能している．このなかでリンパ球は，免疫反応の主役であり，全身のところどころに集まってリンパ組織をつくり，さらにリンパ組織からなる胸腺，リンパ節，脾臓（白脾髄），扁桃，腸管付属リンパ組織などのリンパ器官で免疫系 immune system を構成している（図9-1）．

免疫系を概観し，次にリンパ組織，リンパ器官について述べる．

■ 免疫系

免疫 immunity は，生体に外界から侵入する微生物や体内に生ずる異物など，生体自己が本来もっていない物質に対して，これを排除し自己を守り恒常性を維持するための生体防衛機構である．免疫には，自然免疫と獲得免疫とが存在する（図9-2）．

A 自然免疫 innate immunity

好中球，マクロファージ，NK細胞が関与し，侵入した微生物などの異物の分子をただちに認識し，破壊・除去していく非特異的反応機構である．血中のさまざまな補体 complement は，侵入した異物の認識を補強するとともに，その異物の表面を覆い（オプソニン化 opsonization），関わる免疫細胞の異物の破壊作用を強化する．しかし獲得免疫にあるような特異的な反応も，免疫記憶も伴わない．自然免疫は，進化的には脊椎動物が出現する以前から存在し，大部分の動物に備わっている普遍的な免疫反応である．

B 獲得免疫 adaptive immunity

脊椎動物のみにみられる特異的な免疫反応で，生体が生来もっていない物質を非自己と認識すると，その物質すなわち抗原 antigen に対して，リンパ球が特異的な免疫反応を起こす．獲得免疫の免疫反応には液性免疫 humoral immunity と細胞性免疫 cellular (cell-mediated) immunity が区別される．

1. 液性免疫反応 humoral immune response

抗原に反応する物質すなわち抗体 antibody が産生されて，抗原抗体反応を引き起こし，抗原を中和する免疫反応である．マクロファージや樹状細胞のような抗原提示細胞とリンパ球（特にBリンパ球）が関与する．異物に対する高度な特異性を示し，対応するBリンパ球だけが増殖して反応する免疫記憶を特徴とする．

a. 抗　原

抗原には，タンパク質，多糖類などの分子，微生物，寄生虫，腫瘍細胞などがつくる細胞表面分子がある．免疫細胞は，この抗原分子全体を認識するのでなく，抗原決定基 antigen determinant（エピトープ epitope）という部分的分子領域と反応する．

b. 抗　体

抗体は，抗原決定基と反応する免疫グロブリン immunoglobulin (Ig) という糖タンパク質である（図9-3）．特異的抗原 antigen epitope と結合する膜抗体（Bリンパ受容体）をもつBリンパ球が，そのエピトープと結合することで抗体が分裂増殖し，分化

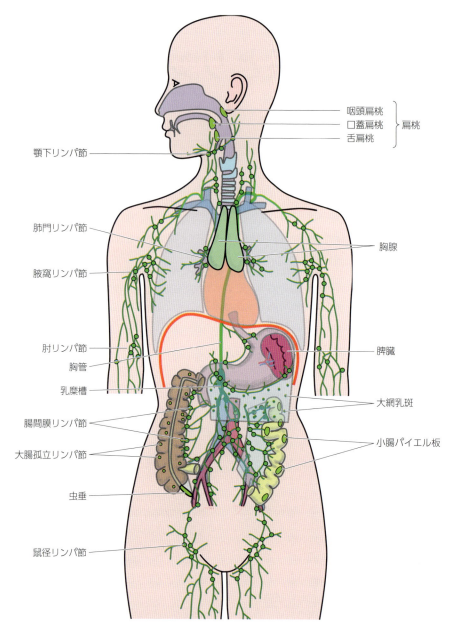

図 9-1　免疫系：リンパ器官とリンパ管

してできた形質細胞が抗体を産生し，血液やリンパに放出する．抗体は，Y 字形の分子で，縦棒部分を Fc (fragment, crystallizable) 領域，二股の腕の部分を Fab (fragment antigen binding) 領域という．Fab 領域の 2 本の腕は 2 分子のエピトープと結合できる．Fab 領域は，結びつく抗原に対応できるように変化する．一方，好中球や好酸球，マクロファージは Fc 領域に対する受容体をもち，抗体と結合でき，特異的食作用に関与する．

抗体は，IgG，IgM，IgA，IgD，IgE の 5 種が知られる（図 9-4）．血漿中の各抗体の割合は，IgG 80%，IgM 5〜10%，IgA 10〜15%，IgD 0.2%，IgE 0.002% である．

このように，B リンパ球系が放出する免疫グロブリンが関与する免疫が液性免疫の主体である．

この他，自然免疫には，**自然リンパ球** innate lymphocyte と呼ばれる細胞群による反応もある．自然リンパ球の代表は NK 細胞で感染細胞や癌細胞の排除に役立っている．

2. 細胞性免疫反応

T リンパ球は抗体を放出しないで，細胞膜に抗体

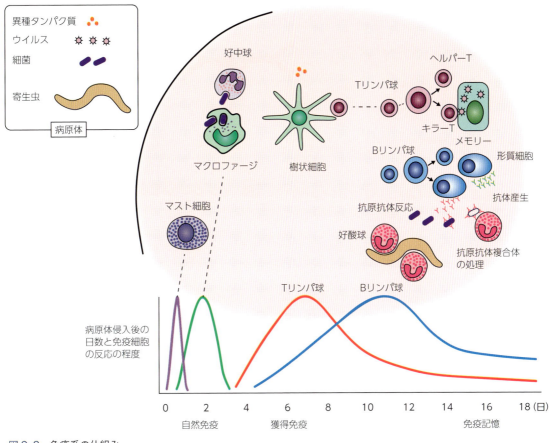

図 9-2　免疫系の仕組み

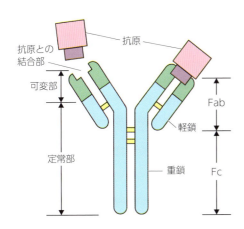

図 9-3　抗体の構造

（T 細胞受容体）を付けたまま反応する．このような免疫を，細胞性免疫反応という．細胞性免疫反応は移植の際の拒絶反応，遅延性過敏症，腫瘍免疫などにみられる．

　抗原が侵入すると，これを取り込んだマクロファージや樹状細胞が**抗原提示細胞** antigen presenting cell として働き，これに呼応してその抗原を特異的に認識する T リンパ球が活性化され，免疫反応が開始される．

　樹状細胞 dendritic cell は，抗原提示に特殊化したマクロファージ系の細胞であり，食作用専門のマクロファージに比べてリソソームは少なく，長い細胞突起をもつ．樹状細胞はほとんどの臓器の間質にあるとともに，リンパ組織の胸腺依存域にも多い．樹状細胞は抗原を取り込み断片化して自らの表面にその情報を提示する．これに接触した T リンパ球がその抗原性を把握する．胸腺やリンパ組織の胸腺依存域に存在する**指状陥入細胞**（かみあい細胞）interdigitating cell（IDC）や，皮膚にある**ランゲルハンス細胞** Langerhans cell も樹状細胞の一種で，ランゲルハンス細胞は皮膚からリンパ節に移動して抗原を提示する（p.258）．

　抗原提示を受けた T リンパ球は，活性化され，その一部（ヘルパー T 細胞）は B リンパ球を刺激して，大型の芽細胞（**リンパ芽球** lymphoblast，**胚中心芽細胞** centroblast，**免疫芽細胞** immunoblast）の産生を引き起こし，それが活発に増殖して，多数のクローン細胞（同じ特異抗原を認識できるリンパ球）をつくる．また，増殖した B リンパ球はその抗原に特異な抗体をつくり，分泌する**形質細胞** plasma cell とも

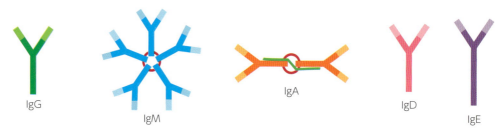

図 9-4　抗体の種類

なる．

　一方で，他のヘルパー T 細胞は，キラー T 細胞を活性化して，感染細胞や腫瘍細胞を攻撃する反応を引き起こす．

　抗原侵入が最初に起こるときは，反応はゆっくりしており，これを**一次免疫反応** primary immune response という．これが 2 回目以降の抗原侵入となると，素早い反応が起こる．これを**二次免疫反応** secondary immune response という．2 回目以降の素早い反応は，抗原の**記憶** memory という現象による．リンパ球は他の種類の血球と同様に共通の幹細胞 stem cell に由来し，これが T リンパ球と B リンパ球とに，それぞれ増殖・分化する．すなわち，T リンパ球は前駆細胞（pre-T cells）が骨髄から胸腺に送られ，ここで分化・生成される．B リンパ球は鳥類ではファブリキウス嚢 bursa of Fabricius で増殖・分化するが，哺乳動物ではファブリキウス嚢にあたる器官はなく，骨髄で分化する．このように胸腺や骨髄は T リンパ球・B リンパ球を分化させる**中枢（一次）リンパ器官** central (primary) lymphatic organ である．

　これに対して，**末梢（二次）リンパ器官** peripheral (secondary) lymphatic organ は，体内に侵入する抗原を捕らえ，そこに分布するリンパ球は抗原情報を受けて反応し，増殖して免疫機能を営む細胞（効果細胞 effector cells）や，**記憶細胞** memory cells となる．すなわち，末梢性リンパ器官は免疫応答の起こる場ということになる．末梢性リンパ器官として，リンパ節，脾臓，扁桃，腸管付属リンパ組織や広く**疎性結合組織** loose connective tissue に分布するリンパ組織がある．

　リンパ節は主としてリンパ行性の抗原に対し，脾臓は血行性抗原に対して，その他は一般に外界から直接に侵入する抗原に対して，それぞれ反応するリンパ器官・組織である．

　ここでは胸腺，リンパ節，脾臓について述べて，他のリンパ組織については，その存在する器官系で述べることにする．

C　リンパ球と表面マーカー

　リンパ球は，細胞分化のさまざまな段階や機能によって発現される細胞膜の膜タンパク質によって識別される．これらの膜タンパク質は，国際的な取り決めによる名称の CD（cluster of differentiation）分子として同定される．CD 分子は，①ある系列の細胞の寿命期間中発現されるもの，②分化の途中にある時期のみ発現されるもの，③細胞が活性化されたとき発現されるものがあり，表面マーカーとしてリンパ球の同定に利用される．また，リンパ球は，分泌するサイトカインによっても識別できる（図 9-5）．

　B リンパ球系では，未熟な B リンパ球であるプレ B 細胞は CD10 を発現し，これは成熟すると消失する．末梢血中の B リンパ球は表面に IgM，IgD をもち，CD19，CD20，CD22 を発現する．また活性化 B リンパ球には CD21，CD35，CD45RB が出現する．CD40 はヘルパー T 細胞からの指令を受けることに関与する．組織中 B リンパ球は，IgG，IgA，IgE，IgM，IgD をもつ．

　一方，T リンパ球は，ヘルパー T 細胞，サプレッサー T 細胞，細胞傷害性 T 細胞に分けられ，未感作 T 細胞は CD45RA，ヘルパー T 細胞は CD3，CD4，CD28，サプレッサー T 細胞は CD3，CD4，CD8，細胞傷害性 T 細胞は CD8 を発現している．また，ヘルパー T 細胞は，IL-2，IL-3，IL-4 などのサイトカインを介して B リンパ球，他の T リンパ球，マクロファージ，好中球などに影響を与える．

　NK 細胞は，第三のリンパ球として，大型の顆粒をもつことが特徴であり，CD3 をもたず，CD16 や CD56 をもち，ウイルス感染した細胞やある種の腫瘍細胞を除去する役割を担う．

　エイズ（**後天性免疫不全症候群** acquired immunodeficiency syndrome：AIDS）を起こすウイルスは，T リンパ球の CD4 に結合して T リンパ球に侵入し，これを破壊する．そのため，末梢血液中の CD4 陽性リンパ球は減少し，免疫不全となる．

免疫系

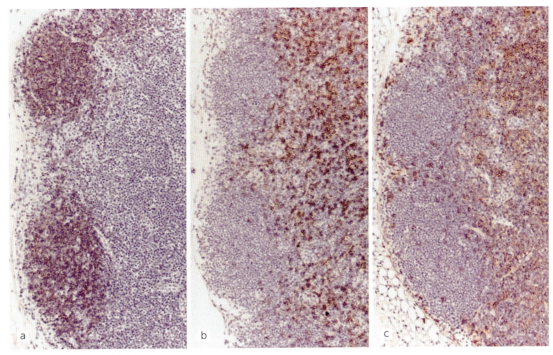

図 9-5　リンパ球の免疫染色
リンパ球のもつ表面抗原が褐色に染色されている．a：CD45RBでBリンパ球が染色されている．b：CD4によりヘルパーTリンパ球が染色されている．c：CD8によりサプレッサーTリンパ球が染色される．リンパ節：左側が皮質，右側が傍皮質．皮質のリンパ小節にはBリンパ球，傍皮質にはTリンパ球が分布する（新潟大学 山田貴穂氏提供）×60

D　リンパ組織
lymphatic (lymphoid) tissue

　リンパ組織は，**細網組織** reticular tissue の資質があり，その網の目にリンパ球が密在する組織である．比較的単純なものから，発達して器官，すなわちリンパ器官となるものまである．

1.　びまん性リンパ組織
diffuse lymphoid tissue

　リンパ球がびまん性に集まるリンパ組織は，**リンパ球浸潤** lymphocyte infiltration という．周囲組織との境界は明瞭でないが，周囲には毛細リンパ管網が存在する．

　びまん性リンパ組織は消化管系・呼吸器の気道や眼球結膜など，外界に面する粘膜上皮の内側に広く分布する．

2.　リンパ小節 lymph nodule

　びまん性リンパ組織と同様にリンパ球が集まるが，リンパ球はさらに密集して**結節状のリンパ組織** nodular lymphatic tissue をつくる．このような結節状を呈するリンパ球の密な集まりをリンパ小節という．この中にはしばしば大中のリンパ球が集団をなした**胚中心** germinal center がみられる．このようなリンパ小節の構造についてはリンパ節（p.184）で詳しく述べる．

　リンパ小節は1個ずつが単独に存在することもあるが，集団をつくることもある．小節が集まってできるリンパ組織は腸管，特に扁桃（p.335），パイエル板（p.359）や虫垂（p.363）にみられる．また，**大網** greater omentum には**乳斑** milky spot がみられる．

3.　リンパ器官 lymphatic organ

　リンパ器官とは，主としてリンパ組織でできる器官で，リンパ球の分化・産生の場である**中枢リンパ器官**とリンパ球が活動する場である**末梢リンパ器官**に大別される．中枢リンパ器官は胸腺，末梢リンパ器官はリンパ節，脾臓（白脾髄），扁桃，腸管付属リンパ組織などである．

　リンパ組織，リンパ器官は，生体防衛系である**免疫系**を構成している．

E　胸　腺 thymus

　胸腺は，骨髄に生まれた免疫能力のないリンパ球が，Tリンパ球に分化する場を提供する中枢リンパ器官である．

　胸骨の上部裏，心臓の上前部に，左右2葉ある．

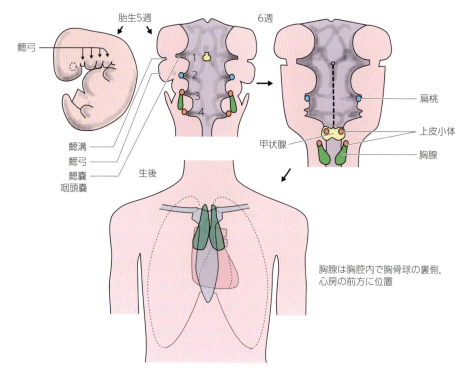

図9-6　胸腺の発生と位置

発生学的には，胎生5週に左右の第三咽頭嚢の腹側の内胚葉上皮小体が下方へ落ち込んでできる胸腺原基が胸腔へ移動してできるリンパ器官である（図9-6）．発生学的に最初にできるリンパ器官で，はじめ上皮細胞のみからなる原基にリンパ球が侵入し，リンパ球が活発に分裂・増殖し，胎生末期から生後ほぼ思春期に至るまで極めて著しく発達する．しかし，思春期以後次第に萎縮していく（図9-7）．

胸腺の重量は新生児では約15g，思春期では約30g，60歳では10g以下である．

胸腺の構造

胸腺は左右両葉からなり，各葉は疎性結合組織の**被膜** capsule で包まれる．被膜から内部に向かって多くの結合組織性の**中隔** septum が進入し，不完全ではあるが実質を多くの**小葉** lobules に分けている．

小葉は，辺縁部を占めて暗くみえる皮質と，中央部にあるやや明るくみえる髄質とに区別できる（図9-8）．隣接する小葉の髄質は互いに連なる．

a. 皮　質 cortex

皮質は，細網細胞がつくる細胞性の細網と，その網の目を満たすリンパ球とでできている．

胸腺の細網細胞は発生学的に内胚葉上皮（咽頭嚢上皮）に由来する**上皮細網細胞** epithelial reticular cell である．そのため**胸腺上皮細胞** thymic epithelial cell ともいわれる．他のリンパ組織・器官では，細網細胞は間葉性である．

上皮細網細胞は長い細胞質（胞体）突起をもつ．隣在する上皮細網細胞の突起はその先端が互いにデスモソームで結合する．こうして，上皮細網細胞は全体として**細胞性細網** cytoreticulum をつくる．核は大きな楕円体形で，明るく，1～2個の核小体をもつ．

電子顕微鏡でみると，上皮細網細胞の細胞質には束状の張フィラメント（ケラチンからなる中間径フィラメント）がみられ，突起の中に限界膜で囲まれ，中に顆粒状物質をいれる特異な小胞などがある（図9-9）．また，被膜の結合組織に向かう上皮細網細胞の細胞膜の外側に接して，基底板がみられる．

リンパ球は上皮細網細胞のつくる網の目を満たして密在する．皮質には多くのリンパ球を抱え込んでいる特殊な上皮細網細胞の存在も知られており，**胸腺ナース細胞** thymic nurse cell といわれる．リンパ球は**胸腺細胞** thymocyte とも呼ばれたが，大部分が小リンパ球で，少数が大・中リンパ球である．電子顕微鏡でみると，胸腺の小リンパ球は，球形の核を狭い細胞質が取り囲むのが特徴である．

大・中リンパ球は，特に発育期の胸腺では皮質の辺縁部に多く，活発に分裂・増殖し，つくられた小リンパ球は皮質深部へ移動しながら，その95%は

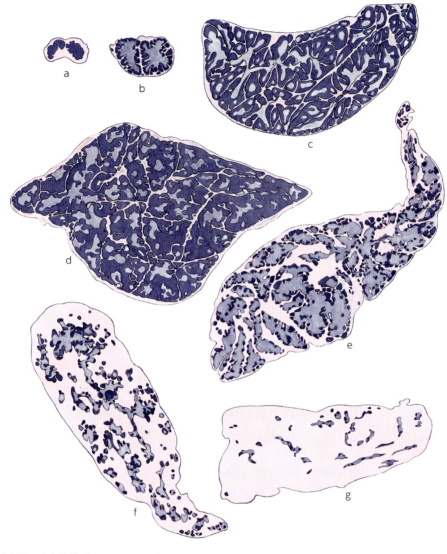

図 9-7　各齢期のヒト胸腺（Hammar による）
a：坐高 34.9 mm 胎児の胸腺　×12，b：坐高 119 mm 胎児の胸腺　×4，c：新生児の胸腺　×4，d：7 歳小児の胸腺　×4，
e：20 歳の胸腺　×4，f：30 歳の胸腺　×4，g：66 歳の胸腺　×4

死滅してマクロファージにより処理される．皮質のマクロファージは，多くのリンパ球の破片（濃染小体 tingible body）を取り込んだ**マクロファージ** tingible body macrophage として存在する．皮質で生き残ったリンパ球は，髄質へ移動する．

b. 髄　質 medulla

髄質も皮質と同様に上皮細網細胞とリンパ球とでつくられる．リンパ球は主として小リンパ球であるが，皮質に比べて少なく，まばらである．このために髄質は皮質に比べて著しく明るくみえる．リンパ球は，電子顕微鏡でみると，核はやや不整形で，そのまわりをやや明るい胞体が囲む．

上皮細網細胞は細網をつくるものの他に，大型で，豊富な細胞質をもつものも多い（図9-10, 11）．細胞性細網をつくる細胞突起には，皮質の上皮細網細胞にみられるような小胞はみられない．一方，核のまわりに豊富な細胞質をもつ肥大型上皮細網細胞は，核に隣接して小胞の集合や中に繊毛をもつ嚢胞がみられる．このような上皮細網細胞はしばしば集まって，塊状あるいは索状の細胞集団をつくる．特にほぼ同心円状に集まってできる球状の小体を**ハッサル小体（胸腺小体）** Hassall body (thymic corpuscle) という．小体は胸腺髄質に特有の構造である．小体は大小さまざまであるが，その中央部にある上皮細網細胞はしばしば退化変性に陥り，硝子様になったり角化したりして，石灰沈着がみられるこ

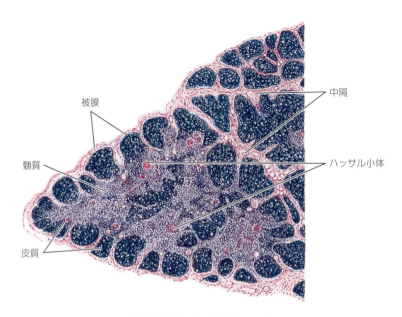

図9-8　胸　腺（新生児）×24

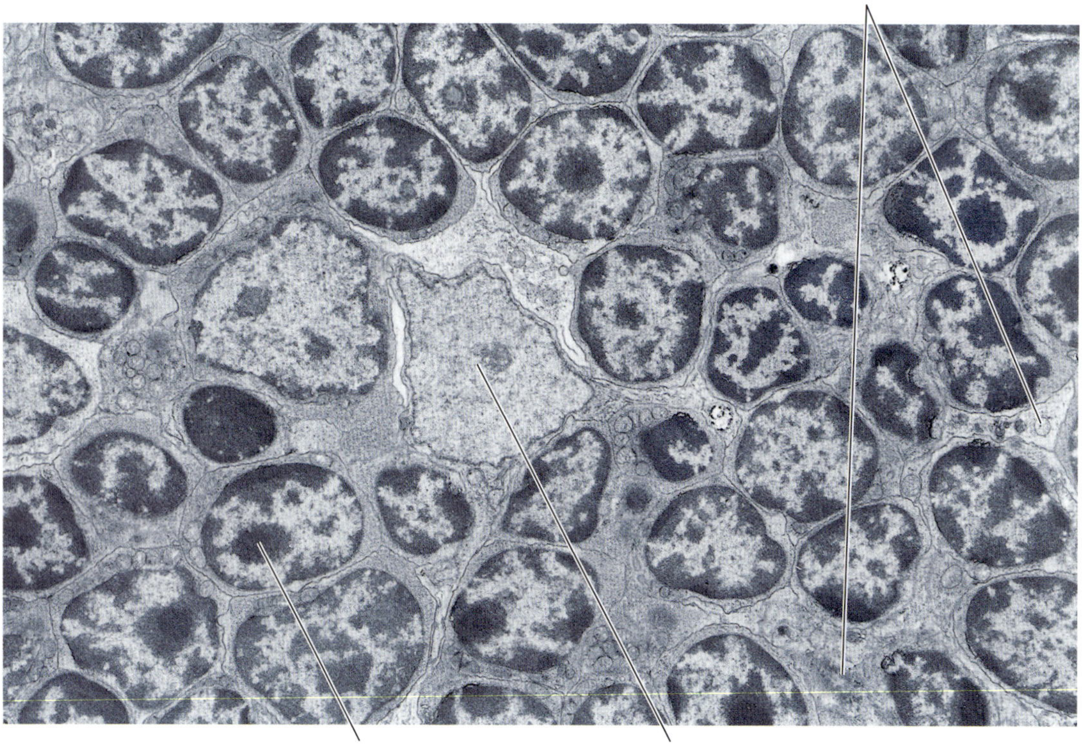

図9-9　胸腺皮質の透過電子顕微鏡写真（マウス）×4,500

ともある（図9-12）．また，中央部が溶解して小腔となり，嚢胞状となることもある．これらの上皮細網細胞は，サイトケラチンフィラメントの束をもち，接着斑で互いに接着する．これらは起源となった咽頭の上皮の特徴を残すものである．

髄質の細胞性細網の中には，リンパ球とともにマクロファージや**指状嵌入細胞**が存在する．指状嵌入細胞は樹状細胞の一種である（p.175）．

この他，爬虫類や鳥類の胸腺髄質には，**筋様細胞** myoid cell と呼ぶ上皮性細胞が存在する．この細胞

免疫系

は豊富な酸好性の細胞質をもち，この細胞質に筋細胞の筋フィラメントと同様の構造をもつ．ヒトの場合でも，電子顕微鏡でみると，少数ではあるが筋様細胞が存在する．

c. 胸腺の退縮

胸腺は，前述のように，胎生後期から幼小児期にわたって最も発達するが，思春期以降，加齢ととも

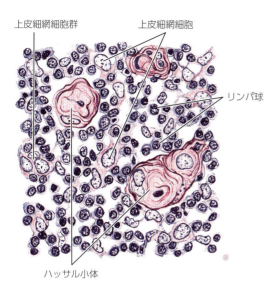

図9-10 胸腺髄質 ×450

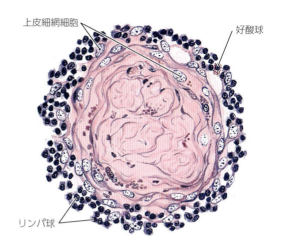

図9-12 胸腺髄質のハッサル小体 ×450

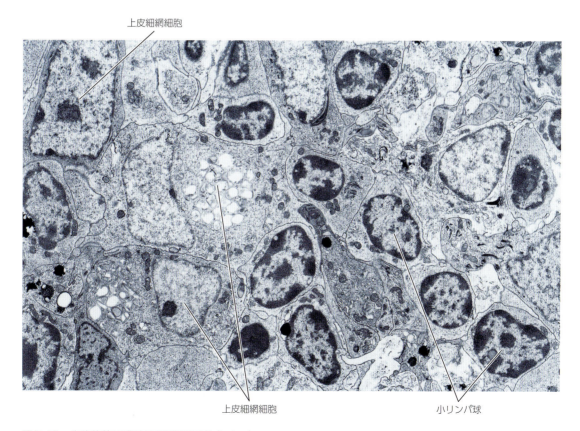

図9-11 胸腺髄質の透過電子顕微鏡写真（マウス）
髄質の小リンパ球は，皮質の小リンパ球に比べて，やや明るく広い胞体をもつ．上皮細網細胞には，肥大して，胞体が広く，多数の空胞をもつものがみられる ×4,500

に次第に萎縮・退化する（図9-13）．このような加齢に伴う萎縮を**齢退縮** age involution という．齢退縮では，リンパ球の減少によって，皮質がまず縮小し，次いで髄質も萎縮する．同時に小葉間結合組織から脂肪細胞が次第に増加し，実質は脂肪組織に置き換えられる．そして，老齢になると，胸腺はほとんど脂肪組織で占められ，極めて少量の実質をもつにすぎない．

胸腺は，齢退縮の他にも，いろいろな要因（例えば感染症・外傷・放射線などの侵襲やホルモン，特にステロイドなど）に対して鋭敏に反応して急激に退縮する．このような退縮を**急性退縮（偶発性退縮）** acute involution (accidental involution) という．これは，胸腺皮質のリンパ球がステロイドに感受性があることによる．

d. 胸腺の血管・リンパ管

胸腺に分布する動脈は被膜から小葉間中隔を経て実質に進入する．細動脈は皮質と髄質との境界部を走り，皮質と髄質とに毛細血管を送っている．特に皮質に分布する毛細血管は豊富で，一般に皮質の辺縁側に向かって走り，多くは被膜でループをつくって反転し，皮髄境界部で細静脈に注ぐ（図9-14）．しかし，ヒトでは一部の毛細血管は被膜を貫いて被膜下の細静脈に注いでいる．

血液胸腺関門 blood-thymus barrier：皮質の毛細血管の周囲は上皮細網細胞の胞体突起で鞘状に囲まれている．こうして，胸腺皮質は血管から上皮細網細胞によって隔てられ，血液胸腺関門が形成される．この関門機構によって，血液中の抗原などの胸腺実質への進入は阻止される．実際に生体染色で，色素は胸腺実質にほとんど入らない．特に胸腺皮質では，関門によってリンパ球は血行性の抗原から隔絶された環境下で増殖・分化する．

リンパ管は胸腺の実質には存在しないが，中隔，被膜に存在する．特に中隔のリンパ管は皮髄境界部まで達し，成熟リンパ球の体循環への流出路の一つとして役立っている．

e. 胸腺の神経

神経は自律神経線維で，主として血管に分布する血管運動神経である．

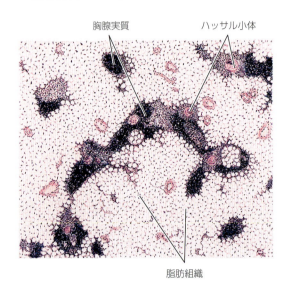

図9-13　胸腺（成人）×25

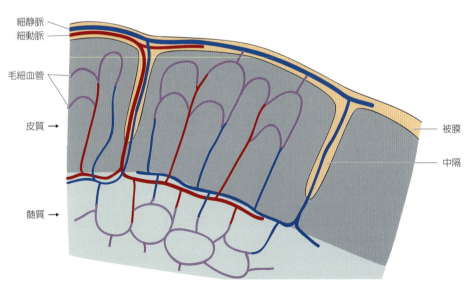

図9-14　胸腺の血管

免疫系

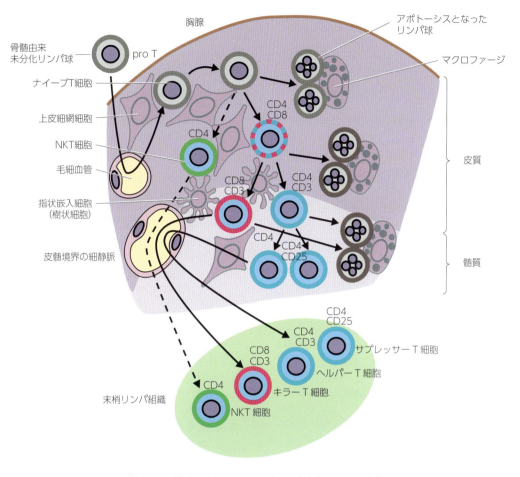

図9-15 胸腺におけるリンパ球の分化と胸腺由来の概略

f. 胸腺の機能

胸腺は，Tリンパ球を産生する**中枢リンパ器官**である（図9-15）.

胸腺は，前述のように，**上皮性リンパ器官** lymphoepithelial organ で，最も早期に発生し，著しく発達して，特に皮質で極めて活発にリンパ球を産生する．胸腺のリンパ球は骨髄に由来する CD4, CD8 をもたない前駆細胞から生じ，これが皮質で大・中リンパ球となってさかんに分裂・増殖して CD4 と CD8 をもつ小リンパ球となる．これらの小リンパ球は，皮質の上皮細網細胞から**主要組織適合性遺伝子複合体** major histocompatibility complex（MHC）分子を提示され，これと結合できないものは，皮質で退化・死滅する（アポトーシス）．こうして，皮質でできた小リンパ球の大部分（約95%以上）は退化・死滅し，少数（約5%）のみが髄質へ移動する．なお，皮質には，前述のように，血液胸腺関門が存在し，Tリンパ球の分裂・増殖は血中の抗原から隔離された環境で営まれる．

髄質に移動した小リンパ球は，髄質の上皮細網細胞と指状嵌入細胞から MHC に結合した自己抗原を提示され，これと結合するものは，髄質内で，退化・死滅する．ここで生き残ったごく少量のリンパ球（胸腺でつくられるリンパ球の 2～3%）が，CD4 あるいは CD8 のどちらかを失い，CD4 のみをもち，CD8 をもたないヘルパーT細胞，CD8 をもち CD4 をもたないキラーT細胞，および CD4 と CD8 の両者をもつサプレッサーT細胞に成熟して胸腺から血行性ないしリンパ行性に送り出される．なお，髄質にみられる**ハッサル小体**は上皮細網細胞がつくる胸腺に特異の構造である．

Tリンパ球は最終的に血行性にリンパ節や脾臓リンパ組織など末梢リンパ組織・器官に送られ，その特定部位に分布する．このような分布域を**胸腺依存域** thymus-dependent area あるいは**Tリンパ球域** T lymphocyte area という．しかし，Tリンパ球は末梢リンパ組織（器官）の胸腺依存域にとどまらずに再び血流に入って循環する．すなわち，Tリンパ球は再循環を繰り返す寿命の長いリンパ球（**長命型**

リンパ球 long-lived lymphocytes）で，細胞性免疫に関与する．

このように，胸腺は骨髄に由来する前駆細胞が分裂・増殖して，Tリンパ球となる場であり，未分化のリンパ球をTリンパ球へ分化・成熟させる「学校」にたとえられる．

Tリンパ球をつくる胸腺が先天的に欠損するとTリンパ球ができないため，**ディジョージ症候群** DiGeorge syndrome として知られる免疫不全疾患となる．同様に，劣性遺伝子の支配で胸腺を欠き，全身の毛が生えない，ヌードマウスがあり，Tリンパ球を欠く条件の免疫学的研究に用いられる．

F　リンパ節 lymph node

リンパ節は全身に分布するリンパ管の所々にみられる粒状の末梢リンパ器官である．その形はやや扁平な楕円形ないし腎臓形で，その大きさは径1～25 mmで，米粒大からソラ豆大ほどまでさまざまである（図9-16）．リンパ節を通過するリンパを濾過して，その中の異物や微生物を取り除き，免疫反応を通じて抗体を分泌する．

リンパ節は魚類，両生類，爬虫類にはないが，鳥類にはリンパ組織の集合として現れ，哺乳類では発達して器官化する．

リンパ節の構造

リンパ節にはその凸面側から数本のリンパ管が入り込む（図9-17）．このリンパ管を**輸入リンパ管** afferent lymphatics という．リンパ節から出るリンパ管は1～2本で，**輸出リンパ管** efferent lymphatics といい，輸入リンパ管が入る反対側の凹面側から出る．輸出リンパ管が出る陥凹部を**門** hilum といい，ここから血管・神経も出入りする．輸入リンパ管，輸出リンパ管には弁があり，リンパの逆流を防いでいる．リンパ節は線維性結合組織の**被膜** capsule で包まれる．被膜は門の部位では特に厚い．被膜から実質に向かって結合組織の**小柱** trabeculae が出て，実質，特に皮質を区画している．小柱は分岐吻合し，実質の細網組織と連なる．

リンパ節の実質は，間葉性の細網細胞を支持細胞とする細網組織と，その網の目を満たすリンパ球などでできている．さらにリンパ管と密接な関係がある（図9-18）．

リンパ組織は被膜に近い表層部を占める皮質と，門に近い深部にある髄質とに分けられる．皮質はBリンパ球が分布し，胚中心がある浅層とTリンパ球が分布する深層を区別し，髄質は抗体産生細胞がリンパ洞へ抗体を分泌する場所となっている．

a. 皮　質 cortex

皮質はリンパ球が極めて密在するので，通常の組織切片の弱拡大像では濃染し暗くみえる．皮質はさらに浅層と深層とに分けられる．浅・深両層の境界は明瞭でないが，両層はそれぞれ，後述するように，機能的に異なる．

b. 皮質浅層 outer cortex

皮質浅層では，リンパ球が密集し，暗くみえる球状の集塊，すなわち**リンパ小節** lymph nodule がつくられる．皮質のリンパ小節を特に**皮小節** cortical nodule ともいう．特にBリンパ球が集まる．この

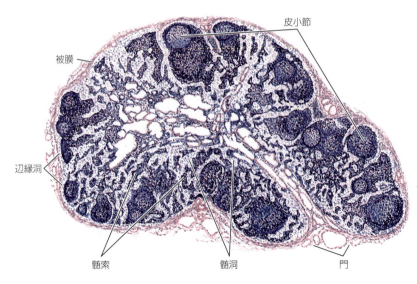

図9-16　リンパ節　×18

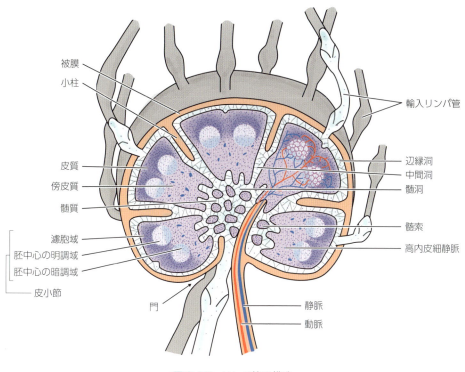

図9-17 リンパ節の構造

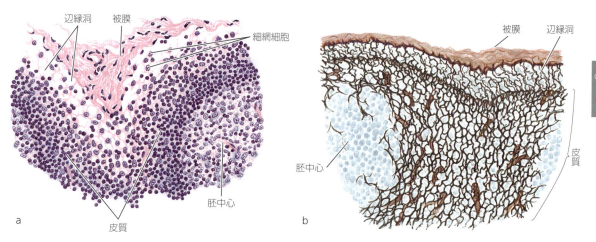

図9-18 リンパ節の皮質（イヌ）
a：×160，b：銀好性線維 ×180

ような皮小節が集まって皮質をつくる（図9-19）．

c. 皮小節 cortical nodule

皮小節では，細網組織を満たすリンパ球は主として小リンパ球で，暗くみえるが，その中央部には明るくみえる球形の領域がある．この領域を**胚中心** germinal center という．ここは主に活性化されたBリンパ球からできている．胚中心の周囲は濾胞域と

いう小リンパ球の集団が包む．

リンパ小節は，はじめ小リンパ球が密集する結節状の集塊として出現する．これを**一次リンパ小節** primary lymph nodule と呼ぶ．次いで，その内部に胚中心が現れる．このように胚中心をもつリンパ小節を**二次リンパ小節** secondary lymph nodule という．しかし，ときに胚中心のみを二次小節と呼ぶこともあるので，注意を要する．また，リンパ小節を**リンパ濾胞** lymph follicle ということもある．

9. 免疫系とリンパ器官

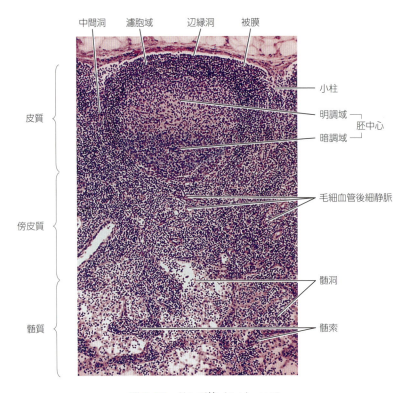

図9-19　リンパ節（サル）×40

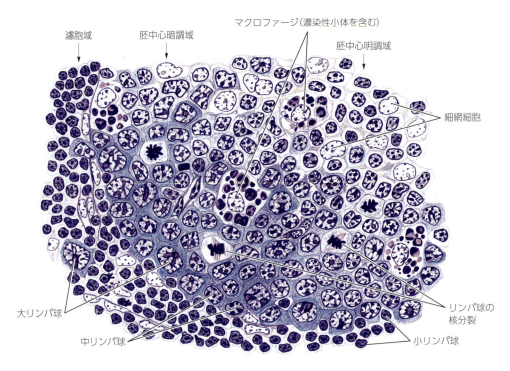

図9-20　リンパ節の皮質（二次小節，マウス）
胚中心の左下部に暗調域，右上部に明調域がみられる　×600

d. 胚中心 germinal center

　小リンパ球が密集して暗くみえる濾胞域に囲まれ、胚中心は明るくみえる。胚中心のリンパ球には、小リンパ球のほかに中リンパ球や大リンパ球が存在する。小リンパ球は比較的少なく散在する。中リンパ球は極めて多く、核は球形で、小リンパ球に比べて明るくみえ、しばしば分裂像を示す（図9-20）。さらに大きい大リンパ球の細胞質は塩基好性で、核は大きく球形で明るく、分裂像もみられる。中リンパ球および大リンパ球は幼若なリンパ球で、**リンパ芽球** lymphoblast である。胚中心という名称は幼若なリンパ球が集積し、その増殖によってリンパ球が産生されるので与えられた。

　胚中心の細網細胞は多くの胞体突起をもち、これによって網状に連なっている。**樹状細網細胞** dendritic reticular cell（DRC），あるいは**濾胞樹状細胞** follicular dendritic cell ともいう（図9-21）。これはTリンパ球に抗原提示をする間質性樹状細胞とは異なり、Bリンパ球にのみ抗原提示をする細胞である。

　その他、胚中心には活発な食作用を示すマクロファージも多い。マクロファージは、退化・変性したリンパ球の遺残である**濃染小体** tingible body などをしばしば取り込んでいる。

　胚中心は、後述するように、免疫応答によって現れる。応答の変化が次第に減弱する際に、活性化されたBリンパ球が変性・退化して濃染小体となり、マクロファージによって処理される。

　胚中心は、発達がよい場合には、さらに明るくみえる**明調域** light region と、やや暗くみえる**暗調域** dark region とを区別できる。

　明調域は胚中心のうちで被膜側にある半側部で、細網細胞が多いので明調にみえる。暗調域は胚中心の内側半部で、胞体が塩基好性に染色される幼若な中リンパ球や大リンパ球が密在するため暗調にみえる。

　胚中心が現れると、その周囲は小リンパ球が密在して特に暗くみえ、**濾胞域** follicular area あるいは**マントル層** mantle zone と呼ばれる。濾胞域は胚中心の被膜側、すなわち明調域を覆う側では特に厚く、胚中心の深側、すなわち暗調域の周囲では薄くなり、全体として帽状ないし半月状であるため**帽状域** cap area ともいう。

　胚中心は、抗原感作によって出現し、年齢、栄養状態、細菌感染など、いろいろな要因によって変化し、新生、消失を繰り返す。一般に生後早期に発現し、年齢とともに増加し、発達する。老齢になると消える。

e. 傍皮質 paracortex

　皮質深層 deep cortex は、**傍皮質** paracortex（paracortical area）とも呼ばれ、そのリンパ組織は髄質に連なる。傍皮質には胞体突起が互いに嵌合によって連結する細網細胞、**指状嵌入細胞**がみられる（p.175）。細網細胞がつくる網工は、主として小リンパ球を満たす。これらの小リンパ球は主としてTリンパ球からなる**胸腺依存域** thymus dependent area である。皮質深層には、特徴のある構造をもつ**毛細血管後細静脈** postcapillary venule（PCV）がみられる。その内皮は立方形の高い内皮細胞で囲まれているので、**高内皮細静脈** high endothelial venule（HEV）とも呼ばれる。血中の小リンパ球は、この細静脈の部位から内皮を貫いてリンパ組織内に侵入することができる（図9-22）。

　この際、リンパ球表面の接着分子であるセレクチンがこの内皮細胞のリガンドと結合し、リンパ球が内皮細胞に接して転がるようになり、これにより活性化されたリンパ球の膜上のインテグリンが内皮細胞との強固な結合を起こす。次にリンパ球が内皮細胞を貫いて血管外へ移動し、リンパ節実質へ入り込む。

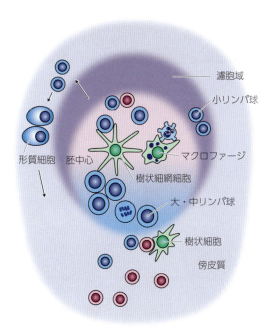

図9-21　胚中心の反応
胚中心（中央の円）の上半は明調域、下半は暗調域。青：Bリンパ球系細胞、赤：Tリンパ球。胚中心で樹状細網細胞から抗原提示されたBリンパ球は、暗調部で分裂・増殖し、抗体産生細胞や記憶細胞となり明調部へ移動。抗体産生細胞は、胚中心を出て、形質細胞へ分化し、髄質へ移動。胚中心で不要となったリンパ球は、アポトーシスを経て、マクロファージで処理される

f. 髄 質 medulla

髄質は皮質から連なる索状のリンパ組織でできている（図9-23）．これを**髄索** medullary cord といい，分岐・吻合して連なる．髄索には，細網細胞，リンパ球，マクロファージの他に，形質細胞が多く，ほとんど形質細胞で占められることもある．

g. リンパ洞 lymphatic sinus

リンパ洞は，皮質リンパ組織と被膜との間にある**辺縁洞（被膜下洞）** marginal sinus (subcapsular sinus)，辺縁洞から皮質の小柱あるいは皮小節の側面に沿って髄質へ向かう**小節周囲皮質洞（中間洞）** cortical perinodular sinus (intermediate sinus)，お

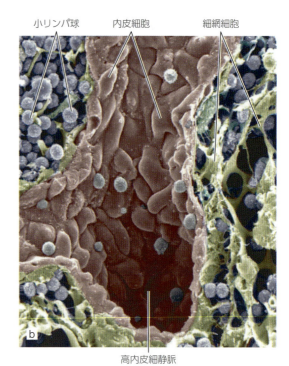

図9-22 リンパ節傍皮質の高内皮細静脈
a：高内皮細静脈は特異な高い内皮をもつ ×450，b：走査電子顕微鏡写真 ×500

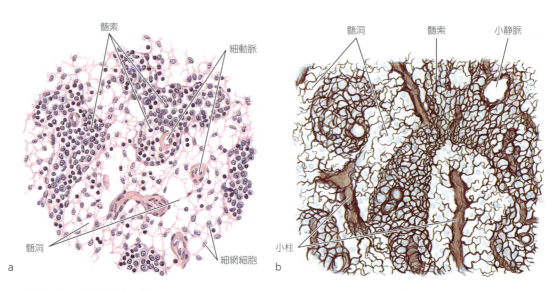

図9-23 リンパ節髄質（イヌ）
a：×140，b：銀好性線維 ×200

およひ髄質で髄索の間にあって広く迂曲する**髄洞** medullary sinus の3種が区別される.

被膜を貫いて入る輸入リンパ管は辺縁洞に開く. したがって, 輸入リンパ管のリンパは辺縁洞に流入し, 小節周囲皮質洞を経て, 髄洞を流れ, 輸出リンパ管に集められてリンパ節を通過する.

皮質と髄質のリンパ組織の周囲には, リンパ洞が存在する(図9-24). リンパ洞の壁は1層の扁平な内皮様の細胞で囲まれる. この細胞は**沿岸細胞** littoral cell ともいわれ, リンパ管内皮と連続する扁平な細胞である. 洞内には細網線維が突出して網をつくるが, その表面は沿岸細胞に連続する細胞に覆われる. リンパ洞の中の細網にはマクロファージもからまるように存在する.

h. リンパ節の血管

リンパ節に分布する動脈は門から進入し, 分岐して小柱および髄索の中を走り, 皮質に至る. 皮質では, 特にリンパ小節で発達した毛細血管網をつくる.

皮質からの毛細血管は傍皮質で内皮が立方状の毛細血管後細静脈となる. **高内皮細静脈** high endothelial venule と呼ばれるこの血管は, さらに静脈に集まり, 主として動脈に伴って門からリンパ節を通過する.

皮質には動静脈吻合が存在する.

i. リンパ節の神経

神経は血管とともに門から入る. 神経は主として無髄線維で, 血管運動性とみなされている.

j. リンパ節の機能

1) リンパの濾過

リンパ節はリンパ管の経過中に介在し, リンパは輸入リンパ管からリンパ節に注ぎ, 輸出リンパ管に集められて送り出される. リンパ節の内部では, リンパはリンパ洞内を緩やかに流れ, また, リンパ組織内にも漏出する. このように, リンパはリンパ節の中を通過する間に機械的に濾過され, 異物の粒子や物質はマクロファージによって取り込まれ除去される. すなわち, リンパ節で, リンパは機械的ならびに生物学的に濾過・浄化される.

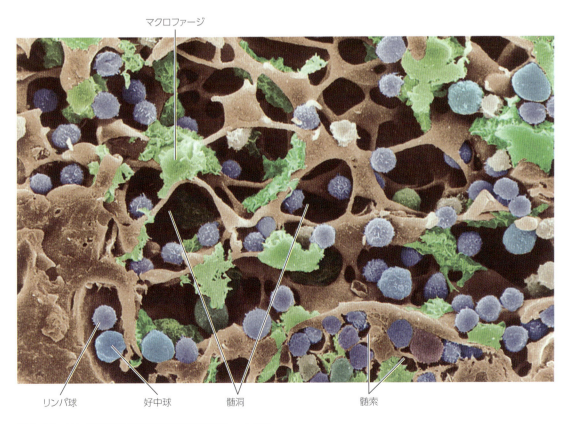

図9-24　リンパ節髄質の走査電子顕微鏡写真　×1,500
髄洞には細網細胞の網工を大小のリンパ球, 少数の好中球が流れる. 細網細胞にはところどころにマクロファージが接着する

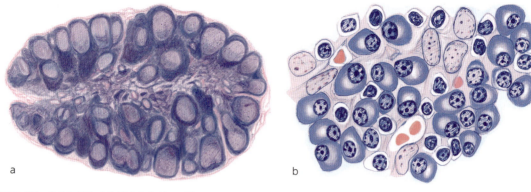

図9-25 免疫反応により肥大したリンパ節
a：胚中心（反応中心）は数が増え，大きくなっている ×15．b：髄質に多数の形質細胞が集合 ×600

2）免疫反応

リンパ節にはリンパ行性に抗原が進入する．このような抗原刺激に対してリンパ節で免疫応答が起こる．

リンパ節には，Bリンパ球とTリンパ球とが分布する．いずれも血液に由来し，傍皮質にある高内皮細静脈でその壁を通って入ったものであるが，Bリンパ球は皮質浅層のリンパ小節に，Tリンパ球は皮質深層すなわち傍皮質に集まる．

Bリンパ球は，皮質浅層のリンパ小節で抗原刺激によって活性化されて増殖し，抗体産生細胞となる．抗体産生細胞は髄質に入り，ここで形質細胞として抗体を産生し，リンパ洞へ放出する．

胚中心では，樹状細網細胞が複雑な胞体突起によって連なり迷路様の網をつくる．この樹状細網細胞の表面に抗原や，抗原と抗体とが結合してできる免疫複合体が捕らえられ，比較的長く保留されることで，Bリンパ球の増殖・分化が促される．Bリンパ球から形成される小リンパ球は一部抗原に対する記憶B細胞 memory B cell となって残り，再び同様の抗原刺激を受けると，ただちに反応し，活発な抗体産生を行う．したがって，感染のような抗原刺激を受けると，リンパ小節は大きくなり，胚中心（p.187）も増大し，リンパ節は腫脹する．

このように，胚中心はBリンパ球が増殖し抗体産生細胞に分化する部位であり，免疫記憶に重要な役割をもっている．胚中心は細菌などの抗原刺激に対して反応して現れるので，反応中心 reaction center ともいわれた（図9-25）．

Tリンパ球は傍皮質を占める．Tリンパ球は細胞性免疫に関与し，そのような抗原刺激に応じて活性化し，増殖する．一部は記憶T細胞 memory T cells となる．いずれにしても，Tリンパ球は傍皮質から輸出リンパ管を経てリンパ節を去り，リンパ管が合流するリンパ本幹から静脈に入って血流に乗る．これが，さらに血行性に再びリンパ節の傍皮質の高内皮細静脈からリンパ節に入り，再循環を繰り返す（リンパ球の再循環 lymphocyte recirculation）．こうして，体内を絶えず循環してパトロールし，必要あればただちに免疫応答を開始する．

G 脾臓 spleen

脾臓は腹腔の左上部，横隔膜の直下，胃の左後にあって，握り拳大の器官である（図9-26）．脾臓に血管が出入りする部位を脾門といい，腹腔動脈の枝の脾動脈と門脈に注ぐ脾静脈が出入りする．

脾臓の構造

脾臓の表面は大部分が腹膜で包まれ，腹膜の扁平上皮，すなわち漿膜 serosa の下で，比較的厚い結合組織性の被膜 capsule，すなわち線維膜 fibrous tunica で覆われる．被膜は内部に向かって多くの索状の小柱，すなわち脾柱 splenic trabeculae を送っている．被膜から血管・神経が出入する脾柱は太く，その中に血管・神経を伴う（図9-27a）．

被膜と脾柱は緻密な線維性結合組織で，主として膠原線維からなるが，弾性線維や平滑筋も含まれる．弾性線維は被膜の深層および脾柱に特に多量に存在する（図9-27b）．

平滑筋の量は動物種によって異なる．ウマ，食肉類，反芻類では平滑筋に富むが，ヒトでは少量にすぎない．

脾臓の実質は，脾柱の間を満たし，脾髄 splenic pulp と呼ばれ，白脾髄と赤脾髄とに分けられる．

肉眼的に赤脾髄は暗赤色を呈し脾髄の全体にわたり，その中に灰白色の白脾髄が点状に散在する．

免疫系

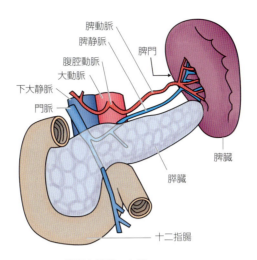

図9-26 膵臓と脾臓の血管

a. 白脾髄 white pulp

白脾髄は直径0.2〜0.7 mmの紡錘状または球状を呈し，**マルピギー小体** Malpighian corpuscle とも呼ばれる．脾臓実質の約20%を占める．

白脾髄はリンパ組織で，細網組織とその網の目を満たすリンパ球でできている．リンパ組織は動脈周囲リンパ鞘とリンパ小節との2つの部に分けられる．

動脈周囲リンパ鞘 periarterial lymphatic sheath は脾柱から脾髄に進入する動脈（**中心動脈** central artery）を鞘状に囲むリンパ組織である．主として小リンパ球からなるが，マクロファージや指状嵌入細胞（樹状細胞）も含まれる．リンパ球は主としてTリンパ球である．動脈周囲リンパ鞘は，リンパ節の皮質深層（傍皮質）と同様に，**胸腺依存域**にあたるが，高内皮細静脈は存在しない．

リンパ小節は，**脾小節** splenic nodule とも呼ばれ，動脈周囲リンパ鞘の一側が膨らむように生じる

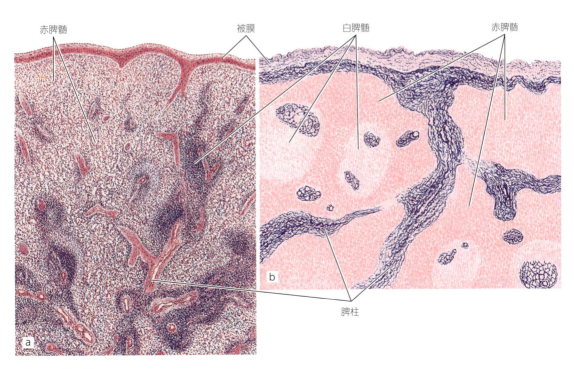

図9-27 脾 臓 ×20
a：HE染色 ×25．b：ワイゲルト弾性線維染色．弾性線維は紫色に染色 ×35

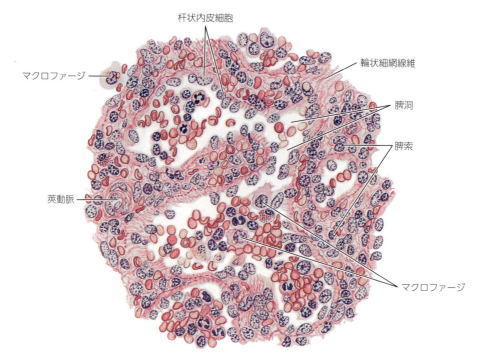

図 9-28　赤脾髄　×450

ので，これと明瞭な境界なく連なる．そのため，動脈周囲リンパ鞘の中心を走る中心動脈は，脾小節のある白脾髄では偏在する．

　脾小節は，一般のリンパ小節と同様の構造で，胚中心をもつ二次リンパ小節である．特に発達した胚中心では，リンパ節の胚中心と同様に明調域と暗調域との両半部が区別でき，かつ極性がみられる．明調域は赤脾髄に向かう半側部で，暗調域は動脈周囲リンパ鞘に向かう半側部である．

　胚中心は若年では多い．加齢とともに次第に減少し，壮年では少なく，老年ではほとんど消失する．

　脾小節は他のリンパ小節と同様に，主としてBリンパ球で構成される．

　白脾髄の発達・分布はいろいろな要因によって変化する．一般に，他のリンパ組織と同様に，若年では発達がよく，加齢とともに減少する．

b. 赤脾髄 red pulp

　脾髄のうち，白脾髄を除いた部分で多量の赤血球を含むために肉眼的に暗赤色にみえる．

　赤脾髄は特殊な洞様血管の脾洞と，その間を埋める細網組織でできる脾索とからなる（図9-28）．

　脾洞 splenic sinus は径20〜50 μmの細静脈性の血管洞で，迂曲して走り吻合して，全体として複雑な網状を呈する．

　脾索 splenic cord（ビルロート索 cord of Billroth）は脾洞の間を満たす細網組織で，その網の目には多くの自由細胞が存在する．自由細胞はさまざまで，赤血球・白血球などの血球，血小板や形質細胞およびマクロファージなどである．

　マクロファージは多数みられ，活発な食作用を示し，特にしばしば老化した赤血球やその変性崩壊産物を取り込み，ヘモグロビンの分解産物である黄褐色の顆粒（ヘモジデリン）を含んでいる．

　胎生期（胎生5〜6ヵ月）の脾臓では，脾索で造血が営まれ，赤血球，顆粒球，巨核球が産生される．このような脾臓造血は胎生期の短期間のみに起こり生後ではみられない．しかし，病的状態では造血が起こることもある（**髄外造血** extramedullary hematopoiesis）．マウスなどの脾臓ではほぼ生涯にわたって造血（主に赤血球と巨核球の生成）が営まれる．

　辺縁帯 marginal zone：赤脾髄と白脾髄との移行部には辺縁帯と呼ばれる部位が区別される．辺縁帯は白脾髄のまわりを囲み，赤脾髄と白脾髄との移行的な構造をもち，主として細網組織でできている．細網組織は密で，血球が含まれるが，特にマクロファージ，指状嵌入細胞（樹状細胞），リンパ球や形質細胞が多い．形質細胞は特に脾小節と離れた反対側の辺縁帯に集積する．

　後述するように，辺縁帯には白脾髄の中心動脈からの枝が直接注ぐ静脈洞があり，血中の生体染色色素や抗原などは真っ先に辺縁帯に達する．

免疫系

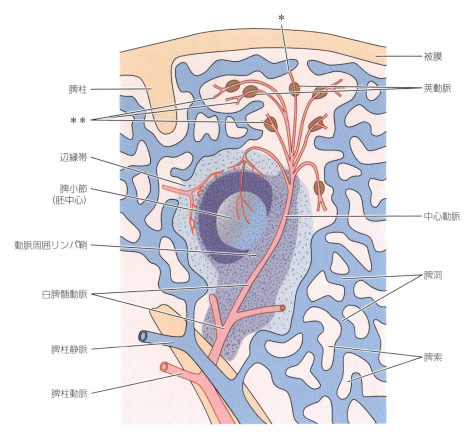

図 9-29　ヒトの脾臓の構造
＊：莢動脈の先の毛細血管は脾洞に連なる（閉鎖循環）
＊＊：莢動脈の先の毛細血管は脾索に開く（開放循環）

c. 脾臓の血管

　脾臓における血管の分布や構造はこの器官の構造と密接な関連がある．
　脾臓の構造・機能を理解する上でも，血管は重要な手がかりとなる．
　脾臓の血管を動脈から静脈に至るまでの走行・経過に従って述べる（図9-29）．
　①脾臓に分布する動脈，すなわち**脾動脈** splenic artery は**脾門** splenic hilum から入り，脾柱の中を**脾柱動脈** trabecular artery として走る．脾柱動脈は脾柱とともに分岐して，次第に細くなり，太さ0.2 mmほどになると，脾柱から出て脾髄に入る．
　②脾髄で動脈はリンパ組織，すなわち白脾髄に入り（白脾髄動脈），ただちにリンパ球の集団である**動脈周囲リンパ鞘**で囲まれる．
　動脈周囲リンパ鞘は，すでに述べたように，脾小節と連なり，白脾髄をつくる．白脾髄動脈の先で脾小節の脇を走る動脈が中心動脈であり，動脈周囲リンパ鞘の中を走るが，白脾髄全体からみると，中心でなくむしろ偏在している．

　多くの動物では中心動脈は白脾髄の中で分岐し，特に脾小節を貫く毛細血管は中心動脈からほぼ直角に放線状に走り，白脾髄に分布するとともに，辺縁帯に達する．しかし，ヒトでは中心動脈そのものは白脾髄に枝を出さず，その先の筆毛動脈の一部が辺縁帯や白脾髄に枝を伸ばしている．
　辺縁帯に分布する毛細血管は，この部位で開放して終わるので，血中の異物や抗原は直接まず辺縁帯に達することができる．
　③中心動脈は枝を出して，次第に細くなり，白脾髄を出て赤脾髄に入る．赤脾髄に入ると，2〜数本の小枝に分かれる．これを**筆毛動脈** penicillar arteriole という．筆毛動脈は壁が1層の平滑筋で囲まれる細動脈で，さらに1〜3本の細枝に分かれる．この細枝は**莢動脈** sheathed arteriole と呼ばれ，内皮のまわりに**シュワイゲル・ザイデル鞘** Schweigger-Seidel sheath という莢状の構造をもつ．この鞘はマクロファージと縦走する細網線維からなる．また莢動脈の内皮細胞は細胞質にマイクロフィラメントをもち，収縮能をもつ．内皮細胞の核は内腔に向かって突出する．

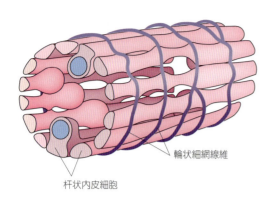

図 9-30　脾洞の構造

莢動脈の鞘はイヌ・ネコ・ブタなどで発達がよく厚い．しかし，ヒトでは発達が悪く，齧歯類ではみられない．発達した莢動脈をもつ動物では，脾臓は血液を貯留する働きをもち，莢動脈は血流の調節に関与している．

筆毛動脈に続く毛細血管（**終末毛細血管** terminal capillaries）はそのまま脾索に開いて終わる（**開放循環系** open circulation）．しかし，一部で脾洞に直接連なるものがあるという報告もある（**閉鎖循環系** closed circulation）．

④脾臓の静脈系は赤脾髄で**脾洞** splenic sinus として始まる．脾洞は，先に述べたように，細静脈性の**洞様血管** venous sinus で，曲がりくねって走り，互いに吻合して，全体として網をつくり，赤脾髄の大部を占める．

脾洞の内皮細胞は杆状で，その長軸が洞の走行に平行に縦走する**杆状内皮細胞** rod-shaped endothelial cell である（図9-30，31）．核は洞の内腔に向かって突出する．細胞質は多量のマイクロフィラメントや微小管を含む．

杆状内皮細胞は互いに平行に縦走し，隣在する細胞との間には間隙がみられる．内皮細胞の外側は平滑筋を欠き，輪状に走る細網細胞と細網線維で取り囲まれる．**輪状細網線維** circular fibers は太さ約 1 μm の細網線維で，桶のタガのように 2〜5 μm 間隔で脾洞を囲んでいる．このように，脾洞の壁は非連続性であって，洞の内腔と周囲の脾索との間の交通は容易である．

前述のように，終末毛細血管は脾索の細網組織に開放している．脾索の細網組織に放出された血液（血球を含む）は，隙間の多い脾洞壁を通じて洞内に入ることができる．

⑤脾洞は赤脾髄の中の赤脾髄静脈に集まる．脾洞より細く，短く，ただちに脾柱に入って**脾柱静脈** trabecular vein となる．脾柱静脈は壁が内皮のみででき，直接に脾柱の結合組織で囲まれる．

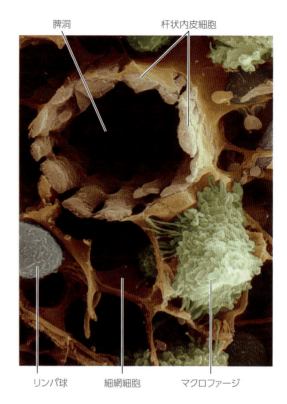

図 9-31　脾臓の走査電子顕微鏡写真　×1,200

脾柱静脈は次第に合流して，脾静脈として脾門から出る．

d. 脾臓のリンパ管

脾臓では，リンパ管は主に脾柱・被膜にのみ存在しているが，脾柱に近い白脾髄動脈を包むリンパ性動脈周囲鞘の中にみられることもある．

e. 脾臓の神経

神経は脾門から進入し，動脈に沿って走る．主として無髄線維で，血管運動性とみなされる．

f. 脾臓の機能

脾臓は除去しても，生命には関わらないが，次のような機能を営んでいる．

1）血液の濾過

脾臓の主な機能の一つは血中の異物の捕捉とその処理である．先に述べたように，リンパ節はリンパ管に介在し，リンパを濾過する．脾臓は血管系に介在し，血液の濾過・浄化に関与する．すなわち，血液の濾過器官として働く．

血液は赤脾髄では滞留し，極めてゆっくり流れ，その間に血中の異物は捕らえられ処理される．異物のみならず，血液成分特に老化した赤血球が処理される．そのため脾臓は血球，特に赤血球の墓場ともいわれる．

脾臓の中で，赤血球は赤脾髄の毛細血管から脾索に放出されて，次いで脾洞の壁を通過して洞内に入り，再び血流に加わる．この場合，赤血球はその細胞膜の弾性によって変形して，脾洞壁の狭い間隙を通りぬける．しかし，赤血球が老化すると，細胞膜の弾性がなくなり，洞壁を通過できなくなって脾索にとどめられ退化し，マクロファージによって処理される．老化した血球のみでなく，病的に変形した赤血球も洞壁を通過できない場合に，崩壊して処理される．

赤血球は脾索のマクロファージで処理される．ヘモグロビンが分解されて生ずる鉄はタンパク質と結合して**フェリチン** ferritin となり貯蔵され，さらに血行性に骨髄に送られ，そこで赤芽球に与えられ，ヘモグロビンの合成に再利用される．

外傷などで脾臓を摘出することがある．この場合には，寿命のきた赤血球は，肝臓や骨髄で処理される．

2）血液の貯留

脾臓は脾索，脾洞に血液，特に赤血球を貯留する．しかし，ヒトでは血液の貯留能は著しくない．ただ，血小板は末梢血中の全数の約1/3が貯留される．

イヌでは，脾臓に循環血液量の約1/3が貯留され，必要に応じて送り出される．このように血液を貯留できる脾臓では，被膜，脾柱は平滑筋に富み，その収縮によって血液を送り出す．

3）免疫組織

白脾髄はリンパ組織で，主として血行性の抗原に対して免疫応答が起こる末梢リンパ組織である．先に述べたように，リンパ節は主としてリンパ行性の抗原に対応する末梢リンパ組織であるのに対して，脾臓は血行性抗原に対する免疫組織（器官）である．また，消化管・気道の粘膜にみられる扁桃，パイエル板などのリンパ組織は直接に外界から上皮を経て進入する抗原に対応する末梢性リンパ組織である．消化管で詳しく述べる（p.360）．

白脾髄のうち，動脈周囲リンパ組織鞘は主としてTリンパ球が分布し，胸腺依存域であり，脾リンパ小節は主としてBリンパ球から構成されるBリンパ球域である．これらのTリンパ球，Bリンパ球は血液に由来する．リンパ球は中心動脈の分枝を経て辺縁帯に至り，ここから，それぞれの分布域に達する．また，免疫応答によって生ずるTリンパ球，Bリンパ球の記憶細胞は白脾髄から赤脾髄に移動し，再び血流に入り循環する．いわゆるリンパ球の再循環プールに加わる．

4）造 血

脾臓は胎生期では肝臓とともに造血を営む．しかし，まもなく造血は骨髄に移り，脾臓ではみられない．しかし，病的状態では，骨髄と同様の造血を示す髄外造血が起こることもある．

HISTOLOGY

Chapter 10 内分泌系
endocrine system

　生体が健全な調和のとれた生命活動を営むためには，器官・組織の機能は適切に調節される必要がある．このような調節には，神経性調節と体液性調節とがある．このうち体液性調節のための化学物質を産生・分泌する腺（器官）が**内分泌腺（器）** endocrine gland (organ) で，そこから分泌される特定の化学物質を**ホルモン** hormone という．

　多くの内分泌腺は発生学的に上皮に由来するが，外分泌腺と異なって，発生の途中で上皮との連絡を失い，導管をもたない．したがって，分泌物であるホルモンは周囲の血管あるいはリンパ管に直接送り出され，血流によって特定の器官（細胞）に運ばれ，そこで作用する．このようなホルモンの作用の対象となる器官（細胞）を**標的器官（細胞）** target organ (cell) という．標的細胞は，そのホルモンに対する受容体をもつ．

■ 内分泌腺

　ホルモンは一般に血流によって遠く離れた標的器官に運ばれて作用する．これが**内分泌** endocrine である．しかし，分泌物が組織液を介して直接に付近の組織・細胞に作用する場合もある．このような場合を**傍分泌（パラクリン）** paracrine といい，系統発生学的に最も原始的な内分泌の原型ともみなされる．また，分泌物が分泌した自身の細胞（ないしその細胞集団）に作用する場合は**自己分泌（オートクリン）** autocrine という．

　このほか，分泌物が分泌細胞に接する標的細胞に作用する場合は**接触分泌** juxtacrine という．神経細胞のシナプスにおける神経伝達物質の作用も一種の接触分泌である．免疫系のリンパ球やマクロファージが産生する**サイトカイン** cytokine も，その受容体がもつ細胞に接触する際に働いて，細胞間の情報伝達を行う．

　このように分泌細胞と標的細胞との関係にはさまざまな様式が知られているが，内分泌腺では一般に典型的な内分泌の様式をとり，ホルモンを血流によって標的器官まで運んでいることから，内分泌腺の毛細血管は，薄く伸びた内皮細胞に多くの小孔をもつ有窓性である．

a. ホルモンの種類

　ホルモンは化学構造から，①タンパク質・ペプチドホルモン，②ステロイドホルモン，③アミノ酸誘導体ホルモンの3種類に大別される．

b. ホルモンの作用機序

　ホルモンが標的器官に作用するのは，その器官の細胞に特定のホルモンのみと結合する**受容体** receptor があるからである．このようなホルモン受容体には，細胞膜にあるものと，細胞質にあるものとがある．細胞膜受容体はペプチド系・アミン系ホルモンの受容体である．このようなホルモンは一般に大きな分子で，細胞膜を通過して細胞内に入ることができないので，細胞膜にある受容体と結合する．ステロイド系ホルモンは細胞膜の脂質層を通過しやすく，細胞内に入り，細胞質にある受容体と結合する．

　ホルモンは受容体と結合すると，この受容体からシグナル伝達系が働き，細胞内にいろいろな生化学的反応を起こして細胞機能を変化させることになる．細胞内では，cAMP, cGMP, Caイオン，Kイオン，Gタンパクなどがメッセンジャーとして働く．

　ホルモン分泌細胞の分泌調節は，分泌したホルモンの作用により変化した特定の血液内成分の変化を感知することによるフィードバック機構が働く．

　主な内分泌腺には，下垂体，甲状腺，上皮小体，副腎，パラガングリオン，松果体など，内分泌を中心機能とする器官と膵臓のランゲルハンス島，精巣，卵巣（性ホルモン），胎盤（性腺刺激ホルモン）・消化管（消化管ホルモン），腎臓（レニン），心房（心房性ナトリウム利尿ペプチド）など，他の機能をもつ器官に内分泌細胞が混ざっている器官とがある（図10-1）．ここでは，内分泌のみを主な機能とする内分泌腺について述べ，その他は，それぞれ，消化器系・生殖器系などの章で扱う．

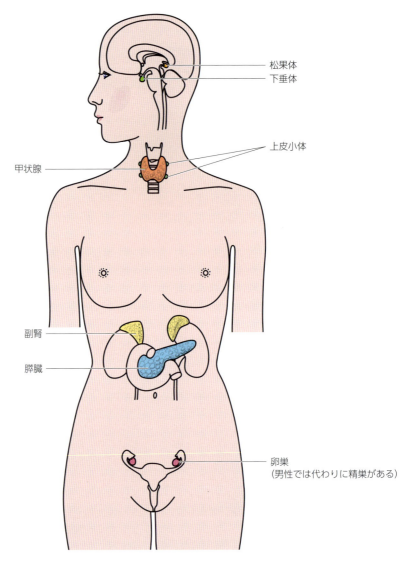

図 10-1　全身の内分泌器官（女性）

A　下垂体 pituitary gland, hypophysis

　下垂体は間脳下面の視床下部から**下垂体柄** hypophyseal stalk によって連なる楕円体形の内分泌腺である．頭蓋底をつくる蝶形骨の下垂体窩（トルコ鞍）におさまっている．大きさは横径 1.3 cm，前後径 1 cm，上下径 0.5 cm で，重さは約 0.5〜0.7 g である．

　一般に女性では男性よりもやや大きい．特に妊娠期では肥大し，重さ約 1 g にも達する．

　下垂体は結合組織性被膜で包まれる．下垂体は発生学的に由来が異なり，構造・機能も違う 2 つの部，すなわち**腺下垂体** adenohypophysis と**神経下垂体** neurohypophysis とからできている．両部は，それぞれ，さらに次のように区分される．

　腺下垂体は発生学的に胎生 6 週に原始口腔の口窩上壁の外胚葉性上皮が上方に向かって嚢状に膨出してできる**下垂体嚢（ラトケ嚢）** hypophyseal pouch (Rathke pouch) から生ずる（図 10-2）．下垂体嚢は口腔との連絡を失い，嚢の前壁は特に著しく発達して**主部** pars distalis となる．そのため主部は上皮細胞の集団となっている．

　主部が上方に突き出す小部を**隆起部** pars tuberalis という（図 10-3）．下垂体嚢の後壁は比較的発達が悪く，神経下垂体と接する**中間部** pars intermedia となる（表 10-1）．

　神経下垂体は発生学的に間脳の底部である視床下部が下方に膨出してできる．視床下部が下方に向かって漏斗状に突き出てできる部が**漏斗** infundibulum である．漏斗の下端，すなわち**漏斗突起** infun-

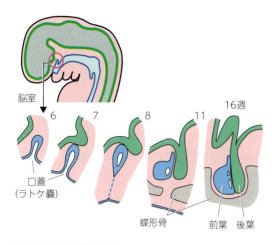

図 10-2　下垂体の発生

表 10-1　下垂体の区分

腺下垂体	前葉（広義）	主部（前葉）		外胚葉由来
		隆起部		
		中間部		
神経下垂体	後葉（広義）	漏斗	正中隆起	神経外胚葉由来
			漏斗柄	
			漏斗突起	
		神経葉（後葉）		

dibular process は太く膨らみ**神経葉** lobus nervosus をつくる．

なお，漏斗のうちで，基部の周囲を**正中隆起** median eminence（灰白隆起の正中線上の膨らみ）といい，神経葉との間の細くなった部を**漏斗柄** infundibular stem（stalk）という．漏斗柄は，腺下垂体の隆起部で囲まれ，両者を合わせて**下垂体柄** hypophyseal stalk と呼ぶ．

なお，腺下垂体を**前葉** anterior lobe，神経下垂体を**後葉** posterior lobe という．しかし，しばしば腺下垂体の主部のみを前葉，神経下垂体の神経葉のみを後葉とすることもある．

1. 前葉（主部）anterior lobe

前葉は下垂体のうち約 75％を占める大きな部で

ある．腺細胞は索状または不規則な塊状の集団をつくる．細胞索または細胞塊の間には，極めて少量の結合組織とともに洞様毛細血管が存在する．

下垂体前葉の腺細胞は，光学顕微鏡の一般染色では，色素に染まりにくい色素嫌性細胞と，よく染まる色素好性細胞とに大別される．色素好性細胞はさらに酸好性細胞と塩基好性細胞とに分けられる（図 10-4）．

古くは，さらに特殊な色素を用いた染色性により，α，β，γ，δ などのようなギリシャ文字を用いる細胞分類が用いられてきた．これにより，嫌色素性細胞は**ガンマ細胞** γ cell と分類され，酸好性細胞はさらに**アルファ細胞** α cell と**イプシロン細胞** ε cell とに分けられ，塩基好性細胞は**ベータ細胞** β cell と，**デルタ細胞** δ cell とに分けられる．

一方で，前葉で産生されるいろいろなホルモンが明らかになるとともに，各ホルモンに対応する分泌細胞の同定が必要になった．病理学的・実験的研究とともに，組織化学的な研究や電子顕微鏡による観察も加わり，さらに免疫細胞化学による検索も進み，今ではそれぞれの前葉ホルモンに対する産生細胞の

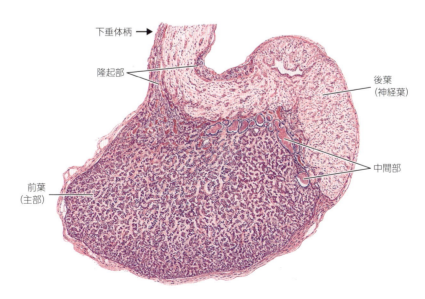

図 10-3　下垂体（正中矢状断）×18

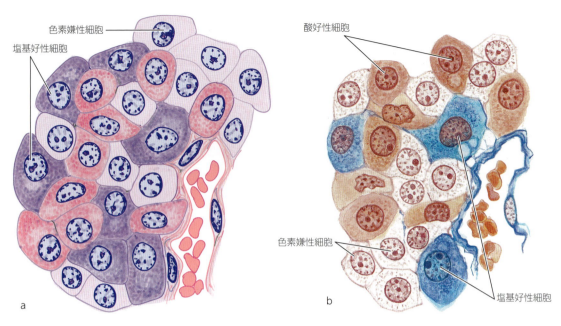

図10-4　下垂体の前葉　×450
a：HE染色．b：アザン染色

表10-2　下垂体前葉のホルモン

ホルモン名	分泌細胞名
成長ホルモン　GH	酸好性細胞　α細胞
乳腺刺激ホルモン　PRL	酸好性細胞　ε細胞
甲状腺刺激ホルモン　TSH	塩基好性細胞　β細胞（ACTH分泌細胞とは別）
副腎皮質刺激ホルモン　ACTH	塩基好性細胞　β細胞（TSH分泌細胞とは別）
性腺刺激ホルモン　FSH　LH=ICSH	塩基好性細胞　δ細胞（FSHとLHの両者を分泌）

前葉ホルモンの分泌は視床下部ホルモンの支配を受ける

特徴が明らかになっている（表10-2）．

前葉から産生・分泌される主たるホルモンは，①成長ホルモン，②プロラクチン，③甲状腺刺激ホルモン，④副腎皮質刺激ホルモン，⑤卵巣刺激ホルモン，⑥黄体形成ホルモン，の6種類である．これらの前葉ホルモンはタンパク質ないし糖タンパクであって，電子顕微鏡像で分泌顆粒は一般に膜で包まれた電子密度の高い顆粒として認められる（図10-5，6）．このような顆粒の大きさや性状・分布などには，それぞれ特徴があり，それぞれのホルモン酸性細胞で異なっている．分泌顆粒は粗面小胞体・ゴルジ装置を経て生成され，開口放出によって放出される．

a. 酸好性細胞 acidophilic cell

この細胞は，前葉細胞で最も多く，一般にやや大きく（径14〜19μm），円みのある形状をもち，核は球形で1〜2個の核小体を含む．細胞質には，エオシンなど酸性色素に好染する大きな顆粒が多量にみられる．酸好性細胞は次の2種類のホルモン酸性細胞に分けられる．

1）成長ホルモン産生細胞 somatotroph

前葉細胞の約50％を占める，最も多い酸好性細胞で，α細胞と呼ばれてきたものに対応する．電子顕微鏡でみると，発達する粗面小胞体をもち，その顆粒は直径約350 nmで密在する（図10-6a）．

成長ホルモン growth hormone（GH）の主な作用は身体の発育・成長を促進することである．主として長骨の骨端軟骨の増殖・成長を促し，特に発育期における発育，成長を促進する．発育中での分泌過剰では巨人症，不足では小人症となる．また，発育後の分泌過剰として末端肥大症が知られている．

内分泌腺

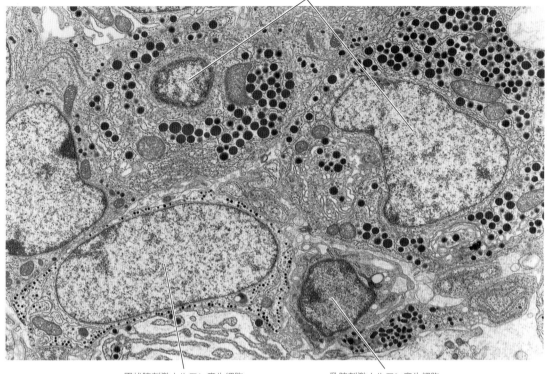

図 10-5　下垂体前葉の電子顕微鏡写真（マウス）×7,000

2）プロラクチン産生細胞
mammotroph（lactotroph）

　前葉細胞の15〜20％を占め，GH細胞に比べて大きく角ばっていることが多い．ε細胞と呼ばれていたものに対応する．電子顕微鏡では，顆粒はさらに大きく，直径約600〜700 nmで，しばしば不整形を呈し，細胞質内に散在する．
　乳腺刺激ホルモン（プロラクチン）prolactin（PRL）は，妊娠中に発達した乳腺を刺激し，乳汁の産生分泌を促進する作用をもつ．また，マウス，ラットのような動物では，黄体を刺激して維持し，そのホルモン（プロゲステロン）を分泌させる働きもあるので，**黄体刺激ホルモン** luteotropic hormone（LTH）としても機能する．
　乳腺刺激ホルモン産生細胞は雌性動物，特に妊娠期・授乳期に多く，雄性動物では少ない．妊娠期に増加・増大するため**妊娠細胞** pregnancy cell ともいう．このため妊娠時には女性の下垂体は大きくなる．

b. 塩基好性細胞 basophilic cell

　この細胞は前葉細胞のうち約10％を占める．一般に酸好性細胞よりも大きく，胞体に塩基性色素で染まる顆粒をもつ．しかし，顆粒は微細で，水溶性であるので，通常のHE染色では淡く染まることも多い．
　好塩基性顆粒は糖タンパクで，多糖類を含むので，PAS染色で陽性に染まる．また，**アルデヒドフクシン** aldehyde-fuchsin 染色により，塩基好性細胞は，顆粒が紫に濃染する**ベータ細胞**と淡染する**デルタ細胞**とに区別できる．
　塩基好性細胞には次の3種類のホルモン産生細胞を区別することができる．

1）甲状腺刺激ホルモン産生細胞 thyrotroph

　角ばった細胞で，β細胞に対応する．電子顕微鏡でみると，顆粒は前葉細胞のうちで最も小さく，直径約140〜160 nmで，胞体の辺縁部に疎に分布する傾向がある．前葉細胞の約5％である（図10-6b）．
　甲状腺刺激ホルモン thyroid-stimulating hormone（TSH），thyrotropic hormone は甲状腺を刺激し，そのホルモンの産生・分泌を促進する作用をもつ．

2）性腺刺激ホルモン産生細胞 gonadotroph

　塩基好性で，PAS染色で弱染し，やや円みを帯びた形状をもち，一般に洞様血管に接して存在する．

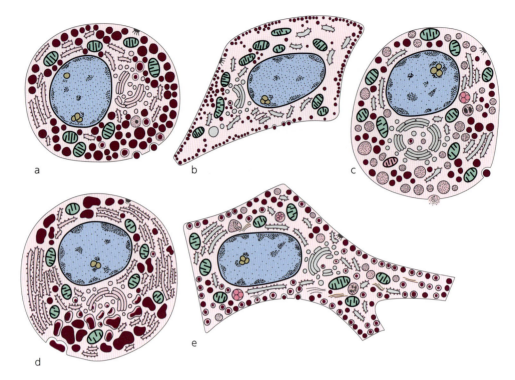

図 10-6　下垂体前葉ホルモン産生細胞
a：成長ホルモン産生細胞（GH），b：甲状腺刺激ホルモン産生細胞（TSH），c：性腺刺激ホルモン産生細胞（FSH，LH＝ICSH），
d：乳腺刺激ホルモン産生細胞（PRL），e：副腎皮質刺激ホルモン産生細胞（ACTH）

デルタ細胞に対応する電子顕微鏡でみると，顆粒には大小2型がある．前葉細胞の10％である（図10-6c）．

この細胞は，**性腺刺激ホルモン** gonadotropin (gonadotropic hormone) を分泌する．このホルモンは幼児期・小児期の下垂体にはほとんどなく，思春期になると急激に増加する．**卵胞刺激ホルモン** follicle-stimulating hormone（FSH）と**黄体形成ホルモン** luteinizing hormone（LH）との2種類があるが，同じ**性腺刺激ホルモン産生細胞**（FSH/LH細胞）から分泌される．電子顕微鏡でみると，FSHは大型顆粒に，LHは小型顆粒に含まれる．

(1) 卵胞刺激ホルモン（FSH） follicle-stimulating hormone：卵巣に働き，卵胞を刺激し，発育させ，卵胞ホルモン（エストロゲン）の分泌を促進する作用をもつ．男性では，精巣の精細管の発育・精子形成を促進する．

去勢すると，胞体が肥大し空胞化する．これを**去勢細胞** castration cell という．

(2) 黄体形成ホルモン（LH） luteinizing hormone：このホルモンはFSHとともに卵胞の成熟を促し，成熟した卵胞の排卵を起こさせる．排卵後の卵巣に黄体を形成させ，黄体ホルモンの分泌を促す．

LHは性周期の中間期で大量に分泌され，FSHとともに排卵を起こさせる．このような大量の分泌を排卵性**LHサージ LH surge** という（p.450）．

男性では，LHは精巣の間質細胞（間質内分泌細胞）を刺激して，男性ホルモン（テストステロン）の産生・分泌を促進する**間質細胞刺激ホルモン** interstitial cell-stimulating hormone（ICSH）である．

3）副腎皮質刺激ホルモン産生細胞
corticotroph

この細胞は，比較的大型の不整多角形の細胞で，塩基好性が弱いので，色素嫌性細胞にみえることもある．電子顕微鏡でみると，その顆粒は直径約200〜250 nmで，多様な形状を示し，胞体辺縁部に並ぶように顆粒が配列することが多いが，胞体内に均等に分布するものもある．細胞質にはしばしば小さい脂質滴や太さ6〜8 nmのフィラメントもみられる．細胞は前葉の中央部や前部に多い．前葉細胞の15〜20％である．

副腎皮質刺激ホルモン adrenocorticotropic hormone（ACTH）は，副腎皮質，特に束状帯および網状帯に作用して，主として糖質コルチコイドの産生・分泌を促進する（図10-6e）．

ACTH細胞はACTHのほかに**βリポトロピン** β-lipotropic hormone（β-LPH）を産生する．リポト

ロピンは脂肪組織から脂肪酸を動員し，遊離脂肪酸を増加する作用をもつ．ACTHとLPHは大きな分子の前駆物質，すなわちプロホルモンからつくられる．こうして，副腎皮質刺激ホルモン産生細胞はACTH/LPH細胞とも呼ばれる．

c. 色素嫌性細胞 chromophobic cell

この細胞は**ガンマ細胞**とも呼ばれ，比較的小型で，細胞質は少量で染まりにくい．核は球形で比較的大きく，染色質は比較的乏しい．

光学顕微鏡でみると，色素嫌性細胞は前葉細胞のうち約50%を占めるが，色素好性細胞が顆粒を放出したか，極めて少量もつものも含まれている．実際に，電子顕微鏡でみると，色素好性細胞にみられるような顆粒（分泌顆粒）が少量ではあるが認められることが多い．しかし，色素嫌性細胞には，実際に分泌顆粒をもたない無顆粒細胞もある．

無顆粒細胞には，**濾胞細胞** follicular cellや**星状細胞** stellate cellがある．濾胞細胞は細腔を囲み濾胞状に配列し，星状細胞は星形で細長い胞体突起をもち，その吻合によって網工をつくる．これらの細胞はまとめて**濾胞星状細胞** folliculo-stellate cellとも呼ばれ，S-100タンパク質などを含む，星状膠細胞と近縁の**支持細胞** sustentacular cellである．

2. 隆起部 pars tuberalis

隆起部は主部から上方に伸びて，漏斗柄を囲む小さな部である．漏斗柄の前側では比較的厚いが，後側では薄く，連続していないことも多い（図10-7）．

隆起部をつくる細胞，すなわち**隆起部細胞** tuberalis cellsは短い索や塊をつくり，ときに濾胞状に配列してコロイドを囲むこともある．細胞は主部の色素嫌性細胞に似て顆粒をもたないが，グリコーゲンを含む．若干小型の塩基好性細胞も存在する．また，扁平な細胞群が混在することもある．このような細胞群は下垂体囊上皮の遺残である．

3. 中間部 pars intermedia

中間部は主部と神経葉との間にある部である．中間部は動物種によって著しく発達が異なり，中間部を欠く動物（例えば，鳥類，ゾウ，クジラなど）もある．ヒトでは，胎児や小児ではかなり発達するが，成人では発達が悪く，大きさが下垂体の約2%を占めるにすぎない．

中間部は発生学的に下垂体囊（ラトケ囊）の後壁から生じ，胎生期には前葉（主部）との間に囊の内腔に由来する空隙がみられる．この空隙は**下垂体隙** hypophyseal cleftと呼ばれるが，発育とともに不連続性となり，大小さまざまな**囊胞** cystとなる（図

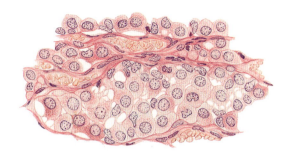

図10-7　下垂体の隆起部　×350

10-8）．

動物によっては，成長後も下垂体隙が残り，中間部は多層の上皮状を呈する．

中間部は前葉のように色素嫌性細胞・塩基好性細胞・酸好性細胞からなるが，圧迫され濃染する細胞質と濃縮核をもつ退化変性細胞もしばしば混在する．細胞は不規則に配列するが，しばしばコロイド様物質を囲んで濾胞状を呈する．コロイドは顆粒状で，多くの空胞を含む．さらに，単層の繊毛円柱細胞が腔を囲む嚢胞もみられる．このような嚢胞は下垂体隙に由来する．

中間部からは，両生類のような変温動物では，**メラニン細胞刺激ホルモン** melanocyte-stimulating hormone（MSH）が分泌される．このホルモンは，メラニン細胞を刺激して，メラニン色素顆粒を細胞質内に拡散させ，皮色を黒褐色に変化させる．哺乳類でも，メラニン細胞刺激ホルモンはメラニン細胞に作用して，メラニン産生を促し，皮膚の色を黒くするともいわれるが，その生理作用はなお明らかでない．特にヒトでは，中間部は発達が悪く，そのホルモンについてはなお明らかでない．

MSHはACTHとLPH（リポトロピン）との共通の前駆物質（プロホルモン）から生成される．すなわち，まずプロホルモンがつくられ，それが切断されてα-MSHと**コルチコトロピン様中葉ペプチド** corticotropin-like intermediate lobe peptide（CLIP）となり，LPHからはβ-MSHと**エンドルフィン** endorphinが生ずる．エンドルフィンはモルヒネ様作用をもち，**モルヒネ様ペプチド** opioid peptideともいう．

前述のようにACTHと共通の前駆物質からつくられるペプチドをすべて**ACTH関連ペプチド** ACTH-related peptideという．こうして，哺乳類ではMSHは前葉で産生されるともいわれる．

4. 神経下垂体 neurohypophysis

神経下垂体は，すでに述べたように，発生学的に間脳底の視床下部から生じ，漏斗と神経葉との二部に分けられる．神経葉は漏斗に連なり，下垂体の後

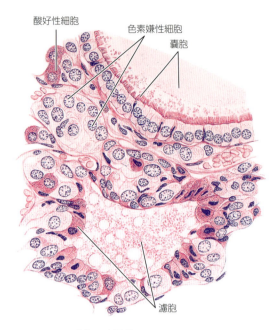

図 10-8　下垂体の中間部　×540

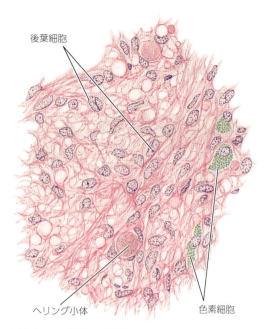

図 10-9　下垂体の神経葉　×320

部を占める（p.198）．

神経下垂体を**後葉** posterior lobe ともいうが，神経葉のみを後葉ということもある．

神経下垂体はすべて無髄神経線維とその間に存在するグリア細胞とからなる．

神経線維は主として視床下部にある**視索上核** supraoptic nucleus と**室傍核** paraventricular nucleus の神経細胞から起こり，漏斗柄を経て神経葉に達するものである．すなわち，**視床下部下垂体路** hypothalamo-hypophyseal tract をつくる線維である．これらの神経線維は神経葉で毛細血管壁の近くで終わる．これらの神経線維を出している視床下部の細胞は神経細胞としての特徴を備えるが，同時にホルモンを産生・分泌する機能をもつことから，**神経分泌細胞** neurosecretory cell と呼ばれる．すなわち，胞体でホルモンを入れた分泌顆粒を産生し，その顆粒が胞体から軸索に送られ，その中を流れて末端に達し，血管壁の近くで放出する．

分泌顆粒，すなわち**神経分泌物** neurosecretory substance は**クロム明礬ヘマトキシリン** chromealum hematoxylin (Gomori) や**アルデヒドフクシン** aldehyde-fuchsin (Gomori) で染まる．神経分泌物は神経線維の途中ところどころで貯留するために，神経線維はところどころで膨らんで数珠状を呈する．また，神経葉では，神経線維の末端に蓄積されて球状の集塊をつくる．このように神経線維において，神経分泌物が蓄積されて生ずる集塊を**ヘリング小体** Herring body という（図10-9, 10）．

電子顕微鏡でみると，神経分泌顆粒は膜に包まれた，直径120〜200 nm の球形顆粒で，ヘリング小体では分泌顆粒が集積している（図10-11）．また，線維の末端部には，分泌顆粒の他に，シナプス小胞のような小胞も含まれる．末端は有窓性毛細血管に接して終わる．

神経線維の間には，グリア細胞が散在する．この細胞を**後葉細胞** pituicyte と呼ぶ．後葉細胞は大きさ・形状がさまざまで，核も不整楕円形から比較的大きな球形までさまざまである．胞体には，しばしば脂質滴や黄褐色の色素顆粒が含まれる（色素細胞）．色素は加齢とともに増加するが，その本態はなお明らかでない．

神経下垂体のホルモンは一般に後葉ホルモンといわれ，**オキシトシン** oxytocin と**バソプレシン** vasopressin である．

これらのホルモンはいずれもポリペプチドで，前述のように，視床下部の視索上核・室傍核の神経細胞（神経分泌細胞）で産生され，分泌顆粒（神経分泌物）に含まれて神経葉まで運ばれ放出される．分泌顆粒では，ホルモンは**ニューロフィジン** neurophysin と呼ばれるタンパク質と結合している．

このように，神経下垂体は視床下部とともに神経分泌系をつくり，まとめて**視床下部下垂体系** hypothalamo-hypophyseal system と呼ばれる．

オキシトシンは乳腺の筋上皮細胞や子宮の平滑筋の収縮を起こさせる．授乳の際，乳児が乳頭を吸引すると，その刺激によってオキシトシンの分泌が促され，乳腺の筋上皮細胞が収縮して乳汁の射出，すなわち**射乳** milk ejection が起こる．子宮の平滑筋

内分泌腺

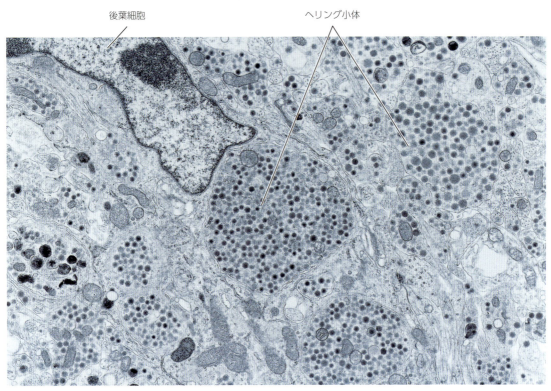

図10-10　下垂体神経葉の透過電子顕微鏡写真（マウス）×12,000

は，特に妊娠後半期にオキシトシンに敏感となり，分娩時に胎児が産道に達すると，その求心性インパルスによって，オキシトシンが大量に分泌されて，子宮筋の強い収縮が起こり，分娩が促進される．

オキシトシンは，この他脳にも働き，安心や信頼という感情をはぐくむことに役立つとともに，ストレスを消し多幸感を与える働きが知られてきている．

バソプレシンは，抗利尿ホルモン antidiuretic hormone（ADH）である．このホルモンは腎臓の遠位尿細管と集合管に働き，水の再吸収を促進する．こうして，尿の濃度を高め，尿量を減ずる（抗利尿作用）．この作用は体内に水を保ち，体液の浸透圧を調節することにある．なお，バソプレシンには，細動脈の平滑筋を収縮させ，血圧を上昇させる働きもあるが，この作用は生理的な分泌量ではほとんどみられない．

バソプレシンの分泌不全では，腎臓における水の再吸収が低下して尿量が増える尿崩症となる．

a. 下垂体の血管

下垂体には，上下垂体動脈と下下垂体動脈とが分布する（図10-12）．

上下垂体動脈 superior hypophysial artery は大脳動脈輪から起こり，主として漏斗と前葉に分布する．

下下垂体動脈 inferior hypophysial artery は内頚動脈から起こり，主として神経葉に分布する．

前葉の毛細血管網および神経葉の毛細血管は，それぞれ，数本の静脈に合流して下垂体を去る．

下垂体門脈系 hypophyseal portal system

上下垂体動脈は極めて特異な動脈で，特に機能的に重要な血管系，すなわち下垂体門脈系をつくる．

上下垂体動脈は下垂体柄の上端に入り，隆起部と漏斗との間を走り，漏斗（正中隆起と漏斗柄）で多くの毛細血管網あるいはループをつくる．このような毛細血管は集まって静脈となり，下垂体柄を下行して前葉に達し，ここで再び洞様毛細血管となる．このように，下垂体柄を下行する静脈は，まず正中隆起，漏斗柄における毛細血管網（**一次毛細血管網** primary capillary plexus）と前葉の洞様毛細血管網（**二次毛細血管網** secondary capillary plexus）とを結び，**下垂体門脈** hypophyseal portal veins と呼ばれる．その血管系を全体として**下垂体門脈系** hypophyseal portal system という．

下垂体門脈系の一次毛細血管網の部位，すなわち漏斗，特に正中隆起には，視床下部の**弓状核** arcuate nucleus などの神経分泌細胞の軸索が達して終わっている．この神経分泌系は**視床下部漏斗系** hypothalamo-infundibular system といわれ，その放出

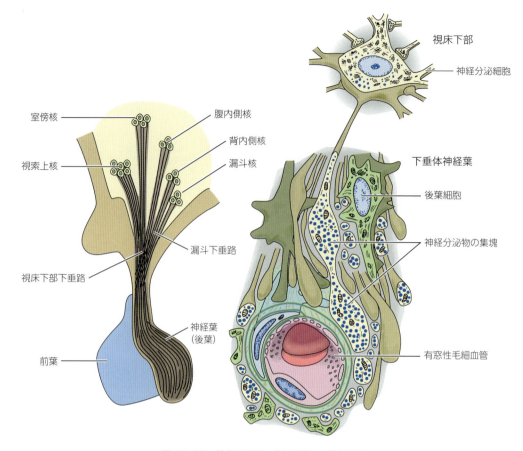

図 10-11　神経下垂体（神経葉）の神経分泌

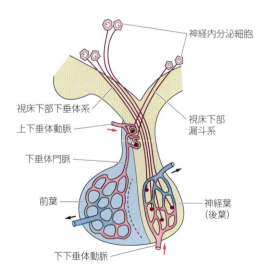

図 10-12　下垂体の血流と下垂体門脈系

された神経分泌物は正中隆起の毛細血管（一次毛細血管網）から下垂体門脈を経て前葉に運ばれる．こうして，下垂体門脈系は視床下部と前葉とを連絡することになる．このような神経分泌物は前葉のホルモンの分泌・放出を促進あるいは抑制する働きをもち，前葉ホルモンの分泌を調節している．放出作用をもつものを放出ホルモン（因子）releasing hormone (factor)，RH or RF といい，抑制作用をもつものを抑制ホルモン（因子）inhibiting hormone (factor)，IH or IF という．

放出ホルモンとしては，成長ホルモン放出ホルモン（GHRH），TSH 放出ホルモン（TRH），ゴナドトロピン放出ホルモン（GnRH），ACTH 放出ホルモン（CRH）があり，抑制ホルモンとしては，成長ホルモン抑制ホルモン（GHIH）〈ソマトスタチン somatostatin〉，プロラクチン抑制ホルモン（PIH）がある．

B　松果体 pineal gland

松果体は間脳の第三脳室の後上壁から突出する松の実状の小体で，長さ 5〜8 mm，幅 3〜5 mm，重さ約 0.2 g である．基部は細くくびれ，短い**松果体柄** pineal stalk となって脳室壁に連なる．

松果体の表面は脳軟膜に続く結合組織性の**被膜** capsule で覆われる．被膜から実質に向かって結合組織性中隔が血管を伴って進入し，実質を多くの不

内分泌腺

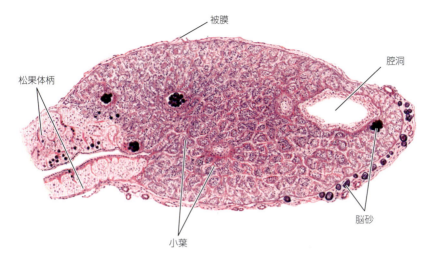

図10-13　松果体　×25

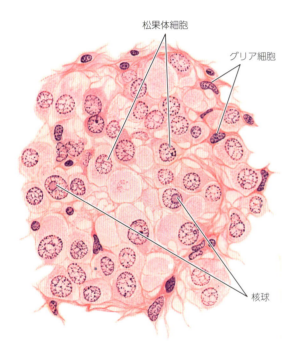

図10-14　松果体の拡大像　×450

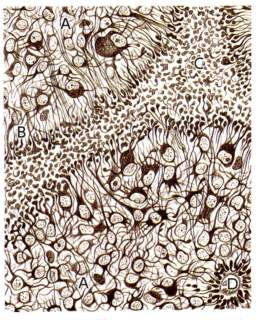

図10-15　松果体細胞（Rio-Hortegaによる，鍍銀染色）
A：松果体細胞　B：松果体細胞の突起（小葉内終末）
C：小葉間組織　D：松果体細胞の突起（血管周囲終末）

規則な**小葉** lobules に分けている（図10-13）．
　実質は，松果体細胞とグリア細胞との2種の細胞からなる（図10-14）．
　松果体細胞 pinealocyte は不整な多角体形細胞である．核は大きく，染色質に乏しく明るい．核小体は明瞭で，しばしば大きな球状を呈し，**核球** nuclear sphere とも呼ばれる．核膜はしばしば陥入して著しい切痕をつくり，核は不整な分葉状となっていることも多い．細胞質は豊富で，一般に淡染性で明るい．
　特殊な銀染色（Rio-Hortega染色）でみると，松果

体細胞は細長い胞体突起をもっていることがわかる．このような突起は先端がやや膨らんで血管周囲腔や小葉間結合組織に終わっている（図10-15）．
　電子顕微鏡でみると，マウスやハムスターなどの松果体細胞は分泌顆粒と顆粒小胞を含む．顆粒小胞は直径約100 nmで，膜に包まれた内部に電子密度の高い顆粒をもつ（図10-16）．顆粒小胞は胞体に散在し，しばしば胞体突起の先端部に集積する．
　グリア細胞は松果体細胞の間に散在するが，松果体細胞に比べて少なく，かつ小さい．核もまた松果体細胞の核に比べて小型で，染色質に富み濃染す

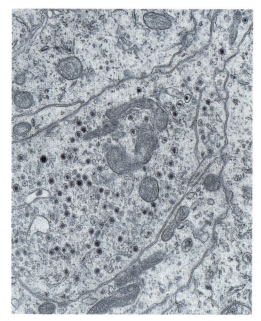

図10-16　松果体細胞の透過電子顕微鏡写真（マウス）
松果体細胞の胞体の突起に限界膜に囲まれた電子密度の高い顆粒（分泌顆粒）が多数みられる　×16,000

る．電子顕微鏡でみると，グリア細胞は細長い突起をもち，太さ10 nmのフィラメントを含む．このフィラメントは**グリア線維性酸性タンパク質** glial fibrillary acidic protein（GFAP）からなる中間径フィラメントであることから，松果体のグリア細胞は星状膠細胞の一種である．

a. 松果体の齢変化

松果体は7歳前後に最も発達し，その後次第に退行性変化が現れる．すなわち，実質には，松果体細胞が退化・消失しグリアが増加する部位が斑状に現れる．これを**グリア斑** glia plaque といい，さらに退化融解して腔を生ずることもある．また，被膜，小葉間結合組織および実質には，石灰が沈着してできる**脳砂** brain sand が現れ，加齢とともに増加する．脳砂はヒトでのみ現れ，動物にはみられない．脳砂は主としてリン酸カルシウムや炭酸カルシウムからなり，お菓子の「金米糖（こんぺいとう）」のような形の粒状で，大きなものは同心円状の層構造をしている．

b. 松果体の血管

松果体は他の内分泌腺と同様に豊富な毛細血管をもち，その内皮はヒトでは小孔を備えた有窓性である．しかし，毛細血管の構造は動物によって異なり，連続性で，内皮に小孔を欠くものもある．

c. 松果体の神経

神経は主として血管に伴って進入する無髄線維である．これは主として上頸神経節に由来する交感神経節後線維で，終末に直径約50 nmの顆粒小胞をもち，アドレナリン作動性である．その終末は実質内や毛細血管周囲腔に終わる．

d. 松果体の機能

松果体は**メラトニン** melatonin を産生する．メラトニンはトリプトファンから**セロトニン** serotonin を経て生成される．

メラトニンは両生類のメラニン色素細胞に作用して，メラニン色素を凝集させて皮色を消退させる．しかし，哺乳類では，メラトニンのメラニン色素に対する作用は明らかではなく，一方で，哺乳類の生殖器系の発育を抑制する作用があることや，睡眠を誘導する作用があることがわかっている．特に，海外旅行で起こる時差ぼけのリセットや睡眠覚醒リズム不調の改善にメラトニン投与の有効性が示唆されている．

e. 松果体の日内リズム

松果体のメラトニン量には，明瞭な日内リズムがある．夜の暗期に増加し，昼の明期に減少する（図10-17）．このようなリズムは前駆物質であるセロトニンをアセチルセロトニンに転化させる**セロトニン-N-アセチルトランスフェラーゼ** serotonin-N-acetyltransferase（NAT）の活性に日周リズムがあることによる．

日内リズムは，概日リズムともいい，その中枢は視床下部の視交叉上核とみなされている．すなわち，視交叉上核は概日リズムの生物時計とみなされる．

網膜に受容される光刺激は，視交叉上核の日周リズムをつくり，視交叉上核のリズムは上頸神経節を経て松果体に伝えられる．これにより日内明暗周期に一致したメラトニン分泌の調節が行われる．これが睡眠のリズムに役立っている．

松果体では，メラトニン分泌の日内リズムとともに，形態学的にもいろいろな日内リズムが認められている．例えば，松果体細胞の大きさ，核の大きさ，分泌顆粒の量やマウス松果体細胞のグリコーゲン量にも日内リズムがみられる．また，アドレナリン作動性神経終末における顆粒小胞の発現頻度にも日内リズムがみられる．

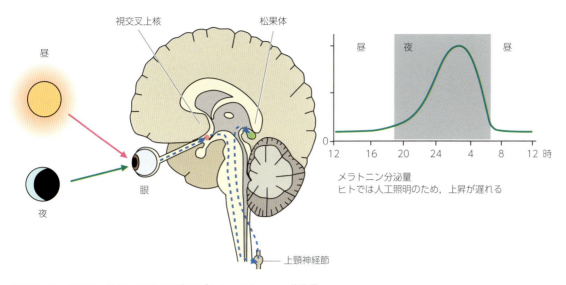

図 10-17 松果体の機能・明時の日内リズムとメラトニンの分泌量
眼から入力された明時の日内リズムは，視交叉上核－上頸神経節を経て，松果体に伝えられる．メラトニンは暗期に入ると急上昇するが，ヒトでは夜間の人工照明のため上昇が遅れる

C 甲状腺 thyroid gland

甲状腺は，前頸部で喉頭の甲状軟骨のすぐ下にあり，大きな左右の両葉とそれをつなぐ峡部からなり，重さ16〜20gの内分泌腺である（図10-18）．胎生第4週に咽頭の上皮が落ち込んでできたもので，成人でもその落ち込みの痕跡が舌根近くに舌盲孔としてみられる（図9-6, 15-6）．

甲状腺の表面は結合組織でできている**被膜** capsule で包まれ，被膜から内部に向かって結合組織性中隔が進入して実質を多くの**小葉** lobules に分ける．

小葉は主として濾胞でできている（図10-19）．濾胞の間にはわずかの疎性結合組織があり，ここには豊富な毛細血管がみられる．

a. 濾　胞 follicle

濾胞は直径50〜900μmの不整球形ないし卵円形の袋で，単層の上皮細胞すなわち濾胞細胞で囲まれ，内腔すなわち濾胞腔にはゲル状のコロイド物質を満たしている．

b. 濾胞細胞 follicular cell

濾胞細胞は単層の低立方形ないし円柱状の腺細胞である．

濾胞は扁平ないし低立方形の濾胞細胞でできている場合が多いが，細胞の高さは細胞の機能状態によって異なり，特に活発に活動しているときには円柱状である．

核は球形で，細胞の中央部あるいはやや基底側寄りにある．

電子顕微鏡でみると，隣接する濾胞細胞は連結複合体によって連結され，自由表面には微絨毛をもつ．細胞質には，粗面小胞体がよく発達し，その内腔はしばしば拡張している（図10-20）．ミトコンドリアは細胞の基底側寄りに多い．ゴルジ装置は核上部にあり，ここで形成される分泌顆粒は直径150〜200 nmで，電子密度の低い内容を入れている．その他，飲小胞，食胞，リソソームもみられる．また，PAS反応陽性で直径約0.5μmの**コロイド滴** colloid droplet がみられる．

コロイド colloid は一般にエオシンによく染まる．しかし，その染色性は濾胞によって異なり，濃染するものから淡染するものまでさまざまである．コロイドは，サイログロブリンという糖タンパク質を含むので，PAS反応が陽性である．コロイドには，しばしば大小の空胞も含まれるが，標本作製過程で生ずる人工産物とみなされる．

c. 濾胞細胞の機能

濾胞細胞は甲状腺ホルモンの分泌細胞である．甲状腺ホルモンは主として**サイロキシン** thyroxine (tetraiodothyronine, T_4) および**3-ヨードサイロニン** triiodothyronine (T_3) で，その産生・分泌過程は次のようであり，濾胞細胞におけるヨードの濃度と下垂体前葉の**甲状腺刺激ホルモン** thyroid-stimulating hormone (TSH) により調節される．

(1) 分泌物の産生・放出：濾胞細胞は分泌物を

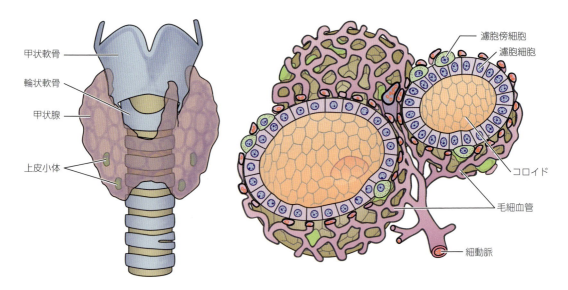

図 10-18　甲状腺の位置と構造

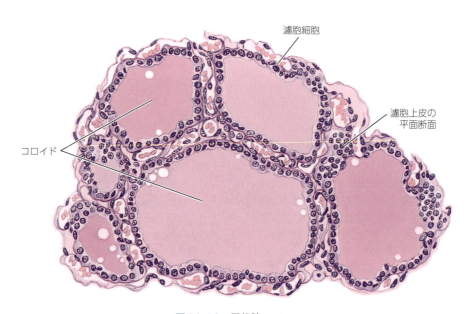

図 10-19　甲状腺　×140

濾胞腔に放出する．この分泌物は**サイログロブリン** thyroglobulin という巨大な（分子量 66 万の）糖タンパク質で，はじめに粗面小胞体で**チロシン** thyrosine を含むタンパク質が合成され，マンノースと結合した後にゴルジ装置に送られて，ここでガラクトースなどの糖質が添加されてサイログロブリンとなる．これが分泌顆粒に格納された後に，エキソサイトーシス（開口放出）によって濾胞腔に放出され，濾胞内にコロイドをつくる．

　（2）**コロイドの生成と貯蔵**：濾胞細胞は ATP 依存性のヨード輸送体により，血液中のヨードを選択的に活発に取り込む．そのため，濾胞細胞内のヨー

ドは血中の 20〜40 倍となる．取り込まれたヨードは濾胞腔側の細胞膜にある**甲状腺ペルオキシダーゼ** thyroperoxidase によって酸化され活性型ヨードイオンとなった後にコロイド中に放出される．

　濾胞腔に放出された活性化ヨードイオンは，コロイド中のサイログロブリンが含むチロシンと結合する（**ヨード化** iodination）．これにより **1-ヨードチロシン** monoiodothyrosine（MIT）と **2-ヨードチロシン** diiodothyrosine（DIT）ができる．これらのヨードチロシンはサイログロブリン分子に組み込まれたままの状態で 2 分子がエーテル結合する（**縮合** cuppling）．こうして，甲状腺ホルモンである **3-ヨード**

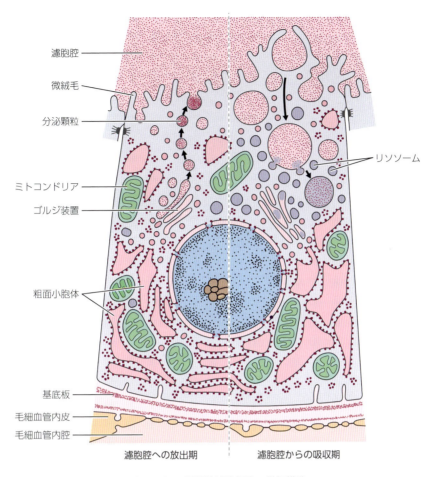

図 10-20　甲状腺濾胞細胞の微細構造

サイロニン（T_3）および 4-ヨードサイロニン（サイロキシン）（T_4）がサイログロブリン分子の中に組み込まれたまま濾胞腔に貯えられる．

　(3) **甲状腺ホルモンの分泌**：TSH による刺激があると，濾胞腔のコロイドは濾胞細胞に飲作用や食作用，すなわちエンドサイトーシスによって取り込まれる．コロイドを取り込んでできる食小体は融合して大きくなると，光学顕微鏡で PAS 反応陽性の**コロイド滴** colloid resorption droplet として認められる．

　次に食小体にリソソームが合体して，その酵素によってサイログロブリンが分解され，T_3・T_4 が切り離される．T_3・T_4 は，細胞の基底側から放出され，甲状腺ホルモンとして血中に送り出される．放出されるホルモンの 90% は T_4 であるが，T_3 より作用効果は低い．

　前述のように，甲状腺ホルモンの分泌は主として下垂体前葉から分泌される甲状腺刺激ホルモン TSH によって調節される（p.209）．TSH は濾胞細胞に作用して，その機能を亢進する．すなわち，濾胞細胞に働いて，血液中からのヨードの取り込みを高め，また，コロイドの吸収を促進する．こうして，TSH は甲状腺ホルモンの生成・分泌を促進する．

d. 甲状腺ホルモンの作用

　甲状腺ホルモンは，血中に入るとすぐに血漿タンパク質（サイロキシン結合グロブリンなど）に結合し体のすみずみに運ばれる．標的組織の細胞の核内には甲状腺ホルモン受容体が存在するため，甲状腺ホルモンは細胞膜を透過した後にこの受容体と結合し，標的遺伝子の転写を促進する．

　甲状腺ホルモンは主として代謝，発育に大きく影響する．すなわち，体内のほとんどの細胞は代謝が促進され，その酸素消費量や熱産生が高まる．こうして，特に胎生期，幼児期における身体の発育や中枢神経系の発達に重要な影響を及ぼす．

　甲状腺ホルモンの分泌過剰では，代謝が亢進し，甲状腺機能亢進症となる．その代表が**バセドウ病**（甲状腺腫，眼球突出，動悸，手指振戦などの症状）

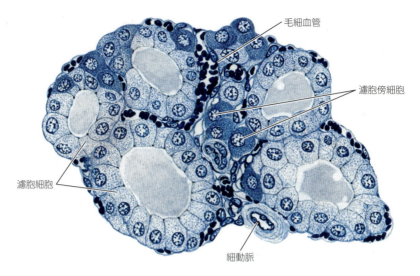

図 10-21　甲状腺（マウス，鉄ヘマトキシリン染色）×540

である．一方で，甲状腺ホルモンの分泌低下として，新生児のクレチン病や成人の粘液水腫などの甲状腺機能低下症が知られている．

e. 濾胞傍細胞 parafollicular cells

濾胞上皮の基底側に接して，濾胞傍細胞と呼ばれる細胞が存在する．ヒトでは，濾胞傍細胞は特に左右両葉の中央部に多い．普通の染色標本では明らかに区別しにくいが，免疫組織化学的に認めることができる．濾胞傍細胞は，動物特にイヌなどでは明瞭であり，著しく発達し，濾胞上皮に接する他，濾胞間にも小群をつくって存在する（図10-21）．細胞は濾胞細胞よりも大きく，明調な多角体形細胞である．濾胞傍細胞は，明調（clear）な細胞質をもつことから **C細胞** C cells とも呼ばれる．

電子顕微鏡でみると，細胞質には多数の顆粒が含まれる．顆粒は限界膜に包まれ直径100〜180 nmで，分泌顆粒である．

濾胞傍細胞は発生学的に **鰓後体** ultimobranchial body に由来する．しかし，細胞は神経堤に由来し，これが鰓後体に加わり，さらに甲状腺に達する．

f. 濾胞傍細胞の機能

濾胞傍細胞も内分泌を営み，**カルシトニン** calcitonin を産生・分泌する．カルシトニンはポリペプチドで，血漿のカルシウム濃度を低下させる作用をもつ．主として骨組織に働き，破骨細胞のカルシウムの吸収を抑制してカルシウム濃度を低下させる．

カルシトニンの分泌は血漿カルシウム濃度に依存し，血漿カルシウム濃度が低くなると，分泌は抑制され，カルシウム濃度が高くなると分泌が促進される．

後述する上皮小体ホルモンは血漿のカルシウム濃度を上昇させ，カルシトニンと拮抗作用をもつ．カルシトニンは上皮小体ホルモンとともに血漿カルシウム濃度の恒常性を維持する．

g. 甲状腺の血管

甲状腺は内分泌腺のうちでも特に豊富な血管分布を受けている．毛細血管は発達し，濾胞を囲み密な網，すなわち濾胞周囲毛細血管網をつくる．毛細血管はほかの内分泌腺におけるように有窓性である．

毛細血管の小孔（窓）は，甲状腺の機能亢進状態で増加し，機能低下では減少する．

甲状腺の小動脈には，しばしば内膜に縦走する平滑筋束による肥厚がみられる．**動脈蕾** arterial bud と呼ばれる．また動静脈吻合も存在する．これらの血管構造によって，甲状腺の循環血液量は調節され，機能状態によって変動する．

h. 甲状腺のリンパ管

甲状腺はリンパ管にも富む．毛細リンパ管は濾胞を囲む網をつくる．

i. 甲状腺の神経

主として無髄線維で，血管運動性である．

内分泌腺

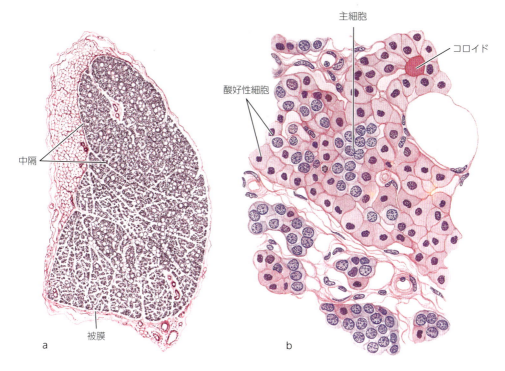

図10-22　上皮小体
a：全体の断面　×30，b：主細胞と酸好性細胞からなる　×450

D　上皮小体 parathyroid gland

　上皮小体は，ヒトでは甲状腺の左右両葉の後面に通常上下2対，計4個ある．

　その他に，**副上皮小体 accessory parathyroid gland** が存在することもある．これは胸腺内にみられることがある．発生学的に上皮小体は胸腺が発生する胎生第5週に第三・第四咽頭嚢（鰓嚢）の背側の上皮に由来する（図9-6）．

　一つ一つの上皮小体は，ほぼ米粒大（約6×4×2 mm，100～140 mg）で，やや黄褐色の楕円体状である．

　上皮小体は薄い被膜で包まれる．被膜は実質内に中隔を送り，実質を小葉に分ける（図10-22）．このようにして，中隔は分岐，吻合して支質をつくる．被膜と中隔は疎性結合組織でできている．

　支質の結合組織には，しばしば脂肪細胞が出現する．脂肪細胞は一般に加齢とともに増加し，特に高齢者では，脂肪細胞が上皮小体の体積の1/2以上を占めることもある．

　上皮小体の実質をつくる腺細胞，すなわち上皮小体細胞は索状や塊状の集団をつくる．細胞索や細胞塊の間には，少量の結合組織と毛細血管が存在する．

　上皮小体細胞には，主細胞と酸好性細胞とが区別できる．

a. 主細胞 principal cell（chief cell）

　上皮小体細胞の大部分を占め，直径7～10 μmの多角体形の細胞である．核は球形で，細胞のほぼ中央部にあり，比較的明るい．細胞質は一般に明るく染色性が弱い．大量のグリコーゲンをもつ．ときに小さな濾胞をつくり，コロイドを囲むこともある．電子顕微鏡でみると，細胞質は膜で包まれた電子密度の高い分泌顆粒を含む．

　主細胞にみられる分泌顆粒，グリコーゲン，粗面小胞体，リポフスチンなどの量は細胞によって異なり，その差異によって，主細胞を**明主細胞 light principal cell**と**暗主細胞 dark principal cell**とに分けることもある．このような明・暗両主細胞の区別は機能相の変動による．すなわち，機能活性が高い場合には，主細胞は比較的暗調で，粗面小胞体，ゴルジ装置の発達がよく，分泌顆粒に富み，グリコーゲンに乏しい．一方，活性が低い主細胞は比較的明調で，分泌顆粒が少なく，グリコーゲンが比較的多い．

1）主細胞の機能

　主細胞は，**上皮小体ホルモン parathyroid hormone（PTH），parathormone** を分泌する．
上皮小体ホルモンの前駆物質は主細胞の粗面小胞

体で大きな分子の**プレプロホルモン** pre-prohormone（pre-pro PTH）として合成される．プレプロホルモンは一部のペプチドが切り離されて**プロホルモン** prohormone となり，さらにペプチドが切り離されて，最後にゴルジ装置で単鎖ポリペプチドである上皮小体ホルモン PTH となって，細胞から放出される．

上皮小体ホルモン PTH は血漿のカルシウムイオン濃度を高める働きをもつ．

カルシウム濃度を高めるために，ホルモンは主として骨組織，腎臓に作用する．すなわち，①骨組織に対しては，主として破骨細胞の活性を高めて骨質の溶解を促進し，カルシウムを血中に遊離させる．②腎臓に対しては，尿細管からカルシウムの再吸収を促進し，リン酸塩の再吸収を阻止する．また，腎臓における活性型ビタミン D の生成を促進する．③ビタミン D によって，腸管におけるカルシウムの吸収を促進する．

破骨細胞は，PTH に対する受容体をもたない．PTH 受容体は，骨芽細胞にあり，骨芽細胞がカップリング因子というサイトカインを分泌し，破骨細胞の機能を促進させる．

PTH はカルシトニンとともに血漿カルシウム濃度を調節維持する．上皮小体ホルモンの分泌は血漿カルシウム濃度に依存して調節される．すなわち，血漿カルシウム濃度が低下すると，PTH の分泌が高まり，カルシウム濃度が高くなると，PTH の分泌は抑制される．

PTH は骨粗鬆症，特に高齢女性の骨粗鬆症と関連する．

b. 酸好性細胞 oxiphil cell

酸好性細胞は主細胞の間に一つ一つ散在性に，あるいは小群をつくって混在する．酸好性細胞もコロイドを囲み小さな濾胞をつくることがある．

酸好性細胞は主細胞よりも大きく，細胞質は酸好性で，エオジンによく染まる．核は主細胞の核に比べて小型で，染色質に富み濃染する．細胞質には，グリコーゲンは含まれないか，あるいは主細胞に比べてはるかに少ない．電子顕微鏡でみるとミトコンドリアは極めて豊富に発達し，ほとんど細胞体を満たすほどである．ゴルジ装置や粗面小胞体の発達は悪い．

細胞質が酸好性であるのは，ミトコンドリアが極めて豊富であるためである．

酸好性細胞は 7～8 歳で初めて出現し，特に思春期以後増加する．

酸好性細胞はヒトのほかにはサル，ウシでのみ認められ，他の動物種ではみられない．

酸好性細胞の機能は明らかでない．

c. 上皮小体の血管

上皮小体は極めて豊富な血管分布を受け，実質内には有窓性で洞様の毛細血管網が発達する．

d. 上皮小体の神経

神経線維は主として血管運動性の自律神経性無髄線維である．

E 副腎 adrenal gland

副腎（腎上体）は腎臓の上端に帽状に位置し，腎臓とともに脂肪組織，すなわち**脂肪被膜** capsula adiposa で包まれている．脂肪被膜の内側で，副腎は固有の被膜で包まれる．被膜は膠原線維，線維芽

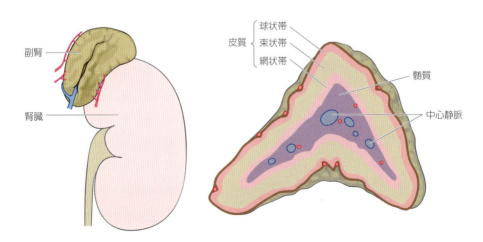

図 10-23　副腎の位置と断面

内分泌腺

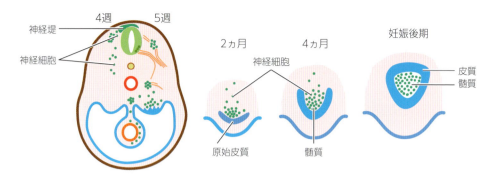

図 10-24　副腎の発生
胎生4週で神経堤から発生した神経細胞は腹側へ移動し，5週で脊髄神経節，自律神経節を形成し，腸管周囲に分布する．一方，腸間膜基部の両側の腹膜中皮細胞が肥厚し，この下にも神経細胞が集まる．2ヵ月で中皮細胞は間葉へ移動し，原始皮質を形成する．4ヵ月で，神経細胞はクロム親性となって髄質をつくり，これを囲むように原始皮質が発達する．妊娠後期で髄質の全周を皮質が囲む

細胞からなるが，その他に弾性線維や平滑筋線維を含む．被膜から内部に向かって間質結合組織や血管，神経が進入する．

　副腎は，周縁部にある皮質と中央部にある髄質とからなる（図10-23）．皮質は，胎生5週に，腸間膜根部と性腺の間に位置する中胚葉由来の腹膜上皮細胞が増殖してできる．髄質は外胚葉由来の交感神経系から生じた神経堤細胞から発生する(図10-24)．

a. 副腎皮質 adrenal cortex

　副腎皮質は副腎の周縁部で，実質の大部（80〜90％）を占める．肉眼的に淡黄色にみえる．黄色調は，皮質の細胞が脂質に富むからである．

　皮質は組織学的に外側から内側に向かって3層，すなわち球状帯，束状帯，網状帯に分けられる（図10-25）．

1）球状帯 zona glomerulosa

　球状帯は被膜のすぐ内側で，皮質の最外側にある

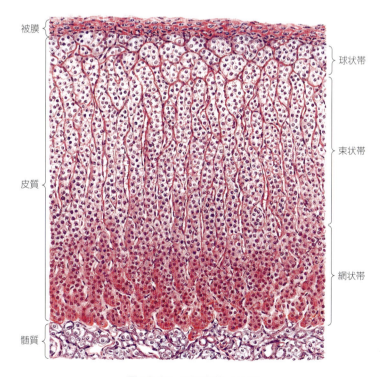

図 10-25　副腎皮質　×120

薄い層である．球状帯では，皮質細胞は球状の細胞塊あるいはアーチ（弓）状の細胞索をつくる．細胞は比較的小型で，細胞質は弱い塩基好性に染まり，微細な脂質滴を含む．核は球形で，比較的染色質に富む．

2）束状帯 zona fasciculata

束状帯は皮質の中央部で，皮質の大部を占める厚い層である．一般に外側から内側に向かって放射状に配列する細胞索でできている．細胞索は2～3列に並ぶ多角体形の皮質細胞からなる．細胞は球状帯細胞よりも大きく，核も大きく球形で比較的明るい．束状帯，特にその外側部では，皮質細胞は胞体に極めて多くの脂質滴をもつ．通常の切片標本では，脂質滴は溶け去って空胞状となり，胞体は海綿状にみえるので，**海綿状細胞** spongiocyte とも呼ばれる．

3）網状帯 zona reticularis

皮質最内層で，細胞索でできているが，細胞索は一般に分岐・吻合して網状になり，細胞索は一部髄質に突出し混在する．網状帯の皮質細胞は，束状帯の細胞に比べると，やや小さく，細胞質は脂質滴が少なくエオジンによく染まる．細胞質には黄褐色のリポフスチン顆粒が含まれる．

網状帯，特に深側には，しばしば退化変性に陥る細胞がみられる．

網状帯の細胞には，胞体が大きく淡染し，核も明るく胞状の**明細胞** light cell と，胞体，核ともに小さく，濃染する**暗細胞** dark cell とが区別できることがある．

皮質の3層は明瞭な境界なく徐々に移行する．一般に皮質の外側部，すなわち球状帯あるいは球状帯と束状帯との移行部や束状帯の外側部には，細胞分裂がみられる．こうして皮質細胞は皮質外側部で増殖し，次第に深側に向かってエスカレーターのように移動し，皮質の内側部，すなわち網状帯で退化する．

ヒト副腎皮質は胎生期には発達がよい．特に皮質の厚さの約2/3を占めるほどの厚い内側部は**胎児性皮質** fetal cortex と呼ばれる．胎児性皮質は出生とともに急速に退化して消失し，薄い外側部から次第に皮質（**恒久性皮質** permanent cortex）が形成される．

b. 皮質細胞の微細構造

皮質細胞はステロイドホルモンを産生・分泌す

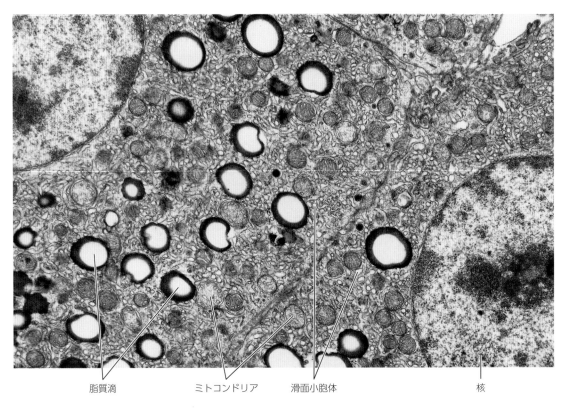

図10-26　副腎皮質（束状帯）細胞の透過電子顕微鏡写真（マウス）×1,000

脂質滴　　ミトコンドリア　　滑面小胞体　　核

る．ステロイド分泌細胞は，他の器官，例えば精巣や卵巣にあるステロイド分泌細胞と同様に，特徴的な微細構造をもつ（図10-26）．電子顕微鏡でみると，細胞質には，一般に管状の**滑面小胞体**が著しく発達し，ミトコンドリアは**細管状のクリスタ**をもつ．また，**脂質滴**も多い．このような特徴は束状帯や網状帯の皮質細胞で特に明瞭である．滑面小胞体，ミトコンドリアと脂質滴とはしばしば互いに密接し，ステロイドホルモンの生成と関与する．脂質滴にはステロイドの合成に用いられるコレステロールが含まれ，滑面小胞体やミトコンドリアにはステロイドホルモンの生成に関与するいろいろな酵素系が存在する．

c. 副腎皮質の機能

皮質細胞は，前述のように，ステロイド分泌細胞で，ステロイドホルモンを産生，分泌する．ステロイドホルモンはコレステロールを原料として生成される．この生成に必要な酵素系は主として滑面小胞体やミトコンドリアに含まれている．生成されたステロイドホルモンは低分子のため細胞膜を通過する**透出分泌** diacrine secretion により放出される．

副腎皮質で生成されるステロイド，すなわち**コルチコイド** corticoid は一般にその主要な作用によって電解質コルチコイド，糖質コルチコイドおよび副腎アンドロゲンの3種に大別される．コルチコイドとしては，電解質コルチコイドと糖質コルチコイドとをいい，副腎アンドロゲンは少量であるために含まないこともある．

3種のコルチコイドは皮質の3層で，それぞれ，生成される．

1）電解質コルチコイド mineralocorticoids

主として球状帯で産生される．代表的な電解質コルチコイドは**アルドステロン** aldosterone で，その主な作用は腎臓に働いてNa^+の再吸収を促進し，K^+の排泄を増加することである．こうして，アルドステロンは体液のナトリウム濃度を正常に保ち，体液量を調節し，電解質バランスを維持するように働く．

アルドステロンの分泌は**レニン-アンジオテンシン系** renin-angiotensin system によって調節されている．レニンは腎臓の糸球体旁細胞で産生される（p.408）．レニンは血漿中のアンジオテンシノーゲンに働いて，アンジオテンシンⅠを生ずる．アンジオテンシンⅠは肺でアンジオテンシン変換酵素によってさらにアンジオテンシンⅡに変わる．アンジオテンシンⅡが副腎皮質に作用して，アルドステロンの産生・分泌を促す．

2）糖質コルチコイド glucocorticoids

主として束状帯で産生される．糖質コルチコイドとして，主なものは**コルチゾル** cortisol である．

糖質コルチコイドの主な作用は糖代謝に対する重要な役割である．特に肝臓において，タンパク質の分解によって生ずるアミノ酸のグルコースへの転化，すなわち**糖新生** gluconeogenesis を促進する．また，タンパク質の合成を抑制し，その分解を促進する．

大量継続投与によって，胸腺のようなリンパ組織の萎縮，真皮・骨組織におけるコラーゲンの減少，骨格筋の萎縮などが起こる．

その他，抗炎症作用など，いろいろな作用がある．

糖質コルチコイドの分泌は下垂体前葉ホルモンである**副腎皮質刺激ホルモン** adrenocorticotropic hormone, ACTH（p.202）によって調節されている．ACTH は副腎皮質の束状帯，網状帯に作用し，そのホルモンの産生，分泌を促進する．

3）副腎アンドロゲン adrenal androgen（AA）

特に網状帯で産生，分泌される．精巣から分泌される**男性ホルモン**と同様の作用をもつが，弱く，その分泌量は正常では少量にすぎない．

これらのホルモンの分泌は，下垂体前葉から分泌される ACTH で調節される．ACTH 分泌過剰となる下垂体前葉塩基好性細胞の腫瘍では，副腎皮質肥大となり，糖質コルチコイド分泌過剰による肥満やその他の症状が出る**クッシング症候群** Cushing syndrome となる．一方，自己免疫疾患で皮質が壊れていくと，**アジソン病** Addison disease となる．

d. 副腎髄質 adrenal medulla

副腎髄質の腺細胞，すなわち**髄質細胞** medullary cells は球状や短い索状の細胞群をつくる（図10-27）．髄質細胞は円みを帯びた多角体形あるいは円柱状で，染色質に比較的乏しい大きな球形核をもつ．細胞質は多量の微細顆粒を含み，普通の染色標本では塩基好性に染まるが，重クロム酸カリウムを含む固定液で固定すると顆粒は黄褐色に染まる．このようなクロム塩に対する反応（クロム反応）を示すので，**クロム親和性細胞** chromaffin cells, pheochromocytes と呼ばれる（図10-28）．

クロム親性顆粒は**アドレナリン** adrenalin（epinephrine）や**ノルアドレナリン** noradrenalin（norepinephrine）のようなカテコールアミンを含む分泌顆粒である．

髄質細胞には，アドレナリンを含む**アドレナリン細胞** adrenalin cells（A cells）と，ノルアドレナリ

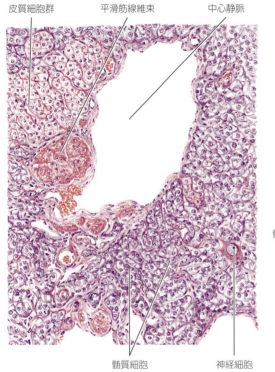

図10-27　副腎髄質（HE染色）
髄質細胞は塩基好性に染色される　×120

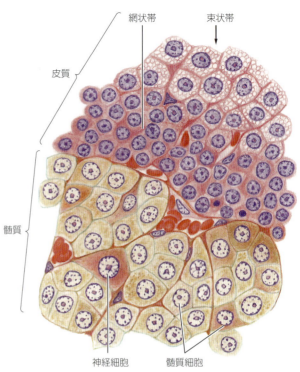

図10-28　副腎皮質と髄質（サルミュラー液固定）
髄質細胞はクロム親和性（茶色）を示す　×600

ンを含む**ノルアドレナリン細胞** noradrenalin cells (NA cells) の2種がある．

アドレナリン細胞とノルアドレナリン細胞とは，普通の染色では区別できないが，クロム反応では，アドレナリン細胞は淡染，ノルアドレナリン細胞は濃染する．また，組織化学的方法や電子顕微鏡像でも区別できる．電子顕微鏡でみると，分泌顆粒は直径150～350 nmで，限界膜で囲まれ，内部に芯をもつが，アドレナリン顆粒では芯はほぼ球形で電子密度がやや低く，均質であるのに対して，ノルアドレナリン顆粒では芯は不規則な形状をもち，電子密度が高く極めて濃染する（図10-29）．

なお，分泌顆粒には，アドレナリンやノルアドレナリンのようなカテコールアミンのほかに，**クロモグラニン** chromogranin というタンパク質やATPなども含まれる．

分泌顆粒は，エキソサイトーシスによって放出される．

ヒトでは，アドレナリン細胞が多く，髄質細胞の約80％を占める．

なお，髄質には多極神経細胞が散在性にみられる．

e. 副腎髄質の機能

副腎髄質は発生学的に交感神経系に由来し，髄質細胞はその節後ニューロンにあたるものが分泌細胞となったものである．髄質細胞のホルモンであるカテコールアミンの作用は交感神経系が刺激され興奮するときと同様である．

交感神経系が興奮する場合には，神経終末から神経伝達物質であるノルアドレナリンが放出され，その神経支配を受ける器官，組織に対して局所的に作用する．これに対して，副腎髄質では，カテコールアミン特に大量のアドレナリンが分泌放出され，血行性に広く全身的に作用する．

副腎髄質細胞は交感神経の節前線維を受け，交感神経系の興奮によってホルモンの分泌は高まる．こうして，副腎髄質は，交感神経系とともに，生体がさまざまな危険にさらされる場合（出血による血圧下降，痛み，寒冷，恐怖や精神興奮など）に，危急状態から脱するためのいろいろな反応を起こす．特に，心拍，心拍出量を増加させ，血圧を上昇させる．

f. 副腎の血管

副腎に分布する動脈は大部分が被膜で多くの枝に

内分泌腺

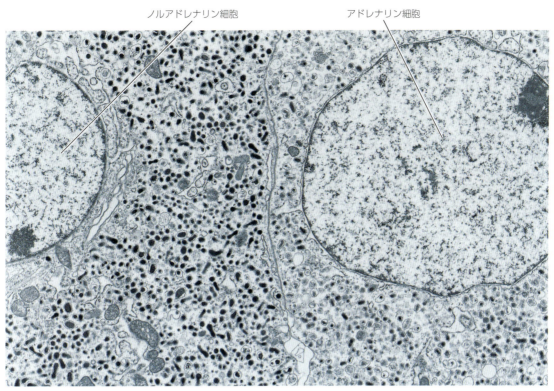

図10-29　副腎の髄質細胞の透過電子顕微鏡写真（マウス）×9,000

分かれ，被膜下で小動脈・細動脈となる．さらに毛細血管となって皮質に進み，球状帯，束状帯，網状帯を経て髄質に進む（図10-30）．

皮質では，球状帯，束状帯，網状帯の各層で，それぞれ，細胞塊，細胞索に沿ってこれを包むように毛細血管網をつくる．毛細血管はすべて有窓性で，内腔が比較的広く洞様である．特に網状帯では拡張し，広い内腔をもつ．

毛細血管壁と皮質細胞との間には，血管周囲腔があり，ここに微細な膠原細線維（銀好性線維）がみられる．血管周囲腔には，マクロファージが存在する．

副腎皮質の毛細血管内皮の外側には食作用を示すマクロファージが存在する．

髄質では，皮質の毛細血管に連なる洞様毛細血管が細胞群の間で網状に分布している．その他に，髄質には，被膜から皮質を貫いて直接達する小動脈も分布する．この**貫通動脈** perforating artery は，髄質に達すると毛細血管となる．

髄質の毛細血管は**中心静脈** central vein に集まり，さらに副腎静脈となって去る．

中心静脈では，その壁に縦走する平滑筋束が発達する．このような構造によって，中心静脈は血流を調節し，特に平滑筋が収縮すると髄質に血液が貯留する．

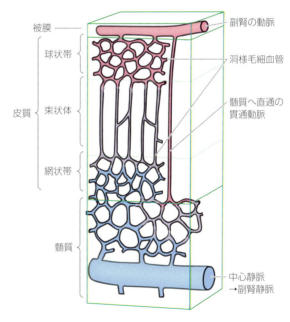

図10-30　副腎の血管

g. 副腎のリンパ管

副腎では，リンパ管は被膜にみられるが，他には存在しない．

h. 副腎の神経

副腎では，特に髄質に交感神経系の節前線維が分布する．この神経線維は無髄線維で，髄質細胞の細胞膜に接して終わり，シナプスをつくる．終末はコリン作動性で，シナプス小胞をもつ．

F　パラガングリオン paraganglion

パラガングリオンは発生学的に神経系に由来するが，神経組織とは異なる構造をもつ組織である．例えば，副腎髄質のように，発生学的に交感神経系から生ずるが，**神経節** ganglion とは異なった組織となるので，パラガングリオンと呼ばれる．

パラガングリオンは，起源の上で，交感神経系に由来する交感性パラガングリオンと，主として副交感神経系に由来する副交感性パラガングリオンとに大別される．

パラガングリオンには，前述の副腎髄質のように，内分泌器官とされるものもあるが，頸動脈小体のように，内分泌系とするのは不適当なものもある．ここでは，主として発生起源からパラガングリオンとして，まとめて述べる．

1. 交感性パラガングリオン sympathetic paraganglion

交感性パラガングリオンは副腎髄質のように交感神経系に由来するパラガングリオンで，その細胞はクロム親性細胞であるため，**クロム親和性パラガングリオン** chromaffin paraganglion とも呼ばれる．このようなパラガングリオンには，次のようなものがある．

a. 副腎髄質 adrenal medulla

すでに述べた副腎髄質は代表的な交感性（クロム親和性）パラガングリオンで，**副腎パラガングリオン** paraganglion suprarenale ということもある．

b. 腹大動脈パラガングリオン paraganglion aorticum abdominale

ヒト胎児や新生児の腹大動脈の左右両側で，下腸間膜動脈の起始部の高さにみられるパラガングリオンである．副腎髄質と同様にクロム親和性細胞からでき，ノルアドレナリンを産生，分泌する．腹大動脈パラガングリオン（ツッケルカンドル器官 organ of Zuckerkandl）は生後 1～2 歳以後に副腎髄質が発達するとともに，次第に萎縮，退化し，5～8 歳で消失する．

パラガングリオンの他に，交感神経系の神経節や神経叢の中にも，パラガングリオン性のクロム親和性細胞がみられる (p.217)．その細胞は一つ一つ単独に存在することもあるが，集まって小集団をつくることもある．また，卵巣や精巣の近くに少数のクロム親和性細胞がみられることもある．

2. 副交感性パラガングリオン parasympathetic paraganglion

副交感性パラガングリオンは副交感神経系に由来する．交感性パラガングリオンと異なり，その細胞はクロム親和性でないので，**非クロム親和性パラガングリオン** non-chromaffin paraganglion と呼ばれる．また，このパラガングリオンは生涯退化することなく存在する．

a. 頸動脈小体 carotid body

内・外頸動脈の分岐部にある米粒ほどの大きさの小体である（図 10-31）．小体は結合組織で包まれ，実質は主として球状の細胞群からなる（図 10-32）．ヒトでは，実質細胞はⅠ型とⅡ型とに区別できる．**Ⅰ型細胞（主細胞）** type Ⅰ cells は**グロムス細胞** glomus cell とも呼ばれる上皮様細胞で，細胞質は明るくクロム反応を示さない．核は大きく球形で，均等に分布する染色質をもつ．**Ⅱ型細胞（支持細胞）** type Ⅱ cells は小さな球形ないし不整形の濃染核をもつ．Ⅰ型細胞は全体の 80%，Ⅱ型細胞は 20% を占める．

電子顕微鏡でみると，Ⅰ型細胞は膜で囲まれた電子密度の高い顆粒を含む．顆粒にはセロトニン，ドーパミン，アドレナリンなどのカテコールアミンと，エンケファリンなどの神経ペプチドが含まれて

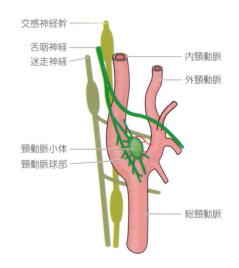

図 10-31　頸動脈小体

内分泌腺

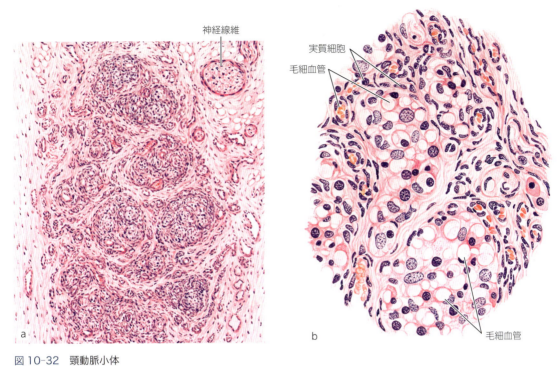

図 10-32　頸動脈小体
a：球状の細胞群が集まる　×45．b：球状細胞群は実質細胞と毛細血管網からなる　×500

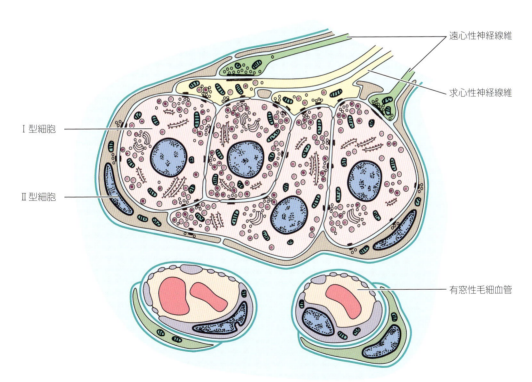

図 10-33　頸動脈小体の微細構造

いる（図10-33）．また I 型細胞の細胞膜に接して求心性の神経終末がシナプスをつくる．また，遠心性シナプスもみられる．II 型細胞は，I 型細胞の間にあってこの細胞を包む上皮様の支持細胞である．免疫組織化学的には S-100 タンパク質や**グリア線維性酸性タンパク質** glial fibrillary acidic protein

221

(GFAP) などが証明され，グリア細胞と近縁であることがわかる．

実質細胞の間には，豊富な血管や神経線維が存在する．

有窓性毛細血管網が発達し，糸球状を呈するために頸動脈小体は**頸動脈糸球** glomus caroticum ともいう．

神経線維は舌咽・迷走神経および交感神経に由来する．実質細胞は発生学的に主として舌咽神経に由来し，このゆえに小体は副交感性パラガングリオンとされる．

頸動脈小体は，動脈血の酸素分圧・炭酸ガス分圧やpHを感知し，呼吸・循環調節にあずかる**化学受容器** chemoreceptor として働く．このときⅠ型細胞が血中の酸素分圧の低下を感知し，脱分極することで神経伝達物質の放出を起こし，神経に伝えられる．最近の研究により，血中の酸素が減ることで生じる乳酸の濃度をⅠ型細胞の受容体（嗅覚受容体）が感受することがわかってきている．

一方，内頸動脈基部の頸動脈球部は**圧受容器** varoreceptor として働く．

b. 大動脈小体 aortic body

この小体は大動脈弓と肺動脈との間の結合組織内にあり，**心臓上パラガングリオン** paraganglion supracardiale とも呼ばれる．非クロム親和性パラガングリオンで，特に迷走神経と関係がある．頸動脈小体と同様の構造で，化学受容器とみなされている．

その他，特に右側において，鎖骨下動脈と総頸動脈との起始部に接する部位にも，頸動脈小体と同様の構造をもつ組織が知られている．

HISTOLOGY

Chapter 11 神経系
nervous system

　神経系は，全身の器官組織が調和のとれた健全な機能を維持するために，神経細胞が形成する有線の情報ネットワークである．神経系は，**中枢神経系**と**末梢神経系**とに分けられる．
　発生をみると，神経組織は外胚葉上皮に由来する上皮組織である．
　胎生19日に胚盤の外胚葉側に縦に長い神経溝ができ，溝が深くなるとともに溝の両縁の神経堤が近づき，胎生3週には両側の神経堤が接して溝は閉じ，神経管となる（図11-1）．胎生4週になると，神経管の前方に前脳，中脳，菱脳の3つの膨らみからなる脳とその後方の脊髄が区別される．菱形の菱脳の前半を後脳，後半を髄脳という．脳の膨らみの中にある脳胞は，のちに脳室などになる．脊髄の中心には中心管ができる．胎生5週になると，前脳は両側に袋状に膨らみ，左右の終脳となる．中央部は間脳となる．終脳は後に左右の大脳半球となる．菱脳の後脳は腹側が橋，背側は膨らんで小脳，髄脳は延髄となる．間脳，中脳，橋，延髄を合わせて脳幹という．そのうち，中脳，橋，延髄は，下位脳幹に入れられる．このようにして発生した大脳，小脳，延髄，脳幹からなる脳と脊髄が中枢神経系である．
　一方，胎生3週頃に神経管の背側両側に神経堤の細胞が節状に集まって中胚葉に移動し，神経管の両側に沿って並び，ここから脊髄神経節ができている．また，交感神経幹もできている．次いで脊髄神経節から伸びる神経と神経管の腹側から伸びる神経が一緒になって脊髄神経などの末梢神経系ができている．
　神経系，特に中枢神経系は，肉眼解剖学的に，そして機能解剖学的に複雑な構造をしているが，ここでは主な部の一般的な組織構造の基本的事項についてのみ述べる．

■ 中枢神経系

　中枢神経系 central nervous system は脳と脊髄からなり，染色していない新鮮標本の断面を肉眼で観察すると，灰色にみえる**灰白質** gray matter と白くみえる**白質** white matter が区別できる．
　白質は主として光を反射する有髄線維が多く，白色にみえる．一方，灰白質は神経細胞の細胞体を含み，有髄線維は極めて少ないため，灰白色にみえる．
　中枢神経系で，同様の機能をもつ神経細胞はしばしば集団をつくる．このような神経細胞の集団は**神経核** nucleus と呼ばれ，白質の中に灰白質の塊として存在する．
　灰白質は主として神経細胞，グリア細胞（神経膠細胞）および血管で構成されるが，普通の染色標本でみると，細胞，特に核や血管の他は均質な基質のようにみえる．しかし，実際には，神経細胞の胞体突起（軸索・樹状突起）やグリア細胞の胞体突起が互いに複雑に交錯しており，**ニューロピル**（神経絨）neuropil と呼ばれる．電子顕微鏡で見ると，ニューロピルをつくる胞体突起は密在し，その間は一般の隣接する細胞と同様に約20 nm以下の狭い細胞間隙で隔てられている（図11-2）．このように灰白質をつくる神経組織は，細胞が極めて狭い細胞間隙によって隔てられ密接してできている点では，上皮組織とよく似ている．
　中枢神経系の組織学的構造を明らかにするために，いろいろな形態学的構成要素について，その構築が研究されている．神経細胞の形態・配列などについては**細胞構築** cytoarchitecture，神経線維，特に有髄線維の構築については**線維構築（髄構築）** fibroarchitecture (myeloarchitecture)，グリア（神経膠）や血管の構築については，**グリア構築** glioarchitecture，**血管構築** angioarchitecture という．

A　脊　髄 spinal cord

　脊髄は腹側と背側にある**前正中裂** anterior median fissure と**後正中溝** posterior median sulcus によって左右両側半部に分けられ，内部にある灰白質と表層を占める白質からなる（図11-3）．
　脊髄の断面の大きさ，灰白質の形は，頸髄，胸髄，腰髄で異なる．頸髄は太く腕と手の筋肉の運動，特に指の細かい運動と関連する．腰髄も同様に太く，下肢の多くの筋肉の運動に関連する．一方，胸髄は

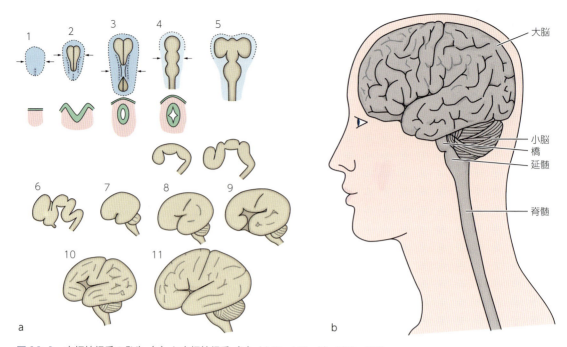

図11-1 中枢神経系の発生（a）と中枢神経系（b）（大脳，小脳，橋，延髄，脊髄）
a：1～5：上段一上面像，中断一上段矢印での横断像，下段一側面像：胚盤（1～3の淡青色部）に縦に神経溝（a2）ができ，これが閉じて神経管になると（3, 4），前脳胞，中脳胞，後脳胞ができ（4），前脳は左右に膨らんで終脳となる（5）．終脳は，さらに左右の大脳半球となる（6～11，b）．また，後脳は，小脳と延髄になる．その下に，脊髄が伸びる

細く，灰白質も小さい．肋間筋の単純な運動の調節が中心だからである．

1. 灰白質 gray matter

脊髄の横断面では，灰白質はH状（蝶形）にみえる．左右両側で，前方に突出する部を前角（前柱）といい，後方に突出する部を後角（後柱）という．前角と後角との間にある部を中間質という．

a. 前　角 anterior horn

前角（前柱 anterior column）には，大型の多極神経細胞がある．細胞質は粗大な塊状のニッスル小体に富む（図11-4a）．この神経細胞は，軸索を前根に出して骨格筋に送り，それを支配する運動性ニューロン（α運動ニューロン α motoneuron）である．

α運動ニューロンは前角で小群，すなわち核をつくり，それぞれ特定部位の骨格筋を支配する．

その他に，多数の中・小型の神経細胞も存在する．この中には，筋紡錘の筋を支配するγ運動ニューロン（筋紡錘ニューロン）や介在ニューロン interneuron などが含まれる（図11-4b）．

b. 中間質 substantia intermedia

中間質は前角と後角との間にある部である．左右両側の灰白質を連ね，灰白質のHの横脚にあたる部を中間質中心部 substantia intermedia centralis といい，前角と後角との間にある部を中間質外側部 substantia intermedia lateralis という．

中間質中心部は中心灰白質 central gray matter（灰白交連 gray commissure）ともいう．

中間質外側部は胸髄から腰髄上部にわたって外側に向かって突出し，側角 lateral horn（側柱 lateral column）をつくる．側角には，小型の卵円形ないし紡錘形の多極神経細胞が存在し，中間質外側核（側柱核）intermediolateral nucleus をつくる．

中間質外側核の神経細胞は交感神経系の節後ニューロンで，その軸索は節前線維として前根を経て脊髄から出る．節前線維は交感神経節で節後ニューロンに終わる．節後ニューロンの節後線維は平滑筋，心筋や腺に分布する．

中間質外側部の内側にも，中・小型の球形の神経細胞が群在し，中間質内側核 intermediomedial nucleus をつくる．

なお，仙髄では，中間質外側部に副交感神経系の小型神経細胞が小群（仙髄副交感神経核 sacral parasympathetic nucleus）をつくる．これらは排尿・排便反射に関与している．

この神経細胞から起こる軸索は副交感神経系の節前線維で，特に骨盤内臓の壁内神経節に達し，節後ニューロンに代わる．

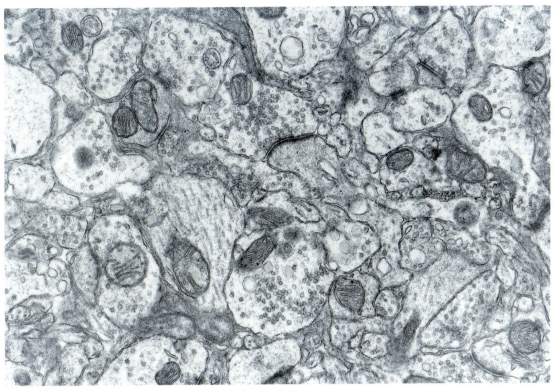

図11-2　灰白質ニューロピルの透過電子顕微鏡写真（大脳皮質）×20,000
神経細胞の軸索や樹状突起，グリア細胞の突起が交錯し，神経突起には，シナプスやシナプス小胞，神経微小管がみられる

　中間質外側部から白質に向かって，多くの索状の灰白質が出て，互いに連なって網状になっている．こうして，中間質の外側には，灰白質と白質とが網状に混じる**網様体** reticular formation がみられる．網様体は頸髄で上方に向かうほど発達し，脳幹の網様体に続く．
　中間質の中央には**中心管** central canal がある．
　中心管は単層の円柱状で繊毛をもつ上衣細胞で囲まれる．繊毛は中心管の管腔へ向かう細胞表面にみられる．上衣細胞はグリア細胞由来で，側面の管腔側にはタイト結合をもつ結合装置で隣接細胞と接着する．基底側は実質内に突起を伸ばす．
　上衣細胞の周囲は主としてグリアでできており**中心膠様質** central gelatinous substance という．中心膠様質は，脊髄の下方に向かうとともに，次第に少なくなる．中心管はしばしば上衣細胞を失い，その内腔はグリアで閉塞されている．

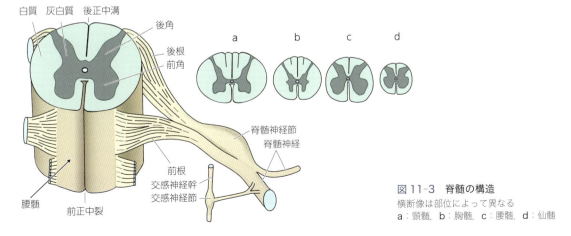

図11-3　脊髄の構造
横断像は部位によって異なる
a：頸髄，b：胸髄，c：腰髄，d：仙髄

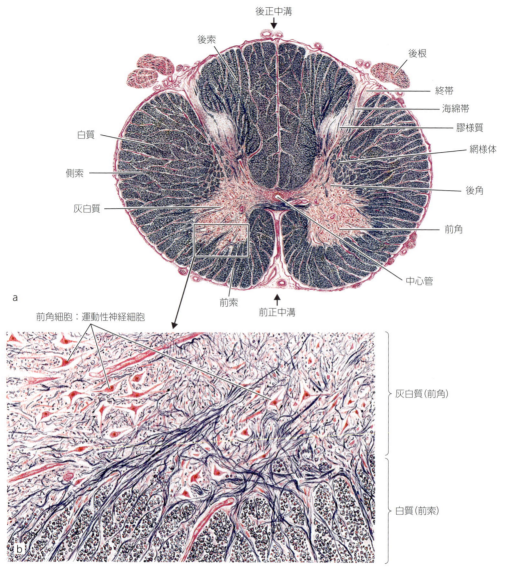

図11-4 脊髄の横断（パールワイゲルト髄鞘染色）
a：頸髄の横断 ×12．b：前角の拡大像 ×70

C. 後　角 posterior horn

後角（**後柱** posterior column）は前部の固有の後角と，後方に向かって長く突出する**後角尖** apex of posterior horn に分けられる．

後角尖は頸髄上部では明らかであるが，それより下方では次第に不明瞭になる．

固有の後角，特に後角の基部には，比較的大型の神経細胞が存在する．**後角固有核** nucleus proprius of posterior horn という．

後角は，後角尖に向かって前方から後方に膠様質・海綿帯および終帯の3部に区別される．

膠様質 substantia gelatinosa はグリアに富み，その他に小型神経細胞と細い有髄線維や無髄線維が含まれる．膠様質にある小型神経細胞は**ギールケ-ウィルヒョウ細胞** cells of Gierke-Virchow と呼ばれる．

海綿帯 zona spongiosa は実際には後角の先端部で，**縁帯** marginal zone とも呼ばれる．狭い灰白質でできており，グリアとともに，**縁帯細胞** marginal cell というやや大型の神経細胞が散在する．海綿帯の神経細胞は温・痛覚を伝える二次ニューロンである．

終帯 zona terminalis は後角の先端であるが，実際には白質で，上下に走る細い有髄線維と無髄線維でできている（**後外側路** dorsolateral tract）．

なお，胸髄では，後角の基部（後角底）の内側に**胸髄核** thoracic nucleus（**クラークの背核** dorsal nucleus of Clarke）と呼ぶ神経細胞群が存在する．

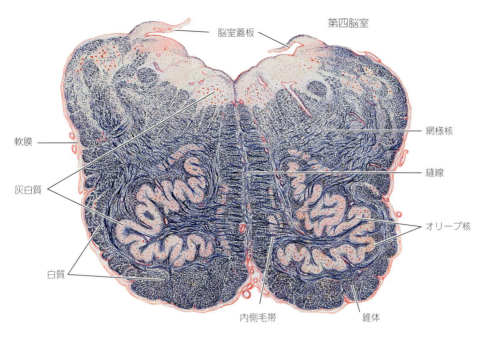

図11-5 延髄（延髄上部横断，パールワイゲルト髄鞘染色）×8

2. 白　質 white matter

白質は表層にある．主として上行性および下行性有髄線維束からなり，線維間にはグリア細胞が存在する．

白質は前正中裂，前外側溝，後外側溝，後正中溝によって，**前索** anterior funiculus, **側索** lateral funiculus, **後索** posterior funiculus に分けられる．これらの索はグリア成分によって，あるいは生理的機能によって，さらに多くの**束** fasciculus に分けられる．

頸髄と胸髄上部では，後索はさらに，後中間溝によって，**内側の薄束** gracile fasciculus と**外側の楔状束** cuneate fasciculus に分けられる．

B 脳　幹 brain stem

間脳，延髄，橋，中脳をまとめて脳幹というが，狭義には延髄，橋，中脳を指す（図11-5）．脳幹も灰白質，白質から構成されるが，灰白質と白質とは複雑に交錯する．すなわち，多くの有髄線維束が縦横に走って白質をつくり，白質内に灰白質が多くの核として存在する．白質内には，いろいろな神経路や灰白質をつくる神経核がみられる．

延髄，中脳の神経核には，多くの脳神経の起始核，終止核，および中枢神経系の各部を連絡する連合核がある．

脳神経の起始核のうち，**一般体性運動核** general somatic motor nuclei は脊髄前角の運動ニューロンのような大きな多極神経細胞（運動性神経細胞）からなり，**内臓性運動核** visceral motor nucleus は脊髄の中間質にみられるような中・小型の自律神経性神経細胞からなる．

脳神経の終止核は知覚核で，神経細胞からなる．

間脳には視床，視床下部がある．

a. 網様体 reticular formation

延髄から中脳にわたって，脳幹の背側部（被蓋）にあり，灰白質と白質とが混在・交錯してできる基礎的構造で，まとめて**脳幹網様体** brain stem reticular formation という．白質は線維束が網状になっていて，その間に灰白質すなわち神経細胞群が散在する．この神経細胞群は**網様核** reticular nuclei といい，大きさがさまざまな神経細胞からなる．

一般に内側にある網様核は外側にある網様核よりも大きな神経細胞からなる．

網様体の正中部では，横走，斜走する線維が交錯して**縫線** raphe をつくる．ここにある神経細胞群は，**縫線核** raphe nuclei といい，大量のセロトニンを含む神経細胞，すなわち**セロトニン作動性ニューロン** serotonergic neuron を含む．このニューロンの上行性および下行性突起は広く中枢神経系の各部に投射する．

b. 赤　核 red nucleus（nucleus ruber）

中脳の上部で被蓋のほぼ中央にある神経核である．主として中・小型の神経細胞が多く，神経細

11. 神経系

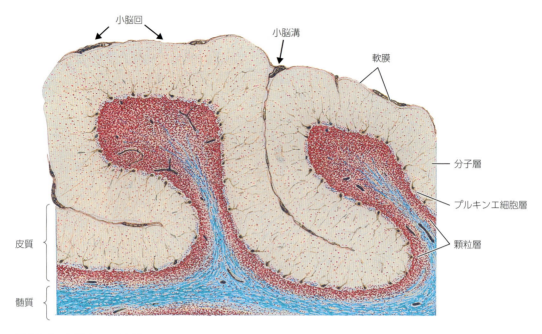

図11-6 小脳（AZAN染色）×30

は鉄を含んでいるために，新鮮な脳では淡紅色にみえる．上小脳脚に囲まれ，そこからの線維や動眼神経根の一部が貫く．

赤核は系統発生学的に古い**大細胞部** pars magnocellularis と，新しい**小細胞部** pars parvocellularis からなる．大細胞部は下部にあって，大きな神経細胞からなる．小細胞部は上部を占め，中・小型の神経細胞からなる．ヒトでは，大細胞部は小さく，小細胞部が発達する．

c. 黒　質 substantia nigra

中脳にある大きな核で，多量のメラニンをもつ神経細胞からできているので，肉眼的に黒くみえる．神経細胞は大量の**ドーパミン** dopamin をもつ．すなわち，ドーパミンを伝達物質とする**ドーパミン作動性ニューロン** dopaminergic neuron である．この細胞は黒質線条体線維により大脳深部にある線条体にドーパミンを伝える．また，黒質にはγ-アミノ酪酸（GABA）作動性ニューロンが存在する．

パーキンソン病 Parkinson disease では，黒質と線条体のドーパミン濃度が減少している．

d. 青斑核 locus ceruleus

橋にあって，メラニン色素を含む中型の神経細胞からできている．表面から青い斑点としてみえるのは，深部にある青斑核のメラニンが透けてみえるためである．神経細胞は大量のノルアドレナリンをも

つノルアドレナリン作動性ニューロン noradrenergic neuron で，その突起を中枢神経系の各部に送っている．

C　小　脳 cerebellum

小脳は，表面が細かい小脳回と小脳溝からなり，断面は表層の灰白質でできている皮質と，内部にある白質の髄質（髄体）を区別する（図11-6）．

1. 小脳皮質 cerebellar cortex（図11-7）

小脳皮質は厚さ約1 mmの灰白質層で，表側から分子層，プルキンエ細胞層，顆粒層の3層が区別できる．

a. 分子層 molecular layer

最表層で，皮質の厚さの約1/2を占め，明るく，ほぼ均質にみえる．主として神経細胞の突起である無髄線維と，散在するグリア細胞でできているが，少数の神経細胞も含まれる．

神経細胞には，籠細胞と星状細胞がある．

籠細胞 basket cell（**大皮質細胞** large cortical cell）は分子層の深部にあって，やや大きな多極神経細胞である．細胞は表側に向かって数本の樹状突起を出す．神経突起は後述のプルキンエ細胞の細胞体を籠状に囲むのでこの名がある．

星状細胞 stellate cell（**小皮質細胞** small cortical cell）は分子層の表側（表側約2/3部）にある小型の

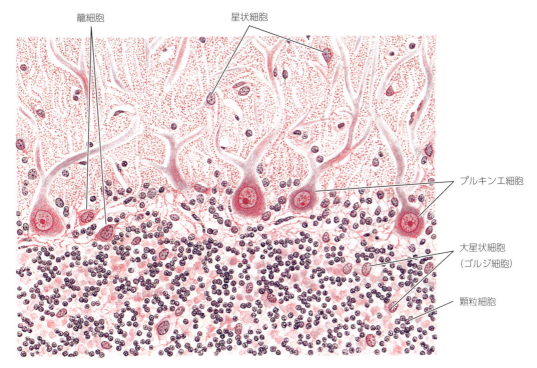

図11-7　小脳皮質　×230

神経細胞で，多くの樹状突起を出す．神経突起は水平に走り，側枝を出して，プルキンエ細胞の樹状突起に終わる．

籠細胞・星状細胞はともに後述の顆粒細胞からのインパルスをプルキンエ細胞に伝達する抑制性介在ニューロンである．また，プルキンエ細胞を互いに連絡する．

b. プルキンエ細胞層 Purkinje cell layer

特徴的な形状をもつ神経細胞がまばらに1列に並ぶ層である．この細胞は**プルキンエ細胞** Purkinje cell と呼ばれ，極めて大きな洋梨形の神経細胞である．細胞は大きな明るい核をもつ．細胞体の上端から表側に向かって1〜2本の太い樹状突起を出す．樹状突起は分子層内で小脳回の表面に向かってよく茂った木のように多くの枝分かれを繰り返し，分子層全体に広がっている（図11-8）．樹状突起は極めて多数の**樹状突起棘** dendritic spine をもち，平行線維や登上線維がシナプス結合をしている．神経突起は細胞体の下端から起こり，深側に向かって走り，顆粒層を貫いて髄質に至り，その中にある小脳核のニューロンにシナプス結合する．

プルキンエ細胞は老年になると減少する．しかし，細胞には老年でもリポフスチンはみられない．

c. 顆粒層 granular layer

ふつうの染色標本では，濃染する小細胞核が密集する層にみえる．このような小型の丸い核をもつ細胞を顆粒細胞という．顆粒細胞は，一見するとリンパ球とよく似た形にみえるが，特殊な神経染色でみると，神経細胞であることがわかる．顆粒細胞の間には，ゴルジ細胞（大星状細胞）というやや大きな神経細胞が散在する．

顆粒細胞 granule cell は，前述のように，小型の多極神経細胞で，直径5〜8μmの小さな濃染する球形核をもち，細胞質は極めて少量である．細胞は3〜5本の短い樹状突起を出す．神経突起は長く，表側に向かって上行し，分子層でT状に2本の枝に分かれて，**平行線維** parallel fiberをつくる．平行線維は皮質表面に平行に走り，プルキンエ細胞や籠細胞，星状細胞，ゴルジ細胞の樹状突起に終わる．

ゴルジ細胞 Golgi cell は一般に顆粒層の表層部にあり，特に小脳虫部や片葉に多い．やや大きな多極神経細胞で，多くの樹状突起を分子層に送る．神経突起は深側に向かうが，ただちに多くの枝に分かれ，顆粒層内で広く終わっている．

d. 皮質の求心性線維

小脳皮質には求心性線維が進入する．求心性線維には苔状線維と登上線維の2種がある．

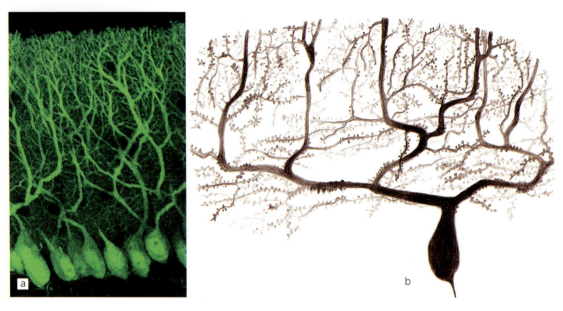

図 11-8 小脳のプルキンエ細胞
a：小脳分子層の共焦点レーザー走査顕微鏡写真（マウス，プルキンエ特異物質カリビンディンを免疫蛍光染色） ×650
b：プルキンエ細胞（ゴルジ銀染色）．樹状突起に多数の棘がみられる ×1,200

（a：札幌医科大学 市川量一氏 提供）

　小脳は機能的に一種の情報処理系で，求心性線維は入力情報（主として固有感覚情報）を小脳にもたらす入力線維である．
　苔状線維 mossy fiber は脊髄（胸髄核など），脳幹（橋核，前庭神経核など）から発する太い有髄線維で，小脳髄質を経て皮質に入る．線維は髄質，顆粒層で枝分かれし，顆粒層に終わる．終末は顆粒細胞の多数の樹状突起の先端と接してシナプスをつくる．このようなシナプス群は**小脳糸球体** cerebellar glomeruli という．小脳糸球体は普通の染色標本では顆粒層内にエオジンに淡染あるいは明るい斑状の**エオシン小体** eosin bodies が認められる．苔状線維は，前述のように，中枢神経系の各部からの情報を小脳に伝える入力線維である．
　登上線維 climbing fiber は主として延髄（下オリーブ核）から起こる求心性線維（オリーブ小脳路）で，髄質を経て皮質に進入し，大部分は分子層でプルキンエ細胞の樹状突起に沿って上行し，そこでシナプスをつくる．一部はプルキンエ細胞の細胞体に終わる（図11-9）．

2. 小脳髄質 cerebellar medulla

　小脳髄質は白質で，有髄線維とグリア細胞でできている．髄質深部の第四脳室近くには，4つの灰白質塊，すなわち**小脳核** cerebellar nuclei がある．小脳核は，左右で，正中側から外側へ**室頂核** fastigal nucleus，**球状核** globose nucleus，**栓状核** emboliform nucleus，**歯状核** dentate nucleus が並ぶ．このうち歯状核が最も大きく，前内方へ口を開くヒダの多い袋の形をしている．
　歯状核は主に左右の小脳半球から，他の核は小脳の中央部からの線維を受けている．核は，一般に大きな多極神経細胞や小さな神経細胞でできており，若年者でもリポフスチン顆粒をもつ．核から起こる線維は小脳から出る出力線維をつくる．

3. 小脳のグリア

　小脳には，皮質・髄質にわたって多数のグリア細胞がみられる．これには，星状膠細胞，希突起膠細胞および小膠細胞の他に，**バーグマン細胞（ベルグマン細胞）** cells of Bergmann と呼ばれる大型のグリア細胞がある．この細胞は星状膠細胞と考えられるもので，プルキンエ細胞の間に存在し，表側に向かって多数の胞体突起を出す．突起は分子層で分岐して網をつくり，特に分子層の表面，すなわち軟膜下で互いに連なって**浅グリア境界膜** superficial glial limiting membrane をつくる．

D　大　脳 cerebrum （図11-10）

　大脳は，左右の半球状で，表面は大脳回と脳溝を示す．左右の大脳半球は，脳梁と間脳で連結している．大脳の断面は表層の灰白質，すなわち大脳皮質と，内部の白質，すなわち大脳髄質に分けられる．

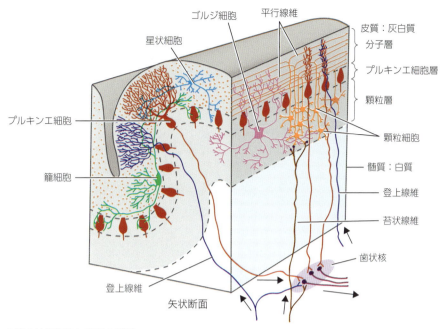

図11-9 小脳の神経細胞と線維の構築

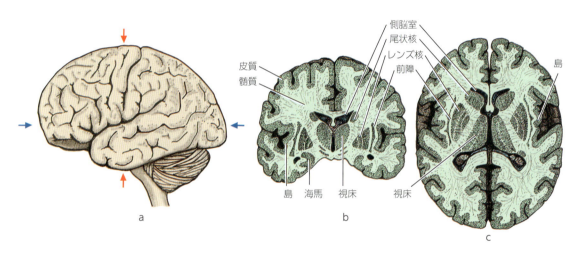

図11-10 大脳側面像（a）と横断（→）像（b）と水平断（→）像（c）

1. 大脳皮質 cerebral cortex

大脳皮質は大脳半球の表層にある灰白質で，厚さは1.5〜4.5 mmで部位によって相違する．大脳皮質の大部分（90％以上）は，次に述べるように，基本的に6層構造の細胞構築を示し，**等皮質** isocortex といわれる（図11-11a）．

等皮質は系統発生学的に最も新しく発達した皮質で，**新皮質** neocortex ともいう．一方，系統発生学的に最も古い**原皮質** archaeocortex と，次に古い**古皮質** palaeocortex とは，新皮質に比べて，より単純な細胞構築を示し，**不等皮質** allocortex という．また，等皮質と不等皮質との間には，中間的な**中間皮質** mesocortex がある．このような系統発生学的に古い皮質は嗅脳系や大脳辺縁系にみられる．

2. 新皮質 neocortex

新皮質（**等皮質** isocortex）は，前述のように，大脳半球の大部分を占める．

細胞構築 cytoarchitecture と神経線維の走り方である**髄構築** myeloarchitecuture により6層に分けられる（図11-11b）．

a. 細胞構築

次の6層を区別する（表11-1）．

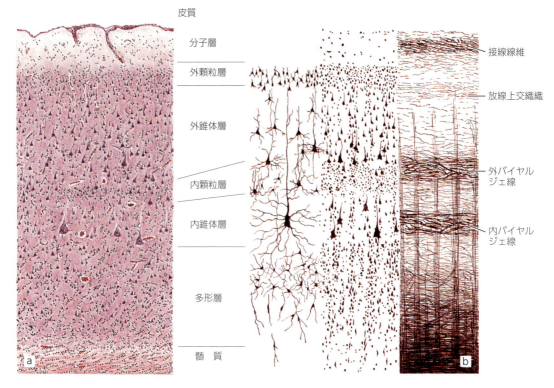

図 11-11 大脳皮質の細胞構築（a：HE染色，b：銀染色による細胞と線維，Brodmann による） ×30

表 11-1 細胞構築の層

細胞構築　※表側から深側に向かって	
分子層（Ⅰ）	molecular layer
外顆粒層（Ⅱ）	external granular layer
外錐体層（Ⅲ）	external pyramidal layer
内顆粒層（Ⅳ）	internal granular layer
内錐体層（Ⅴ）	internal pyramidal lamina layer
多形層（紡錘細胞層）（Ⅵ）	multiform layer

6 層は順にⅠ～Ⅵのローマ数字の番号を付けられている．

1) 分子層（Ⅰ）molecular layer

主として神経細胞の突起からなり，神経細胞は極めて少なく，小型である．したがって，この層は普通の染色切片では明るくみえる．

神経細胞の突起は深層（Ⅱ・Ⅲ・Ⅴ層）の神経細胞の樹状突起や上行性投射線維，連合線維，交連線維である．

なお，表面では，グリア細胞の突起が相連なって**浅グリア境界膜** superficial glial limiting membrane をつくる．

2) 外顆粒層（Ⅱ）external granular layer

一般に薄く，小型神経細胞が比較的に密在してできている．この神経細胞は直径 4～8 μm，球形あるいは多角体形で，濃染する核をもつため**顆粒細胞** granule cell という．細胞体の上端から多数の樹状突起が起こり，上行して分子層に達する．神経突起は細胞の基底側から出て，短く，皮質内で終わるが，一部は分子層に向かって上行する．

3) 外錐体層（Ⅲ）external pyramidal layer

一般に厚い層で，主として中等大の錐体形の神経細胞からなり，**錐体細胞** pyramidal cell と呼ばれる．その大きさは直径 20～30 μm，頂を表側に，底を深側に向けている．錐体細胞は一般に表側から深側に向かうとともに大きくなる．樹状突起は細胞の頂から起こり，上行して分子層に至る．神経突起は細胞の底から起こり，下行して髄質に達し連合線維，交連線維に加わる．

錐体細胞の神経突起は皮質からの出力線維で，インパルスを中枢神経系のいろいろな部に送る．

外顆粒層（Ⅱ層）と外錐体層（Ⅲ層）は，大脳皮質の発育過程で最後に分化する層であり，系統発生学的にも古い皮質にはみられず，ヒトで最も発達する．皮質内の連絡，すなわち同側および反対側の大脳皮質の連絡にあずかる層である．

4）内顆粒層（Ⅳ）internal granular layer

外顆粒層（Ⅱ層）と同様に小型の神経細胞，すなわち顆粒細胞が密在する比較的薄い層である．

5）内錐体層（Ⅴ）internal pyramidal layer

主として中・大型の錐体細胞でできており，特に深側では大型の錐体細胞が多い．特に中心前回では，極めて大きな錐体細胞が存在する．この細胞は径約 $100 \times 50 \mu m$ 以上で，**ベッツの巨大錐体細胞** giant pyramidal cell of Betz と呼ばれ，その神経突起は極めて長く，髄質に達し，さらに錐体路に加わる．

ベッツの巨大錐体細胞は中心前回（運動野）のうちでも下肢の支配領域（中心前回の上部）に多い．

6）多形層（Ⅵ）multiform layer

錐体細胞の他に，中・小型の紡錘形・多角形などさまざまな形状の神経細胞がみられる．深側に向かうと，神経細胞は小型になる．神経突起は大部分が髄質に達し，主として遠心性に投射線維および連合線維となる．

前述のように，Ⅱ・Ⅲ・Ⅳ層は大脳皮質への入力インパルスを受けるため，**入力層** receptor layer ともいわれる．また，Ⅴ・Ⅵ層は皮質からの出力線維を発する層で，**出力層** effector layer である．

新皮質の6層構造は基本的な細胞構築であるが，各層の発達は大脳皮質の機能的部位によって二次的に変化する．新皮質（等皮質）のうちで，本来の構築を保つものを**同型等皮質** homotypic isocortex といい，変化したものを**異型等皮質** heterotypic isocortex と呼ぶこともある．例えば，中心前回のような運動野では，特に大型の錐体細胞が発達するが，顆粒細胞は少なく，外・内顆粒層（Ⅱ・Ⅳ層）の発達が悪く不明瞭で，**無顆粒型皮質** agranular cortex といわれる．一方，中心後回のような感覚野では，錐体層（Ⅲ・Ⅴ層）の発達が弱いが，顆粒細胞が極めて多く，顆粒層（Ⅱ・Ⅳ層）の発達が良く，**顆粒型皮質** granular cortex と呼ばれる．

前述のような細胞構築の差異によって，ブロードマン K. Brodmann は大脳皮質を約50の領域（皮質野）に区分し，各皮質野に1～52までの番号を付け，**皮質地図** Brodmann's cortical map をつくった．

b. 髄構築 myeloarchitecture

大脳皮質の有髄線維は皮質表面に対して垂直方向に走るものと，平行に走るものに大別できる．

1）垂直方向に走る線維

主として髄質から皮質に向かって放線状に走る線維束をつくる．この線維束は，**放線束** radial bundles（**髄放線** medullary rays）と呼ばれ，深側では髄質に連なり，表側では次第にまばらとなり，外錐体層（Ⅲ層）の高さで終わる．

放線束をつくる線維は**皮質遠心性線維** corticofugal fibers（皮質からの出力線維）と**皮質求心性線維** corticopetal fibers（皮質への入力線維）である．皮質遠心性線維は主として錐体細胞や紡錘細胞層の神経細胞の神経突起でできている．

2）皮質の表面に平行に走る線維

放線束の間にあるもの，すなわち**放線間交織** interradial network と，放線束よりも表側にあるもの，すなわち**放線上交織** supraradial network に大別される．いずれも，主として皮質求心性線維（入力線維）の分枝や錐体細胞の神経突起の側枝でできている．

放線間交織としては，皮質のいろいろな高さの層にみられる．内顆粒層（Ⅳ層）にあるものを**外バイヤルジェ線** outer band of Baillarger といい，特に感覚野で発達が良い．外バイヤルジェ線は主としてⅣ層に終わる視床特殊核からの線維でできている．

特に一次視覚野（17野）では，内顆粒層が極めて厚く，外バイヤルジェ線が著しく発達し，肉眼的にも白い線条として認められ，**ジェンナリ線** stria of Gennari といわれる．このように，視覚野はジェンナリ線の発達が特徴的で，**有線野** striate area ともいう．

内錐体層（Ⅴ層）の深部にある放線間交織は**内バイヤルジェ線** inner band of Baillarger と呼ばれる．

放線上交織としては，外錐体層（Ⅲ層）と外顆粒層（Ⅱ層）との間にあるものを**カエス-ベヒテレフ線** band of Kaes-Bechterew という．

カエス-ベヒテレフ線は，主として視床非特殊核からの線維の分枝と，交連線維でできている．

また分子層で，皮質表面に平行に走る線維を**接線線維** tangential fiber といい，皮質求心性線維（入力線維）の分枝でできている．

3. 不等皮質 allocortex

不等皮質は，すでに述べたように系統発生学的に古い皮質で，大脳辺縁系・嗅脳系にみられる．

細胞構築では，主として分子層，錐体層，紡錘層

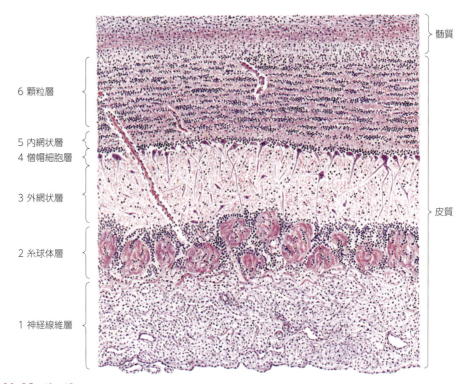

図 11-12　嗅　球
嗅球は皮質が下部で厚く，5層を区別する．鼻腔嗅粘膜の嗅細胞から伸びる神経線維は篩骨を貫いて糸球体層に終わる　×50

からなる場合には，各層はそれぞれ新皮質の分子層，内錐体層，多形層にあたる．

髄構築では，髄放線は分子層にまで達することが多く，**上放線型** supraradiate type といわれる．

不等皮質の構築はさまざまであるが，特に特徴ある構築をもつ嗅球について述べる．

嗅　球 olfactory bulb（図 11-12）

嗅球は嗅脳系の一部で，表層の皮質と内部の髄質に分けられる．

皮質は嗅球下面で厚く，表側から次の6層が区別できる．

1）神経線維層 nerve fiber layer（図 11-13）

無髄線維でできている層である．線維は嗅神経線維で，鼻腔嗅部の嗅細胞の神経突起である．線維は糸球体層に進入する．

2）糸球体層 glomerular layer

この層には，直径約 0.1 mm の球形を呈する**糸球体** glomerulus と呼ぶ小体が存在する．糸球体は神経線維層から進入する嗅神経線維の終末分枝と，次に述べる僧帽細胞の樹状突起でできており，ここで多くのシナプスをつくる．糸球体の間には，小型の**傍糸球体細胞** periglomerular cell が存在する．

3）外網状層 external plexiform layer

この層は明るくみえる．ことに僧帽細胞の樹状突起が多い．少数の小型神経細胞が存在するが，これを**房飾細胞** tufted cell という．僧帽細胞が外網状層に変位したものと考えられる．

4）僧帽細胞層 mitral cell layer

僧帽細胞 mitral cells と呼ぶ大型錐体形の神経細胞が一列にまばらに並ぶ．細胞の樹状突起は分子層を経て糸球体に達する．神経突起は細胞の基底面から出て，顆粒層に向かい，さらに嗅索に入る．

5）内網状層 internal plexiform layer

僧帽細胞と房飾細胞の軸索側枝（反回側枝），および少数の顆粒細胞からなる，ごく薄い層である

6）顆粒層 granular layer

僧帽細胞の神経突起と多くの小型神経細胞，すなわち顆粒細胞からなる．神経線維と顆粒細胞とは，ほぼ交互に列をつくって存在する．顆粒細胞は軸索をもたない神経細胞で，顆粒細胞の樹状突起は僧帽細胞と房飾細胞の樹状突起との間に，樹状突起間シナプスをつくる．

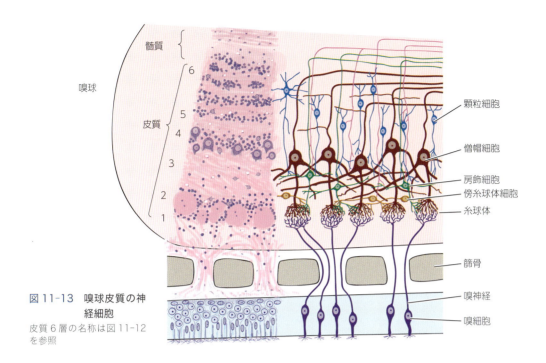

図 11-13 嗅球皮質の神経細胞
皮質 6 層の名称は図 11-12 を参照

4. 大脳辺縁系と海馬
limbic system and hippocampas

大脳半球の内側面で，脳梁と間脳を囲む部位を大脳辺縁系という．帯状回，海馬傍回，海馬，扁桃体，視床下部などで，前方は嗅脳に続く．この中で海馬は，側頭葉の内側面に埋もれ，固有海馬（狭義の海馬），海馬台，歯状回からなり，脳機能の記憶と関連する（図 11-14a）．

海馬は，ギリシャ神話の想像の動物「海馬 hippocamcus」の後肢に形が似ていることから命名された．タツノオトシゴの学名も神話の海馬に由来し，その尻尾の形が海馬を想像させる．またアンモンというエジプト神話の神の角（羊の角と同じような形）と似ていることから，海馬（特に固有海馬）をアンモン角と呼ぶことがある．

海馬の横断は固有の組織像を示す．

歯状回 dentate gyrus は，全体としては歯並びに似た刻み目があり，固有海馬の内側にある灰白質で，表層から分子層，顆粒細胞層，多形細胞層の 3 層を区別する．顆粒細胞層は直径 10 μm ほどの小型の神経細胞が数層に密集して，歯状回の表面に沿って「つ」の字形を示し，開いた側を門という．顆粒

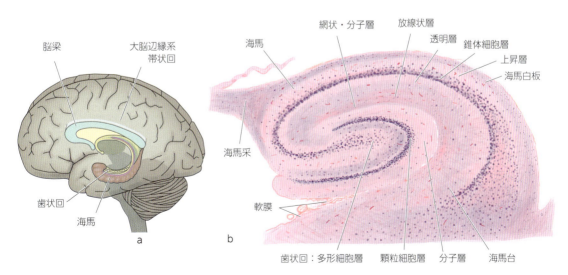

図 11-14 海馬の形と位置および横断像
海馬は大脳半球の内側面で脳梁に位置する大脳辺縁系の下端で，側頭葉の内側に埋もれている ×70

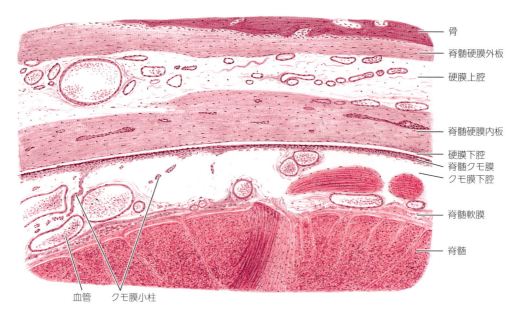

図11-15　髄膜（脊髄の髄膜）×240

細胞は分子層へ細かい樹状突起を伸ばし，軸索は門側の多形細胞層を貫いて海馬の錐体細胞層へ伸ばす．

固有海馬（狭義の海馬）では表面側から脳室側へ向かって，網状・分子層，放線状層，透明層，錐体細胞層，上昇層，海馬白板が区別される．錐体細胞層は錐体細胞の数層が逆さの「つ」の字形に並び，下部では錐体細胞層は歯状回の門へ入りこみ，大型の細胞からなる（図11-14b）．一方，反対側の上部では小型の錐体細胞が並ぶ．錐体細胞は分子層とその逆の上昇層の両方へ樹状突起を伸ばす．上昇層に続く脳室表面側は，神経線維が集まって走り，海馬白板となる．

海馬は，側頭葉の新皮質とともに，記憶の記銘と想起に関与している．特に短期記憶に関与し，**新しい記憶**を固定し一時的に蓄える役割をもつ．海馬で蓄えられた「新しい記憶」は，その後，「古い記憶」として大脳新皮質の側頭葉に蓄えられる．

海馬が障害されると，新しいことを覚えられなくなる．**アルツハイマー型認知症**では，最初に海馬の神経細胞の変性・欠落が生じるため，物忘れから症状が始まる．

5. 大脳髄質と大脳基底核
cerebral medulla and basal nucleus

大脳髄質は白質，すなわち主として有髄線維からなる．

有髄線維は，機能的に**連合線維** association fiber，**交連線維** commissural fiber，**投射線維** projection fiber に大別される．

大脳半球の基底部，視床の外側の白質には大脳基底核の灰白質塊がある．

大脳基底核には，**尾状核** caudate nucleus，**レンズ核** lentiform nucleus，**前障** claustrum がある．

E　髄膜と脈絡叢

中枢神経系，すなわち脳と脊髄の実質は，結合組織が少なく，軟らかい．これを外部衝撃から守るために，骨，結合組織の膜である髄膜，および脳脊髄液で囲まれている．脳脊髄液は，脳室の脈絡叢から分泌される．

1. 髄膜 meninges（図11-15）

脳と脊髄の表面は結合組織性の被膜で包まれる．この被膜を髄膜といい，脳および脊髄で同様の組織構造である．硬膜，クモ膜および軟膜の3層に区別される．

a. 硬　膜 dura mater（pachymeninx）

硬膜は，髄膜の最外層にある密性結合組織の厚い膜である．脳を包む脳硬膜と脊髄を包む脊髄硬膜とがある．脳硬膜は頭蓋の内面を覆い，特に頭蓋底では骨に強く付着する．脳硬膜は大後頭孔で脊髄硬膜に連なる．

硬膜は一般に**外板** external lamina と**内板** internal lamina に分かれる．外板は骨の内面に直に接し，骨膜となっている．内板も外板と同様に密性結合組織でできている．

脳硬膜の場合，外板と内板との間には上矢状静脈

中枢神経系

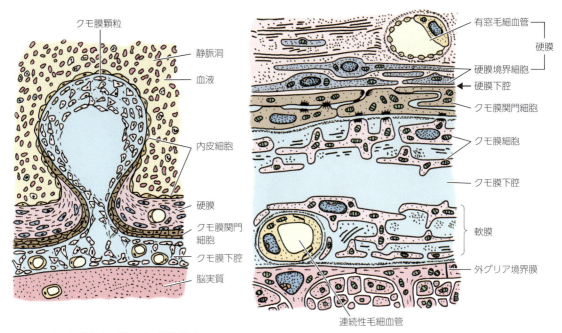

図11-16 髄膜とクモ膜顆粒の細胞構成

洞や横静脈洞などの**硬膜静脈洞** sinus of dura matter がある．硬膜静脈洞は広い静脈腔をもつ．また，これらに注ぐ上大脳静脈もみられる．これらの静脈のまわり以外の部位では，外板と内板とは癒着している．内板は頭蓋腔内にヒダ状に進入し，大脳や小脳を左右両側半部に分ける大脳鎌や小脳鎌をつくり，また，大脳と小脳とを隔てる小脳テントなどをつくる．

脊髄硬膜では，外板と内板とは空隙によって隔てられる．この空隙を**硬膜上腔** epidural space といい，ここに静脈叢や脂肪組織が含まれる．脊髄硬膜では，外板を骨膜とし，内板のみを硬膜とすることも多い．

外板と内板は，主として膠原線維でできており，その間に少数の線維芽細胞が存在する．毛細血管は有窓性の内皮細胞からなる．内板の内面は単層の扁平な上皮様の線維芽細胞（**硬膜境界細胞** dural border cell）で覆われる．この内側のクモ膜との間を**硬膜下腔** subdural space という．

b. クモ膜 arachnoidea（図11-16）

クモ膜は硬膜の内側にある薄い膜で，繊細な膠原線維でできている．

硬膜に対する外面は平滑で，数層の扁平な上皮様細胞で覆われる．このような上皮様細胞は，互いにデスモソーム（接着斑）とタイト結合で連結し，内面に基底板を伴って関門機構に関与するので，**クモ膜関門細胞** arachnoid barrier cell ともいう．

クモ膜関門細胞の層の内側は，線維芽細胞と膠原線維からなる疎性結合組織になっていて，多数の互いに連なるヒモ状の細い線維索（**クモ膜小柱** arachnoidal trabecula）によって網をつくり，軟膜と結合している．

クモ膜小柱でできる網工の空隙は**クモ膜下腔** subarachnoidal space と呼ばれ，**脳脊髄液** cerebrospinal fluid で満たされる．クモ膜関門細胞は，クモ膜下腔から脳脊髄液を漏出させない関門でもある．

脳クモ膜は，上矢状静脈洞および外側裂孔の中に硬膜を貫いて絨毛状に突出する．この突出を**クモ膜絨毛** arachnoid villi という．クモ膜絨毛は加齢とともに発達して大きくなり，**クモ膜顆粒** arachnoid granulation となる．クモ膜顆粒は硬膜を圧し，さらに頭蓋骨に小さな圧痕（**クモ膜顆粒小窩** granular foveola）をつくる．

クモ膜絨毛および顆粒では，クモ膜関門細胞を欠く．クモ膜下腔の脳脊髄液は，ここから静脈洞内に漏出・吸収される．

c. 軟 膜 pia mater

軟膜は脳・脊髄の表面に直に接する結合組織の薄膜である．

軟膜・クモ膜はともに血管が多い繊細な薄膜で，両者を合わせて**柔膜** leptomeninx ということもある．毛細血管は，一般の連続性内皮細胞による．

軟膜の内面は神経組織に密着する．脳・脊髄の神経組織の外表面では，グリア細胞が扁平な上皮様に

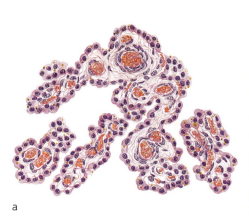
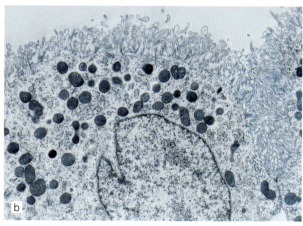

図 11-17　脈絡叢の組織像（a）×60 と脈絡叢上皮細胞の透過電子顕微鏡写真（b）×5,000

連なって**外グリア境界膜** outer glial limiting membrane をつくり，これが軟膜の内面と密着して**軟膜グリア膜** pia-glial membrane をつくる．外グリア境界膜は神経組織側に突起を伸ばし，内部のグリア細胞と連結する．

　軟膜は血管に富む．軟膜の細動脈は，軟膜の細胞および血管周囲腔に伴って神経組織内に漏斗状に進入する．**軟膜漏斗** pial funnel は，神経組織内の血管周囲腔へ移行交通する．このような血管周囲腔は**ウィルヒョウ-ロビン腔** Virchow-Robin space と呼ばれる．

　脳脊髄液はこの腔も満たし，クモ膜下腔と軟膜の毛細血管からも吸収される．

髄膜の神経，頭蓋内血腫

　硬膜および軟膜にはかなり豊富に神経が分布する．神経線維には，血管に分布する自律性線維のほかに，知覚線維がある．

　頭蓋内の血管の損傷や障害により出血し，血腫（血の塊）がさまざまな部位でできることがある．硬膜の外板と内板の間の硬膜上腔では硬膜外出血（血腫），硬膜の内板とクモ膜の間では硬膜下血腫，クモ膜下腔ではクモ膜下出血，脳内の場合は脳内出血という．

2.　脳室と脈絡叢

　脳室（第三脳室，第四脳室，側脳室）の内壁は，脊髄の中心管内壁と同様に，繊毛をもつ上衣細胞で覆われる．

　一方，その壁が上衣と，その表面に密接する軟膜の疎性結合組織のみでできる部位がある（**脈絡組織** choroid tissue）．さらに上衣と軟膜は血管とともに脳室内に絨毛状に突出し発達して，**脈絡叢** choroid plexus を形成する．

脈絡叢は上衣に由来する上皮（**脈絡上皮** choroid epithelium）と，上皮下の結合組織からできている（図 11-17a）．

　上皮は単層の立方形細胞でできている．細胞は比較的明るい球形核をもち，細胞質には，しばしばグリコーゲンや脂質滴を含む．

　電子顕微鏡で見ると，隣在する細胞は上端部でタイト結合により結合する．細胞の表面には微絨毛が密生し，細胞の基底面には細胞膜の陥入が認められる（図 11-17b）．

　上皮下結合組織は疎性結合組織で，毛細血管に富む．毛細血管は有窓性である．

　脈絡叢は脳脊髄液を産生する．

　脳脊髄液は，脳室とクモ膜下腔を満たし，中枢神経系の代謝活動に重要である．また，脳や脊髄に対する外からの機械的衝撃に対するクッションの役割ももつ（図 11-18）．

　脳脊髄液は，第三脳室，側脳室，第四脳室の脈絡叢から 1 日 500 mL ほどが分泌され，第四脳室の正中孔と左右の外側孔からクモ膜下腔へ流出し，クモ膜絨毛やクモ膜顆粒から静脈洞へ吸収される．また，クモ膜や軟膜の毛細血管からも吸収される

　脳脊髄液を満たす腔は，120〜150 mL で，そのうちの 20〜30％がクモ膜下腔に，残りは脳室に入っている．

F　中枢神経系の血管

　脳・脊髄では，一般に大きな動脈・静脈が表面に沿ってクモ膜下腔を走り，その枝が実質内に出入する．動脈，静脈は灰白質，白質は領域ごとに特有の走り方を示す．例えば，大脳で表側から進入する動脈は皮質ではやや曲がりくねって走り，髄質では比較的真っすぐに走る．毛細血管の発達も皮質と髄質

末梢神経系

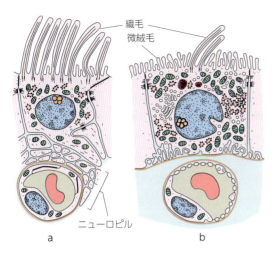

図11-18 脳室（a）と脈絡叢（b）の上皮細胞と毛細血管の微細構造

とで異なり，灰白質では密な網をつくって豊富な血液供給を示すのに対して，白質では比較的まばらである．また，血管分布の状況は部位によっても差異がある．
　血管の分布・密度・配列など，**血管構築** angioarchitecture も中枢神経系の構造の理解に役立つ（図11-19）．

a. 動脈と静脈

　脳・脊髄は，それぞれ，頭蓋腔あるいは脊柱管内にあり，動・静脈ともに他の部位に比べて壁が薄い．特に脳の動脈では，内皮の外側に内弾性膜が発達するが，中膜の発達は悪く，しばしば欠ける．外膜も薄く，欠けて軟膜によって補われることも多い．
　特に動脈の分岐部では，中膜が欠けるために，動脈は嚢状に拡張し，**動脈瘤** aneurysm（嚢状動脈瘤 saccular aneurysm）を生じやすい．

b. 毛細血管

　脳，脊髄の毛細血管は連続性の薄い内皮で囲まれ，隣接する内皮細胞は互いに接着面の幅広いタイト結合によって連結する．また，内皮細胞には，一般に飲小胞は極めて少なく，みられないことも多い．
　毛細血管には，**血液脳関門** blood-brain barrier（p.125）が存在する．関門機構は中枢神経系における代謝の特殊性とも関連する．機構は形態学的に内皮細胞のタイト結合が発達し，飲小胞を欠くことによる．星状膠細胞は血管の周囲を突起で囲み，関門を形成する．
　脳のうちで，特定部位，例えば最後野，正中隆起，神経下垂体，松果体，脈絡叢などでは，毛細血管は

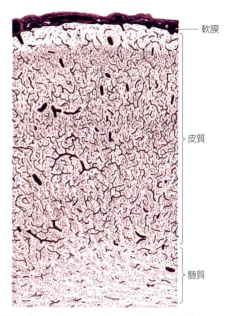

図11-19 大脳の血管（ネコ，墨汁注入標本）×40

有窓性で，その壁の透過性は高く，関門がない．
　なお，中枢神経系には髄膜以外にリンパ管は存在しない．

末梢神経系

　末梢神経系 peripheral nervous system は中枢神経系と末梢の器官・組織を連結する．末梢神経節と末梢神経および末梢神経終末からなる．

A　末梢神経節 peripheral ganglion

　末梢神経節は中枢神経系の外部にある神経細胞の集団で，脳脊髄神経節と自律神経節とがある（図11-20，21）．

1. 脳脊髄神経節 craniospinal ganglion

　脳脊髄神経節は，脳神経・脊髄神経に属する**感覚神経節** sensory ganglion である．脳神経では三叉神経，顔面神経，内耳神経，舌咽神経，迷走神経の**感覚神経節** cranial ganglion であり，脊髄神経では後根にある**脊髄神経節** spinal ganglion である．
　神経節は線維性結合組織でできている被膜で包まれる．被膜は神経節に出入する神経を包む神経周膜と神経上膜に移行する．
　神経節は神経細胞・神経線維および間質結合組織でできている．神経線維は束をつくって種々の方向に走り交錯する．間質結合組織は被膜に連なり，繊細な膠原線維と線維芽細胞からなり，神経細胞，神

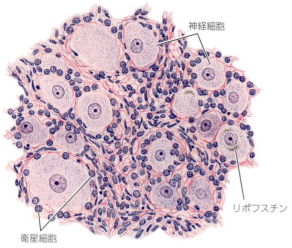

図 11-20　脳脊髄神経節（半月神経節）×200

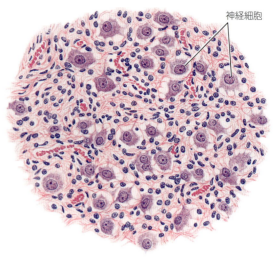

図 11-21　自律神経節（胸神経節）×200

経線維を包む．

　神経細胞，すなわち**神経節細胞** ganglion cell は交錯する神経線維束の間に個々に散在，あるいは群をつくって存在する．神経細胞は一般に大型ないし中型の球形で，細胞質には微細な顆粒状のニッスル小体をもち，しばしば黄褐色の色素顆粒（リポフスチン）もみられる．核は大きく，球形，明調で，一般に明瞭な核小体をもつ．

　神経細胞には，胞体の染色性が明調なものと暗調なものとがみられる．一般に明調細胞は大型であり，暗調細胞は小型である．

　神経細胞は大部分が偽単極神経細胞（p.112）である．その胞体突起は1本であるが，胞体から出るとT状に2本の枝，すなわち末梢枝と中枢枝に分かれる．2本とも有髄線維で，末梢枝は神経として末梢に向かい，知覚性終末に終わる．中枢枝は脳，脊髄に進入する．なお，らせん神経節と前庭神経節の神経細胞は双極性である．

　小型の暗調神経細胞の突起は無髄で，興奮伝導速度が遅い痛覚に関与する．

　脊髄神経節において，特に大型の神経細胞では，胞体から出る突起は中枢枝と末梢枝に分かれる前に迂曲して走り，神経細胞を包むように糸球状のものもある．このような神経細胞は**糸球状細胞** glomerular cell とも呼ばれる．また，まれに4～5本の突起が胞体から起こるとただちに互いに吻合して網状となるものもある．このような細胞は**有窓細胞** fenestrated cell ともいう（図 11-22）．

　神経細胞は単層の小型扁平ないし立方形の**衛星細胞** satellite cells で囲まれる．衛星細胞は末梢性グリア細胞で，神経細胞の支持や代謝に関与する．

　電子顕微鏡でみると，衛星細胞の外側に接して基底板があり，さらにその外側は扁平な線維芽細胞を含む線維性結合組織が囲んでいる．この線維芽細胞を**被膜細胞** capsule cell ということもある．

　被膜細胞を含む線維性結合組織は，神経線維を囲む神経内膜に連なる．

　神経節には，豊富な毛細血管網がみられる．毛細血管は連続性で，比較的広い内腔をもつ．動物によっては，有窓性毛細血管もみられる．

2. 自律神経節 autonomic ganglion

　自律神経節には，交感神経幹にみられる大きな幹神経節や腹腔の椎前神経節，脳神経に属する副交感神経系の神経節の他に，いろいろな内臓の神経叢にみられる小さな神経節などがある．

　神経節は一般に，脳脊髄神経節のように，結合組織の被膜で覆われる．被膜から内部に向かって結合組織が進入し，神経細胞や神経線維を包んでいる．

　神経細胞，すなわち神経節細胞は一般に中型ないし小型の多極神経細胞で，細胞質には細顆粒状のニッスル小体をもち，しばしば色素顆粒（リポフスチン）もみられる．核は球形で，明瞭な核小体をもつ．核はしばしば胞体内に偏在し，ときに2個存在する（図 11-23）．

　樹状突起が細胞体を糸球状に取り巻くこともある．**樹状突起糸球** dendritic glomerulus といわれる．

　自律神経節は節前ニューロンが節後ニューロンに接続するところで，樹状突起・細胞体には，感覚神経節と違って，多くの神経終末（節前線維）が終わり，シナプスをつくる．節前線維の終末は大部分が明るいシナプス小胞をもち，コリン作動性である．

　神経節細胞の軸索は節後線維で，無髄である．

　神経細胞を囲む衛星細胞は一般に小型紡錘形で，不整に配列し，明瞭でないことも多い．なお，被膜細胞も欠けることが多い．

末梢神経系

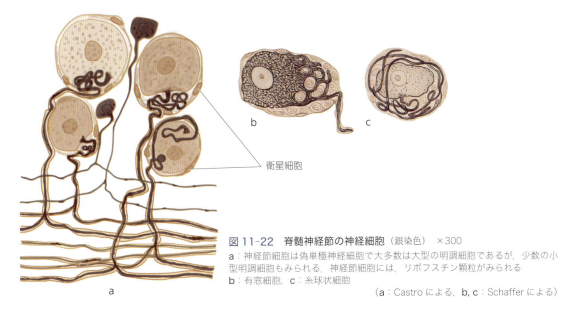

図11-22　脊髄神経節の神経細胞（銀染色）　×300
a：神経節細胞は偽単極神経細胞で大多数は大型の明調細胞であるが，少数の小型明調細胞もみられる．神経節細胞には，リポフスチン顆粒がみられる
b：有窓細胞，c：糸球状細胞
（a：Castroによる，b, c：Schafferによる）

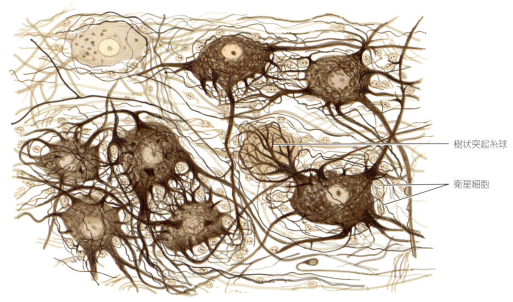

図11-23　交感神経節の神経細胞（銀染色）
神経節細胞は多極神経細胞である　×400　（Castroによる）

交感神経節には，クロム親性を呈するやや小型の細胞をみることがある．この細胞は細胞質にカテコールアミンをもち，電子顕微鏡で小型の分泌顆粒がみられる．特定の方法で観察すると，蛍光を発するのでSIF細胞 small intensely fluorescent (SIF) cellと呼ばれる．カテコールアミン産生細胞で，神経節における神経細胞の機能や血流などの調整にあずかる．

B　末梢神経 peripheral nerves

末梢神経，すなわち**神経** nervesは神経線維束からなる（図11-24, 25）．太い神経では，多くの神経線維束がさらに全体として疎性結合組織で束ねられ，包まれている．このように全体を覆う結合組織性被膜を**神経上膜** epineurium，個々の神経線維束を包む結合組織を**神経周膜** perineuriumという（図11-24）．

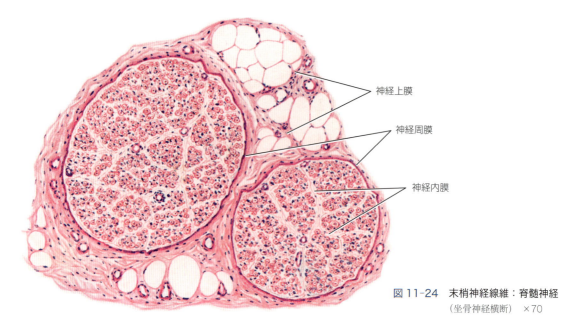

図11-24　末梢神経線維：脊髄神経
（坐骨神経横断）×70

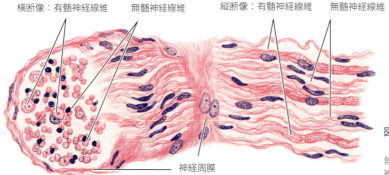

図11-25　末梢神経線維：交感神経線維　×450
無髄神経線維の他に少数の有髄神経線維も含まれる

a. 神経上膜 epineurium

　神経上膜は，多くの神経束全体を包む束にする結合組織で，ここには膠原線維が不規則に配列し，多量の弾性線維が混在する．また，しばしば脂肪細胞を含む（図11-26）．

　膠原線維は神経の走行の方向に走り，神経が過度に進展して損傷を受けることを防いでいる．神経は，縦断像でみると，一般に波状を呈する．これは神経上膜に含まれる弾性線維のためである．また，脂肪細胞には，神経に加わる外力に対して物理的に緩衝する役割もある．神経上膜は脳や脊髄の硬膜に連続し，脳や脊髄に近いほど厚く，枝分かれして末梢になるほど薄くなる．

b. 神経周膜 perineurium

　個々の神経線維束を包む神経周膜は，線維束を層状に取り囲む緻密な膠原線維と線維芽細胞でできており，通常の染色では比較的濃染する．いろいろな器官，組織の組織切片でみられるような細い神経も，通常，神経周膜で包まれた神経線維束である（図11-27）．

　神経周膜で包まれた神経線維束では，神経線維はゆるい波状またはらせん状に走る．このような波状走行のために，神経束はある程度まで伸展されても損傷されない．

　膠原線維は**周膜の線維部 fibrous part** であり，その内面はさらに数層の扁平な**上皮様細胞（神経周膜上皮 perineurial epithelium）** で覆われ，**類上皮部 epithelioid part** と呼ばれる．上皮様細胞は内面に基底板をもち，互いにタイト結合で連結し，クモ膜関門細胞と同様に，物質の移動，拡散に対する関門として働く．

　神経周膜は中枢側でクモ膜，軟膜に連なる．

　神経周膜の内側で，神経線維束との間隙はリンパ様の液で満たされる．この間隙は中枢側でクモ膜下腔と交通し，脳脊髄液に続き，ウイルス・微生物の

末梢神経系

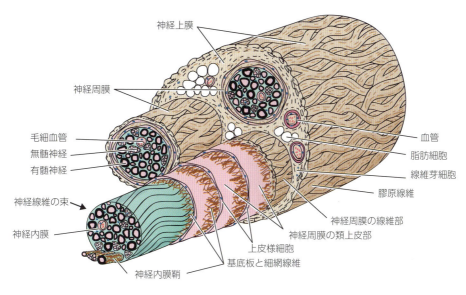

図11-26 末梢神経線維被膜の立体構造

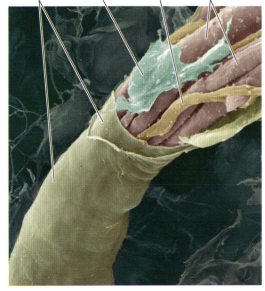

図11-27 結合組織線維を除去した神経周膜の走査電子顕微鏡写真 ×500

伝播経路となることもある．また，癌の神経浸潤というように，癌細胞が神経周膜内を浸潤していく現象もみられる．

c. 神経内膜 endoneurium

周膜の内部で，個々の神経線維の間は繊細な線維性結合組織で埋められる．この結合組織を神経内膜という．1本1本の神経線維は基底板と細網線維で鞘状に包まれる．これを**神経内膜鞘** endoneural sheath という．

神経内膜が占める**組織間隙** (endoneurial space) は神経線維の代謝・興奮伝導のような機能にも関係する．

神経線維束をつくる神経線維は有髄線維・無髄線維からなる．各線維はシュワン鞘で包まれる．神経線維の間にみられる細胞核はシュワン細胞・神経内膜の線維芽細胞や血管壁の細胞などの核である．

有髄線維が多数を占め，運動性と知覚性がある．しかし，運動線維と知覚線維とは組織学的に差異はなく区別できない．

d. 血　管

末梢神経では，分布する動脈は神経上膜で枝分かれし，その枝が神経周膜を貫いて進入し，神経内膜で神経の走行に沿って伸びる細長い毛細血管網をつくる（図11-28）．

C 末梢神経終末
peripheral nerve ending

末梢神経終末は神経線維の終末で，遠心性終末と求心性終末とに大別される．前者は興奮を中枢側から末梢側に向かって伝え，後者は末梢で受容される刺激を末梢側から中枢側に向かって伝える．

1. 遠心性終末 efferent ending

遠心性終末は，**運動性終末** motor ending とも呼ばれて筋細胞や腺細胞などの**効果器** effector に終わる終末である．

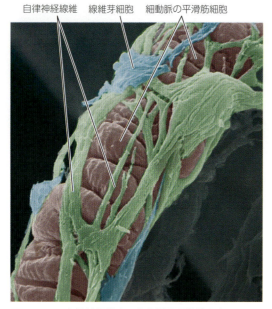

図11-28 自律神経終末の走査電子顕微鏡写真
細動脈周囲の血管運動性神経終末（緑）×500

骨格筋に終わる体性運動神経終末（体性遠心性終末）と、平滑筋・心筋や腺に終わる自律神経終末（内臓遠心性終末）とがある。

a. 骨格筋に終わる体性運動終末

骨格筋に分布する体性運動神経線維は分岐し、筋線維に達すると、髄鞘を失い、枝分かれして終わる。

1個の運動ニューロンの神経突起（線維）は分岐して、その1本1本の分枝がそれぞれ1個の筋線維に終わる。このように、1個の運動ニューロンは多くの筋線維に終わることになる。1個の運動ニューロンと、それが支配する筋線維とをまとめて**運動単位** motor unit という。精細な運動を営む筋、例えば眼筋などでは、1個の運動ニューロンは1～数個の筋線維を支配する。一方、粗大で強力な運動を行う筋では、1個のニューロンは多数、例えば500～1,000個以上の筋線維を支配する。

神経線維が終わる部位は筋細胞の表面で、丘状にやや盛り上がり、楕円形（径50×100μm）の**運動終板** motor end plate をつくる。運動終板では、多数の核の集積がみられる。このような核には、神経線維のシュワン細胞と同系の末梢性グリア細胞、すなわち**テログリア** teloglia（終末グリア細胞 terminal glial cell）の核と、明るく大きな筋細胞核がある。終板内で、軸索は分岐を繰り返して数～10個ほどの神経終末をつくり、各終末の先端はやや膨大して終わっている（図11-29）。

電子顕微鏡でみると、軸索の終末、すなわち**神経筋終末** neuromuscular ending は筋細胞表面の浅い凹みに陥入し、**神経筋シナプス** neuromuscular synapse をつくる。軸索の末端部は豊富なシナプス小胞とミトコンドリアを含む。軸索膜は筋細胞の細胞膜に相対して**シナプス前膜** presynaptic membrane となる。一方、筋細胞の細胞膜は**シナプス後膜** postsynaptic membrane で、その細胞膜は筋細胞質（筋形質）内に向かって多数の陥入を形成する。このような細胞膜の陥入によって、シナプス後膜はヒダ状を呈し、**シナプス後膜ヒダ** postsynaptic plicae（または**シナプス下ヒダ** synaptic folds）を形成する。ヒダによって、膜の表面は広くなっている。シ

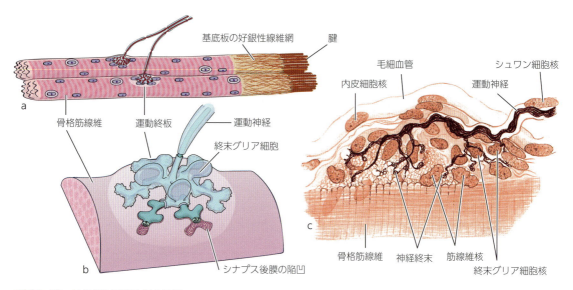

図11-29 骨格筋と運動神経の接続
模式図（a, b）と銀染色標本像（c）×300

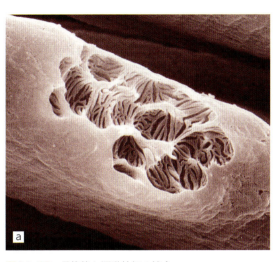
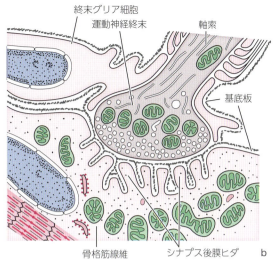

図11-30　骨格筋と運動神経の接合
a：運動神経終末を除去した骨格筋線維終末の陥凹を示す走査電子顕微鏡写真．陥凹には多数のヒダがみられる　×3,000
b：神経筋シナプスの微細構造

ナプスの部位の細胞質にも多くのミトコンドリアが集まっている（図11-30）．

シナプス前膜（軸索膜）とシナプス後膜（筋細胞膜）との間は幅20〜50 nmの**シナプス間隙** synaptic cleftで，ここにやや電子密度の高い層が介在する．この層は神経線維のシュワン細胞，終末グリア細胞と筋細胞の細胞膜に接する基底板に連なる．

運動終板は組織化学的に強い**アセチルコリンエステラーゼ** acetylcholinesteraseの活性を示す．酵素はシナプス後膜の陥入面にある．

神経の終末に興奮が到達すると，シナプス小胞に蓄えられているアセチルコリンが放出される．アセチルコリンはシナプス後膜にあるレセプターと結合して，細胞膜が脱分極することにより興奮が筋細胞膜に伝えられる．アセチルコリンは分解酵素であるアセチルコリンエステラーゼでただちに分解されるので，筋細胞は再分極し，引き続いて送られてくる神経興奮にすぐに反応できる．

ボツリヌス菌の毒素はアセチルコリンの放出を妨げ，筋肉の麻痺が起こる．**重症筋無力症**は，アセチルコリン受容体に対する抗体ができる自己免疫病で，アセチルコリンが作用できないために，徐々に筋力が落ちていく．

b. 平滑筋・心筋・腺における遠心性終末

平滑筋・心筋や腺には，自律神経系の遠心性線維が分布する．これには内臓の平滑筋に終わる**内臓運動性** visceromotor，血管の平滑筋に終わる**血管運動性** vasomotor，毛の立毛筋に終わる**立毛性** pilomo-

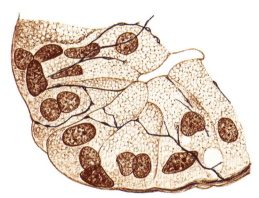

図11-31　漿液腺に分布する自律神経終末（銀染色）
（鈴木　清による）　　　　　　　　　×1,200

tor，心筋に終わる**心臓運動性** cardiomotor，腺上皮に終わる**分泌性** secretoryなどの神経線維がある（図11-31）．

平滑筋や心筋では，神経線維は分岐して，筋線維束を囲み神経叢をつくる．神経叢から細い線維が出て，筋線維に接して走り終わる（**神経筋終末** neuromuscular ending）．腺では，小葉間で神経叢をつくり，ここに神経細胞がみられることもある（図11-32）．神経叢から細い線維が出て，基底膜の外側で，あるいは基底膜を貫いて腺細胞に接して終わる（**神経腺終末** neuroglandular ending）．

このような自律神経系の節後線維は無髄線維で，枝分かれを繰り返して1〜数本の軸索となって終わる．軸索は膨らんで終わる（**終末球** terminal bulb）が，その走行中にも数珠状に多くの膨らみをもつ（**終末前球** preterminal bulb, terminal varicosity）．

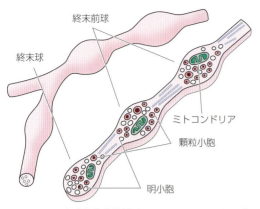

図 11-32 交感性節後線維（アドレナリン作動性）の終末の微細構造

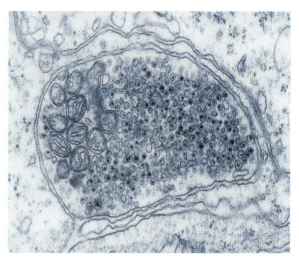

図 11-33 交感性節後線維（アドレナリン作動性）の終末の透過電子顕微鏡写真（マウス松果体） ×35,000
（旭川医科大学 松嶋少二氏 提供）

このような終末にみられる軸索の膨らみは，電子顕微鏡でみると，多数の小胞とミトコンドリアを含んでいる．小胞の性状によって，2種の線維が区別できる（図11-33）．

1つは，小胞が直径40〜60 nm の**明小胞** clear vesicle（無顆粒小胞 agranular vesicles）で，伝達物質がアセチルコリンで，**コリン作動性** cholinergic の副交感性節後線維である．

もう1つの線維は，直径50〜60 nm で内部に密な顆粒をもつ**顆粒小胞** granular vesicle をもち，ノルアドレナリンを伝達物質とする**アドレナリン作動性** adrenergic の交感性節後線維である．

2. 求心性終末 afferent ending

求心性終末は**知覚神経線維** afferent fiber の終末で，末梢で受ける刺激を神経インパルスとして中枢に向かって伝える．

知覚線維（求心性線維）は感覚ニューロンの樹状突起である．例えば，脊髄神経節や脳神経節のような感覚神経節の感覚ニューロンの樹状突起にあたる末梢枝であって，神経線維の構造をもつ．

求心性終末は2種に大別される．1つは線維が自由に終わる自由神経終末であり，もう1つは特殊な構造をもつ受容装置，すなわち被包神経小体に終わるものである．

a. 自由神経終末 free afferent ending

自由神経終末は，知覚神経線維の末端が末梢で自由に終わる．すなわち，神経線維は末端に近づくと髄鞘を失い，次いでシュワン鞘も失って，**裸の軸索**となり，終末分枝に分かれて終わる（図11-34）．

終末分枝の末端はしばしば結節状にやや膨らんでいる．電子顕微鏡でみると，末端にはミトコンドリアが集まっていることも多い．

自由神経終末は上皮，結合組織，筋組織など体内に広くみられ，痛覚，触覚，温度感覚を感受する．

上皮では，特に皮膚の表皮，毛包や粘膜の上皮にみられる．神経線維は上皮に近づくと枝分かれして上皮下で神経叢をつくり，そこから出る軸索が上皮

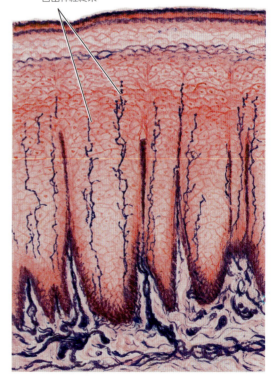

図 11-34 上皮の自由神経終末（ブタ，鼻尖，銀染色）
×70

末梢神経系

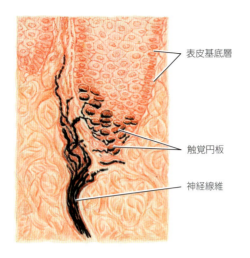

図11-35　メルケル小体（ブタ，鼻尖，銀染色）
×200

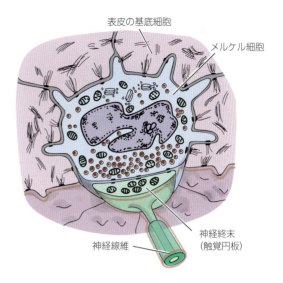

図11-36　触覚円板

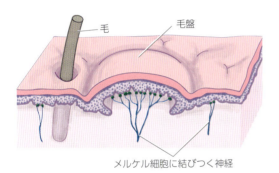

図11-37　毛　盤
毛盤表皮基底則にメルケル細胞が密集する

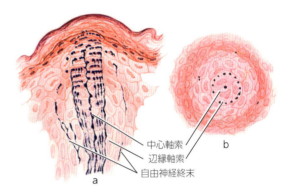

図11-38　アイマー小体（モグラ，鼻尖の上皮，銀染色）
a：縦断像，b：横断像　×350

に進入し，小結節状に膨らんで終わる．
　結合組織では，真皮，皮下組織や粘膜，漿膜，骨膜，血管，心臓の結合組織など体内に広く終わる．
　筋組織では，筋間や筋線維の周囲の結合組織などにみられる．

メルケル小体 tactile corpuscle of Merkel

　メルケル小体は，皮膚の表皮，毛の毛包や粘膜の重層扁平上皮に進入する神経線維が特殊な感覚性の上皮細胞に接する無被包の触覚小体である．小体をつくる特殊な上皮細胞は，**メルケル細胞** Merkel cell といい，やや大きな明調な胞体をもち，重層扁平上皮の深側にある．核は一般に深い切れ込みを示し，胞体には電子密度の高い物質を入れる顆粒が散在する．神経線維は髄鞘とシュワン鞘を失い，その終末はメルケル細胞の底面に接して円板状に広がり，**触覚円板** tactile disc（**メルケル円板** Merkel disc）をつくる（図11-35, 36）．このように，メルケル小体はメルケル細胞と神経終末からなる触覚円板が集っ

てできており，機械的刺激の受容器として，触覚を受容する．
　また，体毛に近接する円盤上の隆起，**毛盤**（触盤）touch dome の表皮基底側には触覚円板をつくるメルケル細胞が密集する（図11-37）．
　多くの動物では，上顎で口の付近に**洞毛** sinus hair という太い触毛（いわゆるヒゲ）がある．洞毛は毛包の周囲に血管洞が発達し，その外側が結合組織性被膜で包まれる．洞毛は上皮性毛包（外根鞘）に多くのメルケル小体をもち，触覚器として働いている．

　▪**アイマー器官** Eimer's organ：モグラの鼻尖の重層扁平上皮にはメルケル細胞が上皮の厚さ全体にわたって円柱状に重なっており，その細胞柱の辺縁と中軸とに20〜40本の裸の軸索が基底側から表側に向かって直走する（図11-38）．

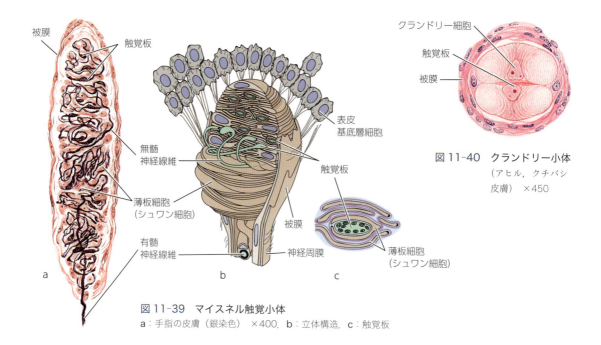

図11-40 クランドリー小体
（アヒル，クチバシ皮膚）×450

図11-39 マイスネル触覚小体
a：手指の皮膚（銀染色）×400，b：立体構造，c：触覚板

b. 被包神経終末
encapsulated afferent ending

　求心性終末が特異な構造をもつ受容装置に終わるものである．このような受容装置はさまざまな形態，構造をもつが，いずれも被膜で包まれているので，**被包神経小体** encapsulated corpuscle（end organ）と総称される．
　その主なものについて述べる．

1) マイスネル触覚小体
tactile corpuscle of Meissner（図11-39）

　この小体は手指の掌側面，手掌，足指の底側面，足底，陰核，陰茎亀頭のような無毛部皮膚の真皮乳頭の中にある．特に手指の掌側皮膚に多い．小体は長径90〜120μm，幅径30〜50μmの楕円体形で，長径が乳頭軸に一致するように位置する．
　小体は結合組織性被膜で包まれ，クサビ形で薄板状の細胞が小体の長軸に対して横または斜め方向に積み重なってできている．被膜は神経周膜と連続する．薄板状の細胞は**薄板細胞** laminar cellと呼ばれ，シュワン細胞に由来する．
　小体には，下端から2〜4本の神経線維が進入する．線維は髄鞘を失い，裸の軸索となり，枝分かれして薄板細胞の間を曲がりくねって走り，それぞれの細胞と触覚板 tachile discoideをつくる．
　マイスネル触覚小体は皮膚感覚，特に触覚の受容器である．

■ **グランドリー小体** Grandry corpuscle：アヒルのような水鳥のクチバシの皮下組織や舌粘膜の結合組織にみられるマイスネル小体とよく似た小体である．小体は直径約50μmで，結合組織性被膜に包まれ，2〜3個の触覚細胞（**グランドリー細胞** Grandry cell）からなる（図11-40）．グランドリー細胞は大きな円板状で，細胞質は明調で，球形核をもつ．神経線維は髄鞘を失って小体に入り，枝分かれして，グランドリー細胞の間を走り，触覚板をつくる．

2) ファーター-パチニ小体 corpuscle of Vater-Pacini（**層板小体** lamellar corpuscle）

　手指の掌側，手掌，足指の底側，足底のような無毛部皮膚の皮下組織に多いが，その他にもいろいろな部位の皮膚の皮下組織や関節の付近（関節包・靱帯・腱・骨膜），腸間膜や膵臓などの結合組織の中にもみられる．小体は楕円体状で，長径は約500〜700μmであるが，3〜4mm以上の大きなものもある．ネコ腸間膜にある小体は肉眼的にも見ることができる．
　小体は結合組織性被膜で包まれ，楕円体の長径に一致する中軸にある**内球** inner bulbと，その外側にある**外球** outer bulbとからできている．
　内球は中央にある細長い部で，電子顕微鏡でみると，扁平な薄板状の細胞が密に層状に重なり合ってできている．内球の薄板細胞は**シュワン細胞**に由来する（図11-41）．
　外球は内球の外側を同心円状に取り囲む30層までの層板でできている．各層板の間には，広い間隙があり，タンパク質に富む液で満たされ，少量の微細な膠原線維や弾性線維および毛細血管もみられる．層板は薄く扁平な上皮様細胞からできている．

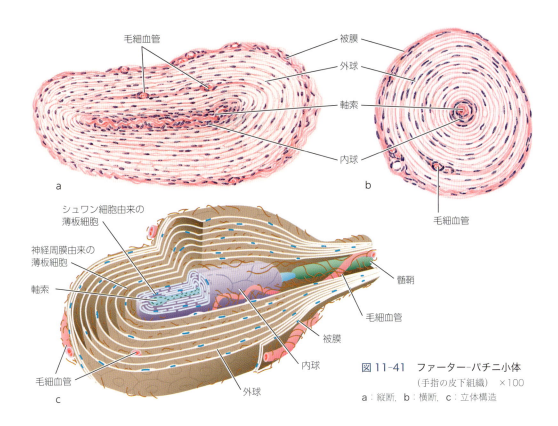

図 11-41　ファーター-パチニ小体
（手指の皮下組織）×100
a：縦断, b：横断, c：立体構造

これは，神経周膜の内面を覆う**上皮様細胞**（神経周膜上皮）に由来する．

神経線維は小体の一端から進入し，髄鞘を失って裸軸索となって内球の中軸を走り，先端がやや膨らんで終わる．電子顕微鏡でみると，終末にはミトコンドリアが集積し，小胞も含まれる．

ファーター-パチニ小体は深部圧覚，振動の受容器である．

3）ゴルジ-マッツォニ小体
bulbous corpuscle of Golgi-Mazzoni

皮膚の真皮，皮下組織，ことに陰部や指にみられる．小体は球形または楕円体形で，ファーター-パチニ小体に比べると，はるかに小さい．内球は発達がよいが，外球は層板構造の発達が悪く不明瞭である．神経線維は内球に進入し，分岐し，吻合して糸球をつくり，その末端はやや膨らんで終わっている（図11-42a）．

この小体は機械的刺激の受容器である．

4）クラウゼ小体 bulbous corpuscle of Krause

外陰部皮膚の真皮や口腔（舌）粘膜，眼球結膜などの粘膜の固有層，大きな動脈の外膜の結合組織などにみられる．ファーター-パチニ小体の約1/10ほどの大きさの不整球形ないし卵円形小体である．神経線維は軸索として内球に進入し，分岐吻合して糸球をつくる．外側は結合組織性被膜で包まれる（図11-42b）．

クラウゼ小体のうちで，特に陰茎亀頭や陰核の真皮深層にみられるものを**陰部神経小体** genital end bulb といい，関節付近の結合組織の中にみられるものを**関節神経小体** articular end bulb と呼ぶ．

クラウゼ小体はかつては冷覚の受容に関与するともいわれたが，むしろ機械的刺激に対する感覚受容装置とみなされている．

5）ルフィニ紡錘 Ruffini's spindle
（ルフィニ小体 corpuscles of Ruffini）

皮下，特に指や足底の皮膚深部や関節包などにみられ，結合組織線維束が紡錘状に膨大してできており，長さ約3 mmに達するものもある．紡錘は結合組織性被膜で包まれる．進入する神経線維は無髄になり，分岐を繰り返して終わる（図11-42c）．

ルフィニ紡錘は周囲の結合組織に加わる牽引や変形など機械的刺激を感受する受容装置である．

6）筋紡錘 muscle spindle

骨格筋の中にあり，骨格筋の伸展状況を中枢へフィードバックするための受容装置である．筋紡錘は長さ約1〜3 mm，太さ約0.2〜0.5 mmの紡錘形で，骨格筋の筋線維に平行に位置する．一般に数〜10数個の特殊な細い横紋筋線維からなり，線維性

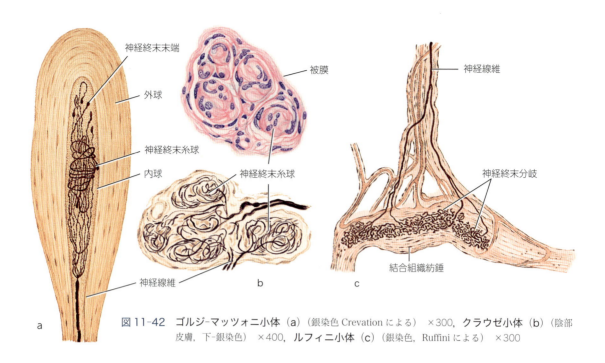

図11-42　ゴルジ-マッツォニ小体（a）（銀染色 Crevation による）×300，**クラウゼ小体**（b）（陰部皮膚，下-銀染色）×400，**ルフィニ小体**（c）（銀染色，Ruffini による）×300

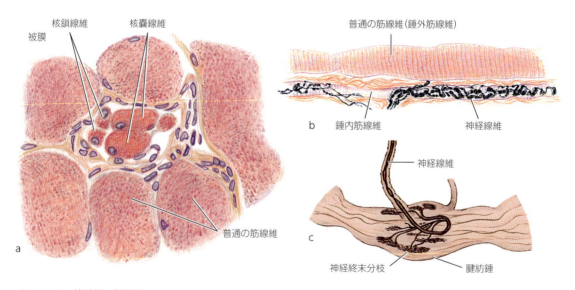

図11-43　筋紡錘と腱紡錘
a：筋紡錘の横断像　×400，b：筋紡錘の縦断像（銀染色）×300，c：腱紡錘の縦断像（銀染色，Kershner による）×300

結合組織の被膜で包まれる（図11-43）．

　筋紡錘の両端は一般に周囲の普通の横紋筋（錘外筋線維）の筋周膜に結合している．

　紡錘をつくる筋線維は **錘内筋線維** intrafusal muscle fiber と呼ばれ，周囲の普通の骨格筋線維（錘外筋線維）よりもはるかに細く，特殊な構造をもつ．錘内筋線維には，核嚢線維と核鎖線維との2種が区別される．これらの横紋筋線維は，知覚性神経と運動性神経の両者で支配されている．

　（1）核嚢線維 nuclear bag fiber：これは比較的太く，特にその中央部（赤道部）は太く膨らみ，ここに多くの球形核をもち，筋フィラメントはなく横紋を欠く．中央部の両側では，筋フィラメントが多く，横紋がみられ，核は線維の辺縁部にある．

　核嚢線維には2種類ある．**動的核嚢線維** dynamic bag$_1$ fiber では，筋フィラメントはM線を欠き，筋小胞体の発達が悪いが，豊富なミトコンドリアを備え，酸化酵素が多い．一方，ATPアーゼ，グリコーゲンは少ない．**静的核嚢線維** static bag$_2$ fiber では，筋フィラメントは明瞭なM線をもち，筋小胞

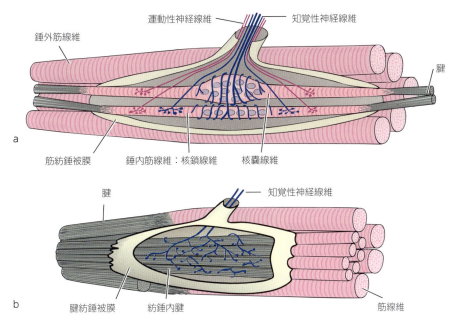

図11-44 筋紡錘（a）と腱紡錘（b）の立体構造

体・T管は発達し，ATPアーゼやグリコーゲンに富む．また，ミトコンドリアや酸化酵素に乏しい．さらに，線維の両端が発達した弾性線維で囲まれる．

（2）核鎖線維 nuclear chain fiber：これは核嚢線維に比べて細く，やや短く，線維の中央部に列をつくって縦に並ぶ楕円体形の核をもつ．核鎖線維でも，中央部以外のところでは横紋をもつ筋フィラメントがあり，核も辺縁部にある．

筋紡錘では，核嚢線維は3～4個で紡錘の中軸部にあり，核鎖線維は10個ほどで周縁部にある．また，錘内筋線維と被膜の間はリンパ様の液で満たされる．

筋紡錘に分布する知覚性神経線維は有髄線維で，太い線維と細い線維の2種がある．太い線維（Ⅰa）は1本で，太さ12～20μmである．この線維は紡錘のほぼ中央部で被膜を貫いて進入し，髄鞘を失って裸軸索となって分岐し，錘内筋線維の中央部（核嚢部・核鎖部）をらせん状にからまる**らせん輪状神経終末** annulospiral ending をつくって終わる．細い神経線維（Ⅱ）は数本で，太さ6～8μmである．紡錘に進入して無髄となり，2種の終わり方がある．1つは，分岐して，核嚢線維には房状に分かれて終わる**房状神経終末** flower spray ending をつくり，核鎖線維では中央部からやや離れたところでらせん輪状神経終末をつくる．もう1つは，核鎖線維のみに終わるもので，線維の中央部からやや離れたところでらせん輪状神経終末をつくる．

終末には，電子顕微鏡でみると，多くのミトコンドリアが含まれている．

錘内筋線維には，運動性神経線維も分布する．運動線維は比較的細く，太さ2～8μmの有髄線維で，錘内筋線維の長く伸びた両端部で小さな運動終板に終わっている．

運動性線維は脊髄前角のガンマ運動ニューロンに由来するベータ線維とガンマ線維である．

筋紡錘は筋の伸張によって引き伸ばされ刺激されると，筋の長さの変化を検知する**伸張受容器** stretch receptor である．こうして，筋の運動や位置などの深部（固有）感覚を感受する．

筋が伸張すると，筋紡錘の錘内筋線維も伸ばされ，そこに分布する知覚線維に興奮が起こる．

筋紡錘の錘内筋線維は分布する運動神経線維によって適度の収縮状態に保たれ，伸張に対する微妙な変化を検知できるように感度が高められている．

なお，動的核嚢線維は，筋の伸張が迅速に起こる動的相に働き，静的核嚢線維は，迅速な動きには反応せず，伸張が持続する静止相に応ずる．核鎖線維はゆっくりした運動に反応する．

7）腱紡錘 tendon spindle

腱紡錘は腱や腱膜にみられる受容装置である．腱をつくる線維束が膨らんで紡錘状となり，結合組織性被膜に包まれる．ここに知覚性神経線維が進入し，細かく分岐して終末をつくる（図11-44）．

腱紡錘は腱に加わる張力（緊張）を検知する受容装置で，**腱器官** tendon organ とも呼ばれる．

HISTOLOGY

Chapter 12 外 皮 integument

外皮 integument は体の外表面を覆う皮膚と，その付属器（毛，爪，皮膚腺）との総称である．外界からのさまざまな刺激（寒さ，暑さ，乾燥，日光，有害物質などによる刺激，機械的刺激など），侵襲（水分の浸入や蒸発，種々の生き物の侵入，侵襲など）から体を守っている．また，体温を調節し，温・冷・触・圧・痛の感覚器としても機能している．

A 皮 膚 skin

皮膚は身体の表面を覆って外部環境との界面をつくる強靱な被膜である．全身で合計すると，面積は約 $1.6 m^2$，重さは約 9 kg（体重の約 16％）を占め，体内で最も大きな器官である．

表層は発生学的に外胚葉に由来する上皮，すなわち表皮で覆われ，その深側に中胚葉から生ずる**真皮**がある．真皮は密な結合組織層であって，さらにその深側に疎性結合組織と脂肪組織からなる**皮下組織**がある．皮下組織により，皮膚は深部にある筋や骨などと結合する（図 12-1）．

皮膚は，その部位によって構造が多少異なる．特に手掌や足底の皮膚は毛がなく厚く，特徴的な構造をしているので，**手掌・足底型の皮膚**，または厚い皮膚，と呼んで，**一般の皮膚**（薄い皮膚）と区別する．また，一般に皮膚は背側・伸側では腹側・屈側に比べて厚い．

皮膚の表面は一様に平滑ではなく，**皮溝**（皮膚小溝）sulcus cutis と呼ばれる多数の細かい溝が走っている．また皮溝で囲まれた隆起を**皮丘**（皮膚小稜）crista cutis と呼ぶ．手掌や足底の皮膚では，特徴的な線状の深い皮溝が模様のように走っており，指紋や掌紋，足底紋という**皮膚紋理** dermatoglyphics を形成する．

1. 表 皮 epidermis

表皮は重層扁平上皮である．厚さは一般に 100〜400 μm であるが，身体の部位によって異なる．いわゆる厚い皮膚（手掌・足底の皮膚）では表皮も厚く，0.8〜1.5 mm ほどである．一般の皮膚では，表皮も薄く，例えば眼瞼では特に薄く，約 40 μm にすぎない．

a. 表皮の構造

表皮は，深側から浅側に向かって，基底層，有棘層，顆粒層，淡明層，角質層の 5 層に分けられる（図 12-2, 3）．

この 5 層は厚い皮膚で特に明瞭である．手掌・足底，指の手掌側・足底側の厚い皮膚では指紋がみられ，5 層は表面の指紋・掌紋の隆起すなわち皮膚小稜とその間の皮溝の凹凸に沿う凹凸をみせるが，有棘層は指紋隆起部で厚く，有棘層，基底層が真皮へ突出する．

1）基底層 basal layer

表皮をつくる重層扁平上皮の最深層である．円柱状の細胞，すなわち**基底細胞** basal cell が 1 層に並んでできている．細胞内にはケラチンフィラメントがあり，デスモソーム（接着斑）に接着する．また，基底面には基底膜があり，ここに面してヘミデスモソームがみられる．基底細胞は，この基底側に多数の小さな胞体突起をもち，深側の真皮の結合組織といり組み，その細胞膜にあるヘミデスモソームにより，基底膜と強く結合する．

この層には，後述のようにメラニン細胞（メラノサイト），ランゲルハンス細胞，メルケル細胞，小リンパ球などがみられる．

また，この層にはしばしば上皮細胞の核分裂像がみられ，表皮の細胞を供給している．細胞分裂は一般に昼間よりも夜間に多い．

2）有棘層 spinous layer

基底層の浅側で，多角体形の細胞が数層に配列してできている層である．細胞は表層に近づくにつれて扁平となる．隣接する細胞の間には，比較的広い細胞間隙があり，細胞は多くの棘状の胞体突起をもつ．したがって，細胞を**有棘細胞** spinous cell とい

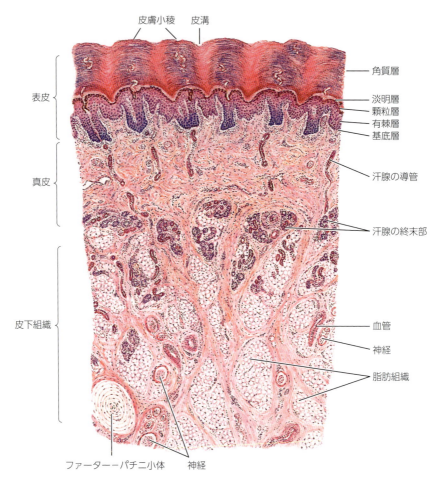

図 12-1　希突起膠細胞（大脳皮質　銀染色）×24

い，層を有棘層と呼ぶ．
　隣接する細胞の棘状の胞体突起は互いに結合していわゆる**細胞間橋** intercellular bridge（p.59）をつくる．
　基底層から有棘層を電子顕微鏡でみると，隣接する細胞は細胞膜が互いに複雑にいり組み，かつデス

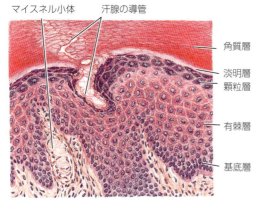

図 12-2　皮　膚（手指）×140

モソームで互いに結合する（図 12-4）．
　細胞質は多量のリボソームをもつ．このため光学顕微鏡で塩基好性である．
　また大量の太さ 10 nm の中間径フィラメント（**張フィラメント** tonofilament）をもつ．フィラメントはしばしば束（**張原線維** tonofibril）をつくり，特にデスモソームに集まる．これはケラチンフィラメントである．
　隣接する細胞が互いに強く結合されるデスモソームの部は光学顕微鏡で細胞間橋として認められる．この場合，細胞は収縮して，細胞間隙は広くなっているが，デスモソームの部位で連結していて棘状の胞体突起として認められる．
　有棘層は基底層とともに**胚芽層** germinal layer または**マルピギー層** malpighian layer と呼ぶこともある．基底層で，細胞分裂によって表皮細胞は増殖し，表皮の表面で退化剝離して失われる表皮細胞を補充するからである．しかし，特に基底層のみを胚芽層ということもある．

外 皮

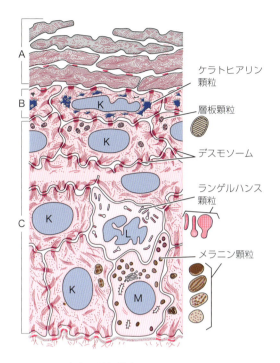

図12-3　表皮の微細構造
A：角質層と淡明層，B：顆粒層，C：有棘層と基底層．
K：ケラチノサイト，L：ランゲルハンス細胞，M：メラニン細胞

細胞は胞体にヘマトキシリンに濃染する粗大な顆粒を多量にもつ．顆粒は**ケラトヒアリン顆粒** keratohyalin granules と呼ばれ，大きさ，形状はさまざまある．細胞は次第に変性し，核は一般に明るく無構造になる．

電子顕微鏡でみると，多数のフィラメントの束が交錯し，このフィラメント間に電子密度の高い物質（ケラトヒアリン物質）が沈着して，ケラトヒアリン顆粒をつくる．

ケラトヒアリン顆粒は**プロフィラグリン** profilaggrin というタンパク質を主成分とし，RNA，糖質，脂質なども含む．これは上皮細胞が表層で角化するときには，**フィラグリン** filaggrin となって，ケラチンフィラメントを凝集させる．フィラグリンの分解産物は天然保湿因子として働き，皮膚のバリア機能や水分保持に重要な役割を果たす．

有棘層の上層と顆粒層の表皮細胞には，径100～300 nm の球形ないし楕円体状の小体がみられる．小体は膜で囲まれ，内部に層板状構造をもち，**層板顆粒** lamellar granule または**オドランド小体** Odland body と呼ばれる．この顆粒は顆粒層で，エキソサイトーシス（開口分泌）によって細胞間隙に放出される．層板顆粒には，**セラミド** ceramide などの脂質が含まれ，表皮の表層における水の通過を防ぐ障壁関門をつくる．

3）顆粒層 granular layer

有棘層より表層で，1～3層の扁平な細胞からなる．薄い表皮では顆粒層も薄い．

4）淡明層 lucid layer（clear layer）

エオジンに染まり，均質無構造にみえる明るい薄層である．この層は厚い皮膚（手掌・足底型の皮膚）

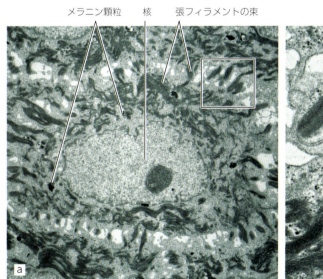
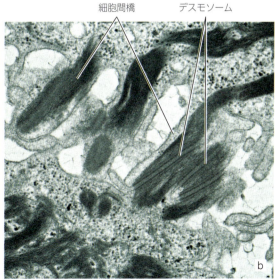

図12-4　有棘細胞の透過電子顕微鏡写真（新潟大学 加畑雄大氏 提供）
a：胞体内には多量の張フィラメントの束（張原線維）がみられる．棘状突起はデスモソームで隣接する細胞の突起どうしで連結し，細胞間橋をつくる　×7,000．b：a の右上の□部分を拡大　×35,000

の表皮でのみ認められ，薄い皮膚の表皮にはない．2〜3層の扁平な細胞からなる．しかし細胞は退化変性して互いに密接し，細胞境界は不明瞭となり，核も消失する．胞体はさらに密集するケラチンフィラメントと，光を強く屈折する半液状の**エレイジン** eleidin という物質で満たされる．エレイジンはケラトヒアリン顆粒が溶解して生ずる．

5) 角質層 horny layer（cornified layer）

多数の角化した扁平な鱗状細胞が重なってできている．この層は厚い皮膚（手掌・足底型）の表皮では特に厚い．

角化した細胞は退化変性し，核は消失する．胞体は淡染し，細胞膜は厚く酸好性に染まる．胞体には，**ケラチン** keratin というタンパク質を満たす．電子顕微鏡でみると，胞体は多くの張フィラメント（ケラチンフィラメント）と，ケラトヒアリン顆粒に由来する電子密度の高いタンパク質の基質からなる．これがケラチンにあたる．

ケラチンは，角質層の他に爪や毛のような角質器にも含まれる．爪や毛のケラチンは硬い**硬ケラチン** hard keratin で，硫黄の含有量が多い．これに対して，角質層のケラチンは柔軟な**軟ケラチン** soft keratin で，硫黄の含有量が少ない．

角化した細胞は次第に乾燥し，角質層の表面から鱗片状に剝がれて脱落する（**角質鱗** squama またはscale）（図12-5）．

前述のように，表皮は角化した重層扁平上皮で，最も多数を占める上皮細胞は基底側から表側に向かうとともにケラチンをつくって角化し，終わりには表面から剝離していく．この細胞を**ケラチノサイト**（角質産生細胞）と呼ぶ．

6) ケラチノサイト keratinocyte

重積して表皮をつくる主たる構成細胞である．前述のように，細胞は表皮の基底側から表側に向かって移動するとともに次第に分化し，最後に角質鱗となって剝離する．このような変化の過程が**角化** keratinization である．こうして皮膚は，表面がケラチンの丈夫な膜で覆われ，体液の漏出や，外界からの物質の侵入を防いでいる．

ケラチノサイトは表層で死んで剝離していくが，基底層に幹細胞があり，その細胞分裂によって補充されている．細胞が新生されてから角質層に達するまでに約14日かかり，さらに剝離するまでに14日ほどかかる．したがって，表皮はおよそ28日（4週間）で更新する．しかし，この更新のスピードは年齢とともに遅くなり，50歳代では約40日，60歳代では約45日になるという．

b. 表皮を構成するその他の細胞

表皮には，ケラチノサイトの他に，メラノサイト，ランゲルハンス細胞，メルケル細胞などいろいろな細胞も存在する．

1) メラノサイト（メラニン細胞） melanocyte（図12-6）

基底層に分布し，**メラニン** melanin 色素を産生する細胞である．この細胞は発生学的にケラチノサイトとは異なり，神経堤に由来する．ケラチノサイトに比べて明るい細胞質をもつが，普通の染色標本で

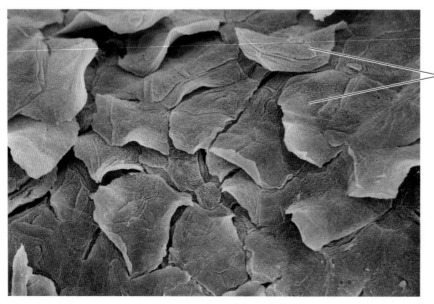

図12-5　皮膚表面の走査電子顕微鏡写真（手掌）
多数の角質鱗がみられる
×1,000

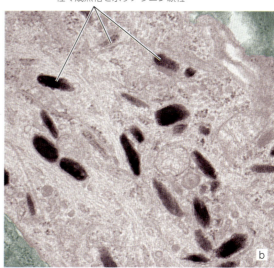

図 12-6 メラニン細胞の透過電子顕微鏡写真（新潟大学 加畑雄大氏 提供）
a：表皮基底層に出現し，張フィラメントをもたず胞体は明るくみえる．多くのメラニン顆粒をもつ ×7,000．b：aの四角を拡大 ×35,000

区別することはむずかしい．しかし，**ドーパ反応** DOPA reaction で陽性となり，黒く染まるので区別できる．病理診断ではMelan Aなどのマーカーによる免疫組織化学が有用である．

メラノサイトは**チロシン** tyrosine を酵素（**チロシナーゼ** tyrosinase）によって酸化し，ドーパ DOPA (dihydroxyphenylalanine) を経て，メラニンを生成する．したがって，この細胞にドーパを与えると，黒褐色のメラニンを生ずる．このように，ドーパを基質とする反応によってメラニンの形成能をみることができる．これがドーパ反応で，メラニン形成能をもつメラノサイトは陽性となる．

電子顕微鏡でみると，メラノサイトは，ケラチノサイトに比べると，細胞質が明調で，張フィラメントはなく，隣接する細胞との間にデスモソームもみられない．ミトコンドリア，粗面小胞体，ゴルジ装置の発達もよい．メラノサイトは樹状の長い胞体突起をもつ．メラニンは，細胞質のなかに，球形ないし楕円体形で，大きさ約 0.5×0.2×0.2 μm の顆粒として存在する．この顆粒を**メラニン顆粒** melanin granule という．

メラニン生成 melanogenesis はメラノサイトでのみ起こる．前述のように，メラニンはチロシンを材料とし，チロシナーゼによって酸化されて生成される．チロシナーゼの前駆物質（**プロチロシナーゼ** protyrosinase）は粗面小胞体でつくられ，ゴルジ装置に運ばれて，小胞に含まれる．チロシナーゼを含む小胞は次第に融合して大きくなり，紡錘形の**メラニン前小体（プレメラノソーム）** premelanosome となる．次いで，チロシナーゼが活性化され，取り込

まれたチロシンを材料として，その酸化，重合によってメラニンがつくられ，次第に蓄積される．こうしてメラニンが蓄積するにつれて，小体の内部は暗調になって，**メラニン小体（メラノソーム）** melanosome ができる．メラニン前小体からメラニン小体まで，メラニンの生成・成熟相によって，その内容は微細顆粒状，線維状，層板状から電子密度の極めて高い物質までさまざまな構造を示す．こうしてメラニンが充満して成熟したメラニン小体がメラニン顆粒である．

メラノサイトは産生したメラニン顆粒を周囲のケラチノサイトに与える．メラニン顆粒を含むメラノサイトの胞体突起の先端が，ケラチノサイトによって一種の食作用により取り込まれる．

基底層で，ケラチノサイトに取り込まれたメラニンは主として核上部で，核を覆うように集積するが，細胞が表層に向かうとともに，メラニンは細胞質に均等に分布するようになる．次いでリソソームによって分解される．

メラノサイトは 1 mm^2 当たり約 1,000〜2,000 個あり，基底層におけるケラチノサイトに対するメラノサイトの比率はほぼ 4:1〜10:1 である．その分布密度は身体の部位によって多少異なるが，性や人種による差異は少ない．

皮膚の色は真皮の毛細血管の循環血液量，ヘモグロビンの量，性状や表皮の角質層の厚さ，皮下脂肪組織などによっても変化するが，メラニンの量が最も大きく影響する．すなわち，**皮膚の色調にみられる人種差**はケラチノサイトにおけるメラニン顆粒の量，大きさ，分布などによる．黄色人種や白色人種

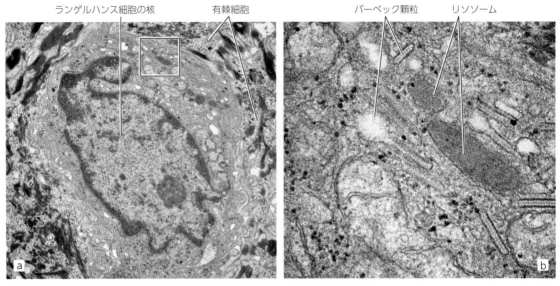

図12-7　ランゲルハンス細胞の透過電子顕微鏡写真（新潟大学 加畑雄大氏 提供）
a：表皮基底層に有刺細胞に囲まれて出現する　×7,000．b：aの四角を拡大．特異な形のバーベック顆粒（ピンク）をもつ　×35,000

ではメラニンは表皮の深層のみに分布するが，黒色人種ではメラニン顆粒は大きく，表皮全層にわたって存在する．

また，メラニンは，乳頭，乳輪，外陰部，会陰部など着色部の皮膚で多い．

皮膚の**色素沈着** pigmentation は遺伝，内分泌，環境などいろいろな因子によっても影響される．

太陽光に長時間さらされると，皮層に炎症が起こって赤くなる（**日光皮膚炎** sunburn）．このとき，メラノサイトにおいてメラニン小体の産生が増加し，これがケラチノサイトに与えられるために色素沈着が起こる．いわゆる**日焼け** suntan である．

メラニンの機能は身体を過度の紫外線から保護することにある．紫外線は波長の長いものからA波（UVA），B波（UVB），C波（UVC）が区別されるが，このうち中短波のUVBは，肌への作用が強く，日光皮膚炎を引き起こす作用があるだけでなく，細胞，特にDNAに対する傷害作用がある．メラニンはこの紫外線を吸収したり散乱させたりして，細胞とDNAを保護している．

2）ランゲルハンス細胞 Langerhans cell
　　（図12-7）

主として有棘層に散在する細胞で，明るい細胞質と濃染する不整形の核をもつが，通常の染色標本では区別しにくい．古典的には，ランゲルハンス細胞は，塩化金で処理すると黒染し，区別できるようになる．また抗原提示細胞のマーカーで知られるMHC class II で免疫染色を行うと陽性となる．

電子顕微鏡でみると，核は一般に不整形で，核膜の陥入が著しく，しばしば分葉状を示す．細胞質は明るく，張フィラメントやデスモソームはなく，メラニン小体もみられないが，**ランゲルハンス顆粒** Langerhans granule という特異な顆粒を含んでいる．この顆粒は**バーベック顆粒** Birbeck granule ともいい，膜で囲まれ，ラケット状の特徴的な形態，構造を示し，ランゲルハンス細胞の同定に役立つ．

ランゲルハンス細胞は，表皮のみならず，他の部位の重層扁平上皮（例えば，口腔，食道，腟など）や真皮，毛包，脂腺，さらにリンパ節，胸腺などでも認められる．

ランゲルハンス細胞は表皮内へ遊走した抗原提示細胞，すなわち**樹状細胞** dendritic cell の1種で，表皮に侵入する抗原を固定，捕捉，処理し，抗原情報を表皮内のリンパ球に提示したり，自身が真皮に移動して所属のリンパ節に遊走することで，免疫に関連する．**接触性皮膚炎**（かぶれ）は，こうしたランゲルハンス細胞の反応により引き起こされる．

3）メルケル細胞 Merkel cell

すでに述べたように，表皮の基底層で，ケラチノサイトの間に散在する触覚細胞（p.247）である．

メルケル細胞はやや大型で，明るい胞体をもつが，普通の染色標本では周囲のケラチノサイトとは区別しにくい．免疫組織化学的には，サイトケラチンのCK20などがマーカーとなる．

電子顕微鏡でみると，核は多くの核膜の切痕をもち，不整な形状を示し，細胞質は明るく，フィラメントをもち，ケラチノサイトとは接着斑で結合する．細胞質には直径80～100 nm の膜で囲まれた顆

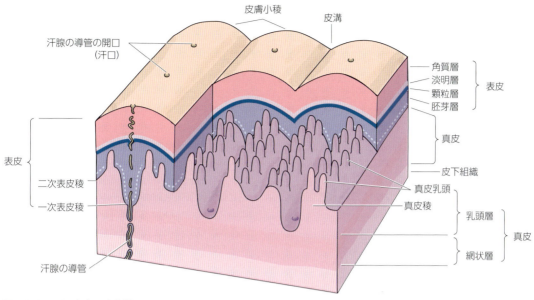

図12-8　厚い皮膚の立体構造
表皮の上皮が真皮側に一次と二次の表皮稜をつくる．一次表皮稜の間には2列の真皮稜がはまり込み，そのそれぞれから真皮乳頭が2列になってつきでている．

粒をもつ．細胞の基底面では，表皮に進入した自由神経終末と接して，神経複合体（メルケル円板）をつくる（p.247）．メルケル神経複合体は，ヒトでは指腹や足底に発達するほか，薄い皮膚では集まって毛盤を形成する．また，口唇や口腔粘膜にも存在する．

メルケル細胞は弱い機械刺激を検知し，感覚神経に情報を伝えている．通常，20～40個のメルケル細胞が一つの神経に対応しており，表面の凹凸をなぞったときの感覚など，持続的な皮膚への圧力によく反応する（遅順応型機械受容器 slowly adapting type mechanoreceptor）．

2. 真　皮 dermis, corium

真皮は表皮の深側にある交織線維性結合組織で，皮膚の厚さの大部分を占める．厚さは約1～2 mmであるが，部位によってかなりの差異があり，例えば，手掌，足底では厚く，3 mm以上にも達し，眼瞼では薄く，0.6 mm以下である．

真皮は主として膠原線維と弾性線維でできており，線維間には，線維芽細胞の他に，マクロファージやマスト細胞などがみられ，また脂肪細胞も混在する．また，メラニン色素を含む大きなマクロファージ（**メラノファージ** melanophage）もみられる．

この他，乳幼児の仙骨部の皮膚の真皮に，メラノサイトが集積していることがある．**小児斑**（蒙古斑）Mongolian spot と呼ばれ，その部位の皮膚が肉眼で青くみえる．これは，発生時に神経堤から移動してきて表皮のメラノサイトになるはずの細胞が，真皮に残ったままメラノサイトになっているためと考えられる．

また，一般に乳頭のように着色部の皮膚では，真皮の浅層（乳頭層）に色素細胞が多い．

真皮の線維，細胞を満たす基質はプロテオグリカンや細胞の代謝物質，いろいろなイオンや水からなる．特にプロテオグリカン（ヒアルロン酸，コンドロイチン硫酸，デルマタン硫酸など）は親水性の高いゲルを形成する．

真皮は浅側の乳頭層と深側の網状層との2層に分けられる（図12-8）．

1）乳頭層 papillary layer

真皮は表層で，表皮に向かって多数の小さな円錐状の隆起，すなわち**真皮乳頭** dermal papillae をつくっている．

乳頭の密度，大きさ，形態は身体の部位によって異なり，手掌，足底のように表皮が厚い部位では，乳頭は多く，高く，発達がよいが，表皮が薄い部位では，乳頭は少なく，低く，ほとんどみられないこともある．

手指の掌側面・手掌・足指の足底面・足底の皮膚では，表皮が真皮の中に大小の表皮稜 epidermal ridge として伸び出す．その結果，この表皮稜に挟まるように真皮稜 dermal ridge ができる．この真皮稜から乳頭が規則正しく2列に並んで突き出る．

乳頭層では，深側の網状層に比べると，膠原線維は細く，疎に配列する．弾性線維も多いが，繊細である．

真皮乳頭のなかには，毛細血管がループ状に入りこみ，**上皮下乳頭内毛細血管ループ** intraepithelial papillary capillary loop をつくる．このような血管の発達した乳頭を**血管乳頭** vascular papilla という．また，特に手掌や足底では，真皮乳頭のなかに，しばしばマイスネル触覚小体が存在する．このような乳頭を**神経乳頭** nervous papilla という．

表皮の基底細胞層と真皮の間には，基底膜があり，基底細胞はヘミデスモソームもあって真皮に強固に結合している．乳頭によって，表皮と真皮との接触面は広くなり，その結果，表皮と真皮との結合はさらに強化される．また，表皮は広い面積で乳頭の毛細血管から栄養を受ける．

2）網状層 reticular layer

真皮の深層で，密線維性結合組織でできている．太い膠原線維束が密な網工をつくる．弾性線維も太く，膠原線維束と絡みあって網をつくる．特に毛包，汗腺，脂腺の周りでは，弾性線維の発達がよい．強靱な膠原線維束のつくる網工と，それに伴う弾性線維とによって，真皮は特有の機械的強靱性と弾性を備えることになる．このような線維の配列，走行によって，皮膚は特に一定方向への張力をもつ．そのため，皮膚に傷がついて裂けるときには，その方向に沿って裂けることがある（**ランゲルの裂線** tension line of Langer）．

3. 皮下組織 subcutaneous tissue

皮下組織は真皮の深側にあって，一般に疎線維性結合組織からなる．皮下組織は真皮を深側にある筋の筋膜や骨の骨膜に緩く結合する．

真皮から強靱な結合組織線維束がところどころから出て，皮下組織を経て筋膜や骨膜に連なる．この結合組織線維束は，**皮膚支帯** skin ligament (retinaculum cutis) と呼ばれ，真皮との結合を強めている．

皮下組織には，多くの部位で脂肪組織が極めて発達し，**脂肪層** fatty layer (panniculus adiposus) をつくる．

脂肪組織 adipose tissue は頬，乳房，殿部，大腿，手掌，足底などの部位で特に発達する．一方，眼瞼，鼻翼，陰嚢，陰茎などの皮膚では脂肪組織は極めて少量か，ほとんどみられない．

このほか，真皮深層から皮下組織にわたって，多量の平滑筋が存在する部位がある．例えば，陰嚢，陰茎，大陰唇，乳頭などで，この平滑筋層を**肉様膜** dartos (tunica dartos) という．

また，横紋筋（骨格筋）がみられる部位もある．すなわち**皮筋** cutaneous muscle で，ヒトでは顔にみられる表情筋や頚の広頚筋などがある．

a. 皮膚の脈管 （図12-9）

皮膚に分布する動脈は皮下組織のなかを走り，真皮と皮下組織との境界で吻合し動脈網をつくる．この動脈網を**真皮動脈網** dermal arterial plexus という．真皮動脈網は皮下組織およびそこにある汗腺，毛包深部に枝を送るとともに，真皮にも枝を送る．真皮に送られる枝は乳頭層と網状層との境界で再び動脈網，すなわち**乳頭下動脈網** subpapillary arterial plexus をつくる．乳頭下動脈網から乳頭に向かって毛細血管が上行し，乳頭内でループ，すなわち**上皮下乳頭内毛細血管ループ** intraepithelial papillary capillary loop をつくる．

乳頭内の毛細血管は再び下行して，乳頭下の静脈叢，すなわち**浅乳頭下静脈叢** superficial subpapillary venous plexus に注ぐ．次いで，静脈は乳頭層と網状層との間で，第2の静脈叢，すなわち**深乳頭下静脈叢** profound subpapillary venous plexus をつくる．さらに静脈は網状層で第3の静脈叢，すなわち**深真皮静脈叢** profound dermal venous plexus をつくり，最後に皮下組織で第4の静脈叢，すなわち**皮下静脈叢** subcutaneous venous plexus を形成する．静脈はこれらの静脈叢を経て，一部は皮膚の**皮静脈** cutaneous vein に，一部は深部で動脈に伴って走る**深静脈** profound vein に注ぐ．

皮膚には，動脈と静脈との間に動静脈吻合がみられる．動静脈吻合は，真皮の浅層と深層に存在する．特に真皮の浅層では迂曲した動静脈吻合が糸球状の小体をつくることもあり，**皮膚糸球** cutaneous glomus または**ホイエル-グロッセル器官** organ of Hoyer-Grosser と呼ぶ (p.140)．

血管系が皮膚の栄養供給にあずかることはいうまでもない．表皮は血管をもたないが，乳頭内の毛細血管によって栄養を受けている．すなわち，表皮細胞は細胞間隙を経て毛細血管の血液との間に物質交換を営む．

なお，皮膚の血管系は，栄養，代謝にあずかるほかに，体表からの体熱の放散とも関連する．動静脈吻合は皮膚における血液循環を調節する装置である．

リンパ管は真皮乳頭層で盲端をもって始まり，網状層で**深皮膚毛細リンパ管網** profound cutaneous lymphatic plexus をつくり，さらに皮下組織で**皮下リンパ管叢** subcutaneous lymphatic plexus を形成する．

リンパ管は比較的広い内腔をもち，多くの弁を備える．

b. 皮膚の神経

皮膚には多数の有髄線維および無髄線維が分布す

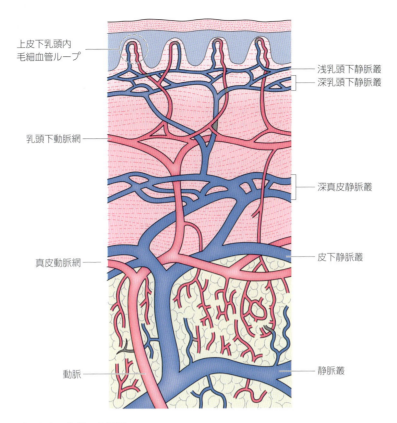

図 12-9　皮膚の血管網

る．特に有髄線維は主として知覚線維で，極めて豊富である．自律神経性の無髄線維は血管や平滑筋，腺に分布する．

　神経線維は，深側から浅側に向かって，皮下組織で**皮下神経叢** subcutaneous nerve plexus を，真皮で**真皮神経叢** dermal nerve plexus と**表皮下神経叢** subepidermal nerve plexus をつくる．これらの神経叢から起こる神経線維は髄鞘を失い，無髄線維となって自由終末として終わる．また，真皮や皮下組織には，いろいろな神経終末小体がみられる．例えば，マイスネル触覚小体，ファーター-パチニ小体，ゴルジ-マツォニ小体，クラウゼ小体，ルフィニ紡錘などである．

c. 皮膚の機能

皮膚は，次のような機能をもつ．

1) 保護作用

　皮膚は外界から加わるさまざまな物理的・化学的・生物学的侵襲に対して身体を保護する．
　表皮は外来性のさまざまな化学物質・微生物の侵入から身体を保護し，体液の漏出を防ぐ．特に表皮の角質層は機械的にも抵抗が強く，水の透過性も低く，いわば障壁関門として働く．脂腺から分泌される皮脂も皮膚の防水に役立つ．紫外線に対しては，表皮のメラニン色素に防御作用がある．
　真皮は機械的に強靭，かつ弾性に富む構造で，機械的な外力，張力に対して抵抗が強く，かつ緩衝作用をもつ．皮下脂肪層も物理的にクッションのように働く．

2) 体温調節作用

　真皮には，極めて豊富な血管系があり，ここに大量の血液（循環血液量の約 4.5%）が貯留される．その結果，皮膚からは体熱の放散が起こる．特に，静脈叢の潅流血液量は，著しく変動する．血流量が多いときには，体表からの放熱量が増加し，血流量が少ないときには放熱量が減少する．これによって，放熱量の調節が行われる．静脈叢の血流量は動静脈吻合によっても調節される．すなわち，体温を下げるときには血管が拡張する．一方，体温の放散を防ぐときには，血管が収縮して血流を下げる．また厚い表皮，皮下脂肪層は断熱作用をもち，保温に役立つ．さらに発汗，すなわち汗の蒸発は，蒸発熱により皮膚表面を冷却する．

3）感覚作用

皮膚には，触覚，圧覚，痛覚，温覚，冷覚など皮膚感覚の受容器（求心性終末）があり，体内で最大の感覚器でもある．

その他，皮下脂肪層におけるエネルギーの貯留，保存や付属器（角質器，皮膚腺）などの働きがある．

d. 皮膚の創傷治癒

皮膚は外傷を受けやすい．創傷は次の順に治癒する．

（1）**出血凝固期**（1～2日）：創傷部で出血した血液は凝固し，止血する．血小板から成長因子などのサイトカインが放出される．同時に，好中球やマクロファージが集まり，細菌などの異物を除去するために炎症が生じる．

（2）**炎症期**（2日～1週間）：好中球やマクロファージがさらに増加して，活発に活動し，炎症が進行する．創傷の血餅やその周囲にも増加したマクロファージは，凝固した赤血球や退化した細胞の除去を進める．マクロファージからもサイトカインが放出され，炎症を進める．同時に，創傷縁の上皮細胞および真皮の線維芽細胞が増殖し始める．

（3）**増殖期**（4日～2週間）：血餅は深部からマクロファージにより処理され，好中球は消失して炎症はおさまってくる．上皮細胞と線維芽細胞はさらに増殖して，上皮化，線維化が進む．真皮には，毛細血管と結合組織による肉芽組織ができ，創傷は再生した上皮および真皮の結合組織で治癒してくる．

（4）**成熟期**（6日～1ヵ月）：治癒瘢痕期：表皮が再生されて創傷は治癒するとともに，表面に残った血餅は固まって痂皮となり，そのうちに剝離する．真皮の結合組織は増殖したまま瘢痕組織となる．こうして，順調であれば，6，7日で創傷は治癒する．

B 皮膚の付属器
cutaneous appendages

皮膚の付属器としては，毛，爪のように角質性の硬組織でできる**角質器** horny organ と，汗腺，脂腺，乳腺のような皮膚腺とがある．

1. 毛 hair, pilus

毛は丈夫で弾性のある糸状の角質組織である．毛はほとんど全身の皮膚に生えているが，手掌，足底，口唇縁，陰茎亀頭，包皮，小陰唇など特定の部位には存在しない．

毛のうちで，皮膚の表面から外方に現れる部分を**毛幹** hair shaft といい，皮膚のなかに埋まる部分を**毛根** hair root という．毛根の下端部は球状に膨らみ，**毛球** hair bulb と呼ばれる．毛球には，下方から結合組織が進入して**毛乳頭** hair papilla をつくる（図12-10a）．

毛根は皮膚の表皮と真皮とに連なる上皮と結合組織とによって鞘状に包まれている．このように毛根を鞘状に包む部を**毛包** hair follicle という．毛包の下部は厚く，**毛包底** fundus of hair follicle といい，上部は薄く**毛包頸** cervix of hair follicle という．

毛包頸には，**毛脂腺** sebaceous gland が開口している．毛脂腺は毛根と皮膚面との間の鈍角側に存在する．

毛脂腺に接して，**立毛筋** arrector pili muscle がみられる．立毛筋は太さ 50～200 μm の円柱状の平滑筋線維の束で，斜走し，一端は毛包頸の結合組織（結合組織性毛包）につき，他端は真皮の乳頭層に付く．立毛筋の発達は一般に毛の長さ，太さに比例するが，脇毛，顔の毛では発達が悪く，眉毛，睫毛などではみられない．

立毛筋は収縮すると，毛を皮膚の表面に対して垂直に近づける．すなわち，名前のように毛を立てる．この際，毛は根本の皮膚とともに突出し，また，筋が付着する皮膚にくぼみを生ずる．こうして，皮膚はいわゆる鳥肌 gooseflesh の状態となる．このような状態では，皮膚の真皮は全体が収縮し，ここへの血流が減少して，体温の放散が低下する．こうして寒いときの体温維持に役立つ．

a. 毛の構造

毛は毛髄質，毛皮質，毛小皮からなる（図12-10b）．

1）毛髄質 medulla of hair

毛の中軸部で，1～3列に並ぶ多角体形の細胞でできている．細胞質は明るく，酸好性顆粒と微量のメラニン顆粒を含む．酸好性顆粒は大きさがさまざまで，ほぼ球形を呈し，後述する**トリコヒアリン顆粒** trichohyalin granule である．交錯して走る張フィラメントがみられる．核は萎縮し，消失することも多い．細胞間には空気が存在する．

髄質はすべての毛にみられるわけでない．うぶ毛ではみられないし，細い毛でも欠けるか，少量にすぎない．太い毛でも，毛根では存在するものの，一般的にはところどころで欠け断片的である．

2）毛皮質 cortex of hair

毛の主質で，メラニン色素に富む角化細胞でできている．細胞は，毛根の下部では多角体形あるいは紡錘形で，染色質に富む球形核をもち，細胞質には

外皮

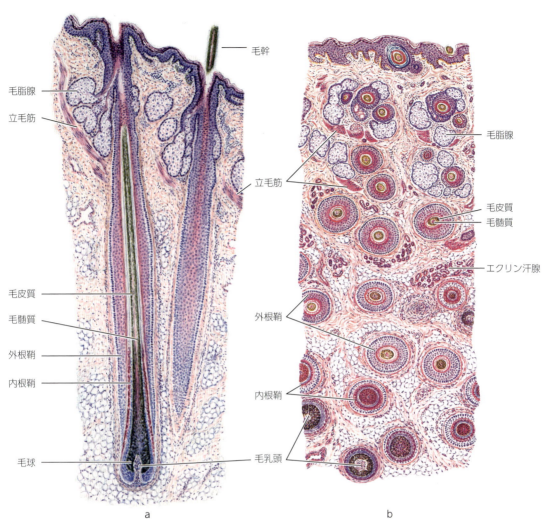

図 12-10　毛（頭毛）×25
a：縦断，b：横断

大量のメラニン顆粒を含む．毛根は上方に向かうとともに，細胞は次第に細長く紡錘形となり，毛の中軸に平行に縦に並ぶようになる．同時に細胞は次第に角化し，核も細長く萎縮する．毛幹では，細胞は完全に角化して，細長い線維状となり，核も消失する．皮質でも，細胞間に空気（気泡）が存在する．

3) 毛小皮 hair cuticle

皮質を囲み，単層の上皮細胞（毛小皮細胞）でできている．毛根の下部では，細胞はほぼ立方形で，球形核をもつ．上方に向かうとともに，細胞は次第に扁平となり，胞体は酸好性となり角化し，核は萎縮状となる．毛幹では，細胞は完全に角化し核も消失し，角化した鱗状の薄板となる．鱗状の薄板は下方のものがすぐ上方のものの上に屋根瓦状に順に重なりあう．

b. 毛の性状

毛，特に頭毛は人種，個人によって性状が異なる（図12-11）．毛は横断面でみると，その形状に相違がある．例えば，黄色人種では**直毛** straight hairで，横断面は円形である．白色人種では毛は**波状毛** wavy hair で，楕円形の横断面を示す．また，黒色人種にみられる**縮毛** curly hair は楕円形あるいは腎臓形の横断面を示す．

c. 毛の色

毛の色は毛皮質のメラニン色素の量，分布と空気（気泡）とに関連する．多量の色素を含むと暗色であり，色素が少量の場合には明色となる．空気が含まれると，光を反射して白くみえる．色素が消失する

12. 外皮

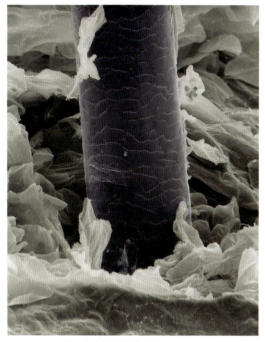

図 12-11 毛の走査電子顕微鏡写真（頭毛）
表面には，鱗状の毛小皮がみられる ×600

と灰白色となり，同時に空気が増すと銀白色となる．
動物では，毛は保護，保温，触覚に重要であるが，ヒトではこのような毛の役割は，頭毛を除いて，大きくない．

d. 毛　包 hair follicle

毛包は内側の上皮性毛包と外側の結合組織性毛包とからなる（図 12-12, 13）．

1）上皮性毛包 epithelial root sheath

上皮性毛包（上皮性根鞘）は皮膚の表皮の連続で，内・外2層に分けられる．すなわち，毛根を直接に包む内層を内根鞘といい，外層を外根鞘という．

（1）内根鞘 inner root sheath：内根鞘は毛根の下 2/3 部，すなわち脂腺の開口部より下方に存在し，表皮の浅層（淡明層，顆粒層）に連なる鞘状の層である．

内根鞘はさらに内側から鞘小皮，内上皮細胞層（ハックスレー層），外上皮細胞層（ヘンレ層）の3層に区別できる．

・**鞘小皮** cuticle of the root sheath：毛根の毛小皮に接する最内層で，毛小皮と同様に鱗状の扁平細

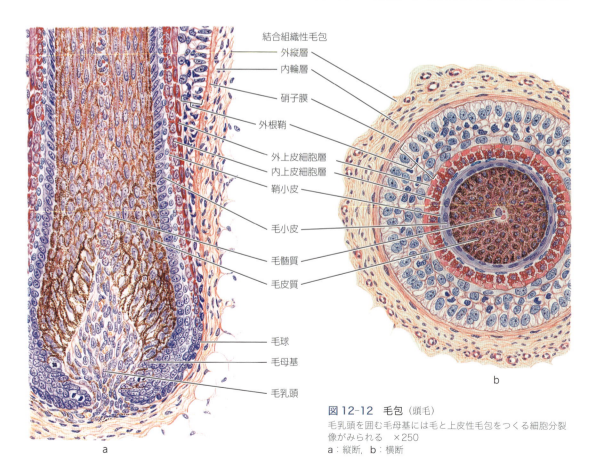

図 12-12 毛包（頭毛）
毛乳頭を囲む毛母基には毛と上皮性毛包をつくる細胞分裂像がみられる ×250
a：縦断，b：横断

外 皮

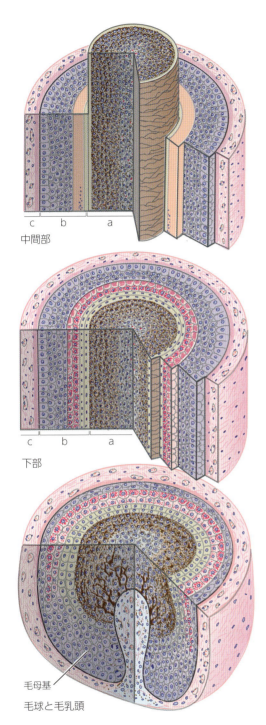

図 12-13 毛包と毛根の立体構造
毛根（a）は，毛小皮，毛皮質，毛髄質からなる
毛包は，上皮性毛包（b）の内根鞘（鞘小皮，内上皮細胞層-ハックスレー層，外上皮細胞層-ヘンレ層）と外根鞘，および結合組織性毛包（c）からなる．毛包の下端部の毛球では，毛乳頭を囲む毛母基で毛と毛包をつくる細胞分裂がある

胞（小皮細胞）からなる．細胞は内根鞘の下部では核をもつが，上部では核を失い無核となる．細胞は上方のものがすぐ下方のものの上に屋根瓦状に重なりあっている．このような屋根瓦状の配列によって，小皮の内面は鋸歯状の凹凸を示す．鞘小皮の内面にみられる鋸歯状の凹凸は直に接する毛小皮の外面の鋸歯状の凹凸とは反対方向にあり，互いにかみ合うようになる．このように，鞘小皮と毛小皮とが互いにかみ合っていることは，毛に加わる牽引に対して抵抗となる．

・**内上皮細胞層（ハックスレー層）**inner epithelial layer (Huxley's layer)：鞘小皮のすぐ外側にあり，毛根の下部から上方に向かうとともに，次第に変化する．毛根の下部では，単層の立方形細胞からなる．細胞は球形核をもち，胞体には張細線維とエオジンに好染する**トリコヒアリン顆粒** trichohyalin granule とを含む．

トリコヒアリン顆粒はエレイジンに似た性状をもち，表皮の塩基好性のケラトヒアリン顆粒と違い，酸好性でエオジンに好染する．顆粒は角化過程にある細胞にみられ，角化に至る中間産物と考えられ，角化が進むと消失する．

毛根の中央部（約1/3部）では，1～3層の角化細胞からなり，核は退化し消失する．

・**外上皮細胞層（ヘンレ層）**outer epithelial layer (Henle's layer)：単層の立方形ないし扁平な細胞からなる．細胞は毛球の直上部の高さまでは明るい扁平な核をもち，胞体に粗大な杆状のトリコヒアリン顆粒を満たす．上方では細胞は角化し，無核となり，淡明な層となる．

内根鞘は毛を鞘状に囲み，外根鞘から隔てている．毛の角化過程の進行に何らかの関連をもつ．毛の皮質細胞の角化が完了する高さよりも上方では，内根鞘は消失する．

（2）**外根鞘** outer root sheath：表皮の有棘層，基底層（胚芽層）の続きで，重層扁平上皮からなる．最外層は基底層の続きで，円柱状細胞からなり，その内側は有棘層に連なり，多角形体細胞からなる．外根鞘は，下方に向かうと，次第に薄くなり，毛乳頭の下部の高さで単層の扁平上皮となる．

（3）**基底膜** basal membrane（**硝子膜** vitreous membrane）：外根鞘の外側には，基底膜がある．無構造にみえる薄膜である．毛根の下2/3部の高さ，すなわち毛脂腺の開口部より下方に存在する．毛球の下部をまわると不明瞭となり，乳頭の先端で毛髄質に接するところでは消失する．

（4）**毛球** hair bulb：毛包の下端部の毛球では，上皮性毛包が層の区別をなくし，**毛乳頭** hair papilla を球状に取り囲む．この部位を毛球といい，毛乳頭を囲む一列の細胞層を**毛母基** hair matrix と

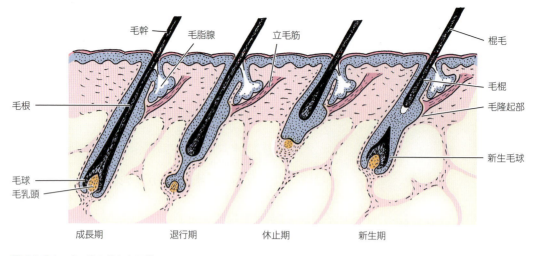

図12-14 毛の生え代わり周期

いう．また，毛母基を構成する未分化な細胞を**毛母基細胞** hair matrix cell という．毛母基細胞にはしばしば細胞分裂像がみられる．ここで毛と上皮性毛包の両方がつくられ，上に向かって発育していく．また，毛乳頭に接して毛母基細胞の間にはメラノサイトが存在し，その産生するメラニンを毛皮質の細胞に与えている．このようにして，毛は成長し伸びる．

2）結合組織性毛包 connective tissue sheath

結合組織性毛包（**真皮性毛包**）は真皮の連続で，内側から外側に向かって，内輪層，外縦層の2層に区別できる．

（1）**内輪層** inner circular layer：輪状に走る微細な膠原線維でできている．

（2）**外縦層** outer longitudinal layer：毛の長軸に平行に縦走する膠原線維でできている．膠原線維の間に少量の弾性線維が混在する．

e. 毛の生え代わり（図12-14）

毛は，一定の寿命があって，一定期間成長すると，成長が止まり，脱落して，新しい毛と生え代わる．寿命は毛の種類によって異なり，頭毛は2〜5年，眉毛は3〜5ヵ月ほどである．

多くの哺乳動物では，毛は一般に規則正しく周期的に，例えば年2回，生え代わるが，ヒトでは，たえず脱落し生え代わる．

毛が脱落する場合には，まず毛母基における細胞分裂が停止し，毛の成長が止まり，毛母基が次第に退行に陥る．すなわち，毛の**成長期** anagen phase が終わり，**退行期** catagen phase に入る．毛球は小さくなり，毛包は毛包頸の高さまで上昇し，角化細胞でできた細い線維状の細胞索でわずかに毛球と結合するが，やがてその連絡も失われ，棍棒状の毛根となる（**毛棍** hair club）．その毛は**棍毛** club hair と呼ばれる．乳頭は萎縮し，ときにまったく消失する．こうして毛棍が毛包頸に達して**休止期** telogen phase となる．この時期に毛は自然に脱落する．

頭毛では成長期が数年，退行期が2週間ほど，休止期が3〜4ヵ月である．

毛包頸の立毛筋が付着する部位は少し膨隆し，**毛隆起部** bulge area と呼ばれる．この部位に**毛包幹細胞** hair follicle stem cell が局在している．毛が再び成長期を迎えると，この幹細胞の分裂増殖が起こり，上皮性毛包の下部が肥厚し伸びる．毛乳頭はまた新生され，毛包下部の上皮細胞塊のなかに進入する．こうして，乳頭の上方に円錐形の上皮細胞塊がつくられ，毛球となり，ここから再び毛と毛包とが形成され，新しい毛が生ずる（**新生期** early anagen stage）．

f. 毛の血管

血管は毛乳頭のなかに進入し毛細血管のループをつくっている．これにより毛母基細胞に豊富な栄養が供給される．血管は結合組織性毛包にも豊富に存在する（毛包毛細血管網）．

g. 毛の神経

毛には知覚線維が分布する．特に毛包頸では立毛筋と毛脂腺の間に，外根鞘に接して毛包を柵状にとり囲む神経終末が存在し，**柵状神経終末** lanceolate nerve ending と呼ばれる．また，その外側に毛包を輪状に取りまく神経終末も存在する（**毛・ルフィニ小体** pilo-Ruffini corpuscle）．外根鞘には**メルケル細**

胞も存在し，神経複合体を形成している．このように，毛には多様な神経終末が分布し，毛を鋭敏な知覚受容器にしている．

2. 爪 nail, unguis（図12-15）

爪は手・足の指の末節遠位部の背側面を被う角質板である．爪の主体を**爪体** nail body といい，皮膚のなかに埋在する基部を**爪根** nail root という．また，爪の近位側と両側を囲む皮膚のヒダを**爪郭** nail fold という．

爪体をつくる**爪板** nail plate は硬い半透明板で，表皮の角質層にあたる．角化した扁平な細胞が密に結合して薄い層板をつくり，これが多層に重なって爪板をつくる．爪板の角化細胞は変性萎縮した核の遺残をもち，胞体に**硬いケラチン** hard keratin を満たす．硬いケラチンは硫黄の含有量が大きいのが特徴で，表皮のケラチン（軟ケラチン）と違って剥離しない．

爪体は一般に半透明で，深部の真皮（爪床真皮）にある毛細血管の血流が透けるために肉眼的にピンク色の色調をおびてみえる．しかし，角化細胞の層板の間に空気（気泡）が含まれるところがあると，その部分は白くみえる（いわゆる爪の星）．

爪板の下の皮膚は**爪床** nail bed と呼ばれ，爪床表皮と爪床真皮に区別される．爪床表皮は表皮の胚芽層（有棘層，基底層）にあたり**爪胚芽層** geiminative layer of nail（stratum germinativum unguis）とも呼ばれる．爪床真皮は皮膚の真皮と同様に密性結合組織からなるが，皮膚の真皮と違い，乳頭の代わりに，指の長軸に平行に縦走する隆起がみられる．この隆起を**爪床稜** dermal ridge of nail bed といい，隣りあう稜の間にある溝を**爪床溝** groove of nail bed という．したがって，爪を横断すると，爪床稜は乳頭のようにみえるが，縦断面では爪床真皮の表層は平滑にみえる．

爪床真皮の膠原線維は，一部は指の長軸に平行に縦走し，一部は垂直に走る．垂直に走る膠原線維は指節骨の骨膜に連結し，シャーピー線維として骨内にも進入する．このような垂直に走る膠原線維によって，爪床は骨と強く結合する．

爪床真皮には，動静脈吻合（ホイエル-グロッセル器官）がみられる．また，神経は豊富に分布し，ファーター-パチニ小体やゴルジ-マツォニ小体，クラウゼ小体などがみられる．

爪母基 nail matrix

爪の基部で皮膚のなかに埋まる部，すなわち爪根では，爪胚芽層は厚く，顆粒層をもち，基底層には

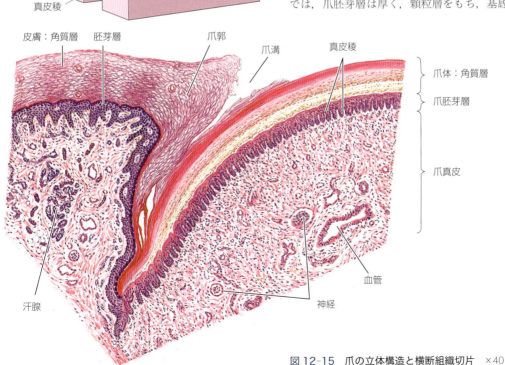

図12-15　爪の立体構造と横断組織切片　×40

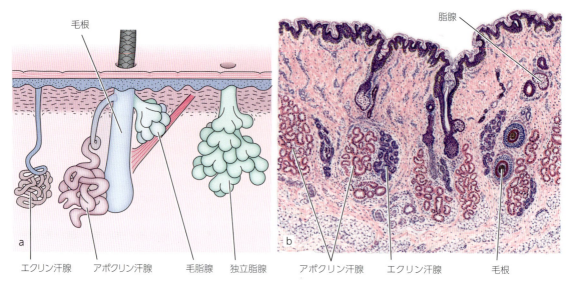

図 12-16　皮膚腺の種類と皮膚（腋窩）　b：×25

細胞分裂がみられる．すなわち，この部は爪の新生，成長が起こるところで，爪母基という．基底層で分裂増殖した細胞は表側に向かうとともに扁平化し角化して爪板（角質層）をつくる．こうして新生された爪板は爪胚芽層の上に沿って遠位側に向かって押し出され，爪は成長する．

爪は1週に約0.5mm伸びる．一般に爪の成長は手の指のほうが足の指よりも速く，また冬期より夏期のほうが速い．

爪母基では，爪床の真皮の表側には稜でなく乳頭がみられる．

爪体の基部（近位側）には，しばしば白くみえる半月状の部位がみられる．**爪半月** nail lunula といわれる．爪半月は爪母基の遠位部で，爪の角化がなお完全でなく，爪床には乳頭がみられる．爪半月の爪板もまだ不透明で，爪胚芽層も厚いために白くみえる．

爪体の近位縁の上面は表皮の厚い角質層で覆われる．これを**上爪皮** eponychium という．また，爪の遠位縁（自由縁）の下面も表皮の厚い角質層で覆われ，**下爪皮** hyponychium という．

3. 皮膚腺 dermal gland

皮膚腺としては，汗腺，脂腺，乳腺がある（図12-16）．

a. 汗　腺 sweat gland

ヒトの汗腺には，ほぼ全身に分布するエクリン汗腺と，比較的特定の部位に分布するアポクリン汗腺とがある．

1) エクリン汗腺 eccrine sweat gland
（図 12-17a，18，19）

エクリン汗腺はほぼ全身の皮膚に存在するが，口唇縁，亀頭，包皮の内面にはみられない．手掌足底や腋窩に最も多く，その分布密度は 130〜600 個/cm^2 で，総数は約 300 万個である．

エクリン汗腺は長い単管状腺で，終末部（腺体）は真皮の深層ないし皮下組織に存在し，糸球状に強く曲がりくねって径約 0.2〜0.4mm の小塊をつくる．

(1) 終末部：終末部は腺細胞と筋上皮細胞とでできており，狭い腺腔を囲む．

腺細胞には明細胞と暗細胞との2種が区別できる．

明細胞 clear cell は終末部の主な構成細胞で，**基底細胞** basal cell とも呼ばれる．細胞は円錐状で，基底面は基底膜または筋上皮細胞に接する．細胞の頂上面はしばしば直接に腺腔に面せず，後述の表層にある暗細胞で覆われる．細胞質は明るく，そのほぼ中央に球形の核をもつ．電子顕微鏡でみると，細胞質にはミトコンドリアが発達し，集合するグリコーゲン顆粒を大量に含む．分泌顆粒はない．細胞の基底面では，細胞膜が複雑な基底陥入をつくっている．隣りあう細胞の間には，細胞間分泌細管があり，細管腔に向かって突出する微絨毛がみられる．

暗細胞 dark cell は**表層細胞** superficial cell ともいい，明細胞を覆うようにあり，その広い頂上面で腺腔に面している．細胞は基底側に向かって明細胞の間に細長い胞体突起を出して，基底膜または筋上皮細胞に接する．細胞質は暗調で，核は球形である．電子顕微鏡でみると，細胞質はよく発達したゴルジ装置，粗面小胞体，リボソームをもち，分泌顆粒を

外　皮

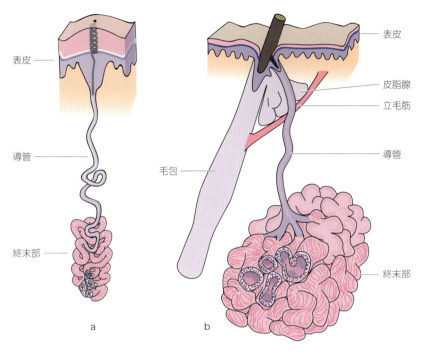

図 12-17　エクリン汗腺（a）とアポクリン汗腺（b）
終末部の腺房はともに筋上皮細胞で囲まれる．アポクリン汗腺の終末部は広い腺腔をもつ

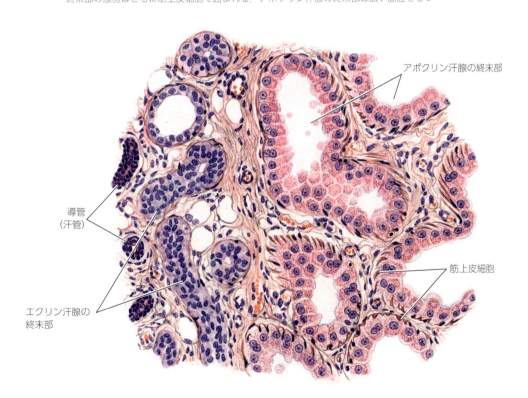

図 12-18　エクリン汗腺とアポクリン汗腺（腋窩皮膚）×200

含む．分泌顆粒の内容は糖タンパク質で，エキソサイトーシスで分泌される．

筋上皮細胞 myoepithelial cell は腺細胞と基底膜との間に位置し，上皮性の平滑筋細胞である．細胞は細長い紡錘形で，エオジンによく染まり，核は細長く腺細胞側に偏在する．筋上皮細胞は管状の終末

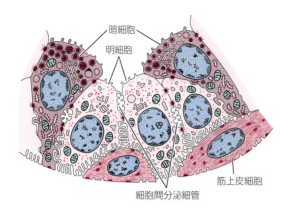

図12-19　エクリン汗腺の終末部細胞の微細構造

部のまわりを取り囲むようにらせん状に縦走する．電子顕微鏡でみると，細胞質は太さ約5 nmのアクチンフィラメントを豊富にもつ．

　筋上皮細胞は収縮して，分泌物をおし出す．

　(2) 導管：導管は**汗管** sweat ductといい，真皮のなかを表側に向かって走り，表皮を貫いて**汗口** sweat openingで開口する．真皮では，終末部に近い始部で糸球状に曲りくねるが，以後はまっ直ぐに上行する．その管腔は終末部の腺腔よりも狭く，輪郭もやや凹凸不整である．導管の上皮は2層の立方形細胞からなり，終末部に比べて濃染する．

　表側の上皮細胞は自由表面のすぐ下に密なフィラメントをもち，緻密にみえる．基底側の上皮細胞は細胞質に多くのミトコンドリアをもつ．

　導管は真皮の隣りあう乳頭の間で表皮に進入する．表皮内では，特に角質層で強く曲がるらせん状に走行する．ここで，導管は固有の壁をつくる上皮細胞をもたず，表皮細胞で直接に輪状に囲まれている．

2) エクリン汗腺の機能

　エクリン汗腺は汗を産生，分泌する．汗は99%以上が水で，低張である．少量ではあるが，電解質，特に食塩の他に尿素，尿酸，アンモニア，糖タンパク質のような有機物質も含んでいる．明細胞は主として水と電解質を分泌し，暗細胞は糖タンパク質などを分泌する．なお，導管，特にその終末部に近い部では，食塩が吸収され，汗は低張になる．

3) アポクリン汗腺 apocrine sweat gland
（図12-17b）

　アポクリン汗腺は特定の部位（腋窩，外耳道，眼瞼，鼻翼，乳輪，肛門周囲部など）に存在する．特に腋窩にあるアポクリン汗腺は代表的なものである．

　アポクリン汗腺は哺乳動物で発達し広く分布するが，ヒトでは退化し，前述のように特定部位にのみ限局して存在する．

　(1) 終末部：一般にエクリン汗腺よりも深側にあり，皮下組織に存在する．終末部は迂曲するが，ときに分岐する．エクリン汗腺に比べはるかに大きく，腺腔も極めて広い．

　単層の腺細胞と，基底側にある筋上皮細胞とからなる．

　腺細胞は立方形ないし円柱状で，核は球状で，基底側よりにある．胞体は一般にエオジンによく染まり，腺腔に向かって舌状あるいは乳頭状の胞体突起が突出する．細胞の高さは機能状態によって変化し，分泌活動が活発になると，細胞は高く円柱状となり，分泌が終わると，低く立方形ないし扁平になる．

　電子顕微鏡でみると，胞体には大小さまざまな顆粒が多く，小胞，リソソームも含まれる．分泌顆粒はエキソサイトーシスによって分泌される．光学顕微鏡で，腺腔は突出する胞体が離断して分泌物となるようにみえ，**離出分泌** apocrine secretionをするアポクリン汗腺と名付けられたが，実際は開口分泌による放出を主体としている．

　終末部の周りには，筋上皮細胞はよく発達する．

　(2) 導管：エクリン汗腺とほぼ同様の構造であるが，やや太く，管腔もやや広い．一般に毛包の上部（頸）に開口する．

4) アポクリン汗腺の機能

　アポクリン汗腺の分泌物は，エクリン汗腺の汗に比べて，脂質，糖質やタンパク質など有機成分を多く含み，乳様で粘稠である．しかし分泌物は無臭である．

　腋臭は腋窩のアポクリン汗腺の分泌物が細菌などで分解されるために生ずる．

　アポクリン汗腺の分泌活動は性ホルモンと関係があり，思春期になると活発になる．女性では，腋窩のアポクリン汗腺の分泌活動は月経周期と関連して変動し，特に月経前期や妊娠期に分泌活動が活発になる．多くの哺乳動物では，分泌物はフェロモンとして働く．

5) 汗腺の血管

　汗腺は豊富な血管分布を受ける．特に終末部は毛細血管網で囲まれる．

6) 汗腺の神経

　自律性の分泌線維を受ける．エクリン汗腺には，主として交感神経性のコリン作動性線維が分布する．アポクリン汗腺はアドレナリン作動性神経の支配を受ける．

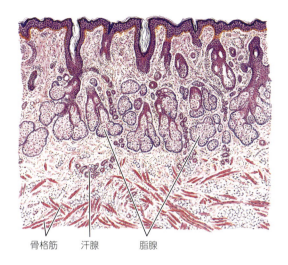

図12-20 皮　膚（鼻翼）
多数の脂腺（独立脂腺）がみられる　×200

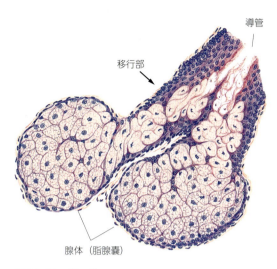

図12-21 脂　腺　×120

b. 脂　腺 sebaceous gland

脂腺は一般に毛に付属して全身の皮膚に広く分布し，導管は**毛包頸に開く脂腺** hair follicle-associated sebaceous gland である．したがって，毛，毛包を欠く手掌，足底には脂腺もみられない．しかし，口唇，鼻皮膚，亀頭，包皮内面，小陰唇，肛門部，乳頭，乳輪には，毛包と関係なく，直接に皮膚の表面に開く脂腺が存在する．これを**独立脂腺** independent sebaceous gland（図12-20）という．

脂腺は不分枝あるいは分枝単囊状腺で，1本の導管に集まって開口する．

毛脂腺では，腺体は真皮で毛包と立毛筋との間に存在する．

立毛筋が収縮すると，腺体は圧されて分泌物の排出が促される．

腺体，すなわち**脂腺囊** sebaceous gland saccule は基底膜と薄い被膜状の結合組織で包まれ，多層に配列する腺細胞でできている（図12-21）．

腺細胞は最も外側，すなわち基底膜に接するところでは低い立方形ないし扁平で，球状核をもつ．腺体の中心に向かうとともに，胞体に次第に脂質滴を貯え，充満して，細胞は大きく多角体形となる．胞体が**脂肪滴** lipid droplets で満たされると，核は圧され萎縮して，不規則な形状となり，ついに消失する．こうして，腺細胞は腺体の中央部で退化してしまい，そのまま分泌物となって放出される．すなわち，**全分泌** holocrine secretion となる（p.68）．

このように，全分泌によって，腺細胞は失われるが，一方，腺細胞は分裂によって補給される．細胞の分裂，増殖は腺体の基底側，特に腺体と導管との移行部の上皮細胞にみられる．

導管は短く，重層扁平上皮でできており，毛包の外根鞘あるいは表皮に連なる．

脂腺の分泌物は**皮脂** sebum である．皮脂の成分はワックスエステル，トリグリセリド，スクワレンなどの脂質で，薄層（皮脂膜）をつくり，皮膚や毛の表面を覆い滑らかにし，乾燥を防ぎ，水の侵入を防ぐ．また，弱いながら細菌や真菌に対する抗菌力がある．

脂腺は思春期に発達し，ホルモン特に性ホルモンの影響を受ける．

にきび acne（**尋常性痤瘡** acne vulgaris）は思春期によくみられるが，毛包腺（脂腺）が皮脂の過剰分泌，過剰角化により，導管が閉塞して，たまった皮脂に細菌（痤瘡菌）が繁殖して炎症を起こすものである．

c. 乳　腺 mammary gland（図12-22, 23）

乳腺は大きな皮膚腺で，その発達，構造は性，齢および妊娠，授乳など生理的機能相によって著しく異なる．

乳腺は胎生期に形成され，小児期では乳腺実質は乳管系のみでできる．男性では，思春期，青年期にやや発達するが，その後発達することなく，退縮し，小児期の状態にとどまる．

女性では，思春期が近づくと，**乳房** breast（または mamma）に脂肪組織が著しく増加する．乳房は急速に発達し，大きく半球状となり，その頂にある乳頭も発達する．乳管系も延長して枝分かれし，その末端から上皮細胞群が蕾状に増殖，分岐し，小葉を形成するようになる．こうして，乳頭を中心として放射状に配列する15〜20個の錐体状の**乳腺葉**

12. 外 皮

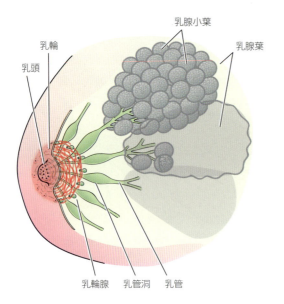

図 12-22 乳 腺

mammary lobeができる．乳腺葉は密な線維性結合組織と脂肪組織とで隔てられる．

各葉はさらに小葉間結合組織（小葉間中隔 interlobular septum）によって多くの乳腺小葉 mammary lobule に分かれる．

乳腺の終末部の構造は機能相によって著しく異なる．通常はいわば休止状態にあるが，妊娠，授乳とともに分泌活動がみられる．各機能相における構造を述べる．

1）休止期 resting stage

休止期，すなわち分泌活動を休んでいる乳腺 (inactive gland) では，小葉内の細い導管の末端部が腺体にあたり，上皮細胞索からなる．細胞索は辺縁部が低い立方形の細胞，内部が多角体形細胞でできており，充実性で，内腔はみられない．細胞索は周りが疎性結合組織で囲まれる．このような周囲の疎性結合組織は膠原線維に乏しく，細胞に富み，ほとんど脂肪細胞を含まない．

2）妊娠期 gestation stage

妊娠期には，乳腺は著しく発達する．すなわち，妊娠の前半期には，前述の腺管末端部の上皮細胞索は長くなり，かつ枝分かれを増して胞状となる．すなわち，単層の立方形細胞が内腔を囲み腺胞 alveolus をつくる．腺胞が発達すると，乳房の脂肪組織は減少し，小葉内の間質結合組織も減少し，血管が豊富になり，かつここにリンパ球，形質細胞，好酸球などの遊走細胞が多く現れる．

妊娠末期になると，腺胞はますます大きくなり，単層の円柱状の腺細胞（乳腺細胞 lactocyte）が広い腺腔を囲み，分泌を営むようになる．こうして，初乳が産生される．

初乳 colostrum は，成乳に比べると，水様で薄く，黄色調をおびる．脂肪の含有量は少ないが，多量のタンパク質を含み，特に免疫グロブリン（IgA）に富んでいる．初乳には，変性白血球に由来する細

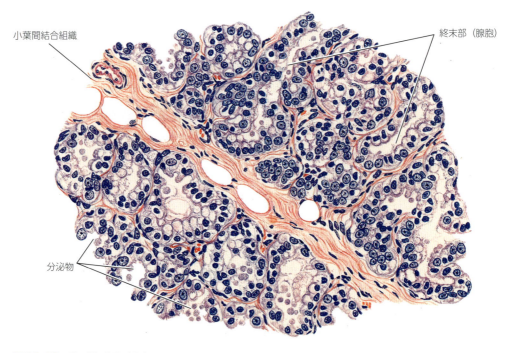

図 12-23 乳 腺（妊娠末期）×200

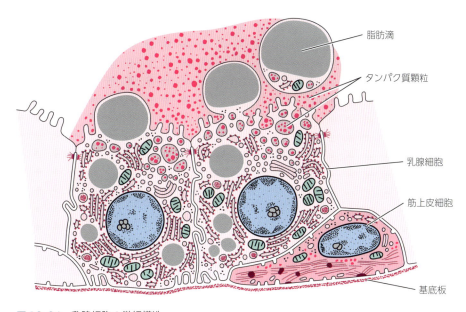

図 12-24　乳腺細胞の微細構造
脂肪滴はアポクリン分泌，タンパク顆粒は開口分泌される

胞の遺残，破片のほかに，**初乳小体** colostrum corpuscles と呼ばれる細胞が含まれる．初乳小体は大きな脂肪滴と萎縮状の核をもつ大型の細胞で，大食細胞に由来し，間質から腺腔内に遊出し，脂肪滴を取りこんで生ずる．初乳は血清に似た性状をもち，乳汁よりもむしろ漏出液に近い．

初乳は分娩後数日で成乳にかわる．

3）授乳期 lactation stage

乳腺は授乳期に分泌機能が活発となる．腺細胞は低い立方形から円柱状までさまざまである．腺腔は一般に広く，特に分泌物が満たされる腺胞では，腺細胞は低い．腔が狭い腺胞では，腺細胞は高く円柱状である．核は球形で，やや基底側よりに存在する．円柱状の腺細胞は腺腔側に脂肪滴や分泌顆粒をもつ．

脂肪滴は細胞質のなかにはじめ小滴として現れ，次第に大きくなり，腺腔側に向かって集まる．分泌顆粒は限界膜で囲まれ，不整形の密な顆粒をもつ．この顆粒はタンパク質のラクトアルブミンである．このタンパク質は発達する粗面小胞体でつくられ，ゴルジ装置に送られて，ゴルジ装置で合成されるラクトースとともに，分泌顆粒をつくる．これらの分泌顆粒は腺腔側に集まる．

脂肪滴はまわりのごくわずかな細胞質とともに腺腔に向かって膨隆し，次いでくびれて腺腔内に放出される．すなわち離出分泌で放出される．この際脂肪滴の周囲の狭い細胞質に含まれるタンパク顆粒もともに放出される．腺腔側に集まっているタンパク質顆粒は腺腔にエキソサイトーシスによっても放出される（図 12-24）．

腺細胞と基底膜との間には，筋上皮細胞が存在する．筋上皮細胞は細長い胞体突起をもって腺体を籠のように包むので，**星状筋上皮細胞** stellate myo-epithelial cell または**籠細胞** basket cell とも呼ばれる．電子顕微鏡でみると，細胞質には平滑筋細胞のように微細なアクチンフィラメントをもち，収縮によって乳汁を腺腔からおし出すように働く．

授乳の際，乳頭に加わる哺乳の刺激は，下垂体後葉のオキシトシン分泌を刺激し，これが筋上皮細胞を収縮させ，乳汁をおし出す．

腺胞の間にある間質結合組織は，腺胞が発達するとともに減少するが，血管に富み，線維芽細胞の他にマクロファージ，リンパ球，形質細胞などを含む．

授乳期が終わると，授乳中に発達した乳腺のほとんどはアポトーシスにより退化して脱落し，マクロファージにより除去される．乳汁の産生分泌は止まり，腺腔内の分泌物はマクロファージが出現して，吸収処理される．こうして，腺腔は狭くなり，消失し，腺胞は休止期の状態に戻る．

4）乳腺の退縮

乳腺は閉経期以後次第に退縮する．腺管系は退化し，小児期のような状態になり，ついにはわずかの乳管のみとなる．間質結合組織も細胞成分が減少し，膠原線維が増加し密になり，ついにはしばしば硝子様変性を示す．乳管はときに囊胞状となる．

d. 乳　管 lactiferous duct

乳腺の小葉内で，導管は次第に合流して太くな

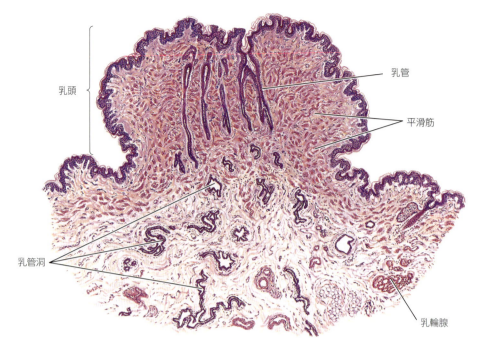

図 12-25　乳　頭（女性）×100

る．各葉から，それぞれ，1本ずつ導管が出て，乳頭の先端に開く．葉から起こる太い導管を乳管という．乳管は乳頭に開口する前のところで広く拡張し，**乳管洞** lactiferous sinus をつくる（図12-25）．

乳管洞は広く，授乳期には乳汁を貯留する．授乳の際，乳頭が吸われると，洞に貯えられた乳汁が最初に吸飲される．いわば「ミルク瓶」として働く．

乳管は2列円柱上皮で囲まれる．乳管洞で上皮は立方上皮となり，それより開口に向かうと重層扁平上皮になる．乳管の上皮は基底膜で囲まれ，さらにその外側は主として輪走する膠原線維で囲まれる．膠原線維の他に，弾性線維も混在する．

乳頭 nipple と **乳輪** areola：乳頭と乳輪の皮膚では，表皮はメラニン色素に富み，真皮は表皮下に高い乳頭をもつ．

乳頭と乳輪は表皮の色素沈着によって肉眼的に褐色にみえる．色素が少ないと，真皮の表皮下乳頭に進入する毛細血管の血流が透けてみえるので，色調は赤みをおびる．

妊娠期には，表皮のメラニン色素は増加し，肉眼的に褐色調が濃くなる．妊娠後も色素沈着は強い．

真皮は，多数の平滑筋線維を含み，肉様膜となっている．乳管に沿って縦走する平滑筋線維束もみられる．

乳頭には毛，汗腺はないが，乳輪には毛や脂腺，汗腺の他に，**乳輪腺** areolar gland（モントゴメリー腺 gland of Montgomery）と呼ばれる腺がある．乳輪腺はアポクリン汗腺の一種で，約12個あって，乳輪の周縁部に輪状に並ぶ．

乳輪腺は妊娠期には肥大し，肉眼的にも著明になる．

e. 乳腺の脈管

乳腺は分泌期には大量の血液供給を受ける．

動脈は乳管に沿って走り，腺胞を囲み密な毛細血管網をつくる．静脈は動脈と伴うものの他に，乳輪では吻合して静脈網をつくり，近くの皮静脈に注ぐものがある．

リンパ管は発達がよく，小葉内で小葉内リンパ管網をつくり，さらに小葉間で小葉間リンパ管網を形成する．

f. 乳腺の神経

乳腺には，有髄・無髄の神経線維が豊富に分布する．平滑筋，腺に分布する自律性線維の他に，知覚線維も多い．特に乳頭，乳輪は豊富な知覚線維の分布を受ける．自由神経終末，メルケル触覚小体，マイスネル触覚小体，クラウゼ小体，ファーター–パチニ小体などがみられる．

Chapter 13 感覚器系
organs of special sense

　動物は，身体の内外の情報を感覚系で感受し，脳で認識する．感覚は体性感覚，内臓感覚および特殊感覚の3種に大別される．また，感覚は，視覚，聴・平衡覚，嗅覚，味覚，触覚の5感がある．それぞれの感覚には，感覚刺激に適した細胞を備える感覚受容器がある．大脳はこれらの感覚器からの情報を統合して自己と環境との関係を判断し，行動決定に結びつける．体性感覚，内臓感覚の受容器はすでに神経系で述べたので，ここでは**特殊感覚** special sense である視覚，聴覚，平衡覚，嗅覚，味覚の感受に関与する**感覚器** organs of special sense について述べる．

■ 視覚器

　視覚器 visual organ は光を感受する器官で，その主部は**眼** eye で，眼球と視神経とからなる．その他に，**副眼器** accessory structure of the eye として，眼瞼および結膜・涙器などがある（図13-1）．
　視覚は最も重要な感覚で，感覚情報のほぼ80%を占める．

A 眼　球 eyeball

　眼球は眼球壁と，内部にある眼球の内容からなる．眼球は間脳の側壁，それを覆う外胚葉から発生する（図13-2）．

　眼球壁は外側から内側に向かって，眼球線維膜，眼球血管膜，眼球内膜の3層でできている．

1. 眼球線維膜 fibrous tunic of eyeball

　眼球線維膜は眼球外膜で，強膜と角膜に分けられる．

a. 強　膜 sclera

　強膜は極めて丈夫な膜で，角膜とともに眼球線維膜として眼球を保護し，眼球の形や大きさを保つ働きをしている．
　強膜は眼球線維膜の後5/6部を占める密性結合組織の強靱な膜である．密な膠原線維束は交織性で，走向は不規則であるが，多くは眼球の前極から後極

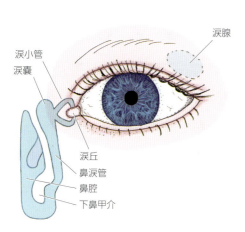

図13-1　視覚器と副眼器
眼には，眼球結膜，角膜，虹彩，瞳孔がある

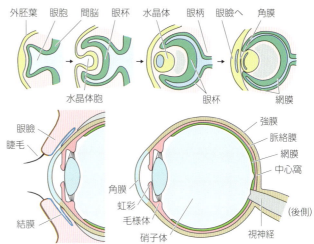

図13-2　眼球の発生と基本構造
上列の発生の図は左から右へ進行する

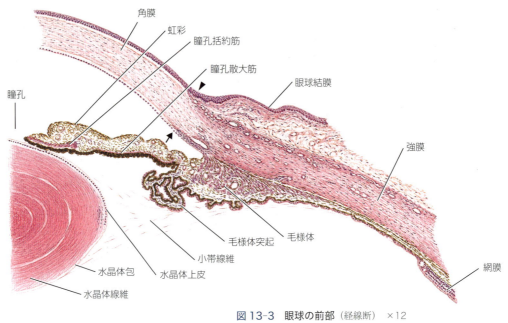

図13-3 眼球の前部（経線断）×12
▶は強膜溝，→は強膜距

に向かって経線状に走る．しかし，その他に交叉するように緯線状に走るものもみられる．線維束の間には，弾性線維があって細かな網をつくる．特に強膜の深側には多量の弾性線維が存在する．膠原線維束の間には，扁平な線維芽細胞が存在する．

強膜を構成する膠原線維をつくる膠原細線維はI型コラーゲンからなるが，その太さは30〜300 nmとさまざまである．

強膜の深層には，メラニン細胞があり，ここを**強膜褐色板** lamina fusca of the sclera と呼ぶ．

強膜は血管・神経に乏しく，リンパ管を欠く．

強膜の厚さは平均約0.5 mmであるが，特に眼球の後極では最も厚く約1.0〜1.3 mm，赤道部では最も薄く約0.3〜0.4 mmである（図13-3）．

眼球後極に近いところ（後極から約3 mm鼻側寄りの部位）で，視神経が強膜を貫いて進入する．視神経は神経線維束に分かれて強膜を貫くために，強膜には神経線維束が通る径約1 mmの小孔が多数にみられる．ここを**強膜篩板** lamina cribrosa of the sclera といい，ここで強膜は視神経を包む外鞘に移行する．

強膜のすぐ外側には，疎性結合組織があり，さらにその外側に眼球を包む密性結合組織層がある．このような眼球を包む密性結合組織層を**眼球鞘** eyeball sheath（テノン鞘 Tenon's capsule）といい，その内側の疎性結合組織でできる空隙を**強膜外隙** episcleral space（テノン腔 Tenon's space）という．

眼球と眼球鞘とは，あたかも球関節における関節頭と関節窩のような関係にあり，強膜外隙は関節腔にあたる．こうして，眼球は滑らかな回転運動が可能になる．

b. 角　膜 cornea（図13-4）

角膜は眼球線維膜の前1/6部を占める透明な膜で，眼球の線維膜として，強膜とともに眼球を保護し，その形態，大きさを保つのにあずかるが，特に弯曲の強い透明板であるため，眼球の通光・屈折系として働き，さらにレンズを保護するフィルター板

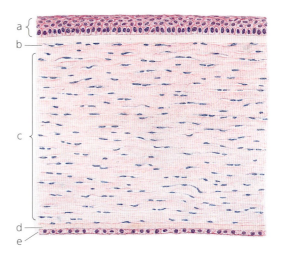

図13-4 眼球の角膜 ×80
表面からa：角膜上皮，b：前境界板，c：角膜固有質，d：後境界板，e：角膜内皮の5層からなる

の役目を担っている．また，眼瞼と同様に外胚葉から発生する（図13-2）．

角膜は前側から角膜上皮，前境界板，固有質，後境界板，角膜内皮の5層からなる．

1）角膜上皮 corneal epithelium

厚さ約50 μmの重層扁平上皮でできている．上皮細胞は通常5～6層に配列する．

電子顕微鏡でみると，上皮細胞は，細胞小器官が比較的少ないが，中間径フィラメント，グリコーゲンなどを含む．隣接する細胞はデスモソームで結合し，その細胞膜は嵌合する．最表層の上皮細胞の自由表面は，走査電子顕微鏡でみると，多数の微細なヒダ状の隆起や短い微絨毛を備える（図13-5）．角膜の表面は涙液で覆われており，自由表面の微細なヒダ状の隆起や微絨毛は涙液を保持し，角膜表面を湿潤に保つのに役立つ．

角膜上皮の最下層の細胞（基底細胞）は，活発に分裂増殖しており，約1週間で更新する．角膜上皮が損傷を受けると，損傷部はただちに周りから移動した細胞により修復され，細胞分裂により細胞が補われる．

角膜上皮内には多くの自由神経終末が存在する．このため角膜の知覚は極めて鋭敏である．

2）前境界板（ボーマン膜）anterior limiting lamina（Bowman's membrane）

厚さ6～9 μmの薄層で，電子顕微鏡でみると，I型コラーゲンからなる太さ20～30 nmの膠原細線維が不規則に交織してできている．

前境界板は固有質の最外層にあたり，ヒトでは発達するが，存在しない動物も多い．

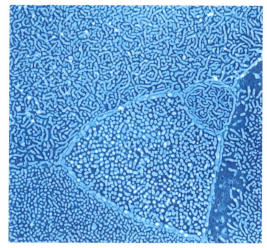

図13-5 角膜上皮表面の走査電子顕微鏡写真
微細突起やヒダ状の隆起がみえる ×4,200

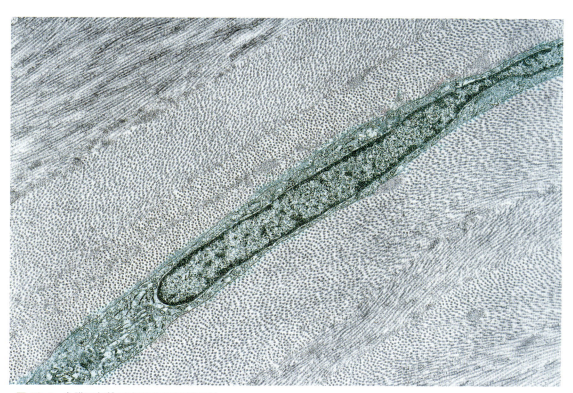

図13-6 角膜固有質の透過電子顕微鏡写真
各層板の膠原細線維束の配列と線維芽細胞（角膜細胞）を示す ×14,000

3) 角膜固有質 corneal stroma

角膜の主質で，その厚さの約90%を占める厚い層で，透明な組織をつくる（図13-6）．固有質は密性結合組織からなり，厚さ約2μmの層板が表面に平行に規則正しく重なってできている．各層板は，Ⅰ型およびⅤ型コラーゲンによる太さ約30 nmの均一な膠原細線維が平行かつ等間隔に規則正しく走ってできている．しかし，膠原細線維の走行は一般に隣り合う層板とは交叉するような方向にある．隣接する層板の間には斜走する線維があって，層板を互いに結合する．また，層板間には扁平な星形の線維芽細胞が存在する．この細胞は**角膜細胞** keratocyte とも呼ばれ，多くの胞体突起によって互いに連なっている．

なお，層板の膠原細線維の間は多糖類に富む基質で満たされる．基質はグリコサミノグリカン，特にケラタン硫酸からなり，そのほかデルマタン硫酸やヘパラン硫酸などが含まれる．

角膜の透明性は，血管を欠くこと，均一かつ細い膠原細線維が規則正しい間隔で平行に配列すること，基質のグリコサミノグリカンの屈折率が高いことなどによる．膠原細線維の規則正しい間隔は，膠原細線維の表面のⅤ型コラーゲンにグリコサミノグリカンが付着して調節されている．

感染により角膜が炎症になると，周りから角膜実質に好中球やリンパ球が浸潤する（角膜炎）．

4) 後境界板（デスメ膜）posterior limiting lamina（Descemet's membrane）

角膜内皮の基底膜にあたるが，厚さ約5～8μmと厚く，エオジンやPAS染色で染まる．加齢とともに徐々に厚くなる．電子顕微鏡的には均質で，フェルト状を呈する．ここに，老齢となると，横縞構造が現れるが，フェルト状にみえるⅣ型コラーゲンの中に，Ⅷ型コラーゲンが出現するためと考えられる．

高齢者では角膜周囲の後境界板にしばしば脂肪沈着が起こる．脂肪沈着によって，肉眼的にも角膜の周辺部に灰白色の輪状混濁がみられる（**老人環** senile ring）．

後境界板は弾性があり，張力を均等に分散させるのに役立つ．

5) 角膜内皮 corneal endothelium

角膜の後面を覆う，単層で立方形の上皮細胞からなる．この細胞を**角膜内皮細胞** corneal endothelial cell という．角膜内皮細胞はやや扁平な球形の核をもつ．電子顕微鏡でみると，多くのミトコンドリア，発達したゴルジ装置，粗面小胞体などをもち，飲小胞も多い．

角膜内皮細胞は，後境界板（デスメ膜）をつくるとともに，眼房水から栄養と水分を角膜に取り込む．一方で，眼房水が角膜に入り込むことを防ぐバリア機能と，固有質内の水分を排出するポンプ機能ももっており，これにより，角膜の水分量の調節をし，角膜の透明性を保つのに役立つ．

角膜内皮細胞は生体内では増殖能をもたない．また，その細胞数は加齢に伴い減少する．

角膜内皮が損傷を受けると角膜の含水量の調節ができなくなり，角膜が浮腫（むくみ）を起こし，白濁する（**角膜混濁** corneal opacity）．小さな損傷では，角膜内皮が肥大したり移動して隙間を埋めるが，大きな損傷では，修復されず角膜混濁が残り，視力の低下を招く．この治療に**角膜移植** corneal transplant が必要となる．

c. 角膜の神経

神経線維は辺縁から固有質に入り，上皮下で神経叢をつくる．ここから知覚線維が上皮内に進入し，分布する．

d. 角膜縁 corneal limbus

角膜と強膜との間にある幅約1～2 mmの移行部を角膜縁という．角膜は強膜に比べてさらに強く弯曲する球面となっているので，角膜と強膜との間には**強膜溝** scleral sulcus という浅い溝ができる．内面では，強膜が角膜に移行する部はやや隆起している．この隆起を**強膜距** scleral spur といい，全体として輪状となるので**強膜輪** scleral ring と呼ぶ．角膜縁で，角膜はあたかも時計ガラスのように強膜の周縁に接着する（図13-3）．

角膜縁で，角膜の各層は次のような変化を示す．(1) 角膜上皮は厚く，約7～8層になり，眼球結膜（p.295）の上皮に移行する．(2) 前境界板は消失し，上皮下には疎性結合組織が現れる．この結合組織の中に，血管や神経があり，角膜を輪状に取り囲むように走る．この血管から角膜の周辺部は拡散によって栄養を受ける．(3) 角膜固有質の膠原線維と膠原線維束は太くなり，その配列は不整となって強膜に移行する．(4) 後境界板は消失し，その代わりに**櫛状靭帯** pectinate ligament が現れる（図13-7）．この靭帯は，角膜と虹彩の外縁との間にあり，結合組織性の**小柱** trabeculae ででき，前方では強膜距に付着する．小柱は連なって網をつくるため，櫛状靭帯は**小柱網（線維柱帯）** trabecular meshwork ともいう．小柱の表面は角膜内皮に連なる単層の扁平細胞で覆われる．

小柱網の網の目にあたる間隙を**虹彩角膜角隙**

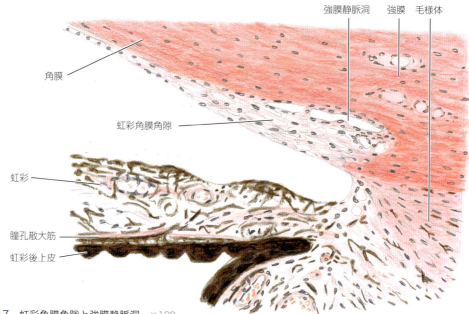

図 13-7 虹彩角膜角隙と強膜静脈洞 ×120

space of iridocorneal angle（フォンタナ腔 Fontana's space）と呼ぶ．これは前眼房（p.292，図 13-24）の辺縁で海綿状になっている．また小柱網の外側には**強膜静脈洞** scleral venous sinus（**シュレム管** Schlemm's canal）という血管がある．強膜静脈洞は角膜縁の静脈に注ぎ，さらに眼球壁からの静脈に連なる．

毛様体で産生された眼房水は瞳孔から前眼房に流れ，そこから虹彩角膜角隙に達し，強膜静脈洞に吸収されて流入する．このように虹彩角膜角隙と強膜静脈洞は眼房水の吸収流出路となる．

2. 眼球血管膜 vascular tunic of eyeball

眼球血管膜は眼球中膜で，後方から前方に向かって，脈絡膜，毛様体，虹彩の3部に分けられる．

血管膜は血管と色素に富む疎性結合組織でできている．

眼球血管膜は肉眼的にブドウの皮のようにみえるので，**ブドウ膜** uvea とも呼ぶ．

a. 脈絡膜 choroid

脈絡膜は強膜の内面に接する結合組織層である（図 13-8）．

強膜との間には，**脈絡外隙** perichoroidal space と呼ぶ潜在的な細隙がある．この細隙は色素細胞（メラノサイト）に富む疎性結合組織で埋められる．通常の組織標本でみると，強膜と脈絡膜とは，脈絡外隙ではがれ，そこを満たす疎性結合組織は外・内2層に分かれる．外層は強膜の内面に付き**強膜褐色板** lamina fusca of the sclera（p.276）となり，内層は脈絡膜の**脈絡上板** suprachoroid lamina をつくる．

脈絡膜は外側から脈絡上板・脈絡膜固有質（血管板）・脈絡毛細血管板・基底板の4層に分けられる．

脈絡膜の機能は，網膜の外層（色素層と神経上皮層）に栄養を与える他に，カメラの暗箱のように強膜を透過して入る光線を遮り，眼球内に入射する光を吸収し散乱を防ぐ．

1）脈絡上板 suprachoroid lamina

すでに述べたように，脈絡膜の最表層で，脈絡外隙に接し，色素細胞に富む薄い結合組織である．

2）脈絡固有質（血管板） substantia propria choroidea

脈絡膜のうちで最も厚い層で，疎性結合組織でできている．いろいろな方向に走る膠原線維束の他に，多量の弾性線維を含む．線維芽細胞とともに，多くの色素細胞（脈絡膜メラニン細胞）が存在する（図 13-9）．

固有質には，大小種々の動・静脈（毛様体動・静脈の枝）がみられる．

このために固有質を**血管板** vascular layer ともいう．血管とともに，神経も存在する．

多くの動物で，固有質の深部に**輝板** tapetum と呼ぶ特殊な層がみられる．ウシ，ウマなど反芻類，有蹄類では，輝板は密に層状に配列する膠原線維からなり，**線維性輝板** fibrous tapetum と呼ばれる．また，ネコなど食肉類では，輝板は大きく扁平な多角体形細胞が規則正しく層状に配列してでき，**細胞性**

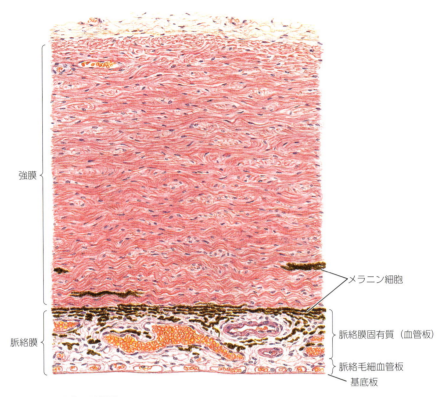

図13-8　強膜と脈絡膜　×100

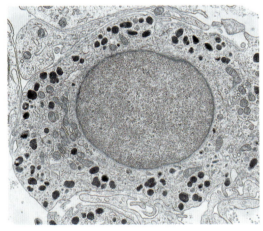

図13-9　脈絡膜のメラニン細胞
多くのメラニン顆粒をもち，表面に基底板をもつ　×7,800

輝板 cellular tapetum と呼ばれる．細胞性輝板の細胞は胞体に色素性類結晶をもつ．

輝板をもつ眼球では，網膜の色素上皮層に色素が少ない．輝板をもつ動物では，暗所で眼に光があたると，輝板で反射されるので，眼が光る．

3）脈絡毛細血管板 choriocapillary layer

この層では，前述の固有質にある血管に連なる毛細血管が平面的に広がる密網をつくる．毛細血管の内皮は特に内側の網膜側で薄く，多数の小孔をもち，有窓性である．

毛細血管の間は微細な疎性結合組織である．毛細血管は内側にある網膜の色素層と神経上皮層（視細胞層）とに栄養を与える．

4）基底板（ブルック膜）basal layer of choroid (Bruch's membrane)

脈絡膜の最内側で網膜の色素上皮層に接する薄膜である．厚さは1～4μmで，均質無構造にみえ，微細な弾性線維を含む．

電子顕微鏡でみると，脈絡毛細血管板の，毛細血管の内皮に接する基底板，網膜色素上皮の基底板，およびその間にある，極めて微細な膠原線維と弾性線維とからなる複合膜である．

b. 毛様体 ciliary body（図13-10, 11）

毛様体は脈絡膜の前方に続く肥厚部で，眼球の断面でみると，頂を後方に向けた細長い三角形状である．

毛様体は，内面からみると，前部と後部との2部に分けられる．前部には経線方向に走る70～90条のヒダがみられる．このヒダを**毛様体突起**（毛様体ヒダ）ciliary processes という．前部は幅約2mm

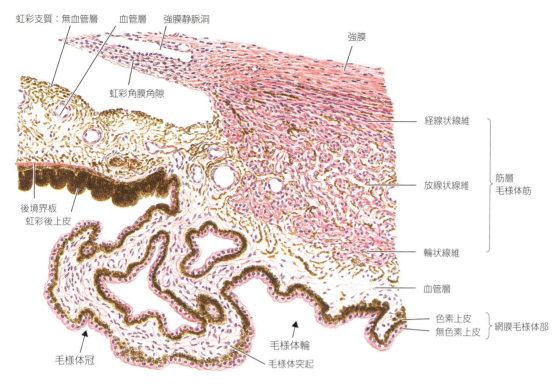

図 13-10　毛様体と虹彩　×10,000

で，毛様体突起をもち，**毛様体冠** ciliary crown という．後部は幅3～4 mm で，毛様体突起（ヒダ）はなく内面は平滑で，**毛様体輪** ciliary ring という．

毛様体は，外側から内側に向かって筋層，血管層，網膜毛様体部の3層に大別できる．

1）筋　層 muscular layer

毛様体筋 ciliary muscle が存在する．毛様体筋は平滑筋でできていて，強膜輪から起こる．筋線維の走行によって，経線状線維，放線状線維，輪状線維の3種に分けられる．

（1）**経線状線維** meridional fiber：ブリュッケ筋 Brücke's muscle とも呼ばれる．最外側にあって，強膜の内面に平行に経線方向に走る．

（2）**放線状線維** radial fiber：経線状線維の内側にあって，内方に向かって走り扇状に広がる．

（3）**輪状線維** circular fiber：ミュラー筋 Müller's muscle ともいい，放線状線維の内側で，筋線維は輪状，すなわち緯線方向に走る．全体では，水晶体の縁を囲む輪になっている．

筋層の平滑筋線維の間には，少量の疎性結合組織があり，ここには弾性線維や色素細胞（メラノサイト）が含まれる．

毛様体筋は副交感神経（動眼神経）の支配を受け，眼の**遠近調節**（near-far）accommodation を行う．

近くを見るときには，筋が収縮し，毛様体は前方

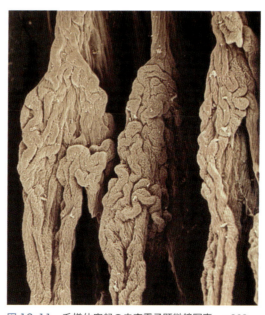

図 13-11　毛様体突起の走査電子顕微鏡写真　×360

に引かれ，毛様体冠の部が内方に向かって隆起する．その結果，毛様体の内面から起こり水晶体に付く毛様体小帯（p.292）が緩み，水晶体はその弾性によって厚くなり，表面はより強い凸面になる．反対に，遠くを見るときには，毛様体筋が弛緩し，毛様体は薄くなり，毛様体小帯が引っ張られて，水晶体

は薄く，扁平になる．

このような遠近調節作用には，特に輪状線維が働く．経線状線維は収縮すると，強膜輪（強膜距）を後方に引くので，角膜縁の虹彩角膜角隙（フォンタナ腔）が広くなり，眼房水 aqueous humor の流出が促進される．

2) 血管層 vascular layer

毛様体筋の内側にあり，脈絡膜固有質に連なる薄い結合組織層で，血管に富む．脈絡膜に比べて，膠原線維が多く，色素細胞はほとんどない．

血管は，脈絡膜の固有層の血管に比べると，細く，多くは静脈で，経線方向に後方に向かって走る．特に毛様体突起は血管層が肥厚・突出してできており，多数の有窓性毛細血管をもつ．

3) 網膜毛様体部 ciliary part of the retina

毛様体の内面を覆い，網膜に続く2層の上皮，すなわち外側の無色素上皮と内側の色素上皮からできている．

無色素上皮 nonpigmented epithelium は，網膜の神経層の続きである．色素をもたない単層の円柱状細胞からなる．電子顕微鏡でみると，上皮細胞は豊富なミトコンドリアをもつ．毛様体突起の表面，すなわち後眼房に面する表面側には，複雑な細胞膜陥入があり，また細胞膜に接して基底板がみられる．基底板を含む基底膜にあたる内表面には，毛様体小帯の小帯線維が付着する．

色素上皮 pigmented epithelium は無色素上皮層の下層にあり，血管層に接する単層の立方上皮で，網膜視部の色素上皮層の続きである．細胞は極めて多量のメラニン色素をもつ．しかし，毛様体突起の先端部では，上皮細胞の色素は少なくなる．

4) 毛様体の機能（図13-12）

(1) **眼房水の産生**：毛様体，特に毛様体冠で，毛様体突起は血管に富み，その上皮，特に無色素上皮は細胞膜の基底陥入など特徴的な構造をもち，水分を活発に移動・輸送し，眼房水を産生している．

(2) **眼の遠近調節**：この機能には，毛様体筋が関与する．

(3) **水晶体の支持**：水晶体を支持する毛様体小帯の小帯線維が付着する．

c. 虹 彩 iris

虹彩は眼球血管膜の最前部にあり，毛様体の前方に続く．全体として，円板状の膜様構造で，中央に円形の孔，すなわち**瞳孔** pupil をもつ（図13-13）．

虹彩はカメラの絞りにあたり，色素が多く，遮光

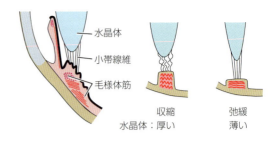

図13-12　毛様体筋の収縮と弛緩，水晶体の厚さの変化
毛様体は水晶体を輪になって囲むため，毛様体筋が収縮すると，輪は小さくなり，小帯線維は緩む

すると同時に，瞳孔から眼球内に入射する光量を，瞳孔の大きさを変えることで調節する．瞳孔の大きさは，瞳孔括約筋と瞳孔散大筋との働きによって変化・調整される．

虹彩は主として虹彩支質ででき，後面は網膜虹彩部で覆われる．

1) 虹彩支質 iridial stroma

虹彩支質は一般に色素細胞，血管を含む疎線維性結合組織からなり，前部の無血管層と後部の血管層に分けられる．

無血管層 nonvascular layer は虹彩支質の前方で，膠原線維が少なく，血管を欠くが，多数の色素細胞（メラノサイト）が存在する．虹彩の前面は，無血管層の疎性結合組織が露出する形で，扁平で不整形の線維芽細胞と色素細胞とで網状に覆われる．表面は，細胞のある部は突出し，間質の部は凹む．

血管層 vascular layee は無血管層の後方で，厚く，疎性結合組織の中に多くの血管がみられる．動脈は毛様体に近い周縁部で**大虹彩動脈輪** major iridial arteriolar circle をつくる．動脈輪から起こる枝が瞳孔縁に向かって走り，瞳孔縁の近くで瞳孔括約筋（後述）の周囲で吻合して**小虹彩動脈輪** minor iridial arteriolar circle をつくる．動脈は内膜，中膜が薄いが，比較的厚い外膜をもち，らせん状に走る．このような構造，走行によって，瞳孔の大きさが変化する場合，すなわち虹彩が収縮，伸展しても，動脈の血流は一定に保たれる．

虹彩支質の瞳孔縁近くに，瞳孔を囲み輪状に走る平滑筋，すなわち**瞳孔括約筋** sphincter pupillae muscle がある．括約筋は副交感神経（動眼神経）に支配される．

瞳孔括約筋は，瞳孔散大筋と同様に，虹彩筋色素細胞に由来する外胚葉性の平滑筋である．

2) 網膜虹彩部 iridial part of the retina

虹彩の後面を覆う上皮で，網膜毛様体部に続く．この虹彩上皮は，2層の上皮，すなわち表層の後色

素性上皮とその直下の前色素性筋上皮でできている．虹彩上皮は，瞳孔縁も覆い，ここで後上皮と前上皮が翻転移行する．

(1) 後色素性上皮 posterior pigment epithelium：網膜毛様体部の無色素上皮の続きであるが，虹彩では上皮細胞は多量のメラニン色素をもつ単層の円柱状細胞である．核は充満する色素顆粒で覆われ，みえない．後上皮の後眼房に向かう後面は，毛様体と同様に，本来の基底面で，ここに基底板がある．

(2) 前色素性筋上皮 anterior pigment myoepithelium：虹彩支質に接し，筋上皮性の**筋色素細胞** myopigmentocytes でできている．細胞質は，後色素性上皮側の胞体に，やや扁平な核をもち，多量の色素顆粒を含む．虹彩支質側は，平滑筋様の細胞突起を伸ばし，全体として瞳孔を中心として放線方向に走る薄層をつくる．この突起は，支質との境界にある基底板に埋まっている．この平滑筋様の薄層は厚さ約4μmの**瞳孔散大筋** dilator papillae muscle であり，エオシンに好染する均質無構造の帯状薄膜として認められる．

瞳孔散大筋は交感神経の支配を受ける．

・**虹彩の色**：虹彩の色は人種などによって異なる．虹彩の色は主として虹彩支質，特にその前側の無血管層にある色素細胞（メラノサイト）のメラニン色素の量による．色素が多量に存在する場合には黒褐色となる．色素が減少し，色素の粒が小さくなると，波長の短い青色の散乱（**レイリー散乱** Rayleigh scattering）で青くみえるようになる．そのため，虹彩の色は，メラニン色素が少なくなってくるに従い黒褐色から茶色，灰色，緑色，青色になる．色素が極めて少量となると，虹彩支質の底にある黒い虹彩上皮，筋色素細胞の層が透けて，虹彩の血液の色と合わさり，紫色にみえる．なお，虹彩上皮の色素は人種による差異はないが，**先天性白皮症**（白子症）albino では色素がなく，虹彩は支質の血管の色がみえ，ピンク色になる．また，瞳孔は，眼底の網膜の色素もなくなっているため，赤くみえる．

3. 眼球内膜 internal tunic of eyeball

眼球内膜は中膜の内面にある薄い膜で，**網膜** retina（眼球感覚膜 sensory tunic）である．

網膜は，発生学的には脳（前脳胞）から外側に突出して生ずる**眼胞** optic vesicle に由来する(p.275)．眼胞の前腹側壁は深く陥凹して，眼胞は杯状の**眼杯** optic cup となる．こうして生ずる眼杯の二重壁，すなわち外層と内層とが網膜となる．

網膜は，眼球血管膜（虹彩，毛様体，脈絡膜）の内面を覆っている．眼球血管膜の前部（前1/4），すなわち虹彩，毛様体の内面を覆う部は，それぞれ，網膜虹彩部，網膜毛様体部で，合わせて**網膜盲部** light-insensitive part of retina といい，いずれも眼杯の外層と内層，それぞれから生ずる単層の上皮でできている．そのため二重の上皮となっている．網

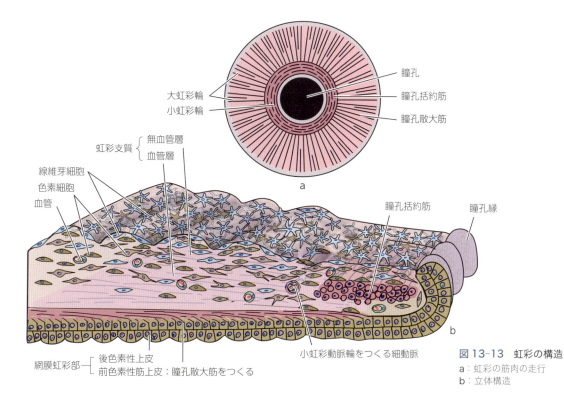

図13-13 虹彩の構造
a：虹彩の筋肉の走行
b：立体構造

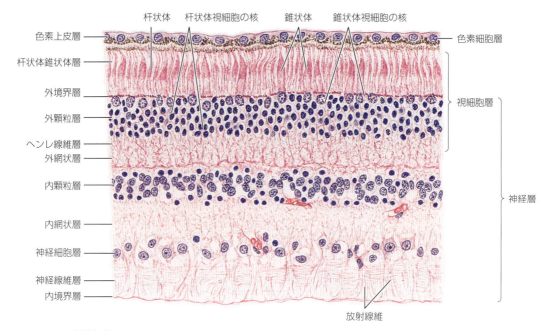

図 13-14 網膜視部 ×240

膜の後方の大部（後 3/4），すなわち脈絡膜の内面を覆う部は**網膜視部** light-sensitive part of retina といい，特に眼杯の内層が発達し厚くなっている．

a. 網膜視部 light-sensitive part of retina（図 13-14）

網膜視部は光を感受する部で，単に「網膜 retina」といった場合はこの部分をさす．外側から，次の 10 層が区別できる（表 13-1）．

色素層は発生学的に眼杯の外層から生じ，神経層は眼杯の内層から発生する．視細胞層は光受容細胞（視細胞）からなる感覚上皮層である．視細胞には杆状体細胞と錐状体細胞があり，ともに類似の形を示す．これらの視細胞は，外節，内節，核部，シナプス部の 4 部を区別する．これらは互いに隣接して網膜の第 2 〜 第 5 層をつくる．杆状体細胞は，弱い光を受容し，強い光には反応しない．錐状体細胞は色と強い光を受容する（図 13-15）．

表 13-1　網膜視部の層

層	区分
色素上皮層	色素層
杆状体錐状体層	視細胞層
外境界層	
外顆粒層	
外網状層	神経層
内顆粒層	
内網状層	
神経細胞層	
神経線維層	
内境界層	

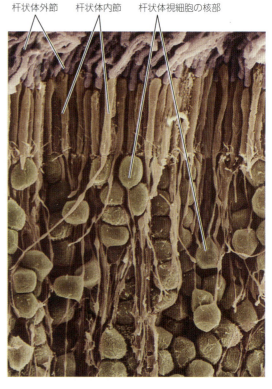

図 13-15　網膜視細胞層の走査電子顕微鏡写真（ラット） ×900

1) 色素上皮層 pigment epithelium

六角柱状の色素上皮細胞が単層に配列する．細胞の基底面は基底嵌入が発達し，外側で脈絡膜の内面のブルック膜と強く結合している．頂上面は内側の杆状体錐状体層に向かい，多数の微絨毛様の細胞質突起を出している．隣接する細胞とは，デスモソームとタイト結合が発達し，**血液網膜関門** blood-retinal barrier をつくる．

核はほぼ球形で，胞体のやや基底側（脈絡膜側）寄りに位置する．

胞体は，特に頂上側半部と頂上突起に多量の黒褐色のメラニン顆粒をもつ．メラニンは小杆状，顆粒状などさまざまな形となっている．両生類や魚類では，光の刺激でメラニン顆粒は頂上突起の中に移動するが，哺乳動物では色素の移動はみられない．

細胞質には，ミトコンドリア，ゴルジ装置，粗面小胞体，滑面小胞体などの小器官が発達する．ミトコンドリアは，基底側に多い．細胞は，特に頂上側に豊富なリソソームをもち，活発な食作用を営む．杆状体の外節の先端部は絶えず脱落するが，脱落片は色素上皮細胞によって取り込まれ処理される．そのため，**遺残体** residual bodies も多い．

色素上皮層は多量の色素を含むため，眼球内に入射した光を吸収し反射散乱を防ぐ．

色素上皮細胞は絶えず脱落する杆状体外節の先端部を取り込み処理する．こうして杆状体を分解処理して生ずる物質は，再び利用されロドプシンが産生，杆状体に与えられる．このように，色素上皮細胞は杆状体における光の受容に必要なロドプシンの代謝に関与する．

前述のように，色素上皮層は杆状体錐状体層に接して光の受容に重要な働きをする．

何らかの原因（加齢や，頭部への物理的な衝撃など）で，色素上皮層が，杆状体錐状体層から分離してしまうことがあり，**網膜剥離** retinal detachment と呼ばれる．網膜剥離が生じると視力が低下し，重症例では失明することもある．

2) 杆状体錐状体層 layer of rods and cones

網膜における**光受容細胞**（視細胞）photoreceptor cell は**杆状体視細胞** rod cell と**錐状体視細胞** cone cell である（図13-16）．これらの光受容細胞はいずれも特有の形態をもつ細長い細胞(長さ40〜70μm，太さ1〜3μm)で，その先端部は脈絡膜側にあって，これを**杆状体** rod と**錐状体** cone という．杆状体と錐状体はエオジンによく染まり，特徴ある微細構造を示す．杆状体と錐状体が1層に並ぶ層が杆状体錐

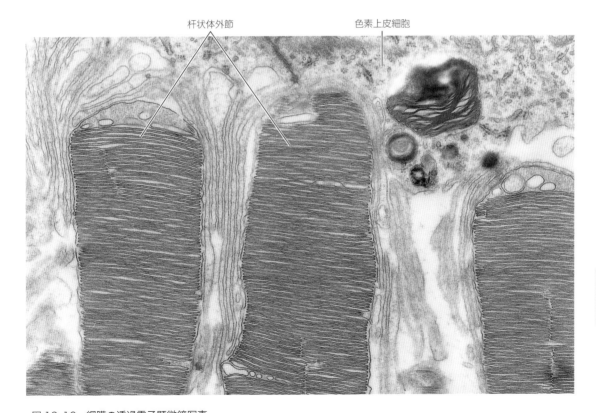

図13-16 網膜の透過電子顕微鏡写真
杆状体外節には膜性円板が積み重なっている．杆状体外節の先端は色素上皮層に達している ×22,000

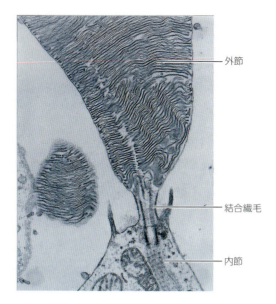

図 13-17　杆状体外節と結合繊毛の透過電子顕微鏡写真　×2,000

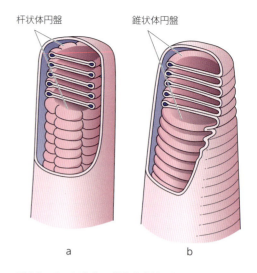

図 13-18　杆状体，錐状体外節の微細構造
a：杆状体，b：錐状体

状体層である．

　ヒトでは，1個の眼球に杆状体は1億から1億2,000万個以上，錐状体は約600万個である．網膜視部の辺縁部，すなわち毛様体部に近いところでは，杆状体が特に多い．眼球の後極，すなわち中心窩に近づくと，錐状体が増加し，**中心窩** macula では錐状体のみでできている．

　(1) 杆状体 rod：円柱状の胞体突起で，外側にある外節，内側にある内節および外・内両節の間にある繊毛構造の結合繊毛からなる3部が区別できる（図13-17）．

　外節は，ほぼ円柱状（直径約2 μm，長さ約28 μm）で，電子顕微鏡でみると，表面は細胞膜で覆われ，内部に多数（600〜1,000個）の円板状の**杆状体円板** rod disc が全長にわたって硬貨を積み重ねたように規則正しく密に層状に重積してできている（図13-18）．

　杆状体円板は膜で包まれた扁平な嚢で，外節の基部で細胞膜が陥入して生成される（**膜性円板** disc membrane）．生成された円板は基部から外節の先端に向かって次第に移動し，先端でちぎれる．このように円板は絶えず更新されている．

　ヒト網膜では，円板が基部で新生されてから先端で剥脱するまで約10日かかる．

　杆状体の外節先端で離断された円板は，前述のように，色素上皮細胞によって取り込まれ処理される．

　杆状体には**ロドプシン** rhodopsin（**視紅** visual purple）という紫紅色の色素（**視色素** photopigment）が，杆状体円板の膜と結合して存在する．ロドプシンは**オプシン** opsin というタンパク質と**レチナール** retinal が結合したもので，杆状体のオプシンは**スコトプシン** scotopsin，レチナールはビタミンAのアルデヒド型である．

　網膜はロドプシンによって暗所で鮮紅色となる．

　明所，すなわち網膜に光があたると，ロドプシンのレチナールは光刺激に反応して，ただちに活性化したメタロドプシンとなり，さらにレチナールとオプシンに分解して退色（bleaching）し光に対する反応性も失う．この変化が膜タンパク質のトランスデューシンを活性化し，これによりホスホジエステラーゼが cGMP を分解する．その結果，細胞膜が変化してシナプスの神経伝達物質を放出し，双極神経細胞が刺激される．このように，外節のロドプシンが光刺激によって化学的に変化することが，視覚の興奮の始まりである．一方，これらの変化で遊離した活性化レチナールは外節を囲む色素上皮に取り込まれて不活性化し，再び杆状体へ送られて，オプシンと結合してロドプシンが合成され，次の光による反応に備える．

　すでに述べたように，外節は色素上皮細胞と密接な関係にあり，杆状体円板は杆状体の先端で離断し，色素上皮細胞によって取り込まれ，分解されて処理される．しかし，分解産物から再び視物質が合成されて外節に与えられる．

　光によるロドプシンの分解は，ほとんど瞬時であるが，レチナールとオプシンの重合およびビタミンAの利用によるロドプシンの合成には時間がかかる．そのため強い光では，ロドプシンはすべて分解され，光の像が暗転したり，光への感度が下がる．これを明順応という．一方，明るいところから暗いところへ入ると，初め見えないが，徐々に暗いところに慣れて見えるようになる．これは暗いところで

ロドプシンが十分量に合成されるのに時間がかかるためで，暗順応という．杆状体では約10分を要する．

色素上皮細胞は機能的にも光の感受と極めて密接に関連する．すでに述べたが，網膜剝離で色素上皮細胞が杆状体錐状体層から分離すると，光刺激を感受できなくなる．

ビタミンAが欠乏すると，ロドプシンの合成が阻害され**夜盲** nyctolopia となることがある．

内節は，杆状体の内側部で（長さ約32μm），さらに外帯と内帯とに区分される．

外帯は楕円体形で，**楕円体（エリプソイド）** ellipsoid といい，多数のミトコンドリアが密在する．

内帯は，**ミオイド** myoid といい，ゴルジ装置，小胞体，リボソーム，微小管などを含む．ミオイドという名称は，この部が特に暗所で収縮性を示すためである．

内節では，杆状体円板の成分が合成される．この成分は外節に送られ，その基部で円板が生成される．

外節は細く短い部で内節と結合する．この結合部は長さ約0.5μm，太さ約0.3μmで，繊毛の構造をもち，**結合繊毛** connecting cilium ともいう．また**結合茎** connecting stalk ともいう．結合繊毛は，杆状体の内接で一側に偏在し，電子顕微鏡でみると，一般の繊毛のように細胞膜で囲まれ，内部に9対の周辺微小管をもつ．周辺微小管は2本ずつが組みになり，基底小体から起こり，外節にまで達する．ただ，結合繊毛には一般の繊毛と違い，中心微小管はない．

外節は，結合繊毛に続き，繊毛の分化した構造である．

(2) **錐状体** cone：錐状体は杆状体に比べて太くかつ短く，フラスコに似た形状をもつ．錐状体も，杆状体と同様に，外節，内節および両節を結ぶ繊毛の3部が区別できる．

錐状体の外節は杆状体の外節に比べて短いが，同様に**錐状体円板** cone disc という膜性円板が密に積み重なってできる．しかし，錐状体円板では，円板をつくる膜は細胞膜に直接続いている．錐状体でも，円板は先端で離断される．特に離断は日没とともに起こる．

外節は，**ヨードプシン** iodopsin という視物質を含む．ヨードプシンもレチナールと**錐状体オプシン** cone opsin（**フォトプシン** photopsins）というタンパク質とが結合してできる．ヨードプシンは青，緑，赤の3色光に反応する3種類の視物質からなり，各錐状体はそれぞれどれかの視物質をもつため，青・緑・赤のいずれかに反応する．

繊毛（結合繊毛） cilium (connecting cilium) は杆状体の繊毛と同様の構造をもつ．

内節 inner segment は杆状体の内節よりも太いが，構造は同様で，遠位部のエリプソイドと近位部のミオイドに分けられる（図13-19）．

3）外境界層（外境界膜）outer limiting layer

光学顕微鏡で，極めて薄い膜として認められる．膜は篩状で，その小孔に杆状体や錐状体を入れているようにみえる．電子顕微鏡でみると，網膜の支持細胞であるミュラー細胞（放射状グリア細胞）の自由表面にあたり，その側縁の細胞膜が杆状体視細胞や錐状体視細胞の細胞膜と連結複合体（閉鎖堤）によって結合している（p.56）．このような細胞膜の結合装置は同じ高さにあって，平面上に並ぶために，光学顕微鏡で薄い膜としてみられる．

このように外境界層は正確には膜でなく，いわば細胞膜の結合装置がつくる層である．

なお，ミュラー細胞の自由表面には，微絨毛がみられる．

4）外顆粒層 outer nuclear layer

杆状体視細胞と錐状体視細胞との核（正確には細胞の核周部）が密在する層である．杆状体視細胞の核は，錐状体視細胞の核に比べると，やや小さく球形で，染色質に富み，外顆粒層の全層にわたって存在する．錐状体視細胞の核はやや大きく明調で，一般に外境界層の近くに一列に並んでいる．

5）外網状層 outer plexiform layer

杆状体視細胞と錐状体視細胞の細胞質は核よりも内側では細い突起（**終末前突起** preterminal process）となり，それぞれ，**杆状体線維** rod fiber，**錐状体線維** cone fiber とも呼ばれる．錐状体線維は杆状体線維よりもやや太い．

外網状層は，杆状体線維，錐状体線維と，双極細胞の樹状突起でできている層である．その他に，水平細胞やミュラー細胞の胞体突起も加わる．

杆状体線維，錐状体線維の近位端は膨らみ，それぞれ，**杆状体小球** rod (terminal) spherule と **錐状体小足** cone (terminal) pedicle となって終わる．ここには多数のシナプス小胞やシナプスリボンが含まれる．シナプスには2種類があり，1つは錐状体小足の先端面に，双極細胞の樹状突起の先端が一般のシナプスと同様の連結をする．もう1つは，杆状体小球と錐状体小足の先端が陥凹して，そこに双極細胞と水平細胞の突起の先端がはまりこんでシナプスをつくる．そのため，この陥凹では，視細胞，双極細胞，水平細胞の3者が接することになる．この部の杆状体小球と錐状体小足の陥凹底にあるシナプス前膜に近接して**シナプスリボン** synaptic ribbon がみられる．シナプスリボンは，電子密度の高い板

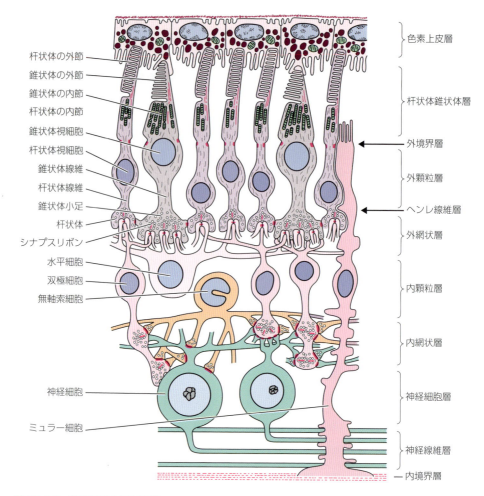

図 13-19 網膜視部の細胞構築

状構造と，その表面に1列に並ぶシナプス小胞でできている．

これらのシナプスで，杆状体視細胞，錐状体視細胞の興奮が双極細胞および水平細胞に伝えられる．

外網状層は，内外の2層を区別することがある．外層は杆状体線維と錐状体線維からなる層で，網膜表面に対して垂直あるいは斜めに走り，特に錐状体線維のみの中心窩付近で最も明瞭である．この層を**ヘンレ線維層** Henle's fiber layer という．

6) 内顆粒層 inner nuclear layer

この層には，双極細胞，水平細胞，無軸索細胞や放線状膠細胞の核が存在する．

双極細胞 bipolar cell は樹状突起と神経突起を1本ずつもつ双極神経細胞である．樹状突起は外網状層に達して枝分かれし，その先端で杆状体視細胞，錐状体視細胞の末端部（杆状体小球，錐状体小足）との間にシナプスをつくる．神経突起は内網状層に達し，内側にある神経細胞と無軸索細胞の間にシナプスをつくる．こうして，双極細胞は光受容細胞である杆状体視細胞，錐状体視細胞から興奮を受け，さらに内側の神経細胞に伝える介在ニューロンである．

水平細胞 horizontal cell は内顆粒層の外側部にほぼ2〜3層に配列する神経細胞である．この細胞の胞体突起はほぼ水平方向に横走し，杆状体小球，錐状体小足とシナプスをつくる．このように，水平細胞は杆状体視細胞，錐状体視細胞を互いに連絡する働きをもつ．

無軸索細胞 amacrine cell は内顆粒層のうちで最も内側部に存在する神経細胞である．胞体突起を内網状層に出して，双極細胞の神経突起，内側の神経細胞の樹状突起などとシナプスをつくる．このように無軸索細胞は内網状層において横の連絡に関与する．

7) 内網状層 inner plexiform layer

双極細胞，無軸索細胞の突起および内側の神経細胞層の神経細胞の樹状突起が交錯してできている層

である．

8）神経細胞層 ganglion cell layer

大きな多極神経細胞が1〜数層に配列してできている層である．この神経細胞は大きな球形核をもち，胞体には多量のニッスル小体（色素好質）を含む．樹状突起は内網状層で双極細胞，無軸索細胞とシナプスをつくる．神経突起は次に述べる内側の神経線維層に達する．各神経細胞は，多数の視細胞からの興奮を，双極細胞を介して集め，脳へ伝える．

9）神経線維層 nerve fiber layer

前述の神経細胞層をつくる神経細胞の神経突起でできている層である．神経突起は無髄線維で，この層に入ると，方向を変えて網膜の内表面に平行に走り，眼球の後極に向かって集まる．神経線維は後極の近くに集まり，**視神経円板** optic nerve disc をつくり**視神経** optic nerve となる．このように，神経線維層の神経線維は網膜の辺縁から後極に向かって集まるので，層は辺縁から後極に向かうに従って，次第に厚くなる．

視神経円板の部はやや陥凹し，白い円形の**視神経乳頭** optic nerve papilla となる．この部の網膜には視細胞がないので，**視野の盲点** blind spot となる．

なお，神経線維層には，前述のような求心性線維の他に，わずかではあるが遠心性線維も含まれる．遠心性線維は内網状層に達し，網膜の働きを調節する．

神経線維層には，グリア細胞も存在する．

10）内境界層 inner limiting layer

内面にみられる膜状の薄層である．ミュラー細胞の基底面が広がってできており，その内側には基底板が接する．

b. 網膜の支持細胞

網膜は，前述のように，発生学的に前脳胞に由来し，脳の一部ともみなされ，その支持成分も脳と同様にグリア細胞でできる．特に星状膠細胞（アストロサイト）は神経細胞層に多いが，全層にわたり存在する．

こうした通常のグリア細胞の他に，網膜には特有のグリア細胞，すなわちミュラー細胞がある．

ミュラー細胞 Müller's cell は長い不整円柱状で，外境界層から内境界層までにわたって垂直に位置する**放線状グリア細胞** radial gliocyte である．核は内顆粒層にあり，小型楕円体形で染色質に富む．細胞は，細長い円柱状の胞体から，特に外網状層，内網状層および神経線維層の各層で，それぞれ，水平方向に多数の胞体突起を出して，いろいろな細胞および胞体突起の間を埋める網工をつくる．また，細胞は外側端では外境界層をつくり，内側端では円錐状に広がり，互いに結合して，内境界層を形成する．外側端の頂上面には，杆状体，錐状体の内節の間に微絨毛がみられる．

ミュラー細胞の胞体にはビメンチンからなる中間径フィラメントが発達し，豊富な滑面小胞体，グリコーゲンをもち，網膜における支持的役割を演ずるとともに，代謝にも関与する．

c. 網膜視部の特殊部位

網膜視部のうちで，次の部位は特殊な構造を示す．

1）黄　斑 yellow spot

黄斑は眼球の後極の約1mm外側で，視神経円板の4〜5mm外側にある．直径約2mmの円形部で，生体でみると黄色を呈する．

黄色にみえるのは，ここにアルコール溶性の黄色色素カロチノイドがびまん性に浸透しているからである．

黄斑では，杆状体視細胞は減少し，錐状体視細胞が増加する．内顆粒層で双極細胞が増加し，神経細胞層は厚く，神経細胞は8〜9層に配列する．神経線維層は薄い．

2）中心窩 central fovea（図13-20）

黄斑の中心部で，径0.2〜0.4mmの陥凹部である．錐状体視細胞が極めて密になり，その核は外顆粒層で多層に配列する．ヘンレ線維層は黄斑から中心窩にわたって発達し，明瞭になる．その他の層，すなわち内顆粒層，内網状層，神経細胞層，神経線維層は中心窩では周囲に押しやられて認められない．中心窩には毛細血管はみられない．

このように，中心窩には，錐状体視細胞以外の神経性要素はなく，血管分布もみられない．中心窩に接する脈絡膜では，毛細血管板が特に発達している．

中心窩では，入射光は直接錐状体に達するので，最も鋭い視覚を生ずる．

3）鋸状縁 ora serrata（図13-21）

網膜視部が網膜盲部，すなわち網膜毛様体部に移行するところである．ここでは，神経性要素は減少し，外顆粒層，内顆粒層は融合し，神経細胞層，神経線維層は薄くなって，網膜の厚さは次第に減少し，ついにはミュラー細胞のみとなる．ミュラー細胞も低くなり，円柱状となって網膜毛様体部の内層の無色素上皮に移行する．

鋸状縁では，網膜内に嚢状の**小腔** cyst が現れ，加

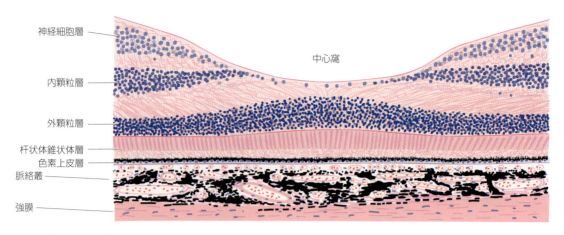

図 13-20　網膜の中心窩　×140

齢とともに増加する．
　小腔は毛細血管が閉塞するために生ずる．

d. 網膜の血管

　網膜には**網膜中心動・静脈** central retina artery and vein が分布する．中心動脈は眼球の1～2 cm後方で視神経に入り，視神経円板に達し，ここで枝分かれして網膜に広く分布する．網膜では，神経線維層の中を走り，次第に分かれ，毛細血管は網膜のうち内顆粒層までの内側各層に分布する．
　網膜のうち，外側から外網状層までの各層（神経上皮層）には血管は存在せず，脈絡膜の血管によって栄養されている．

e. 網膜の機能

　眼球に入射する光は光受容細胞，すなわち杆状体視細胞と錐状体視細胞で受容される．その興奮は，双極細胞に伝えられ，さらに神経細胞に伝えられ，視神経から大脳の視覚野に伝えられる．
　杆状体視細胞は，錐状体視細胞に比べると，光刺激に対して約100倍も高い感度をもつ．**杆状体**は暗いところで働き，明暗を識別し，暗所視，黒白視，周辺視に関与する．一方，**錐状体**は比較的に強い光に反応し，明るいところで働き，細かいものを鮮明にみる視力，色の識別，すなわち明所視，色彩視，中心視に関与する．
　錐状体には，可視光線のうち長い波長（赤色光）に感じるもの，中波長（緑色光）に感じるもの，および短い波長（青色光）に感じるものの3種があり，それぞれの刺激の強さによって色の感覚が生ずる．
　一般に感覚の伝導路では，受容器で受容される興奮は3個のニューロンの連鎖によって大脳の感覚野に伝えられる．視覚路も同様で，網膜の光受容細胞の興奮は3個のニューロンで伝達される．すなわち，双極細胞が一次ニューロン，神経細胞が二次ニューロンである．この興奮は視神経を経て，視床の外側膝状体に送られ，ここで三次ニューロンに交代して，視覚野に到達する．

4. 水晶体 lens

　水晶体は凸レンズに似た形状を示す透明な弾力のある組織で，前後両面が凸面となっている．眼底に像を結ぶレンズの働きをする．水晶体は**水晶体質** lens substance でできており，表面は水晶体包で包まれる（図13-22）．
　水晶体質は前面の水晶体上皮と，水晶体質の主成分である水晶体線維からなる．

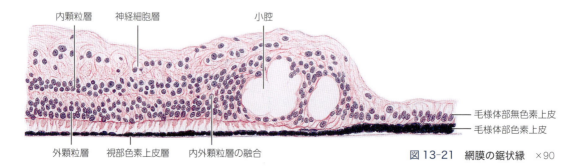

図 13-21　網膜の鋸状縁　×90

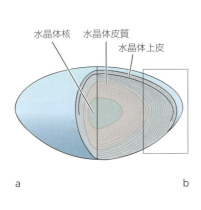
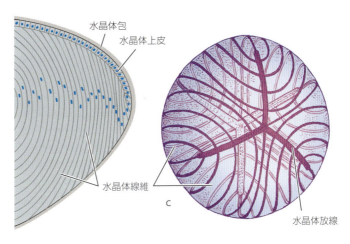

図13-22 水晶体の構造と水晶体線維，水晶体放線
a：レンズ状の水晶体．b：aの四角の部の拡大．c：新生児における水晶体線維と水晶体放線との関係（Benninghoff による）

a. 水晶体の発生

胎生期に眼杯が形成されると，その部位の表層にある外胚葉は陥凹し，次いでくびれて，ふくろ状となる．これを**水晶体胞** lens vesicle という（図13-2）．これをつくる上皮細胞の基底膜は外側を包む．水晶体胞をつくる外胚葉性上皮のうち，前壁の上皮細胞は立方形であるが，後壁の上皮細胞は高円柱状からさらに細長い線維状となる．このように線維状となった後壁の上皮は水晶体胞の内腔を満たし，前壁の上皮に密着する．水晶体前面の上皮細胞は単層の立方上皮で水晶体上皮といい，後面の細長い線維状となった細胞は水晶体線維という．

1) 水晶体包 lens capsule

水晶体を覆う弾力性のある丈夫な膜である．均質にみえ，水晶体の前面では厚く約15〜20 μm，後面では薄く約5 μmである．上皮の基底膜が変化してできており，多糖類に富み，加齢とともに厚くなる．

2) 水晶体上皮 lens epithelium

水晶体の前面で，水晶体包のすぐ下にある単層の立方上皮である．水晶体の辺縁部，すなわち赤道に近づくと，上皮細胞は高く，細長い角柱状になり，水晶体の後面で水晶体線維に移行する．

3) 水晶体線維 lens fibers

前述のように，水晶体の赤道の付近で水晶体上皮から移行してできる．長さ7〜10 mmの扁平な六角柱状で，密に集まって水晶体質の大部分をつくる（図13-23）．

水晶体の表層にある線維は新しくできたもので，赤道の付近に核をもつ．深層にある線維は核を失い，比較的古く硬い．こうして，水晶体質の表層部は比較的軟らかく**水晶体皮質** lens cortex といい，深部は硬く**水晶体核** lens nucleus という．

水晶体線維は水晶体の前面から後面に向かって経線状に走る．水晶体線維は同じ深さの層では等長である．乳幼児では線維の両端は，水晶体の前面と後面で，それぞれ，3本の放線をつくり，Y状にみえる．これを**水晶体放線** lens sutures (radii lentitis) という（図13-22c）．

水晶体は約65％の水と35％のタンパク質でできている．タンパク質には，**クリスタリン** crystallin と**アルブミノイド** albuminoid などがある．クリスタリンは水晶体に特異な水溶性のタンパク質で，水晶体上皮が水晶体線維に分化するとともにつくられ，水とともに水晶体の透明性を維持するのに重要な物質である．アルブミノイドは不溶性のタンパク質で，加齢とともに増加する．こうして，水晶体核

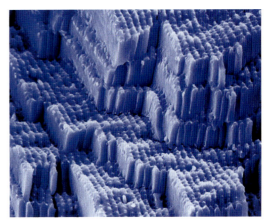

図13-23 水晶体の走査電子顕微鏡写真
扁平な六角柱状の水晶体線維が密集する ×650

は，加齢とともに，次第に硬くなる．その結果，水晶体は弾性を減じ，調節機能が減退する（**老視** presbyopia）．

水晶体のクリスタリンが変性して白濁する疾患を**白内障** cataract という．糖尿病などの代謝性疾患，外傷，老人性，先天性など原因はさまざまであるが，視力が低下し，失明する．

4）毛様体小帯 ciliary zonule

毛様体小帯は水晶体と毛様体を結ぶ．多くの**小帯線維** zonule fiber からなる．小帯線維は網膜毛様体部から起こり，水晶体の赤道近くで水晶体包の表面に付着し，水晶体を保持する．小帯線維は微細（径10 nm）かつ均質な線維で，フィブリンを主体としたオキシタラン線維（p.74）に相当し，網膜毛様体部の無色素上皮で産生される．

近くを見る際に毛様体筋が収縮すると，毛様体は長くなり，小帯線維は緩んで，水晶体は，特に水晶体包がもつ弾性によって，より凸になって厚くなる．逆に遠くを見るときには，毛様体筋は弛緩して毛様体は短くなり，小帯線維は緊張して水晶体を辺縁に引っ張り，水晶体は薄くなる．こうして水晶体の屈折力が変化し，眼の遠近調節が行われる．

5. 硝子体 vitreous body

硝子体は水晶体の後方にあって，眼球内部の大部（水晶体と網膜との間の腔，すなわち**硝子体腔** vitreous cavity）を満たす．粘稠で透明なゼラチン状物質で，99％が水で，ヒアルロン酸などを含む．

また，極めて微細なオキシタラン線維が分散してみられる．線維は特に硝子体の辺縁部で密である．その他，少数の白血球など遊走細胞が浮遊する．

硝子体は眼球の内圧を保ち，その形態を維持する働きをもつが，その他，水晶体などに栄養を与え，代謝にも関与する．

6. 眼房水 aqueous humor

眼房水は**前眼房** anterior chamber と**後眼房** posterior chamber を満たす透明な水様液である．

眼房は角膜と毛様体，水晶体との間にあるすき間で，虹彩によって，前方にある前眼房と後方の後眼房に分けられる．

眼房水は毛様体（毛様体突起）で産生され，毛様体突起の毛細血管の血漿に由来する．その際，網膜毛様体部の上皮も眼房水の生成過程（濾過，能動輸送など）に関与する．

眼房水は後眼房から瞳孔を経て前眼房に達し，虹彩角膜角隙（p.273）から強膜静脈洞（シュレム管）に吸収され流出する．このように眼房水は後眼房で産生される一方で，前眼房で吸収されて流出し，絶

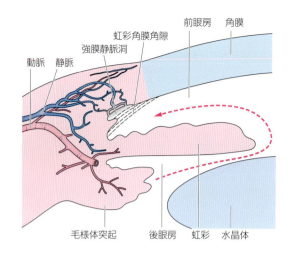

図 13-24 眼房水の循環

えず循環している（図 13-24）．

眼房水は水晶体と角膜に栄養を与えるとともに，眼内圧，すなわち**眼圧** eye pressure を一定に保つ．ヒトの正常な眼圧は 10〜20 mmHg である．

眼房水の循環・流出が障害されるなど，いろいろな原因で眼圧が高くなる状態を**緑内障** glaucoma という．網膜の神経線維が萎縮し，網膜が薄くなって，深部の色素が透けてみえて，瞳が蒼くみえる．進行すると失明する．

a. 眼球の血管

眼球の血管には，網膜血管系と毛様体血管系との2系がある．

1）網膜血管系

動脈は**網膜中心動脈** central retinal artery に由来する．静脈は動脈に並行して走る．毛細血管は網膜の内顆粒層から神経線維層までに分布する．

2）毛様体血管系

動脈には，短後毛様体動脈，長後毛様体動脈，前毛様体動脈の3本がある．

（1）**短後毛様体動脈** short posterior ciliary artery は視神経の近くで強膜を貫いて脈絡膜に達し分布する．脈絡毛細血管網となり，網膜の色素上皮層を介して神経上皮層（杆状体視細胞，錐状体視細胞）に栄養を与える．

（2）**長後毛様体動脈** long posterior ciliary artery は視神経の内側と外側で強膜を貫き，脈絡膜との間を前方に走り，毛様体と虹彩に分布する．

（3）**前毛様体動脈** anterior ciliary artery：角膜縁で強膜を貫いて進入し，虹彩と毛様体に分布する．

静脈には，渦静脈と前毛様体静脈がある．

渦静脈 vorticose veins は脈絡膜, 毛様体, 虹彩からの大部分の静脈を集める.

(4) **前毛様体静脈** anterior ciliary vein：同名の動脈に並行して走る. 強膜静脈洞の静脈血を受ける.

b. 眼球の神経

神経は**長毛様体神経** long ciliary nerve と**短毛様体神経** short ciliary nerve で, 視神経の近くで強膜を貫き, 強膜と脈絡膜の間を前方に走り, 毛様体, 虹彩, 角膜に分布する. 神経線維には, 知覚線維, 交感性線維, 副交感性線維がある.

B 視神経 optic nerve

視神経は網膜の神経線維層に由来する神経線維でできている. 神経線維層をつくる無髄線維は眼球の後極に向かって走り, 視神経円板に集まる. ここで, 強膜を貫き (強膜篩板), 眼球から出て視神経となる (図13-25).

網膜は, すでに述べたように, 発生学的に前脳胞に由来し, 脳の一部である. 視神経もまた中枢神経系の一部とみなされ, その構造も白質と同様である.

視神経は脳を包む髄膜の連続である**視神経鞘** optic nerve sheath で包まれる. 視神経鞘は**外鞘** outer sheath と**内鞘** inner sheath に区別できる. 外鞘は髄膜の硬膜にあたり (**硬膜鞘** dural sheath), 内鞘は軟膜にあたる (**軟膜鞘** pial sheath). 外鞘と内鞘との間には, クモ膜にあたる疎網状の結合組織があり (**クモ膜鞘** arachnoidal sheath), そこにみられる間隙はクモ膜下腔にあたる. ここを**鞘間隙** inter-vaginal space といい, 脳脊髄液を含んでいる.

視神経は内鞘から進入する結合組織性の中隔によって多くの神経線維束に分けられる. 神経線維は網膜では無髄であるが, 強膜篩板を貫き視神経になると, 髄鞘をもつようになる. しかし, 中枢神経系に属するからシュワン鞘はない. 線維の間には, いろいろなグリア細胞 (星状膠細胞, 希突起膠細胞, 小膠細胞) が散在する. 髄鞘は希突起膠細胞によってつくられる.

有髄線維は約100万本で, 直径1μm ほどのものが多い. 神経線維は大部分が求心性であるが, 少数の遠心性線維も含まれる.

遠心性線維は網膜の神経活動を調節する.

視神経には, その中軸の近くに網膜中心動・静脈が走る. この動・静脈は眼球の約6〜8mm 後方で下側から視神経に進入する.

C 副眼器 accessory organs of the eye

副眼器は眼球に付属し, その働きを助ける. ここで述べるのは眼瞼および結膜と涙器である.

1. 眼瞼および結膜

眼瞼 eyelid は眼球の前面を覆う皮膚のヒダで, 眼球を保護する. また, その運動 (まばたき) によって, 涙液は結膜と角膜との表面を潤す. 外面は皮膚で覆われ, 内面は粘膜すなわち結膜で覆われる. 皮膚と結膜との間には眼輪筋, 瞼板がある (図13-26).

眼瞼の前面と後面とが移行するところは眼瞼縁といい, **前眼瞼縁** anterior palpebral margin と**後眼瞼縁** posterior palpebral margin に区別される.

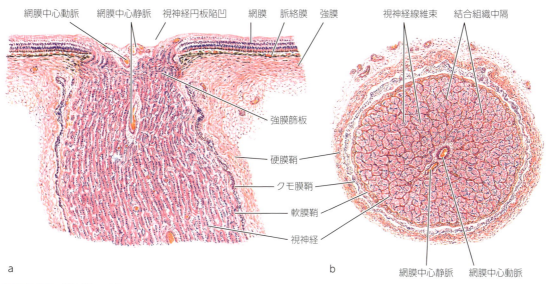

図 13-25 視神経 ×15
a：縦断, b：横断

13. 感覚器系

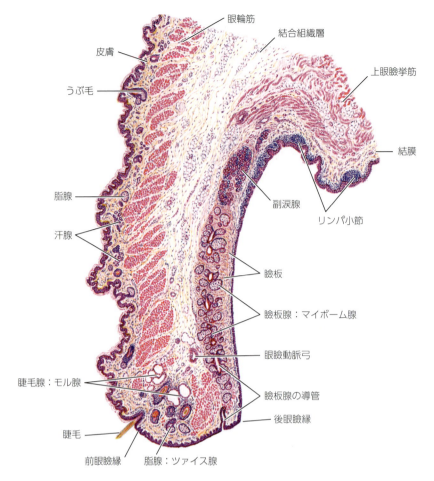

図 13-26　上眼瞼（矢状断）×22

a. 皮　膚

　眼瞼の前面は薄い顔面の皮膚で覆われる．表皮は薄く，真皮には乳頭の発達が極めて悪く，ほとんどない．皮下組織は極めてまばらで，脂肪組織も少ない．特に白色人種では脂肪組織はほとんどない．
　うぶ毛，脂腺，エクリン汗腺などがみられる．うぶ毛には立毛筋はみられない．
　眼瞼縁では，真皮の乳頭は高くなる．前眼瞼縁には，**睫毛（まつ毛）** eyelashes が生えている．睫毛は 2〜3 列に並び，真皮の深くに達する．睫毛には立毛筋はみられない．
　睫毛の毛包には，小さな**脂腺** sebaceous gland（**ツァイス腺** gland of Zeis）とともに，**睫毛腺** ciliary gland（**モル腺** gland of Moll）が開口する．睫毛腺はアポクリン汗腺の一種である．

b. 眼輪筋 orbicularis oculi muscle

　皮膚の深側に眼輪筋の眼瞼部がある．眼輪筋から分かれた細い筋束が睫毛の毛根の後方にみられる．この筋束を**睫毛筋** ciliary muscle（**リオランの筋** Riolan's muscle）といい，これは眼瞼裂を完全に閉じるように働く．

c. 瞼　板 tarsal plate

　瞼板は眼輪筋の後方で，筋との間は結合組織層で隔てられる．瞼板は交織性の密性結合組織でできている板状構造で，眼瞼の支柱となっている．
　瞼板の中には，**瞼板腺** tarsal gland（**マイボーム腺** gland of Meibom）がある．瞼板腺は脂腺で，上眼瞼では 30〜40 個，下眼瞼では 20〜30 個あり，眼瞼縁に垂直に並ぶ．導管は重層扁平上皮で囲まれ，後眼瞼縁に 1 列に開口する．眼瞼縁に油を塗って，水をはじき，通常のときに涙があふれるのを防ぐ．
　上眼瞼の上方には，**上眼瞼挙筋** levator palpebrae superioris muscle がある．この筋は横紋筋で，上眼瞼の皮膚と上瞼板に付着する．
　また，上眼瞼の上縁と下眼瞼の下縁には，それぞ

れ，**上瞼板筋** tarsalis superior muscle と**下瞼板筋** tarsalis inferior muscle が付いている．瞼板筋は平滑筋で，交感神経の支配を受け，眼瞼裂を広くする働きをする．

d. 結　膜 conjunctiva

結膜は，眼瞼の内面を覆い，その続きは強膜の前方，角膜縁に達して眼球の表面を覆う．

眼瞼の内面の結膜を**眼瞼結膜** palpebral conjunctiva といい，眼球を覆う結膜を**眼球結膜** bulbar conjunctiva と呼ぶ．眼瞼結膜と眼球結膜との移行部は**上・下結膜円蓋** inferior and superior conjunctival fornix という．

結膜は上皮と粘膜固有層からなる．

上皮は重層円柱ないし立方上皮である．眼瞼結膜では薄く2～4細胞層である．上皮は後眼瞼縁に近づくと，表皮の重層扁平上皮に移行する．

眼球結膜が角膜縁に近づくと，上皮は角膜前面の角膜上皮をつくる重層扁平上皮に移行する．

結膜円蓋では，円柱上皮で，多くの杯細胞が含まれる．上皮内には多くのリンパ球が入り込んでいる．

粘膜固有層は疎性結合組織で，ここに多くのリンパ球や形質細胞が存在する．特に結膜円蓋ではリンパ小節がみられる．

特に上眼瞼の耳側には，固有層にしばしば小さな**副涙腺** accessory lacrimal gland が出現する．副涙腺は涙腺と同様の構造をもつ．

（1）**涙丘** lacrimal caruncle：涙丘は内眼角にある赤みを帯びた小さな粘膜の高まりである．重層扁平上皮で覆われ，固有層には毛，脂腺，エクリン汗腺などがみられる．ときに副涙腺も出現する．

涙丘は下眼瞼内側端の皮膚が遊離してできる構造である．

（2）**結膜半月ヒダ** conjunctival semilunar fold：涙丘の外側にある赤みを帯びた半月状の粘膜ヒダである．結膜のヒダで，結膜上皮に覆われ，固有層は平滑筋を含む．

半月ヒダはカエル，トリなど動物で発達し，**瞬膜** nictitating membrane または**第三眼瞼** third eyelid と呼ばれる．哺乳類では退化し，ヒダとして残ったとみなされている．

眼瞼および結膜の動脈は**眼瞼動脈弓** tarsal arch の枝で，皮膚，筋，腺などに分布する．特に結膜の粘膜固有層には豊富に分布する．

眼瞼および結膜には，知覚神経線維と自律神経線維が分布する．

2. 涙　器 lacrimal apparatus

涙器は涙腺と涙路（涙小管，涙嚢，鼻涙管）とから

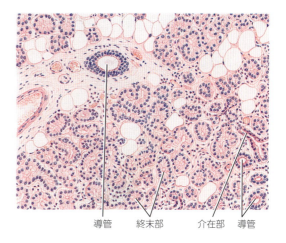

　　　導管　　　終末部　　　介在部　導管

図 13-27 涙　腺　×80

なる．

a. 涙　腺 lacrimal gland（図13-27）

涙腺は眼窩の前上外側隅にある管状胞状腺である．

終末部は単層の円柱状または立方形の腺細胞がやや広い腺腔を囲んでできている．腺細胞は漿液性で，細胞質には，分泌顆粒があり，ときに微細な脂質滴がみられる．核は基底側に位置する．腺細胞間には，細胞間分泌細管がある．腺細胞と基底膜との間には，扁平な筋上皮細胞（籠細胞）が発達する．

終末部から分泌された涙液は導管に入る．終末部は，極めて短い介在部を経て，あるいは直接小葉内導管に連なる．介在部は単層の低い立方ないし扁平上皮で囲まれ，導管は単層の立方上皮で囲まれる．導管は太くなると2層の円柱上皮で囲まれる．最後には約10～15本の導管となり，上結膜円蓋の外側部に開口する．

b. 涙　路

上下の眼瞼の眼瞼縁鼻側端に涙乳頭という高まりがあり，涙小管の入り口の涙点があり，そこからの上下の涙小管がさらに鼻側の眼窩鼻側の涙骨にある涙嚢窩に収まる涙嚢に注ぐ．涙嚢の下方は鼻涙管となる．涙乳頭の内側の内眼核の部は涙がたまる涙湖である．鼻涙管は骨の管の中を下降し，鼻腔の下鼻道前上部に開く．涙腺から分泌された涙は，眼球の角膜と結膜の表面を流れて，涙湖にたまり，涙点から毛細管現象で涙小管に入り，涙嚢，鼻涙管を経て鼻腔へ流れて排出される（p.275）．

1）**涙小管** lacrimal canal

涙小管の上皮は重層扁平上皮で，上皮を囲む結合

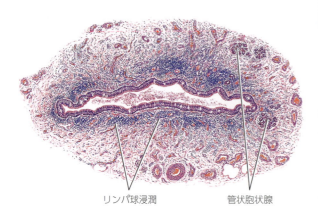

図13-28 涙嚢 ×15

組織は血管に富み，膠原線維の他に弾性線維を含む．外側には，横紋筋（眼輪筋の涙嚢部）がみられる．

2）涙嚢と鼻涙管 lacrimal sac and nasolacrimal duct（図13-28）

涙嚢は多列円柱上皮で囲まれる．上皮には杯細胞が混在する．鼻涙管の上皮も同様であるが，しばしば繊毛がみられる．上皮を囲む結合組織には，多くのリンパ球があり，ときに小さなリンパ小節が出現する．静脈が豊富にみられる．

なお，涙腺と同様の小さな管状胞状腺が出現する．

■ 平衡聴覚器

平衡聴覚器 vestibulocochlear apparatus は外耳，中耳，内耳からなる（図13-29）．

聴覚では，音となる空気の振動が，外耳道から耳に入り，鼓膜を振動させ，鼓膜に接着するツチ骨の振動がキヌタ骨，アブミ骨を順に振動させ，内耳の卵円窓を塞ぐアブミ骨の振動が蝸牛のリンパ液を振動させる．リンパ液の振動が，蝸牛の有毛細胞を刺激して，音の知覚へと結びつく．

平衡覚には，3本の半規管と前庭の卵形嚢，球形嚢にある有毛細胞が関与する．

A 外 耳 external ear

外耳は音波をとらえるところで，耳介と外耳道とからなる（図13-30）．

1. 耳 介 auricle

耳介は耳介軟骨が基礎となり，その表面が皮膚で覆われてできている．

皮膚は薄く，細いうぶ毛が生え，脂腺は多いが，汗腺は少ない．耳介の前面では，皮膚は直接軟骨膜に付き，皮下組織はないが，後面では若干の皮下組織がある．このように，皮下組織はほとんどなく，脂肪細胞も極めて少ないが，ただ**耳垂** auricular lobule では軟骨はなく，脂肪組織が存在する．

耳介軟骨 auricular cartilage は弾性軟骨でできており，小さな骨格筋（**耳介筋** auricular muscle）が付着する．軟骨には，石灰沈着は一般に生じないが，

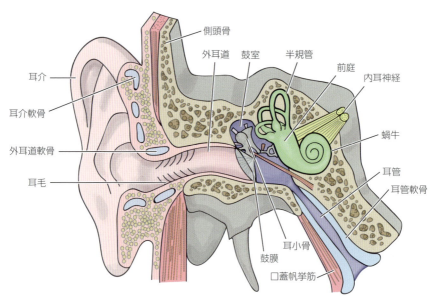

図13-29 平衡聴覚器の構成

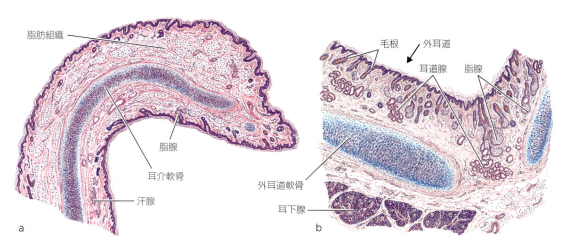

図 13-30　耳介（a）と外耳道（b）　a：×10，b：×12

高齢者ではまれに起こることがある．

2. 外耳道 external auditory meatus

外耳道は，約 2.5 cm で，外側 1/3 部の軟骨性外耳道と，内側 2/3 部の骨性外耳道に分けられ，その奥に鼓膜がある．S 字をやや後ろに傾けた形に曲がっていて，入口付近で後上方へ曲がり，壁が軟骨と骨との移行部が最も高く，そこからやや前に曲がり，鼓膜に達する．鼓膜を観察するときは，耳介を後上方に引っ張ると外耳道が真っすぐになる．

(1) **軟骨性外耳道** cartilaginous external acoustic meatus：皮膚はやや厚く，軟骨膜とまばらに結合する．皮下組織には，毛包や脂腺および耳道腺が存在する．

(2) **耳道腺** ceruminous gland：アポクリン汗腺で，導管は外耳道へ直接に，あるいは毛包に開口する．分泌物はやや黄色を帯びた液状で，これに脂腺の分泌物や表皮の剥離片などが混じって**耳垢** cerumen（earwax）を生ずる．

耳垢には乾いたもの（乾性耳垢）と湿ったもの（湿性耳垢）がある．乾性耳垢は劣性遺伝，湿性耳垢は優性遺伝する．中国人は 90％以上，日本人は 85％が乾性，逆に白人，黒人は，90％以上が湿性耳垢である．

外耳孔の皮膚には，特に高年の男性で太い毛，すなわち**耳毛** tragi がみられる．

外耳道の軟骨は耳介軟骨と同様に弾性軟骨である．骨性外耳道では，皮膚は極めて薄く，骨膜と固く結合する．この部には，腺や毛はみられない．

B 中 耳 middle ear

中耳について，ここでは鼓膜，鼓室，耳管の組織学的構造を述べる（図 13-31）．

1. 鼓 膜 tympanic membrane（図 13-32）

鼓膜は外耳道の内側端にある直径約 1 cm のほぼ円形の薄い膜で，外側から皮膚層，線維層（固有層），粘膜層の 3 層からなる．外面を前下方に向け，中央がやや陥凹している．その中央が臍状に凹み，**鼓膜臍** umbo of tympanic membrane という．内面には，その中央から上やや前に細長いツチ骨柄が接着している．ツチ骨柄の上端は，鼓膜の途中に終わり，その上部は線維層がない薄く弛緩する小さい**弛緩部** pars flaccida がある．その下方の大部分は線維層がある**緊張部** pars tensa である．ツチ骨柄の下端に鼓膜臍がある．

(1) **皮膚層** cutaneous layer：外耳道の皮膚に続き，鼓膜の外面を覆う極めて薄い層である．表皮にあたる薄い重層扁平上皮と，真皮にあたる少量の疎性結合組織でできている．

(2) **線維層** fibrous layer：外側の皮膚層と内側の粘膜層との間にあり，密性結合組織でできている．しかし，鼓膜の上 1/4 部にあたる弛緩部には線維層は存在しない．下 3/4 部の緊張部は，線維層はさらに外側の放線状層と内側の輪状層との 2 層に分けられる．

放線状層 radial layer では，膠原線維束が鼓膜周縁の**線維軟骨輪** fibrocartilaginous ring から起こり，鼓膜中央に向かってほぼ放射状に走る．線維軟骨輪は鼓膜を骨壁に結合させる部分で，これを入れる骨は溝になっている．

輪状層 circular layer では，膠原線維束が鼓膜臍を中心にほぼ輪状に走る．

(3) **粘膜層** mucous layer：鼓膜の内面を覆い，鼓室粘膜に続く薄層である．単層扁平上皮と，薄い疎性結合組織でできている．

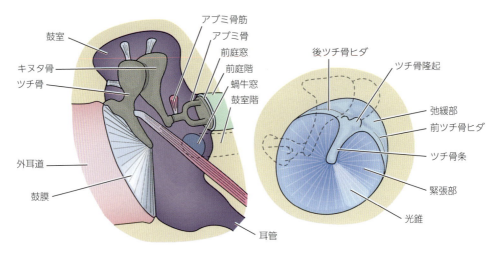

図13-31　中耳の構造と鼓膜（外側面）

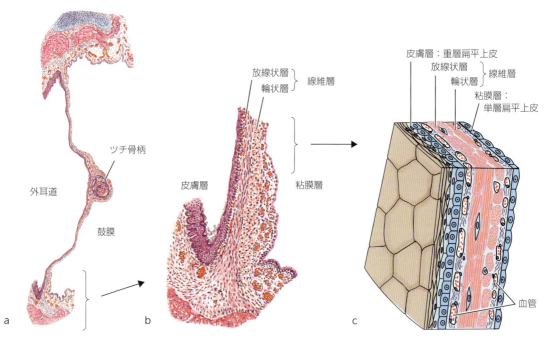

図13-32　鼓　膜
a：横断　×12，b：拡大　×100，c：立体構造

a. 鼓膜の血管と神経

　皮膚層と粘膜層に，それぞれ，固有の毛細血管網が存在する．両層の血管網は互いに連絡吻合する．
　神経は主として三叉神経で，皮膚層の上皮下で神経叢をつくる．交感神経線維は血管とともに進入する．

2. 鼓　室 tympanic cavity

　鼓室は鼓膜の内側で，側頭骨の錐体の中にある狭い腔である．内部に3つの**耳小骨** auditory ossicles が鼓膜と蝸牛を連結する．耳小骨は，**ツチ骨** malleus，**キヌタ骨** incus，**アブミ骨** stapes からなり，順に連結する．ツチ骨は鼓膜に**ツチ骨柄** handle で接合する．アブミ骨は，**アブミ骨底** base で蝸牛の前庭窓に蓋をし，その縁は**アブミ骨輪状靱帯** annular ligament で固定される．こうして鼓膜の振動は蝸牛に伝えられる．また，ツチ骨には**鼓膜張筋** tensor tympani muscle，アブミ骨には**アブミ骨筋** stapedius muscle が付着して，蝸牛へ伝わる振動を調節する．
　鼓室の表面は粘膜で覆われる．

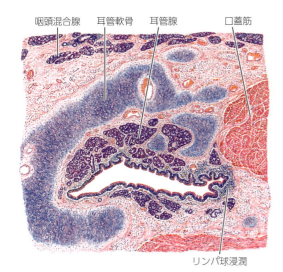

図13-33　耳管軟骨部　×10

(ラベル：咽頭混合腺、耳管軟骨、耳管腺、口蓋筋、リンパ球浸潤)

鼓室粘膜 tympanic mucosa は上皮と粘膜固有層でできている．

上皮は主として単層扁平上皮である．しかし，部位によって，例えば耳管の開口付近や鼓室の周縁部などでは繊毛をもつ立方ないし円柱上皮である．

粘膜固有層は薄く，直接骨膜に付き，一般に腺などはみられない．

3. 耳　管 auditory tube

耳管は鼓室と咽頭（鼻部）を結ぶ管である（図13-33）．長さは約3.5 cm，その後上1/3部は骨で囲まれ**耳管骨部** bony part であり，前下2/3部は軟骨で囲まれ**耳管軟骨部** cartilaginous part である．

耳管の内面は粘膜で覆われる．

骨部では，粘膜は薄く，骨膜に密着する．単層の立方ないし円柱上皮と，薄い粘膜固有層でできている．

軟骨部では，粘膜上皮は繊毛をもつ多列円柱上皮で，ところどころに杯細胞をもつ．粘膜固有層には，多くのリンパ球がみられる．リンパ球は咽頭に近づくとともに増加し，咽頭口付近ではリンパ小節をつくる．

小児では，リンパ小節は特に発達し，多く集まって集合リンパ小節をつくる．これを**耳管扁桃** tubal tonsil という．

粘膜固有層には，多くの混合腺（**耳管腺** tubal gland）が存在する．特に咽頭に近いところに多い．

耳管軟骨 tubal cartilage は主として弾性軟骨であるが，骨部に近いところでは硝子軟骨である．

耳管は，通常ほとんど閉鎖しているが，嚥下や発声の際に口蓋帆張筋の収縮によって内腔が開き，鼓室内圧と外気圧を平衡に保つ．

臨床的には，鼻炎，咽頭炎，耳管の炎症などが鼓室に波及して中耳炎となりやすい．また，耳管粘膜の腫脹や，耳管扁桃，咽頭扁桃などの肥大では耳管の閉塞が起こる．耳管が閉塞すると，鼓室内圧は低下し，鼓膜が陥凹し，聴力低下をきたす．

C　内　耳 inner ear

内耳は中耳の内側に位置し，側頭骨の錐体の骨質内にある．内耳は極めて複雑な形態・構造をもち，**迷路**となっている．迷路は骨迷路と膜迷路とに大別される．膜迷路には内リンパ，その外側の骨迷路と膜迷路の間には外リンパが満たされる．

1. 骨迷路 bony labyrinth

骨迷路は錐体の緻密骨質の内部にある複雑な腔で，前庭・半規管・蝸牛の3部からなる（図13-34）．

a. 前　庭 vestibule

骨迷路の中央部にあるやや扁平な卵円形の腔で，外側は鼓室の内側壁に接し，そこに**前庭窓** vestibular window（**卵円窓** oval window）と**蝸牛窓** cochlear window（**正円窓** round window）がある．

前庭の内側から**前庭水管** vestibular aqueduct という細管が出て，側頭骨錐体の後壁に開く．

b. 骨半規管 bony semicircular canals
（図13-35）

骨半規管は前庭の後上方にあり，3個のC状の管からなる．前半規管，後半規管，外側半規管で，3個の半規管は，それぞれ，互いに直交する3平面上にある．

各半規管はその両端が前庭に開く．前庭に開くところを**脚** crus という．各半規管のもつ2脚のうち，1脚は膨らみ，**骨膨大部** bony ampulla と呼ぶ．

c. 蝸　牛 cochlea

蝸牛は前庭の前下方にあり，円錐形で，カタツムリの殻に似た形をしている．円錐の頂，すなわち**蝸牛頂** cochlear apex は前外方に向き，円錐の底部，すなわち**蝸牛底** cochlear base は後内方に向いている．

蝸牛の中軸を**蝸牛軸** modiolus といい，その周りにらせん状に2と3/4回転する管，すなわち**蝸牛ラセン管** cochlear spiral canal（径約3 mm，全長35 mm）がある．

蝸牛軸から蝸牛ラセン管に向かって棚状に**骨ラセ**

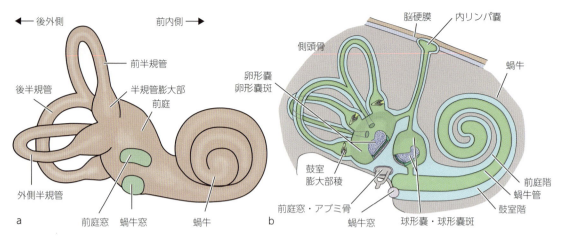

図13-34　右内耳の骨迷路と膜迷路
a：骨迷路外側観，b：骨迷路（■）と膜迷路（■）

ン板 bony spiral lamina が出て，ラセン管を不完全に上下両階に分けている．上階は基部で前庭に通じ，これを**前庭階** scala vestibuli という．下階は蝸牛窓で鼓室に通じ，**鼓室階** scala tympani という．骨ラセン板は，蝸牛底側で幅が広い．骨ラセン板の縁，上面には蝸牛神経の枝が通過する**小孔**（神経孔 foramina nervosa）が一定の間隔で並ぶ．

2. 膜迷路 membranous labyrinth

膜迷路は骨迷路の中にある膜性の閉鎖管系である．骨迷路と膜迷路との間の間隙は**外リンパ** perilymph という液体で満たされ，膜迷路の中は**内リンパ** endolymph で満たされる．

外リンパと内リンパとは化学的に，特に電解質濃度が異なる．外リンパは細胞外液に似て，カリウムが少なく，ナトリウムが多い．一方，内リンパはカリウムが多く，ナトリウムが少なく，細胞内液に似ている．

膜迷路はひと続きの複雑な管系で，前庭迷路と蝸牛迷路とに大別される．

3. 前庭迷路 vestibular labyrinth

前庭迷路は卵形嚢・球形嚢および半規管でできており，平衡覚を受容する．

a. 卵形嚢 utricle と球形嚢 saccule

卵形嚢と球形嚢は前庭の中にあり，嚢状に膨らんだ部である．卵形嚢は前庭の後上部に，球形嚢は前下部にある．卵形嚢と球形嚢とは，**連嚢管** utriculosaccular duct で連結される．卵形嚢と球形嚢は一般に単層扁平上皮とその下層の結合組織層からなるが，その中に特殊な構造をもつ**卵形嚢斑** macula of utricle と**球形嚢斑** macula of saccule がある．いずれも平衡覚の受容部位で，併せて**平衡斑** macula statica と呼ぶ．

平衡斑は径約 3×2 mm ほどの大きさで，特殊な上皮をもつ．上皮は高さ 30〜50 μm の高い2層の円柱上皮で，有毛細胞と支持細胞との2種の細胞でできている（図13-36）．

平衡斑は主として頭部の空間的位置と直進運動の加速度を感受する．

卵形嚢斑は水平面にあり，球形嚢斑はそれと直交する面にある．平衡砂は重力によって平衡斑に対して圧を及ぼしている．頭部の位置の変化や直進運動が起こると，重力，慣性によって平衡砂にズレが起こり，平衡砂膜の動きに伴って，その中にある有毛細胞の平衡毛が動かされ，細胞が刺激される．有毛細胞の動く方向は，平衡斑の場所により一定である．

有毛細胞の興奮は求心性線維によって中枢側に伝えられる．遠心性線維は抑制的な働きをもち，有毛細胞の興奮を調節，制御する．

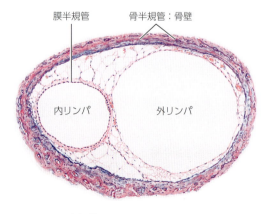

図13-35　半規管（横断）×26

平衡聴覚器

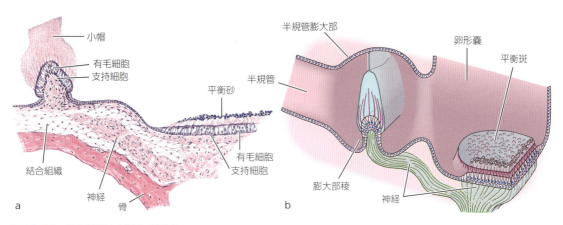

図13-36　半規管膨大部稜と卵形嚢
a：平衡斑　×70．b：立体構造

1) 有毛細胞 hair cell（図13-37）

感覚細胞で，I型有毛細胞とII型有毛細胞に区別される．

(1) I型有毛細胞 type I hair cell（梨状上皮細胞 piriform epithelial cell）：基底部が円く膨らむフラスコ形（洋梨状）の細胞で，上皮の高さの約2/3を占め，基底面は上皮の基底に達しない．核は球形で，上皮のほぼ中央の高さにある．細胞は自由表面に多数の平衡毛と呼ばれる毛をもつ．電子顕微鏡でみると，平衡毛は50〜110本の**不動毛** stereociliaと1本の**動毛** kinociliumである．1本は自由表面の一側に偏在し，平衡毛のうち最も長く，繊毛と同様の構造をもつ．不動毛は特殊な微絨毛で，基部が細くくびれ，野球のバット状の細胞質の突起である．自由表面を上方からみると，動毛を先頭として，不動毛は整然と横列をつくって並ぶ．不動毛は動毛に近い列で最も長く（約12μm），動毛から離れるとともに，次第に短くなる．

I型有毛細胞（梨状上皮細胞）の基底側は，求心性線維の終末の細胞体によって杯状に包まれている（**杯状終末** nerve calyx）．杯状終末に包まれる有毛細胞の胞体には，細胞に近接して，シナプスリボンがみられる．また，杯状の終末の外面に接して小さな遠心性神経終末がみられる．この神経終末は多くのシナプス小胞を入れる．

(2) II型有毛細胞 type II hair cell（円柱上皮細胞 columnar epithelial cell）：円柱状で，その基底面はI型有毛細胞のように上皮の基底にまで達しない．微細構造もI型有毛細胞と同様で，その自由表面に1本の繊毛（動毛）と，多く（50〜100本）の不動毛とをもつ．

II型有毛細胞（円柱上皮細胞）の基底側の胞体には，小さな神経終末が接する．この終末にも，求心性と遠心性とがある．求心性終末に接する有毛細胞の胞体には，シナプスリボンがみられる．一方，遠心性終末突起は多くのシナプス小胞が入っている．

2) 支持細胞 supporting cell

有毛細胞の間にあり，上皮の基底面から表面にまで達する不整円柱状の細胞である．核は卵円形でやや濃染し，有毛細胞核よりも基底側に存在する．胞体は有毛細胞の間に伸びて自由表面に達する．自由表面には多くの微絨毛が出ている．自由表面に近い細胞上部には，多く分泌顆粒様の顆粒をもつ．また，細胞質には自由表面に接して，**終末網構造** terminal

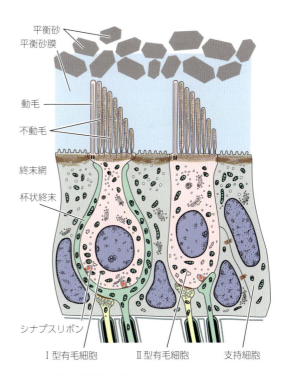

図13-37　平衡斑有毛細胞
緑：求心性神経線維，黄：遠心性神経線維

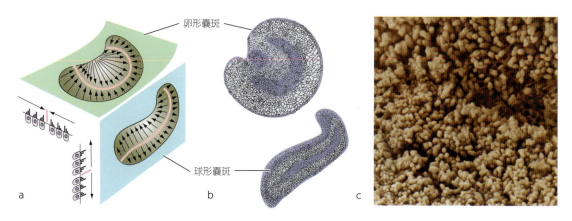

図13-38　平衡斑の形と動毛の極性（a），平衡砂の大きさの分布（b），および平衡砂の走査電子顕微鏡写真（c）×600
卵形嚢斑は水平，球形嚢斑は垂直に位置し，不動毛は各分水嶺（■）を境に，一定の極性を示す

webがあり，多くの微小管もみられる．

支持細胞は有毛細胞の支持にあずかる他，その機能，代謝にも関係がある．

上皮の表面は厚さ約20～25μmのゼリー状の膠質膜で覆われる．この膜を**平衡砂膜** otolithic membraneという．主としてムコ多糖類とタンパク質でできている．膜の中に有毛細胞の平衡毛が進入している．膜の表層には多数の小さな結晶体が埋まっている．結晶体は**平衡砂** statoconia（**耳石** otolith）といい，長さ約5μm，太さ約3μmの六角柱状を呈し，主として炭酸カルシウムとタンパク質でできている（図13-38）．

平衡砂膜，平衡砂は，支持細胞によりつくられる．

b. 半規管 semicircular ducts

半規管は骨半規管の中にあり，骨半規管の約1/3の径をもつ細い管である．管は扁平な上皮と上皮のまわりの薄い結合組織層でできており，細い膠原線維索（外リンパ小柱）で骨半規管の骨壁を覆う骨膜に連結する．膜半規管は膠原線維索によって，骨半規管に固定支持され，その間隙に外リンパを満たしている．

骨半規管の膨大部にある部では，管も膨大して**膜膨大部** membranous ampullaと呼ばれ，その壁は肥厚して膨大部稜をつくる．膨大部稜は感覚上皮をもつ部位である．

膨大部稜 ampullary crest（crista ampullaris）：感覚上皮と，その外側の結合組織層からなる．結合組織層は肥厚し，その内面を覆う感覚上皮とともに，内腔に向かって突隆する．

感覚上皮は平衡斑と同様に有毛細胞と支持細胞からなる．有毛細胞も同様にⅠ型とⅡ型が区別できる．

感覚上皮の表面はゼリー状の物質で覆われる．この物質はムコ多糖類とタンパク質でできており，切片でみると，高い帽子状の構造をつくる．これを**小帽** cupulaといい，この中に有毛細胞の動毛，不動毛が入り込んでいる．

また，機能として主に身体の回転や頭の回転加速度を感受する．

3個の半規管は互いに直交する平面上に位置し，身体の回転や頭の動きによる回転加速度によって，各半規管が動くとその内部の内リンパは慣性のために動くのが遅れ，逆方向に移動することになる．このような内リンパの流れによって，膨大部稜の内腔に突出している小帽は動かされ，傾く．それによって有毛細胞が刺激され，興奮する．

4. 蝸牛迷路 cochlear labyrinth

膜迷路のうちで，聴覚にあずかる部が蝸牛迷路（図13-39，40）で，骨迷路の蝸牛の中を走る蝸牛管でできている．

a. 蝸牛管 cochlear duct

蝸牛管は蝸牛の中の蝸牛ラセン管の中を走る管で，その基部は球形嚢と短い細管（結合管 ductus reuniens）によって連なり，先端は蝸牛頂で盲端（**頂盲端** cupular caecum）に終わっている．

蝸牛軸の長軸方向に切った蝸牛断面でみると，蝸牛管は断面が三角形の管である．この三角形の頂点は骨ラセン板の自由縁に付き，底辺は**外壁**で蝸牛ラセン管壁にあり，他の2辺は**上壁**と**下壁**になっている．上壁を前庭膜，下壁をラセン膜という．ラセン膜は，結合組織性の線維からなる基底板をつくる．

前庭膜より上の管は前庭階，ラセン膜の下の管は鼓室階である．蝸牛底では鼓室に面して前庭階には前庭窓（卵円窓）が，鼓室階では鼓室窓（正円窓）がある．前庭階と蝸牛階は蝸牛頂で**蝸牛孔** helicotremaによって連絡している．

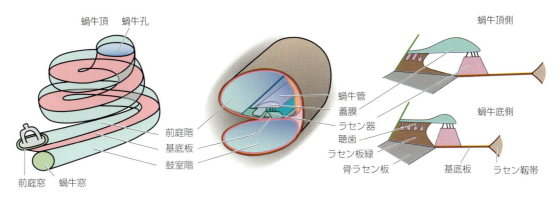

図 13-39　蝸牛迷路と基底板
蝸牛管の基底板は，蝸牛底側で幅狭く，蝸牛頂側で幅広となり，蝸牛頂で最も広い．蝸牛頂で，前庭階は，蝸牛孔により鼓室階へ連結する．

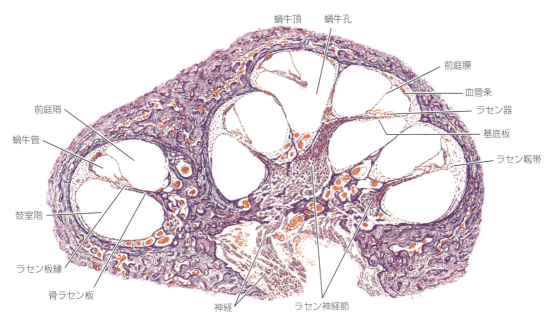

図 13-40　蝸牛迷路　×18

蝸牛管には内リンパ，前庭階と鼓室階には外リンパが満たされる．

蝸牛機能の中心となる蝸牛管の下壁から述べる．

下　壁（図 13-41）

下壁は，蝸牛管の床にあたる．ラセン管の蝸牛軸側の内側壁からでる**骨ラセン板** osseous spiral lamina と外側壁に稜状に突出する**ラセン靱帯** spiral ligament との間に**ラセン膜** spiral membrane が張る．ラセン膜の主体は線維からなる**基底板** basilar membrane で，これは音の振動によって振動し，その上にあるコルチ器で音刺激を感受する．この興奮が蝸牛神経を通じて大脳の聴覚野に伝わり，音を識別する．

骨ラセン板の上面は，厚い骨膜で覆われ，**ラセン板縁** spiral limbus をつくる．ラセン板縁は外側に向かって隆起し，その外側端は上下に 2 つの突出をつくる．上方の突出を**前庭唇** vesicular labium，下方の突出を**鼓室唇** tympanic labium という．両唇の間はくぼみ，これを**内ラセン溝** inner spiral sulcus という．

ラセン板縁の上面，すなわち前庭唇の上面には，蝸牛軸に対して放線状に細長く，蝸牛軸側で星形の隆起がみられる．この隆起は上面が平らで，**聴歯** auditory teeth と呼ばれる．隣り合う聴歯の間は溝状にくぼみ（歯間溝），ここに円柱状の**歯間細胞** interdental cell が存在する．これらは，ラセン板縁の表面を覆う単層の上皮細胞で，核を含む胞体は聴歯の間（歯間溝）にあり，上部では薄い板状の胞体突起を出して聴歯の表面を覆っている．歯間細胞の

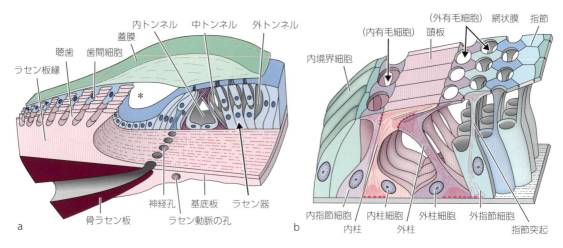

図 13-41　蝸牛管の下壁
a：骨ラセン板，ラセン板縁，ラセン膜の関係（手前は細胞を除いて基底板を示す）．b：ラセン器の内外有毛細胞支持細胞

表層には，外方に向かって走る密なゼリー状の層が形成されている．この層は全体としてラセン器の有毛細胞を覆う**蓋膜** tectorial membrane をつくり，前庭唇から外方に舌状に突出している．蓋膜は内部にケラチンフィラメント様の微細な線維を含み，プロテオグリカンに富む均質なゼリー状物質で，歯間細胞の分泌によってつくられる（図13-42，43）．

鼓室唇の外側縁に沿ってラセン器に分布する神経線維が通るための孔（**神経孔** foramina nervosa）が並んでいる．

鼓室唇と外側壁のラセン靱帯との間にある**ラセン膜** spiral membrane は，蝸牛管の床をつくり，3層からなる．中央の層を**基底板**といい，ラセン膜の主体をなすが，その下側は鼓室階の壁となる鼓室階層で覆われ，上側は蝸牛管の上皮で覆われる（図13-44）．（基底板は，生理学の教科書などで「基底膜」と呼ばれることが多い．しかし通常の上皮細胞の**基底膜** basement membrane と混同しないために，ここでは「基

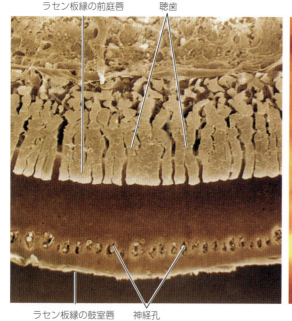

図 13-42　ラセン板縁の走査電子顕微鏡写真
上の前庭唇は聴歯を並べる．下の鼓室唇では骨膜に覆われた骨ラセン板にラセン器へ出入りする神経束が通過する神経孔が並ぶ　×1,400

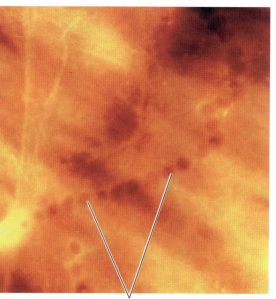

図 13-43　蓋膜下面の原子間力顕微鏡写真
原子間力顕微鏡では標本表面の高低がみえる．明るい所が高く，暗い所が低い．外有毛細胞の不動毛の先端が刺さり込んで M 字形，あるいは W 字形に並ぶ所がみえる　×120,000

平衡聴覚器

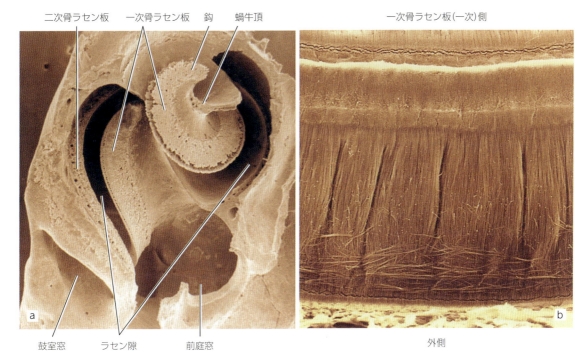

図13-44　蝸牛骨迷路と基底板の走査電子顕微鏡写真（マウス）
a：軟組織を除去した標本．内側壁の骨ラセン板（一次骨ラセン板）とともに，外側壁にも同様の構造がみえる（二次骨ラセン板）．両者の骨ラセン板の間にできるラセン隙は蝸牛基底側で狭く，頂側で広い．一次骨ラセン板に沿って並ぶ神経孔は，蝸牛頂回転では裂隙となっている．二次ラセン板はヒトでは発達しない　×140．b：ラセン膜の細胞を除去して，基底板を鼓室側から観察　×1,700

底板」という用語を用いる）．

基底板は無構造の基質と，微細な線維からなる．線維は太さ8～10 nmで，丈夫で弾性に富む特異な微細線維で，内側から外側に向かって放線状に走る．線維は，ラセン膜の内側1/3部（**弓状帯** zona arcuata）では，上面は交織状に，下面は密に並走して均質な薄板をつくる．外側2/3部（**櫛状帯** zona pectinata）では並走して1～2 μmの線維束をつくる．基底板の線維束を**聴索**（基底線維）auditory string ともいう．

聴索は蝸牛管の基底回転では最も短く（約0.2 mm），頂に向かうとともに長くなり，頂回転では最も長い（約0.5 mm）．弓状帯の鼓室階側では，基底板に接してラセン血管が走る．基底板はリンパの圧変動（圧波）によって振動する（p.309）．

鼓室階層 tympanic covering layer は基底板の下側の薄い結合組織層で，鼓室階側の表面は低い上皮様細胞で覆われる．

蝸牛管の上皮は基底板の上面を覆う．上皮は内ラセン溝と外ラセン溝との間では厚く特殊に分化して，聴覚受容装置，すなわちラセン器をつくる．

b. ラセン器 spiral organ

蝸牛管の上皮は特殊に分化して，蝸牛管腔に向かって突隆する構造，ラセン器（コルチ器 organ of Corti）を形成する（図13-45）．上皮細胞は支持細胞と感覚細胞との2種に大別される．

1）支持細胞 supporting cell

支持細胞は内柱細胞，外柱細胞，内指節細胞，外指節細胞，内支持細胞，外支持細胞の6種類に区別できる．

（1）内柱細胞と外柱細胞 inner pillar cell/outer pillar cell：内柱細胞と外柱細胞は，ラセン器の中心部で支柱をつくる．それぞれ，内側と外側とで1列に並び，両方の細胞と基底板との間に三角形の腔をつくる．この腔は蝸牛管の全長にわたってトンネルのように走り，**内トンネル** inner tunnel と呼ばれる．

内柱細胞は外柱細胞よりも多く，その比率はほぼ4：3で，およそ4個の内柱細胞が3個の外柱細胞と向かい合っている．

内柱細胞と外柱細胞は，いずれも柱状部と胞体部に区別できる．**柱状部**（柱 pillar）はエオシンによく染まり，その細胞質は束状の微小管とマイクロフィラメントで占められる．また，柱状部は中央にある細い部（幹 scapus）と上・下両端にある太い部（頭 caput・脚 crus）に分けられる．

内柱細胞の柱状部，すなわち**内柱** inner pillar は基底板に対して外方に約60°傾斜する．内柱の頭は

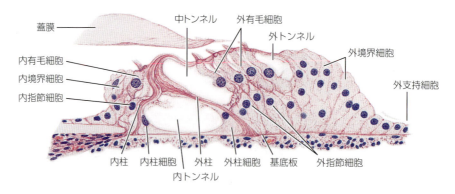

図13-45　蝸牛管下壁のラセン器　×360

板状に広がって，**頭板** head plate を形成する．また，内柱細胞の核は内柱の脚の外側（胞体部）に位置し，脚は，骨ラセン板の外側縁に位置する．

外柱細胞の柱状部，すなわち**外柱** outer pillar は内柱よりも長く，かつ内側に向かってより強く傾斜する．外柱の頭は内柱の頭の外側にあるくぼみに関節頭のようにはまり込んで密に連結する．頭から外方に向かって細い板状突起，すなわち頭板が出ている．外柱細胞の核は柱の脚の内側（胞体部）に存在する．

（2）**内指節細胞** inner phalangeal cell，**内境界細胞** inner limiting cell（**内支持細胞** inner sustentacular cell）：内指節細胞は内柱細胞の内側に接し，1列に並ぶ支持細胞であり，内境界細胞（内支持細胞）は，さらにその内側にある支持細胞である．

内指節細胞は基底板上に並ぶが，不整な形態をもち，胞体の上半部は特に細くなって，**指節突起** phalangeal process といい，その上端は小さな板状の**指節** phalanx となる．

内境界細胞と内支持細胞はラセン器の最も内側に2～3列に並ぶ円柱状の細胞で，その上端に頭板様の構造をもつ．細胞は内側に向かうとともに次第に低くなり，内ラセン溝を覆う扁平上皮に移行する．

（3）**外指節細胞** outer phalangeal cell：外柱細胞の外側に3～4列に並ぶ支持細胞で**ダイテルス細胞** cells of Deiters とも呼ばれる．外指節細胞は円柱状で，胞体は上皮のほぼ2/3の高さまで達し，その上に外有毛細胞をのせている．細胞はさらに上方に向かって細長い突起，すなわち指節突起を出し，その上端は上皮の表面に板状に広がり，指節となっている．

胞体には，束状の微小管があり，指節突起から指節にまで達し，そこで広がり放散している．列をつくって並ぶ外指節細胞の指節は，各列で交代性にモザイク状に配列し，その間に間隙を生ずる．この間隙に外有毛細胞の上端が入り，固定される．

最も内側にある外指節細胞と外柱細胞との間に

は，かなり広い空隙がある．この空隙は**中トンネル** middle tunnel（**ヌエル腔** space of Nuel）といい，内トンネルと交通する．

（4）**外境界細胞** outer limiting cell と**外支持細胞** outer sustentacular cell：外境界細胞は外指節細胞の外側に5～6列に並ぶ明るい高円柱状の支持細胞で，**ヘンゼン細胞** cell of Hensen とも呼ばれる．最外側の外指節細胞と外境界細胞との間に間隙がある．これを**外トンネル** outer tunnel という．

外境界細胞は外側に向かうとともに，次第に低くなり，単層の立方形となる．これが外支持細胞である．**クラウディウス細胞** cell of Claudius ともいう．外支持細胞は5～6列に並び，外側に向かうと，外ラセン溝を覆う扁平上皮に移行する．

2）網状膜 reticular membrane

前述のいろいろな支持細胞は上端に扁平な板状構造，すなわち頭板と指節をもつ（図13-41）．これらは，内側から内境界細胞，内指節細胞の指節，内および外柱細胞の頭板，外指節細胞の指節で，ラセン器の表面でモザイク状に結合し，全体として円い孔をもつ膜を形成する．この膜を網状膜といい，その孔のところに，次に述べる感覚細胞（有毛細胞）の上端がはまりこみ固定される（図13-46）．

3）感覚細胞

感覚細胞（有毛細胞）には，内有毛細胞と外有毛細胞とがある（図13-47）．

（1）**内有毛細胞** inner hair cell：内柱細胞の内側に1列に並ぶ．細胞は首がやや曲がった西洋梨状で，基底側は円くやや膨らみ，基底面は上皮のほぼ1/2の高さで終わり，内指節細胞に接し，これによって支持される．細胞の上端部は網状膜の孔にはまり込み固定される．核は球形で，胞体の膨らんだ部に位置し，胞体にはミトコンドリアや粗面小胞体，滑面小胞体，小胞が多い．

細胞の自由面は，細胞列方向にやや長い楕円形の

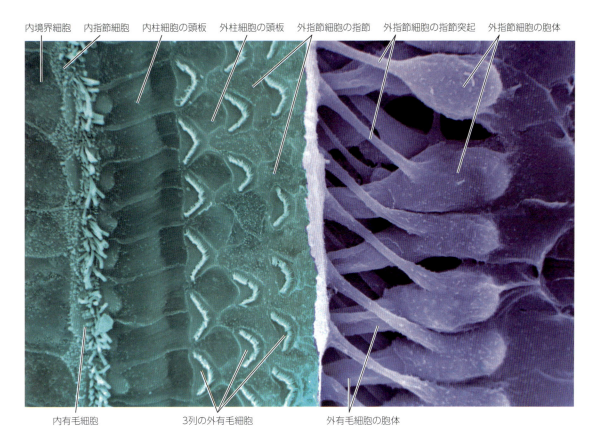

図13-46　ラセン器の走査電子顕微鏡写真
外有毛細胞と内有毛細胞が並ぶ　×1,700

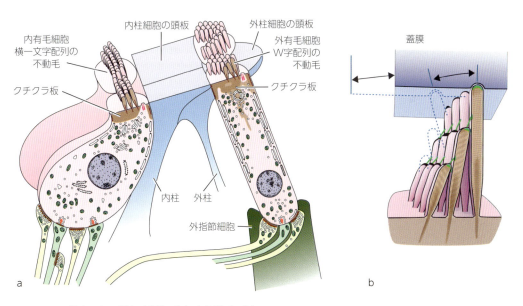

図13-47　蝸牛ラセン器有毛細胞（a）と不動毛（b）
有毛細胞は，求心性神経（緑），遠心性神経（黄）とシナプスをつくる（a）．音による基底板の振動は，蓋膜に刺る不動毛の振動となり，有毛細胞を刺激する（b）

平板状で，その直下は電子密度が高い板状で，**クチクラ板** cuticular plate という．ミトコンドリアは特にこの直下に多い．

自由面には不動毛がみられる．不動毛は電子顕微鏡でみると，野球のバット状で，基部はやや細く，先端がやや太くなっている．各不動毛の内部も電子密度が高く，中にアクチンフィラメントの芯をもつ．このフィラメントはクチクラ板の中に深く根を下ろしている．細胞を上方からみると，各細胞に約50〜60本の不動毛が，細胞列の方向に3〜4列に並んでいる．外側の最前列が長く，2列，3列と順に短くなる．2列，3列，4列の不動毛の先端は前列の不動毛に接するように配列し，糸状の構造（**先端連結** tiplink）で連結する．また，隣接するものとも同様に連結する．全体として外側にやや膨らむ横一文字形に並ぶ．

不動毛は，1列目の先端が，蓋膜に陥入して接する．外膜を裏から観察すると，この圧痕が観察される．不動毛は，蝸牛頂側で長く，蝸牛底側で短い．

各内有毛細胞の基底側には，内指節細胞に包まれて10数個のシナプスが接する．大多数が求心性のシナプスで，内有毛細胞のシナプス前膜に近接してシナプスリボンがみられる．ごく少数の遠心性のシナプスは一般のものと同様の構造を示し，ほとんどは求心性シナプスをつくる神経線維の末端に接する．

ヒトの内有毛細胞は約3,500個である．

(2) 外有毛細胞 outer hair cell：外柱細胞の外側に3〜4列に並ぶ．内有毛細胞よりも細いが背の高い円柱状で，細胞の基底面は上皮のほぼ中央の高さにあり，外指節細胞に接し，これによってコップ状に支持される．球状の核が基底側に位置し，胞体は内有毛細胞に比べて細胞小器官では乏しいが，細胞の自由面直下は電子密度が高いクチクラ板をつくり，その下にはミトコンドリアが多い．またここには微小管も多い．さらに細胞の側壁細胞膜直下には，これに沿って扁平な膜小嚢が集まるのが特徴である．最も外側のものは細胞膜に接する．細胞の上端部は網状膜の小孔にはまり固定される．自由面には約80〜150本の不動毛がある．不動毛の構造は，内有毛細胞と同様であるが，上方からみると，W状に配列し，最も背の高い不動毛が外側に並び，2列，3列と低くなる．最も背が高い列の不動毛の先端は蓋膜に陥入し，蓋膜の裏にはW形の圧痕が並ぶ．

各外有毛細胞の基底側には，外指節細胞に包まれて遠心性と求心性のシナプスが接する．多くは求心性シナプスで，束になって外有毛細胞に接する．一方，少数の遠心性シナプスは神経末端が大きく膨らみ，外有毛細胞のシナプス前膜に近接してシナプスリボンがみられる．

ヒトの外有毛細胞は約12,000個ある．

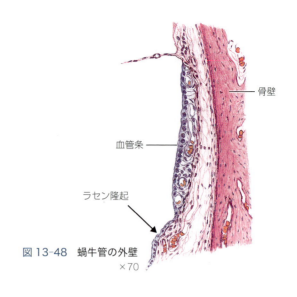

図 13-48　蝸牛管の外壁　×70

4）外　壁

外壁は，蝸牛の外側壁骨質の骨膜の肥厚と，それを覆う上皮でできている．骨膜の肥厚を**ラセン靱帯** spiral ligament という．

ラセン管の下壁が付くところは内方に突隆し，**基底稜** basilar crista をつくる．ここに基底板の外側縁が付着する．

外壁の中央部やや下には，内方に向かう隆起がみられる．ここを**ラセン隆起** spiral prominence という．ラセン隆起では，特に血管が豊富で，**隆起血管** vas prominens という．

外壁を覆う上皮は一般に単層立方ないし扁平上皮であるが，前庭膜の付着部とラセン隆起との間では特殊な構造を示す．すなわち，3〜4層の重層上皮で，上皮細胞はグリコーゲンや色素顆粒をもち，細胞間に毛細血管がみられる．このように上皮内に血管が進入するので，ここを**血管条** stria vascularis と呼ぶ（図 13-48）．

血管条の上皮では，最表層の**上皮細胞**（marginal cell）のみが発生学的に膜迷路上皮にあたる外胚葉性細胞で，暗調性で，その基底面には著しい細胞膜陥入がみられ，ミトコンドリアに富む．一方，**上皮基底側の細胞**（basal cell）は結合組織由来である．したがって，血管条の毛細血管は，本来，上皮内でなく，上皮下にあったものである．

血管条は，内リンパを産生する．

ラセン隆起と基底稜との間には，ややくぼんだ**外ラセン溝** outer spiral sulcus がある．上皮細胞は，表面から結合組織内に索状に根を下ろし，これを**外側溝細胞** outer sulcus cell という．内リンパを吸収する装置とみなされている（図 13-49）．

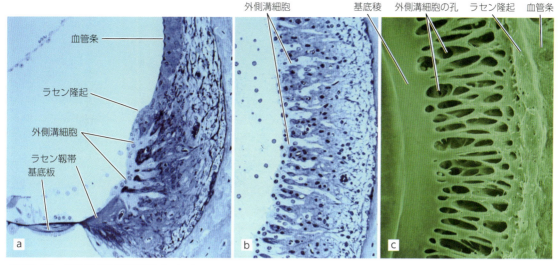

図13-49 蝸牛管の外側溝細胞（マウス）
a：蝸牛の横断 ×200．b：蝸牛の水平断面 ×200（a, b：エポン切片）．c：細胞を除去した蝸牛外ラセン溝の走査電子顕微鏡写真：外側溝細胞をいれる孔がラセン隆起直下にらせん状に並ぶ ×400

5) 上 壁

上壁は前庭階 scala vestibuli との境となっており，**前庭膜（ライスネル膜）** vestibular membrane (Reissner's membrane) という薄膜でできている．

前庭膜は骨ラセン板を覆う骨膜の肥厚部，すなわちラセン板縁の前庭唇内側から外上方に向かって走り，外壁に連結する．膜は極めて薄い結合組織層が基礎となり，前庭階および蝸牛管に向かう面は，それぞれ，単層の扁平上皮で覆われる．

蝸牛管側の上皮は膜迷路の上皮で，外胚葉性である．前庭階側の上皮は間葉性である．

c. ラセン器の神経

ラセン器には蝸牛神経が分布する．神経は蝸牛軸の中をらせん状に進み，ここで**ラセン神経節** spiral ganglion をつくる．ラセン神経節の神経細胞は感覚性の双極神経細胞で，神経突起（遠心性線維）は蝸牛神経となって中枢神経系に向かう．樹状突起（求心性線維）は有髄線維で，骨ラセン板の中を通り，鼓室唇に至り，その神経孔を経てラセン器に達し，髄鞘を失って内境界細胞に達する．ごく一部のラセン神経節神経細胞からの樹状突起は，内有毛細胞の下から内柱細胞の間を通って内トンネルに現れ，さらに外柱細胞の間を通って，中トンネルに入り，外有毛細胞に達する．神経線維は有毛細胞の基底部に達し，求心性シナプスをつくって終わる．一方，蝸牛神経には中枢からの遠心性神経線維が含まれ，この一部は内有毛細胞に終わり，大多数は外有毛細胞に終わる．これからわかるように，基底板の振動を感受する音の知覚は主に内有毛細胞による．外有毛細胞は，不動毛が蓋膜と結合しており，遠心性神経によって細胞自体と不動毛が伸縮することにより，基底板の振動を調節する．

d. ラセン器の機能

外界からの音波は外耳へ入る．外耳では，耳介が音波を集め，これを外耳道に導く．すなわち，外耳は集音装置として働く．

音波は外耳道を経て鼓膜に達し，振動を起こす．鼓膜の振動は鼓室（中耳）にある耳小骨をツチ骨，キヌタ骨，アブミ骨と順に振動させ，この間に，耳小骨についている筋肉の働きで，振動が増強されたり，減衰されたりして，内耳に入るのに適正に調節される．アブミ骨底の振動は，アブミ骨底がふさぐ前庭窓を振動させて蝸牛のリンパに伝えられる．こうして，外耳から入る音波，すなわち空気の振動は中耳で固体の振動に変えられ，さらに内耳で液体，すなわちリンパの圧波となる．

前庭窓の振動に始まるリンパの圧波は前庭階と蝸牛管のリンパを蝸牛頂へと進み，その進行中に蝸牛管の前庭膜と基底板を振動させる．この際，基底板は，蝸牛底から蝸牛頂へ向かって波打つように振動する．これを**進行波** traveling wave という．基底板の振動の進行波は，その振幅が次第に増大してピークに達し，それから減少する．ピークの位置は，基底板の幅と張力に関連して，高音（周波数の高い音）では蝸牛底の近くで，低音（低周波音）では蝸牛頂

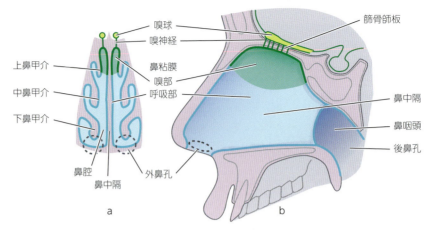

図 13-50　鼻腔における鼻腔頭の位置
a：鼻腔の前額断面，b：側面像

の近くとなる．
　基底板は骨ラセン板とラセン靱帯で両側が固定されているので，中央が膨らむように振動する．ラセン器は骨ラセン板側へ偏在するため，基底板が振動すると，有毛細胞の不動毛と，それを覆う蓋膜との相互関係にズレが生じ，不動毛が根本で折れ曲がる．このとき，不動毛の頂部にある機械受容チャネルが開きカリウムイオン（K⁺）が有毛細胞内に流入し，脱分極をひき起こすことで有毛細胞が興奮する．この有毛細胞の興奮がシナプスで求心性線維に伝えられ，中枢へ向かう．周波数によりピーク場所が異なるため，これにより音の周波数を識別することになる．また振幅で音の強さを識別する．
　基底板の振動を起こしたリンパの圧波は蝸牛頂の蝸牛孔から蝸牛階のリンパに伝わり，ここから蝸牛底へ向かって進み，蝸牛窓（正円窓）をふさぐ膜の振動となり，中耳へ抜ける．
　有毛細胞は再生しない．したがって，何らかの原因で有毛細胞が変性したり障害を受けると，難聴を引き起こす（感音性難聴）．例えばストレプトマイシン投与により，外有毛細胞が基底回転側から変性することがあり，高音域から聴力が落ちてくる．また，過度の騒音にさらされると，同様に有毛細胞が障害を受け，特に 4,000 Hz 付近の周波数に限局した聴力低下が生じる（騒音性難聴）．
　加齢性の聴力低下には複雑な要因が加わっているが，中枢性の要因の他に，ラセン神経節細胞の数の減少も関与している．すなわち，ヒトのラセン神経節は，10歳未満では 34,000 個ほどあるが，年に約 100 個ずつ減少し，60 歳代で 27,000 個，90 歳代では 22,000 個となる．

■嗅覚器

　嗅覚を受容する**嗅覚器** olfactory apparatus は鼻腔の上部を占める鼻粘膜部，すなわち**嗅部** olfactory region である（図 13-50）．
　嗅部は新鮮状態ではやや黄色を帯びてみえ，その粘膜は鼻粘膜の大部を占める呼吸部から明瞭な境界をもって移行する．

1. 嗅粘膜 olfactory mucosa

　嗅部の粘膜，すなわち嗅粘膜は上皮と粘膜固有層とからなる（図 13-51）．

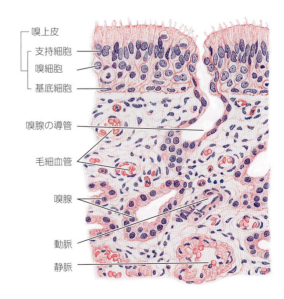

図 13-51　嗅粘膜　×280

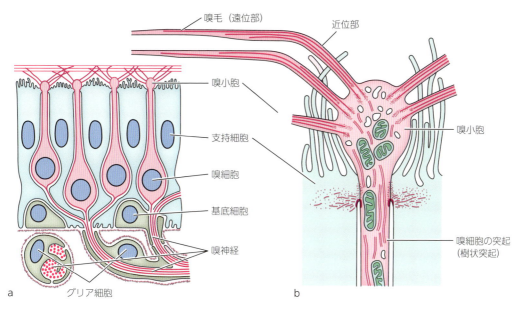

図13-52 嗅上皮（a）と嗅細胞の嗅小胞（b）

a. 上　皮

　上皮は**嗅上皮** olfactory epithelium と呼ばれる多列上皮である．上皮は厚さ約60 µm で，呼吸部の上皮よりもやや厚い．嗅細胞，支持細胞および基底細胞の3種の細胞からなる．

1）嗅細胞 olfactory cell

　嗅細胞は，上皮の高さ全体にわたる細長い細胞である．一種の双極神経細胞であり，上皮の表側と基底側に向かって細い胞体突起を出している．
　表側，すなわち上皮の自由面に向かう突起は末梢性の突起で，太さ約1 µm の細い円柱状をしており，樹状突起にあたる．この突起の先端は小球状に膨らみ，上皮の表面から突出する．この球状の突出部を**嗅小胞** olfactory vesicle といい，ここから放線状に8〜15本の**嗅毛（嗅繊毛）** olfactory cilia が出ている．嗅毛は一般に長く，**近位部** proximal segment と**遠位部** distal segment に分けられる．近位部は基部に近く，繊毛と同様の微細構造を示し，嗅小胞の中に基底小体をもつ．遠位部は急に細くなる．嗅毛は粘膜の表面に平行に走り広がり，表層を覆う粘液様の物質の中に埋在する（図13-52）．
　嗅細胞の基底側から出る細胞質突起は中枢性の突起で，直径約0.2 µm と極めて細長い神経突起である．この神経突起（軸索）は上皮基底側から粘膜固有層に進み，集まって束をつくり，**嗅神経** olfactory nerve となる．嗅神経は篩骨の篩板小孔を通って嗅球に達する．
　嗅細胞では，核を含む核周部がやや太く膨らみ，

ここにいろいろな小器官をもつ．核は球形で，一般に支持細胞の核よりも基底側にあり，多列に配列する．

2）支持細胞 supporting cell

　支持細胞は，嗅細胞と同様に上皮の高さ全体にわたる細長い円柱状細胞である．核は楕円形で，嗅細胞の核よりも表側にあり，ほぼ一列に並ぶ．細胞は隣接する支持細胞や嗅細胞との間に連結複合体をもち，結合する．細胞は自由表面に多数の微絨毛をもつ．細胞質には全域にわたって張フィラメントがみられ，特に自由面の下には終末網がある．その他，滑面小胞体・リソソームの発達もよい．また，黄色の色素顆粒（リポフスチン）を含む．この色素顆粒によって，嗅部の粘膜は黄色にみえる．

3）基底細胞 basal cell

　基底細胞は上皮の基底側に並ぶ低円錐形の小型細胞で，核は上皮の最深側にある．細胞質には張フィラメントがみられる．
　基底細胞は未分化な細胞で，嗅細胞と支持細胞に分化する．嗅細胞は，基底細胞の中で神経芽細胞に似た球状の細胞（**球状細胞** globose cell）から分化する．

b. 粘膜固有層

　疎性結合組織でできており，少量の弾性線維を含む．上皮との間にある基底膜は呼吸部では明瞭であるが，嗅部では不明瞭である．固有層には比較的多

くのリンパ球がみられる．

固有層には，**嗅腺** olfactory gland（ボーマン腺 gland of Bowman）が存在する．嗅腺は分枝管状胞状腺である．腺細胞は円柱状あるいは立方形で，球形核をもち，リゾチーム，ラクトフェリン，IgAなどの抗菌物質および嗅物質の溶媒を含む薄い粘液性分泌物を産生する．導管は短く，立方あるいは扁平上皮で囲まれる．導管は上皮層内では扁平細胞で囲まれる細管となり，上皮表面に開く．

固有層には，血管とリンパ管が極めて豊富である．特に固有層の浅層に毛細血管網が発達する．静脈は比較的太く，壁に多くの平滑筋をもち，静脈叢を形成する．

固有層には，多くの神経がみられる．神経は主として嗅細胞の神経突起でできている嗅神経で，無髄神経線維束である．その他に，三叉神経や交感神経に由来する神経線維もある．知覚線維は一部上皮内にも進入し，嗅覚以外の一般感覚の受容に関与する．

c. 嗅部での機能

嗅細胞は嗅覚の感覚細胞で，特に嗅毛に嗅物質の分子に対する受容体が存在する．嗅物質がその受容体に結合することで嗅細胞が刺激されると，興奮は嗅神経を介して嗅球にある嗅覚の一次中枢をつくる糸球体の僧帽細胞へ伝えられる（p.234）．僧帽細胞の軸索は嗅索からさらに上位の中枢へ向かう．

ヒトではほぼ350種の嗅覚受容体が発見されている．一つの受容体は数種の類似した嗅物質（分子）と結合できる．また，一種類の嗅物質は数種から数十種の嗅覚受容体と結合できる．嗅覚受容体からの情報は，嗅球の糸球体に伝えられ，嗅物質の種類に対応した部位に届けられて整理される．このような部位の配置を匂いの地図と呼んでいる．ここからの情報で脳は匂いの種類を認識している．

嗅腺から分泌される特異な薄い粘液性物質が嗅物質の溶媒となる．また，嗅腺の分泌物は溶媒となるとともに，嗅物質を洗い流し，嗅細胞の表面を嗅覚刺激に対して鋭敏に保つ働きをもつ．

嗅細胞は，寿命が20〜30日であり，次々と補充され，嗅球の適切な糸球体と結合する．一方，嗅粘膜上皮は，傷害を受けやすい．このために，嗅覚は加齢とともに減退する．

■味覚器

味覚器 gustatory apparatus は味覚の受容器で，味蕾である．

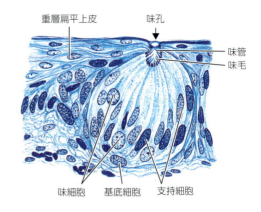

図13-53　味　蕾　×280

1. 味　蕾 taste bud

味蕾は舌の有郭乳頭と葉状乳頭（p.334）の側面の上皮に多数みられる．その他に，味蕾は茸状乳頭，軟口蓋，喉頭蓋，咽頭などの上皮にも出現する．

胎児や新生児では，成人に比べて小型ではあるが多数みられ，有郭乳頭では側面のみでなく上面の上皮にも出現する．

味蕾は重層扁平上皮の中に明るくみえる楕円形の構造である．長径約70〜75μm，短径約40μmで，長軸は上皮の表面に対してほぼ垂直にあり，重層扁平上皮のほぼ全体の厚さを占める（図13-53）．

味蕾のある部位では，粘膜表面に**味孔** taste poreと呼ぶ小孔がある．味孔はやや陥凹して細管状となり，**味管** taste canal をつくる．

味蕾は主として細長い細胞が縦に束になって集まってできる．細胞の上端には，味管に向かって出る糸状の細い突起，すなわち**味毛** taste hair がみられる．核はほぼ中央の高さにある．光学顕微鏡でみると，味蕾をつくる細胞には，明細胞と暗細胞が区別される．**明細胞** light cell は胞体が豊富で太く明るく，核も大きく明調な卵円形の細胞で，**暗細胞** dark cell は胞体が狭く暗調で，細長くやや濃染性の核をもつ細胞である．このうち，明細胞は味を感じることができる感覚細胞，すなわち**味細胞** taste cell にあたり，暗細胞は**支持細胞** supporting cell である．その他に，味蕾の基底部に球形核をもつ小型の**基底細胞** basal cell がみられる．

電子顕微鏡的には，味蕾の細胞は4型（すなわちⅠ〜Ⅳ型）に分類される（図13-54）．

Ⅰ型細胞 type Ⅰ cell は暗調な胞体をもち，暗細胞にあたる支持細胞である．胞体の上端部は細くなり，その先端に多数の微絨毛をもつ．胞体上端に分泌顆粒をもち，味管内にムコ多糖類の分泌物を放出する．

Ⅱ型細胞 type Ⅱ cell は明細胞にあたり，明るい胞体をもち，核は球形ないし卵円形で，明調である．

味覚器

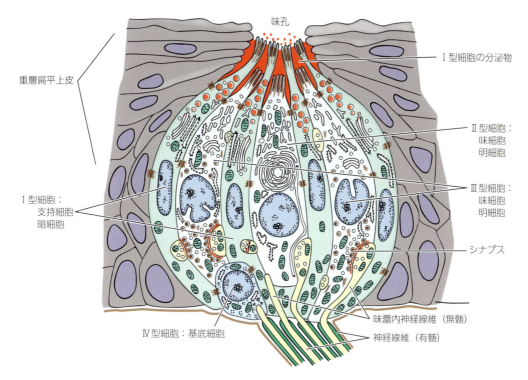

図13-54　味蕾の微細構造

細胞の頂上部に微絨毛をもつ．小胞体が比較的発達するが，顆粒がなく，神経とシナプスもつくらない．

Ⅲ型細胞 type Ⅲ cell も明細胞で，上端に味孔に達する胞体突起は微絨毛をもつ．核下部の胞体に顆粒小胞をもつ．基底側で，ところどころに多くのシナプス小胞が集まり，ここで神経線維とシナプスを形成する．

Ⅳ型細胞 type Ⅳ cell は基底細胞にあたり，未分化な幼若細胞で，いわば幹細胞にあたり，分裂・分化して他の型の細胞を生ずる．

味蕾に分布する神経は上皮の直下でシュワン鞘を失ったのち味蕾に進入する．この線維は**味蕾内線維** intragemmal fiber といい，Ⅲ型細胞に接して終わり，シナプスをつくる．

味蕾の細胞は寿命が短く，絶えず新生・交代している．このような新生・分化は神経と関連をもち，神経が切断されると，細胞の新生は起こらず味蕾は退化消失する．

味蕾の機能

味蕾は味覚の受容器である．水に溶けた味物質の分子が味細胞の微絨毛ないし細胞質突起の細胞膜にある味覚受容体に吸着し，その細胞を刺激して，その興奮が求心性神経線維（味覚線維）によって中枢側に伝えられる．一つの神経はいくつもの味蕾に分布し，いくつもの味を感じている．

味には，**酸味** sour，**塩味** salty，**苦味** bitter，**甘味** sweet，**うま味** umami の5種類の基本味がある．このうち塩味と酸味は，Ⅲ型細胞の頂部にあるイオンチャネル型受容体が，うま味，甘味，苦味は，Ⅱ型細胞の頂部にあるGタンパク質共役受容体が関与することがわかっている．Ⅱ型細胞にはシナプスがないので，Ⅲ型細胞にギャップ結合などで情報を伝達し，神経に伝えられると考えられる．いろいろな味覚は，活性化された各受容体の組み合わせによって，中枢で弁別している．また，1本の味覚線維は2種以上の味に対して反応している．かつては舌の部位により味を感じる部位が異なると考えられていたが，実際にはこのような部位による差はなく，どこでもすべての味を感じることができる．

HISTOLOGY

Chapter 14 運動器系
locomotive system

　形と大きさの違う種々の骨が互いに連結して骨格系をつくる．**骨格系** skeletal system は，体の芯をつくって運動に関与するものと，脳や心臓，肺など重要な臓器を囲んで保護するものに大別される．運動器をつくる骨は関節で連結している．関節は，隣りあう骨を円滑に動くようにする構造で，靱帯で補強され，さらにその外側に骨格筋が付着して，目的にかなった運動をしている．このような**運動器系** locomotive system は受動運動にあずかる骨格系と，能動運動を営む**筋系** muscular system に大別される．

■ 骨格系

　骨格をつくる主要器官は**骨** bone で，これが連結して**骨格系** skeletal system をつくる．

A　骨 bone

　器官としての骨は主部が骨質でできており，表面は骨膜で覆われ，内部には骨髄がある（図14-1）．

a. 骨　質

　骨組織でできており，骨質は肉眼的に緻密質と海綿質とに区別される．
　緻密質 compact bone は骨の表層を占め，特に長骨の骨幹では発達がよく厚い．緻密質は特徴ある層板構造を示す骨組織でできている（p.88）．
　海綿質 spongy bone は骨の内部にある．特に長骨の骨端，短骨，扁平骨などでは大部分が海綿質でできており，緻密質は薄い表層をつくるにすぎない．海綿質は交錯，吻合する骨梁または**骨小柱** trabecular bone でできている．骨梁をつくる骨質は，層板構造は不規則で，ハバース管はみられない．

b. 骨　膜 periosteum

　骨の表面を覆う線維性結合組織層で，外と内の2層に分けられる．
　外層は，主として密に配列する膠原線維からなる密性結合組織層で，**線維層** fibrous layer という．弾性線維は少なく，線維芽細胞も少ない．豊富な血管，神経を含む．
　内層は**細胞層** cellular layer で，骨芽細胞や骨形成細胞からなる**骨形成層** osteogenic layer である．特に成長期の骨では，骨基質を肥大した**骨芽細胞** osteoblast の層が上皮様に覆い，その外側には**骨原性細胞**（骨形成細胞）osteogenetic cell と呼ぶ未分化細胞が重層する．骨原性細胞は骨芽細胞や骨細胞に分化する（p.90）．一方，骨形成が休止している部位や成人では，骨形成層は発達せず，骨芽細胞は扁平な**表層細胞** lining cell となって休止し，形態学的に線維芽細胞と区別できない．
　休止状態の骨形成層の細胞は，骨折のように，骨組織が損傷された場合には，再び活性化して，増殖，分化して骨芽細胞となり，骨組織を新生，修復する．
　骨膜の線維層は，ところどころで骨表面に直行して骨芽細胞層を貫いて骨基質に進入する膠原線維の小束によって骨に強く結合する．これを**シャーピー線維** Sharpey's fiber（貫通線維）という．シャーピー線維は，特に腱や靱帯が骨に付着する部位では，腱や靱帯がそのまま骨に刺さり込むような形で，極めて発達する（p.89）．
　骨の内面は**骨内膜** endosteum で覆われる．すなわち，髄腔に向かう骨表面は扁平な細胞の薄層で覆われる．この薄層を骨内膜という．骨内膜はさらにハバース管など骨組織内の管腔の内面も覆っている．骨内膜は，骨膜の細胞層と同じで，骨芽細胞，未分化な骨原性細胞からなり，必要に応じて骨形成に関与する．

c. 骨　髄

　海綿質の間隙や長骨の髄腔に含まれる．骨髄については，すでに述べた（p.169）．

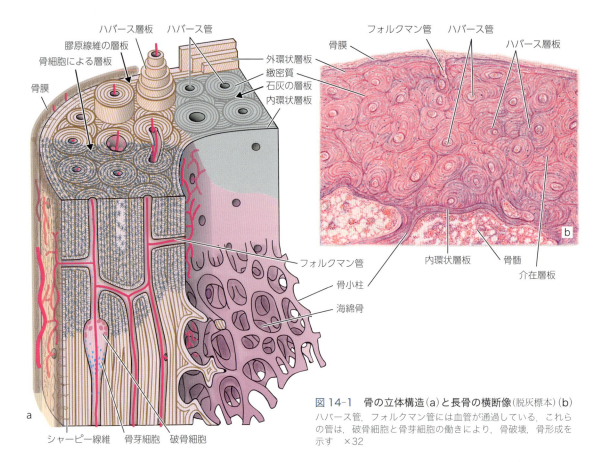

図14-1 骨の立体構造（a）と長骨の横断像（脱灰標本）（b）
ハバース管，フォルクマン管には血管が通過している．これらの管は，破骨細胞と骨芽細胞の働きにより，骨破壊，骨形成を示す ×32

d. 骨の血管

骨は豊富な血管分布を受ける．血管は骨の外・内両面から進入するフォルクマン管（貫通管）を経てハバース管内を走る．ハバース管には1〜2本の細い血管（細動脈，細静脈，毛細血管）がみられる．なお，ハバース管に直行するように走るフォルクマン管もみられる．

e. 骨の神経

有髄線維，無髄線維がみられる．骨膜には，特に豊富に知覚（痛覚）線維が分布する．ファーター-パチニ小体もみられる．無髄線維は血管に沿って走り，ここに分布する．

B 骨の連結（関節）

骨の連結，すなわち広義の関節は，骨を結合する組織によって，次の3種に大別される（図14-2）．

a. 線維性の連結 fibrous joints

2個の骨が線維性結合組織で連結されるもので，靱帯結合と縫合がある．

靱帯結合 syndesmosis は線維性結合組織である靱帯で結合される．靱帯には多くの弾性線維も含まれる．

縫合 suture は2個の骨が長い連結部で縫いあわされたように接し，その間に線維性結合組織を満たす連結である．頭蓋冠の骨の結合にみられる．

b. 軟骨性の連結 cartilaginous joints

2つの骨が軟骨で結合されるもので，**軟骨結合** synchondrosis と呼ばれる．硝子軟骨による結合の他に，線維軟骨で連結される**線維軟骨結合** symphysis がある．

線維軟骨結合としては，椎骨の椎体を結ぶ**椎間結合** intervertebral symphysis，**恥骨結合** pubic symphysis がある．

椎間結合では，椎体の間にある**椎間円板** intervertebral disc は周縁部の**線維輪** anulus fibrosus と，中心部にある**髄核** nucleus pulposus からなる．

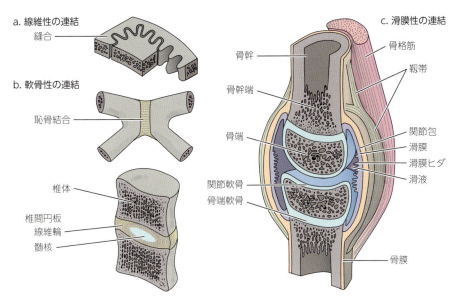

図 14-2　骨の連結

　線維輪は線維軟骨で，輪状に配列する線維性結合組織の層板でできている．層板の線維束は互いに交錯するが，特に外側部では輪状に走る．線維束の間には，軟骨細胞が散在する．

　髄核は著しく疎に配列する線維束でできており，その中に**脊索** chorda dorsalis の遺残がみられる．脊索は液胞を満たす細胞，すなわち髄核細胞でできている．

　恥骨結合は，椎間円板の線維輪に似た線維軟骨である．女性では，妊娠時に軟らかくなって分娩に備える．

c. 滑膜性の連結 synovial joints

　連結される2つの骨がその間に液体を満たす腔をもち，互いに可動性をもつ結合である．この場合，2つの骨は滑膜で連結され，狭義の**関節** joint となる．

　2つの骨の骨膜は互いに連なって関節包となる．関節包は2つの骨の間にある腔，すなわち**関節腔** joint cavity を囲む．関節腔は**関節液** synovia で満たされる．関節腔に面する表面（関節面）は薄い軟骨層，すなわち関節軟骨で覆われる．

　関節軟骨 articular cartilage は一般に硝子軟骨でできている．胸鎖関節や顎関節では，関節軟骨は線維軟骨である．

関節腔に向かう自由面は露出する．軟骨細胞は，**表層** superficial zone では扁平で，表面に平行に配列し，**中間層** middle zone では球形の細胞群をつくり，**深層** deep zone では表面に垂直に並ぶ柱状細胞群をつくる．骨質に接する基質は石灰化を示す（図14-3）．

　関節包 articular capsule は外側の線維層と内側の滑膜層との2層からなる．

　線維層 fibrous layer は滑膜層と移行し，密性結合組織からなる．すなわち，主として並走する強靱な膠原線維からなり，線維芽細胞は少なく，少量の弾性線維を含む．線維層はしばしばさらに肥厚して靱帯をつくる．

　滑膜層 synovial layer は内層で，**滑膜** synovial membrane ともいい，関節腔に面する薄層である．滑膜層はしばしば関節腔内にヒダ状の突出，すなわち**滑膜ヒダ** synovial fold をつくり，さらに，その表面で絨毛状の小突起，すなわち**滑膜絨毛** synovial villi をだしている．滑膜層は血管に富み，少量の弾性線維を含む疎性結合組織でできている．線維芽細胞の他に，マクロファージや脂肪細胞が混在する（図14-4）．

　滑膜層の表層を覆う細胞は，**滑膜細胞** synovial cell と呼ぶ上皮様細胞である．

　滑膜細胞はさらにA型とB型の2型に区別される．**A型細胞** type A cell は細胞小器官に富み，特に豊富なリソソームをもち，活発な食作用を示す**貪食性滑膜細胞** phagocytic synovial cell である．**B型細胞** type B cell は特に粗面小胞体が発達し，線維芽細胞によく似た**分泌性滑膜細胞** secretory synovial cell である．

　滑液 synovia は関節腔を満たし，関節液ともいわれる．淡黄色の粘稠なアルカリ性液で，ヒアルロン酸のようなムコ多糖類，タンパク質，塩類やごく少数のリンパ球や単球など遊走細胞を含む．

　滑液は滑膜層で産生され，血漿の滲出液にヒアル

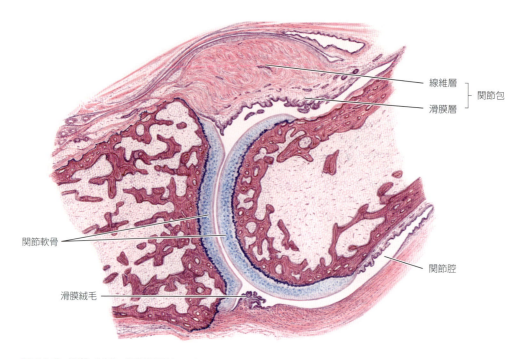

図 14-3 関節（手指の指節間関節）×110

ロン酸などが加わってできる特殊な細胞間質ともみなされる．

滑液は関節運動の際の摩擦や抵抗を減ずる潤滑油として働くとともに，関節軟骨の栄養や代謝にも関与する．

関節腔内に**関節半月** articular meniscus をもつ関節（膝関節）や**関節円板** articular disc がみられる関節（顎関節）もある．半月や円板は線維軟骨でできている．

関節包では，特に滑膜層は血管，神経に富む．特に滑膜絨毛には，毛細血管ループがみられる．神経では，特に知覚線維が豊富に分布し，痛覚や深部感覚に関与する．クラウゼ小体（関節神経小体）やファーター-パチニ小体などもみられる．

C 骨発生 osteogenesis

骨発生は一般に胎生期に始まり，長期間にわたって続く．骨発生は，骨芽細胞と破骨細胞，それに骨細胞の協調によりなされ，2種の様式に区別されるが，いずれにしても骨組織自体は本質的に同様の過程で形成される．

1. 骨発生の様式

骨発生には，膜性骨発生と軟骨性骨発生との2種がある．

a. 膜性骨発生 membranous osteogenesis

膜性骨発生は未分化な結合組織の中へ直接に骨組織が形成されるもので，**結合組織性骨化** connective tissue ossification ともいう．膜性骨発生は頭蓋底を除く頭骨の大部分と鎖骨の大部分が形成される場合にみられる．

膜性骨発生では，骨が形成されるべきところに，まず血管分布が豊富になり，**間葉細胞** mesenchymal cell が増殖し密集して，間葉性の膜様構造が現れる．間葉細胞は大きな多角体形の**骨原性細胞**とな

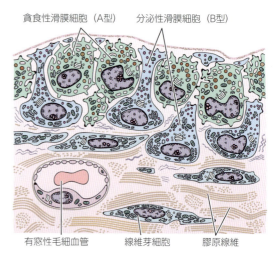

図 14-4 滑膜細胞

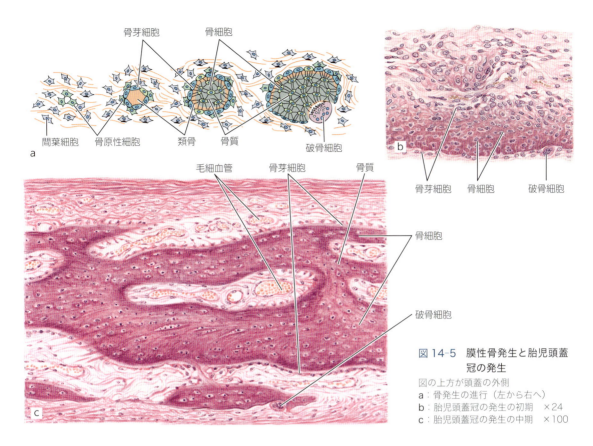

図 14-5 膜性骨発生と胎児頭蓋冠の発生

図の上方が頭蓋の外側
a：骨発生の進行（左から右へ）
b：胎児頭蓋冠の発生の初期 ×24
c：胎児頭蓋冠の発生の中期 ×100

り増殖，分化して，**骨芽細胞** osteoblast となる（図14-5）．骨芽細胞は，索状の細胞集団をつくり，細胞で囲まれた中央に骨基質となる微細な膠原線維と基礎質（プロテオグリカン，糖タンパク質など）を産生，分泌し帯状の**類骨** osteoid を形成する．類骨は，表面を一層の骨芽細胞によって上皮状に囲まれることになる．類骨は，その深部から石灰化が起こって骨組織となる．こうして形成される骨組織ははじめ不整な針状小片ないし小柱状，あるいは骨梁状を呈し，この骨小柱は次第に増大し，かつ互いに吻合して，全体として網状となり，海綿状の骨質（**一次海綿骨** primary spongy bone）となる．さらにこれらは板状の緻密骨となるが，このような骨組織の基質は膠原線維が不規則に交錯し，**網状線維性骨** woven bone をつくる（図14-6）．

頭蓋冠をつくる扁平骨では，前述のように形成された骨質の内側面に，**破骨細胞** osteoclast が出現し，これによって骨組織が溶解，吸収されていく．こうして，一方では新しい骨組織が形成され付加されるとともに，他方では，溶解，吸収が起こり，頭蓋は脳の発達に応じて発育，成長する．このように，頭蓋は**成長**とともに，形態が整えられる（**モデリング** modeling）．また，はじめに形成された幼弱な**網状線維性骨** woven bone は，線維の走行が規則正しい**層板性骨** lamellar bone に置換されていく．

前述のように，膜性骨発生では，最初に間葉性膜が生じ，その中で骨化が始まるので，これを**膜内骨化** intramembranous ossification ともいい，この骨化によって形成された骨を**膜性骨** membrane bone または**付加骨** overlying bone という．また，膜性骨の骨化の始まる部位を**骨化中心** ossification center と呼んでいる．

b. 軟骨性骨発生 chondral osteogenesis

前述の膜性骨発生によって形成される骨以外の骨（体軸骨格，体肢骨格）は軟骨性骨発生によってつくられる（図14-7）．

軟骨性骨発生では，最初に，間葉細胞から，将来の**骨のミニチュア**のようにほぼ同様の形の硝子軟骨がつくられる．それが次第に成長して支柱となる．次いで，軟骨モデルが基礎となって骨が形成される．しかし，軟骨組織が直接，骨組織になるのではなく，軟骨組織はいったん変性退化し破壊され，同時に形成される骨組織によって置き換えられる．

軟骨性骨発生によって形成される骨を**軟骨性骨** cartilage bone（**置換骨** replacing bone）という．

膜性骨発生と軟骨性骨発生を進化や系統発生でみると，膜性骨発生は進化の上で，魚類の鱗に相当す

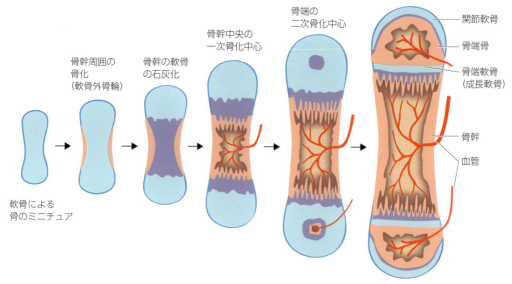

図 14-6 軟骨性骨発生の進行過程

る．鱗は皮膚に発生し，大きなものは頭蓋の扁平骨とほぼ同様である．一方，軟骨性骨発生は軟骨魚類の骨格形成にみられ，これが進化して硬骨魚類となるが，骨発生上は軟骨から硬骨への置換となる．

2. 長骨骨幹の骨化

軟骨性骨発生では，軟骨内骨化と軟骨外骨化という2つの骨化過程が起こり，同時に進行する．その理解を容易にするために，まず長骨の骨幹の骨化を述べる．

a. 軟骨内骨化 endochondral ossification

長骨では，骨幹の中央部で軟骨内骨化が始まる．この部位を**一次骨化中心（骨幹中心）** primary ossification center (diaphyseal center) という．ここでは，軟骨細胞は著しく肥大し，細胞質に大量のグリコーゲンを貯え，アルカリホスファターゼ活性を示すようになる．細胞をいれる軟骨小腔は極めて広くなり，周囲の軟骨基質は狭くなって，ここにカルシウム塩が沈着する．このような石灰化を**予備石灰化** provisional calcification という．基質の石灰化によって，その浸透性が低下し，軟骨細胞は栄養の補給を絶たれて変性退化する．こうして，一次骨化中心では，軟骨小腔の拡大と軟骨基質の溶解などによって，軟骨の内部に空隙が現れる．このような腔を**一次髄腔** primary marrow space といい，ここに軟骨外から血管とともに間葉組織，骨形成組織が進入して**一次骨髄** primary bone marrow をつくる．

一次骨髄には同時に進入した単核細胞から多核の**破軟骨細胞** chondroclast（破骨細胞と同様の細胞）が形成され，石灰化軟骨を吸収して軟骨小腔をさらに拡大していく．同時に，進入した間葉組織から骨形成組織の骨芽細胞が分化し，残存する石灰化軟骨片を囲んで上皮状に並び，その表面に類骨をつくり，これが骨化して小柱状の骨組織，骨梁を形成する．これが軟骨内骨化である．軟骨内骨化は骨の中央部の一次骨化中心で始まり，次第に両端の骨端に向かって進行する（図14-8）．

前述のように，軟骨内骨化が骨幹の中央から両側の骨端に向かって進行するので，長骨を縦断して観察すると，骨端側から骨幹の骨化中心に向かって進行する骨化過程を順に層状に追うことができる（図14-9）．

1) 休止帯 resting zone

最も骨端側には，まだ骨化過程が始まらない正常構造を呈する軟骨部が存在する．ここを**補充帯** reserve zone ともいう．

2) 増殖帯 proliferative zone

休止帯の骨幹側である．ここで，軟骨細胞は活発に増殖し，長軸方向に柱状に並び，**軟骨細胞柱** column of chondrocyte をつくる．細胞柱の骨端側では，軟骨細胞は扁平で，縦に積み重なるように密に並び，細胞分裂を営む．

3) 肥大帯 hypertrophic zone

増殖帯の骨幹側では，軟骨細胞は肥大して大型となり，空胞化して明るくみえる．また胞体はグリコーゲンを含み，アルカリホスファターゼ活性をもつ．軟骨細胞が活発に軟骨基質をつくる部で，増殖

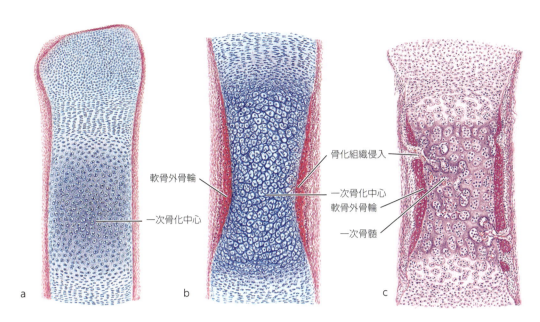

図 14-7　軟骨性骨発生：abc の順に進行
a, b：ブタ胎児指骨．c：ヒト 3 ヵ月胎児，手指骨　×40

帯で積み重なっていた軟骨細胞は互いに縦に離れていく．隣りあう細胞柱の間の軟骨基質は狭く薄くなる．

4）石灰化帯 calcified zone

肥大した軟骨細胞でできている細胞柱の間にある狭い軟骨基質には石灰沈着が起こる．軟骨細胞は退化，消失し，石灰化基質は破骨細胞と同様の性状をもつ破軟骨細胞によって溶解吸収される．石灰化帯は一般に狭い．

5）骨化帯 ossification zone

石灰化軟骨が吸収され，広くなった髄腔に向かって石灰化した軟骨基質が小柱状に突出する．この石灰化した軟骨小柱の表面に骨芽細胞が上皮様に並んで骨組織を形成する．こうして形成された一次骨小柱の骨梁は互いに吻合して海綿状を呈する．この海綿骨は，骨梁が軟骨細胞柱の列と平行に配列する．この海綿骨を**一次海綿骨** primary spongy bone という．

軟骨内骨化で形成される一次骨小柱は一過性の支柱として働き，次いで破骨細胞によって破壊吸収され，間隔の広い新たな骨梁が形成され，**二次海綿骨** secondary spongy bone を形成する．

二次海綿骨の骨梁はさらに，骨幹側で破骨細胞により吸収され，骨幹の髄腔は次第に広くなり，造血組織で満たされるようになる（**二次骨髄** secondary bone marrow）．

b. 軟骨外骨化 perichondral ossification

前述のように，一次骨化中心で軟骨内骨化が始まると同時に，軟骨外骨化が起こる．すなわち，軟骨を包む軟骨膜は骨形成層となり，そこで骨原性細胞から骨芽細胞が現れ，膜性骨発生と同様の過程で骨組織が形成される．これが軟骨外骨化である．こうして，一次骨化中心が現れた高さで軟骨を鞘状にとり囲み形成される骨組織を**軟骨外骨輪** perichondral bony ring（collar）という．

軟骨外骨輪によって，軟骨内骨化が始まって力学的に弱くなった骨幹部は補強される．

前述のように，軟骨内骨化が進むとともに，軟骨外骨化も進行し，骨質は外側から鞘状に付加されて次第に厚くなり，かつ骨端に向かって長くなる．軟骨膜は骨膜となる．

こうして骨幹は軟骨外骨化で表面に付加される骨質で支持され，かつ太くなっていく（図14-10）．

c. 長骨骨端の骨化

長骨で，骨幹の骨化がかなり進むと，骨端部の軟骨にも骨化中心が現れる．これを**二次骨化中心（骨端中心）** secondary ossification center (epiphyseal center) という．

大部分の骨で，二次骨化中心は生後に現れる．

二次骨化中心における骨化過程も骨幹における一次骨化中心に始まる軟骨内骨化と同様で，骨形成組織が血管とともに進入して骨組織を形成する（図

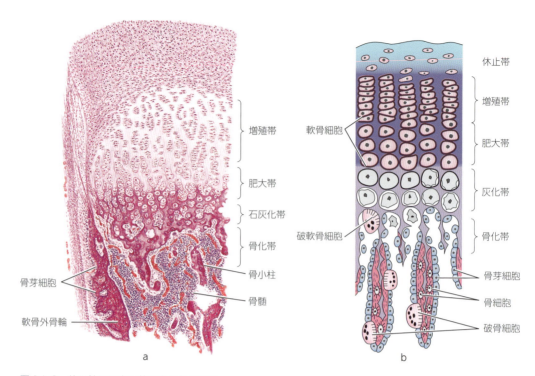

図 14-8　軟骨性骨発生と軟骨内骨化の過程
a：軟骨性骨発生（ヒト4ヵ月胎児手指骨　×32，b：骨端軟骨の軟骨内骨化の過程

14-11)．
　こうして，骨端では，二次骨化中心から四方に向かって，軟骨組織は次第に骨組織によって置き換えられていく．一方，表側には軟骨外骨化で薄い骨質が形成される．
　骨端部では，軟骨は次第に骨組織で置換されるが，次の2ヵ所で残る．

1）骨端軟骨板 epiphyseal cartilage plate

　骨端と骨幹の間に板状に残る軟骨で，長骨における長さの成長が起こるところである．その軟骨細胞は，小さく不規則に並ぶ休止帯，これが骨幹に向かって長軸に方向に分裂増殖して平行な柱状に配列する増殖帯，さらに細胞が肥大する肥大帯，細胞が変性，退化して，軟骨基質が石灰化する石灰化帯，これが吸収されて骨組織に置換される骨化帯となり骨形成が進行する．その結果，骨は全体として長く成長していく．
　このように軟骨板が存在し，その発育がみられる間，骨は成長する．軟骨板が消失すると，骨の成長はやむ．軟骨板の部位は**骨端線** epiphyseal line として認められる．
　なお，骨の太さの成長は，すでに述べたように，骨膜における骨組織の形成による．

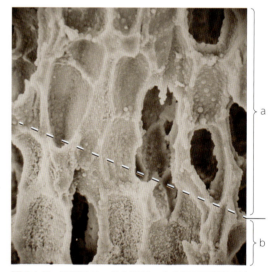

図 14-9　骨端軟骨の骨化過程の走査電子顕微鏡写真
細胞を除去した標本：軟骨では球状（a），骨化では砂状（b）の石灰化を示す（---の上下）　×200

2）関節軟骨 articular cartilage

　骨端の先端部に残る軟骨で，関節腔に面する．

d．短骨の骨化

　短骨など長骨以外の骨の骨化は長骨の骨端におけ

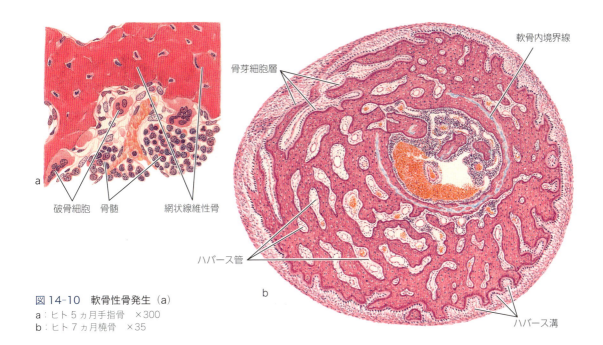

図 14-10　軟骨性骨発生（a）
a：ヒト5ヵ月手指骨　×300
b：ヒト7ヵ月橈骨　×35

る骨化と同様である．この際，骨化中心は一般に2個以上現れる．

　前述のような骨化によって形成された骨組織は，はじめは**網状線維性骨** woven bone であるが，次第に破壊吸収されるとともに**層板状骨** lamellar bone に代わり，骨の表層は緻密骨となる．特に長骨の骨幹部は厚い緻密骨が主体をなす．

　層板性骨組織の形成は血管の成長や発達と関係がある．すなわち，血管の周囲で，破骨細胞によって骨質が溶解吸収され広い腔が生じ，腔の周囲に骨芽細胞によって層板状に骨組織が形成される．層板性骨組織が形成されたのちも，ハバース管に現れる破骨細胞によって内側から溶解吸収されるとともに，骨芽細胞によって新しい層板性骨組織が形成される．こうして，吸収と形成が繰り返される．

e. 骨の形態形成

　骨は，骨吸収と骨形成により年齢の体のバランスに適した形に常に修正されながら成長する（図14-12）．これを**モデリング** modeling という（p.90）．頭蓋冠の骨が，脳の成長にあわせて，外側で骨形成，内側で骨吸収されることでもわかるように，骨吸収と骨形成の部位は，骨の形の修正にあわせ，離れた場所で起こるのが一般である．骨は成長後も生涯を通じて，吸収，形成を繰り返して，形態を保ちつつ，正常の機能を営む．

　成人でも，骨の構造は静的でなく，むしろ動的で，いろいろな要因に対応して絶えず改築されている．この現象を**リモデリング** remodeling という．リモデリングでは，骨表面の微小部分が，破骨細胞で削られ，続いて骨芽細胞が活性化されて，その部分を埋めるのであるが，この際，骨の微小部分の形の再形成が起こる．リモデリングには破骨細胞と骨芽細胞の機能的バランスが関与する．破骨細胞の機能が大きく優位になると，ハバース管は広がり，骨梁は細くなって断絶し，骨全体は，骨量が減って脆くなって**骨粗鬆症** osteoporosis になる．

　モデリングやリモデリングには，骨細胞も関与しているとみなされる．また，破骨細胞，骨芽細胞，骨細胞の機能に影響を与えるカルチトニン，上皮小体ホルモン，エストロゲン，ビタミンDなどが総合的に関与している．

　骨粗鬆症は，特に閉経後の女性で問題となる．骨芽細胞はエストロゲン受容体をもち，このホルモンが骨形成を刺激しているが，閉経により卵巣からのエストロゲン分泌が極度に低下し，骨芽細胞機能の低下による破骨細胞機能の優位性により，骨量が減少することによる．

f. 骨折の修復

　骨折 bone fracture でも，骨吸収と骨形成の両者が活性化される．

　(1) 炎症期（数日～1週）：長骨の骨折でみると，骨折が起こった部位では組織破壊により血管が断絶し，骨折端の周りの骨は，骨細胞が変性して骨小腔が空になる骨壊死となる．このような部位には好中球や単球が進入し，同時に周りの未分化間葉細胞が増殖して組織修復反応が急速に進行しながら，肉芽

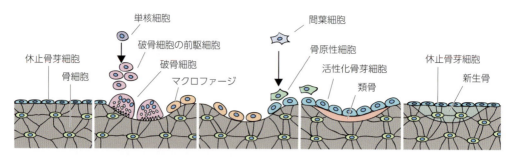

図14-11 骨のリモデリング
骨は常にどこかで改築されている．骨表面の微小部分で，骨吸収とその吸収窩の骨再生が進む過程（図の左から右へ）

組織 granulation tissue（幼若線維性結合組織）が生じる．

(2) 修復期（1〜3週）：壊死骨は，増生した破骨細胞により吸収され始める．同時に，隣接する壊死に陥っていない骨の表面で休止状態にあった骨芽細胞は，活性化されて肥大し，壊死骨の表面や肉芽組織へ増殖移動しながら，新生骨をつくり始める．

続いて，骨折部には，破骨細胞，骨芽細胞，骨原性細胞，未分化間葉細胞，軟骨細胞が増生し，吸収されつつある壊死骨の周りに，軟骨と骨が不規則に新生され，これが本来の骨よりも膨らんだ組織をつくる．これを**仮骨** callus という．仮骨は骨折による間隙をうめて，骨を癒合させるとともに，その外側にも膨れた仮骨をつくる．

(3) リモデリング期（3〜6週）：続いて軟骨組織は破骨細胞（破軟骨細胞）により吸収され，骨組織に置換されていく．壊死骨も吸収されていく．

ついには，仮骨からできた余分な骨組織も吸収され，骨は正常と同じ形に修復される．ここでは，軟骨性骨発生と膜性骨発生が混在して進行する．

このように早ければ，1ヵ月で骨折部は新生骨で癒合修復するが，骨折部で膨らんだ骨がもとの形になるにはさらに数ヵ月かかる．

■ 筋 系

筋系は骨格筋で，多くは腱を介して骨，皮膚，内臓など諸器官に連結する．筋系の補助器官として，筋膜，滑液鞘，滑液包がある．

A 筋 muscle

器官としての筋は**筋上膜** epimysium という線維性結合組織で包まれる（図14-13）．

筋上膜から筋の内部に向かって結合組織が中隔状に進入し，多くの筋線維束，すなわち**筋束** muscle bundle に分ける．このように筋束を包む結合組織を**筋周膜** perimysium という．

筋上膜と筋周膜は疎線維性結合組織でできており，膠原線維の他に，弾性線維を混じえ，線維間には線維芽細胞，マクロファージ，遊走細胞や脂肪細胞などがみられる．

筋束では，個々の筋線維は微量の結合組織で包まれる．このように筋線維を包む結合組織を**筋内膜** endomysium といい，主として銀好性線維網でできている．電子顕微鏡で観察すると，筋線維を包むように基底板がみられる．

a. 筋の脈管・神経

筋に分布する動脈は筋に達すると，分岐を繰り返して，多くの枝が筋周膜内に進入する．筋の血管はしばしば蛇行する．

筋束内で毛細血管は発達し，筋線維を囲み縦に長い網をつくる．

静脈は細いものでも弁を備える．

リンパ管は血管に伴って走る．

神経は筋周膜の中を走る．運動性，知覚性および血管運動性の線維が混在する．

運動終板，筋紡錘などの終末については，すでに述べた（p.251）．

B 腱 tendon

腱は，筋のように，疎性結合組織でできている**腱上膜** epitendineum で包まれる（図14-14）．腱上膜は膠原線維の他に多量の弾性線維を含む．腱上膜から腱の内部に中隔状に**腱周膜** peritendineum が進入し，多くの腱線維の小束，すなわち**腱束** tendinous fascicle に分けている．腱束は密な膠原線維からなる（p.80）．

a. 腱の血管・神経

血管は腱周膜に多数に存在する．神経は豊富に存

筋系

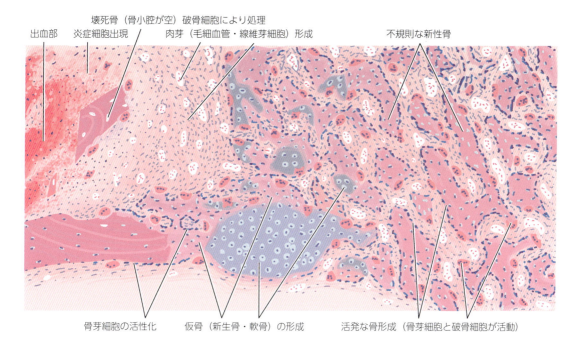

出血部　炎症細胞出現　壊死骨（骨小腔が空）破骨細胞により処理　肉芽（毛細血管・線維芽細胞）形成　不規則な新性骨

骨芽細胞の活性化　仮骨（新生骨・軟骨）の形成　活発な骨形成（骨芽細胞と破骨細胞が活動）

図 14-12　骨折の修復過程
骨折後 4～5 週の組織像．骨折部の周辺から中心へ向かって骨の修復が進み，図の左の骨破壊・出血部から，右へ炎症，肉芽形成，仮骨形成，骨化，化骨修復の像がみられる：骨折後の時間の流れがみえる　×100

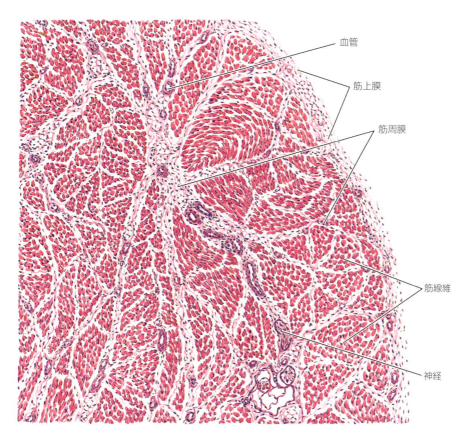

血管
筋上膜
筋周膜
筋線維
神経

図 14-13　筋（縫工筋，横断）×50

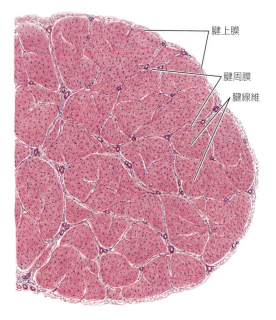

図 14-14 腱 ×35

在する．特に知覚線維が多い．腱紡錘（p.251）やファーター-パチニ小体なども存在する．

b. 筋腱連結 myotendinous junction

　筋と腱とは極めて強く連結する．この連結部，すなわち筋腱連結では，筋線維は細く円錐状の鈍端となって終わり，筋を包む筋内膜，筋周膜，筋上膜の結合組織は肥厚し，その膠原線維は並走するようになって腱の線維に移行する．

　電子顕微鏡でみると，筋線維の細胞膜は鋸歯状を呈し，その外側に基底板が接する．筋線維の細い筋フィラメントは細胞膜で終わり，腱の膠原線維は基底板に付着する．こうして，筋と腱との連結は極めて強く，筋の収縮は腱に対して強い牽引力を生ずる．

　腱が骨に付着するところでは，腱線維はシャーピー線維となって骨質に進入する．このため，肉眼的には，骨腱付着部はやや隆起し，シャーピー線維の進入により粗面となっている．

　また，筋が腱を介さずに骨膜や筋膜に終わる場合には，筋周膜が骨膜・筋膜の結合組織に移行する．

C 筋系の補助装置

a. 筋　膜 fascia

　筋膜は個々の筋を包むだけでなく，筋群を包み，また筋群間にも中隔状に進入する．筋膜は筋上膜に移行する．

　筋膜は密性結合組織でできており，膠原線維の他に弾性線維が混じっている．

　筋膜には，血管は比較的に少ない．

b. 滑液包と滑液鞘 synovial bursa and synovial sheath

　滑液包と滑液鞘は，筋や腱が，骨や皮膚あるいは筋と接する部位にみられ，粘稠な液を含む小囊である．関節包の一部が分離して生ずるものや，筋，腱に接する結合組織内の間隙に組織液が貯留して生ずるものなどがある．

　密な膠原線維からなる結合組織性被膜（線維層）で囲まれ，その内面は関節包の滑膜層と同様の層（滑膜層）で覆われる．滑液包や滑液鞘は血管に富み，ファーター-パチニ小体がみられることもある．

HISTOLOGY

Chapter 15 消化器系
digestive system

　動物は，生命活動に必要なエネルギー源，体の構成要素や生体内で合成できない必須の物質などを体外から消化器を通じて取り入れる．このような物質は，食物に栄養素として含まれ，消化器に取り込まれると，体内に取り入れやすい低分子に消化分解されて，腸から吸収される．吸収されなかった残渣は便として排泄される．

　取り入れた食べ物は，口腔，咽頭，食道，胃，小腸（十二指腸，空腸，回腸），大腸（盲腸，結腸，直腸）からなる消化管を通過し，残渣は便として肛門から排出される．一方，消化管を通過する途中で，唾液腺，胃腺，膵臓からの分泌される消化液で分解される．胃液の塩酸や肝臓から分泌される胆汁は消化を助ける．これらの腺が消化腺である．

　このように**消化器系** digestive system は，消化管と消化腺でできている（図15-1）．

　消化管 digestive tract は，口腔に始まり，咽頭・食道・胃・小腸・大腸を経て肛門に至る極めて長い管状器官である．

　消化腺 digestive gland は消化管の中に存在する小さな腺と，消化管から離れ，独立する器官である大きな腺とに大別される．後者には，大唾液腺・肝臓・膵臓があり，その分泌物は導管によって消化管に送られる．

■ 消化管

A 消化管の一般構造

　消化管は部位によって構造・機能が異なるが，管壁は一般に粘膜・筋層・外膜の3層に大別できる（図15-2）．

a. 粘　膜 mucosa（tunica mucosa）

　内腔に面する最内層で，表面は分泌物によってぬれて滑らかになっている．

　粘膜は，部位によって，表面積を増大させるために内腔に向かって突出し，**ヒダ** plica，**乳頭** papilla，**絨毛** villus などを形成している．また，陥凹して**小窩** foveola や**陰窩** crypt をつくることもある．

　粘膜は上皮と粘膜固有層からなる．

　上皮 epithelium は内腔に面する表面を覆う細胞層である．その構造・性状は部位によって異なり，その器官の特徴となる．

　粘膜固有層 lamina propria（lamina propria mucosae）は上皮下の結合組織層で，繊細な線維を主とし，上皮に接着してこれを支持している．

　消化管の大部分（食道以下）では，固有層のさらに下層に**粘膜筋板** lamina muscularis mucosae という平滑筋の薄層がある．粘膜筋板は薄いが，平滑筋は内・外2層に配列し，内層では輪走し外層では縦走する．粘膜筋板によって，粘膜自体は局所的な自動運動を営んでいる．

　粘膜筋板の下層で，後述の筋層との間には，疎性結合組織が存在する．ここを**粘膜下組織** submucosa（tela submucosa）という．なお，粘膜筋板が存在しない部位では，固有層と粘膜下組織は明瞭に区別できず，粘膜下組織がない場合も多い．

　粘膜下組織の存在によって，粘膜はかなり可動性となる．粘膜下組織がなく，固有層が直接に周囲の組織に付いている部位では，粘膜の運動性や可動性はみられない．

　粘膜には，多くの腺があり，分泌物を内腔に送っている．粘膜の腺には，上皮内にある腺細胞（上皮内腺）や，固有層あるいは粘膜下組織に腺体をもつものがある．

　粘膜固有層には，血管・リンパ管・神経が存在する．固有層には，しばしば多数のリンパ球がみられる．リンパ球は集まってリンパ小節をつくることも多く，さらに発達してリンパ組織（パイエル板など）を形成することもある．リンパ組織，特にリンパ球，形質細胞は消化管に侵入する微生物など抗原に対して抗体を産生し，免疫系として防衛機構に関与している．

　粘膜下組織は，大きな血管，リンパ管や神経に富

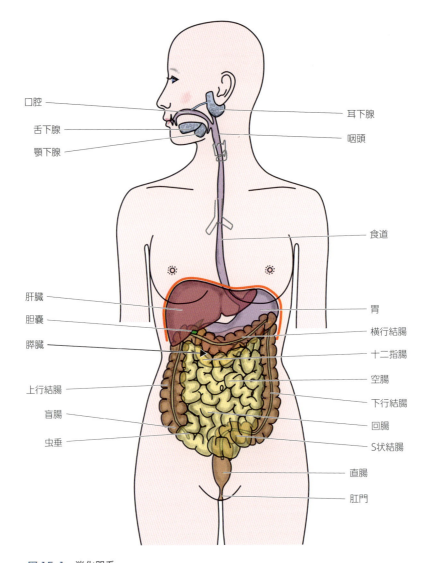

図 15-1　消化器系

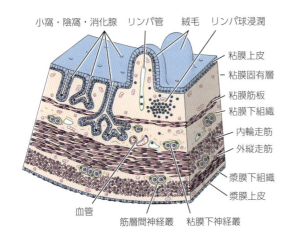

図 15-2　消化管の一般構造

む．神経は**粘膜下神経叢** submucosal nerve plexus（**マイスネル神経叢** Meissner's submucosal plexus）をつくり，ここには神経細胞も出現する．この神経叢の神経は腺粘膜筋板に分布し，主に腺の分泌を調節している．

b. 筋　層 mascularis（tunica muscularis）

粘膜の外側にあって，比較的に厚い．消化管のうち，口腔から食道上部までは横紋筋でできているが，食道下部以下では平滑筋でできている．筋層は一般に筋の走向が異なる2層からなるが，3層からなるところもある．2層の場合には，内層は輪走筋線維からなる**輪筋層** circular muscle layerであり，外層は縦走筋線維からなる**縦筋層** longitudinal muscle layerである．

縦走筋は収縮すると管の長さを短くするように働き，輪走筋は管腔を狭くするように働く．部位によって輪走筋が特に発達して厚く，括約筋として働く．こうして筋層は消化管の律動的収縮運動・蠕動運動を起こし，管腔の内容を混ぜ合わせ，かつ移送する．輪筋層と縦筋層との間には，**筋層間神経叢** myenteric nerve plexus（**アウエルバッハ神経叢** Auerbach's myenteric plexus）が存在する．ここには神経細胞もみられ，筋層を支配し消化管の運動調節にあずかる（図15-3）．

c. 外 膜 adventitia（tunica adventitia）

比較的密な結合組織層（線維膜）である．この層によって，口腔・咽頭・食道や直腸などは隣接する器官と結合する．

消化管のうち，胃・腸のように腹膜腔に露出するところでは，外膜は腹膜（臓側腹膜）で覆われ**漿膜** serosa（tunica serosa）となっている．漿膜では，単層扁平上皮である**漿膜上皮**（**中皮** mesothelium）と，疎性結合組織性の**漿膜下組織** subserosa（tela subserosa）からなる．小腸や横行結腸，S状結腸などでは，腸間膜や結腸間膜に接続している．接続部は腸管に沿って縦線状に走る．ここで腸の漿膜を覆う腹膜は間膜の両面を覆う腹膜へ移行する．

外膜あるいは漿膜下組織には，消化管に分布する大きな血管，リンパ管や神経がみられる．間膜はこれらの血管や神経，リンパ管の通路となる．

B 口 腔 oral cavity

口腔は消化管の入り口である．前方は上下の口唇がつくる口裂があり，ついで歯，舌があり，後方は咽頭となる．天井は口蓋，床の大部分は舌である．

口腔の粘膜は上皮と固有層（粘膜固有層）からなり，粘膜筋板をもたない．

上皮は重層扁平上皮で，舌背など特定の部位を除けば，一般に角化しない．上皮細胞はすべて核をもつが，表層細胞の核はしばしば萎縮し，細胞は剝離して唾液に混ずる．また，表層細胞には，しばしばケラトヒアリン顆粒が含まれる．上皮の中層から表層にわたる細胞は細胞質にグリコーゲンを含む．

固有層は上皮に向かって突隆する多くの乳頭をもつ．固有層には交錯する細い膠原線維のほかに弾性線維が混在する．線維間には線維芽細胞・マクロファージ・マスト細胞・顆粒球・リンパ球・形質細胞などが散在する．特に口腔の後部には，リンパ球が多く，リンパ小節をつくることもある．

リンパ球・顆粒球は上皮内に進入し，口腔内にも現れる．

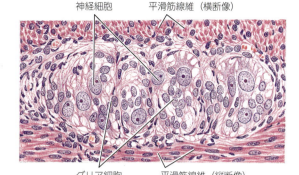

図15-3 筋層間神経叢 ×260

a. 粘膜下組織

硬口蓋や歯肉のように，粘膜が直接に骨を覆う部位では，粘膜固有層が直接に骨膜に付き，粘膜下組織はない．しかし，口唇・軟口蓋・口蓋底のように筋に接する部位では，粘膜下組織にあたる疎性結合組織があり，ここに脂肪細胞や小口腔腺が存在する．

b. 口腔粘膜の血管・リンパ管・神経

口腔粘膜には血管が発達する．血管は粘膜下組織で特に網状に発達し「叢」と呼ばれる構造をつくる（**粘膜下血管叢** submucosal vascular plexus）．また，上皮下に毛細血管網がみられる．

リンパ管は固有層で盲端をもって始まり，血管と同様の走行を示す．

神経は特に知覚線維に富む．上皮下にはクラウゼ小体などの終末神経小体もみられる．神経線維は上皮内にも進入し，自由終末として終わる．

C 口 唇 lips

口唇は芯が**口輪筋** orbicularis oris muscle でできており，その外面は皮膚で覆われ（皮膚部），内面は口腔粘膜で覆われる（粘膜部）．両部の移行部は口唇縁と呼ばれる（中間部）（図15-4）．

a. 皮膚部 cutaneous part

顔面の皮膚で，表皮は薄く，毛・脂腺・エクリン汗腺をもつ．

b. 粘膜部 mucosal part

口腔粘膜で，角化しない重層扁平上皮で覆われる．粘膜下組織には，**口唇腺** labial gland が存在す

15. 消化器系

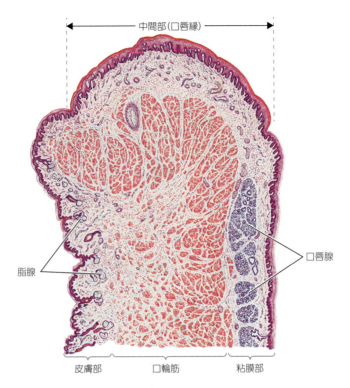

図 15-4 口唇（矢状断）×10

る．口唇腺は混合腺で，漿液細胞と粘液細胞をもつ．

c. 中間部 intermediate part

皮膚部と粘膜部との移行部で，**口唇縁** lip margin（**赤唇縁** vermilion border）にあたる．上皮は表皮よりも厚く，完全には角化していない．メラニン色素は極めて乏しく，欠けることもある．上皮下の乳頭は特に高く，その中に毛細血管が進入している．毛包，腺はない．

口唇縁が赤く見えるのは，前述のように，上皮が完全には角化していないので比較的透明で，その下に高い乳頭があって毛細血管に富むからである．また，腺がないため，口唇縁の乾燥を防ぐためには，なめて唾液で潤す必要がある．

d. 口唇の脈管・神経

口唇は血管・リンパ管に富む．神経は知覚線維に富む．特に口唇縁・口腔粘膜に豊富に分布する．

D 頬 cheek

頬は口唇に似た構造を示し，外面は皮膚で，内面は口腔粘膜で覆われる．内部には**頬筋** buccinator muscle およびその外側に発達した脂肪組織（**頬脂肪体** buccal pad, corpus adiposum buccae）がある．また，口腔粘膜の粘膜下組織には，混合腺である**頬腺** buccal gland や脂肪細胞がみられる．

E 口蓋 palate

口蓋は前部の硬口蓋と後部の軟口蓋に分けられる．

a. 硬口蓋 hard palate

口腔粘膜が骨（上顎骨・口蓋骨）を覆ってできている．固有層には，多くの粘液腺（**口蓋腺** palatine glands）が存在する．粘膜は，粘膜下組織がなく，直接に骨膜に連なり，シャーピー線維が骨質内に進入する．

b. 軟口蓋 soft palate （図 15-5）

軟口蓋は，硬口蓋の後方で骨を欠く部分で，後端中央は口蓋垂（いわゆる「のどちんこ」）として，またそこから両側に船の帆のように下がる口蓋帆が，口腔を覗いたときに確認できる．

軟口蓋の内部は横紋筋が主体となり，その表面を粘膜が覆っている．

軟口蓋にある横紋筋は，複数の筋（口蓋垂筋，口蓋舌筋，口蓋咽頭筋，口蓋帆挙筋，口蓋帆張筋）からなる

消化管

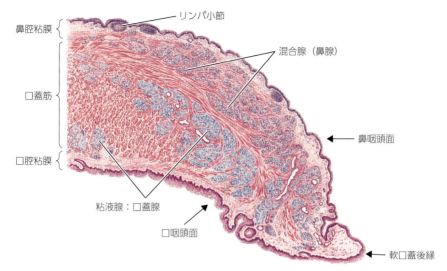

図15-5　軟口蓋（矢状断）×8

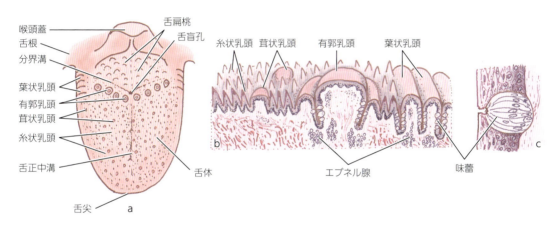

図15-6　舌上面（a），舌乳頭の立体図（b），味蕾の断面（c）

が，まとめて**口蓋筋** palatine muscle と呼ぶこともある．口蓋筋は，軟口蓋を挙上して鼻腔と咽頭を遮断したり，引き下げて鼻腔と咽頭を開放することに役立ち，嚥下と発音の際に重要な働きをしている．嚥下運動および鼻音を除く母音や子音の発音の際は，口蓋筋の働きで鼻咽頭が閉鎖する．一方，鼻音の発音では，口蓋筋により軟口蓋を舌まで引き下げ，鼻咽頭を解放し，声帯音を鼻腔へ抜けさせる．

口腔側は口腔粘膜で覆われる．すなわち，上皮は重層扁平上皮で，固有層は上皮に向かって高い乳頭を突隆させる．固有層の深部には，弾性線維が豊富で，**弾性層** elastic layer をつくる．粘膜下組織には，散在性の脂肪細胞と，多数の粘液腺（**口蓋腺** palatine gland）がみられる．腺は極めて発達が良く，深く軟口蓋の筋肉の中にも達する．

口腔側を覆う粘膜上皮，すなわち重層扁平上皮は軟口蓋の後縁を覆い，さらに鼻腔側にも及び，鼻腔の粘膜上皮に続くが，鼻腔側の粘膜上皮は多列繊毛上皮で，杯細胞もみられる．上皮下には基底膜がある．鼻腔側の粘膜の固有層には，乳頭はなく，混合腺（**鼻腺** nasal gland）が存在する．また，リンパ球の浸潤がみられ，リンパ小節も現れる．粘膜下組織はなく，弾性線維に富む弾性層がみられる．弾性線維は口蓋の筋肉の中にも進入する．

F　舌 tongue

舌は，横紋筋である舌筋が主体となっている．そのため，摂食，咀嚼，嚥下，発音の際，自在に形を変えることができる．舌の動きの理解はこれらの多様な機能と関係して重要である．舌の表面は，口腔粘膜で覆われている（図15-6）．

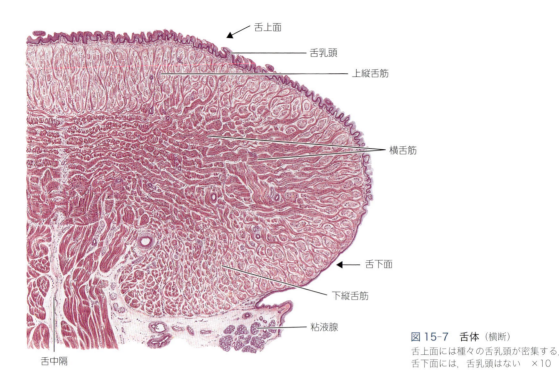

図15-7 舌体（横断）
舌上面には種々の舌乳頭が密集する．舌下面には，舌乳頭はない　×10

a. 舌　筋 lingual muscles（図15-7）

外舌筋と内舌筋とに大別される．舌内では，多数の筋線維束が主として垂直，横および縦の3方向に走り（上縦舌筋，下縦舌筋，横舌筋，垂直舌筋），舌の形を自在に変化できるようにしている．筋線維束の間には，疎性結合組織があり，ここには脂肪細胞も多い．

舌の正中面には，結合組織性の**舌中隔** lingual septum があり，舌筋を左右両側に分けている．舌の上面，すなわち舌背では筋束は枝分かれして，強靭な**舌腱膜** lingual aponeurosis に付着している．

舌腱膜は固有層の深部にある密性結合組織で，その膠原線維は筋束間および粘膜に向かっても進入する．

b. 舌粘膜

舌の粘膜は口腔粘膜であるが，舌背と舌の側縁では，粘膜は粘膜下組織を欠き，固有層が直接に舌腱膜に連なる．一方で，舌の下面では，粘膜は上皮・固有層ともに薄く，粘膜下組織によって舌筋とゆるく結合している．

舌背の粘膜は，舌体と舌根で，それぞれ特有の構造をもつ．すなわち，舌体の背面には舌乳頭があり，舌根ではリンパ組織が発達して舌扁桃を形成する．

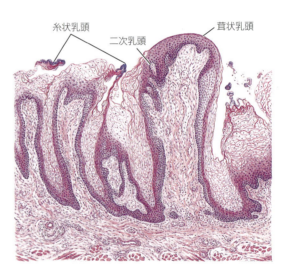

図15-8 糸状乳頭と茸状乳頭　×35

1）舌乳頭 lingual papilla

舌乳頭は粘膜の小隆起で，上皮と固有層からできている．固有層の上面には，上皮に向かって多くの小さな突出がみられる．これを**二次乳頭** secondary papilla という．

舌乳頭には，糸状乳頭，茸状乳頭，有郭乳頭，葉状乳頭の4種が区別される．

（1）糸状乳頭 filiform papilla（図15-8）：糸状乳頭は広く舌体，舌尖にわたって密在する．高さ 0.5〜3.0 mm の円錐形で，先端は細くなっている．

消化管

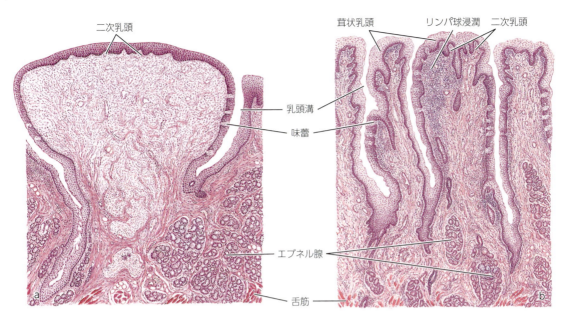

図15-9 有郭乳頭と葉状乳頭
有郭乳頭と葉状乳頭は深い溝（乳頭溝）に囲まれ，溝に面して多数の味蕾がみられ，溝にエブネル腺が開口する
a：有郭乳頭 ×30，b：葉状乳頭 ×25

上皮は厚く，乳頭先端部では角化して突起状に尖っている．固有層は上皮に向かって数個の二次乳頭をつくる．

糸状乳頭は角化しているために生体で白っぽくみえる．

(2) 茸状乳頭 fungiform papilla：茸状乳頭は舌尖や舌縁に多く，糸状乳頭の間に散在する．乳頭は高さ0.5～1.8 mmで，マッシュルームに似た形状をもち，基部がやや細くくびれ，頂部はやや圧平された球状を呈する．上皮はやや薄く，表層は通常角化を示さない．

乳頭上皮には，ときに味蕾（p.132）がみられる．胎児や新生児では，乳頭上面の上皮にも味蕾がしばしばみられる．

茸状乳頭は生体で血管が透けて見えるため赤みを帯びて見える．

(3) 有郭乳頭 circumvallate papilla（図15-9a）：この乳頭は，直径1～3 mmの大きな乳頭で，舌の分界溝の前にV字状に10～12個が1列に並ぶ．個々の有郭乳頭は，舌の粘膜表面からごくわずかに突隆するのみで，周囲は深い溝（**乳頭溝** trench）で囲まれ，その外側の輪状の粘膜（**乳頭郭** vallum）から隔てられる．

上皮は平滑で角化しない．乳頭溝に面する側面上皮および乳頭郭の上皮には，味蕾（p.312）が存在する．味蕾の数には，個体差があり，また，乳頭によっても異なるが，平均250個ほどである．

固有層には，乳頭の上面のみに二次乳頭があり，側面には二次乳頭を欠く．固有層の結合組織には，平滑筋が含まれ，多数の神経線維がみられる．

固有層の深部には，多くの漿液腺が存在する．この腺を**エブネル腺** von Ebner's gland（**味腺** gustatory gland）という．エブネル腺の漿液性分泌物は乳頭溝を洗浄する．これにより味蕾の表層の味物質を洗い去り，味覚受容を新鮮にする．

(4) 葉状乳頭 foliate papilla（図15-9b）：この乳頭は舌体の後部の側縁に存在する．実際には乳頭ではなく，垂直に走る5～8個の稜状の粘膜ヒダである．ヒトでは，発達は個体差があるが，一般的にあまり発達はよくない．粘膜ヒダは，横断像で，深い溝で囲まれる乳頭のようにみえる．その側面上皮には多数の味蕾が存在する．

固有層には，上面に二次乳頭がみられるが，側面には存在しない．また，多数のリンパ球が群立し，脂肪細胞もみられる．乳頭を囲む溝にエブネル腺が開口する．

2）舌扁桃 lingual tonsil

舌根の粘膜下にはリンパ組織が発達して**舌扁桃** lingual tonsilsをつくる（図15-10）．舌根の粘膜表面には，**舌小胞** lingual follicles という直径1～4 mmの低い丘状の隆起が多数にみられ，小胞の中央には上皮が管状に陥凹する**陰窩** cryptがみられる．粘膜表面および陰窩の上皮下固有層には，著しく発達したリンパ小節が集まって，扁桃を形成する．各リンパ小節の中には発達した胚中心もみられる．リ

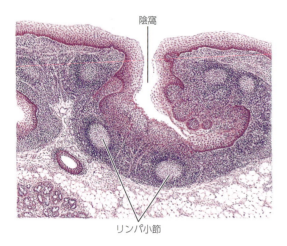

図15-10　舌扁桃　×28

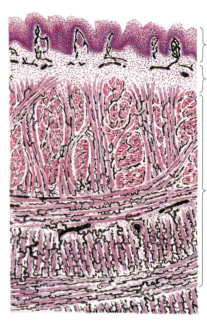

図15-11　舌の血管網（イヌ，血管内墨汁注入標本）　×45

ンパ球は上皮内にも進入し，さらに陰窩の中にも遊出する．

遊出したリンパ球・顆粒球は唾液に混じ，**唾液小体** salivary corpuscle と呼ばれる．

c. 舌 腺 lingual gland

舌には多くの腺が存在する．これをまとめて舌腺という．舌腺の腺体は粘膜固有層だけでなく，さらに深く舌筋の筋線維間にもみられる．

舌尖にある腺は**前舌腺** anterior lingual gland といわれ，混合腺あるいは漿液腺で，導管は舌の下面に開く．

舌根にある腺は**後舌腺** posterior lingual gland で，粘液腺である．

有郭乳頭・葉状乳頭の近くには，多数のエブネル腺があり，乳頭を囲む溝に開口する．

d. 舌の脈管・神経

舌は豊富な血管分布を受ける．動脈は舌中隔を走り，粘膜固有層で表面に平行に広がる網をつくる．乳頭の内部・舌筋の筋線維束や舌腺の周囲には毛細血管網がみられる（図15-11）．

リンパ管は浅在性と深在性のリンパ管網をつくる．舌根では，舌扁桃から多くのリンパ管が起こる．

神経は粘膜固有層や舌筋のなかに多数みられ，多極神経細胞（副交感性）も存在する．

有郭乳頭のように，味蕾をもつ乳頭では，固有層に多数の神経線維がみられ，しばしば神経細胞も含まれる．

G　口蓋扁桃 palatine tonsil

両側の口蓋帆には口蓋扁桃が存在する．口蓋扁桃はすでに述べた舌扁桃と同様の構造を示すが，リンパ組織の発達はさらに著しい（図15-12）．

口蓋扁桃では，表面は口腔粘膜の重層扁平上皮で覆われる．上皮は管状に陥入し，10〜12個の**扁桃小窩** tonsilar pits をつくる．小窩は不規則に分岐し，かつ深くにまで進入して**扁桃陰窩** tonsilar crypt をつくる（図15-13）．

上皮下および小窩・陰窩の周囲には，リンパ組織が発達する．リンパ組織は扁桃を囲む被膜から進入する結合組織性中隔によって区画される．リンパ組織は多数のリンパ小節が集まってでき，各リンパ小節は多くの大きく明瞭な胚中心をもつ．胚中心は上皮側が細網細胞の多い明調域，反対側が幼若なリンパ球が多い暗調域である（p.187）．胚中心の周囲から外側を囲んで，小リンパ球が密在する**濾胞域** follicular area がある．これを覆う重層扁平上皮には小リンパ球が進入し，さらに口腔内にも遊出する．

遊出したリンパ球は唾液に混じて唾液小体となる．**唾液小体** salivary corpuscle には，リンパ球の他に好中球も含まれる．陰窩内には，多数のリンパ球の他に，剥離した上皮細胞やその遺残などもみられる．

胚中心で上皮に向かう側と反対の深側，および隣り合う胚中心の間には，小リンパ球の密度が低い部位に面し，ここには背の高い内皮細胞をもつ**毛細血管後細静脈** postcapillary venules (PCV)，すなわち

消化管

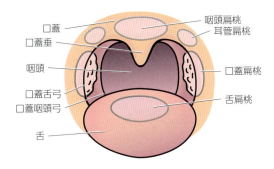

図 15-12　リンパ咽頭輪

高内皮細静脈 high endothelial venule がみられる．

また，扁桃ではリンパ組織に毛細リンパ管が存在する．リンパ管は次第に太いリンパ管に合流する．

扁桃は被膜で包まれるが，その外側に多くの小さな粘液腺が存在する．導管は一般に扁桃の表面に開くが，一部は陰窩にも開口する．

扁桃は小児期に最も発達し，膨らんでいる．これは思春期以後次第に退化萎縮する．

口蓋扁桃と関連した扁桃組織

扁桃組織は，口蓋扁桃と前述した舌扁桃以外に，両側の耳管の間の鼻咽頭の粘膜下にも存在する．これを**咽頭扁桃** pharyngeal tonsil という．また，耳管のまわりにも**耳管扁桃** tubal tonsil として存在する（p.299）．口蓋扁桃，舌扁桃，咽頭扁桃，耳管扁桃は，全体で咽頭の入口を取り囲むように輪状に配列しており，これらの扁桃をまとめて**リンパ咽頭輪** pharyngeal lymphatic ring（ワルダイエルの扁桃輪 Waldeyer's tonsillar ring）と呼ばれることがある．リンパ咽頭輪は，気道，消化管の始部を取り囲み，リンパ組織でできる関門として，免疫学的な防衛機構に関与する．

また，扁桃や後述する消化管壁粘膜のリンパ組織はともに同様の構造のリンパ小節の集まりで，全体をまとめて，**腸管付属リンパ組織** gut-associated lymphatic tissues ということができる．これらは消化管のリンパ組織として，免疫学的に重要な役割を演ずる．

小児においては，扁桃が大きく肥大していることがある（**アデノイド** adenoids）．特に咽頭扁桃が大きく肥大すると，後鼻口をふさぎ，鼻呼吸が困難になったり，耳管を閉鎖したりする原因となる．耳管閉鎖では，難聴や中耳炎を起こすこともある．

H　唾液腺 salivary glands

口腔内に**唾液** saliva を分泌する腺を唾液腺とい

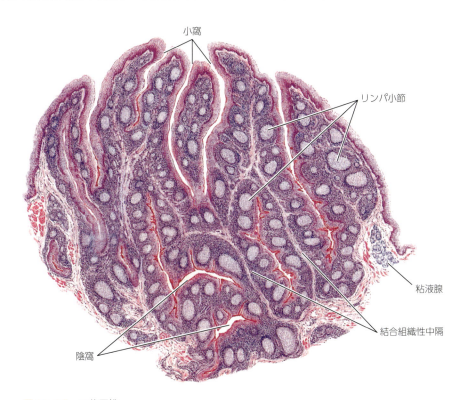

図 15-13　口蓋扁桃
扁桃には多数のリンパ小節が集まる．リンパ小節には，胚中心が大きく，発達している　×10

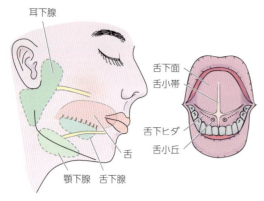

図15-14 大唾液腺とその導管
導管は，耳下腺は口腔粘膜，顎下腺は舌小丘，舌下腺は舌下ヒダに開口する

う．唾液腺は小唾液腺，大唾液腺に大別される．

1. 小唾液腺 minor salivary gland

小唾液腺は口腔粘膜や粘膜下組織に腺体をもつ小腺である．口唇腺 labial gland，頬腺 buccales gland，口蓋腺 palatinae gland，舌腺 lingual gland などがある．

2. 大唾液腺 major salivary gland（図15-14）

大唾液腺には，耳下腺，顎下腺，舌下腺の3腺があり，唾液の大部分を産生する．腺はいずれも口腔粘膜の外に位置し，長い導管をもって口腔に開口している．

a. 大唾液腺の構造（図15-15）

腺はいずれも複合管状房状腺で，結合組織性の被膜で包まれる．被膜は腺の内部に向かって結合組織（小葉間結合組織）を送り，多くの小葉 lobule に分けている．

小葉内には，終末部（終末分泌部）の他に，介在部（介在導管），線条部（線条導管），すなわち小葉内導管系が存在する．

腺の終末部は漿液細胞・粘液細胞あるいはその両者から構成される．3つの腺は，腺細胞の構成比率や小葉内導管系（介在部，線条部）の発達などに，それぞれ，特徴がみられる．

導管は小葉内導管 intralobular duct，小葉間導管 interlobular duct，葉間導管 interlobar duct と続き，次第に合流して太くなり，最後に腺導管 excretory duct となって口腔に開く．

被膜および小葉間結合組織には，線維芽細胞，マクロファージ，リンパ球，形質細胞などがみられる．ことにリンパ球・形質細胞はしばしば出現し，特に導管の周囲やその合流部に多く，リンパ球浸潤やさらにリンパ小節を形成することもある．

リンパ球・形質細胞は免疫グロブリンの産生にあずかる．特に形質細胞は IgA を産生する．IgA は分泌型免疫グロブリンで，口腔内に分泌され，防衛機構にあずかる．

その他に，腺によっては脂肪細胞が散在あるいは群在する．

b. 大唾液腺の脈管・神経

腺は血管に富む．動脈は通常導管に沿って走り，分岐して，小葉間から小葉内に入り，特に終末部や線条部を囲み毛細血管網を形成する．

静脈は主として動脈に沿って走る．また，動静脈吻合が存在する．

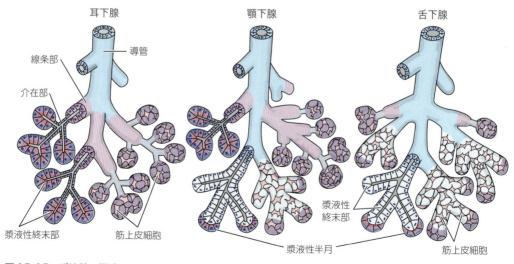

図15-15 唾液腺の構造

リンパ管は導管に沿って走る．

神経は自律神経性で，血管や導管に沿って走り有髄線維，無髄線維が神経叢を形成する．神経叢には神経細胞が含まれることもある．神経線維は血管に分布し，また，基底膜を通って腺細胞間に分布する．

腺は自律神経線維によって，分泌が調節される．副交感神経系が主要な分泌神経で，その興奮によって唾液の分泌量が増加する．交感神経系の刺激によって，少量の粘稠な唾液が分泌される．

c. 唾　液 saliva

ヒトでは，1日に1L以上の唾液が分泌される．唾液は99.2〜99.5%が水で，ムチン・糖タンパク質・プチアリン・免疫グロブリン（IgA）などの有機物といろいろな電解質などを少量に含む．その他に，剥離した口腔粘膜の上皮細胞やリンパ球，顆粒球（特に好中球）なども含まれる（**唾液小体** salivary corpuscles）．

唾液の作用としては，①口腔内を潤し，内表面を滑らかかつ清浄に保つ．②食物を軟らかくし，嚥下しやすくする．特にムチンは糖タンパク質で，唾液に粘稠性を与え嚥下しやすくし，粘膜を機械的刺激から保護する．③消化作用をもつ．唾液に含まれるプチアリンは**アミラーゼ** amylase で，デンプンのような糖質の分解・消化作用がある．

d. 耳下腺 parotid gland（図15-16）

耳下腺は大唾液腺のうち最も大きく，外耳の下から前方に広がって位置する純漿液腺である．

腺は線維性結合組織の被膜で包まれ，そこから進入する結合組織によってはさらに小葉に分けられる．

小葉内には，終末部，介在部，線条部がみられる．**終末部** terminal portion の腺細胞は低い円柱状ないし円錐状で，狭い腺腔を囲む．細胞核は球形で，染色質に富み，細胞の中央部あるいはやや基底側よりに存在する．細胞質には多数の微細な分泌顆粒をもつ．分泌顆粒はアミラーゼを含む**酵素原顆粒** zymogen granule であるが，分泌物は複雑な性状を示す．

電子顕微鏡でみると，分泌顆粒は明るい基質の中に電子密度の高い芯をもち，2相性構造を示す．明調な基質は多糖体，密な芯はタンパク質からなる．

腺細胞の基底側で基底膜との間に**筋上皮細胞** myoepithelial cell が存在する．

（1）**介在部** intercalated duct：終末部に連なり，細長く，しばしば分岐する．介在部は低い立方形あるいは扁平な上皮細胞で囲まれ，その内腔は極めて狭い．

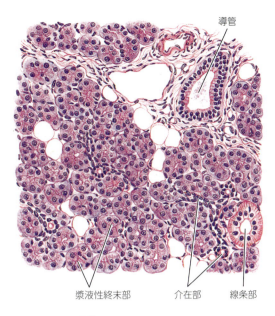

図15-16　耳下腺　×180

介在部では，水の透過性が高い．

（2）**線条部** striated duct：発達が良く，組織切片で多くの断面がみられる．単層の円柱上皮で囲まれる．上皮細胞は酸好性の胞体をもち，胞体の基底側には多数の垂直に走る微細な線条，すなわち基底線条がみられる．基底線条は，電子顕微鏡でみると，基底面の細胞膜が陥入し，その間にミトコンドリアが並んでできている構造である．線条部は毛細血管網で包まれている．

線条部の上皮細胞では，特にその基底線条の構造から活発な電解質の吸収・分泌と，それに伴う水の移動が起こる．例えば，ナトリウムの吸収，カリウム・重炭酸塩の分泌によって，唾液は低張かつアルカリ性になる．

なお，線条部で吸収された物質は，周囲から脈管系に入り，内分泌作用をもつ．特に，マウスなどで，線条部には明瞭な性差がみられ，雄では特に発達が良く，その細胞は胞体に顆粒をもつので顆粒管とも呼ばれ，性ホルモンとも深い関係がある．

導管は小葉内で始まり，小葉間で次第に合流して太い導管となって，頬の口腔前庭に開口する．細い導管は単層の円柱上皮で囲まれるが，太くなると2層の円柱上皮で囲まれる．

耳下腺では，小葉内の間質や小葉間結合組織には多数の脂肪細胞がみられる．脂肪細胞は加齢とともに増加する．脂肪細胞が多数に存在することは，耳下腺の特徴ともなっている．

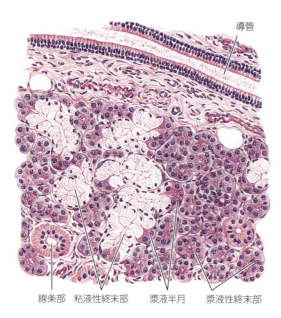

図 15-17　顎下腺　×180

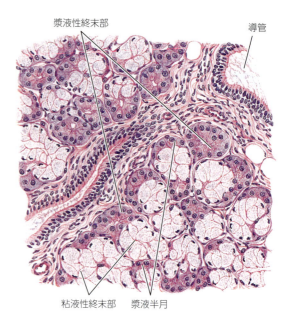

図 15-18　舌下腺　×180

e. 顎下腺 submandibular gland（図 15-17）

顎下腺は下顎骨下顎角の内側に位置する混合腺である．

終末部は漿液細胞と粘液細胞とで構成されるが，大部分は漿液細胞からなり，粘液細胞は少ない．一つの終末部に漿液細胞と粘液細胞が存在する場合には，漿液細胞は終末部の末端部にあって，いわゆる**漿液半月** serous demilune をつくる．しかし，粘液細胞は少なく，半月も多くない．

介在部は，耳下腺に比べると，一般に短い．

線条部は極めて発達し，長く，しばしば分岐する．

導管は，舌の下面と歯肉のなす角の前方に左右2個ある舌小丘に開口し，耳下腺と同様の構造を示す．

f. 舌下腺 sublingual gland（図 15-18）

舌下腺は口底の粘膜下に位置する混合腺であるが，顎下腺とは著しく異なる．

終末部は粘液細胞に富み，漿液細胞は少ない．漿液細胞は半月を形成することが多い．半月では，細胞間分泌細管があり，漿液細胞は細管を経て分泌物を腺腔に放出する．

介在部・線条部はいずれも発達が悪く，極めて短いので，組織切片では極めてまれである．ときに導管の上皮が一部のみ線条部上皮の構造を示すこともある．

導管は舌の下面と歯肉のなす角（舌下ヒダ）に開口し，構造は耳下腺，顎下腺と同様である．

I 歯 teeth

歯は，食物を咬んだり，潰したりするのに用いる硬組織であり，鳥類を除く多くの脊椎動物に存在する．ヒトの歯には**乳歯** milk teeth と**永久歯** permanent teeth との2種があるが，微細構造は同様である（図 15-19）．

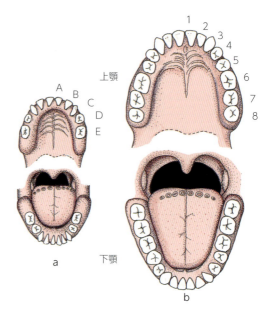

図 15-19　乳歯（a）と永久歯（b）の歯列

各歯は，歯の種類によって，固有の形，咬合面の隆起・小窩・溝を示す

1. 歯の構造

歯は下半部が上顎骨・下顎骨の歯槽の中に埋まっている。歯槽に埋まる部を**歯根** dental root といい、外部に露出する部を**歯冠** dental crown という（図15-20）。歯冠と歯根との間のやや細い部を**歯頸** dental neck という。歯は内部に**歯髄腔** pulp cavity という腔をもつ。歯髄腔は歯冠の中にある**歯冠腔** pulp chamber と、歯根の中にある**歯根管** root canal に分かれる。歯根管は歯根の先端の**歯根尖孔** apical foramen に開く（図15-21a）。

歯の大部分は**象牙質**（ゾウゲ質） dentin からなる。象牙質は、歯冠ではさらに**エナメル質** enamel で覆われ、歯根では**セメント質** cementum で覆われる（図15-21b, 22）。

歯髄腔は**歯髄** dental pulp で満たされる。また、歯根と歯槽の骨壁との間の間隙は**歯周組織（歯根膜）** periodontium という結合組織で満たされ、歯根と骨壁は結ばれる。歯頸から歯槽突起（歯槽部）までは口腔粘膜で覆われる。これを**歯肉** gingiva という。

a. 象牙質 dentin

象牙質は歯の主体をつくる硬組織である。化学的組成は骨組織に似て、無機質約72%、有機質と水約28%からなるが、骨の緻密質よりも硬く、微細構造も骨組織と著しく異なる。

象牙質を研磨標本でみると、無数の細管が歯髄腔に面する内表面から起こり、外表面に向かって緩や

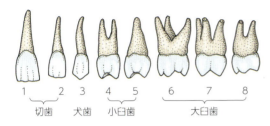

図15-20 歯冠と歯根の形（左上顎永久歯、頬側像）

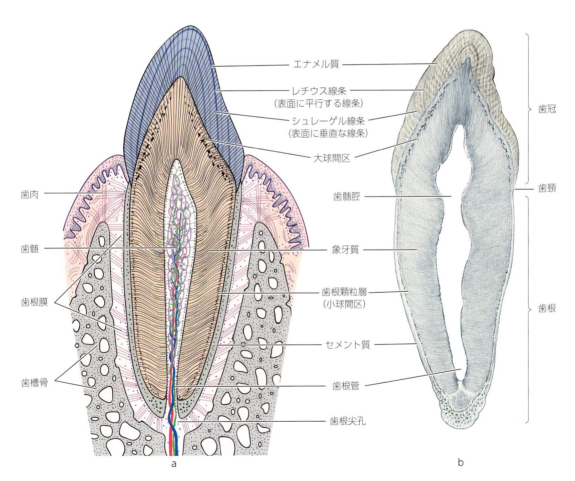

図15-21 歯と歯周組織の構成（a）および歯の研磨標本（b）（犬歯の縦断）
歯肉、歯根膜で歯を支える線維の走行を示す。歯髄には血管（■ ■）、神経（■）が出入りする。神経は、歯髄から象牙質へ入り込む ×6

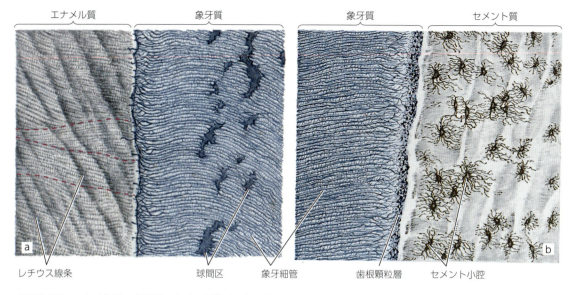

図15-22　エナメル質・象牙質・セメント質（研磨標本）×180
a：歯冠，---で囲んだエナメル小柱群がつくる縞模様がシュレーゲル線条，b：歯根

かなS状を示しつつ放射状に走っている．この**象牙細管** dentinal tubule は，歯髄腔に近い起始部では太いが（直径約3〜4μm），外表面に向かうとともに多くの分枝を出して隣在の細管と吻合し，次第に細くなる．

象牙細管の中には，骨組織の骨細管のように，細胞の胞体突起が入っている．この胞体突起は歯髄の表層に並んでいる**象牙芽細胞** odontoblast（p.334）の胞体突起，すなわち**象牙芽細胞突起** odontoblastic process で，**象牙線維** dentinal fiber（**トムス線維** Tomes' fiber）とも呼ばれる．

象牙細管の間には，象牙基質がある．基質は，骨の基質と同様に，I型コラーゲンからなる膠原細線維と細線維間を満たすプロテオグリカンや糖タンパク質の無定形質とからなり，ここにハイドロキシアパタイト結晶が沈着している．膠原細線維は太さ2〜4μmの線維束をつくり，一般に歯の長軸方向，すなわち象牙細管に直交するような方向に走る．歯冠では，歯の表面に平行に走る．基質のうちでも，象牙細管壁をつくる部分は高度に石灰化して，特に強い屈光性を示し，**管周象牙質** peritubular dentin（**ノイマン鞘** Neuman's sheath）と呼ばれる．管周象牙質は，特に歯根では，加齢とともに厚くなるので，象牙細管は狭くなり，ついには閉鎖する．

象牙質の石灰化は一様均等に起こらないで，球状の石灰化部が多数に現れ，これが次第に大きくなり，連なりあって石灰化が進行する．このような球状の石灰化部を**象牙小球** dentinal globule という．象牙小球の間に石灰化していない象牙基質が残ると，**球間区** interglobular area と呼ばれる構造となる．歯冠の象牙質には，表層に層状に並ぶ大きな球間区がみられ，歯根の象牙質には，セメント質のすぐ下側に並ぶ小さな球間区がみられる．特に歯根の象牙質表層に並ぶ小さな球間区は弱拡大で顆粒状にみえるので，**歯根顆粒層** dentinal root granular layer（**トムスの顆粒層** granular layer of Tomes）と呼ばれる．

象牙質は生涯にわたって形成され続ける能力をもつ．象牙質が磨滅したり，侵蝕されて刺激されると，象牙質の形成は活発となる．こうして，象牙質の内側，すなわち歯髄腔側に象牙質の形成が起こることがある．この象牙質を**二次象牙質** secondary dentin といい，これによって，歯髄腔は狭くなる．ときに二次象牙質が象牙質の中に進入することもあり，**象牙質瘤**（**小歯**）denticle と呼ばれる．

b. エナメル質 enamel

エナメル質は歯冠の表面を覆う硬組織で，ほとんど（約99.5%）が無機質，ことにリン酸カルシウムからなり，体内で最も硬い（図15-22a）．

脱灰標本では，エナメル質はほとんどが溶けて消失する．

研磨標本でみると，エナメル質は多数の**エナメル小柱** enamel prism からなる．実際にはエナメル小柱の間に極めて少量の**小柱間質** interprismatic substance が存在する．小柱も小柱間質もともに石灰化し，ハイドロキシアパタイト結晶で満たされている（図15-23）．

エナメル小柱は太さ3〜5μmで，横断面が扇形な

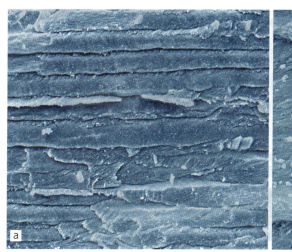 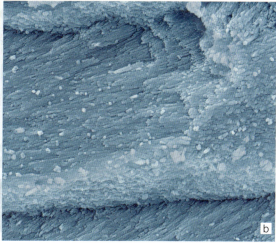

図 15-23　エナメル質の走査電子顕微鏡写真（縦断）
a：エナメル小柱がみえる　×1,500．b：エナメル小柱はハイドロキシアパタイトの結晶が集まってできている　×15,000

いし鱗状を呈する柱である．小柱は象牙質との境界（エナメル・象牙境）から歯冠の表面に向かってゆるやかな波状を描きながらほぼ放射状に走る．

小柱は集まって帯状ないし板状の群をつくる．各小柱群では，小柱の走行は同様で互いに平行であるが，隣り合う小柱群では，それぞれ互いに交叉するような走行をとる．このため，歯冠を縦断した研磨標本で，一つの小柱群と隣接する小柱群とでは，小柱の走向は互いに交叉し，屈光性が異なる明暗の縞模様がみられる．このような縞模様をつくる線条はエナメル質の表面にほぼ垂直に走り，**シュレーゲル線条** lines of Schreger と呼ばれる．

また，シュレーゲル線条と交叉するように，表面に平行に走る年輪状の線条もみられ，**レチウス線条** lines of Retzius と呼ばれる．レチウス線条は，**エナメル成長線** growth line ともいい，25～35μm 間隔で，ハイドロキシアパタイト結晶の方向や成分，有機成分などが異なる層が周期的に現れるために生ずる．

乳歯では，出生時に**新産線** neonatal line と呼ぶ太いレチウス線条が現れる．

また，石灰化の弱いエナメル小柱束がエナメル質の深側に暗調な線としてみられる．これを**エナメル叢** enamel tuft という．このような暗調な線がエナメル・象牙境から起こり，エナメル質を貫いて表面にまで達したものは，**エナメル層板** enamel lamellae という．研磨標本のひび割れのように見えるが，エナメル小柱の形成不全によるとみなされる．

この他，象牙芽細胞の胞体突起，すなわち象牙線維が象牙質からエナメル質にまで進入していることがある．これを**エナメル紡錘** enamel spindle という．

c. セメント質 cementum

セメント質は歯根で象牙質の外面を覆い，骨組織と同様の構造をもつ硬組織である（図 15-22b）．すなわち，骨小腔にあたる**セメント小腔** cement lacuna があり，その中に骨細胞にあたる**セメント細胞** cementocyte を入れている．セメント小腔は多数の**セメント小管** cement canalicule で互いに連絡し，小管の中にセメント細胞の胞体突起が入っている．

セメント小腔，すなわちセメント細胞は歯根の下部に多く，ここを**細胞セメント質** cellular cementum という．一方，歯頸に近い上部では，セメント質は薄く，特に象牙質に接する部ではセメント小腔（セメント細胞）を欠き，**無細胞セメント質** acellular cementum といわれる．

セメント質の細胞間質は膠原線維に富み，石灰化している．セメント質は一般に線維状骨と同様の構造で，ハバース管やハバース層板はみられない．しかし，加齢とともに，歯根の下端部ではセメント質が厚くなり，血管を入れるハバース管と，その周囲のハバース層板と似た構造も出現する．

歯根の上部では，歯根膜の膠原線維がセメント質内に**シャーピー線維** Sharpey's fibers として進入する．

セメント質は，歯が生えるときや，歯並びの矯正で位置をずらしていくときに，破骨細胞と同様の**破歯細胞** odontoclast で吸収され，リモデリングが起こる．

d. 歯　髄 dental pulp（図 15-24）

歯髄は象牙質で囲まれた歯髄腔を満たし，結合組

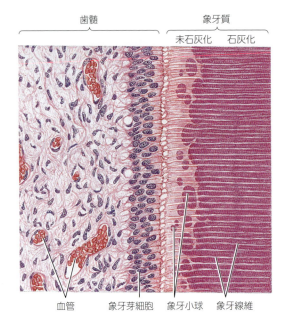

図 15-24　歯髄と象牙質　×180

織でできている。線維芽細胞は**歯髄細胞** pulpocyte とも呼ばれ，星形で，胞体突起で互いに連なり網状を呈する．そのほかに少数のマクロファージやリンパ球も存在する．細胞間質では，微細な膠原線維がまばらな網をつくり，基質は豊富で，膠様組織のように多糖類に富み粘液様である．

歯髄の表面には，象牙質に接して円柱状細胞が上皮のように並んでいる．この細胞を**象牙芽細胞** odontoblast と呼ぶことはすでに述べた．象牙芽細胞は極めて徐々ではあるが生涯にわたって象牙質を形成するので，歯髄腔は加齢とともに次第に狭くなる．

歯髄は血管・神経に富む．細動脈が歯根尖孔を通り，歯根管を経て進入し，歯髄の象牙芽細胞の下側で毛細血管網（歯髄毛細血管網）をつくる．細静脈は細動脈と並走する．

リンパ管は明らかでない．

歯髄に炎症などによって浮腫が起こると，血管は圧迫され，歯髄は壊死に陥りやすい．

神経は三叉神経・交感神経に由来する．神経線維は動脈とともに進入し，分岐して，歯髄の表層で神経叢，すなわち**象牙芽細胞下神経叢** subdentinoblastic nerve plexus（**ラシュコフの神経叢** nerve plexus of Rashkow）を形成する．微細な神経線維は象牙芽細胞突起とともに象牙細管に進入するが，細管の基部で終わり先端にまでは達しない．象牙質内の神経は歯冠部の特に尖端部で多いが，歯頸部や歯根部では少ない．

象牙質は機械的・化学的刺激に対して鋭敏な知覚・痛覚をもつ．この知覚は象牙芽細胞突起で感受され，神経線維に伝えられる．

e. 歯周組織 periodontium

歯根と歯槽との間にある幅 0.5 mm ほどの間隙を埋める結合組織を，まとめて歯周組織（**歯根膜** periodontal membrane）という．歯周靱帯の他，**歯槽骨膜** alveolar periosteum も含まれる．

歯周靱帯 periodontal ligament は密な結合組織で，その強靱な膠原線維束は**シャーピー線維**としてセメント質と歯槽壁に進入し，また，歯肉内にも進入する．こうして，膠原線維束は歯根と歯槽壁とを強く結び，歯を歯槽に吊り下げるように支持している．そのため，咬合の場合に歯に加わる圧は緩衝される．

歯周組織の膠原線維束の間には血管・リンパ管・神経が存在する．

神経は歯に加わる圧変化を感受する．

なお歯根に沿って，ときに上皮性細胞の小塊がみられる．歯の発生の際に形成されるエナメル上皮の歯根上皮鞘の遺残である（マラッセの上皮）．

f. 歯　肉 gingiva

歯肉は歯槽突起（歯槽部）の骨膜および歯頸を覆う口腔粘膜である．粘膜上皮は厚く，固有層は多くの高い乳頭を備え，強靱な膠原線維に富む．高い乳頭には，毛細血管網が存在する．

歯肉が生体ではピンク色を呈することは，前述の構造による．しかし，歯頸に向かう内面では，上皮は薄く，固有層に乳頭もみられない．この部は肉眼で白っぽく見える．

固有層には，ときにリンパ球が集積する．腺は存在しない．粘膜下組織はなく，粘膜は直接に骨膜に密着する．

神経は口腔粘膜と同様で，高い乳頭内にはマイスネル小体やクラウゼ小体がみられる．神経線維は上皮内にも進入する．

2. 歯の発生 odontogenesis（図 15-25）

歯は発生学的に外胚葉上皮と間葉に由来する．外胚葉上皮はエナメル質のみを形成し，その他はすべて間葉から生ずる．

ヒトでは，胎生 6 週に外胚葉性の口腔粘膜上皮が発育中の顎骨縁に沿って肥厚し，堤防のようにほぼ垂直に間葉内に進入する．このように進入した上皮は**原始上皮芽** primary epithelial band と呼ばれ，全体として馬蹄形の板状である．この段階で**歯堤** dental lamina と呼ぶこともある．

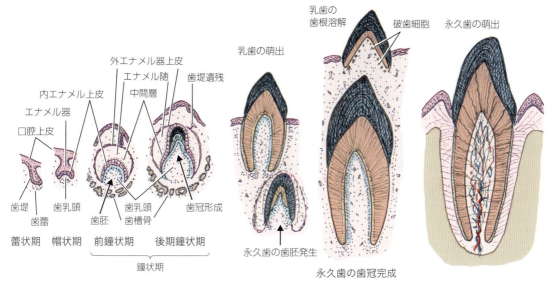

図 15-25　歯の発生

この上皮の落ち込みは，胎生 7 週で内外 2 列となる．外側，すなわち口唇に近い頬側の歯堤は外側歯堤，内側舌側の歯堤は内側歯堤と呼ばれる．外側歯堤は口唇と歯・歯槽突起との間の溝，すなわち口腔前庭を形成する．内側歯堤が本来の歯堤で，以下のように，蕾状期，帽状期，鐘状期の順に，エナメル器と歯乳頭からなる**歯胚** tooth germ がつくられ，歯が形成される．

エナメル器は外胚葉性上皮に由来し，エナメル質を形成し，歯乳頭は間葉性で，象牙質と歯髄を生じる．また，歯胚を被膜のように囲む間葉を歯小囊といい，セメント質と歯周組織を生じる．

a. 蕾状期 bud stage （図 15-26a）

胎生 10～12 週になると，歯堤の自由縁の外側，すなわち唇側に，一定の間隔をおいて上皮が蕾状の肥厚となって突出する．この**歯蕾** tooth bud は，乳歯の数に一致して上顎と下顎に，それぞれ，10 個ずつ生じる．歯蕾が形成されると，ほとんど同時に，

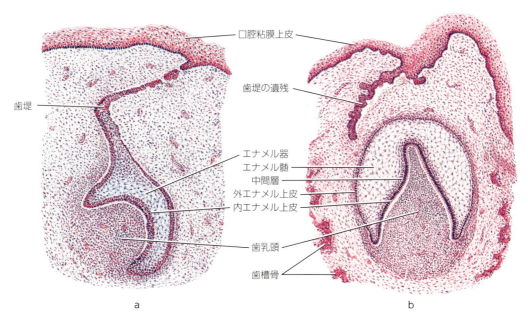

図 15-26　歯の発生：蕾状期（a）と帽状期（b）　×50

その下方の間葉細胞が密集し血管を伴って歯蕾に向かって進入し、**歯乳頭** dental papillae をつくる.

b. 帽状期 cap stage（図15-26b）

歯蕾に歯乳頭が次第に深く進入して大きくなるとともに、胎生11週になると、歯蕾は乳頭を帽状に覆う**エナメル器** enamel organ を形成する. エナメル器は、内エナメル上皮、エナメル髄、内エナメル上皮の3層からなる.

外エナメル上皮 external enamel epithelium は帽状のエナメル器で最も外側にある単層立方形で、**内エナメル上皮** internal enamel epithelium は歯乳頭に接する内側面に円柱上皮をつくる. 外エナメル上皮と内エナメル上皮の間では、上皮細胞間に透明な液が貯留して、上皮細胞はまばらとなるとともに星形となり、長い胞体突起で互いに網状に連なって、細網細胞のように網状の**エナメル髄** enamel pulp（**エナメル網状層** stellate reticulum）となる.

c. 鐘状期 bell stage

前期と後期に分かれる.

1）前期鐘状期 early bell stage

胎生14週になると、エナメル器の発育とともに、エナメル器は歯乳頭を鐘状に覆い、周囲の間葉はエナメル器と歯乳頭を包むようになって、**歯小嚢** dental saccule をつくる.

エナメル器は、外エナメル上皮、エナメル髄、中間層、内エナメル上皮の4層を区別するようになる.

中間層 stratum intermedium は、エナメル髄の内側部、すなわち内エナメル上皮に接するところに集合して並ぶ数層の扁平な上皮細胞である.

エナメル器は次いで歯堤から分離し始める. エナメル器と歯堤とを連ねる上皮細胞索は初めは大きいが、次第に細くなり、のちに硬組織が形成される頃には消失する.

上皮細胞索は一部残存し、同心円状に配列する構造をつくることがある. **歯堤遺残** laminal vestige（**上皮性真珠** epithelial pearl）という（図15-27a）.

2）後期鐘状期 late bell stage（付加期 appositional stage）

胎生18週から歯の**硬組織形成**が始まる. この際、象牙質形成が先立ち、続いてエナメル質形成が始まる. 歯の硬組織形成は切歯から始まる（図15-27b）.

d. 象牙質の形成

エナメル器がさらに深い鐘形になり発育するとともに、これに接する歯乳頭の表層をつくる間葉細胞は上皮様に1層に並び、**象牙芽細胞** odontoblast（dentinoblast）となり、歯乳頭の上端に象牙質の形成が始まる（図15-28）. すなわち、この部位で象牙芽細胞は表面に薄い**象牙前質** predentinum をつ

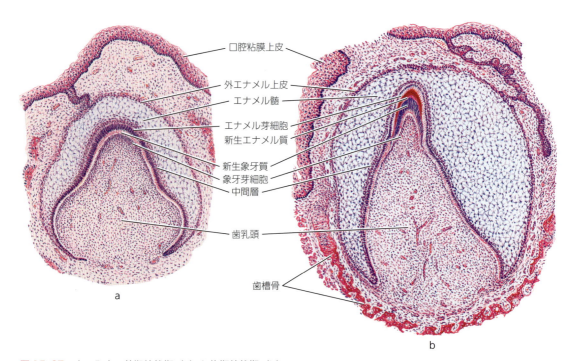

図15-27　歯の発生：前期鐘状期（a）と後期鐘状期（b）　×50

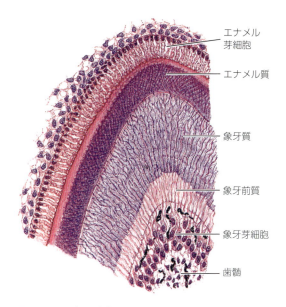

図 15-28 歯冠形成 ×180

くる．象牙前質は軟らかい均質な物質で，中に微細な**好銀性線維（コルフ線維 Korff's fiber）**をもつ．線維はのちに象牙質の膠原線維となる．

象牙芽細胞は象牙前質の線維間に胞体突起（象牙芽細胞突起）を出している（図15-29）．

象牙前質は次第に厚さを増すとともに，その表側から石灰化が始まり，象牙質が形成される．

象牙質の形成は歯乳頭の先端に始まり，次第に歯乳頭の側縁に沿って進む．

しかし，象牙質の形成の全期間を通じて，象牙芽細胞の表側に接して石灰化していない象牙前質が存在する．

e. エナメル質の形成

象牙質の形成が始まると，内エナメル上皮の円柱状細胞はさらに極めて高くなり，**エナメル芽細胞** ameloblast（enameloblast）となって，エナメル質の形成が始まる．エナメル芽細胞はエナメル髄に近い側に核やミトコンドリアをもち，象牙質に近い側に豊富な粗面小胞体を有する．細胞の先端は円錐状の胞体突起となり，ここに分泌顆粒をもつ．先端の胞体突起を**トムス突起 Tomes' process** といい，ここで分泌顆粒の放出が起こってエナメル小柱の基質が形成される．基質は次第に長くなるとともに，象牙質側から石灰化が起こり，エナメル小柱となり，小柱間も石灰化して，エナメル質が形成される．

こうして，エナメル質が歯冠において完成されると，エナメル芽細胞は低円柱状ないし立方形となり，エナメル髄も圧迫されて消失する．その結果，エナメル芽細胞は，外エナメル上皮と接着して歯冠を覆う**エナメル小皮 enamel cuticule** となる．

エナメル小皮は萌出直後の歯でエナメル質の表面を覆う薄膜としてみられるが，次第に消失する．

萌出直後の歯で，歯冠を覆う薄膜を**歯小皮 dental cuticule** という．歯小皮は**ナスミス膜 Nasmyth's membrane** とも呼ばれ，主としてエナメル芽細胞の遺残とその外層の基底膜からなる．

f. 歯根の形成

歯冠が形成されると，次いで歯根がつくられる．エナメル器の下縁では，内エナメル上皮と外エナメル上皮とは互いに相接し，深側に向かって延長して円筒状の**歯根上皮鞘 epithelial root sheath（ヘルトヴィッヒ上皮鞘 epithelial sheath of Hertwig）**を形成する．

この上皮鞘によって，歯乳頭は周囲の結合組織から隔てられる．上皮鞘が深側に延びるとともに，乳頭表層の象牙芽細胞も深側に進み，その形成する象牙質も深側に延長して歯根を形成する．

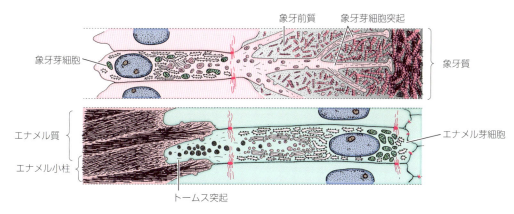

図 15-29 象牙芽細胞とエナメル芽細胞の微細構造

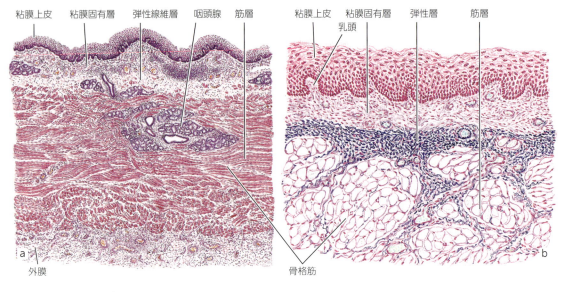

図 15-30 咽頭の口部　a：縦断×24，b：横断×80
　　　　　（ワイゲルト弾性線維染色）

g. セメント質の形成

セメント質は，象牙質・エナメル質に次いで，最後に形成される硬組織である．歯根で，象牙質に接する間葉細胞は骨芽細胞とよく似た**セメント芽細胞** cementoblast なり，骨化と同様の過程で象牙質の周囲にセメント質を形成する．セメント質の形成に次いで，歯根上皮鞘は退化・破壊されるが，その遺残は歯根膜の中に残存上皮（**マラッセの上皮遺残** epithelial rest of Malassez）としてみられる (p.342)．

h. 歯の萌出

歯の萌出 tooth eruption は歯根の発達と関係がある．すなわち，歯根が形成され発達延長するとともに，歯は全体として次第に口腔上皮に向かって押し上げられ移動する．こうして，歯の先端部にある歯肉は圧迫され退縮して，歯冠が口腔の表面から露出して現れる．

i. 永久歯の発生

永久歯の歯蕾はすでに胎生12週で歯堤から生ずる．すなわち，乳歯の歯蕾の深側で，舌側（内側）に現れ，次第に深側に向かって発達する．永久歯の発達は乳歯とまったく同様である．永久歯の発達が進むと，乳歯の歯根は圧迫されて退化し，その結果，乳歯は脱落して永久歯に代わる．乳歯および歯槽壁の吸収は骨の吸収と同様に破骨細胞（破歯細胞と破骨細胞）によって行われる．

J 咽　頭 pharynx（図 15-30）

咽頭は口腔の食物を嚥下運動により食道に送り込む消化管でもあるが，呼吸器系の気道の一部にもなっている．**鼻部** nasopharynx・**口部** oropharynx および**喉頭部** laryngopharynx の3部に分けられる．鼻部は呼吸器系に近い構造をもち，口部，喉頭部は消化器系の構造を示す．いずれも，粘膜，筋層，外膜からなる．

a. 粘　膜

上皮は，鼻部では，気道と同様に，多列（または不整重層）繊毛上皮で，多数の杯細胞が混在する．

口部・喉頭部では，重層扁平上皮で覆われる．

一般に扁平上皮で覆われる領域は加齢とともに広がる．

粘膜固有層は比較的に密な結合組織でできており，微細な弾性線維を含む．重層扁平上皮で覆われる部では，固有層は小さな乳頭をつくる．

粘膜筋板はなく，固有層の深部には主として縦走する弾性線維の密網でできている**弾性層** elastic layer がみられる．弾性線維は弾性層からさらに深側の筋層の筋線維束間にも進入する．

粘膜には，小さな**咽頭腺** pharyngeal gland がみられる．一般に鼻部では混合腺，口部・喉頭部では粘液腺である．腺体は固有層の深部にあるが，さらに筋層に達することもある．導管の周囲には，しばしばリンパ球浸潤がみられる．

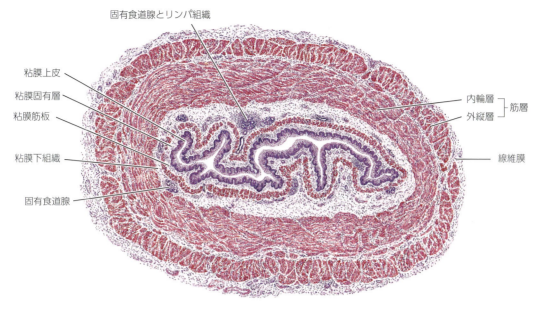

図15-31　食道下部（横断）×10

咽頭扁桃 pharyngeal tonsil

咽頭鼻部の上部，すなわち**咽頭円蓋** pharyngeal fornix から後壁にわたって，固有層には多数のリンパ小節がみられ，小節には胚中心をもつものも多い．このように発達したリンパ組織をまとめて咽頭扁桃という（p.335）．咽頭扁桃を覆う上皮は多列繊毛上皮であるが，ところどころに重層扁平上皮を混じえる．上皮には多数のリンパ球が進入する．扁桃の周囲にはリンパ管網があり，全体として薄い結合組織性被膜で包まれる．

なお，耳管咽頭口の付近でも，固有層にリンパ組織が発達し，**耳管扁桃** tubal tonsil を形成する．

b. 筋　層

すべて横紋筋からなる．内層は主として縦走する筋，外層は斜走または輪走する筋でできており，軟口蓋の上下運動，嚥下に関係している．

c. 外　膜

弾性線維に富む疎線維性結合組織でできており，周囲の器官と連なる．
血管・リンパ管・神経は口腔におけると同様である．

K 食　道 esophagus（図15-31）

食道は，咽頭と胃をつなぐ長さ25 cmほどの管である．頸部の咽頭喉頭部に続いて始まり，胸腔縦隔内を下降し，横隔膜を貫いた後に，胃の噴門につながる．食塊や液体を，筋層の収縮によって，迅速に咽頭から胃に送る．

a. 粘　膜（図15-32）

粘膜は内腔に向かって縦走するヒダをつくる．
ヒトでは，上皮は非角化性の重層扁平上皮で，表層細胞はケラトヒアリン顆粒を含むことがあるが，完全な角化はみられない．しかし，齧歯類など，多くの動物では，上皮は角化する．
固有層は上皮に向かって細長い乳頭を形成する．

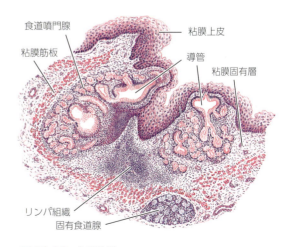

図15-32　食道粘膜
固有食道腺と食道噴門腺がみられる　×30

固有層は細い膠原線維と少量の弾性線維でできており，線維芽細胞の他に，多数のリンパ球がみられる．特に後述の腺の導管の周囲にリンパ球浸潤がみられ，ときにリンパ小節が形成される．

粘膜筋板は極めて発達が良い．主として縦走する平滑筋線維と微細な弾性線維でできているが，一部に輪走平滑筋線維も混在する．この粘膜筋板は上方で咽頭の固有層にみられる弾性層に連なり，下方では胃の粘膜筋板に続く．

粘膜下組織は厚い．疎性結合組織でできており，膠原線維の他に，多量の太い弾性線維を含む．このように食道では，粘膜下組織の発達が良いので，食塊を嚥下する際，粘膜の伸展拡張が可能である．また弾性線維によって，食道粘膜の縦走ヒダが生ずる．

食道の粘膜には，2種の腺，すなわち食道噴門腺と固有食道腺とが存在する．食道の腺はその分泌物によって粘膜表面を滑らかにして保護し，食塊の通過を容易にする．

1) 食道噴門腺 esophageal cardiac glands

粘膜固有層に存在する腺で，ふつうは食道の上端部と下端部の2ヵ所に出現する．しかし，その出現は個体によって差異があり，出現しないこともある．特に上端部の食道噴門腺は約50%に出現し，その出現する部位が食道の中部に移動することもある．

食道噴門腺は胃の噴門腺と同様に複合管状胞状腺で，終末部は円柱状または立方形の腺細胞からなり，中性の粘液を分泌する．導管は乳頭の先端から上皮に入って開口する．導管は乳頭に達する直前でしばしば洞様に拡張している（**導管膨大部** ampulla ductus）．

2) 固有食道腺 esophageal glands proper

この腺は粘膜下組織にあり，食道の全長にわたって出現する．食道腺の発達にも個体差があるが，一般には食道の上半部に特に豊富に存在する．

食道腺は小さな管状胞状腺で，粘液分泌細胞を主とするが，ときに漿液分泌細胞が混在する．導管は粘膜筋板を貫き，粘膜固有層を経て乳頭部で上皮に入り開口する．食道腺の分泌する粘液はわずかに酸性で，管腔壁を潤すのに役立っている．

小さな導管は単層の円柱または立方上皮で囲まれるが，大きな導管になると重層扁平上皮で囲まれる．終末部や導管のまわりには，しばしばリンパ球の浸潤がみられる．

b. 筋　層

食道は，筋層の蠕動運動によって嚥下（食道期）した食塊を胃に送る．一方，流動物は，食道の壁が弛緩したまま，重力によって速やかに胃の噴門に達する．

食道の発達した筋層は，内輪層と外縦層とからなる．ヒトでは，食道の上1/3部では，内・外両層ともに横紋筋でできているが，中1/3部では横紋筋と平滑筋とが混在し，下1/3部ではすべて平滑筋で構成される．横紋筋は発生学的に鰓弓筋で，不随意性である．

横紋筋と平滑筋の構成の割合には，個体差がある．また，動物，例えば反芻類やイヌ・ネコなどでは，胃に至るまで筋層は横紋筋でできている．

c. 外　膜

弾性線維を混じえる疎性結合組織でできている．多くの縦走する血管・リンパ管・神経がみられる．

外膜には，食道筋層と隣接の器官を結ぶ平滑筋がみられ，気管支食道筋・胸膜食道筋などと呼ばれる．

d. 食道の血管

動脈は外膜に沿って走り，筋層を貫いて粘膜下組織に入り，網をつくり筋層や筋板・腺に毛細血管を送る．静脈は動脈に沿って走る．

e. 食道の神経

粘膜下組織にはマイスネルの粘膜下神経叢が，筋層の内・外2層の間にはアウエルバッハの筋層間神経叢がみられる．粘膜下神経叢は粘膜筋板・腺・血管に神経線維を送る．筋層間神経叢は特に食道の下半部で発達し，筋線維に神経線維を送る．

L 胃 stomach （図15-33）

胃は，消化管の中で最も膨らんだ袋状の臓器で，左上腹部に位置し，成人では最大1,500 mLほどの食物や胃液を入れることができる．胃は蠕動運動と消化酵素の働きにより食物を半流動性の粥状の**糜粥**（びじゅく）chymeにし，これを十二指腸に送る．

胃の壁は，粘膜，筋層，漿膜の3層からなる．

a. 粘　膜 （図15-34）

胃が収縮した状態では，粘膜には多くの長い縦走するヒダと，これを結ぶ短い横走するヒダがみられる．これを**胃粘膜ヒダ** gastric folds という．しかし，胃が拡張すると，粘膜ヒダはほとんど消失する．

胃粘膜は浅い溝によって径約1〜5 mmの多角形のやや隆起する**胃小区** gastric areas に分けられる．

消化管

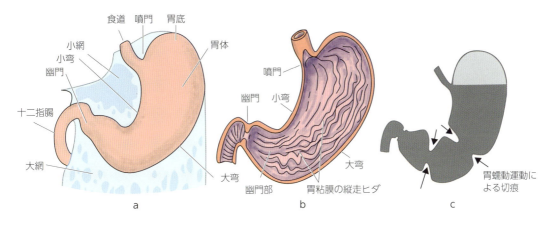

図15-33 胃の外観（a），粘膜（b），胃バリウムX線写真（c）

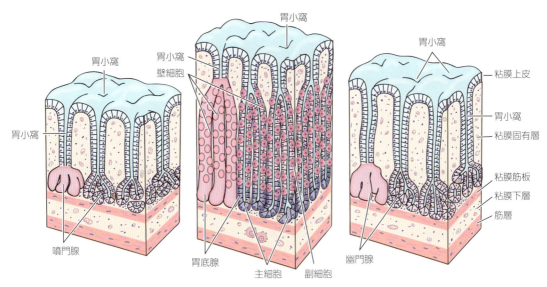

図15-34 胃粘膜の噴門腺，胃底腺，幽門腺

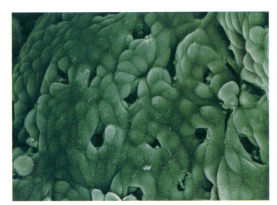

図15-35 胃粘膜の走査電子顕微鏡写真（マウス）
表層粘膜上皮細胞の輪郭，胃小窩の開口がみえる ×270

胃小区には，多数の微細なくぼみ，**胃小窩** gastric pit がみられる．胃小窩は粘膜 1 cm² に約 100 個存在する．小窩の深さは一般に粘膜の厚さの約 1/4～ 1/5 であるが，幽門部では深く粘膜の厚さの約 1/2 である（図 15-35）．

1）粘膜上皮

胃粘膜の表面および胃小窩を覆う上皮は背の高い単層円柱上皮である．この上皮は胃の入り口となる**噴門** fundus で食道の重層扁平上皮から突然に変わり，出口の**幽門** pylorus で小腸の上皮に移行する．

胃表面の円柱形の上皮細胞は，粘液を分泌するため**表層粘液細胞** surface mucous cell ともいう．基底側に楕円体形の核をもち，核の表在側に粘液性の分泌顆粒を含む．分泌顆粒は粘膜表面の上皮細胞では極めて多量に含まれるが，その量は胃小窩の深側に進むとともに減少する．

分泌顆粒はほぼ球状で，通常の組織標本では染色され難い．そのために，顆粒の密在する胞体は明るく見える．分泌顆粒は核上部にある発達したゴルジ

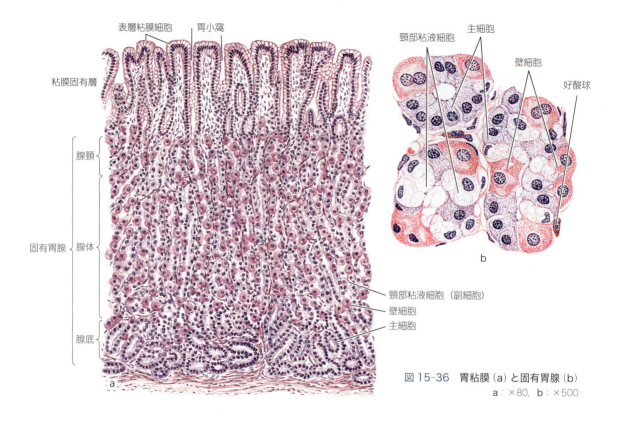

図15-36　胃粘膜（a）と固有胃腺（b）
a：×80, b：×500

装置で産生され，開口放出によって細胞表面から分泌される．電子顕微鏡で見ると，杯細胞のものよりも電子密度が高い．

表層粘液細胞は，**ムチン** mucin という糖タンパク質と HCO_3^- を分泌し，上皮の表面を覆う粘稠でゲル状の薄層をつくる．塩酸は HCO_3^- によって中和され，胃粘膜を強酸性の胃液による自己消化・傷害から保護することができるので，**胃粘膜バリア** gastric mucosal barrier を形成する．

上皮細胞は正常状態でも2〜3日周期で粘膜表面から剝離脱落して失われるが，胃小窩の深部にある未分化上皮細胞が幹細胞として分裂増殖し，新生された上皮細胞が徐々に粘膜表面に向かって移動することで補われる（図15-36）．

2）粘膜固有層

粘膜固有層は胃小窩の間ではかなり広いが，後述の固有胃腺の間では極めて少ない．網状に交錯する微細な膠原線維でできており，線維間には，線維芽細胞の他に，マクロファージ，リンパ球，形質細胞，好酸球，マスト細胞などが含まれる．リンパ球は特に多く，幽門部では浸潤やリンパ小節を形成する．

また，固有層には，粘膜筋板から分かれた平滑筋がみられる．

固有層には，胃小窩に開く3種の腺，すなわち固有胃腺，噴門腺，幽門腺が存在する．

3）固有胃腺 gastric glands proper（図15-37）

胃体，胃底に広く分布する主要な腺で，**胃底腺** fundus gland ともいう．胃腺は粘膜固有層に極めて密在し，胃小窩から固有層深くに伸びて粘膜筋板に達する単管状腺である．一つの胃小窩に3〜数個の固有胃腺が開いている．

固有胃腺は長さ0.3〜1.5 mm・径30〜50 μmで，腺腔は狭い．

腺は上端の**峡**，それに続く細長い**頸**および深側の**底**に分けられる．頸は長く固有層を深側に向かって真っすぐに走り，底はやや太く，軽く迂曲し，しばしば2〜3枝に分岐する．

固有胃腺は主細胞・頸部粘液細胞（副細胞）・壁細胞，基底顆粒細胞，および未分化細胞の5種の細胞からなる．

（1）主細胞 chief cell（principal cell）：腺底の大部分を構成する円柱状ないし立方形の腺細胞で，基底膜の上に1層に配列する．核は球形で，やや基底側寄りに存在する．細胞質は特に細胞基底部では塩基好性で，表側部には分泌顆粒をもつ．通常の組織標本では，分泌顆粒は固定され難く，失われるので，胞体の表側部は明るく微細な泡沫状に見える（図15-38）．

電子顕微鏡でみると，核上部には発達したゴルジ装置が存在し，核下部には多量の粗面小胞体が存在

消化管

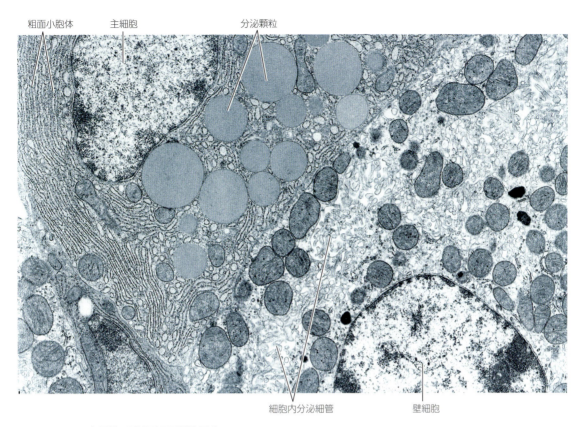

図15-37　固有胃腺の透過電子顕微鏡写真　×900

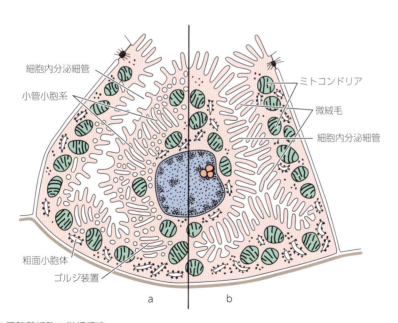

図15-38　固有胃腺壁細胞の微細構造
a：休止期　細胞内分泌細管の微絨毛は少なく，胞体内の管状小胞体が発達する．b：活動期　細胞内分泌細管の微絨毛が発達するが，胞体内の管状小胞体はほとんど消失する

する．分泌顆粒は球形ないし楕円体形で，中等度の電子密度を示す．顆粒は空腹時や消化期の初期には大きく，かつ多いが，消化期が進むと，小さくなり，かつ減少する．

主細胞の顆粒は**酵素原顆粒** zymogen granules で，ペプシンの前駆物質である**ペプシノーゲン** pepsinogen を含む．ペプシノーゲンは胃の内腔に放出されると，塩酸の作用によって活性化されて**ペプシン** pepsin となる．ペプシンはタンパク質分解酵素で，これによりタンパク質をペプチドに分解する．

子ウシのような若い反芻動物では，主細胞はペプシノーゲンのほかに**レンニン** rennin を分泌する．レンニンは**キモシン** chymosin とも呼ばれるタンパク質分解酵素で，乳汁のカゼインを凝固し，ペプシンの作用を受けやすくし，消化を助ける．

(2) 頸部粘液細胞（副細胞） mucous neck cell：腺頸にある粘液分泌細胞である．胞体は一般に多量の粘液性分泌顆粒をもつが，通常の組織標本では顆粒が保たれないために，胞体は明るく見える．核は基底側に圧迫されて偏在し，扁平な楕円体形で濃染する．

頸部粘液細胞の分泌する粘液もムチンであるが，粘膜の表面上皮細胞の分泌するムチンとは化学的性状がやや異なる．

(3) 壁細胞 parietal cell：壁細胞は，塩酸を分泌する細胞である．主細胞・頸部粘液細胞の間にあり，腺全体にわたって散在するが，特に腺頸に多い．壁細胞は，頸部粘液細胞や主細胞より外側に，すなわち腺腔から遠ざかった基底側に偏在する．大きな多角体形ないし円みを帯びた錐体形の細胞で，先端を腺腔に，底を基底側に向けている．

核は大きく球形で，ときに1細胞に2核がみられる．胞体は酸好性で，エオシンに好染し，注意深く観察すると**細胞内分泌細管** intracellular canaliculi がみられる．細胞内分泌細管は，細胞膜が腺腔から胞体内に深く陥入してできたもので，電子顕微鏡でみると，その内腔に向かって多数の微絨毛が突出している．細胞内分泌細管の周囲には，微細な管状ないし扁平小嚢状の滑面小胞体が特に発達し，**小管小胞系** tubulovesicular system をつくる．

胞体には極めて多数のミトコンドリアが含まれる．胞体の酸好性は，ミトコンドリアが多いことによる．また，細胞基底側には，細胞膜の陥入がみられる．

細胞内分泌細管における微絨毛や分泌細管周囲にみられる小管小胞系は，塩酸の分泌活性に伴って変化する．すなわち，塩酸分泌が活発のときには，細胞内分泌細管と小管小胞系の膜が融合し，微絨毛は増加し，小管小胞系は減少する．一方で，分泌活性が低下した際には，細管の微絨毛が減り，小管小胞系が増加する．このように小管小胞系は，細胞内分泌細管の膜を4，5倍に増やすことができる．

塩酸分泌において小管小胞系が変動するのは，小管小胞系の膜にプロトンポンプ（H^+/K^+ATPase）が存在し，細胞内分泌細管のプロトンポンプの数を調節していることによる．小管小胞が分泌細管の細胞膜に融合すると，プロトンポンプが活性化し，細胞内の水素イオンを細胞外のカリウムイオンと交換することで，細胞外に水素イオンを放出する．この水素イオンの分泌量に応じて，塩素イオンも分泌されるので，細胞内分泌細管の中で両者が結合して塩酸となる．

壁細胞は強い**炭酸脱水素酵素** carbonic anhydrase 活性を示す．この酵素は細胞内で炭酸ガスから水素イオンを生ずる過程に関与する．

塩酸は胃液を酸性にする．このような酸性条件下でペプシノーゲンはペプシンに変わり，その作用を発揮する．また，食物とともに胃に侵入するいろいろな微生物は傷害され死滅し，その繁殖が防がれる．

なお，壁細胞は，**胃内因子** gastric intrinsic factor （または**内因子** intrinsic factor）と呼ぶ糖タンパク質を産生する．胃内因子はビタミン B_{12} と結合し，このビタミンの小腸における吸収を促す働きをもつ．ビタミン B_{12} は赤血球の成熟に必要なビタミンで，これが欠乏すると，悪性貧血を起こす．

(4) 基底顆粒細胞 basal granular cell：特に腺底で，主細胞と基底膜との間に散在するが，通常の組織標本では認められない．これらは消化器ホルモンを分泌する**胃腸内分泌細胞**であるが，まとめて後述する（p.358）．

(5) 未分化細胞 undifferentiated cell：頸部粘液細胞に混在する少数の細胞で，細胞小器官に乏しいが，リボソームは豊富で，核は基底側に偏在し，明るく，大きな核小体をもつものがある．この細胞は胃腺，胃小窩，胃粘膜上皮細胞の幹細胞と考えられる．これらの細胞は，5〜7日で新しい細胞に置き換えられ，未分化細胞（再生細胞 regenerating cell）として活発に分裂増殖している．

4）噴門腺 cardiac gland

噴門に接する1〜4 cmほどの狭い領域に存在する腺である．複合管状腺で，胃小窩に開口する．腺管は分岐し，かつ迂曲する．腺管はところどころで拡張し，腺腔はやや広くなる（図15-39a）．

腺細胞は明るい円柱状で，粘液を分泌する．

5）幽門腺 pyloric gland

幽門部にみられる分枝単管状腺である．幽門部では，胃小窩が深く，幽門腺は胃腺に比べて短く，かつ疎に配列する．腺管は比較的に短いが，迂曲し，

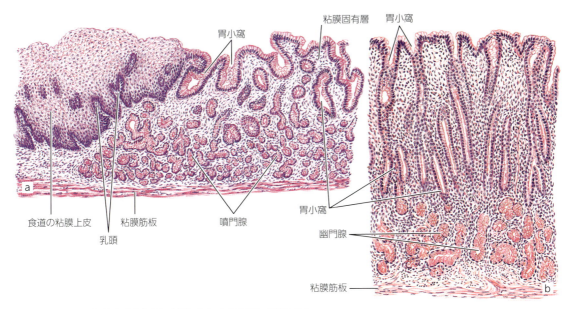

図 15-39　胃の食道噴門移行部の粘膜（a）と幽門部の粘膜（b）
a：×35，b：×60

やや広い腺腔をもつ（図 15-39b）.

組織切片では，腺管の横断ないし斜断像の集まりがみられる.

腺細胞は噴門腺や十二指腸腺に似て円柱状で，明調な胞体をもち，核は圧平された形状を示し，基底側に偏在する．典型的な粘液分泌細胞である．

幽門腺には，多数の基底顆粒細胞も出現するが，これらはガストリンを分泌する G 細胞が主体を占める（p.358）.

6）粘膜筋板

粘膜筋板は内輪，外縦の 2 層の平滑筋からなる．ところどころで 2 層の外側にさらに輪筋層がみられる．内輪層から平滑筋線維が粘膜固有層，すなわち腺の間に進入し，上皮下に達する．

粘膜筋板は胃粘膜の運動にあずかる．固有層に進入した平滑筋は粘膜を圧縮し，腺の分泌物の排出を助ける．

7）粘膜下組織

粘膜下組織は疎性結合組織で，膠原線維の他に弾性線維が混在する．脂肪細胞が含まれ，リンパ球，マスト細胞や好酸球も多い．

粘膜下組織には，大小の血管，リンパ管および神経叢が存在する．

b. 筋　層

筋層は厚く，一般に内斜，中輪，外縦の 3 層の平滑筋からなる．

内斜層は食道の筋層の内輪層の一部から連なり，噴門から斜めに分散して，胃の前面と後面とを走るが，幽門部には達しない．

中輪層は食道の筋層の内輪層に連なり，3 層のうちで最も発達が良く，特に幽門では厚く，**幽門括約筋** pyloric sphincter を形成する．

外縦層は食道の外縦層に連なり，大弯・小弯で厚く発達するが，胃の前面と後面とでは分散して薄い．しかし，外縦層の筋線維は幽門部で集まり，十二指腸の外縦層に移行する．

筋層の平滑筋線維の間には，弾性線維が存在する．弾性線維は特に噴門で豊富で，幽門では少ない．

c. 漿　膜

漿膜は胃の外面を覆い，小弯で小網に，大弯で大網に連なる．漿膜は外表面の漿膜上皮と漿膜下組織に区別できる．漿膜上皮は**腹膜上皮（中皮** mesothelium）である．漿膜下組織は疎性結合組織の薄層で，胃に分布する血管・神経の幹枝が走る．

d. 血管とリンパ管

動脈は初め漿膜内を走り，その枝は筋層内で吻合して網をつくる．漿膜からの動脈枝は筋層を貫いて粘膜下組織に至り，ここで**粘膜下動脈叢** submucosal plexus をつくる．この動脈叢は粘膜固有層に動脈枝を送るとともに，粘膜下組織や粘膜筋板にも枝

を送って毛細血管網をつくる．粘膜固有層に進入した動脈枝は腺の周囲や胃小窩の上皮下で密な毛細血管網をつくる．静脈は粘膜固有層から粘膜下組織で次第に合流して太くなり，主として動脈に伴って走る．

粘膜固有層には，多くの毛細リンパ管が存在する．固有層の深部・粘膜下組織でリンパ管網をつくる．リンパ管は筋層を貫いて漿膜下組織に達し，血管に伴って走る．リンパ管は筋層を貫く際に筋層内のリンパ管網からも多くのリンパ管を受ける．

e. 神　経

一般に消化管の神経分布と同様である．交感神経と迷走神経に由来する神経線維が分布する．筋層の中輪層と外縦層との間で**筋層間神経叢** myenteric nerve plexus をつくり，粘膜下組織で**粘膜下神経叢** submucous nerve plexus をつくる．筋層間神経叢は発達が良く，多くの多極神経細胞を含む．粘膜下神経叢はやや発達が悪く，神経細胞も比較的少ない．粘膜下神経叢は粘膜固有層に多くの線維を送っている．

M　小　腸 small intestine （図15-40）

小腸は，十二指腸，空腸，回腸の3部に分けられ，ここで栄養の吸収の90％以上（水，電解質，糖，アミノ酸，脂肪など）が行われる．胃から送られてくる粥汁はさらに膵液によって管内消化を受け，最後に膜消化を受けて吸収される．小腸で分泌される**腸液** intestinal juice は，1日3,000 mL にも及ぶ腸腺からの分泌液と，十二指腸腺の分泌液・粘液などを含む．

小腸の各部の構造には，それぞれ多少の差異がみられるが，本質的には同様であるから，まとめて述べ，随所に各部の差異について述べる．

a. 粘　膜

小腸の粘膜には，大きさの異なる2種のヒダ状の構造，すなわち輪状ヒダと腸絨毛とがみられる．これらの構造によって，小腸粘膜の表面積は著しく増大する．すなわち，表面積は輪状ヒダによって約2〜5倍広くなり，腸絨毛によって約10倍増加する．

輪状ヒダ circular fold は粘膜下組織を含めて粘膜全層が突隆してできるヒダで，輪状，すなわち小腸の走行に対して直角方向に走り，その長さは腸壁全周の1/2〜2/3に及ぶ．ヒダは十二指腸で幽門から2〜5 cm 遠位側に始まり，十二指腸の遠位部から空腸の近位部で最も発達し，多くみられる．次いで，次第に少なくまばらになり，回腸の中部〜遠位部で消失する（図15-41）．

腸絨毛 intestinal villus (villi) は粘膜表面に密生する長さ0.5〜1.5 mm の小突起で，粘膜固有層が隆起してできる（図15-42a）．絨毛は十二指腸と空腸では極めて多く（1 mm² に10〜40個）密在するが，回腸では少なくまばらとなる．また，絨毛は，十二指腸では幅が広く，葉状のものが多く，空腸では細長く，円柱状ないし指状であり，回腸では短く細くなる傾向がある．小児期には，腸絨毛の先端がしばしば2つに分かれ，分裂・増加する途上にある絨毛もみられる．

腸絨毛の基部の間では，上皮が管状に陥凹する腸

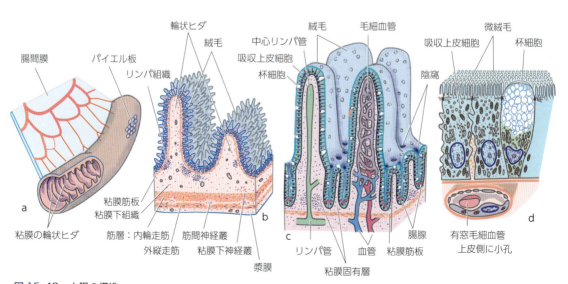

図15-40　小腸の構造
肉眼レベルから細胞レベルまで（a から d へ），栄養吸収の特化した構造がみられる

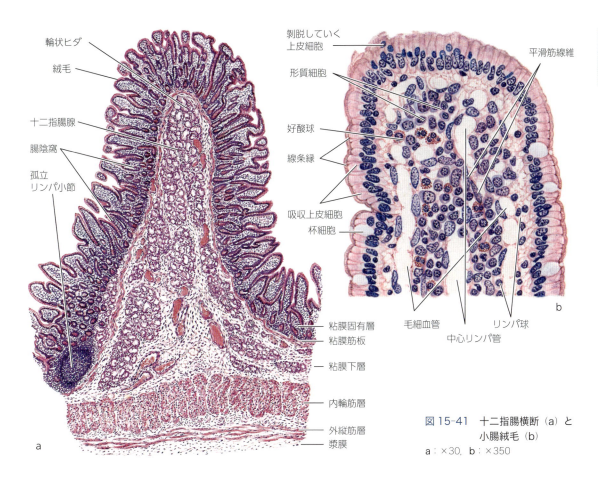

図 15-41 十二指腸横断（a）と小腸絨毛（b）
a：×30, b：×350

陰窩（腸腺）がある．

b. 上 皮

上皮は単層円柱上皮で，主に吸収上皮細胞からなり，その間に杯細胞が混在する．

吸収上皮細胞 absorptive epithelial cell（腸細胞 enterocyte）は高さ 22〜26 μm の円柱状の細胞で，基底側に卵円形の核をもち，隣接する細胞同士は互いに閉鎖堤，すなわち連結複合体で結合される（p.56）．細胞の自由表面には明瞭な**線条縁** striated border（または**小皮縁** cuticular border）がみられる．電子顕微鏡で見ると，線条縁は極めて密に並ぶ**微絨毛** microvilli からできる．

微絨毛は太さ約 80 nm，長さ約 1 μm で，1 個の細胞に約 1,000 本ある（図 15-42b）．この密生する微絨毛によって，吸収上皮細胞の自由面の表面積は約 20 倍に増大する．したがって，輪状ヒダと腸絨毛と微絨毛により，小腸の表面積は，平滑な管と比べて，全体で数 100 倍増加することになる．

微絨毛は内部に多数の縦走するアクチンフィラメントを芯としてもつ．フィラメントは微絨毛の基部の直下で横に広がり，アクチン，スペクトリン，中間フィラメントからなるフィラメント網（**端網** terminal web）に放散して終わる（p.51）．

自由表面の細胞膜の表面は糖タンパク質の**糖衣** glycocalyx（**表面被覆** surface coat）で覆われる．糖衣は腸管内の消化作用に対して抵抗が強く，細胞を保護するとともに，消化・吸収においても重要な働きを担っている．

c. 小腸における消化・吸収（図 15-43）

消化管では，取り込まれた食物は分泌された消化液に含まれる消化酵素によって化学的に次第に分解される．このように，消化管内で営まれる消化を**管内消化** intracanal digestion といい，糖質は主として二糖類にまで分解され，タンパク質は大部分ジペプチドやトリペプチドなどオリゴペプチドにまで分解される．このように，管内消化は最終的に吸収される前段階までの消化で，**中間消化** intermediate digestion という．

中間消化で生じた分解産物が吸収されるためには，さらに最終的な消化，すなわち**終末消化** terminal digestion が営まれる必要がある．例えば，糖質の場合には，二糖類がさらに単糖類であるグルコー

15. 消化器系

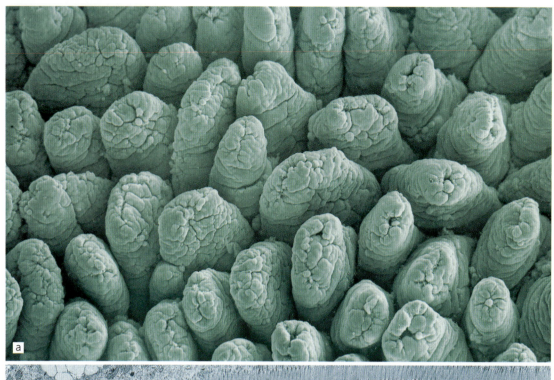

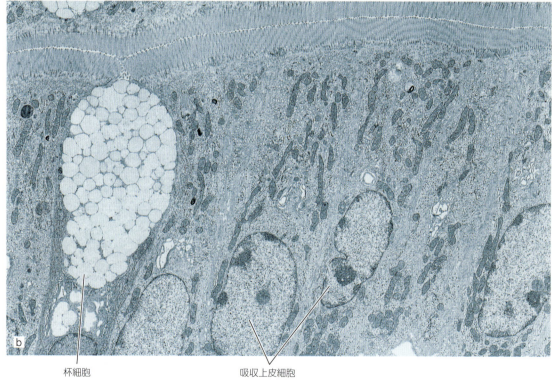

杯細胞　　　　　　吸収上皮細胞

図15-42　小腸絨毛の走査電子顕微鏡写真（a）と絨毛上皮の透過電子顕微鏡写真（b）
吸収上皮細胞の表面には微絨毛が密集し，線条縁をつくる　a：×350，b：×450

消化管

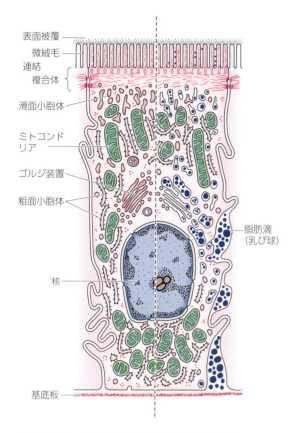

図 15-43 小腸絨毛の吸収上皮細胞の微細構造
右半図は脂肪の吸収時を示す

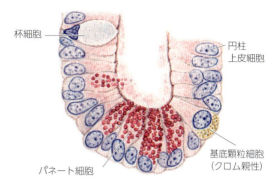

図 15-44 小腸陰窩底（空腸，重クロム酸カリウムで固定した標本）×500

スにまで分解され，タンパク質の場合にはオリゴペプチドがさらに小分子のペプチド，アミノ酸にまで分解される．このような終末消化に関与するいろいろな酵素（アルカリ性ホスファターゼ，マルターゼ，ATPアーゼ，アミノペプチターゼなど）は主として小腸吸収上皮細胞の微絨毛の細胞膜に含まれる．したがって，終末消化は**膜消化** membranous digestion ともいわれ，その消化分解によって生ずる最終分解産物が細胞に吸収される．

吸収上皮細胞に取り込まれた糖質やタンパク質の最終産物は，次に細胞の基底部や基底側面から放出されて，基底膜直下にある毛細血管に取り込まれる．

なお，食物の脂肪（トリグリセリド）は胆汁によって乳化され（p.372），膵液のリパーゼで脂肪酸とグリセリドに分解されて吸収上皮細胞に吸収される．細胞内に吸収された脂肪酸とグリセリドは細胞質の滑面小胞体で再びトリグリセリドに合成される．再合成されたトリグリセリドはゴルジ装置に運ばれ，そこで粗面小胞体でつくられたタンパク質が加えられて，次第に大きな脂質滴となる．このような脂肪滴は直径0.5～1μmの**カイロミクロン（乳び粒）** chylomicron となり，細胞基底側半部の側面から細胞間隙に放出される．

カイロミクロンは巨大な粒子で，絨毛内の毛細血管には入らないで，リンパ管に流入する．

腸管における吸収の90％以上は小腸で営まれ，前述のような主要栄養物質の他，水，電解質，ビタミンなども吸収される．

杯細胞 goblet cells は吸収上皮細胞の間に混在する．杯細胞には線条縁はみられず，胞体は大量の粘液を分泌果粒として含み，明るくみえる．杯細胞は小腸の遠位側に向かうとともに増加し，回腸の遠位部で最も多い．

1）腸陰窩 intestinal crypt（図 15-44）

すでに述べたように，腸絨毛を覆う腸上皮は絨毛の基部の間で固有層内に管状に陥入して腸陰窩をつくる．この陰窩は**腸腺** intestinal gland（**リーベルキューンの陰窩** crypt of Lieberkühn）とも呼ばれ，長さ0.3～0.5 mmで，粘膜面にほぼ垂直に固有層内を走り，粘膜筋板に達する．

陰窩の上皮は絨毛の上皮の続きであるが，この円柱細胞は陰窩を深側に向かうとともにやや低くなり，線条縁は不明瞭になる．杯細胞も混在する．その他に，パネート細胞・未分化な上皮細胞や基底顆粒細胞がみられる．

2）パネート細胞 Paneth cell

陰窩の基底にみられる特異な性状をもつ上皮細胞である．この細胞は円錐形で，核上部には，多数の酸好性の大きな顆粒をもち，核はほぼ球形で基底側に存在する．酸好性顆粒は分泌顆粒であり，抗菌物質である**リゾチーム** lysozyme や**αデフェンシン** α-defensins，などを含む．リゾチームはある種の細菌の細胞壁を溶解する酵素であり，αデフェンシンはキラーT細胞の働きを促進する．こうした物質が分泌されることにより，パネート細胞は腸内細菌叢を調節していると考えられている．

15. 消化器系

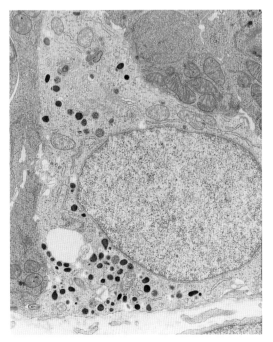

図15-45　胃腸内分泌細胞（小腸）
細胞基底部に多数の内分泌顆粒がみられる　×4,800

パネート細胞は十二指腸・空腸には比較的少なく，回腸に多い．ヒトの他に，ネズミなど齧歯類には存在するが，イヌ・ネコなどではみられない．

3）未分化な上皮細胞

吸収上皮細胞は，腸絨毛の先端部で老化し剥脱する．このように剥がれて失われる上皮細胞は，腸陰窩の深側半部にある未分化な上皮細胞の分裂によって補われる．つまり，腸上皮細胞は陰窩でたえず新生され，次第に上方に移動しながら分化し，絨毛の先端で老化し剥脱しているのである．このような吸収上皮細胞の幹細胞は，パネート細胞の間に挟まる細胞であることが知られている．

この幹細胞が絶えず分裂して新しい細胞を補充することから，腸の吸収上皮細胞は約5～6日で交代する．なお，杯細胞やパネート細胞なども，同様に未分化細胞から新生され更新される．

4）基底顆粒細胞
　　basal granular cell（図15-45）

陰窩の上皮にあり，いわゆる．小腸の陰窩や大腸の陰窩・胃の固有胃腺・幽門腺など，胃および腸の粘膜上皮には，**消化管ホルモン**（表15-1）を産生する内分泌細胞が広く散在し，これをまとめて**胃腸内分泌細胞** gastro intestinal endocrine cell という．

胃腸内分泌細胞は通常の組織標本では明らかでないが，古くから特殊な方法で処理すると，染色される顆粒を細胞基底部にもつ細胞，すなわち基底顆粒細胞として認められた．例えばクロム酸溶液で固定すると，核下部にクロム親和性反応によって黄褐色に染まる微細顆粒をもつ**腸クロム親和性細胞** enterochromaffin cell や銀塩溶液で処理すると黒染する**銀親和性細胞** argentaffin cell や鍍銀染色で可染する**銀好性細胞** argyrophil cell などである．このような細胞を電子顕微鏡で観察すると，基底顆粒は分泌顆粒で，細胞基底面から開口放出によって分泌される．顆粒の微細構造によって，いろいろな種類に分けられる．

含まれるホルモンは免疫組織化学的研究法によっていろいろな消化管ホルモンの分泌細胞が染め分けられる．胃腸内分泌細胞は膵臓の内分泌細胞とともに**胃腸膵内分泌系** gastro-entero-pancreatic (GEP) endocrine system と呼ばれる系にまとめられている．さらに，その分泌顆粒はモノアミンやペプチドを含むが，特にペプチドは神経系のニューロンにもしばしば認められ，**脳腸ペプチド** brain-gut peptides とも呼ばれる．また脳腸ペプチドをもった内分泌細胞は全身に散在してみられることから，これらをまとめて**びまん性神経内分泌系** diffuse endo-

表15-1　主な消化管ホルモンおよび産生細胞

ガストリン gastrin	胃の幽門部にあるG細胞から分泌される．ガストリンは，幽門部に機械的・化学的刺激が加わると，分泌され，胃腺に作用して塩酸の分泌を促進する．
コレチストキニン cholecystokinin	十二指腸と空腸にあるI細胞（M細胞）から分泌され，膵液の分泌・胆嚢平滑筋の収縮を促進する．パンクレオザイミンとも呼ばれる．
セクレチン secretin	十二指腸・空腸にあるS細胞から分泌される．重炭酸塩に富むアルカリ性の膵液の分泌を促進する．
セロトニン serotonin	胃・小腸・大腸に広く分布する腸クロム親性（EC）細胞から分泌される．局所の血管など平滑筋や腺細胞に作用する．
ヒスタミン histamin	胃体にあるECL細胞で産生される．胃腺のHCl分泌を促進する．
ソマトスタチン somatostatin	膵臓のランゲルハンス島にあるD細胞，および胃・小腸・大腸にあるD細胞でから分泌される．他のいろいろな分泌細胞の分泌を抑制する．
モチリン motilin	空腸にあるMo細胞から分泌される．胃・小腸の運動を高める．

crine system ともいう．

その他のホルモンとしては，**血管作動性腸管ペプチド** vasoactive intestinal peptide（VIP）・**胃抑制ペプチド** gastric inhibitory peptide（GIP）などもこれに属する．

5）粘膜固有層

固有層は上皮の下にあり，腸絨毛の芯（**絨毛支質** stroma villi）をつくり，また，陰窩と陰窩との間を占める．細網組織でできており，細網線維は網をつくり，上皮下で基底膜をつくる．微細な弾性線維は血管の周囲に多く，上皮下の基底膜にもみられる．

固有層には平滑筋線維もみられる．これらの平滑筋線維は粘膜筋板から固有層に進入し，特に絨毛に多く，そこで中心リンパ管に沿って走る．この平滑筋の収縮によって，絨毛は短縮し，中心リンパ管のリンパ還流が促進される．

固有層には，多数の自由細胞が存在する．リンパ球が最も多いが，形質細胞，マクロファージ，顆粒球，特に好酸球も少なくない．リンパ球は上皮内にも進入する．

腸管や気道は外部と連続し，その粘膜は，外界から侵入する微生物などに接するので，これに対して免疫抗体で防御されている．抗体としては，固有層のリンパ球や形質細胞が産生する免疫グロブリンA（IgA）が特に重要で，粘膜上皮の内腔面にまで分泌される．

固有層には，リンパ球が極めて豊富で，さらにリンパ小節を形成する．リンパ小節は径0.6〜3.0 mmで，小腸の至るところに出現するが，特に小腸の遠位側ほど多く，かつ大きくなる．小さなリンパ小節は固有層の深側にあるが，大きく発達した小節は粘膜の全層を占め，粘膜表面を突隆させることもある．この場合，粘膜表面に腸絨毛や腸陰窩はみられない．

リンパ小節には，1個ずつ散在する**孤立リンパ小節** solitary lymphoid nodules と，集まってできる**集合リンパ小節** aggregated lymph follicles がある．特に集合リンパ小節をパイエル板という．

パイエル板 Peyer's patch は空腸の遠位部から回腸にわたって全部で20〜40個あり，腸間膜の付着縁の対向側に存在する．腸の走行に平行な長径をもつ長楕円形で，大きさは集まるリンパ小節の数によって相違するが，一般に長径20〜100 mm，短径8〜12 mmである（図15-46）．

パイエル板は固有層から粘膜下組織にまで達することもあり，リンパ小節には胚中心をもつ．

6）パイエル板の機能的構造

パイエル板は組織学的に胚中心・濾胞域・傍濾胞域・円蓋域の4部に区別できる（図15-47）．濾

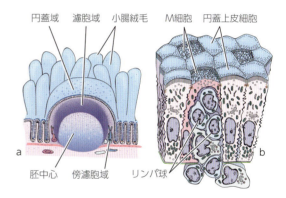

図15-46　小腸の集合リンパ小節：パイエル板の構造
円蓋域上皮にみられるM細胞

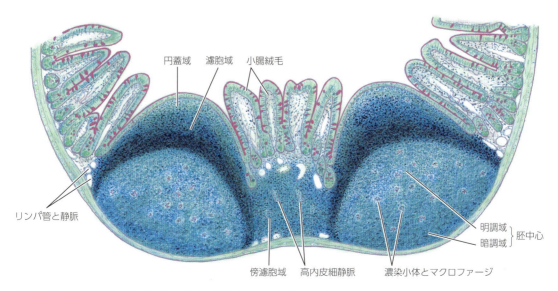

図15-47　小腸の集合リンパ小節：パイエル板（マウス，PAS・ヘマトキシリン・メチルグリーン染色）　×45

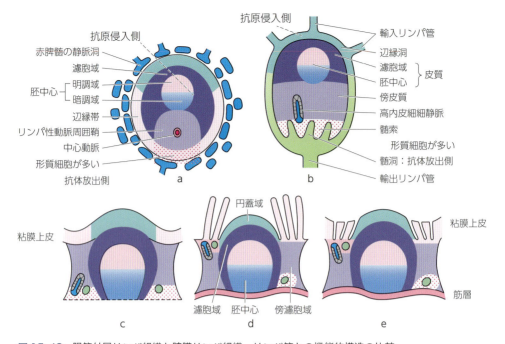

図 15-48　腸管付属リンパ組織と脾臓リンパ組織，リンパ節との機能的構造の比較
腸管付属リンパ組織は，腸管の粘膜上皮側から常に抗原にさらされている．胚中心は大きく発達している
a：脾臓リンパ組織，b：リンパ節，c：扁桃，d：パイエル板，e：虫垂

胞域は胚中心を囲み小リンパ球が密在する．傍濾胞域は隣り合うリンパ小節の間を占める領域で，小リンパ球が濾胞域に次いで密集する．円蓋域は濾胞域を覆い，腸管腔に向かって突隆し，上皮に接している．

濾胞域 follicular area には主としてBリンパ球が分布しており，**傍濾胞域** parafollicular area は主としてTリンパ球からなる胸腺依存域である．**円蓋域** dome を覆う上皮は絨毛と陰窩を欠き，杯細胞もなく，上皮内には多数のリンパ球の進入がみられる（図15-48）．特に，リンパ球を入れる上皮細胞は，通常の微絨毛を欠き，**微細ヒダ** microfold をもつことから **M細胞** と呼ばれる．特に管腔から抗原が固有層に入る入り口となる．

パイエル板は，その構造から，本質的にリンパ節や脾臓・リンパ組織などと同様の末梢性リンパ組織とみなされる．腸管では，内容の吸収，処理に関連して，絶えず炎症反応が繰り返され，さらにパイエル板は抗原に対して活発な免疫反応を呈する場となる．また，パイエル板は，扁桃，虫垂リンパ組織などとともに **腸管付属リンパ組織** gut-associated lymphatic tissue（GALT）を構成している．

すなわち，末梢性リンパ組織において，リンパ節は主としてリンパ行性の抗原に対する免疫組織として，脾臓リンパ組織は血行性の抗原に対する免疫組織として働くのに対し，パイエル板を含め腸管付属リンパ組織は，直接に腸管内腔（外界）から侵入する抗原に対する免疫組織として働いている．

末梢性リンパ組織は本質的に同様の構築を示し，侵入する抗原に対して，極性を示す層的構造をもつ．

7）粘膜筋板

筋板は薄いが，平滑筋は内輪・外縦の2層からなり，弾性線維網で包まれる．平滑筋線維は筋板から固有層内にも進入する．

粘膜筋板の収縮によって，粘膜自体の運動が行われる．この運動は粘膜の表面積を増大し，また，管腔内容の混和にも役立つ．腸絨毛内の平滑筋によって，絨毛も収縮・弛緩を営み，長さやトーヌスを変化させる．

8）粘膜下組織

弾性線維網に富む疎性結合組織でできている．しばしば脂肪細胞も含まれる．

十二指腸では，粘膜下組織に十二指腸腺が存在する．

十二指腸腺 duodenal gland：十二指腸の近位1/3部に存在する管状胞状腺であり，終末部は粘膜下組織にある **粘膜下腺** submucous gland で，**ブルンネル腺** gland of Brunner とも呼ばれる．導管は粘膜筋板を貫き，腸陰窩の底に開く（図15-49）．

終末部で，腺細胞は明調な胞体と基底側に偏在する扁平な楕円体形の核をもつ．細胞は胞体に多数の粘液性分泌顆粒をもつ．

消化管

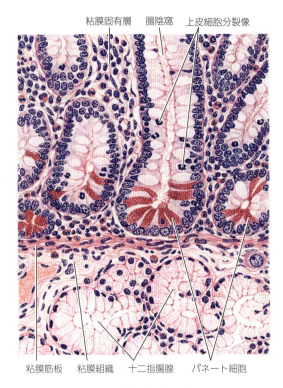

図15-49 十二指腸陰窩と十二指腸腺 ×260

（ラベル：粘膜固有層、腸陰窩、上皮細胞分裂像、粘膜筋板、粘膜組織、十二指腸腺、パネート細胞）

十二指腸腺は，胃の幽門腺と同様に重炭酸塩に富むアルカリ性の粘液性分泌物を産生し，十二指腸の粘膜を胃から送られてくる酸性胃液を中和して，小腸の粘膜を保護する．

d. 筋層

小腸の筋層は発達が良く，内輪層と外縦層との2層の平滑筋でできている．ときに両層間を連ねる筋束がみられる．

筋層の平滑筋の収縮・弛緩によって，小腸の運動が起こる．小腸の運動には，主として局所的収縮による運動（分節運動，振子運動）と伝播性収縮による運動（蠕動運動）がある．これによって管腔内容を撹拌・混和して消化・吸収を助け，さらに下方に移送する．

e. 漿膜

単層扁平上皮でできる漿膜上皮と，その下側の疎性結合組織でできる漿膜下組織からなる．漿膜下組織には，多くの血管，リンパ管，神経が含まれる．漿膜は腸間膜付着部で腸間膜の表面に連なる．

f. 小腸の血管とリンパ管

1）動脈

腸間膜を経て漿膜に進入し，太い枝に分かれる．動脈枝は筋層に枝を与えつつ，粘膜下組織に達し，**粘膜下動脈網** submucosal arteriolar network をつくる．粘膜下動脈網から出る枝は粘膜筋板と粘膜固有層に至る．固有層に入る動脈枝は陰窩を囲み毛細血管網をつくり，さらに腸絨毛に進む．腸絨毛には，1～数本の細動脈が進入し，絨毛の先端に達して毛細血管となり，上皮の直下で密な網をつくる．絨毛における毛細血管は有窓性で，活発な吸収に関連すると考えられる．

2）静脈

腸絨毛のほぼ先端で，毛細血管から1～2本の細静脈が起こり，毛細血管網からの血液を受けつつ下行し，粘膜下組織における静脈叢に注ぐ．静脈は漿膜を動脈に伴って走り，小腸を去る．

腸絨毛の頂部では，細動脈と細静脈は動静脈吻合によって直接に連なる．

小腸において，活発な消化・吸収が営まれるときには，血液は絨毛の毛細血管網を流れるが，吸収が営まれていないときには，血液は細動脈から動静脈吻合を経て直接に静脈に流入し，絨毛内の毛細血管を通過しないといわれる．

3）リンパ管

リンパ管は腸絨毛の中軸を縦走する**中心リンパ管** central lymphatics に始まる．中心リンパ管は，絨毛の先端近くで盲端に始まり，下行する1～2本のリンパ管で，その管腔は毛細血管よりも広く，薄い内皮の周囲には粘膜筋板に連なる縦走する平滑筋線維がみられる．

中心リンパ管は通常の組織標本では内腔が圧され閉じて，明瞭でないことも多いが，特に脂肪吸収時には内腔が拡張して明瞭になる．

中心リンパ管は絨毛の基部で陰窩の間にある毛細リンパ管と連なり，粘膜筋板に接して粘膜内リンパ管叢をつくり，次第に太いリンパ管になる．

リンパ管叢には，リンパ小節の周囲に発達するリンパ管網や，筋層間リンパ管叢などが流入する．

小腸のリンパ管は脂質の吸収にあずかる．消化吸収時にリンパ管はカイロミクロン乳粒 chylomicron (p.357) を含み，そのリンパは乳白色の懸濁液状で**乳び（乳状液）** chyle といわれる．したがって，これらのリンパ管を**乳び管** lacteal とも呼び，中心リンパ管は**中心乳び腔** central lacteal と呼ぶことがある．

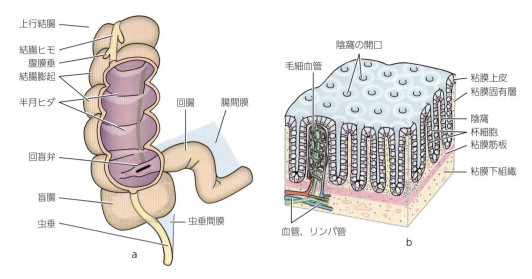

図 15-50　大腸と大腸粘膜の構造

g. 小腸の神経

　神経は腸間膜を血管に伴って走り，小腸に入る．小腸には，胃と同様に，交感神経線維と副交感神経線維とが分布し，筋層の内輪層と外縦層との間で筋層間神経叢をつくり，粘膜下組織で粘膜下神経叢をつくる．筋層間神経叢には，多くの多極神経細胞が含まれ，その無髄線維は筋層の平滑筋に分布する．粘膜下神経叢も神経細胞を含み，その線維は粘膜の平滑筋，血管，腺に分布する．

N　大　腸 large intestine （図 15-50）

　大腸は盲腸，結腸，直腸に分けられる．小腸から大腸に送られる内容は半流動性で，90〜95％が水である．その内容は大腸で細菌の作用で分解され，さらに水が吸収されて，次第に流動性を失い，糞便となって排泄される．糞便の半量は，大腸菌を中心とする腸内細菌である．

　大腸の構造をその特徴を中心として述べる．

a. 粘　膜 （図 15-51）

　大腸の粘膜には，小腸にみられるような輪状ヒダや腸絨毛はない．したがって，粘膜の表面はほぼ平滑である．ただし，陰窩は小腸と同様に存在する．

　上皮は単層の円柱上皮で，上皮細胞は自由面に線条縁（小皮縁）をもつ．上皮には，小腸に比べて，

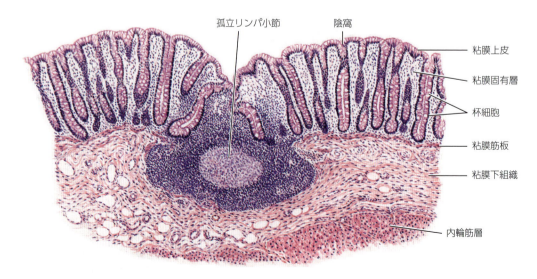

図 15-51　大腸の粘膜　×45

消化管

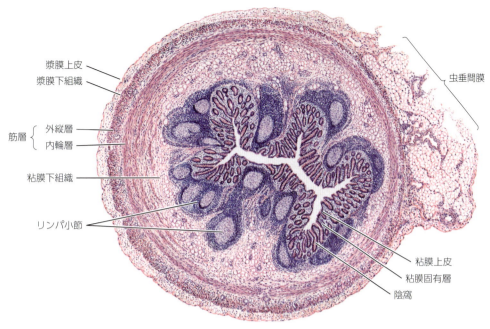

図 15-52　虫垂（横断像）×80

はるかに多数の杯細胞が存在する．
　腸陰窩は密在し，小腸に比べて，多く，かつ長い．その長さは約 0.5 mm であるが，直腸では，特に長く，0.7 mm にも達する．陰窩の上皮には，杯細胞が極めて多い．特に直腸では，陰窩はほとんど杯細胞で占められる．腸陰窩は大量の粘液を分泌する．
　陰窩の底には，未分化な上皮細胞が存在し，その分裂・増殖によって，退化し上皮から剥脱する細胞を補う．陰窩には，基底顆粒細胞（p.358）は出現するが，パネート細胞はみられない．
　大腸では，主として水とナトリウムイオン，塩素イオンが吸収され，その残渣は次第に固形となって糞便が形成される．杯細胞によって産生される大量の粘液は粘膜表面を滑らかにして保護し，便の通過を円滑にするのに役立つ．
　固有層は小腸と同様で，多くのリンパ球や形質細胞，好酸球などが含まれる．リンパ小節もみられる．大腸のリンパ小節は孤立性で，深側に向かって発達し，粘膜下組織にまで達する．小腸ではリンパ小節のある部位は粘膜表面が突隆するが，大腸ではむしろやや陥凹する．リンパ球はしばしば上皮内にも進入する．
　粘膜筋板は小腸と同様で，内輪，外縦の 2 層からなる．平滑筋線維は筋板から固有層に進入することもある．
　粘膜下組織も小腸と同様であるが，比較的に多数の脂肪細胞を含んでいる．

b. 筋　層

　内輪層・外縦層の 2 層の平滑筋からなる．ただ，結腸では，外縦層は腸壁の 3 ヵ所で特に発達して，3 条の縦走する平滑筋束をつくる．これが**結腸ヒモ** tenia coli として肉眼的にも観察できる．
　直腸では，外縦層の平滑筋は再び小腸におけると同様に壁の全周にわたって分布する．
　大腸の運動は主として蠕動運動と分節運動である．

c. 漿　膜

　小腸と同様である．ただし，結腸では，結腸ヒモに沿って，漿膜下組織に多くの脂肪細胞が集積し，**腹膜垂** epiploic appendages という突出を形成する．

1. 虫　垂 veriform appendix（図 15-52）

　盲腸から出る突出部で，大腸のミニチュアともいうべき構造をもつが，次のような特徴がみられる．

a. 粘　膜

　粘膜は比較的厚くなっている．内腔は狭く，不整な形状を示し，ときに退廃物で満たされる．
　上皮は単層円柱上皮で，杯細胞は少ない．陰窩はまばら，かつ不整で，長さもさまざまである．陰窩にも杯細胞は少ない．陰窩底にはときにパネート細胞がみられ，基底顆粒細胞はかなり多数存在する．
　固有層には多数のリンパ小節が存在する．リンパ

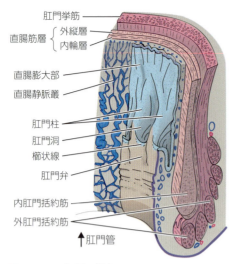

図 15-53　肛門の構造

小節は集まり密在して，集合リンパ小節をつくる．このように，リンパ組織は極めて発達し，まとめて**腸扁桃** intestinal tonsils と呼ばれることもある．

粘膜筋板は発達が悪く，ところどころ欠ける．

粘膜下組織は厚く，疎性結合組織でできており，脂肪細胞に富む．

b. 筋　層

薄いが，平滑筋は内輪，外縦の2層に配列する．

c. 漿　膜

大腸と同様である．

2. 肛門管 anal canal

肛門管は直腸の下部で，**肛門** anus に開くすぐ上の部で，直腸の粘膜から外皮への移行部である．

a. 粘　膜（図 15-53）

上皮は単層円柱上皮から急に重層扁平上皮に変わる．陰窩は急に浅くなって消失する．

肛門管の下部は皮膚で覆われる（**皮膚帯** cutaneous zone）．その上皮は角化して表皮となり，多量のメラニン色素を含む．

固有層は肛門管の下部で真皮となる．ここには，低い乳頭がみられ，強靱な結合組織でできており，毛包，脂腺およびアポクリン汗腺がみられる．アポクリン汗腺は**肛門周囲腺** circumanal glands と呼ばれる．

動物によっては，肛門周囲腺は性と関連し，繁殖期に発達し，活発な分泌を営む．

粘膜筋板は消失し，固有層と粘膜下組織とは明瞭な境界を欠く．

粘膜下組織では，大きな静脈が静脈叢（直腸静脈叢）をつくる．この静脈の炎症は**痔** hemorrhoids の原因となる．

b. 筋　層

筋層のうち内輪層（平滑筋）が発達して厚くなり，**内肛門括約筋** internal anal sphincter muscles をつくる．外縦層は消失し，外側に横紋筋でできる**外肛門括約筋** external anal sphincter muscles が現れる．

消化腺

A　肝　臓 liver

肝臓は右上腹部に位置する内臓で最大の実質性臓器である．その重さは体重の約1/50で，成人では1.2〜1.5 kgほどである．ヒトの肝臓は4つの葉（右葉，左葉，方形葉，尾状葉）からなるが，主体は右葉と左葉で，右葉が大部分を占め，左葉は全体の約1/6である（図 15-54a）．

肝臓の表面は外・内2層の被膜で包まれる．外層は肝臓の大部を覆う腹膜で，**漿膜** serosa（tunica serosa）である．内層は肝臓の全表面を覆う**線維膜** fibrous capsule で，弾性線維に富む線維性結合組織でできている．線維膜の線維性結合組織は，肝門から出入する脈管・肝管とともに肝臓内に進入し，小葉間結合組織となって，実質を多数の肝小葉に分けている．**肝小葉** hepatic lobule は直径約1 mm，長さ約2 mmの不規則な多角柱状を呈する（図 15-54b）．

小葉間結合組織の発達の程度は動物によって異なる．たとえばブタでは，小葉間結合組織がよく発達し，小葉を取り囲み，小葉の境界は明瞭である．しかし，ヒトでは小葉間結合組織の発達が悪く，一般に数個の小葉が接する角々にのみ存在するため，小葉の境界は不明瞭である．

前述のように，小葉間結合組織は表面を包む線維膜と連なり，全体として肝臓の支柱組織を形成し，これらをまとめて**グリソン嚢** Glisson's capsule という．また，小葉間結合組織のみを**グリソン鞘** Glisson's sheath ということもある．

a. 肝臓の血管

肝臓は極めて豊富な血管分布を受ける．肝臓の構造・機能は血管と極めて密接な関連をもつので，ま

消化腺

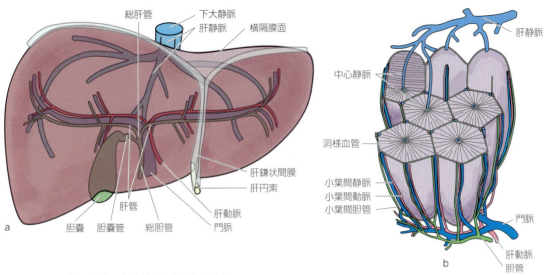

図 15-54　肝臓，肝臓の血管系・胆管系と肝小葉
a：肝臓（前面），b：肝小葉

　ず血管について述べる．
　肝臓は2つの血管，すなわち肝動脈と門脈から血液を受ける．この血管系は栄養血管系と機能血管系で，肝臓の構造，機能とも関連する特徴となる．
　肝動脈 hepatic artery は栄養血管系で，酸素に富む動脈血を運ぶ血管系である．肝動脈は肝門から肝臓内に入り，次第に分岐して，**小葉間動脈** interlobular artery となり，小葉間結合組織の中を走る．動脈の一部は小葉間結合組織および小葉間胆管に毛細血管を与えるが，残りは小葉内に入り，その洞様血管に注ぐ．
　肝臓を灌流する血液の約20～25％は肝動脈によって供給される．
　門脈 hepatic portal vein は機能血管系である．門脈は胃・腸・膵臓・脾臓などからの血液（静脈血）を集め，その栄養分に富む血液を肝臓に運び込む．
　門脈は肝門から進入し，次第に分岐して，**小葉間結合組織の中を小葉間静脈** interlobular vein として走り，終わりに小葉内の洞様血管に注ぐ．
　肝臓の灌流血液量の約75～80％は門脈に由来する．
　類洞は小葉内で吻合して血管網をつくり，小葉の中軸を走る**中心静脈** central vein に集まる．
　中心静脈は小葉の中軸を約1mm走り，ほぼ直角に**小葉下静脈** sublobular vein（**介在静脈** intercalated vein）に注ぐ．小葉下静脈は小葉の基底の辺縁に沿って走り，しだいに合流して（**集合静脈** collecting vein），最後に**肝静脈** hepatic vein となって肝臓の後上面から出る．

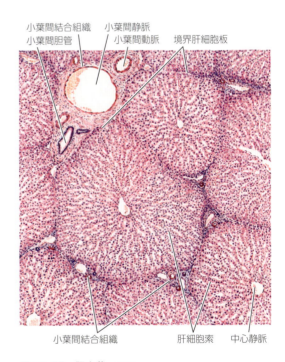

図 15-55　肝小葉　×35

b. 肝小葉 hepatic lobule（図 15-55, 56）

　肝臓の実質は，前述のように，肝小葉に区画される．小葉では，肝細胞は1～2層に並ぶ細胞板をつくる．これを**肝細胞板** hepatic cell plate という．組織切片では，肝細胞板は索状にみえるので，一般に**肝細胞索** hepatic cell cord とも呼ぶ．
　肝細胞板は小葉の中軸にある中心静脈を中心としてほぼ放射状に配列し，また，至るところで分岐し，

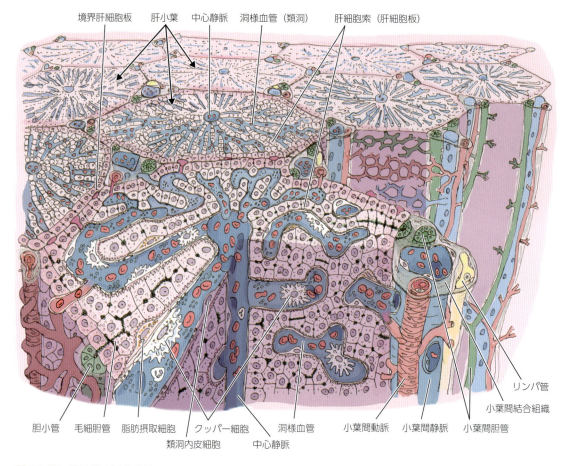

図15-56 肝小葉の構成要素

隣接のものと吻合して，全体として網工を形成する．

肝細胞板の間には，広い内腔をもつ毛細血管，すなわち洞様血管（類洞）がある．

c. 肝細胞 hepatocyte

肝細胞（**肝実質細胞** hepatic parenchymal cell）は肝臓の主体をなす細胞で，肝実質細胞とも呼ばれる．多角体形細胞で，通常1個の大きな球形核をもつ．ときに2核をもつ細胞もみられる（約25%）．

肝細胞の核の大きさはかなりさまざまで，特に大型の核もみられる．**多倍体** polyploid で，肝細胞の約30〜80%にみられ，加齢とともに増加するといわれる．

肝細胞には，通常，核分裂像はみられない．しかし，肝細胞は著しい再生能をもつ細胞で，例えば肝臓の一部が損傷されたり，除去されると，残存する肝細胞は活発に分裂して，肝臓は急速に元の大きさに復する．

核は比較的明るく，1〜2個の核小体と多数の染色質塊をもつ．

細胞質は豊富で酸好性に染まる．しかし，細胞質には塩基好性の塊状物質がみられる．

塩基好性物質は粗面小胞体やリボソームにあたり，その出現・量は細胞の機能活性と関連する．

細胞質には，グリコーゲン，脂質滴，色素などが含まれる．グリコーゲン・脂質滴は細胞の機能活性に関連し，その量・分布には変動がみられる．例えば，グリコーゲンは特に食後糖質の消化，吸収とともに増加して多量になる．

グリコーゲンは，普通の固定をした組織切片では溶け去りやすく，また染まらない．しかし，固定液を吟味して PAS 反応（過ヨウ素酸，Schiff 反応）を施すと，赤く染め出すことができる．

色素は黄褐色のリポフスチンで，特に老人で中心静脈の近くにある肝細胞に比較的多い．

電子顕微鏡では，次のような微細構造がみられる（図15-57a）．

ゴルジ装置は細胞質に多数存在する．特に毛細胆管の近くにしばしばみられる．ゴルジ槽はしばしば拡張し，内腔に径30〜60 nm の密な顆粒をもつ．この顆粒はリポタンパク質顆粒で，粗面小胞体でつ

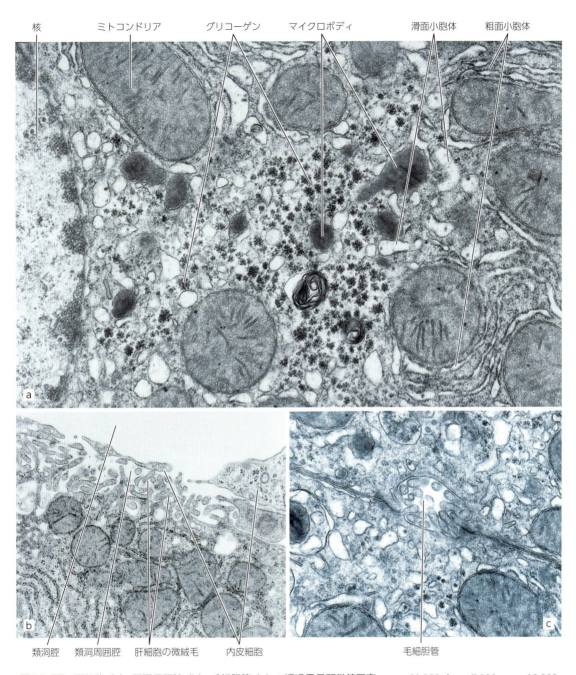

図 15-57　肝細胞（a），類洞周囲腔（b），毛細胆管（c）の透過電子顕微鏡写真　a：×21,000，b：×7,000，c：×19,000

くられたタンパク質と，滑面小胞体で生成される脂質とが，ゴルジ装置に運ばれ，ここで結合してできる．リポタンパク質顆粒はさらに血液中に放出されて血清リポタンパク質（**低密度リポタンパク質** very low density lipoprotein，VLDL）になる．

　ミトコンドリアは球状あるいは杆状で，細胞内に多数含まれる．細胞の機能活性に応じて変化がみられる．

　粗面小胞体は発達が良く，一般にほぼ層板状に配列する．その他自由リボソームも多量にみられる．特に粗面小胞体は肝臓で産生される血清アルブミン，フィブリノーゲン，プロトロンビンなどのタンパク質の合成にあずかる．

　滑面小胞体も発達が良好で，一般に細管状で，迂曲し分岐し吻合する．滑面小胞体はコレステロールの生成やグリコーゲンなど糖質や脂質，ステロイドおよび薬物の代謝にあずかる．また，肝細胞の解毒機能や胆汁色素の生成にも関係がある．このような

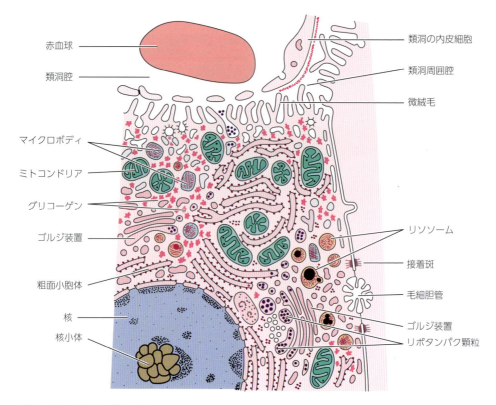

図 15-58　肝細胞の微細構造

滑面小胞体の機能は酵素系による化学反応に基づく．このような酵素系は滑面小胞体と関連して存在する．

グリコーゲンは，微細顆粒が集まる β 粒子の形を呈して滑面小胞体に近接して集合し，肝小葉の小葉間結合組織に近い細胞には多く，中心静脈周囲の細胞では少ない．

リソソームは毛細胆管の近くに存在する．酸化現象，特に過酸化水素などの分解・処理に関与する酸化酵素を含む．

マイクロボディ microbody または**ペルオキシソーム** peroxisome などもみられる．

肝小葉の辺縁では，肝細胞は小葉間結合組織に接し並走する細胞板，すなわち**境界肝細胞板** limiting hepatic plate を形成する．その肝細胞は小型で，ほぼ立方形を呈し，小球形核をもつ．

細胞質は暗調で，グリコーゲンや脂質などを含まない．隣り合う境界肝細胞板の間には，狭い**モール腔** space of Mall がある．

肝細胞を立体的にみると，細胞表面は少なくとも 2 面以上で**類洞**に接する．類洞に向かう側では，肝細胞と類洞の内皮との間に幅約 0.5 μm の狭い間隙がみられる．この間隙を**類洞周囲腔** perisinusoidal space（**ディッセ腔** space of Disse）といい，腔に面する肝細胞の細胞膜には多数の微絨毛がみられる．

類洞壁は，後述するように，特徴的な構造を示し，類洞を流れる血液の血漿は直接に類洞周囲腔に浸出する．こうして，肝細胞の表面は血漿で浸されることになり，肝細胞と血液の間には直接的で活発な物質移動が起こる（図 15-57b）．

互いに隣接する肝細胞の細胞膜は約 15 nm の細胞間隙で隔てられるが，そこに径 0.5〜1 μm の管状拡張部がみられる．すなわち，隣接する細胞膜に，それぞれ，半管状の溝があり，これが合わさって細管状をつくる．これを**毛細胆管** bile canaliculi という．

毛細胆管に面する肝細胞膜には，短い微絨毛がみられる．また，毛細胆管の周囲の隣接する細胞膜は連結複合体（p.56）で結合される（図 15-57c）．

毛細胆管は普通の組織切片標本でもある程度認めることができるが，特殊な染色法で明瞭になる．また，組織化学的にアルカリ性ホスファターゼ，ATP アーゼ活性を呈するので，その反応を用いて観察できる．

肝細胞は毛細胆管に胆汁を分泌する．すなわち，毛細胆管は腺終末部の腺腔にあたる．

毛細胆管は，全体としてみると，立体的に網状を呈する．肝臓は胆汁の分泌腺であり，腺細胞は網状に連なって網状腺をつくる（図 15-58）．

類洞 sinusoid

肝小葉では，毛細血管は広い内腔（径9〜12μm）をもち，類洞（洞様血管）と呼ばれる．類洞は肝細胞板の間を迂曲しながら小葉中軸の中心静脈に向かって放射状に走り，互いに吻合して，全体として網状を呈する．

類洞には3種の細胞が区別される．すなわち，内皮細胞，クッパー細胞および脂肪摂取細胞（伊東細胞または肝星細胞）である．

（1）内皮細胞：内皮細胞は薄い胞体と，濃染する小型核をもつ．内皮細胞は薄く伸びた胞体に多くの小孔（径0.1〜0.5μm）をもち，有窓性である．また，隣接する内皮細胞の間にも間隙がある．内皮細胞の外側には，基底板が存在するが，基底板は不完全で，連続性を失い，欠ける部位も多い．

このように類洞は有窓性かつ非連続性の毛細血管で，血液の血漿成分は血管内から類洞周囲腔に浸出し，肝細胞を直接に浸している．こうして肝細胞の表面は血漿で洗われ，肝細胞と血液との間には，直接的な物質移動が起こる．

（2）クッパー細胞 Kupffer cell（図15-59）：肝臓には，内皮細胞がつくる類洞壁の内面にマクロファージが貼り付いている．K. M. von Kupffer（1829-1902）が1899年に肝臓の類洞に異物を貪食する細胞を初めて確認したことから，**クッパー細胞**と呼ばれる．細胞は不整な形態をもち，しばしば類洞腔内に突出する．偽足状の胞体突起によって内皮に付着し，星形を呈する（図15-60a）．ときに内皮細胞の間隙をふさぐように位置する．核は，内皮細胞核に比べて，やや大きく明調で，不整形である．クッパー細胞は，胞体にリソソーム，赤血球の破片やヘモジデリンのような鉄を含む顆粒や色素顆粒などの細胞内消化の遺残体を含む．また，生体染色を

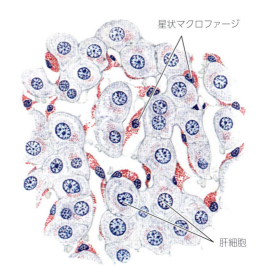

図15-59 肝臓の星状マクロファージ（クッパー細胞，ウサギ，カルミン生体染色）×40

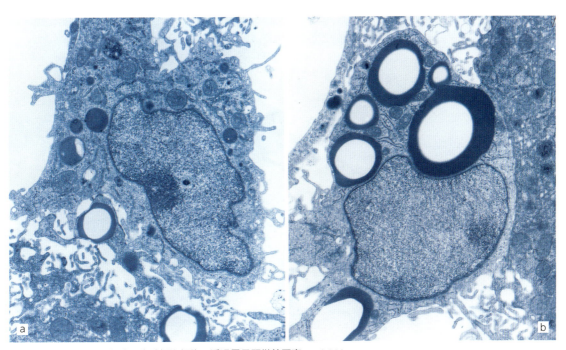

図15-60 クッパー細胞と脂肪摂取細胞の透過電子顕微鏡写真 ×8,000
a：クッパー細胞．b：脂肪摂取細胞

行うと，多量の色素を取り込み好染する．このように，クッパー細胞は極めて活発な食作用をもち，単核食細胞系（p.77）に属する代表的な細胞で，単球系に由来する．

　（3）**脂肪摂取細胞** fat-storing cell：この細胞は，類洞内皮の外側にある血管周囲腔，すなわち（ディッセ腔）に存在し，細胞質に脂質滴をもつことを特徴とする．前述の von Kupffer が，1876年に塩化金で処理した標本で観察して**星細胞** stellate cell と呼んだ細胞にあたる．この細胞は上記で述べたクッパー細胞としばしば混同されてきたが，のちに伊東俊夫（1904-1991）が，この細胞がクッパー細胞とは異なり，類洞周囲の脂肪摂取細胞であることを明らかにした（図15-60b）．そのため，この細胞を**肝星細胞** hepatic stellate cell と呼んだり**伊東細胞** Ito cell と呼んだりする．

　脂溶性ビタミンであるビタミンAを投与すると，この細胞の脂質滴に集まる．脂肪摂取細胞は，ビタミンAの貯蔵・代謝に働いていることがわかる．発生学的には，間葉系で，ときに線維芽細胞のように線維形成にも関与する．

　この他，マウスやラットなどでは，類洞周囲腔に**ピット細胞** pit cell という顆粒をもつリンパ球が現れる．NK細胞であることが明らかになっている．

　類洞周囲腔には，銀好性線維網がみられる（図15-61）．電子顕微鏡で類洞壁に接して微細な膠原線維がみられる．このような線維は肝細胞板を支持し，類洞腔を広く保つのに役立つと考えられる．

d. 胆管系

　隣接する肝細胞の間には，**毛細胆管** bile canaliculi が存在する（図15-62）．毛細胆管は全体として網状を呈し，小葉辺縁部で太さ15〜20μmの短い細管に連なっている．この細管は**胆小管** bile ductule（ヘリング管 canal of Hering）と呼ばれる．胆小管は小さな明るい立方形の上皮細胞で囲まれる（図15-63）．

　胆小管は短く，直ちに小葉間結合組織にある**小葉間胆管** interlobular bile duct に続く．小葉間胆管は単層立方上皮でできているが，合流して，次第に太

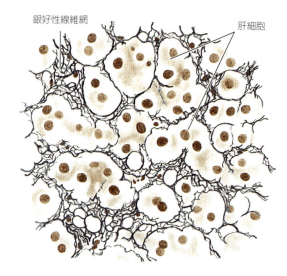

図15-61　肝小葉内で類洞を囲む銀好性線維（マウス）　×450

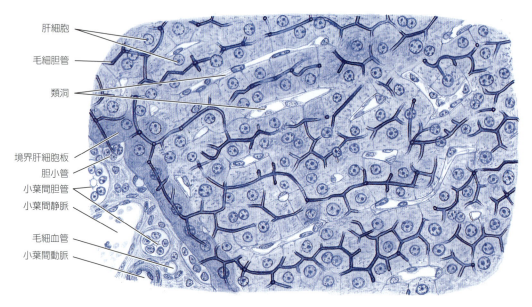

図15-62　毛細胆管（鉄ヘマトキシリン染色）　×530

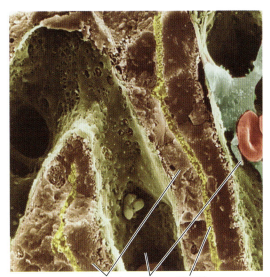

図 15-63　肝細胞索と類洞，毛細胆管の走査電子顕微鏡写真　×920

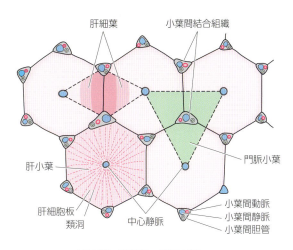

図 15-64　肝小葉，肝細葉，門脈小葉
肝細葉には血液還流における栄養・酸素の濃度勾配を示す

くなり，高い円柱上皮と，その外側の基底膜および線維性結合組織で囲まれるようになる．

e. 肝臓の結合組織

　肝臓の表面を包む線維膜の結合組織は，すでに述べたように，肝門から内部に進入して，小葉間結合組織をつくる．しかし，肝小葉内では，細網線維網が肝細胞板を取り巻くが，電子顕微鏡でみると，類洞周囲腔にわずかの微細な膠原線維（膠原細線維束）が存在するのみである．このように，肝臓が含む結合組織は，この臓器の大きさの割には，極めて少ない．このために，肝臓は比較的に軟らかく，外力に対して損傷を受けやすい．
　数個の肝小葉の接する角にみられる小葉間結合組織には，肝動脈の枝である小葉間動脈・門脈枝である小葉間静脈および小葉間胆管が含まれる．このように，小葉間結合組織にある小葉間動脈・小葉間静脈・小葉間胆管を，まとめて**肝三つ組** hepatic triad という．この三つ組を含む結合組織は，肝門から肝小葉への血流や胆汁の通路であり，**門脈管** portal canal とか**門脈域** portal area とも呼ぶ．
　三つ組のうちで，小葉間静脈が最も太く，小葉間胆管と小葉間動脈は比較的小さい．門脈管は肝門に近いほど大きく，分岐するとともに小さくなる．
　肝硬変では，小葉間結合組織を中心に膠原線維の増生が起こる．小葉間結合組織が増加するとともに，小葉周縁に結合組織が進入，増生し，さらに小葉周辺から肝細胞板を壊しながら小葉内に進入する．

f. 肝小葉，門脈小葉と肝細葉

1）肝小葉

　すでに述べたように，肝臓の実質は肝小葉に分けられる．肝小葉を区画する小葉間結合組織はヒトを含めて多くの動物で発達が悪く，3個以上の小葉が境する角にみられるに過ぎない．このために，小葉の区画は必ずしも明瞭でないが，中心静脈と，それを中軸とする肝細胞板の放射状配列，境界肝細胞板とによって小葉を区別できる（図 15-64）．

2）門脈小葉

　一般の腺における小葉では，分泌物は小葉内導管に集められるが，肝小葉では導管である胆管は小葉間に位置し，一般の腺の小葉構造とは異なっている．また，小葉間動・静脈も1個の肝小葉でなく，隣接する肝小葉に分布する．そこで，胆管・動脈・静脈を含む門脈管を中心とし，隣り合う中心静脈を結ぶ線で囲まれる領域を一つの構造単位とし，これを**門脈小葉** portal lobule と呼ぶ．門脈小葉はほぼ三角柱状で，導管・血管系が中心に位置し，従来の中心静脈は門脈小葉の間に存在することになる．

3）肝細葉

　肝臓の機能と直接に関連する血管分布，すなわち血液灌流に基づく単位を**肝細葉**（肝腺房）liver acinus と呼ぶ．小葉間動脈・小葉間静脈から出る枝は相接する肝小葉内を走り，両側の小葉の類洞に血液を送っている．このような小葉内に血液を送る枝を中心する血流分布域は，隣り合う肝小葉で中心静脈と小葉間結合組織を結ぶダイヤ形の領域となる．これが肝細葉で，血液の微小循環単位である．

門脈小葉にしても，肝細葉にしても，明瞭な境界で画されているわけでなく，類洞は互いに吻合し連絡している．

また，従来の肝小葉（**古典的肝小葉** classic hepatic lobule）でも，中心静脈を中心として辺縁に向かって**中心帯** central zone, **中間帯** intermediate zone, **辺縁帯** peripheral zone の 3 帯に分けられるが，血液灌流からみると，肝細葉のように，辺縁帯から中心帯に向かって勾配がある．すなわち，辺縁帯の肝細胞は灌流によって最初に栄養・酸素などを受け，それに関係する代謝活性も活発であるが，一方では，血液に含まれる成分の影響を受けやすい．

例えば，グリコーゲンなどの蓄積は辺縁帯に最初にみられ，次第に中間帯に進む．また，酸素欠乏などによる循環障害や中毒などで，傷害が中心帯に最も起こりやすい（**中心帯壊死** central necrosis）．一方，特定の条件では**辺縁帯壊死** peripheral necrosis が起こることもある．

このように，肝小葉に起こるいろいろな病理学的変化が血液灌流勾配と関連して発現することもある．

g. リンパ管

肝小葉内にはリンパ管はない．リンパ管は小葉間結合組織で，小葉間静脈の周囲に始まり，これに沿って走る．

肝小葉の類洞周囲腔に滲出する血漿成分は一部は再び類洞を経て血行性に還流するが，大部分は類洞周囲腔から小葉間結合組織に達し，リンパ管に流入し，リンパとして還流する．したがって，肝臓から流出するリンパは極めて大量で，体内のリンパ総量の 30〜50％を占める．

h. 神　経

肝臓に分布する神経は自律神経性の無髄線維であるが，少なく，肝門から門脈管に沿って進入し，主として血管に分布する．

i. 肝臓の機能

肝臓は解剖学的に消化腺の一つとされているが，その他に，いろいろ重要な機能をもつ．それは 3 つの機能に大別される．

1) 胆汁の産生

肝細胞は胆汁酸，ビリルビン（胆汁色素）などから胆汁を合成し，これを毛細胆管に放出する．胆汁は，胆嚢に貯えられ，濃縮されたのち，十二指腸に放出される．このように，胆汁の産生・分泌からみると，肝臓は外分泌腺である．

胆汁に含まれる胆汁酸塩は表面張力を下げ，強い親水性をもつので，脂肪を乳化してリパーゼの働きを受けやすくし，脂肪の消化・吸収を促進する．

胆汁酸塩は大部分が小腸下部で吸収され，門脈を経て肝臓に送られ，肝細胞に取り込まれて，再び胆汁の産生に用いられる（**腸肝循環** enterohepatic circulation）．

胆汁色素は**ビリルビン** bilirubin である．マクロファージをはじめとする単核食細胞系が老化した赤血球を取り込み，ヘモグロビンを分解してビリルビンを生じ血液に放出する．放出されたビリルビンは肝細胞に取り込まれ，胆汁に含まれて排出される．腸管内に放出されたビリルビンは糞便とともに体外に排泄されるが，一部は再び吸収されて肝臓に戻り，腸肝循環を繰り返す．

2) 代謝作用

次のように種々の物質の代謝，調節を行う．

(1) 糖代謝：肝細胞は小腸で吸収されたグルコースを取り込み，グリコーゲンを生成して貯える．貯えられたグリコーゲンは，生体の要求に応じて再びグルコースに分解されて血液中に放出される．こうして肝臓は血糖を調節する．

なお，血糖がさらに低下すると，肝細胞はアミノ酸や脂肪酸からグルコースを新生し，血中のグルコースを増加させて血糖を調節する．

(2) 脂質代謝：肝細胞はトリグリセリド（中性脂肪），脂肪酸，コレステロールなどを合成する．合成は脂肪酸のエステル化や糖質からの転化などによって営まれる．コレステロールは主として胆汁酸の生成に用いられるが，その他にリポタンパク質とともに血液中に放出され，いろいろな細胞の細胞膜の合成にも用いられる．トリグリセリドはタンパク質と結合し，血漿リポタンパク質（低密度リポタンパク質）として血中に放出される．

なお，肝細胞は糖質，タンパク質から脂肪を生成する．このような脂質はリポタンパク質として血中に放出され，脂肪組織に貯蔵脂肪として貯えられる．

(3) タンパク質代謝：肝細胞はアルブミン，フィブリノーゲン，プロトロンビンなどいろいろな血漿タンパク質を生成し，血中に放出する．

フィブリノーゲン，プロトロンビンは血液凝固に重要なタンパク質であるので，肝臓は血液凝固にも重要な働きを果たす器官である．

また，肝細胞はアミノ酸の脱アミノ基作用によって尿素を生成する．

このように，肝臓は生成した物質を血中に放出するので，内分泌腺とみなすこともできる．

(4) ビタミン・ホルモン代謝：いろいろなビタミ

ンを活性化し貯蔵する．また，ホルモンを分解する．

3) 解毒作用

肝細胞はいろいろな毒物を分解し無毒化する．解毒は酸素による酸化・水酸化・抱合などによって行われる．無毒化した物質は一部胆汁に含まれて排泄される．

クッパー細胞は細網内皮系（単核食細胞系）に属し，極めて活発な食作用をもち，生体の防衛機構に関与する（p.78）．

なお，肝臓は血流に対して抵抗低く，その血管構築からも血液貯留にも関与する．

B 肝外胆路と胆嚢

1. 肝外胆路 extrahepatic bile duct（図 15-65）

肝臓で産生される胆汁は**肝管** hepatic duct に集められて肝臓から送り出される．肝管は**胆嚢管** cystic duct と合して**総胆管** bile duct となり，十二指腸に開く．

このように胆汁を肝臓から十二指腸にまで導く導管系をまとめて肝外胆路という．構造はほぼ同様で，粘膜，筋層，外膜からなる（図 15-66a）．

a. 粘 膜

粘膜には，ヒダが発達する．特に胆嚢管では，横走する**ラセンヒダ** spiral fold が形成される．

上皮は単層の高い円柱状細胞でできている．核は楕円体形で，基底側に偏在する．胞体は核上部に粘液性分泌顆粒をもつ．

固有層は多量の弾性線維を混じえ，リンパ球や顆粒球などを含む．

総胆管では，固有層に小さな単管状腺の**胆管腺** bile duct gland がみられる．腺細胞は低円柱状で，粘液を分泌する．

b. 筋 層

筋層は薄く，縦走または斜走あるいは輪走する平滑筋でできている．

総胆管の開口部では，筋層は発達し，輪走して，**総胆管括約筋** sphincter muscle of the common bile duct（**オッディ括約筋** sphincter of Oddi）をつくる．括約筋は十二指腸の粘膜筋板や筋層に連なる．

c. 外 膜

疎性結合組織でできている．

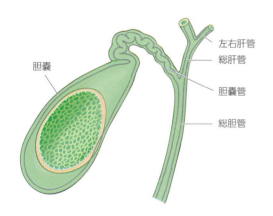

図 15-65 胆管系と胆嚢
胆嚢粘膜の凹凸は蜂巣状を呈する

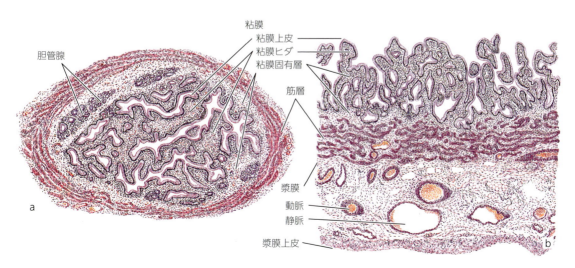

図 15-66 総胆管（a）と胆嚢（b）の壁構造 ×22

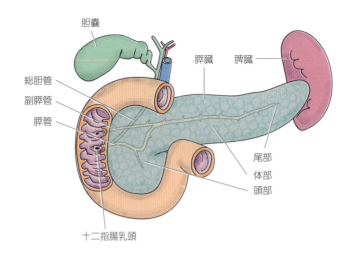

図15-67　膵臓と周辺器官

2. 胆　囊 gallbladder

　胆囊はナス状の囊状器官で，容量40〜60 mLで，肝臓から流れてくる胆汁を貯える．胆囊の壁は，粘膜，筋層，漿膜からできている（図15-66b）．

a. 粘　膜

　粘膜には，極めて多数のヒダがみられる．ヒダは分岐を繰り返し，互いに吻合して，複雑な網状を呈する．胆囊頸ではヒダは主として横走し，胆囊管のラセンヒダに連なる．

　胆囊が拡張すると，粘膜のヒダは減少する．

　上皮は単層の高い円柱上皮である．核は楕円体形で，やや基底側に偏在する．細胞質は一般に弱い酸好性で明るく，ミトコンドリアが多い．細胞は自由面に線条縁をもつ．線条縁をつくる微絨毛は，小腸の上皮に比べると，やや短く，かつ不整で，まばらに配列する．隣接する細胞の間には，連結複合体があり，基底側近くには細胞膜嵌合が発達する．

　胆囊は，胆汁を一時貯えるとともに，胆囊上皮が胆汁の水および電解質を吸収し，胆汁は肝臓で産生された量の約1/5〜1/10量に濃縮される．胆囊上皮が水および電解質を吸収するときには，細胞基底側にある細胞間隙は拡大し，吸収された水分はここから細胞外に出る．

　固有層は線維性結合組織からなり，多量の弾性線維を混じえる．弾性線維は特に上皮下で密網をつくる．固有層には，一般に腺は存在しないが，ただ胆囊頸には単管状腺がみられる．この腺細胞は立方形で，明調な胞体をもち，粘液を分泌する．

　上皮は固有層に深く管状に陥入し，筋層にまで達することがある．このような上皮の陥入を**ロキタンスキー-アショッフ洞** Rokitansky-Aschoff sinus という．

　ロキタンスキー-アショッフ洞は胆囊の慢性炎症の場合にしばしばみられる．炎症で，上皮の陥入・癒着が起こるためともいわれる．また，内腔に細菌などがとどまりやすく，炎症は慢性化しやすい．

b. 筋　層

　平滑筋線維は縦走，輪走，斜走とさまざまな方向に走り，互いに吻合して網状を呈する．このような平滑筋線維網がつくる網の目は線維性結合組織で満たされる．結合組織には，膠原線維の他に，細網線維・弾性線維が含まれる．このように，筋層は線維筋層の形態をとる．

c. 漿　膜

　肝臓へ直に接する面以外では漿膜で覆われる．肝臓に密接する面では，肝臓の線維膜に連なる．

　肝臓へ直に接する部位には，ときに単層の立方上皮からできる小管がみられることがある．これを**ルシュカ管** Luschka duct といい，上皮は一般に肝臓内胆管の上皮に似ていて，胎生期に迷入した胆管の遺残である．

C　膵　臓 pancreas

　膵臓は，横に細長い臓器で，頭，体，尾を区別し，頭部はC字形の十二指腸に囲まれる．尾は脾臓に接する（図15-67）．膵臓は，疎性結合組織でできている薄い被膜で包まれる．被膜から連なる中隔状の結合組織によって，実質は多数の**膵小葉** pancreatic lobules に分けられる．**小葉間中隔** interlobular sep-

消化腺

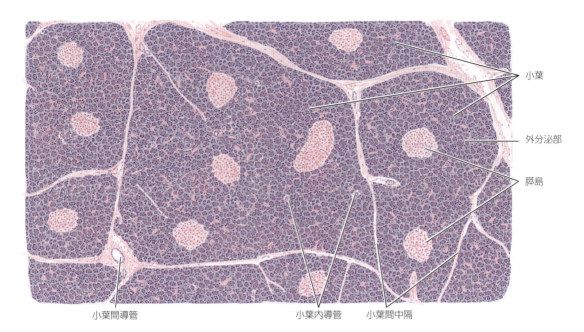

図15-68 膵臓 ×15

(ラベル: 小葉, 外分泌部, 膵島, 小葉間導管, 小葉内導管, 小葉間中隔)

tumには，血管，リンパ管，神経および導管が存在する．

実質は**外分泌部** exocrine pancreas と**内分泌部** endocrine pancreas からなる．

a. 膵外分泌部 exocrine pancreas （図15-68）

外分泌部は複合管状房状腺である．

外分泌細胞 exocrine cell は，腺の終末部で**膵腺房** pancreatic acinus をつくり腺腔を囲み1層に配列する円錐形の**腺房細胞** acinar cell となって，腺腔へ膵液を分泌する．腺房の外側は基底膜で囲まれる．膵臓の終末部には，筋上皮細胞はみられない．

腺房細胞の核は球形で，1～2個の核小体をもち，基底側寄りに存在する．胞体は腺腔側に酸好性に染まる分泌顆粒をもつ．分泌顆粒は**酵素原顆粒** zymogen granules で，その量は細胞の分泌相に応じて著しく変動する．一般に顆粒は空腹時には増加し，消化時には放出され減少・消失する．

核下部の細胞質は塩基好性に好染する．このような塩基好性は扁平嚢状の粗面小胞体が層状に極めて多数に存在することによる．

ゴルジ装置は発達が良く，核上部に存在する．ミトコンドリアは多数で，一般に細胞基底部にみられる．

酵素原顆粒はいろいろな消化酵素を含む．そのタンパク質は粗面小胞体で生成され，ゴルジ装置に運ばれて顆粒となる．顆粒は細胞の自由面から開口放出によって腺腔に，あるいは細胞間分泌細管に放出される（図15-69）．

なお，隣接する腺細胞は，連結複合体によって，互いに結合される．

隣接する細胞膜は特に腺腔に近い上端部でタイト結合によって結合される．このような結合によって，腺腔の内容は細胞間隙から遮断される．したがって，強力な消化作用をもつ分泌液（膵液）が細胞間隙から漏れることはない．もし漏出すると，その消化作用によって，急激な組織損傷が起こることになる．**急性膵炎** acute pancreatitis はこのような現象が生じる疾患である．

なお，腺腔には，腺房中心細胞が存在する．

導管系は終末部に連なる介在部に始まり，引き続く導管が次第に合流して，最後に膵管として十二指腸に注ぐ．

介在部 intercalated duct (portion) は小葉内にあり，単層の小さな扁平ないし立方形ないしやや扁平上皮でできており，管腔は狭い．線条部はなく，介在部はただちに小葉内導管を経て小葉間導管に続く．

介在部の末端部は終末部の腺腔に進入し，腺細胞で囲まれた**腺房中心細胞** centroacinar cell となる．腺房中心細胞は，腺細胞に比べてはるかに小さな立方形ないし扁平な細胞で，明るい細胞質をもつ．電子顕微鏡でみると，多量のミトコンドリアを含む．腺房中心細胞と介在部は活発に水と電解質を分泌し，その結果，膵液は重炭酸塩に富み，アルカリ性になる．

小葉間導管 interlobular duct は，初めは細く，上皮は単層の立方形ないし低い円柱状の細胞でできて

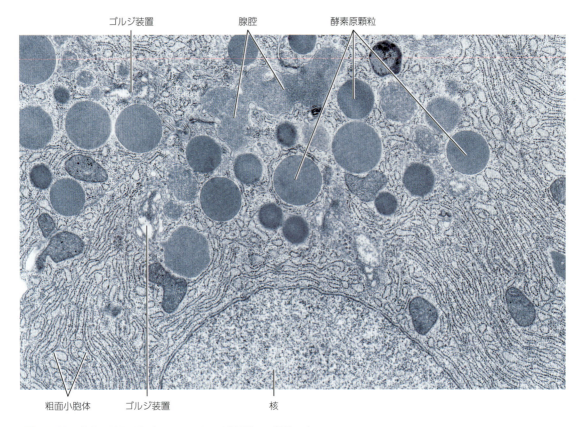

図15-69　膵臓の外分泌細胞（腺房細胞）の透過電子顕微鏡写真　×12,000

いる．小葉間導管が次第に合流して，太くなると，上皮細胞も高くなり，外側から疎性結合組織で囲まれるようになる．導管は最後に膵管に集まり，膵臓から出る．

膵管 pancreatic duct は1～2列の高い円柱上皮で囲まれる．上皮には，杯細胞が混在し，ときに基底顆粒細胞も出現する．上皮の外側には，弾性線維を含む固有層がある．固有層には，小さな粘液腺がみられる．固有層の周囲には，主として輪走する平滑筋層があり，その外側は線維性結合組織で囲まれる．

b. 外分泌部の機能

外分泌部が分泌する**膵液** pancreatic juice は，1日に700～1,000 mLである．無色透明で，重炭酸イオンの濃度が高くアルカリ性（pH約8.2）で，強力な主要消化酵素（タンパク質分解酵素・脂質分解酵素・糖質分解酵素など）を含み，最も重要な消化液である．

タンパク質分解酵素としてはトリプシノーゲン，キモトリプシノーゲン，プロカルボキシペプチダーゼなどが含まれる．**脂質分解酵素**としては主に膵リパーゼ（ステアプシン）が含まれる．また，糖質分解酵素はアミラーゼである．

これらの消化酵素ないしその前駆物質は腺細胞でつくられ，酵素原顆粒に含まれてエキソサイトーシス（開口分泌）により分泌放出される．例えばトリプシノーゲンは，分泌されて十二指腸に運ばれると，エンテロペプチダーゼによって分解されてトリプシンとなる．また，キモトリプシノーゲンとプロカルボキシペプチダーゼは，トリプシンの作用により，キモトリプシン，カルボキシペプチダーゼになる．

一方，介在部は，重炭酸イオンを大量の水とともに分泌する．重炭酸イオンは，水とCO_2とが結合して生ずる．このように，膵液は重炭酸イオンを高濃度に含み，アルカリ性で，十二指腸に放出され，胃から送られてくる酸性の内容を中和し，その消化酵素は活性化される．

c. 膵内分泌部 endocrine pancreas

内分泌部は外分泌部の中に散在する内分泌細胞群からなる（図15-70）．この細胞群を**膵島** pancreatic islets，または**ランゲルハンス島** islets of Langerhans と呼ぶ．

膵島は膵臓内に極めて多数に散在するが，膵頭・

消化腺

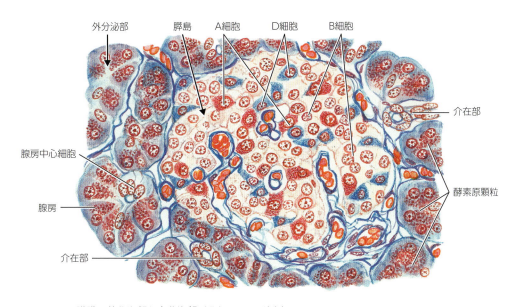

図 15-70　膵臓の外分泌部と内分泌部（膵島，AZAN 染色）×600

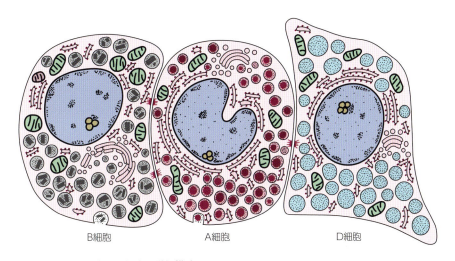

図 15-71　膵臓内分泌細胞の微細構造

膵体よりも膵尾のほうがやや多い．島は総数約 100 万〜200 万個で，その総体積は膵臓の約 2% を占める．

膵島は直径 100〜200 μm の球形ないし卵円形で，外分泌部からは好銀性線維（細網線維）でできている薄い線維膜で隔てられるが，外分泌部と直に接することもある．

膵島をつくる内分泌細胞は，主として索状に配列する．細胞索は互いに吻合して網状を呈し，細胞索の間には広い内腔をもつ有窓性の洞様毛細血管が存在する．

内分泌細胞は，HE 染色のような一般染色標本では，ほぼ一様に明るく淡染する細胞質をもつのみであるが，特殊な染色で観察すると，A 細胞，B 細胞，D 細胞の 3 種が区別できる（図 15-71）．

1）A 細胞

A 細胞（α 細胞）は，**グルカゴン** glucagon を産生，分泌する細胞で，アザン染色ではアゾカルミンにより赤く染まる微細な分泌顆粒をもつ．MG 染色（マッソンゴールドナー染色）では酸性フクシンにより同様に分泌果粒が赤色に染まる．核は大型で，球形ないし楕円体形を示し，染色質は比較的少量である．

A 細胞は内分泌細胞の約 15〜20% を占め，散在するが，島の辺縁部にやや多く，かつ群在する傾向がある．電子顕微鏡でみると，分泌顆粒は直径約

377

300 nm の球形で，大きさはほぼ等しい．内容は電子密度が高く，薄い限界膜で包まれている．電子密度の高い内容と限界膜との間に明るい薄層がみられる．

2）B細胞

B細胞（β細胞）は，**インスリン** insulin を産生，分泌する細胞で，アザン染色では難染性であるが，クロム明ばんヘマトキシリン染色で染めると特異的に青染する分泌顆粒をもつ．またアルデヒドフクシン染色では分泌顆粒が紫に染まる．核はやや小さく，染色質に富む．

B細胞は内分泌細胞のうちで最も多く，60〜80%を占める．電子顕微鏡でみると，分泌顆粒は直径約250 nm，限界膜に包まれ，内容は電子密度が低いが，電子が密な芯様構造をもつ．芯様構造の形態・性状は動物によって異なるが，ヒトでは球状あるいは多角体形の結晶体状を呈する．

3）D細胞

D細胞（δ細胞）は，**ソマトスタチン**を産生，分泌する細胞で，アザン染色で青く染まるが，MG染色では無色透明な細胞にみえる．銀染色では銀好性を呈する．

D細胞は内分泌細胞のうち5〜10%である．電子顕微鏡でみると，分泌顆粒は球形で，A細胞の分泌顆粒よりもやや大きいが，電子密度が低く均質である．

前述の細胞の他に少数であるが膵ポリペプチドを分泌する **PP細胞** pancreatic polypeptide cell が免疫組織化学的に認められている．

d. 内分泌部の機能（膵島のホルモン）

すでに述べたように，膵島からはインスリン，グルカゴン，ソマトスタチン，膵ポリペプチドが知られている．

1）インスリン insulin

インスリンはB細胞から分泌される．まず，ポリソームでアミノ酸109個からなる**プレプロインスリン** preproinsulin が合成され，粗面小胞体の小胞体腔でプレプロインスリンから23個のアミノ酸が離脱して，86個のアミノ酸からなる**プロインスリン** proinsulin になる．プロインスリンはゴルジ装置でさらに切断され，インスリンとCペプチドになって，分泌顆粒に貯えられる．分泌顆粒は，開口放出によってインスリンとCペプチドを放出する．

インスリンは次のような生理作用をもつが，Cペプチドはホルモン活性をもたない．しかし，血中の

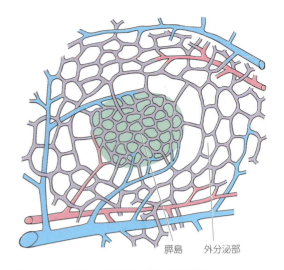

図15-72 膵臓の血管系：膵島腺房門脈系

Cペプチドを測定すると，インスリンの分泌状態を知ることができる．

インスリンは主として肝細胞，筋細胞，脂肪細胞に作用して，血中のグルコース，脂肪酸，アミノ酸の取り込みを助け，グリコーゲン，脂肪およびタンパク質の合成を促進する．このように，インスリンの標的器官は肝臓，筋，脂肪組織であって，エネルギー源の確保に役立ち，その結果，インスリンは血糖値を低下するように働く．血糖値が上昇すると，インスリンの分泌が促進される．

2）グルカゴン glucagon

A細胞で産生されるグルカゴンは，肝細胞のグリコーゲンを分解してグルコースに変え，血中に放出させる．また，アミノ酸からグルコースをつくる反応（糖新生 gluconeogenesis）を促進する．こうしてグルカゴンは血糖を高めることになり，インスリンと拮抗的に働く．しかし，グルカゴンが肝臓からグルコースを出し，このグルコースがインスリンによって末梢組織で利用されることから，グルカゴンとインスリンとは協調的に働くともみなされる．

3）ソマトスタチン somatostatin

D細胞から分泌されるソマトスタチンは一般にインスリン，グルカゴンの分泌に対して抑制的に働く．

免疫組織化学による研究から，ソマトスタチンの産生細胞は，膵島の他に，視床下部や十二指腸の粘膜上皮にも認められることが知られている．ソマトスタチンは一般に分泌抑制的な作用をもつ．例えば，視床下部では下垂体前葉の成長ホルモンの放出に対して抑制的に働く．

4) 膵ポリペプチド pancreatic porypeptide

膵ポリペプチド（PP細胞）を産生するPP細胞は主として膵頭の腹側部で島の辺縁部に存在するが，周囲の外分泌部にもみられる．膵ポリペプチドは胃における酵素分泌を促進し，胆汁分泌や腸管の蠕動運動を抑制する．

e. 膵臓の脈管

動脈は小葉間結合組織を走り，次第に分岐して，小葉内に入り，外分泌部と内分泌部に分布する．この際，細動脈は外分泌部の終末部と内分泌部の膵島に分布し，それぞれ毛細血管網を形成する．膵島分布する毛細血管は，すでに述べたように，有窓性で，広い内腔をもち，洞様である．

膵島の毛細血管網からは，周囲の外分泌部に向かって輸出血管が出て，外分泌部の毛細血管に連絡する（図15-72）．このように，輸出血管は膵島の毛細血管と外分泌部の毛細血管を結び，膵島を循環した血液は外分泌の毛細血管に送られる．その様子は門脈系循環に似ているので，**膵島腺房門脈系** insular-acinar portal system と呼ばれる．膵島腺房門脈系が存在することで，島で分泌されるホルモンは外分泌部に直接作用することができる．ときに，膵島から直接太い静脈に注ぐ細静脈が出ることもある．

静脈は動脈に沿って走る．

リンパ管は一般に血管に沿って走る．

f. 膵臓の神経

神経は交感神経（内臓神経）と副交感神経（迷走神経）に由来し，主として無髄線維であるが，有髄線維も混在する．神経線維は動脈に沿って小葉間結合組織を走り，外分泌部・内分泌部に至るが，その大部分は内分泌部に分布する．

膵島では，無髄線維は腺細胞間や毛細血管周囲腔に終わる．線維には，アドレナリン作動性，コリン作動性の2種が区別される．

なお，小葉間結合組織には，神経細胞がみられることもある．また，特に膵頭には，ときにファーター－パチニ層板小体が出現する．

Chapter 16 呼吸器系
respiratory system

　生物を構成する細胞は酸素を取り込み，二酸化炭素を排出している（細胞呼吸 cell respiration）．この活動を可能にするためには絶えず体内に酸素を取り込み，二酸化炭素を排出する必要がある．そのために発達したのが呼吸器系である．**呼吸器系** respiratory system は**気道** conducting portion と**呼吸部** respiratory portion とに大別される．気道は外気を肺に導く通路で，鼻腔，咽頭，喉頭，気管および気管支からなる（図16-1）．呼吸部は外呼吸，すなわち空気と血液との間にガス交換を営む肺胞系で，肺の主部を構成する．
　なお，咽頭は消化器系で述べた（p.346）．

■ 気 道

A　鼻 腔 nasal cavity

　鼻腔は骨，軟骨および結合組織からなる鼻腔壁を鼻粘膜が覆ってできている．鼻腔の外側壁は上・中・下の鼻甲介により，粘膜の表面積を広げている（図16-2）．軟骨は鼻中隔では硝子軟骨，他は弾性軟骨である．鼻腔のまわりは，上顎洞，前頭洞，蝶形骨洞，篩骨洞などの副鼻腔で囲まれる．
　鼻腔の粘膜は皮膚部，呼吸部，嗅部の3部に分けられる．

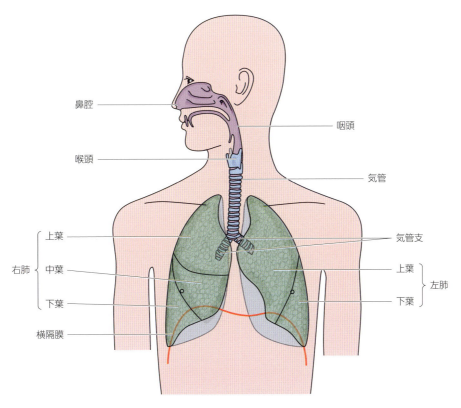

図16-1　呼吸器系の概要

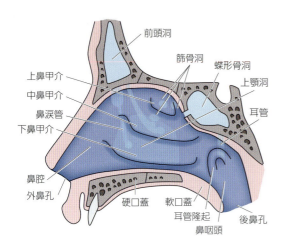

図16-2 鼻腔（上壁，外側壁，下壁）

a. 皮膚部 cutaneous region

鼻腔の粘膜は外鼻孔を経て顔面の皮膚に連なる．外鼻孔から入ったところは**鼻前庭** nasal vestibule で，ここは表皮に続く重層扁平上皮で覆われるので皮膚部と呼ばれる．

重層扁平上皮は外鼻孔の近くでは表層が角化するが，内方に進むと非角化性となる．

固有層には，低い乳頭が形成され，太く短い毛，すなわち**鼻毛** vibrissae や脂腺がみられる．なお，小さなアポクリン汗腺が存在する．

b. 呼吸部 respiratory region

鼻腔の大部を占める．

上皮は繊毛をもつ多列円柱上皮で，多くの杯細胞を交じえる．上皮の基底面には，明瞭な基底膜がみられる．

このような上皮は，鼻腔より奥の気道粘膜（**呼吸粘膜** respiratory mucosa）（図16-3）で同様であり，**呼吸上皮** respiratory epithelium という．

固有層は弾性線維を含む疎性結合組織からなり，深側で骨または軟骨の骨膜または軟骨膜に接する．

固有層には，**鼻腺** nasal gland という小さな腺が多数存在する．鼻腺は混合腺である．

固有層には，リンパ球，顆粒球のような自由細胞が多数出現する．特に下鼻甲介などでは，リンパ球が多数集まってリンパ小節をつくる．リンパ球は上皮内にも進入する．

気道には，リンパ球が豊富で，リンパ浸潤，リンパ小節の形成がみられる．リンパ球，形質細胞は分泌型免疫グロブリン（IgA，IgE，IgG）を産生し，外界から侵入する微生物などに対して防衛にあずかる．

固有層は血管，リンパ管に富む．毛細血管は有窓性で，特に上皮下や腺の周囲で毛細血管網をつくる．

静脈は多く，特に中・下鼻甲介などでは静脈叢を

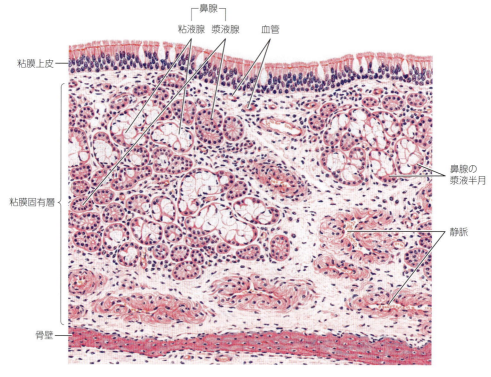

図16-3 鼻腔呼吸部の粘膜 ×100

形成する．静脈叢は海綿体組織に似ているので，**鼻甲介海綿叢** cavernous plexus of conchae と呼ばれる．静脈は内腔が広く，その壁には縦走する多数の平滑筋束がみられる．静脈叢は動脈から血流を受けるが，動静脈吻合もみられる．

鼻中隔の前方でも動静脈が吻合する血管叢が発達し，この部を**キーセルバッハ部位** Kiesselbach area という．鼻血は主にこの部位から出る．

静脈叢を循環する血液量は，前述のような構造によって調節される．充血すると，粘膜は腫脹し，ラジエーターのように，放熱が促進される．

鼻甲介海綿叢の充血は周期的に片側ずつ起こり，鼻腔を閉鎖して乾燥から回復させるといわれる．このような周期性充血は自律神経系の調節を受ける．

神経，特に知覚線維も豊富に分布する．

副鼻腔 paranasal sinus

鼻腔に続き，粘膜も呼吸部と同様の構造をとるが，上皮は単層で背低く，杯細胞もまれである．固有層も薄く，まれに小さな腺がみられる．

c. 嗅　部 olfactory region

鼻腔の上部を占め，嗅細胞が分布する（p.310）．

d. 鼻腔の機能

鼻腔，ことに呼吸部の粘膜は吸入する空気の清浄化，加温，加湿に役立つ構造を示す．

（1）**清浄化**：鼻毛によって，粗大な塵埃粒子の侵入を妨げる．さらに粘膜の表面は粘液の薄層で覆われ，あたかも埃っぽい場所に水を撒くように，小粒子を捕らえ沈着させ，これをさらに上皮の繊毛運動によって，咽頭に向かって送る．こうして，微細な塵埃などは口腔を経て口から排出される．このように，気道の粘膜上皮にみられる繊毛は清浄化に働く（粘液繊毛浄化 mucociliary clearance）．

（2）**加温**：粘膜固有層には，静脈が豊富で，特に鼻甲介海綿叢が発達して，その充血，放熱によって鼻腔内を温める．

（3）**加湿**：粘膜表面は腺の分泌物で覆われて，湿潤に保たれ，吸入する空気に湿度を与える．

B　喉　頭 larynx

喉頭は上方は舌骨，下方は気管と連結する複雑な形状をもつ管状器官で，喉頭軟骨および軟骨を結合する靱帯で支柱ができ，これに多くの喉頭筋が付着する（図16-4, 5）．内面は粘膜で覆われ，外面は線維性結合組織で覆われる．

a. 喉頭軟骨 laryngeal cartilage

喉頭蓋軟骨，甲状軟骨，輪状軟骨，披裂軟骨など，喉頭の支柱をつくる軟骨をまとめて喉頭軟骨という（図16-6）．喉頭軟骨は多量の弾性線維を含む軟骨膜で覆われ，その多くは硝子軟骨であるが，喉頭蓋軟骨と一部の小さな軟骨は弾性軟骨である．咽頭の上方は甲状舌骨膜で舌骨と連結し，舌骨と一体化している．

喉頭軟骨には，20歳以後骨化がみられる．骨化はまず甲状軟骨に起こり，次いで輪状軟骨，披裂軟骨（と気管軟骨）にみられる．しかし，喉頭蓋軟骨には骨化はみられない．

b. 喉頭の筋

喉頭は横紋筋である舌骨筋群と喉頭筋により動かされる．種々の舌骨筋は，喉頭を上・下・前方に動かし，特に嚥下運動の際にオトガイ舌骨筋の収縮により喉頭が上前方に引き上げられて喉頭を喉頭蓋で蓋をする．**喉頭筋** laryngeal muscles は，**外筋** extrinsic muscles として上喉頭神経支配の輪状甲状筋があり，**内筋** intrinsic muscles として下喉頭神経支配の外側輪状披裂筋，後輪状披裂筋，横披裂筋，斜披裂筋，さらに声帯の中にある甲状披裂筋がある．甲状披裂筋は**声帯筋** vocal muscle である．内筋は，喉頭に固有の筋で，甲状軟骨と披裂軟骨の間にある声帯でつくる**声門** glottis を開閉，声帯の緊張を変化させ，呼吸や発声の際に重要な働きをする．喉頭筋は，迷走神経の枝である反回神経の末梢の上・下喉頭神経で支配され，特に発音では下喉頭神経が重要である．

c. 喉頭の粘膜

喉頭腔 laryngeal cavity を覆う粘膜は上皮と固有層とからなる．粘膜には，前後に走る**声帯ヒダ** vocal fold とその上に**前庭ヒダ** ventricular fold があり，この2つのヒダの間には**喉頭室** laryngeal ventricle という陥凹がある（図16-7）．左右の声帯ヒダは，その間に声門をつくり，呼吸の際には，声門は開いているが，発声のときには閉じて，肺からの呼気圧によって間隙から空気が出てくるときに，声帯の振動と空気の渦ができて音を発する．音の高低は声帯ヒダの緊張の高低により変わり，音質，声は軟口蓋，舌，唇などの調音器官を動かして，口腔や鼻腔などの共鳴腔の大きさや形を変えることにより，変化する．

16. 呼吸器系

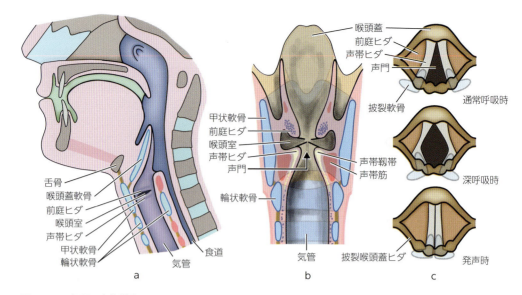

図16-4 喉頭の立体構造
a：矢状断と側壁内面，b：前額断と前壁内面，c：喉頭鏡による声門視と披裂軟骨による声門の開閉

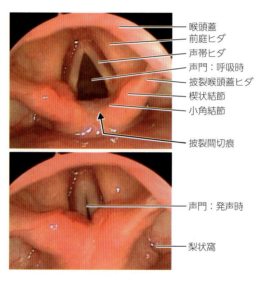

図16-5 喉頭の喉頭鏡画像（新潟大学 浦野正美氏 提供）

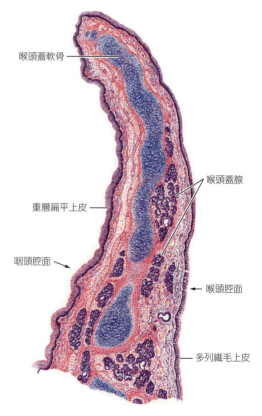

図16-6 喉頭蓋（矢状断）×15

d. 上 皮

　上皮には，多列円柱繊毛上皮と重層扁平上皮とがみられる．一般には，気道の他の部と同様に，多列円柱繊毛上皮で覆われ，ここに杯細胞が混在する．しかし，特定の部位，すなわち，喉頭蓋の咽頭面，披裂喉頭蓋ヒダ，声帯ヒダでは，重層扁平上皮で覆われる．

　喉頭蓋・披裂喉頭蓋ヒダの粘膜は咽頭の粘膜に連なり，同様に重層扁平上皮で覆われる．喉頭蓋では，重層扁平上皮は咽頭面から喉頭口を越えて，さらに喉頭面にも及んでいる．喉頭蓋の重層扁平上皮には，まれに味蕾がみられる．

　重層扁平上皮は声帯ヒダを覆うが，ときにさらに前庭ヒダにも出現する．

気道

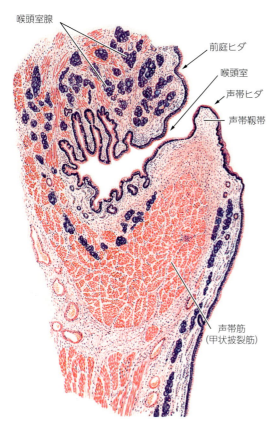

図 16-7　喉頭中部（前頭断）×16

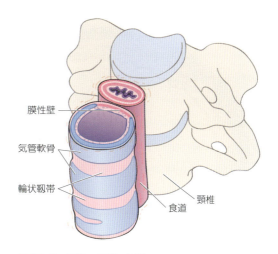

図 16-8　気管・食道・頸椎

e. 固有層

疎性結合組織ででき，弾性線維を交じえる．弾性線維は，特に固有層の深部に密在する．

多列円柱繊毛上皮の直下には，明瞭な基底膜がみられる．リンパ球も多く，リンパ小節をつくることもある．重層扁平上皮の下側には乳頭がみられる．しかし，声帯ヒダでは重層扁平上皮は薄く，乳頭はほとんどみられない．

声帯ヒダでは，固有層は極めて多量の弾性線維を含み，声帯靱帯と接する．

声帯靱帯 vocal ligament は主として弾性線維束からなる結合組織索で，その外側に沿って横紋筋の**声帯筋** vocal muscle（**甲状披裂筋** thyro-arytenoid muscle）が走る．弾性線維束は輪状軟骨から声帯靱帯に向かって円錐形の**輪状声帯膜** cricovocal membrane（または**弾性円錐** conus elasticus, elastic cone）を形成する．固有層の深部には腺や脂肪細胞が存在する．腺は**喉頭腺** laryngeal gland と呼ばれる分枝管状胞状腺で，粘液細胞に富む混合腺である．喉頭腺は特に喉頭蓋（**喉頭蓋腺** epiglottic gland），喉頭室（**喉頭室腺** laryngeal ventricular gland）に多い．喉頭蓋では，しばしば喉頭蓋軟骨のくぼみの中にある．

ただし，声帯ヒダには，腺も脂肪細胞もみられない．

C　気管と気管支

気管 trachea と**気管支** bronchus（複数形は bronchi）はともに軟骨が支柱となり，内面が粘膜で覆われる管状器官である（図 16-8）．

a. 粘　膜

上皮は多列円柱繊毛上皮で，多数の杯細胞を交える．上皮の直下には，明瞭な基底膜が存在する（図 16-9）．上皮には，電子顕微鏡でみると，他の気道の粘膜上皮と同様に，次の4種の細胞が認められる．

1) 繊毛細胞 ciliated cell

大多数を占める細胞で，多列円柱繊毛上皮の主体をなす．繊毛は咽頭側へ塵埃を粘着させた粘液を送る．

2) 杯細胞 goblet cell

繊毛細胞の間にあって，粘液を分泌する．

3) 刷子細胞 brush cell

この細胞は繊毛をもつ円柱状細胞の間にみられ，自由面に繊毛をもたないが，多数の微絨毛をもつ細胞である．細胞質には，グリコーゲンや発達した滑面小胞体をもつ（図 16-10）．

知覚神経線維が細胞の基底部に接して終わることもある．

4) 小顆粒細胞 small granular cell

基底部に直径 100〜300 nm の小さな顆粒小胞を

16. 呼吸器系

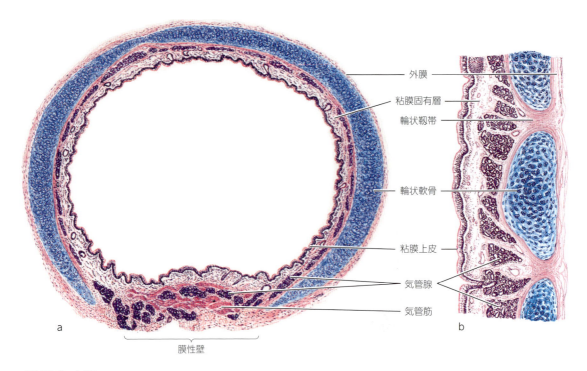

図16-9 気管
a：横断 ×10, b：縦断 ×14

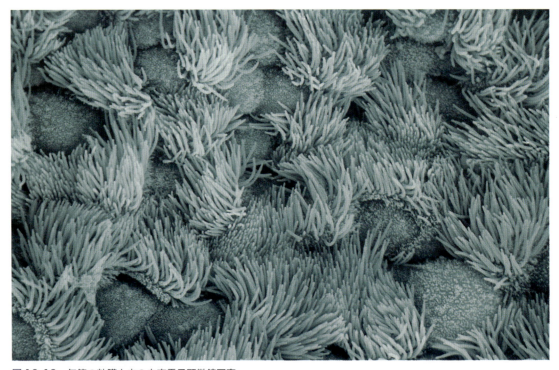

図16-10 気管の粘膜上皮の走査電子顕微鏡写真
上皮細胞には，繊毛をもつ細胞のほかに，もたない細胞（無繊毛細胞）がみられる ×3,300

もつ細胞で，一般に上皮の基底側にある．消化管の粘膜上皮にみられる基底顆粒細胞と同様の内分泌細胞である．固有層は疎性結合組織からなり，多量の弾性線維を含む．多数のリンパ球が出現し，しばしばリンパ小節をつくる．

固有層の深部には，多量の縦走する弾性線維がつくる**弾性線維板** elastic fiber lamina がみられ，その下の粘膜下層との境界をつくる．

弾性線維板よりも外側を粘膜下組織とすることもある．

弾性線維板の外側には，脂肪細胞，腺が存在する．腺は**気管腺** tracheal gland，**気管支腺** bronchial gland と呼ばれ，いずれも混合腺である．

b. 軟　骨

さらにその外側に軟骨，すなわち**気管軟骨** tracheal cartilage，**気管支軟骨** bronchial cartilage がある．軟骨はいずれも硝子軟骨で，弾性線維に富む軟骨膜に包まれる．軟骨は C 字状で，上下の軟骨が互いに強靱な結合組織，すなわち**輪状靱帯** annular ligament で結ばれて，管壁の支柱となる．

軟骨は管の前壁，側壁を囲むが，後方では欠けている．軟骨を欠く後壁は**膜性壁** membranous walls と呼ばれ，ここには横走する平滑筋束があって，軟骨の両端を連ねる．この筋を**気管筋** tracheal muscles あるいは**気管支筋** bronchial muscles という．なお横走筋束の外側に，縦走する平滑筋束がみられる．この部は気管では食道に面し，食物が食道を通過する際に，気管の管腔側へ膨らむ．

膜性壁では，気管腺，気管支腺が発達し，その腺体は筋の外側にも位置する．

c. 外　膜

軟骨および膜性壁の平滑筋線維束の外側には，弾性線維に富む結合組織からなる外膜がみられる．

■ 呼　吸　部

A　肺 lung

肺は，吸気に取り込まれた酸素と血中の二酸化炭素との間でガス交換が行われる**外呼吸** external respiration の部位である．

肺は表面が肺胸膜で覆われる．

（1）**肺胸膜** pulmonary pleura：漿膜と漿膜下組織とからなる薄層である．漿膜は単層の扁平上皮（**中皮** mesothelium）と，その下側の極めて薄い固有層とからなる．漿膜下組織は弾性線維に富む線維性結合組織で，ここに平滑筋を交える．

肺胸膜は葉間裂では深部にまで進入する．肺の各**葉** lobe では，肺胸膜に連なる結合組織が内部に進入し，多数の小葉に分ける．

（2）**肺小葉** pulmonary lobule：肺の表側に近いところでは，ピラミッド状を呈し，その頂を肺門に向け，基底面を肺表面に向けている．その径，高さは，それぞれ，約 1〜2 cm である．肺の内部では，小葉は不整な多角体形で，やや小さい．

小葉間結合組織（小葉間中隔）は不完全で，小葉は完全に取り囲まれない．小葉間中隔は，胸膜のように，膠原線維の他に，弾性線維に富む．弾性線維は特に静脈を囲み密な網をつくり，接する肺葉を包む弾性線維に連なる．

成人の肺で，小葉間中隔は塵埃粒子を取り込んだマクロファージが集合するために黒くみえ，小葉を肉眼で区画できる．

気管支は**肺門** pulmonary hilum から肺の中に入り，分岐を繰り返して，次第に細い枝となる．こうして，気管支は全体として樹状を呈し，気管支樹を形成する．

a. 肺の構造

肺は形態学的に複合胞状腺の形となっている．気管支から終末細気管支までは腺の導管にあたり**導管域** conductive zone といい，呼吸細気管支以下は腺の終末部にあたり**呼吸域** respiratory zone という．なお，呼吸細気管支は**移行域** transitional zone ともいい，腺の介在部ともみなすことができる（図16-11）．

気管支以下気道が分岐する場合には，一般に二分岐で，気管支から終末細気管支になるまで，すなわち導管域では約 16 回分岐し（1〜16 次），呼吸細気管支（移行域）は 3 回分岐し（17〜19 次），肺胞管，すなわち呼吸域では 2〜4 回分岐する（20〜23 次）．

終末細気管支が分岐して生ずる一次呼吸細気管支より末梢側では，ガス交換を営む肺胞が現れる．したがって，呼吸細気管支から末梢側は腺の腺房に相当する最小の構造ならびに機能単位であり，これを**肺細葉** pulmonary acinus とも呼ぶ．

肺細葉を**一次肺小葉** primary lobule ともいい，すでに述べた小葉を**二次肺小葉** secondary lobule ということもある．

1）**気管支樹** bronchial tree

左右の**主気管支** primary bronchus は肺門から肺に入ると，まず肺の各葉に分布する**葉気管支** lobar bronchus に分かれる．葉気管支は各葉で 2〜4 本の

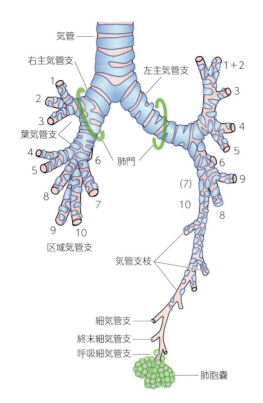

図 16-11　気管から肺胞までの分岐
番号は各肺区域気管支．肺門より末梢は肺内での分岐

区域気管支 segmental bronchus に分かれ，それぞれ，肺区域 bronchopulmonary segment に分布する．区域気管支はさらに分岐を繰り返し，多数の**気管支枝** bronchial branch となる．気管支枝はさらに分岐を続けて**細気管支** bronchiole となる．細気管支は小葉間から小葉内に入り，さらに分岐して最後に太さ 0.5 mm 以下の**終末細気管支** terminal bronchiole となる．各小葉内には，50〜80 本の終末細気管支がある．

2）肺胞樹 alveolar tree

終末細気管支はさらに分岐を繰り返し，樹状を呈して，肺胞樹を形成する．すなわち，各終末細気管支は，まず 2〜3 本の**呼吸細気管支** respiratory bronchiole に分かれる．呼吸細気管支は，その壁のところどころに，半球状に膨出する肺胞をもつ．各呼吸細気管支はさらに約 3 回分岐し，肺胞で取り囲まれた**肺胞管** alveolar duct となる（図 16-12）．肺胞管は約 2〜4 回分岐し，最後に行き止まりの囊，すなわち**肺胞囊** alveolar sac となって終わる．

b. 気管支枝 bronchial branch

気管支は肺の中に入ると，分岐を繰り返して，次

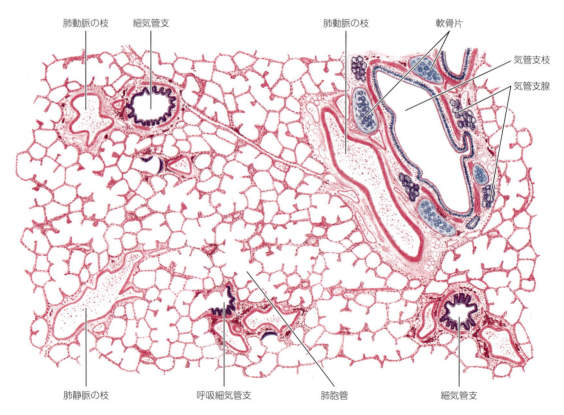

図 16-12　肺　×45

第に細くなる．壁は次第に薄くなるが，構造は本質的に気管支と同様で，特に軟骨・腺をもつことが特徴である．

1) 粘膜

上皮は次第に低くなるが，主気管支と同様に，多列繊毛上皮で，杯細胞を含む．

固有層は弾性線維を含み，リンパ球に富む．弾性線維は**弾性線維板** elastic fiber lamina をつくる．リンパ球は特に気管支枝の分岐部で，しばしばリンパ小節をつくる．また，塵埃粒子を含むマクロファージもみられる．

固有層の深部には，平滑筋線維がみられる．平滑筋は気管支枝が細くなるとともに比較的多量になる．筋線維束は管腔を取り囲むようにらせん状に走る**ラセン筋** spiral muscle となっている．

平滑筋の収縮によって，粘膜に縦走するヒダが生ずる．

固有層の深部には，**気管支腺** bronchial glands と呼ばれる混合腺が存在するが，気管支枝が細くなるとともに，次第に小さく，かつ少なくなる．

2) 気管支軟骨 bronchial cartilage

軟骨は気管支枝が分岐し細くなるとともに，次第に小さく不規則形の小片となる．軟骨は，大きなものでは硝子軟骨であるが，小さくなると弾性軟骨となる．

平滑筋と軟骨とを合わせて**筋軟骨層** musculo cartilaginous layer ともいう．

3) 外膜

外膜は薄く，小葉間結合組織に移行する．

c. 細気管支 bronchiole

気管支枝は次第に細くなり，太さが1 mm以下になると，細気管支（図16-13）となる．細気管支は壁も薄く，軟骨，腺ともに消失し，欠くことが特徴である．

粘膜には，筋層の収縮により縦走するヒダがみられる．

上皮は単層の円柱上皮で，繊毛をもつ細胞のほかに，繊毛を欠く細胞も混在する．杯細胞も減少し，終末細気管支では消失する．

上皮には，繊毛をもたない**クラブ細胞** club cell（**細気管支分泌細胞** bronchiolar secretory cell）がみられ，特に細い細気管支で多くみられる（図16-14, 15）．細胞は円柱状で，その自由面は管腔に向かっ

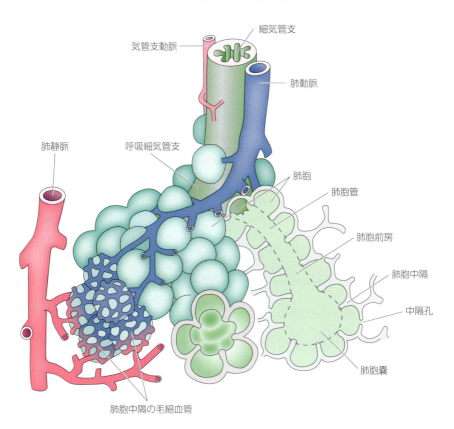

図16-13 肺組織の構造

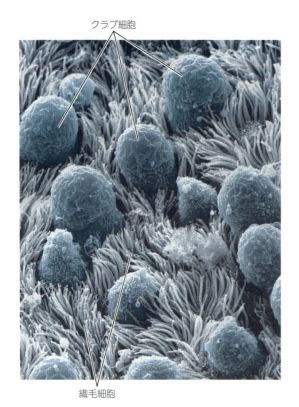

図16-14 細気管支の走査電子顕微鏡写真
繊毛細胞に囲まれて背の高いクラブ細胞がみられる
×2,000

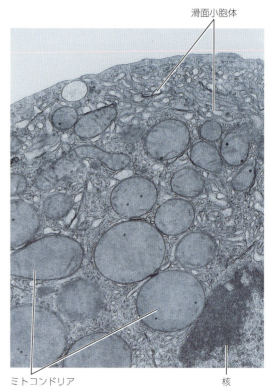

図16-15 細気管支におけるクラブ細胞の電子顕微鏡写真 ×14,000

てドーム状または棍棒（クラブ）状に突出する．胞体には豊富な滑面小胞体，多糖類を含む分泌顆粒がみられ，ミトコンドリアは特に大きく，クリスタが少なく基質に富む．かつては発見者（Max Clara）の名前をとってクララ細胞 Clara cell と呼んだ．

細気管支は管腔が狭く，特に呼息時の終わりには閉ざされ，管腔が再び開くためには，上皮の表面が粘着しないようにする必要がある．クララ細胞の分泌物は表面活性物質で，管腔の粘稠性を低下させて，その閉鎖を防ぐとみなされる．

なお，上皮には，主気管支にみられるような小顆粒細胞もみられる．小顆粒細胞はしばしば小群をつくり，そこに求心性および遠心性神経線維が終わり，**神経上皮性小体** neuroepithelial bodies を形成する．

神経上皮性小体は，吸気中の酸素の減少などの変化を感受し，セロトニンなどを分泌して，血流を調節する．

固有層も次第に薄くなるが，弾性線維は次第に増加する．腺は消失してみられない．平滑筋（ラセン筋）は比較的多くなり，軟骨は消失する．

軟骨を欠き，平滑筋が比較的多いため，細気管支の粘膜には著しい縦走ヒダが生ずる．

気管粘膜のアレルギー反応で起こる喘息では，平滑筋が収縮する．この際，壁に軟骨のない細気管支の管腔は閉塞しやすく，呼吸困難となる．

d. 呼吸細気管支 respiratory bronchiole

細気管支が太さ0.5 mm以下の終末細気管支になると，壁はさらに薄くなり，そのところどころに肺胞が膨れ出て，呼吸細気管支と呼ぶようになる．

上皮ははじめ低円柱状で，繊毛をもつが，次第に低くなり，立方形で繊毛を欠くようになる．

このような立方上皮細胞は未分化な性状をもち，強い再生能をもつといわれる．

固有層は薄い線維性結合組織で，平滑筋と弾性線維とを交じえる．平滑筋は次第に少なくなるが，弾性線維は多い．

e. 肺　胞 pulmonary alveoli

肺胞は外界から吸入される空気と毛細血管内の血液との間にガス交換が行われる場である．

肺胞は呼吸細気管支の壁に現れ，次いで肺胞で取り囲まれる**肺胞管** alveolar duct に続く（図16-16）．

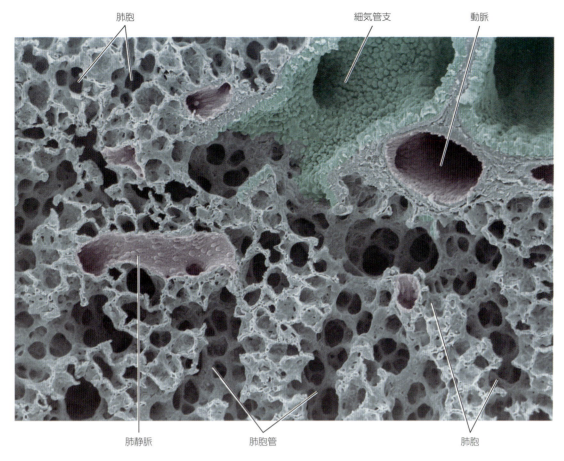

図 16-16　肺の走査電子顕微鏡写真　×800

その末端は嚢状の**肺胞嚢** alveolar sac となる．肺胞嚢が肺胞管に開くところを特に**肺胞前房** alveolar atrium と呼ぶ．

肺胞は径約 200 μm で，半球状に膨隆する嚢状構造である．一般に密在し，その壁は極めて薄く，隣接する肺胞の間で薄い**肺胞中隔** interalveolar septum をつくる．肺胞中隔には肺胞を囲む毛細血管網があり，肺胞の空気と血液との間でガス交換を行う（図 16-17）．

肺胞中隔には，直径 10〜60 μm 程度の**中隔孔** alveolar pore が開いていて，隣接する肺胞内圧を同じに保つ．

肺胞は一般に乳幼児では小さく，加齢とともに大きくなる．

肺胞は両肺で約 3〜5 億個で，その全表面積は約 100〜140 m^2 である．このように肺胞は広い表面積をもち，そこで，極めて豊富な毛細血管との間にガス交換が起こる．

肺胞で，空気と毛細血管の血液との間で起こるガス交換は薄い膜様の肺胞壁を介する拡散による．

f. 肺胞の上皮

肺胞の内面，すなわち肺胞中隔の表面は単層の上皮で覆われる．上皮は次の2種の細胞でできている．

1) Ⅰ型肺胞上皮細胞 typeⅠ alveolar cell

Ⅰ型肺胞上皮細胞は，極めて薄く扁平な細胞で，**扁平肺胞上皮細胞** squamous alveolar cells ともいい，胞体は核を含む部位以外では厚さ 0.2 μm 以下の薄膜状を呈する．このような薄膜状の胞体は，光学顕微鏡では認められないが，電子顕微鏡でみると，肺胞の内腔面を完全に覆い，その基底側には基底板が存在する（図 16-18）．

この細胞の薄膜状の胞体は，大部分が基底板を介して肺胞中隔の毛細血管の内皮細胞に接し，ガス交換のための**血液-空気関門（肺胞-毛細血管関門）** blood-air barrier (alveolar-capillary barrier) をつくる．

2) Ⅱ型肺胞上皮細胞 typeⅡ alveolar cell

Ⅱ型肺胞上皮細胞は，豊富な細胞質をもつ大形の

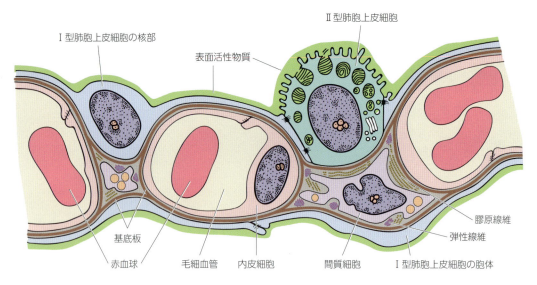

図 16-17 肺胞壁（肺胞中隔）の微細構造

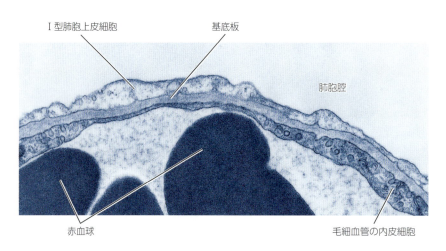

図 16-18 肺胞壁の電子顕微鏡写真
Ⅰ型肺胞上皮細胞とは基底板を介して毛細血管内皮細胞に接し，血液-空気関門をつくる ×25,000

細胞で，**大肺胞上皮細胞** great alveolar cell ともいい，Ⅰ型肺胞上皮細胞の間に個々にあるいは 2～3 個の小群をつくって存在する（図 16-19）．胞体は，まるみを帯びた立方形で，隣接するⅠ型肺胞上皮細胞とは連結複合体によって結合されている．細胞の頂上面は肺胞腔に向かって膨隆し，ここに微絨毛がみられる．細胞は直径 0.2～1.0 μm のオスミウム好性の顆粒をもつ．この顆粒は，電子顕微鏡でみると，層板状構造を示し，**層板小体** lamellar body と呼ばれ，細胞自由表面から肺胞腔に放出される．

放出される物質は，リン脂質に富み，レシチン lecithin の一種である**ジパルミトイル・ホスファチジルコリン** dipalmitoyl phosphatidylcholine を主成分とし，**ホスファチジルグリセロール** phosphatidylglycerol，および 4 種の表面活性タンパク質とともに，肺の内面を覆う薄層をつくる．この**肺表面活性物質（肺サーファクタント）** pulmonary surfactant は，肺胞内面の表面張力を低下させ，肺胞が表面張力のために過度に収縮し閉鎖されること（**虚脱** collapse）を防ぎ，肺胞の安定性を保つ．そのほかに，肺胞壁の組織液が肺胞腔に漏出することを防いで肺胞内面を乾燥状態におくのにも役立つ．

未熟児で生まれると，Ⅱ型肺胞上皮細胞が成熟していないために，肺胞が十分に拡張しないことがある（新生児呼吸窮迫症候群）．このような原因による呼吸不全の場合には，人工的に合成した表面活性物質を肺内に注入して治療する．

る．毛細血管の肺胞腔に向かう側はⅠ型肺胞上皮細胞の薄く伸びた胞体で覆われる．血管内皮の基底板とⅠ型肺胞上皮細胞の基底板とは約15～20 nm 幅の狭い間隙で隔てられるが，しばしば両細胞の基底板は融合して1枚にみえる．こうして，Ⅰ型肺胞上皮細胞の薄膜状の胞体-基底板-毛細血管内皮は厚さ平均約 0.5 μm の拡散膜となり，**血液-空気関門**をつくる．

肺胞マクロファージ alveolar macrophage

肺胞中隔の結合組織には，マクロファージが含まれる（図16-22）．

マクロファージは中隔にみられるだけでなく，肺胞内にも出現する．

肺胞マクロファージは，外気に含まれる塵埃粒子を取り込んで**塵埃細胞** dust cell となり，組織に沈着する．特に細気管支の周囲に多数みられる．喫煙者の肺は，タバコの煙物質を取り込んだ塵埃細胞が多数沈着して全体が黒くみえる．また，沈着した塵埃細胞が壊れてリソソームの内容が組織に出ると，組織破壊が起こり，肺気腫の原因となることもある．

肺胞マクロファージは，心臓病により毛細血管に血流の停滞（慢性うっ血）が起こると，血管外に出た赤血球またはその分解によって生ずるヘモジデリンなどを取り込むこともある．このような細胞を**心臓病細胞** heart failure cells と呼び，これらは痰に混じって喀出される．肺にうっ血が起きていることの証拠となる．

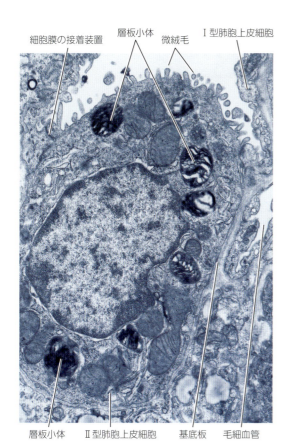

図 16-19　Ⅱ型肺胞上皮細胞の透過電子顕微鏡写真　×12,000

g. 肺胞中隔の間質

肺胞中隔は隣り合う肺胞の間にある薄い隔壁で，表面は肺胞の上皮で覆われ，それに接して毛細血管は極めて密な網をつくり，毛細血管の間を少量の結合組織が埋める．結合組織は微細な膠原線維（銀好性線維）と弾性線維とを含み，薄い肺胞壁と毛細血管とを支持する．弾性線維は，肺胞が肺胞管に通ずる開口部，すなわち肺胞中隔の先端で，肺胞の口を取り囲むように輪状に走る．この部分には平滑筋もみられる（図16-20）．

呼吸に伴う肺胞の拡張は主として受動的に起こり，収縮は肺胞壁の弾性線維系によって起こる．肺胞壁の膠原線維は肺胞壁を支持するのみでなく，過度に伸展されることを防ぐ．中隔は，一般に加齢とともに，次第に薄くなる．

肺胞中隔には，少量の線維芽細胞のほかに，肝臓の脂肪摂取細胞（p.369）のように，胞体に多数の脂質滴をもち（図16-21），ビタミンAを貯蔵する細胞も出現する．

肺胞の毛細血管は体内で最も密な網をつくり，連続型で，その内皮の基底側に接して基底板がみられ

h. 肺の血管

肺の血管には，機能血管系と栄養血管系の2系がある．機能血管系は肺循環系に属する肺動・静脈で，ガス交換に関与し，栄養血管系は体循環系に属する気管支動・静脈で，肺に栄養を供給する．

肺動脈 pulmonary artery は肺門から気管支とともに肺に入り，気管支とともに分岐を繰り返す．こうして，小葉間から小葉内に達し，呼吸細気管支より末梢で毛細血管となり，肺胞中隔で肺胞を取り囲み毛細血管網を形成する．

肺動脈およびその枝は弾性型の動脈で，中膜は平滑筋が比較的少なく，層状に配列する多量の弾性線維をもつ．また，外膜には，しばしばリンパ球の浸潤がみられる．しかし，肺動脈枝は細気管支に沿って走るようになると，筋型動脈となる．

肺動脈系は弾性型動脈であるので，拡張しやすく肺循環系の血流の増加に対応できる．

肺胞中隔の毛細血管網からの静脈は次第に合流し，また，肺胸膜の毛細血管からの静脈も受けて太い静脈となり，小葉間を走り，最後に**肺静脈** pulmo-

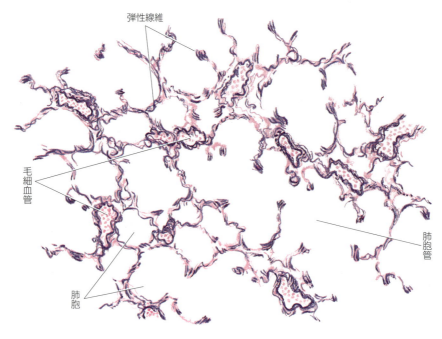

図 16-20　肺（弾性線維染色）　×80

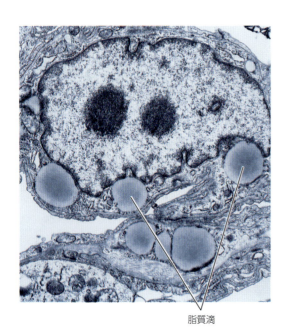

図 16-21　肺胞中隔における脂肪摂取細胞　×9,000

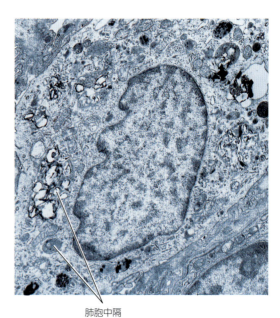

図 16-22　肺胞中隔における塵埃細胞
胞体に多数のリソームをもつ　×6,500

nary vein となって肺門から出る．

　静脈ははじめ小葉間結合組織の中を単独に走るが，ピラミッド形の小葉の頂で肺動脈の枝に伴って走るようになる．

　肺静脈はその壁が比較的平滑筋に富み，しばしばリンパ球の浸潤がみられる．肺静脈は，左心房に流入する前で，その外膜に心筋線維をもつ．

　特に小動物では，肺内の肺静脈でも，中膜に心筋線維をもつ．このような心筋線維はおそらく左心房への血液灌流を促進すると考えられる．

　気管支動脈 bronchial artery と**気管支静脈** bronchial vein は肺動脈，肺静脈に比べると，著しく細い．気管支動脈は肺門から入り，はじめ主気管支に沿って走るが，すぐに分岐し，気管支，気管支枝，細気管支の壁および小葉間結合組織に分布する．一部は呼吸細気管支の周囲で肺動脈系の動脈枝と連絡する．

i. 肺のリンパ管

　リンパ管は豊富に存在する．リンパ管には，浅在性と深在性とがある．浅在性のリンパ管は胸膜で網をつくり，次第に合流して肺門に向かう．深在性のリンパ管は，気管支枝，細気管支と肺動・静脈を囲み網をつくる．このように，肺内リンパ管は主として細気管支の周囲に始まり，それより末梢の肺胞中隔にはみられない．深在性リンパ管も気管支に沿って肺門に向かう．

j. 肺の神経

　神経は主として気管支，気管支枝および細気管支に沿って走り，その平滑筋，腺や血管に分布する．神経線維は交感神経性と副交感神経性（迷走神経）の自律神経線維であるが，一部は内臓知覚性の求心性線維もある．なお，気管支壁には，小型の神経節が散在し，その中に自律神経性の神経細胞が存在する．

HISTOLOGY Chapter 17 泌尿器系
urinary system

泌尿器 urinary organs は，体液の電解質を調節し，有害な代謝産物を尿にして排出する．尿を産生する腎臓と尿路となる尿管，膀胱，尿道からなる（図17-1）．

■ 腎　臓

腎臓 kidney は，左右2個ある実質性の臓器で，表面は線維被膜で包まれる．線維被膜の外側は，主として脂肪組織からなる疎性結合組織の脂肪被膜に包まれ，さらにその外側は腹壁の筋膜に続く腎筋膜に包まれている（図17-2）．

線維被膜 fibrous capsule は，密な膠原線維からなり，弾性線維を混じえる．この被膜は腎門 renal hilum から出入する血管などを包む結合組織に連なる．

線維被膜の内側には，さらに腎臓の実質と密着する薄膜がある．この薄膜は平滑筋を含む**筋性膜 muscular membrane** で，線維被膜の内層ともみなされる．線維被膜と筋性膜との間には薄い疎性結合組織があり，ここで線維被膜を剥離することができる．その際，筋性膜は腎臓の実質側に付着する．

慢性腎炎では腎実質に線維が増加し，線維被膜は癒着して剥離できなくなる．

1. 腎臓の構造

腎臓の実質は肉眼的に外側の腎皮質と内側の腎髄質とに区別できる．皮質は暗い赤褐色を呈し，髄質

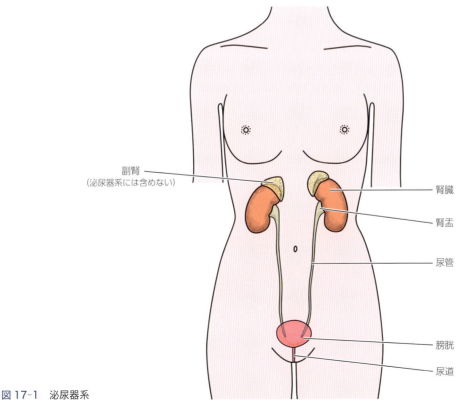

図17-1　泌尿器系

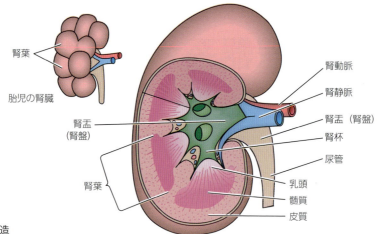

図 17-2 腎臓の構造

は明るくみえる．まず，腎髄質，腎皮質の順に述べる．

a. 腎髄質 renal medulla

腎髄質は 8〜12 個の**腎錐体** renal pyramids からなる．腎錐体は文字通り錐体状で，その底面（**錐体底** pyramidal base）を腎臓表面に向け，先端は円く**腎乳頭** renal papilla となり腎盂に向かって突出する．

腎乳頭の表面には，多く（約 20〜40 個）の小孔（**乳頭孔** foramen papillare）が開口しており，ここを**篩状野** area cribrosa と呼ぶ．乳頭管という太い集合管が開口する部分にあたる．

腎錐体は肉眼的にやや青みがかってみえ，平行に縦走する多数の線条を示す．錐体は乳頭に近く明るい**内層**（髄質内層）inner medulla と，錐体底に近く暗赤色にみえる**外層**（髄質外層）outer medulla からなる．

外層は，さらに厚く暗い**内帯** inner stripe と，薄く明るい**内帯** outer stripe とに区別できる．腎錐体のこれらの区別は，それぞれを構成するネフロンや血管の構築における差異による（p.400）．

b. 腎皮質 renal cortex

腎皮質は腎臓の外側部で，腎錐体の底を覆う部分である．また，皮質組織は腎錐体の間にも入りこんでおり，ここを**腎柱** renal column という．1 個の腎錐体と，錐体底を覆う皮質および錐体側面に接する皮質とをあわせて，**腎葉** renal lobe という（図 17-3）．したがって腎葉の数は腎錐体の数と一致し，1 個の腎臓に 8〜12 個が存在する．

胎生期には，腎臓の表面に腎葉に一致する隆起がみられ，腎葉は明瞭に区画される．しかし，成長すると，腎葉は互いに連なり，境界は消失する．

なお，齧歯類などいくつかの動物では，腎臓は 1 個の腎葉でできている．

腎皮質には，腎錐体の底から多くの細長い円錐状突起が進入している．これを**髄放線** medullary ray という．1 個の髄放線と，これを囲む皮質組織とをあわせて，**皮質小葉** cortical lobule という．皮質小葉でも，小葉間に明瞭な境界はないが，ここに小葉間動脈が走る（p.410）．

皮質小葉は，後述するように，多数の腎小体と，迂曲する尿細管とからなる．皮質小葉のうちで，本来の皮質組織でできている部を**皮質迷路**（曲部）cortical labyrinth といい，髄放線の部を**放線部**（直部）radiate part という．

2. ネフロンと集合管

腎臓の実質は密在する**ネフロン**（腎単位）nephron と**集合管** collecting tubule からなる（図 17-4）．

1 個のネフロンは，1 個の腎小体と，それに続く 1 本の**尿細管** renal tubule とからなる．ネフロンは，腎臓の機能的，構造的単位であり，1 個の腎臓に 100〜200 万個が存在する．一方，集合管は分岐する管で，次第に集まり，終わりに乳頭管となって乳頭に開口する．

尿細管と集合管をあわせて**輸尿管** uriniferous tubule と呼ぶこともある．

a. 腎小体 renal corpuscle

腎小体は**マルピギー小体** malpighian corpuscle ともいい，皮質の皮質迷路の部分に存在する．直径 100〜250 μm でほぼ球形の小体である．各ネフロンの先端に 1 個ずつあるので，一側の腎臓に約 100〜200 万個あることになる．

腎小体は糸球体囊と糸球体とからなる．

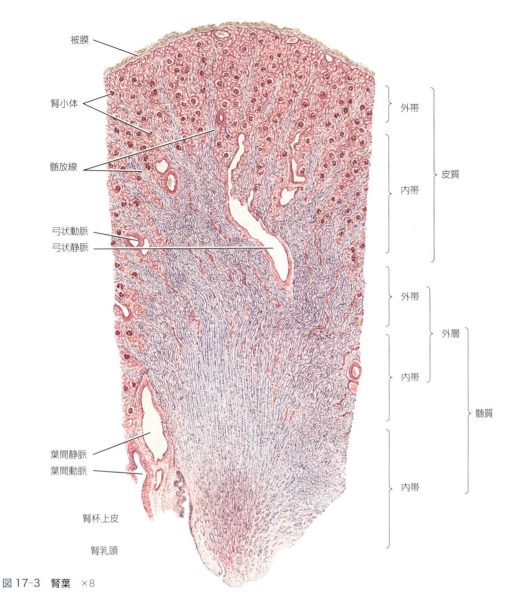

図17-3 腎葉 ×8

　糸球体囊は尿細管が始まる部分（近位端）が広がり，かつ，くぼんで囊状となってできる．糸球体は糸球体囊のくぼみの中に入りこむ毛細血管の集塊である．糸球体に接する糸球体囊の上皮細胞は，足細胞となって，毛細血管を囲んで接着する（図17-5）．

　皮質のうちで，髄質に近い部（皮質の深側1/3部）に存在する腎小体（**傍髄腎小体** juxtamedullary corpuscle）は，皮質浅層にある**皮質腎小体** cortical corpuscle に比べると，やや大きい．

1）糸球体 glomerulus

　糸球体は，血液から尿（原尿）を濾過する部であり，迂曲する毛細血管の集塊である．この毛細血管に血液を送る血管も，血液を運び去る血管も，ともに細動脈であることから，糸球体は動脈の経過中に介在する毛細血管のかたまりということができる（図17-6）．

　糸球体に入る細動脈を**輸入（糸球体）細動脈** afferent glomerular artery といい，糸球体から出る細動脈を**輸出（糸球体）細動脈** efferent glomerular artery という．輸入細動脈と輸出細動脈はどちらも糸球体囊が陥凹する側から腎小体に出入する．このように血管が出入する側を**血管極** vascular pole という．輸入細動脈は血管極から腎小体に入ると，3〜5本の枝に分かれ，各枝がそれぞれ毛細血管網（**糸球体毛細血管網** glomerular capillary net）となる．このような毛細血管網は分葉状の集塊をつくり，再び合流して輸出細動脈となって腎小体から出ていく．

　輸出細動脈は輸入細動脈よりも細い．そのため，糸球体の毛細血管は通常の毛細血管より高い内圧と

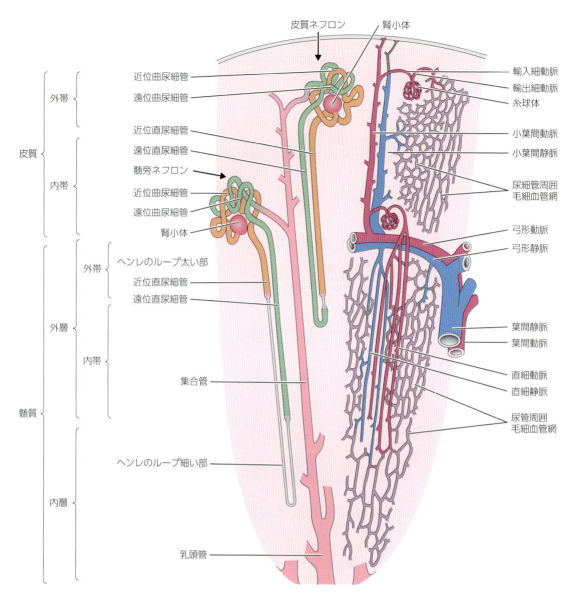

図17-4　ネフロン（腎単位）と集合管および血管系

なっており，これが尿の濾過圧となっている．

輸入細動脈には，中膜の平滑筋が上皮様細胞となった**糸球体旁細胞** juxtaglomerular cells が存在する．その胞体には発達した粗面小胞体，ゴルジ装置のほかに，**レニン** renin を含む特殊な分泌顆粒をもつ（p.408）．レニンは，粗面小胞体，ゴルジ装置を経てレニン顆粒に濃縮され，血中に分泌される．レニンは後述するように血圧の調節に関与する．

2）糸球体嚢 glomerular capsule

糸球体嚢は**ボウマン嚢** Bowman's capsule とも呼ばれ，**外壁（壁側葉）** parietal layer，と**内壁（臓側葉）** visceral layer という二重の壁で包まれた袋である．両壁の間には狭い**包内腔（ボウマン腔）** capsular space（Bowman's space）がある．外壁と内壁とは，輸入・輸出細動脈が出入する血管極で互いに移行する．

外壁は血管極の反対側（**尿管極** urinary pole, **尿細管極** tubular pole）で近位曲尿細管に移行し，包内腔は尿細管の内腔に続く．外壁は単層の扁平上皮でできており，その核は包内腔に向かって突隆する．尿細管極で，外壁の上皮は次第に高くなり，近位曲尿細管の上皮に移行する．

動物によっては，外壁の上皮細胞には性差がみられることがある．例えば，成熟雄マウスでは扁平でなく，近位尿細管のように立方形ないし低円柱状である．

内壁は糸球体の毛細血管を覆い，その細胞は極め

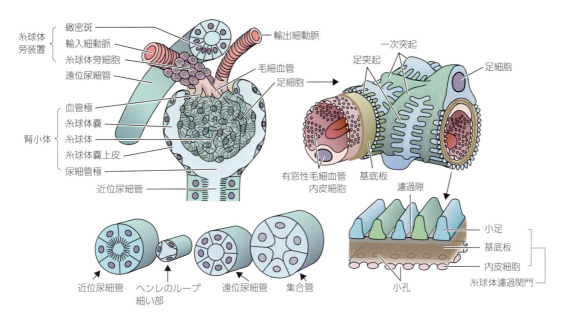

図 17-5 糸球体，尿細管，集合管の形態

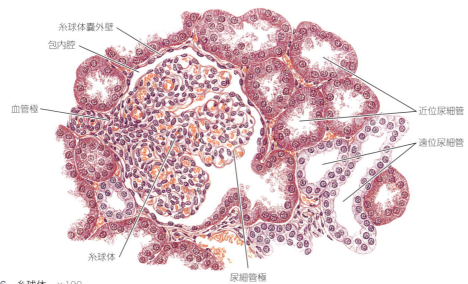

図 17-6 糸球体 ×190

て特徴的な微細形態構造をもつ**足細胞**である．

b. 腎小体の微細構造

糸球体は，内皮細胞，足細胞，メサンギウム細胞の3種の細胞からなる．

1) 内皮細胞 endothelial cell

糸球体の毛細血管（図17-7）は，有窓性毛細血管である．すなわち，内皮細胞は胞体が極めて薄く，直径 50〜100 nm の小孔（窓）をもつ．この小孔は，一般の有窓性毛細血管に比べて，はるかに多数で密在し，小孔には隔膜もみられない．内皮細胞の外側には**基底板** basal lamina が存在する．基底板は，糸球体嚢の内壁細胞（足細胞）の基底板と融合して厚くなっており，厚さ約 0.3 μm である．

2) 足細胞 podocyte

毛細血管は，前述のように糸球体嚢の内壁の上皮細胞で覆われる．この**糸球体上皮細胞** glomerular epithelia cell は特異な形態をもつことから，足細胞とも呼ばれる（図17-8）．細胞は数個の長い胞体突起を出して，タコの足のようにまきついて毛細血管壁を覆っている．すなわち，電子顕微鏡でみると，

足細胞はまず数個の**一次突起** primary processes (major processes) という胞体突起を出し，そこからさらに複数の二次突起が分岐し，その先で極めて多数の**足突起** foot process（細胞小足 pedicle，終足 end-foot）という指状の小突起を出して，毛細血管の内皮の基底板に接している．

基底板の形成には，毛細血管の内皮細胞と足細胞との両者が関与する．

足突起は円錐形ないし不整な棍棒状で，隣接する足細胞から出る足突起が互いに隣りあい嵌合して基底板に接して並ぶ．

隣りあう足突起の細胞膜の間には，極めて狭い（約25 nm幅の）間隙がある．この間隙は**濾過隙（濾過スリット）** filtration slit と呼ばれ，**スリット膜** slit diaphragm という厚さ約6 nm の薄い隔膜で閉ざされている．スリット膜には細長い隔膜の中央線に沿って中間線がみられる．

足細胞は胞体および突起にフィラメントや微小管を含み，収縮能をもつ可能性がある．

3）メサンギウム細胞 mesangial cell

メサンギウム細胞（血管間膜細胞）は，周囲のメサンギウム基質とともに**メサンギウム（血管間膜）** mesangium をつくる．

メサンギウム細胞は，毛細血管の周皮細胞にあたるような細胞で，毛細血管のループで，向かいあう血管の間に散在する．この細胞は胞体突起を出して星形を呈し，やや小型の濃染核をもつ．突起は，内皮細胞を囲む．胞体にはアクチンフィラメントをもつ．メサンギウム細胞は毛細血管の支持に役立つとともに，アンギオテンシンIIの受容体をもち，収縮することにより糸球体の血流を減少させる働きをもつ．また，壊れた細胞の破片や消耗する糸球体基底膜の遺残や基底膜に残った免疫反応産物をとりこみ，処理する食作用をもつなど，濾過のために基底膜を清浄に保つ役割を担っている．

メサンギウム細胞はギャップ結合により互いに連絡する（図17-9）．

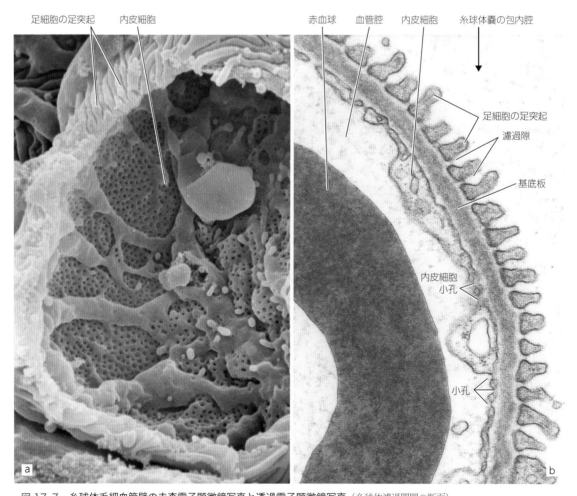

図17-7　糸球体毛細血管壁の走査電子顕微鏡写真と透過電子顕微鏡写真（糸球体濾過関門の断面）
内皮細胞は有窓性で多数の小孔をもつ．内皮細胞，基底板，足細胞は糸球体濾過関門をつくる　a：×13,000，b：×42,000

種々の糸球体腎炎では，メサンギウム細胞やメサンギウム基質が増殖することが知られている（**メサンギウム増殖** mesangial proliferation）．

c. 糸球体の濾過関門 filtration barrier

糸球体の毛細血管は輸入細動脈から分かれ，網をつくったのち，再び合流して，輸出細動脈となって出てゆく．糸球体の毛細血管の血圧は一般の毛細血管に比べて高く，血液が糸球体を流れる間に血漿の水分と，それに含まれるいろいろな物質が濾過されて糸球体嚢の包内腔に出る．この際，血管内皮の小孔，基底板，足細胞の足突起の間にある濾過スリットが濾過関門となる．これが糸球体濾過関門 glomerular filtration barrier，すなわち血液尿関門 Blood urine barrierである血球のような血液の有形成分は内皮の小孔で阻止され，血漿の巨大分子は基底板，濾過スリット膜で阻止される．

基底板は巨大分子の透過を阻止し，スリット膜はそれより小さな分子の透過を妨げる．足細胞は足突起の間の濾過関門の調節にあずかる．分子量69,000の血中アルブミンは通過できないが，分子量ほぼ40,000の**ワサビペルオキシダーゼ** horse radish peroxidase（HRP）は通過する．

基底板は主要な濾過膜であって，一般の基底膜と同様に，中央の緻密な部分である**緻密板** lamina densaは主としてIV型コラーゲンからなり，その両側の明るい部分である**透明板** lamina raraは，ラミニン laminin，フィブロネクチン fibronectin，ヘパラン硫酸 heparan sulfate などからなる．内皮細胞側の透明板は**内透明板** lamina rara interna，上皮細胞側の透明板は**外透明板** lamina rara externaと呼ばれる．

基底板は，ルテニウム赤 ruthenium red，アルシャン青 alcian blue，クプロニック青 cupronic blueなどの陽性荷電色素や陽性に荷電したフェリチン cationized ferritin で染色すると，基底板の陰性荷電部位に沈着し，染色される．特に内外両側の

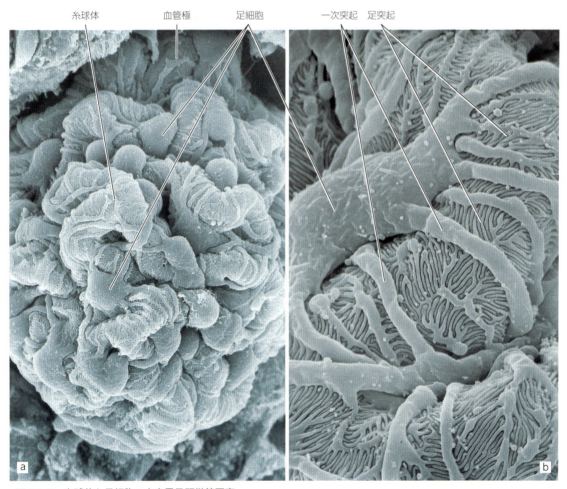

図17-8 糸球体と足細胞の走査電子顕微鏡写真
a：糸球体 ×1,800，b：足細胞 ×6,200

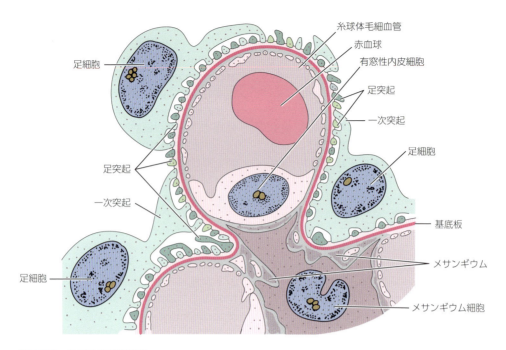

図 17-9　糸球体の微細構造

透明板が染色される．

　糸球体腎炎では，尿中に血中アルブミンが出てきてタンパク尿となる．濾過関門が損傷を受けたためである．一方，正常では，アルブミンは陰性に荷電していて，陰性荷電となっている内皮細胞表面や基底板と反発して，タンパク尿にならないが，腎炎では内皮細胞表面や基底板の荷電が失われてアルブミンを通過させる．

　基底板は，たえず更新され，かつ一定の厚さに保たれる．すなわち，基底板は外側から足細胞によってたえず新生添加され，一方，古くなった成分は内側でメサンギウム細胞によって処理され除去される．また，濾過されない巨大分子もメサンギウム細胞で処理される．基底板にみられる特定の病的変化はメサンギウム細胞の機能とも関連すると考えられる．

　糸球体腎炎では，基底板が不規則に肥厚したり，塊状の沈着がみられたりし，これらの変化は病理診断の根拠となっている．

　前述のように，**糸球体濾過** ultrafiltration によって生ずる濾液，すなわち**糸球体濾液（原尿）** glomerular filtrate が尿の最初の段階であって，極めて大量で，1日約170〜200 L にも及ぶ．糸球体濾液は糸球体嚢の包内腔から尿細管に送られ，そこを通過する間に99％が再び吸収され，残りの1.5〜1.8 L が尿となる．

d. 尿細管 renal tubule

　尿細管は，前述のように，近位端が腎小体の糸球体嚢（ボウマン嚢）で，それに続く細管として始まり，極めて複雑な走行を示す．すなわち，尿細管は皮質に始まり髄質に向かって走り，再び皮質に戻り，腎臓の各部にわたって複雑な経過をとる．このように長く複雑な走行をとるが，それぞれの部で特徴ある構造をもち，いろいろな部が区別できる．

　尿細管は，近位尿細管，中間尿細管，遠位尿細管の3部に分けられる．また，尿細管が髄質に向かって下行してから戻ってくるループ状の部分をヘンレのループと呼ぶ．ヘンレのループは後述するように，近位尿細管の一部，中間尿細管，遠位尿細管の一部で構成される（表 17-1）．

　尿細管は，皮質浅層の腎小体から起こる皮質ネフロンと髄質に近い髄旁ネフロンとではヘンレのループの構造が異なり，皮質ネフロンでは短く，髄旁ネフロンでは長い．

1）近位尿細管 proximal tubule

　近位尿細管は尿細管のうち最も長く，全長の約1/2を占める．

　近位尿細管は糸球体嚢に続き，始めは皮質迷路の中を著しく迂曲しながら走る（図17-10）．このように迂曲しながら走る部を**近位曲尿細管** proximal convoluted tubule といい，切片でみると，近位曲尿細管の断面は皮質の中に極めて多い．

表 17-1 尿細管の区分

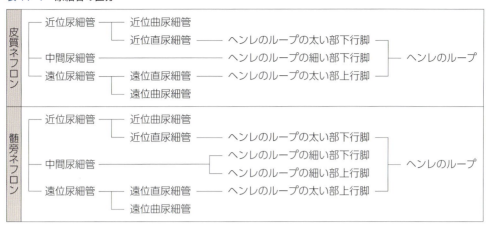

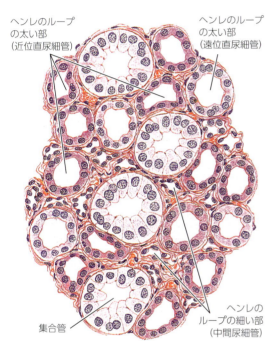

図 17-10　ヘンレのループと集合管　×180

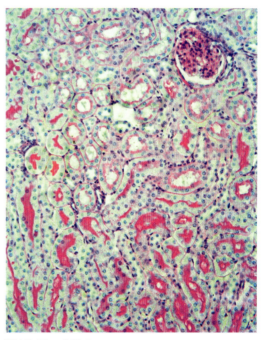

図 17-11　皮質（マウス，PAS・ヘマトキシリン，メチルグリーン染色）

PAS の染色性で近位尿細管の 2 つの区域が区別できる．皮質深層では PAS に濃染する刷子縁をもつ　×70

近位曲尿細管は次いで出発点となった腎小体の近くに戻ったのち，近くの皮質放線部（髄放線）に入り，髄質に向かって直走する．この直走部を**近位直尿細管** proximal straight tubule という．近位直尿細管は髄質の外層で，後述の中間尿細管に移行する．

切片で，近位直尿細管は髄放線および髄質の中にだけみられる．

近位尿細管は直径約 60 μm で，単層の立方上皮でできている．この上皮細胞は酸好性に濃染する細胞質をもち，細胞境界は不明瞭である．核は球形で，細胞のほぼ中央に位置する．

近位尿細管の上皮細胞の自由面には**刷子縁** brush border がみられる．刷子縁は切片では破壊されやすい．刷子縁には強いアルカリ性ホスファターゼ反応がみられ，PAS 染色で好染する（図 17-11）．また適切な固定切片では，細胞の基底部に**基底線条** basal striation がみられる．

電子顕微鏡でみると，刷子縁は密生する長い微絨毛でできている．微絨毛の間では，細胞膜は管状に陥入し，その先端がちぎれてできる飲小胞や空胞をつくる．このような管や小胞は，被覆小胞のように，表面が被覆される．タンパク質など比較的大きな分子の吸収に関連する構造である（p.411）．また，直径約 80 nm の**頂部細管** apical tubules と呼ばれる構

造も多い．頂部細管の内部壁には糖タンパク質のらせん構造がみられる．これは飲小胞から形成され，細胞内の膜利用と関連する．

そのほか，細胞質にはゴルジ装置，リソソームなどがみられる．

実験的に，血中にワサビペルオキシダーゼを投与すると，糸球体から濾過され，近位尿細管上皮にとり込まれ，処理される過程を観察できる．

基底側の胞体には杆状ミトコンドリアが多く，細胞基底部で細胞の長軸に平行に配列する．ミトコンドリアは光学顕微鏡では基底線条となってみえる．

細胞の横断像では，細胞の側壁は大きく波打ち，隣接する細胞と大きく嵌合する様子がわかる．また，細胞基底部では，細胞膜が陥入して胞体突起をつくる．このような胞体突起は隣接する上皮細胞の胞体突起と互いにかみあい嵌合する．このため，光学顕微鏡では，細胞境界が不鮮明となっている．

近位曲尿細管と近位直尿細管は，ほぼ同様の構造をもつが，近位直尿細管では細胞がやや低く，微絨毛もやや短く少ない傾向がある．ミトコンドリア，細胞膜の嵌合もやや発達がわるい．

近位尿細管は，PAS染色の染色性，微細構造の差で，S1，S2，S3の3区域に分けられる．S1は曲尿細管の最初の2/3の区域で，長い微絨毛，発達した頂部細管や小胞，豊富なリソソームとミトコンドリアを含み，タンパク質やその他の物質の吸収を活発にしている．S2は残りの曲尿細管と直尿細管の区域でS1に似るが，頂部細管やミトコンドリアは少なく，細胞の背も低い．S3はさらにその先の直尿細管で，細胞の背が低く，ミトコンドリアは少なく，頂部細管はない．

2）ヘンレのループ loop of Henle（図17-12）

ヘンレ係蹄ともいう．近位直尿細管は髄質を腎錐体の先端に向かってまっすぐに走り，やがて細い**中間尿細管** intermediate tube に移行し，さらに方向を変えて上行して遠位直尿細管に続く．このように，近位直尿細管，中間尿細管，遠位直尿細管は髄質の中を直走しながら，全体としてU状に反転するループをつくる．これがヘンレのループである．近位直尿細管に続く中間尿細管は細く，**ヘンレのループの細い部**ともいい，それに続く遠位直尿細管は**ヘンレのループの太い部**ともいう．

また，ループの始めの部，すなわち腎錐体の先端に向かって直走する部を**下行脚** descending limb といい，反転して，再び皮質に向かって直走する部を**上行脚** ascending limb という．

ヘンレのループの長さは長短さまざまである．腎臓の表面に近い皮質浅層にある腎小体から起こるネフロン（**皮質ネフロン** cortical nephron）では，ルー

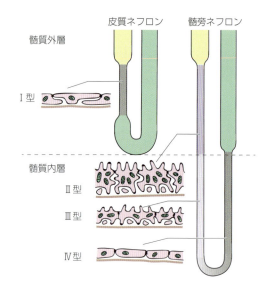

図17-12 ヘンレのループの中間尿細管上皮細胞の型

プが短く，ループの先端は髄質外層にあって内層には達しない．このような短いループでは，細い部（中間尿細管）は極めて短く，ループの先端は太い部（遠位直尿細管）でつくられる．このネフロンを**短ループネフロン** short-loop nephron ともいう．

一方，皮質のうちで髄質に近い深層にある腎小体から起こるネフロン（**髄旁ネフロン** juxtamedullary nephron）では，ヘンレのループは長く，その反転するループ先端は髄質内層にあり，腎錐体の先端近くにまで達する．このような長いループでは，細い部（中間尿細管）は長く，ループをつくって反転し，太い部（遠位直尿細管）に移行する．このネフロンを**長ループネフロン** long-loop nephron ともいう．

なお，短ループネフロンと長ループネフロンとの他に，中間の長さをもつ**中間長ネフロン** intermediate nephron もある．

短ループネフロンと長ループネフロンとの比率はヒトでは1：約5〜8である．長・短ループネフロンの比率は動物によって異なる．特に砂漠に住むスナネズミのように水欠乏に耐える動物では，ネフロンはすべて長ループネフロンでできている．反対に，水欠乏に弱い動物では，大部分が短ループネフロンである．このことは，ヘンレのループの機能とも関連がある（p.412）．

中間尿細管：中間尿細管は直径10〜15μm，単層扁平上皮でできている．上皮細胞は高さ1〜2μmで，明るい細胞質をもち，扁平な楕円体形の核は管腔に向かってやや突隆する．細胞質は小器官に乏しく，自由面に少数の微絨毛をもつ．基底側には基底板がみられる．

中間尿細管は，断面でみると，毛細血管あるいは

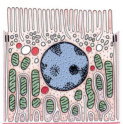
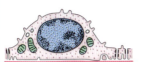
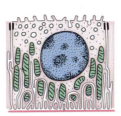
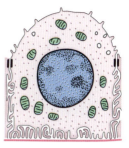

近位尿細管　　ヘンレのループの中間尿細管　　遠位尿細管　　集合管

図 17-13　尿細管各部と集合管上皮細胞の微細構造

細静脈に似ている．

中間尿細管はⅠ型，Ⅱ型，Ⅲ型，Ⅳ型の4種の上皮細胞で区別される（図17-12）．Ⅰ型細胞は皮質ネフロンにみられ，扁平で，隣接する細胞と嵌合するための胞体突起をもたない．Ⅱ型は髄旁ネフロンの下行脚にあり，やや厚みのある扁平細胞で，隣接する細胞と嵌合するための長い放射状の胞体突起がよく発達し，微絨毛，細胞小器官，基底側の細胞膜陥入が発達している．Ⅲ型は髄旁ネフロンの下行脚にあり，Ⅱ型より薄い胞体で細胞小器官，胞体突起の発達がよくない．Ⅳ型は髄旁ネフロンの上行脚にあり，扁平で，隣接する細胞と嵌合するための長い放射状の胞体突起がよく発達しているが，基底側の細胞膜陥入は発達していない．

3）遠位尿細管 distal tubule

遠位尿細管は，近位尿細管に比べると短く，その長さは近位尿細管の約1/3である．前述のように，遠位尿細管はヘンレのループの細い部（中間尿細管）に続き，太い部として始まり，髄質の外層を上行して皮質に入る．このように，髄質をまっすぐに上行する部を**遠位直尿細管** distal straight tubule という．次いで遠位尿細管は皮質迷路に入ると，もとのネフロンの腎小体に近づき，さらに迂曲しながら走る．このように，皮質迷路で迂曲しながら走る部を**遠位曲尿細管** distal convoluted tubule という．

遠位直尿細管は直径約25μm，遠位曲尿細管は直径約40μmで，いずれも単層の立方ないし円柱上皮でできている．核は球形で，やや自由表面寄りに存在する．

皮質迷路（曲部）では，遠位曲尿細管は近位曲尿細管とともにみられるが，近位曲尿細管に比べて短いので，切片での断面は少ない．管径も近位曲尿細管に比べて小さく，上皮細胞はやや低く，内腔は比較的広い．

遠位尿細管の上皮細胞は明るい胞体をもち，細胞境界はやや明瞭で，自由表面に刷子縁はないが，少数の短い微絨毛がみられる（図17-13）．細胞基

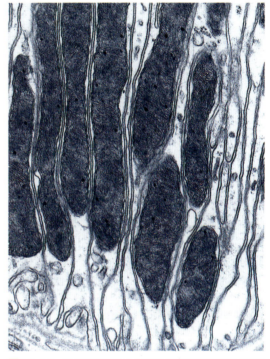

図 17-14　遠位尿細管の上皮細胞基底部の透過電子顕微鏡写真
基底部の細胞膜の陥入とその間に縦にならぶミトコンドリアを示す　×25,000

部には著しく発達した基底線条がみられる．ここでは，ミトコンドリアは主として杆状で縦に並び，基底面の細胞膜がヒダ状に深く陥入して，胞体突起ができる（図17-14）．胞体突起は隣接する細胞の胞体突起とかみあい嵌合する．

e. 糸球体旁装置 juxtaglomerular apparatus

前述のように，遠位尿細管は，皮質に入ると，その出発した腎小体に近づき，血管極の部分で輸入細動脈と輸出細動脈の間を通り抜ける．この部位では，遠位尿細管の上皮細胞は細い円柱状となり，核

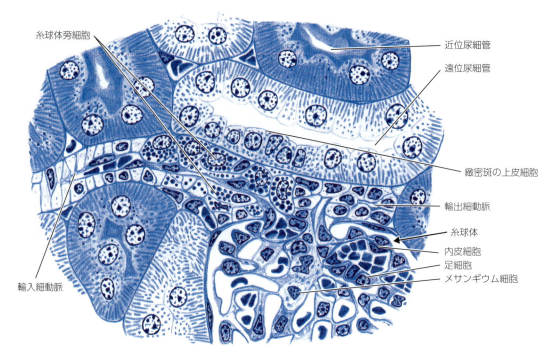

図17-15　糸球体旁装置（トルイジンブルー染色）×900

が密集して，**緻密斑** macula densa をつくる（図17-15，16）．ゴルジ装置は一般の尿細管上皮では核上部にあるが，緻密斑では核の基底側，すなわち核下部にある．ミトコンドリアは丸く，基底部の細胞膜の陥入は乏しい．細胞の基底側にある基底板も薄く，輸入細動脈の壁にみられる**糸球体旁細胞** juxtaglomerular cells（p.400）に接する（図17-16）．糸球体旁細胞は，糸球体の輸入細動脈の平滑筋細胞から分化してできる筋様内分泌細胞であり，**レニン** renin を含む分泌顆粒，すなわち**レニン顆粒** renin granules を含み，レニンを産生，分泌する．この他，腎小体の血管極には，出入する輸入細動脈と輸出細動脈との間に小型紡錘形の明るい細胞の小群が存在する．この細胞群は，**糸球体外メサンギウム細胞** extraglomerular mesangial cell でできている．

前述の緻密斑，糸球体旁細胞および糸球体外メサンギウム細胞は互いに密接な関係にあり，これらをまとめ**糸球体旁装置**という（図17-15, 16, 17）．

糸球体旁装置を構成する細胞群は連携して，血圧や糸球体濾過量を調節している．すなわち，糸球体旁細胞（レニン産生細胞）は，輸入細動脈壁の伸展状態で血圧低下や血流量の低下を感受し，これに反応してレニンを分泌する．また，緻密斑は尿細管内液のナトリウムイオンや塩素イオン濃度（塩分濃度）の低下の情報を感受して，これを接する糸球体旁細胞に伝える．糸球体外メサンギウム細胞にはギャップ結合が発達しており，こうした情報の受け渡しに関与すると考えられる．

レニンはレニン-アンギオテンシン-アルドステロン系として働く．

レニンは血中の**アンギオテンシノーゲン** angiotensinogen を**アンギオテンシンI** angiotensin I に分解する酵素である．アンギオテンシンIは肺から分泌され**アンギオテンシン変換酵素** angiotensin-converting enzyme でアンギオテンシンIIに変換され，これが副腎皮質の球状帯細胞の**アルドステロン** aldosterone の放出を促す．アルドステロンは遠位曲尿細管のナトリウムイオン，塩素イオンの再吸収を促進させ，それに伴う水分再吸収を促進し，細胞外液量の上昇に続く血液量の上昇，すなわち血圧の上昇をきたす．また，アンギオテンシンIIは，直接に血管壁に血管収縮作用をもたらすように働き，血圧を上げる．

急性腎炎で腎臓の浮腫，慢性腎炎で腎実質内の線維が増加すると，腎臓内の血流が低下し，腎臓内の局所的低血圧となる．このため糸球体旁細胞のレニン分泌が刺激され，糸球体旁細胞は顆粒が増加，肥大し，細胞数も増加する．さらにレニン顆粒は，糸球体外メサンギウム細胞にも現れる．こうして，レニン分泌量が増加し，血圧が上昇する．これが腎性高血圧である．

ネフロンでは，ある腎小体から出た尿細管が複雑な道のりを経て遠位尿細管の緻密斑でまた同じ糸球体の血管極に必ず戻ることを述べたが，これは尿細

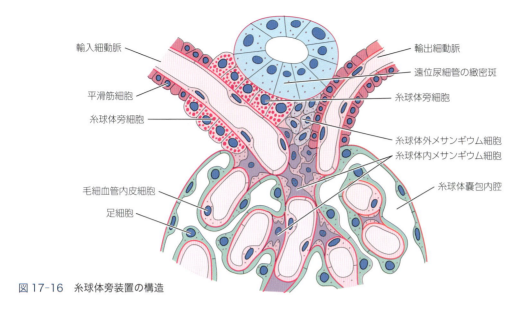

図 17-16　糸球体旁装置の構造

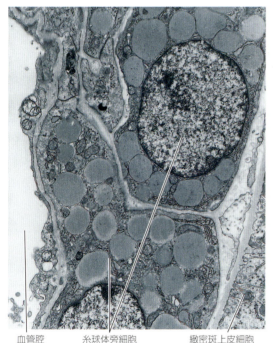

図 17-17　糸球体旁細胞の透過電子顕微鏡写真（マウス）
糸球体旁細胞は多数のレニン顆粒を含む　×7,500

管の発生の際に，最初は腎小体からの短い尿細管が血管極に接していたのが，尿管極と血管極との間の尿細管が長く伸びだして，迂曲し，さらに髄質へ牽引されて，近位尿細管やヘンレのループができることを示している．

f. 集合管 collecting tubule

集合管の上皮は発生学的にネフロンの尿細管上皮と起原が異なる．すなわち，集合管は**尿管芽（後腎憩室）** ureteric bud (metanephric diverticulum) に由来し，尿細管は尿管芽の遠位端をとり囲む間葉性の**造後腎芽体** metanephrogenic blastem から生ずる．

遠位曲尿細管は皮質で短い**集合管の始部** initial segment（結合細管 connecting tubule）を経て集合管に注ぐ．

集合管は，皮質集合管，髄質集合管，乳頭管の3部に区別される．

1）皮質集合管 cortical collecting tubule

髄放線の中を走る．ここでは，主として髄旁ネフロンの遠位曲尿細管が数本合流してできる**弓状集合管** arcuate collecting tubule が，皮質を弓状に走って皮質にある髄放線の直集合管に注ぐことで始まる．弓状集合管は，直径約 40 μm である．

直集合管 straight collecting tubule は数本の弓状集合管を集め，次第に太くなりながら皮質放線部（髄放線）をまっすぐに下行して髄質に入る．

2）髄質集合管 medullary collecting tubule

髄質集合管は髄質の外層ではほとんど合流しない（髄質外層集合管），内層に入ると（髄質内層集合管），再び合流して，さらに太くなる．

乳頭管 papillary collecting tubule（ベリーニ管 duct of Bellini）：髄質集合管が合流しながら太くなって乳頭に入ると，直径200〜300 μm にも達し，腎乳頭の先端（乳頭孔）に開口する（図 17-18）．

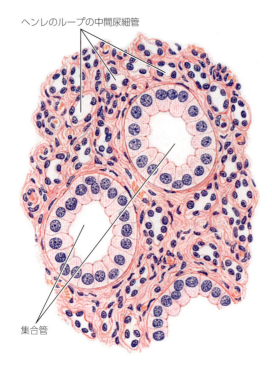

図17-18 乳頭管(横断) ×200

（ヘンレのループの中間尿細管／集合管）

3）集合管の構造

皮質と髄質の外層を走る細い集合管は，単層の立方形細胞からなり，主細胞と介在細胞の2種類の上皮細胞を区別する．

主細胞 principal cell は上皮細胞の60〜65％を占め，胞体が明るくみえるため，**集合管細胞** collecting duct cell（CD cell）ないし**明調細胞** light cell ともいう．円形の核が中央にあり，明るい細胞質には，小球形のミトコンドリアを少数含む．自由面には短い微絨毛の他，単一繊毛をもつ．また，細胞の側面と基底面には細胞膜陥入が発達する．この細胞は自由面に**抗利尿ホルモン** antidiuretic hormone（ADH）により調節される水チャネル AQP2 を豊富に備え，水分の再吸収に関与する．

主細胞の間に，**介在細胞** intercalated cell（IC cell）が散在する．核は円形で中央にあるが，胞体は管腔側に直径50〜200 nm の小胞を多数もち，多くのミトコンドリアを含むため暗くみえる．そのため**暗調細胞** dark cell ともいう．自由面には短い微絨毛とともにヒダ状突起が発達する．基底陥入はみられない．この細胞は，炭酸脱水素酵素に富み，水素イオン（プロトン）を分泌し，酸塩基平衡の調節に関わっている．

髄質内層で集合管は，主細胞のみとなる．上皮細胞は，管が太くなるとともに次第に高く円柱状となり，その自由面は内腔に向かってやや突隆する．電子顕微鏡でみると，上皮細胞には細胞小器官は比較的少なく，基底面と側面の細胞膜に陥入・嵌合が発達する．

g. 腎臓の間質

腎臓の間質の結合組織は，微細な膠原線維と線維芽細胞（間質細胞）でできており，この他マクロファージもみられる．間質結合組織は皮質では少量であるが，髄質では比較的多量で，特に腎錐体の先端に近づくとともに多くなる．また，加齢とともに膠原線維はやや増加する．一般にネフロンの尿細管および集合管では，密な銀好性線維でできている基底膜がよく発達する．

間質の線維芽細胞（間質細胞）は低酸素状態に反応してエリスロポエチンを産生する．エリスロポエチンは骨髄に作用して，赤血球生成を促す．

h. 腎臓の脈管

1）動 脈

腎動脈 renal artery は腎門から入ると，**区域動脈** segmental arteries に分かれ，それぞれ，3〜4個の腎錐体と，それに属する腎皮質（**腎区域** renal segment）に分布する．

区域動脈は葉間動脈に分かれる．

(1) **葉間動脈** interlobar artery：腎錐体の間にある腎柱の中を表側に向かって走り，腎錐体の底の高さで弓状動脈を出す．

(2) **弓状動脈** arcuate artery：皮質と髄質との間を腎臓表面で平行に弓状に走りながら，皮質に向かって多くの小葉間動脈を出す．

(3) **小葉間動脈** interlobular artery：隣り合う皮質の放線部（髄放線）の間にある皮質迷路中軸を表側に向かって走り，その走行に直角に極めて多くの輸入細動脈を出す．

(4) **輸入細動脈** afferent glomerular artery：腎小体の**糸球体毛細血管網** glomerular capillary net をつくったのち，輸出細動脈となる．

(5) **輸出細動脈** efferent glomerular artery：再び毛細血管に分かれる．皮質の表層部にある皮質腎小体から出る輸出細動脈は細く，同じネフロンに属する皮質迷路および放線部の尿細管をとり囲む毛細血管網（**皮質の尿細管周囲毛細血管網** cortical peritubular capillary net）をつくる．この毛細血管は有窓性である．

皮質深層にある髄旁腎小体から出る輸出細動脈は比較的太く，主として皮質放線部から髄質に向かって直走する直細血管の束を出す．

直細血管（直細動脈）vasa recta（straight arteriole）の血管束 vascular bundles は髄質の外層を走り，長く伸びる毛細血管網をつくり腎錐体の先端にまで達する．直細血管はヘンレのループに沿ってループ状に走る．すなわち，はじめ下行直細血管（**動脈性脚** arterial limb）として下行し，尿細管の周囲をとり囲み，有窓性の髄質の**尿細管周囲毛細血管網** medullary peritubular capillary net をつくり，次いで上行直細血管（**静脈性脚** venous limb）となって上行する．上行直細血管（**直細静脈** straight venule）の内皮は下行直細血管（直細動脈）の内皮に比べて薄く，有窓性である．

髄質は，皮質に比べると血流は極めて少量で，かつゆっくりである．

下行直細血管では，ナトリウム，塩素や尿素が髄質の間質から血中に拡散する．したがって，ループの先端ではナトリウム，塩素や尿素の血中濃度は高くなる．しかし，上行直細血管を灌流する間に，再び間質に拡散する．こうして，下行直細血管と上行直細血管とは**対向流交換系**（p.412）として働き，髄質間質の浸透圧勾配を維持し，尿の濃縮に関与する．

2）静　脈

皮質表層の毛細血管網は被膜からの細静脈とともに**星状細静脈** stellate venule に集まり，さらに**小葉間静脈** interlobular vein に注ぐ．小葉間静脈には，皮質深層からの血液も流入する．

小葉間静脈は動脈に伴って走り，**弓状静脈** arcuate vein に注ぐ．

髄質の静脈，すなわち**直細静脈** straight venule も弓状静脈に注ぐ．

弓状静脈は動脈に沿って走り，**葉間静脈** interlobar vein となり，さらに**腎静脈** renal vein に注ぐ．

腎臓の静脈間には，しばしば吻合が存在する．また，並走する動脈と静脈との間，例えば小葉間動・静脈などには，動静脈吻合がみられる．

i. リンパ管

腎臓のリンパ管には，浅在性と深在性とがある．浅在性リンパ管は被膜にみられ，腎臓周囲のリンパ管と連絡する．深在性リンパ管は実質のリンパ管で，腎臓の間質にあり，血管に伴って腎門から出る．

j. 腎臓の神経

腎臓に分布する神経は主として自律神経性の無髄線維で，動脈に伴って走り，その壁に終わる．なお，一部知覚線維もあり，特に被膜や腎盂の平滑筋や血管外膜に分布する．

k. 尿細管と集合管での尿生成

ネフロンの機能は，排泄処理と体液恒常性の維持である．すでに述べたように，尿産生の最初の段階は腎小体で起こる糸球体濾過である．糸球体濾液（原尿）は極めて大量で，1日に約170～200Lにも及ぶが，実際に尿として排泄される量は1日に約1.5～1.8Lである．すなわち，糸球体濾液の99％以上は尿細管と集合管を通過する間に再吸収され，変化を受けて，尿となるのである．

1）近位尿細管

近位尿細管では，糸球体濾液は最も著しい変化を受け，水の約70～80％と，生体に有用な物質（糖質，タンパク質，アミノ酸，ナトリウムや塩素などの電解質など）の大部分が再吸収され，一部の不要物質が分泌される．こうして，糸球体濾液量は近位尿細管を通過する間に20～30％に減少する．

グルコースやアミノ酸のように生体に必要な有機溶質は近位尿細管でほとんど100％再吸収され，尿素，リン酸塩，ビタミンCなども再吸収される．また，タンパク質も吸収される．一方，クレアチン・パラアミノ馬尿酸やフェノール赤のような色素およびペニシリンのような薬物は近位尿細管で尿中に分泌される．

近位曲尿細管では，炭酸脱水素酵素の作用により水素イオンが分泌される．このため，管内液は酸性となる．

水素イオンの分泌とともに，重炭酸イオンが吸収される．これによって，体液の酸塩基平衡に関与する．

近位尿細管の上皮細胞の刷子縁は，活発な再吸収を営むために，その吸収面を極めて著しく増大させる仕組みである．また，吸収される電解質のうちで，特にナトリウムイオンの細胞間質への移動はナトリウムポンプ機構による．そのために必要なエネルギーは細胞基底部に多量にあるミトコンドリアによって産生される．また，タンパク質の吸収は上皮細胞の表面近くにみられる小胞や頂部細管による．

2）ヘンレのループ

ヘンレのループでは，水が吸収され，尿の濃縮が起こる．

また，下行脚と上行脚とで尿の流れは反対方向で，**対向流系** counter current system をつくる．上行部の太い部（遠位直尿細管）では，管腔内の水を外に透過させないで，ナトリウムイオンや塩素イオンは能動的に周囲の間質組織に移動する．このために，髄質の間質における浸透圧は高くなる．一方，ループ下行部の細い部は水の透過性が高く，ここで

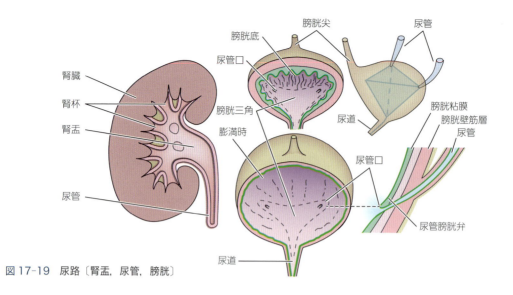

図 17-19　尿路〔腎盂，尿管，膀胱〕

は浸透圧によって水は周囲の間質に移動して，尿は濃縮される．

　このように，ループでは髄質の間質との間にナトリウムイオンの移動が起こり，**対向流増幅系** counter current multiplier system として働き，糸球体濾液の水の約5％が再吸収され，濃縮される．その結果，下行部では，管腔液は高張となるが，上行部ではナトリウム，塩素イオンは管外に移動するので，再び等張となり，これが遠位曲尿細管に送られる．このような仕組みにより，髄質は乳頭側にいくほど浸透圧が高い浸透圧勾配を示す．この際，ヘンレのループを囲む下行血管と上行血管の間では，上行血管からナトリウムイオンが間質に出て，これが下行血管に流れ込み，水は上行血管から間質に流れ出て下行血管に入る．そのため下行血管は細く，上行血管は太い下行血管と上行血管の間のナトリウムと水分の交換により，髄質の浸透圧勾配は維持される．これを**対向流交換系** counte current exchange system という．

3）遠位尿細管

　遠位曲尿細管では，水とナトリウムイオンの再吸収と，カリウムイオン，水素イオン，アンモニアなどの分泌が起こる．

　ナトリウムイオンは能動的に吸収され，これに伴って水が受動的に吸収される．こうして，糸球体濾液の約15％の水が再吸収される．ナトリウムイオンの吸収は副腎皮質ホルモンである**アルドステロン** aldosterone で促進される．

　水の再吸収は神経下垂体の**バゾプレッシン（抗利尿ホルモン** antidiuretic hormone, ADH）によって調節される（p.205）．バゾプレッシンは水の透過性を高め，水の再吸収を促進する．

　また，遠位尿細管においても，近位尿細管と同様に水素イオン分泌，重炭酸イオンの再吸収が行われる．

4）集合管

　集合管はただ遠位曲尿細管から尿を集めるだけでなく，水を再吸収し，尿を高張にする．集合管では，糸球体濾液の約4％が再吸収される．

　集合管における水の再吸収は，遠位曲尿細管におけると同様にバゾプレッシンの作用を受ける．バゾプレッシンは遠位曲尿細管と集合管の上皮における水の透過性を高める．なお，水とともに尿素も再吸収され，髄質の間質に蓄積される．また，水素イオンは介在細胞により分泌される（p.403）．

■尿　路

A　腎盂・尿管および膀胱

　腎盂・尿管は腎臓で産生された尿を運ぶ尿路であり，膀胱は尿を一時的に貯える．組織学的には，いずれも本質的にはほぼ同様の構造で，粘膜，筋層，外膜でできている（図17-19）．

1.　腎　盂 renal pelvis

　腎盂（腎盤）は**腎洞** renal sinus の中にあり，腎乳頭から出る尿を集める．腎乳頭を囊状にとり囲む**小腎杯** minor renal calyx (calyces) が集まって3〜4個の**大腎杯** major renal calyx (calyces) となり，さらに大腎杯が合して腎盂となる．

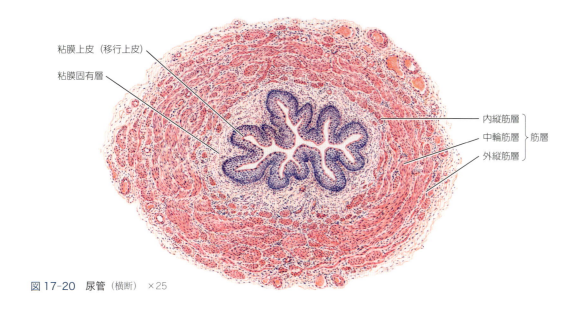

図 17-20 尿管（横断）×25

a. 粘 膜

上皮はいずれも移行上皮で覆われる．腎乳頭の表面では，上皮は 1～2 細胞層であるが，腎盂になると 2～3 層になる．固有層は薄い．

b. 筋 層

平滑筋でできており，(内)縦走筋層 longitudinal muscle layer と(外)輪走筋層 circular muscle layer とに分けられる．特に腎杯と腎盂との境界や尿管への移行部では，平滑筋は輪状に配列し，括約筋状になる．輪走筋層の律動的収縮は尿を乳頭管から腎杯へ，さらに腎盂へと送り出すのに役立つ．

c. 外 膜

薄い疎性結合組織でできている．

2. 尿 管 ureter

尿管は粘膜，筋層，外膜でできている（図 17-20）．

a. 粘 膜

表面に縦走するヒダがみられる．
上皮は移行上皮である．上皮は 4～5 細胞層からなる．
固有層は比較的密な結合組織で，多くの弾性線維を含む．リンパ球は比較的多く，ときにリンパ小節がみられる．粘膜筋板はない．

b. 筋 層

尿管の上 2/3 部では，内側の**縦走筋層** longitudinal layer と外側の**輪走筋層** circular layer との 2 層の平滑筋層でできている．最上端の腎盂との移行部には輪状筋が発達して，**腎盂括約筋** pelvic sphincter がある．腎杯から蠕動運動で腎盂に流れてきた尿が腎盂に貯留すると開いて，尿管へ尿を送る．尿管の蠕動運動の開始リズムをつくる．

尿管の下 1/3 部では，さらに外側に縦走する平滑筋層が加わって，**内縦筋層** inner longitudinal layer，**中輪筋層** middle circular layer および**外縦筋層** outer longitudinal layer の 3 層からできている．3 層のうち，中輪筋層が最も発達している．輪走筋は厳密にははらせん状に走り，尿管を平滑筋の網で包む．尿管の下端にいくと外縦筋層も発達し，**尿管周囲鞘** periureteral sheath をつくる．

筋層は腸管にみられるように規則正しい配列を示さず，筋線維束はまばらで，かつ吻合し，その間に多量の線維性結合組織を混じえ，弾性線維もみられる．

c. 外 膜

弾性線維を含む疎性結合組織でできている．

d. 尿管の機能

筋層の収縮によって，1 分間に約 4 回蠕動運動が起こる．これによって尿は腎臓から膀胱に送られる．
尿管は，膀胱三角の尿管口に向かって上方から内下方に向かって，膀胱壁を斜めに貫き，**尿管膀胱弁**

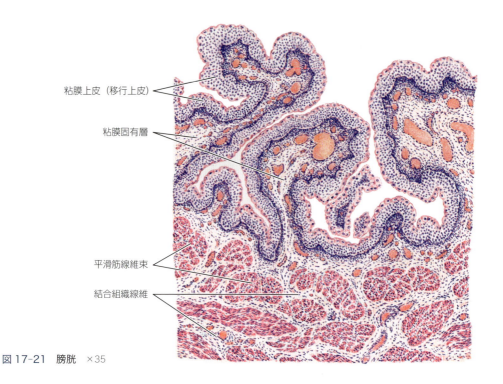

図 17-21　膀胱　×35

（ラベル：粘膜上皮（移行上皮），粘膜固有層，平滑筋線維束，結合組織線維）

uretrovesical valve（of Sampson）を形成する．尿管内の斜行性は尿管の下端の尿管周囲鞘の縦走筋が尿管を引き上げることでも維持される．尿管膀胱弁は，膀胱に尿が貯留していき膀胱内圧が高まっても，**逆流** reflux を起こさないしかけである．**膀胱尿管逆流** vesicoureteral reflux は，この構造が不完全な場合にみられる．腎盂炎，尿管拡張症，水腎症の原因になる．

3. 膀　胱 urinary bladder

膀胱は囊状の中空器官で壁は厚く，粘膜，筋層，外膜からなる（図 17-21）．

a. 粘　膜

粘膜表面には，多くの不規則に走るヒダがみられる．ただ**膀胱三角** trigone of bladder ではヒダがなく平滑である．膀胱に尿がたまって膀胱が膨らむ際，膀胱三角はあまり大きさを変えないが，ヒダのある部，すなわち膀胱底や側壁は大きく伸展する．

上皮は移行上皮である．膀胱では厚く，6～8 細胞層からなる（図 17-22）．

上皮の最も表層の細胞（被蓋細胞）は大型で，形状は丸みをおびる．核は，しばしば 2 核あり，また多倍体で大型のこともある．細胞質は最表側で濃染し緻密にみえる．ここは，電子顕微鏡でみると，多くのフィラメントが存在する．自由面では，細胞膜は厚さ約 12 nm で，一般の細胞膜よりも厚い．特に単位膜の外板が厚く，さらにその表側はプロテオグリカンの被覆層で覆われる．このような構造は上皮と内腔の高張な尿との間の水の拡散を防ぐ関門として役立ち，上皮が尿で浸軟されないように保護している．

膀胱に尿が充満するときには，移行上皮は，伸展して薄い重層扁平上皮のようになり，特に被蓋細胞は扁平となる．膀胱が空虚になったときには，上皮は厚くなり，特に被蓋細胞は円みのある形態に戻る．

電子顕微鏡では，被蓋細胞の頂上部の細胞質に，多くの紡錘形ないし円盤状の小胞がみられる（図 17-23）．この小胞は自由面の厚い細胞膜が折り畳まれ陥入して生ずるもので，細胞膜の表面積の増加に応ずる予備膜である．すなわち，細胞が伸展する場合には，小胞の膜は自由面の細胞膜に加わって，細胞膜の表面積を増大させる．一方，膀胱の壁が収縮して，細胞の自由面の面積が減少する場合には，細胞膜が陥入して小胞をつくる．

固有層は比較的に密な線維性結合組織でできており，多量の弾性線維を含む．固有層には乳頭はみられない．固有層にはリンパ球が多く，ときにリンパ小節がみられる．リンパ球は上皮内にも散在する．

固有層には，一般に腺は存在しないが，ただ膀胱三角では**膀胱三角腺** trigonal gland という粘液腺がある．腺細胞は単層円柱状で，粘液性の分泌物を産生する．

粘膜筋板はないが，粘膜下組織にあたる固有層の深層は疎性結合組織でできている．

尿路

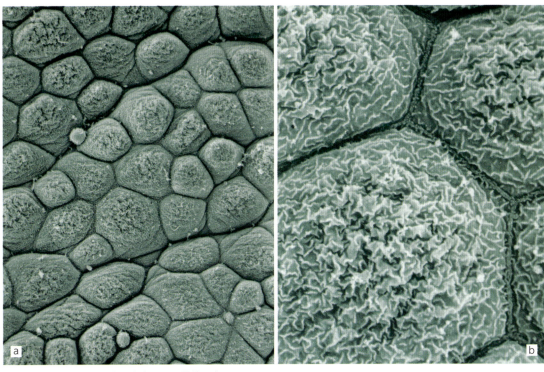

図 17-22　膀胱移行上皮の走査電子顕微鏡写真　a：×45，b：×450
移行上皮細胞の表面は複雑な区画をつくり，上皮の伸展の状況により，ヒダとなって細胞内にたたみ込まれたり，開いたりする様子がみえる（b）

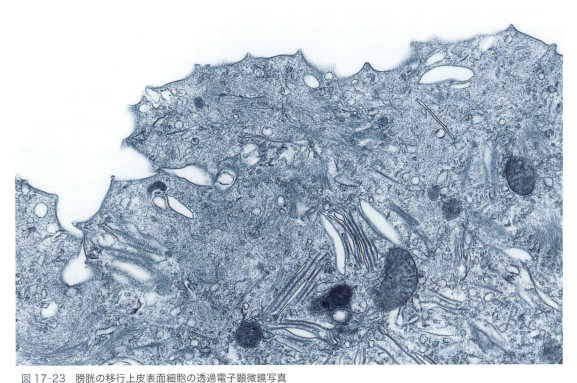

図 17-23　膀胱の移行上皮表面細胞の透過電子顕微鏡写真
胞体に特異的な板状の小胞が多数みられる．この小胞は，細胞表面の細胞膜の板状区画がたたみ込まれて，細胞内に落ち込む．あるいは，この小胞が細胞膜に連結して，細胞表面の膜面積を拡大する像である　×22,000

b. 筋　層

　筋層は極めて発達がよく，厚い平滑筋層である．尿管の下部と同様に**内縦筋層** inner longitudinal layer，**中輪筋層** middle circular layer，**外縦筋層** outer longitudinal layer の 3 層からなる．各層における平滑筋線維束の配列もまばらで，その間に多量の線維性結合組織が存在し，弾性線維網がみられる．線維は，各平滑筋を籠状に囲みながら交錯する．

　内縦筋層は一般に発達が悪いが膀胱三角では比較的よく発達する．中輪筋層は最も発達がよく，強力である．外縦筋層は特に膀胱の前壁と後壁でよく発達する．

　しかし，膀胱における各筋層の区別は必ずしも明瞭でなく，筋層はむしろ全体として網状を呈し，収縮によって内腔の尿を圧して排尿にあずかっており，これらをまとめて**排尿筋** urinary detrusor という．

　なお，外縦筋層は隣接する器官に筋線維を送っている．すなわち，男性では前立腺に，女性では骨盤内面の筋膜に筋線維を送る．また，前方では，恥骨結合に向かって**恥骨膀胱筋** pubovesical muscle を送り，後方では男性で直腸に向かって**直腸膀胱筋** rectovesical muscle を，女性で子宮に向かって**子宮膀胱筋** uterovesical muscle を送る．

　膀胱の出口にあたる内尿道口のまわりには，**膀胱括約筋（内尿道括約筋）**があるといわれるが，他の部の輪走筋と比べて明瞭でない．膀胱が尿で膨らむ際，内尿導口は，膀胱の筋がむしろ弛緩することで閉じていて，排尿の際には，膀胱壁の筋肉が緊張して内尿道口を漏斗状に広げて開口する．

c. 外　膜

　弾性線維を含む疎性結合組織でできている．

d. 膀胱の脈管・神経

　動脈は外膜から筋層を貫き，粘膜固有層に達する．筋層で枝を与え，固有層では特に上皮下で毛細血管網をつくる．

e. リンパ管

　粘膜固有層の深部および筋層に毛細リンパ管網が存在する．

f. 神　経

　神経線維は自律神経性で，交感神経と副交感神経の二重支配により主として平滑筋に分布する．一部は粘膜に分布し，上皮内にも進入する．筋層，外膜に神経叢が形成され，神経細胞もみられる．

　膀胱の容量は 500 mL ほどで，150 mL ほど尿がたまると尿意を感じ，300〜400 mL で排尿する．脊髄損傷などで，排尿反射機構への上位中枢からの抑制がなくなると，20〜30 mL で反射のみで排尿する尿失禁となる．同様のことは排便でも起きる．

B　尿　道　urethra

　尿道は男女で長さや走行がかなり異なる．

1. 男性の尿道

　男性の尿道は長さ 18〜20 cm で，**前立腺部** prostatic urethra，**隔膜部** membrananous urethra，**海綿体部** spongy urethra（図 17-24a）の 3 部に分けられる．

　尿道は粘膜，筋層，外膜からなる．

a. 粘　膜

　上皮は前立腺部では膀胱と同様に移行上皮である．隔膜部と海綿体部では多列円柱上皮で，上皮内に杯細胞や粘液細胞の小群を混じえる．海綿体部の最も遠位部，すなわち**舟状窩** navicular fossa では，重層扁平上皮で覆われる．

　海綿体部の上皮には，コロイド様物質をいれる小嚢胞が散在性にみられる．海綿体部の粘膜，特に上壁には，上皮の陥入が多数にみられる．これを**尿道凹窩** urethral lacuna という．

　固有層は疎性結合組織でできており，多量の弾性線維を含む．固有層には，主として縦走する平滑筋線維束が含まれる．

　尿道凹窩から続く分枝管状腺がある．これは**尿道腺（リトル腺）** urethral gland（gland of Littre）で，上皮と同様の細胞からなり，ところどころに粘液細胞群をもつ．腺は固有層を斜走し，長いものは海綿体に達する．

　分泌物はアルカリ性の粘液で，尿道球腺（p.437）の分泌物とともに，尿によって酸性となった尿道の内腔を中和するのに役立つ．

b. 筋　層

　筋層は前立腺部，隔膜部および海綿体部の近位部の一部にのみ存在し，**（内）縦筋層** longitudinal layer と**（外）輪筋層** circular layer の 2 層の平滑筋層からなる．

　隔膜部では，横紋筋がとり囲んで**尿道括約筋** ure-

尿 路

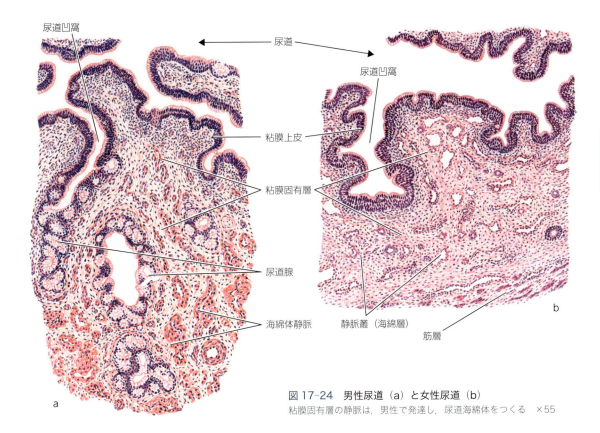

図 17-24　男性尿道（a）と女性尿道（b）
粘膜固有層の静脈は，男性で発達し，尿道海綿体をつくる　×55

thral sphincter を形成する．尿道括約筋は，膀胱が拡張した情報を仙髄にある排尿中枢が受けて，弛緩する．これは上位の中枢である脳によって調節されている．

c. 外　膜

疎性結合組織で，隔膜部のみにみられる．

2. 女性の尿道

女性の尿道は男性の尿道に比べて著しく短く，長さ 3〜4 cm である（図 17-24b）．

a. 粘　膜

粘膜には多くの縦走するヒダがみられる．
上皮は，膀胱に続く部では移行上皮，続いて多列円柱上皮となっているが，大部分は重層扁平上皮である．

上皮には，多くの**尿道凹窩** urethral lacuna が存在する．凹窩は上皮が一部粘液細胞となって**尿道腺** urethral gland となり，その腺腔にコロイド様物質を貯留することもある．

固有層は疎性結合組織でできており，多量の弾性線維を含む．また，静脈叢が発達し，海綿体様で，ここを**海綿層** spongy layer という．

b. 筋　層

（内）縦筋層と（外）輪筋層の平滑筋層でできている．外輪筋層は横紋筋でできている隔膜に連なり，尿道括約筋となる．

c. 外　膜

疎性結合組織からなる．

HISTOLOGY
Chapter 18 男性生殖器系
male reproductive system

　生き物には寿命がある．生殖器は子孫を残し，種を保存，維持するための器官である．生殖器は，受精によって新しい生命が誕生できるように，染色体数が半分の生殖細胞，男性では精子，女性では卵子をつくる．男性は，精子を女性に送りこむ．女性は，精子を受け入れ，受精後，胎児を発育させて分娩する．そのため，男性生殖器と女性生殖器は大きく異なる．
　男性生殖器 male reproductive organs は，精子をつくり，送り出す器官で，精巣，精路，副生殖腺および外生殖器からなる．

A　精巣 testis

　精巣は，重さ約10 g，長さ3 cmほどの楕円形の器官で，左右一対あり，男性の陰嚢内に位置する．精巣はもともと腹腔後壁で，腎臓の直下に発生し，胎児が発育するにつれて下降し，鼡径管を通って腹腔の外の陰嚢に位置するようになったものである（図18-1）．精巣は，腹腔から陰嚢に下降する際に一緒に下降した腹膜の袋で囲まれる．これを**鞘膜** tunica vaginalis という．この膜は，精巣に接する**臓側** visceral layer と外側の**壁側** parietal layer とがあり，この2枚の膜の間には**鞘膜腔** cavity of tunica vaginalis がある．
　鞘膜の下の精巣表面は，**白膜** tunica albuginea という強靭な密性結合組織の被膜で包まれる．白膜の内面には，薄い疎性結合組織層がある．この層は血管に富む**血管層** tunica vasculosa である．
　白膜は精巣の後縁で肥厚し，実質に向かって半球状に突出する．この肥厚部を**精巣縦隔** testicular mediastinum という．ここから実質に向かって放射状にでている薄板状の結合組織，**精巣中隔** testicular septum は，精巣実質を200～300個の**精巣小葉** testicular lobules に分けている．精巣小葉は細長い錐体状で，先端を精巣縦隔に向け，底を表面に向けている．
　精巣小葉は**精巣実質** testicular parenchyme と**精巣間質** testicular interstitium とからなる．前者は著しく曲りくねって走る**精細管** seminiferous tubules

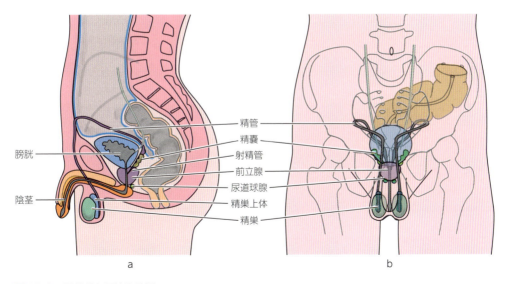

図18-1　骨盤部と男性生殖器
a：左側面，b：正面

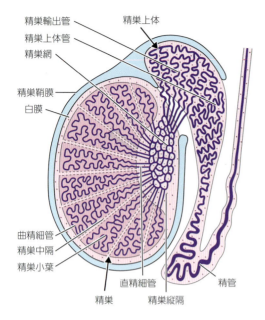

図 18-2 精細管およびその導管系

でできており，後者は精細管の間を埋める疎性結合組織である（図18-2）．

1. 精巣間質 testicular interstitium （図18-3）

精巣間質は，細い膠原線維と，線維芽細胞，マクロファージ，マスト細胞や未分化の間葉細胞および特異な間質（内分泌）細胞などからなる．間質には，血管，リンパ管，神経が存在する．特に精細管のまわりには，毛細血管網が発達している．

ライディッヒ細胞 Leydig cell （図18-4）

ライディッヒ細胞（**間質細胞** interstitial cell）は一般に血管の近くに数個集まって群在，あるいは個々に散在する．細胞は大型の多角体形（直径14〜21μm）である．核は球形で，しばしば偏在し，染色質に比較的乏しく，1〜2個の核小体をもつ．ときに2核細胞もみられる．

細胞質は酸好性で，脂質滴や黄褐色の色素顆粒（リポフスチン）を含む．ときにアゾカルミンなどで染まる杆状の結晶様構造がみられる．これを**類結晶 crystalloid** または**ラインケの結晶 crystal of Reinke**という．この結晶はタンパク質性で，電子顕微鏡でみると，一般に規則正しい周期構造を示す．

電子顕微鏡でみた細胞質は，典型的なステロイド分泌細胞の微細構造である．すなわち，豊富な滑面小胞体，細管状のクリスタをもつミトコンドリア，発達したゴルジ装置，多くの脂質滴が存在する．特に滑面小胞体は管状で，極めて発達し，互いに吻合して網状を呈し，しばしば輪状に配列する（図18-5）．

ライディッヒ細胞は内分泌細胞として男性ホルモン，すなわち**テストステロン testosterone**を産生する．

下垂体前葉から分泌される**性腺刺激ホルモン**

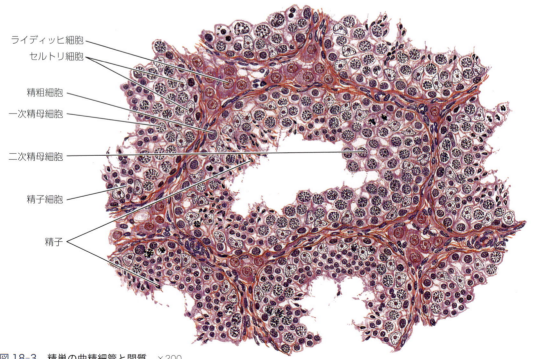

図 18-3 精巣の曲精細管と間質　×200

男性生殖器系

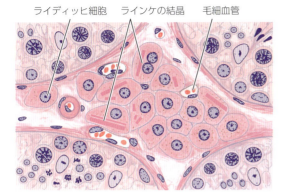

図18-4　ライディッヒ細胞　×300

gonadotropin（女性の**黄体化ホルモン** luteinizing hormone：LH と同じ）は，ライディッヒ細胞の受容体に結合すると，**アデニル酸シクラーゼ** adenylate cyclase を活性化する．これにより，種々の酵素が順に活性化され，脂質滴の中からコレステロールが遊離して，テストステロンが生成される．生成に関与する酵素系は主として滑面小胞体にあり，一部がミトコンドリアに含まれる．

テストステロンは，精子発生を促し，付属副生殖腺（精囊，前立腺など）の発育を促進し，その機能を維持し，二次性徴を発現するなどの作用をもつ．
ライディッヒ細胞は間質に含まれる未分化の間葉細胞から形成される．

2. 精細管 seminiferous tubule

各精巣小葉には2～4本の精細管が存在する．小葉内では極めて強く迂曲しているので，これを**曲精細管** convoluted seminiferous tubules ともいう．曲精細管は走行中ほとんど枝わかれしないが，その末端では隣在の精細管と連なってループをつくり，ときに盲端に終わる側枝をだすこともある．
精細管は精巣縦隔に近づくと直走する**直精細管** straight seminiferous tubules となる．直精細管は短く（長さ約1mm），縦隔内に入り，ここで不規則な網状の細管，すなわち**精巣網** rete testis に連なる．

a. 曲精細管 convoluted seminiferous tubule

曲精細管は直径150～250μm，長さ30～70cmの細管である．

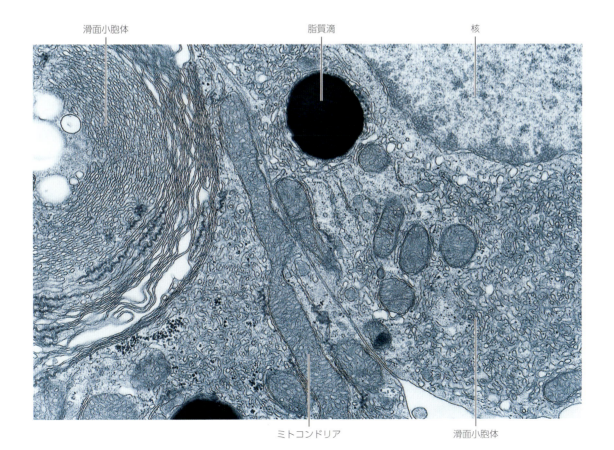

図18-5　ライディッヒ細胞の電子顕微鏡写真　×18,000

1個の精巣に含まれるすべての精細管の全長は約250 mにも達する．

曲精細管は著しく迂曲するので，切片標本では，さまざまな断面が極めて多数みられ，精細管の間には間質が存在する（図18-6）．

精細管は**固有層** tunica propria で囲まれる．境界を電子顕微鏡でみると，精細管をつくる精上皮の外側に**基底板** basal lamina があり，その外側を3～5層の扁平な**筋様細胞** myoid cell が囲む．この細胞は多量のアクチンフィラメントを含み，周期的に収縮する．これにより精細管は，蠕動運動で精細管の内容（精子や液状成分）を送りだす．

筋様層 myoid layer の外側に微細な膠原線維と弾性線維でできている**線維層** fibrous layer がある．

曲精細管の壁は**精上皮** spermatogenic epithelium という特殊な上皮でできている．精上皮を構成する細胞は**支持細胞** supporting cell（sustentacular cell）と**精細胞（生殖細胞）** spermatogenic cell とに大別される．支持細胞を**セルトリ細胞** Sertoli cell という．

精巣や卵巣が発生する際，間葉からできる**性腺原基** gonad を腹膜が覆う．次いで，この腹膜上皮（**胚上皮** germinal epithelium）には，卵黄嚢に出現した**原始生殖細胞** primordial germ cell が腸間膜を通って移動してきて出現し，この上皮細胞と原始生殖細胞は性腺原基内に索状に進入する．精巣では，この上皮細胞から精細管をつくる支持細胞ができ，原始生殖細胞は精子をつくる精細胞となる．

1）セルトリ細胞 Sertoli cell（図18-7）

この細胞は精細管の精上皮の中に一定の間隔をおいて存在する高い柱状の細胞で，精細管の基底面から管腔に向かって垂直に位置する．核は基底側に存在し，直径9～12 μmの不整な卵円形で，明瞭な核膜に包まれる．染色質に乏しく明るくみえ，大きく明瞭な核小体をもつ．核小体は酸好性で，しばしば2個の染色質塊（核小体付属染色質）が付着する．胞体は生殖細胞の間に伸び出して複雑な輪郭をつくるので，光学顕微鏡ではセルトリ細胞の輪郭や形態は明らかでない．

細胞質には，ミトコンドリア，ゴルジ装置，豊富な滑面小胞体，多量のリソソームなどの小器官のほかに，アクチンフィラメント，微小管や脂質滴，グリコーゲン，リポフスチン色素顆粒などがみられる．特に滑面小胞体は発達がよく，しばしば層板状を呈する．また，ときに**シャルコ–ベッチャーの類結晶** crystalloid of Charcot-Böttcher という結晶様の小体がみられる．類結晶は長さ約数 μm～20 μm，

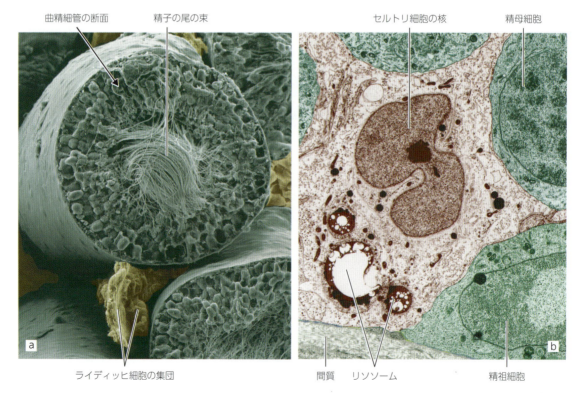

図18-6 曲精細管
a：曲精細管とライディッヒ細胞の走査電子顕微鏡写真（ラット）×200．b：曲精細管の上皮の透過電子顕微鏡写真（ヒト）．セルトリ細胞の基底側の胞体には精子発生周期と関連して出現するリソソームが集まっている ×4,000

幅約 1μm の針状ないし紡錘形をしており，電子顕微鏡でみると，平行に走る径 10〜15 nm のフィラメントが束となっている．

セルトリ細胞の微細構造は，精子形成の周期と関連して，周期的に変化する．

セルトリ細胞は隣接する細胞膜が互いにギャップ結合やタイト結合で結合する．特にタイト結合は精上皮の基底面近くに並走して発達し，これによって，上皮はタイト結合より基底側の**基底側区画** basal compartment と，タイト結合より管腔側の**管腔側区画** adluminal compartment との 2 区画に分けられる．基底側区画では，細胞間腔は間質の結合組織に通じるが，管腔側区画では，細胞間腔はタイト結合によって基底側区画から遮断されることになる．このようにして，タイト結合は上皮を分ける**血液精巣関門** blood-testis barrier をつくる．

セルトリ細胞は，次のようないろいろな機能をもつ．

（1）アンドロゲン結合タンパク質の分泌：セルトリ細胞は，**アンドロゲン結合タンパク質** androgen-binding protein（ABP）を合成し，これを精細管の内腔に分泌する．この際，ABP はアンドロゲンを結合させて管腔内に放出される．精細管内腔，特に管腔側区画は，血液精巣関門により間質側とは隔離され，ABP は管外へ拡散しないので，管腔内のアンドロゲンは高濃度に保たれる．

このような高いアンドロゲン濃度は，精細胞の分化，すなわち精子形成に必須であり，また精巣輸出管や精巣上体管の上皮の機能を維持するためにも必要である．さらに，ABP と同時に放出される分泌液は，その流れにのせて精子を精巣網側へ送りだす．

（2）血液精巣関門の形成：セルトリ細胞は，タイト結合により，上皮を基底側の基底側区画と管腔側の管腔側区画とに分ける血液精巣関門を形成する．後述の精細胞のうち，精祖細胞は基底側区画にあるが，精子発生の過程にある精母細胞や精子細胞，精子は管腔側区画にある．精祖細胞は体細胞と同様の二倍体細胞であるが，精母細胞は減数分裂をするので，遺伝的に体細胞と異なり，免疫反応を起こすことにもなる．しかし，管腔側区画は血液精巣関門によって循環系から隔てられ免疫学的攻撃から守られる．

また，基底側区画にある精祖細胞は間質に通じ，循環系の諸因子，例えばホルモンの働きなどを受け

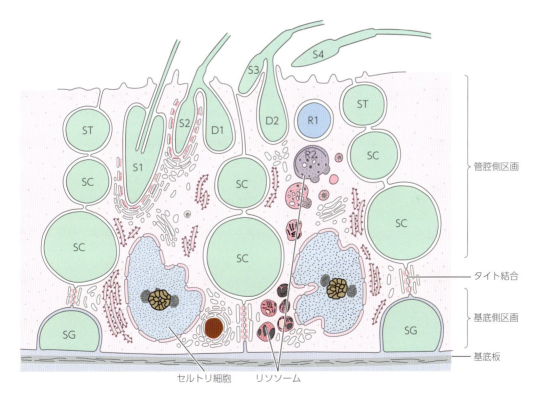

図 18-7　セルトリ細胞と精子形成
SG：精祖細胞，SC：精母細胞，ST：精子細胞，S：精子：S1〜S4 は精子形成の順序を示し，成熟した S4 は管腔へ放出される．精子成熟に伴って余剰となった細胞質は細胞質滴（D1，D2）となる．これは，精子が管腔内へ放出される際，セルトリ細胞に分離して遺残細胞質 R1 となりリソソームで処理されながら（遺残体 R2），基底側へ移動していく．ST から S4 まで約半月かかるので，セルトリ細胞も相応の周期変化を示すことになる．セルトリ細胞間のタイト結合，およびセルトリ細胞と S1，S2 と間の結合には，アクチンフィラメントの束と扁平な小胞体による特殊装置がみられる

ることができる．一方，精母細胞，精子細胞，精子はABPの影響を受けて分化する．

(3) **精細胞の支持・保護・栄養**：セルトリ細胞の分泌物は**果糖** fructose を豊富に含む．管腔側区画にある精細胞（精母細胞，精子細胞，精子）が発達分化とともに管腔に向かって移動する過程で，セルトリ細胞は精細胞を単に支持するのみでなく，これに栄養を与える．また，管腔側への精細胞の移動は，セルトリ細胞の運動性（収縮性）による．特に，精子細胞を囲むアクチンフィラメントがセルトリ細胞の胞体に出現し，その外を滑面小胞体が囲む．これは精子を管腔側へ順に送り，**放出** spermiation する装置である．これも精子形成の周期と関連して変化する．

(4) **食作用**：精上皮から精子が放出される際には，精子細胞の不要な細胞質は脱落する．このような変性細胞や脱落する細胞質は，**遺残細胞質** residual cytoplasm としてセルトリ細胞によって，とりこまれ処理される．そのため，精子放出時には，リソソーム，処理中の**遺残体** residual bodies が多い．これも精子形成の周期と関連して変化する．

(5) **抗ミュラー管ホルモンの分泌**：セルトリ細胞は，胎生期には，**抗ミュラー管ホルモン** antimüllerian hormone を分泌する．生殖器官の発生の初期には，精管になる**ウォルフ管** Wolffian duct と，卵管と子宮になる**ミュラー管** Müllerian duct の両者ができ，男性ではミュラー管は退縮する．女性ではウォルフ管が発達せずに，ミュラー管が発達する．抗ミュラー管ホルモンは，男性で，胎生期中にミュラー管を退縮させる．

2) **精細胞（生殖細胞）** spermatogenic cell （図18-8）

精細胞は精上皮で増加し，分化して精子となる．精子が生成されるまでの過程を**精子発生** spermatogenesis といい，後述する．

b. 直精細管 straight seminiferous tubules

曲精細管は小葉の先端，すなわち精巣縦隔に近づくと，合流して，直走する直精細管となる．直精細管は細く（直径20〜25μm），短い（長さ約1mm）．上皮は単層の低円柱状または立方形のセルトリ細胞（支持細胞）でできている．上皮細胞は細胞質に多くの脂質滴を含む．

直精細管は精子を運ぶ導管系，すなわち精路の起始部である．

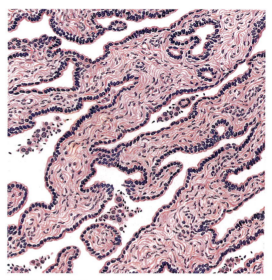

図18-8　精巣網　×1,100
上皮：立方上皮．間質：密性結合組織と平滑

c. 精巣網 rete testis

精巣網は精巣縦隔の中にあり，吻合して網状を呈する腔である．精巣網は直精細管を受け，さらに精巣輸出管に連なる．精巣網は，単層の扁平ないし立方上皮でできている．上皮細胞はほぼ球形の核をもち，細胞質には脂質滴を含む．自由面には鞭毛をもつ．

精巣網の間質は，精巣縦隔の密性結合組織でできているが，ここには平滑筋も含まれる．

3. 精子発生 spermatogenesis

曲精細管の上皮において，精細胞（生殖細胞）は増殖し分化を遂げて精子となる．精細胞のうちで最も幼若なものは上皮の基底側にあり，それが成熟，分化するとともに，次第に管腔側に移動する．このように，最も幼若な段階の精細胞から精子が形成されるまでの過程を**精子発生**という．精子発生において，精細胞は成熟，分化の段階によって異なる形状を示し，精祖細胞，一次精母細胞，二次精母細胞，精子細胞および精子に分けられる（図18-9）．

精子発生は，精祖細胞から精子細胞ができる過程の**精子細胞形成** spermiocytogenesis と精子細胞から精子ができる過程の**精子形成** spermiogenesis を区別する．

a. 精祖細胞 spermatogonium

精祖細胞は最も幼若な精細胞（生殖細胞）で，精細管の最も基底側で境界板に接して並ぶ．精祖細胞は直径10〜12μmのほぼ球形細胞で，球形ないし

男性生殖器系

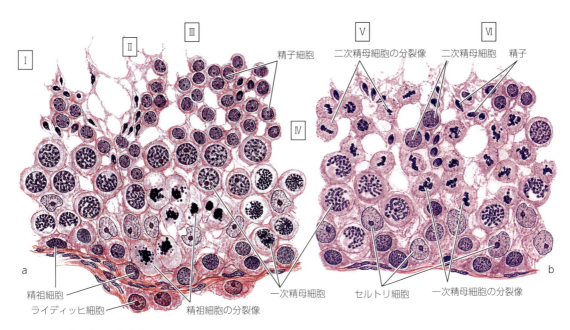

図 18-9　精上皮の周期変化　×500
Ⅰ〜Ⅵは期（ステージ）を示す

卵円形核をもつ．

精祖細胞は特に核の性状によってA型とB型とに分けられる．

（1）A型精祖細胞（精祖細胞A）spermatogonium A（type A）：卵円形核をもち，さらに**暗A型** type A dark と**明A型** type A pale とに分けられる．暗A型は比較的に暗調に染まる核をもち，明A型はやや明調に染まる核をもつ．いずれも核小体は核膜に付着する．

（2）B型精祖細胞（精祖細胞B）spermatogonium B（type B）：核が比較的球形で，染色質は顆粒状で，核膜の内面に付着する．核小体は核の内部に位置する．

暗A型精祖細胞は生殖細胞の幹細胞で，分裂すると，一つは暗A型として保たれるが，もう一つは明A型となる．明A型精祖細胞は5回ほど有糸分裂を繰り返してA型精祖細胞を保つが，一方ではB型精祖細胞となる．B型精祖細胞はさらに1回有糸分裂を行い，次の精母細胞となる．

b. 精母細胞 spermatocyte

精祖細胞は体細胞と同様の染色体をもつ二倍体細胞（2n）であるが，精母細胞になると，減数分裂によって染色体を半減する．減数分裂は，引き続いて起こる2回の分裂，すなわち第一分裂と第二分裂とからなる（p.44）．精祖細胞からできる精母細胞は一次精母細胞で，第一減数分裂を遂げて，二次精母細胞になる．二次精母細胞は第二減数分裂によって精子細胞を生ずる．

1）一次精母細胞 primary spermatocyte

B型精祖細胞から生ずる精母細胞で，最初に核のDNAを合成し，4倍体量のDNA（4N）をもつようになる．このような減数分裂の前期の最初のほうにある精母細胞はB型精祖細胞と同様に精細管の基底膜に沿って存在する．すなわち，精上皮の基底側区画に位置し，ここでDNAを合成する．

基底側区画で，DNA合成を終え，減数分裂に入ると，精母細胞は基底側区画から管腔側区画に移動し，減数分裂を続ける．

第一減数分裂では，すでに述べたように（p.46），特に前期は細糸期，合糸期，厚糸期，複糸期，分離期の各期を順に経過する．その間に一次精母細胞は核や胞体がともに増大し，大型の細胞となる．特に厚糸期は極めて長い日数を要する．ヒトでは，第一分裂は22日以上に及び，この期の一次精母細胞は精細管の断面で最も多くみられる．いずれにしても，一次精母細胞は一般に精上皮の中央部の高さを占め，かつ厚糸期以後は最も大型で，直径20〜25μmにも達する．

2）二次精母細胞 secondary spermatocyte

一次精母細胞が第一減数分裂によって染色体数を半減（前減数）すると，二次精母細胞になる．二次精母細胞は一次精母細胞よりもはるかに小さく，核は球形で比較的染色質に富み，核小体は現れない．二次精母細胞は分裂間期が短く（約8時間），DNA

425

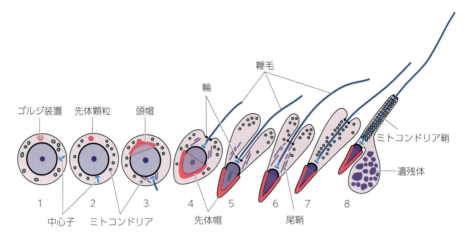

図 18-10 精子形成

を合成することなく，速やかに第二減数分裂をし，後述の精子細胞となる．このため，二次精母細胞は精細管の断面で少なく比較的にまれである．

c. 精子細胞 spermatid

精子細胞は，精母細胞が第一および第二減数分裂を遂げて生ずるもので，染色体数や DNA 量はともに半減し，**一倍体** haploid である．精子細胞は直径 9～11 μm の小型細胞で，小さな濃染する核（直径約 5 μm）をもち，精細管の管腔近くに多数みられる．

精子細胞はセルトリ細胞の管腔側にある深い胞体陥凹の中に入りこみ，ここで精子に変化する．この場合，もはや細胞分裂は行われず，精子細胞は極めて特異かつ複雑な形態変化を遂げて精子になる．このように，精子細胞が精子に変化する過程を**精子形成** spermiogenesis という．

精子形成 spermiogenesis

精子形成は球形の精子細胞が運動性をもち特異な形態を示す精子への変化過程で，3 段階を経て形成される（図 18-10）．

（1）**ゴルジ相** Golgi phase：精子細胞は核の一側に発達のよいゴルジ装置をもつが，そのゴルジ空胞の中に多糖類に富む顆粒が出現する．この顆粒を**前先体顆粒** proacrosomal granule という．前先体顆粒は集まって 1 個の**先体顆粒** acrosomal granule になる．先体顆粒は膜で包まれ，**先体小胞** acrosomal vesicle と呼ばれる．

（2）**頭帽相** cap phase：先体小胞は核の一側に移動して，核膜に密接する．この部位が将来の精子の頭の先端となる．先体小胞は次第に薄い扁平な囊状となり，核の前 2/3 を帽子のように覆い，**頭帽** head cap となる．

（3）**先体相** acrosome phase：精子核が濃縮してくるにつれて核の前 2/3 を覆う．頭帽は内部に先体顆粒に由来する物質を含み，全体を**先体（先体帽）** acrosome（acrosomal cap）と呼ぶ形となる．

先体の後端から後方に向かって伸びる微細な線維状構造が現れる．これを**尾鞘** caudal sheath（manchette）といい，微小管からなり，後述の中心小体を囲むが，一過性に出現するのみで，やがて消失する．

先体は，はじめ球形の精子細胞核の管腔側に出現して発達するが，頭帽相で核は回転し，基底側へ位置するようになる．

- **核の変化**：精子細胞の核は，はじめ球形であるが，細胞の中央部から辺縁に向かって移動し，楕円体形から扁平な洋梨状に変化する．同時に染色質は濃縮して核は縮小し濃染性塊となる．

- **中心小体の変化（鞭毛の形成）**：前述のように，先体の形成が進むとともに，中心小体は先体帽と反対側，すなわち核の後端の近くに移動する．中心小体のうち，一つの中心子は核に近く位置し**近位中心子** proximal centriole，もう一つの中心子は後方に位置し**遠位中心子** distal centriole となる．遠位中心子から鞭毛が生じ，精細管の管腔に向かって伸びる．鞭毛は繊毛と同様の構造で，2 本の中心微小管と 9 対の辺縁微小管とからなる**軸糸** axonema をもち，その基部に基底小体がある．遠位中心子，すなわち鞭毛の基底小体のまわりに，9 本の分節状の柱状構造が現れる．この構造は軸糸を囲み縦走する太い線維（**緻密線維** outer dense fiber）に移行する．

- **細胞質の変化**：精子細胞の細胞質は核の後方に集まり，ここにミトコンドリアが集まる．鞭毛の基部には，これをとり囲むように密な物質が集まって**輪** ring という構造が形成される．輪は基部から鞭毛の末梢側へ移動すると，ミトコンドリアは鞭毛の緻密線維の外側をらせん状にとりまくように並び**ミト**

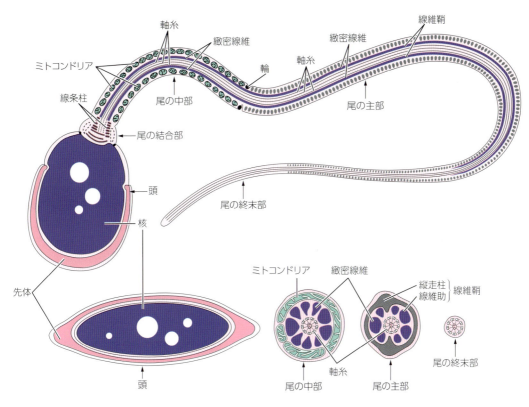

図 18-11　精子の微細構造

コンドリア鞘 mitochondrial sheath をつくる．ミトコンドリア鞘の後端にある輪の後方では，緻密線維のまわりに**線維鞘** fibrous sheath が形成される．線維鞘は分節状の円筒状構造である．

細胞質には，前述の変化が起こるが，その大部分は鞭毛の基部に滴状に付着する．精子が精上皮を離れ精細管の管腔に放出される場合に細胞質の大部分は**遺残細胞質** residual cytoplasm となって残り，セルトリ細胞にとりこまれ処理される．

d. 精　子 spermatozoon

前述のように形成された精子は全長 50〜60 μm の細長い細胞で，特異な形態をもち，頭と尾（鞭毛）とを区別する（図 18-11）．

1）頭 head（caput）

扁平な楕円体形で，側面からみると，前方がとがり洋梨状である．長さ 4〜5 μm，幅 3〜3.5 μm，厚さ 2〜2.5 μm である．

頭は濃縮した核からなり，しばしば**空胞** nuclear vacuoles を含む．頭の前 2/3 部は**先体** acrosome で覆われる．先体は膜でできた袋で，核に接する内側の膜と，細胞膜側の膜を区別し，核の先端より前に突出した部を**先端部** apical segment，核を包む大部分を**主部** principal segment，その後で内外の膜が接近する部を**赤道部** equatorial segment という．先体は糖質とヒアルロニダーゼ，トリプシンに似る**アクロシン** acrosin，酸性ホスファターゼなどのリソソームと同様の酵素を含む．精子が卵子に近づき，進入するとき，先体の外側の膜と細胞膜はところどころで連結し，先体に孔があく形となり，先体の内容が放出される．これを**先体反応** acrosome reaction という．こうして精子は，先体から放出される酵素の分解作用で，卵細胞を囲む顆粒細胞の層を通過し，さらに卵細胞の透明帯を通過し，核が卵細胞に進入し，受精に至る．この間，多くの精子が失われ，1 個の精子だけが卵細胞内に進入する．

2）尾（鞭毛）tail（flagellum）

尾は長さ約 55 μm で，さらに結合部，中部，主部および終末部の 4 部に分けられる．

（1）結合部（頚）connecting piece（neck）：頭と尾とを結合する長さ 0.4 μm の短い部で，近位中心子を囲み，9 本の分節性の短い柱状構造（**線条柱** columna striata）がある．

（2）中部 middle piece：結合部（頚）の遠位側で，長さ 5〜7 μm，太さ約 1 μm である．中軸にあ

る軸糸 axonema を囲み，**緻密線維 outer dense fiber** があり，さらにその外側に**ミトコンドリア鞘 mitochondrial sheath** がある．緻密線維は横断面で9個の花弁状を呈する．

(3) **主部 principal piece**：長さ約40μm, 太さ約0.5μmで，軸糸の周囲に緻密線維があり，さらにその外側に線維鞘がある．

緻密線維は主部では細くなる．線維鞘は分節性の円筒状で，横断でみると前面と後面に2本の柱（**縦走柱 columna longitudinalis**）が縦走し，これを結んで横走する部（**線維肋 costa fibrosa**）とからなる．

(4) **終末部 end piece**：長さ約5μmで，軸糸と，これを囲むごく少量の細胞質でできている．軸糸の微小管の分布や配列は次第に不規則になる．

精子発生において，しばしば細胞の変性，異常や退化がみられる．特に精母細胞や精子細胞に出現する．また，巨大核をもつ細胞や多核細胞が生ずることもある．さらに精子にも，2頭1尾あるいは1頭2尾のような異常型が生ずることがある．これらの退化，変性細胞の破片や遺残などはセルトリ細胞（支持細胞）によって処理される．

e. 精上皮の周期性変化

多くの動物で，いろいろな発育時期にある生殖細胞の配列によって，精上皮は多くの**期**（ステージ）stage に分類される．このような各段階にある精上皮は曲精細管の走行に沿って規則正しく並んでいる．各期は精上皮において順に進行する発育分化の各期にあたり，精細管に沿って規則正しく並び，発育分化は精細管を波状に進み，かつ周期性に繰り返される．マウスでは12期，ラットでは14期を区別する．管のある部位では，これらの期が順に変化し，またある期が管を移動していくので，これを**精子発生波 spermatogenetic wave** と呼ぶ．精子発生波の周期を**精子発生周期 spermatogenetic cycle** という（図18-12）．

ヒトでは，精上皮の周期性変化は6期に分類されるが，一つの精細管の横断面で，いろいろな期にある上皮がモザイク状に並んでいる（図18-9）．すなわち，周期性変化は精細管の走行に沿って波状に進行するのでなく，発生周期が上皮の中でらせん状に配列して進行する．

これらの期の分類根拠になるのは，まず精子細胞の精子形成過程の形態変化であり，これを**段階 step** という．ヒトでは8段階まで区別できる．**第1段階**は二次精母細胞から分裂してできたばかりであり，**第8段階**は精子として管腔へ放出直前である．第1段階の前には，精祖細胞から二次精母細胞までのさまざまな段階があるが，精子細胞の第1段階から第6段階まで，順に固有の組み合わせとなっている．精子細胞の第7段階と第8段階は第1段階と第2段階に共存する．したがって，1～6までの6種の組み合わせがあり，これを**期 stage** という．第1段階から第6段階までを**1周期 cycle** といい，これには16日かかる．精祖細胞から精子までは4周期が必要で合計64日かかる．これが精子発生の**期間 duration** である．精子発生は，精祖細胞が分裂してこの方向に動き始めると，正確にプログラムされた段階を経ながら64日で精子になる．

また，精子発生は思春期以降，生涯継続する．

精上皮の周期性変化は，セルトリ細胞が協調して生殖細胞の発育や分化を調節することによる．また，精子発生において，精祖細胞から次々に細胞分裂によって精母細胞，精子細胞が生成されるが，このような分裂の際，核分裂に続く細胞質の分裂が不完全で，分裂の結果生ずる各段階の生殖細胞は互いに橋状の細胞質，すなわち**細胞質橋 cytoplasmic bridge** によって連なっている．このような細胞質橋によって，各段階の生殖細胞は互いに連絡を保ち，いわば1個の細胞のようにその発育分化が同時性に進行するためである．細胞質橋はアクチンフィラメントの輪によってつくられる細胞間のくびれである．

f. 精子発生に影響する因子

精子発生に対して影響を与えるいろいろな因子がある．その主なものは次のようである．

1) 内分泌因子

ライディッヒ細胞が分泌するテストステロンは精細管に作用し，その精子発生を促進する．間質細胞は下垂体前葉から分泌される**間質細胞刺激ホルモン ICSH**（女性の**黄体化ホルモン LH**）によって刺激されるので，下垂体によって間接的に支配される．なお，**卵胞刺激ホルモン FSH** はセルトリ細胞に作用する．

2) 温　度

精子発生は体温よりも2℃ほど低い温度のもとで正常に進行する．

精巣は発育するとともに腹腔から陰嚢の中に移動する（精巣下降）．このことによって，精巣は陰嚢内のやや低温の環境におかれることになる．

先天的に，精巣が陰嚢に下降しない停留精巣は，生後放置すると，思春期以後も精子ができない．生後まもなく，精巣を陰嚢におさめる手術をする．

また，動物で実験的に精巣を腹腔に固定すると，精細管で，セルトリ細胞が管腔側区画の精細胞を保持できなくなり，これらを管腔へ放出するととも

男性生殖器系

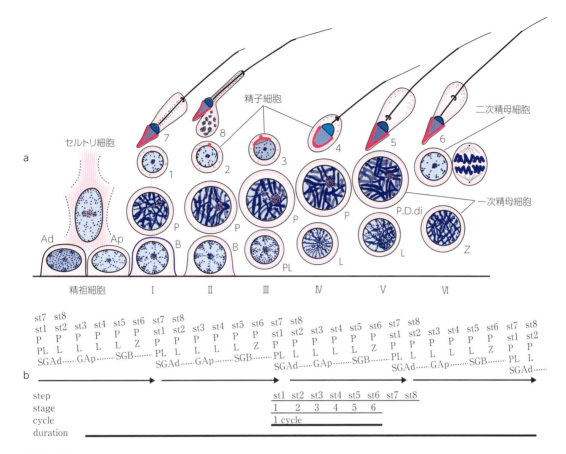

図 18-12

a：ヒト精子発生周期
Ⅰ～Ⅵ（6期）で1周期である．各期は精子細胞の段階（step）1～8の分類が根拠となる．精祖細胞は暗A型（Ad）と明A型（Ap）とに分けられる．一次精母細胞は細糸前期（PL），細糸期（L），合糸期（Z），厚糸期（P），双糸期（D），分離期（di）を経て，第一分裂を終え，二次精母細胞になる．二次精母細胞は第二分裂を終えて精子細胞となり，精子細胞は変形して精子になる．Ⅴ期の一次精母細胞はP，D，diを示す．Ⅵ期には二次精母細胞とともに一次精母細胞，二次精母細胞の細胞分裂像もみられる

b：ヒトの曲精細管の精上皮をつくる精細胞にみられる精子発生周期
精子形成の段階（step），異なる精子発生段階と精母細胞との組み合わせによる期，6期を単位とする周期（cycle），精祖細胞が分裂を開始して精子（st8）になるまで期間（duration）が4周期を要することを示す．図で精子発生は左から右へ進む．精上皮のある部位では次々とその次の期へと変化し，6期ごとに同じことが繰り返される．これを精子発生波という

SG：精祖細胞，他は前図参照

に，精子細胞の細胞間橋のアクチンフィラメントによる保持が壊れ，精子細胞が互いに癒合する形の巨細胞が現れる．こうして，精子発生は停止する．

3）薬物・放射線

精子発生は，薬物や放射線などによっても影響を受ける．放射線では精子発生の初期の段階の精細胞が破壊消失する．そのため，強力な放射線を浴びた約2ヵ月後に無精子症となる．

g. 精巣の脈管・神経

精索を下行した精巣動脈は，精巣に達すると，表層の白膜下を走って分岐し，ここで血管層をつくり，ここから精巣内に小葉に沿って進入し，小葉内の精巣間質で精細管を囲み毛細血管網を形成する．精巣縦隔で折り返して，また白膜下に戻った静脈は，動脈と逆の走行で上行する．リンパ管，神経はいずれも精巣縦隔から進入する．リンパ管は豊富である．神経は主として自律神経線維で，血管に分布する（図18-13）．

B 精巣上体と精管

精巣上体と精管は，精巣で産生される精子を運ぶ通路，すなわち精路である．

1. 精巣上体 epididymis

精巣上体は精巣の後縁に接し、上から下へ細長く、上から順に頭、体、尾の3部に分けられ、頭と尾はやや膨らむ。精巣縦隔の精巣網から起こる10〜15本の精巣輸出管と、これが合してできる1本の精巣上体管でできている。精巣輸出管、精巣上体管の間は疎性結合組織で満たされる。

a. 精巣輸出管 efferent ductule（図18-14）

前述のように、精巣輸出管は精巣網から起こる10〜15本の管である。輸出管は、それぞれ、太さ0.4〜0.6 mm、長さ16〜20 cmで、らせん状に強く迂曲し、切片でみると、精巣上体の頭を占める**精巣上体小葉** epididymal lobule をつくる。

上皮は高い上皮細胞群と、低い上皮細胞群が交互に並んでできている。このため、輸出管を横断面でみると、上皮の自由面は波状の凹凸を示し、管腔も不整な凹凸の輪郭を呈する。

低い上皮細胞群は単層の低円柱状ないし立方形細胞からできている。細胞は明調な細胞質をもち、そこに黄色の色素顆粒などを含む。電子顕微鏡でみると、細胞は自由表面に多くの微絨毛をもち、細胞質に多量のリソソームを含む。管腔を流れる精細管の**アンドロゲン結合タンパク質（ABP）**を含む分泌物を活発に吸収、処理する。

高い上皮細胞群は高い円柱状細胞でできている。細胞は自由面に繊毛をもち、細胞質は暗調で、脂質滴や色素顆粒を含む。精巣から流れてくる精子の鞭

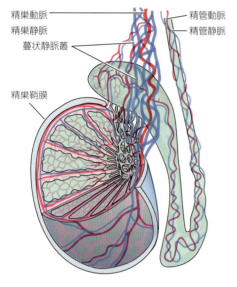

図18-13 精巣上体の血管

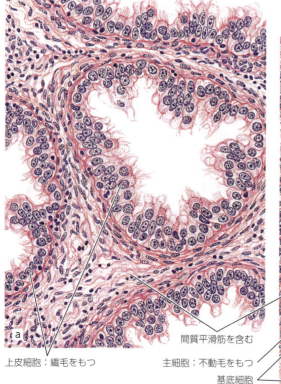
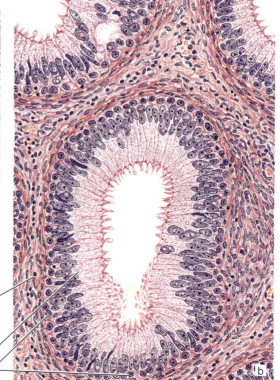

図18-14 精巣輸出管（a）と精巣上体管（b）×180

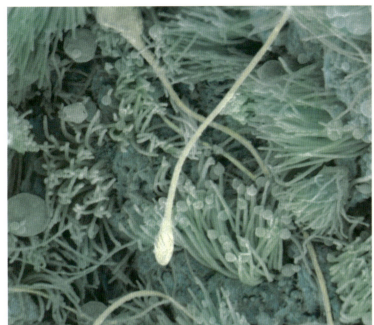
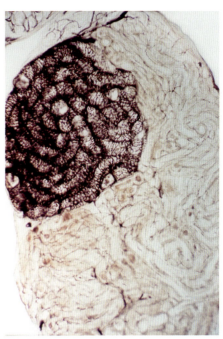

図18-15　精巣上体管（ヒト）の内腔の走査電子顕微鏡写真
不動毛をもつ細胞ともたない細胞が混在する．一面に生えた不動毛の間に精子（黄）がみえている　×2,000

図18-16　精巣上体（マウス，血管に墨汁を注入）
最初の区域の管は毛細血管の密網で囲まれる　×20

毛は，それ自体まだ運動能をもたない．精子は，精細管の分泌物の流れと精巣輸出管の繊毛細胞の働きにより精巣上体へ輸送される．

上皮は基底膜で囲まれ，さらにその外側には弾性線維を含む疎性結合組織がある．ここには輪状に走る平滑筋が存在する（**線維筋層**）．

b. 精巣上体管 epididymal duct （図18-15）

精巣上体管は太さ約 0.5 mm，長さ 4〜6 m の 1 本の管で，極めて強く，迂曲して走る．

精巣上体の切片でみると，極めて多数の精巣上体管の断面があり，その間を疎性結合組織が埋めている．

精巣輸出管は，管腔の断面が不整な凹凸の輪郭を示すが，精巣上体管は上皮自由面が平滑で，管腔は円形ないしそれに準ずる整然とした断面を示す．

上皮は多列円柱上皮で，主細胞，明細胞，基底細胞からなる．

(1) **主細胞** principal cell：上皮の表面に達する高い円柱状細胞で，自由面に多数の長い**不動毛** stereocilia をもつ．核は楕円体形で，やや基底側寄りに位置する．核内に，エオシンに好染する球状小体（核球）がしばしばみられる．電子顕微鏡でみると，不動毛は極めて長い微絨毛で，しばしば分岐する．核のすぐ上方には，よく発達したゴルジ装置がみられる．滑面小胞体もよく発達する．粗面小胞体は特に核下部に多い．その他，胞体の上部には，多くの飲小胞がみられる．また，多数のリソソーム，多胞小体なども含まれる．

(2) **明細胞** clear cell：胞体が明るくみえ，核上部には多量の糖タンパク質を入れる．この細胞は，管腔内物質を吸収する．

(3) **基底細胞** basal cell：基底側にある小型の多角体形細胞で，球形核をもつ．これは主細胞や明細胞の幹細胞である．

上皮は基底膜で囲まれ，その外側には輪走する薄い平滑筋層があって，**線維筋層** fibromuscular layer という．さらに管は毛細血管網で囲まれる．

精巣上体管は，精巣で分泌され精巣輸出管を経て送られてくる液を吸収，精子の機能的成熟に関与する物質を分泌，および成熟した精子を貯蔵する．

精巣上体管の構造には，走行に従って明らかな部位的変化がみられる．例えば，管の起始部では上皮は極めて高いが（約 80 μm），遠位側に向かうとともに，上皮は次第に低くなり（約 40 μm），細胞の性状や微細構造でも，著しい差異を示す．また，管周囲の毛細血管分布の状態や管の太さ，特に管腔の広さにも明瞭な変化がみられる．このように形態学的にみられる部位的差異によって，精巣上体管は数部に分けられ，これは機能の差を反映している（図18-16）．

精巣上体管は，全長 4〜6 m にも及ぶ．この長い

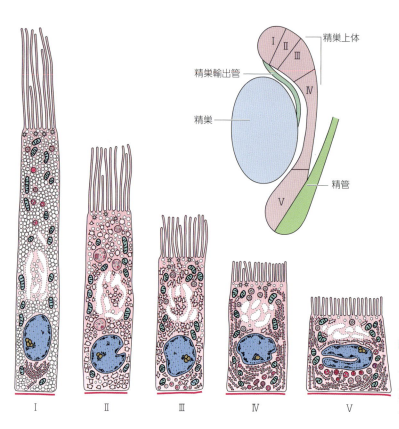

図18-17　精巣上体管上皮細胞の微細構造（マウス）

マウスの精巣上体管は形態，構造のうえで5部（I〜V部）に分けられ，各部の上皮の主細胞はそれぞれ特徴ある形態を示す

管の特にはじめの部（起始部 initial segment）では，主細胞はABPを含む精巣分泌物を活発に吸収する．精巣分泌物の大部分はここで吸収される．一方，続く部位の主細胞は，**グリセロホスホコリン** glycerophosphocholine，**シアル酸** sialic acid，糖タンパク質，ステロイドなどを分泌する（図18-17）．これらの物質は，精子を機能的に成熟させる．例えば，精巣に近い精巣上体頭にある精巣上体管では，精子は活発な運動能もなく，受精能力ももたないが，尾にある精巣上体管の精子は活発に運動し，受精能をもつ．このような**精子受精能獲得** capacitation は，精巣上体管の主細胞の分泌物による．例えば，精巣上体特異糖タンパク質は，精巣上体管の近位部を移動中に精子膜に結合し，それとともに受精能が発現する．また，精巣上体分泌物は，精子の細胞膜の安定化すなわち受精能獲得の抑制（卵細胞に近づく前に受精に向けた活動が活発化することを抑制），卵細胞の透明帯結合にあずかる物質も含む．

近位部からの精巣上体分泌物の余剰は，遠位部の主細胞で吸収，処理される．これには明細胞も参加する．精巣上体の近位部で機能的に成熟した精子は，精巣上体尾部の広い管腔内に貯蔵される．

遠位部の精巣上体管は，平滑筋で囲まれ，射精の際にはこれらが収縮して，精子を送りだす．

c. 胎生組織の遺残

精巣および精巣上体には，しばしばいろいろな胎生組織の遺残がみられる．

1) 精巣垂 appendix testis

精巣の上端に付着する小体で，**中腎旁管** paramesonephric duct（ミュラー管 müllerian duct）の上端部の遺残である．結合組織で包まれる嚢状小体で，円柱上皮，ときに繊毛上皮で囲まれる．

2) 精巣上体垂 appendix epididymidis

精巣上体の上端に付着する胞状小体である．**中腎管** mesonephric duct（ウォルフ管 wolffian duct）の上端部の遺残で，嚢状を呈し，円柱ないし立方上皮で囲まれる．

3) 迷管 aberrant ductule

盲端に終わる上皮性細管で，円柱上皮および繊毛上皮で覆われる．中腎細管の遺残である．精巣網に連なり，精巣上体内にあるものを**上迷管** superior aberrant ductule といい，精巣上体管の遠位部から分かれるものを**下迷管** inferior aberrant ductule という．

男性生殖器系

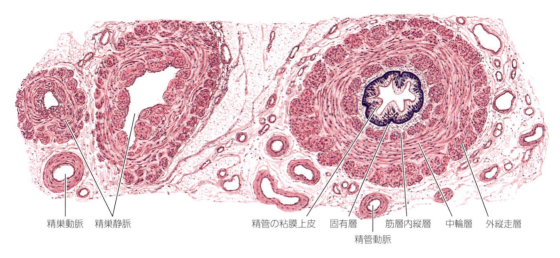

図 18-18 精　管（精索横断）×120

4）精巣旁体 paradidymis

精巣の近くで，精索の結合組織内にみられる盲管状の細管で，表面は円柱上皮で，一部は繊毛上皮で覆われる．中腎細管の遺残である．

2. 精　管 deferent duct（vas deferens）

精管は精巣上体管から移行する管で，全長40〜50 cm，太さ3〜3.5 mmである．鼠径管から腹腔に入り，全長の半分は腹腔内を走る．精管は精巣上体尾部から精巣上体の内側を上行し，精巣の上端からヒモ状の精索となって外鼠径輪から鼠径管に入り，内鼠径輪から腹腔に入ると，膀胱の後方へ向かい，尿管の上を越えて下へ曲がって精管膨大部となり，膀胱底の外縁を下行して前立腺に入り，射精管を通って尿道へ連結する．精巣上体管に比べると，壁は厚く，内腔は広い．粘膜，筋層，外膜からなる（図18-18）．

a. 粘　膜

粘膜には，数条の縦走する**ヒダ** mucosal plica がみられる．

上皮は精巣上体管の上皮のように多列円柱上皮であるが，低い．不動毛は起始部ではみられるが，遠位側にいくとともに次第に失われる．

固有層は緻密な結合組織でできており，弾性線維に富む．

b. 筋　層

筋層は発達がよく，厚さ1〜1.5 mmで，3層の平滑筋層でできている．すなわち，**内縦層** inner longitudinal layer, **輪層** circular layer, **外縦層** outer longitudinal layer である．そのうち，（中）輪層が最も厚く，内縦層が最も薄い．

筋層には，アドレナリン作動性の自律神経線維が豊富に分布する．

筋層の平滑筋は，精巣上体管に貯えられた精子を放出する際（射精）に収縮し，蠕動運動によって精子を尿道にまで運ぶ．

c. 外　膜

弾性線維を含む疎性結合組織でできている．

d. 精管膨大部 ampulla of deferent duct

精管の最も遠位部で，紡錘状に膨らみ，広い内腔をもつ．

粘膜に多数の不規則なヒダがみられる．ヒダは内腔に突出して，分岐，吻合し，またヒダの間で上皮は深く陥凹する．

上皮は単層の円柱上皮で，上皮細胞は多くの分泌顆粒をもつ．

筋層は薄く，3層の区別も不明瞭である．

e. 精　索 spermatic cord （図18-19）

精管は精巣上体の下端から起こり，精巣上体の内側を，精巣の後縁に沿って上行するが，精巣の上端から深鼠径輪までの間では，血管，リンパ管，神経とともに結合組織で束ねられて，太さ約5 mmの索状構造となる．これが精索である．外鼠径輪の下内側の皮下に触れることができる．

精索に含まれる動脈は**精巣動脈** testicular artery

で，静脈は**蔓状静脈叢** pampiniform plexus である．蔓状静脈叢は精巣や精巣上体から起こる十数本の静脈が互いに吻合してできる縦走する静脈叢で，静脈壁には平滑筋が発達する．

精巣動脈は精巣に近づくと迂曲して走り，蔓状静脈叢で囲まれる．このような動・静脈の位置関係によって，精巣動脈の動脈血は静脈叢を流れる温度の低い静脈血によって冷却される．すなわち，いわゆる**対向流熱交換系** counter current heat exchange system となっている．このような機構は精巣の温度を体温より低く保つ（p.428）のに役立つ．

その他精索は横紋筋の**精巣挙筋** cremaster muscle や平滑筋束なども含む．

f. 射精管 ejaculatory ductus

射精管は精管の末端部で，精嚢の導管と合するところより遠位側の短い部（長さ約1 cm）で，前立腺を貫き尿道に開く．構造は精管に似ている．

粘膜には，多くのヒダがみられる．

上皮は単層の円柱上皮で，上皮細胞は黄色の色素顆粒をもつ．

固有層は密な結合組織でできている．

筋層は一般に欠けるが，後・内側壁にのみわずかにみられる．

外膜は疎性結合組織で，脂肪細胞が混在する．

C 副生殖腺 accessory genital glands

副生殖腺としては，精嚢，前立腺および尿道球腺がある（図18-20）．

1. 精 嚢 seminal vesicle

精嚢（精嚢腺）は精管膨大部のすぐ遠位部，前立腺のすぐ上に開口する嚢状器官で，精管膨大部外側に接し，複雑に曲がりくねって，小指大の長さ約4 cm，幅約1.5 cm とやや長い塊となり，結合組織に埋まっている．男性ホルモン依存性で，思春期になって発達する．

壁は粘膜，筋層および外膜に区別できる．

a. 粘 膜

粘膜は多数の薄い板状のヒダをつくる．ヒダは内腔に突出し，かつ著しく分岐して，一次ヒダ，二次ヒダ，三次ヒダをつくる．ヒダは互いに吻合して網工状を呈し，内腔は迷路状になっている．

上皮は単層または2列の立方ないし低円柱上皮でできている．上皮細胞は分泌顆粒をもち，分泌を営む．細胞質には，黄色の色素顆粒（リポクローム）や

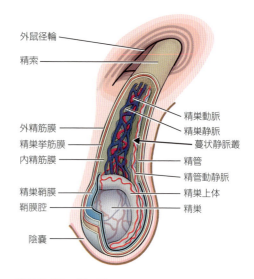

図 18-19 精 索

脂質滴などもみられる．核上部にはゴルジ装置が発達し，ここで分泌顆粒がつくられる．核下部には粗面小胞体やミトコンドリアが存在する．

固有層は疎性結合組織でできており，弾性線維を含む．

b. 筋 層

ほぼ内輪，外縦の2層でできている（図18-21）．

筋層には，自律神経線維が分布し，ときに神経細胞も含まれる．

c. 外 膜

疎性結合組織で弾性線維を含む．神経叢とともに神経細胞もみられる．

精嚢は腺で，上皮細胞は分泌細胞である．内腔にはエオシンに好染する分泌物が含まれる．上皮細胞の分泌機能は男性ホルモン，特にテストステロンの支配を受け，それによって促進される．内腔には，しばしば精子も含まれるが，この精子は迷入したものである．

分泌物は弱アルカリ性の黄色調を呈する粘稠液で，果糖に富み，**プロスタグランディン** prostaglandin，**フィブリノーゲン** fibrinogen や大量の**フラビン** flavin（黄色の生体色素）を含む．果糖は精子の運動のためのエネルギー源として役立ち，プロスタグランディンは女性生殖器の収縮を強めて精子の移動を助け，フィブリノーゲンは射精後の精液を凝固させ，受精をより効果的にする働きをもつ．射精の際に，前立腺液とともに**精液** semen として排出され，その50〜80％を占める．

男性生殖器系

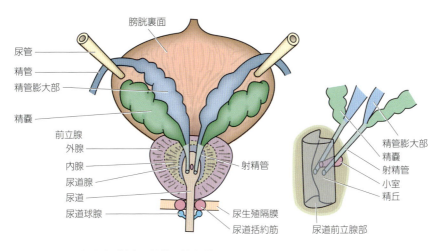

図 18-20　副生殖腺（精囊・精管・前立腺）

2. 前立腺 prostate gland（図 18-22, 23）

　前立腺は，膀胱の直下で，尿道の始部（前立腺部）を囲むクルミ大，かつクルミ形をした腺で，上下 2～3 cm，左右 4 cm，前後 1.5 cm，重さ 15 g ほどの器官である．

　尿道は前立腺を上下に貫く．前立腺を貫く尿道の後壁は縦に走る隆起があり，その中央が膨らむ精丘である．精丘の中央に左右に並んで左右の射精管が開口する．左右の射精管は前立腺底の後縁から前立腺を斜めに貫いて精丘にある出口に達する．二つの射精管の開口のすぐ上には退化したミュラー管の遺残である前立腺小室の盲管状陥凹がある．

　前立腺は尿道や射精管によって葉（前葉，側葉，後葉，中葉）に分けられる．前葉は，尿道の前の部，左葉と右葉は尿道の左右外側，後葉は尿道の後側で縦に溝となっている部，中葉は精丘より上の尿道の後で射精管に囲まれたクサビ形の部である．

　尿道のまわりには，その粘膜にある小さな**粘膜腺** periurethral mucosal gland と粘膜下にある**粘膜下腺** submucosal gland とがみられ，これらを**内腺** internal gland と呼んでいる．中葉も主として内腺である．前立腺の大部，特に側葉の大部分を占める固有の（主）**前立腺** main (principal) prostatic gland を**外腺** external gland といい，放射状に配列する 30～50 個の複合管状胞状腺が集まってできている．導管は 15～30 本で，尿道に開口する．

a. 実　質

　腺体は分岐し，広い腺腔をもち囊状，あるいは腺腔が狭く管状であるなど，大きさ，形状はさまざまである．

　腺上皮はしばしば腺腔内に突隆するヒダをつくり，その細胞は立方形ないし円柱状である．上皮細

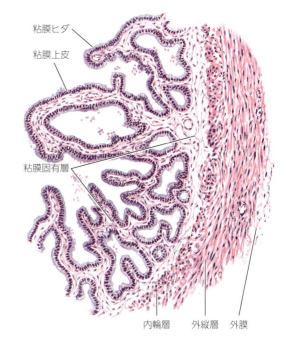

図 18-21　精　囊　×50

胞の高さは機能活性によって異なる．広い腺腔を囲む上皮は単層の低い立方形細胞でできており，狭い腺腔を囲む上皮は単層ないし 2 列の円柱ないし立方上皮である．核はほぼ球形である．細胞質には，ゴルジ装置や粗面小胞体が発達し，多くの分泌顆粒がみられる．また，強陽性の酸性ホスファターゼ反応が認められる．

　腺腔には，顆粒状の分泌物や剝離した上皮細胞などが含まれる．その他に，特徴的な**前立腺石** prostatic concretions がみられる．前立腺石は同心円状の層状構造をもつ球状小体で，分泌物が濃縮して形成され，しばしば石灰化を示す．大きさはさまざま

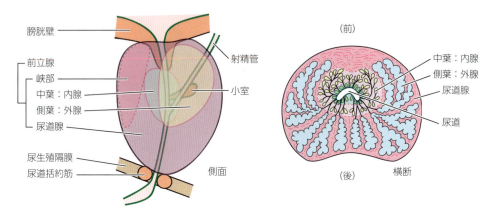

図 18-22　前立腺

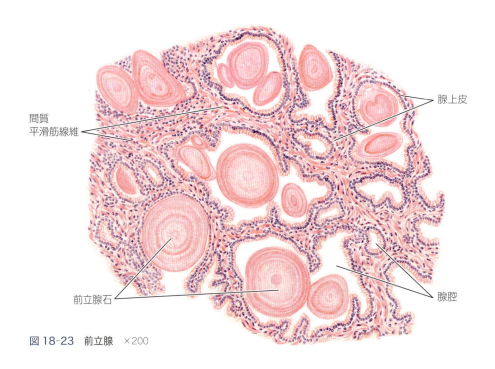

図 18-23　前立腺　×200

であるが，直径 2 mm にも達する大きなものもある．前立腺石は加齢とともに増加する．

導管は一般に多列または重層の円柱上皮でできている．特に大きな導管（前立腺管 prostatic duct）は移行上皮で覆われる．

b. 間　質

腺体の間には，多量の間質が存在する．間質は弾性線維に富む密な結合組織でできており，多量の平滑筋線維が含まれる．このような間質を**筋弾性支質** myoelastic stroma という．間質は，前葉の大部分を占め，前立腺の表面では腺全体を包み，被膜を形成する．

c. 前立腺の脈管・神経

動脈は被膜と間質で分岐し，腺体を囲む毛細血管網を形成する．

静脈は動脈に伴って走り，被膜で静脈叢（**前立腺静脈叢** prostatic venous plexus）をつくる．

リンパ管は間質に始まり，血管に伴って走る．

神経は主として無髄線維で，被膜下で神経叢をつくる．神経線維は主として間質の平滑筋や血管に分布する．

d. 前立腺の機能

前立腺は精嚢と同様に男性ホルモンの支配を強く

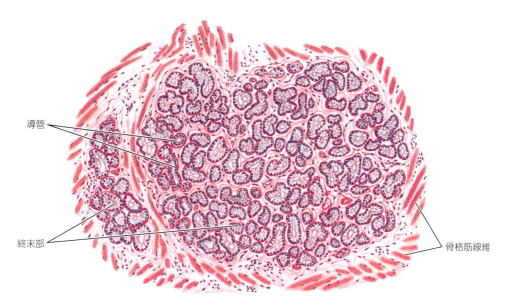

図18-24　尿道球腺　×50

受ける.
　分泌物は弱酸性の薄い乳様液で，クエン酸，亜鉛やいろいろな酵素，特に大量の酸性ホスファターゼや**セリンプロテアーゼ** serine protease などを含む．セリンプロテアーゼは凝固した精液を液化する働きを助けるタンパク質分解酵素であるが，**前立腺特異抗原** prostate-specific antigen（PSA）として知られている．すなわち，PSAの値は**前立腺腫瘍マーカー**として重要である．
　前立腺分泌物は射精時に平滑筋の収縮によって最初に放出され，精嚢から放出される精液に加わる．次いで精嚢分泌物が加わる．前立腺の分泌物は精液の液状成分の約13〜33％を占め，精子の運動を促進する．
　前立腺は，老齢となると，肥大することがある．**前立腺肥大** prostatic hypertrophy は内腺に起こる．一方，前立腺癌は外腺，特に後葉の被膜下に好発する．前立腺肥大や癌は，直腸指診で触診できる．また，前立腺癌では，血中に前立腺酸性ホスファターゼや PSA が増加する．外科的治療の他に，男性ホルモン抑制剤による治療がある．

3. 尿道球腺 glandula bulbourethralis

　尿道球腺（**カウパー腺** gland of Cowper）は，前立腺の下方での尿生殖隔膜にある大豆大の腺で，左右一対ある．導管は2〜3 cmで，尿生殖隔膜をでて尿道海綿体部に開口する．
　尿道球腺は，複合管状胞状腺で，粘液腺に似た構造をもつ．
　終末部は大きさや形状が不規則であるが，ところどころで嚢状に拡張する．腺細胞は一般に単層で，狭い腺腔を囲む終末部では立方形ないし円柱状であるが，広い腺腔を囲む終末部では低い．細胞質は明るく，特に核上部には粘液性分泌顆粒をもつ．その他に，酸好性に染まる紡錘形小体を含むこともある．核は球形またはやや扁平で，基底側に存在する（**図18-24**）．
　分泌物は透明，粘稠な粘液である．性的興奮によって，射精にさきだって，分泌物が放出され，尿道を滑らかにする．
　導管は，はじめ単層の立方上皮で囲まれるが，太くなるとともに円柱状となり，かつ重層になる．太い導管はしばしば内腔が拡張し，上皮は尿道腺のような粘液細胞をもつ．
　間質は終末部の間に比較的多く存在し，腺を小葉に分ける．線維性結合組織で，膠原線維，弾性線維の他に平滑筋線維や横紋筋線維を含む．間質の線維性結合組織は腺の表面を包み，被膜を形成する．

4. 精　液 seminal fluid

　精液は，精子と**精漿** seminal plasma からなる．精漿は，精巣および精路で産生される液の他に，副生殖腺（精嚢，前立腺，尿道球腺など）の分泌物を含む．
　1回の射精で放出される精液は約3 mLで，約2億〜3億の精子を含む．
　精液が放出される場合に，分泌物は一定の順序で放出される．すなわち，勃起とともに，最初に尿道球腺および尿道腺から粘液性分泌物が放出されて，尿道は滑らかになる．次いで射精が起こると，前立

腺の分泌物が放出され，続いて精巣上体管に貯えられた精子が精巣上体管と精管の強い収縮によって放出される．最後に精嚢の粘稠な分泌物が放出される．

女性の体内に放出された精液の精子は，1〜3時間で卵管膨大部に達する．この経過中に精子の数は急速に失われ，卵管膨大部では精子は1,000個以下となっていて，もしここに卵細胞があればそのうちの1個が卵細胞内に進入して受精する．膨大部に達した精子の受精可能時間は，約6時間である．

放出される精子の数は通常では2,000万以上であるが，もし200万〜300万個以下であれば，途中で消滅し，受精できない．男性不妊症となる．また，放出された精子の受精可能時間は，半日ほどであり，排卵のあった日でないと，受精しないことになる．

D 陰茎と陰嚢

陰茎と陰嚢は**男性外生殖器** male external genital organ である．

1. 陰 茎 penis

陰茎は，3個の海綿体，すなわち2個の陰茎海綿体と1個の尿道海綿体とが皮膚および陰茎筋膜で包まれてできている（図18-25）．

a. 皮 膚

陰茎皮膚 cutis penis は薄く，表皮はメラニン色素に富む．真皮も薄い．陰茎の基部（陰茎根）には，毛が生え，毛脂腺もみられる．汗腺は極めて少ない．**包皮** preputium の内面には，毛包に付属しない独立脂腺がみられる．**包皮腺** preputial gland といい，単胞状腺で，その分泌物は剝離上皮とともに**恥垢** smegma となる．

皮下組織は**浅陰茎筋膜** superficial fascia で，脂肪組織を欠くが，多くの平滑筋線維が存在する．平滑筋は陰嚢の**肉様膜** tunica dartos（p.440）の連続である．

深陰茎筋膜 deep fascia は浅陰茎筋膜とは疎性結合組織で隔てられる．深陰茎筋膜はやや密な線維性結合組織でできており，膠原線維の他に弾性線維を含む．

b. 陰茎海綿体 corpus cavernosum penis

陰茎海綿体は，**白膜** tunica albuginea と呼ぶ厚い結合組織膜で包まれる．血管に乏しく，主として太い緻密な膠原線維束でできており，弾性線維も混じっている．膠原線維は，外側では主として縦走し，内側では輪走する．白膜は左右の陰茎海綿体の間では融合して**陰茎中隔** septum penis となる．中隔には，特に前部で間隙があり，ここで左右の陰茎海綿体は連絡する．

海綿体は血管腔と，その間を埋める間質でできている．血管腔は**海綿体洞** cavernous sinus と呼ばれ，網状を呈する静脈性の血管腔で，内皮で覆われる．

海綿体洞は海綿体の中央部では広いが，辺縁部では狭く，白膜の静脈に連なる．

海綿体洞の間にある間質は**小柱** trabecula と呼ばれ，互いに連絡して網工をつくる．小柱は線維芽細胞を含む太い膠原線維束，弾性線維および平滑筋線維でできている（図18-26）．

c. 尿道海綿体 corpus spongiosum penis

尿道海綿体は，その中軸を走る尿道を囲む．尿道海綿体も白膜で包まれる．白膜は，陰茎海綿体の白膜に比べると，薄く，弾性線維に富み，また輪走する平滑筋線維を含む．尿道海綿体の構造は陰茎海綿体と同様で，海綿体洞と小柱とからなる．しかし，陰茎海綿体に比べて，洞は狭く，小柱は弾性線維に富む結合組織で，平滑筋を含む．平滑筋は洞を囲むように配列するので，洞は静脈に似た構造を示す．洞は，中央側では尿道の静脈叢に連なり，辺縁側では白膜の静脈に連なる．

d. 陰茎の脈管・神経

1）動 脈

陰茎には，陰茎背動脈と陰茎深動脈が分布する．

陰茎背動脈 dorsal artery of penis は陰茎の背面を縦走し，白膜と大きな海綿体小柱に枝を送り，毛細血管となる．毛細血管の血液は海綿体洞に入り，次いで白膜の静脈に注ぐ．このような循環は主として陰茎の弛緩時にみられる．

陰茎深動脈 deep artery of penis は海綿体の中を縦走し，主として海綿体洞に血液を送る動脈である．海綿体内を縦走しつつ，多くの小枝をだす．この小動脈は**ラセン動脈** helicine arteries と呼ばれ，特に陰茎の弛緩時にはらせん状に迂曲して走り，直接に海綿体洞に注ぐ．

ラセン動脈は比較的に厚い中膜を備え，内膜には縦走する隆起をもつ．内膜の隆起は内皮下を縦走する平滑筋束でできている．また，糸球状動静脈吻合（p.140）とよく似た上皮様細胞を中膜にもつ．ラセン動脈の周囲には，交感神経と副交感神経の線維が集中している．動脈が緊張状態にあるときには，中膜の平滑筋と上皮細胞が収縮し，内膜の隆起によっ

男性生殖器系

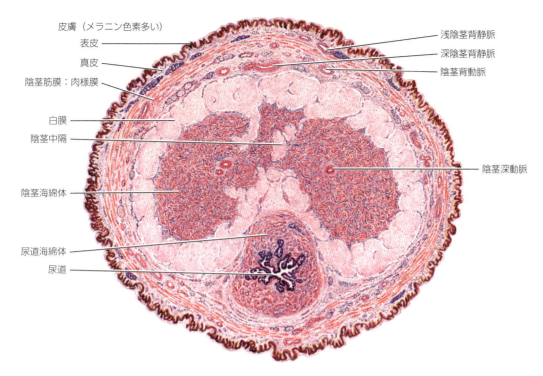

図 18-25 陰茎（横断）×8

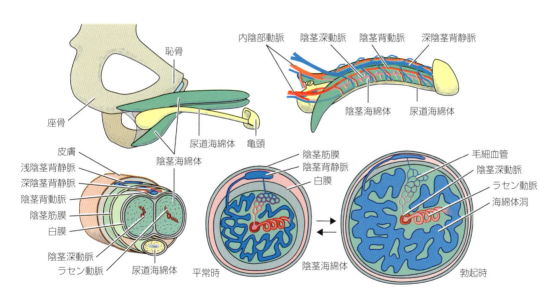

図 18-26 陰茎
陰茎海綿体は，勃起時にはラセン動脈が拡張して海綿体洞へ多量の血液が流れ，海綿体が膨大し，さらに陰茎背静脈が圧迫され，勃起を維持する

て内腔は閉ざされて，海綿体洞への血液供給は遮断される．

静脈は動脈に伴って走る．海綿体からの血液は**陰茎深静脈** deep veins of penis, **深陰茎背静脈** dorsal veins of penis に注ぎ，さらに内腸骨静脈に注ぐ．また，陰茎皮下には**浅陰茎背静脈** superficial dorsal veins of penis が走る．

2）リンパ管

皮膚および尿道には，リンパ管は豊富に存在する．

3）神 経

陰茎には，豊富な神経分布がみられる．知覚神経線維は脊髄神経に由来し，皮膚，尿道で自由終末やいろいろな終末小体（マイスネル小体，ファーター-パチニ小体，陰部神経小体）をつくる．自律神経線維は，ラセン動脈や海綿体小柱の平滑筋に分布する．

e. 勃 起 erection

陰茎は交接器で，その機能を果たすように，海綿体は特異な構造を示す．

海綿体洞に急速に大量の血液が流入し，血液で満たされると，一方では，静脈は圧迫されて，血液の灌流が妨げられる．こうして，海綿体が著しく大きくなると，厚い白膜で包まれているので，海綿体は締めつけられて硬くなる．このように，陰茎が増大し，硬直した状態が勃起である．

勃起が起こる際には，性的興奮による副交感神経線維の刺激によって，ラセン動脈と海綿体小柱の平滑筋が弛緩し，拡張した動脈から海綿体洞，特に中央部にある広い海綿体洞に大量の血液が急速に流入する．このように，中央部の広い海綿体洞が急激に血液で満たされると，辺縁部の狭い海綿体洞は圧され，それに連なる静脈への血液灌流は妨げられる．こうして，海綿体は増大し，かつ硬くなって，勃起が起こる．

勃起の場合に，尿道海綿体も陰茎海綿体と同様に血液で満たされるけれども，白膜は薄く，かつ弾性線維に富み，海綿体洞はほぼ同様の大きさで，血液の灌流は陰茎海綿体のように強くは妨げられない．このために，尿道海綿体は陰茎海綿体ほど著しく腫大し硬くならず，尿道も閉ざされない．したがって，射精によって精液は尿道を通って射出される．

勃起が終わる際には，交感神経線維の興奮によって，ラセン動脈と小柱との平滑筋の緊張は高まり，洞への血液の流入は断たれ，洞内の血液は圧出される．こうして，海綿体は再び元の状態に戻り，陰茎は弛緩状態に復する．

なお，勃起時に副交感神経から出される信号物質は，アセチルコリンの他にVIP（血管作動性腸管ペプチド，p.358）とNO（一酸化窒素）が知られている．**勃起不全** erectile dysunction (ED) は，性交時に十分な勃起が得られない，または維持できない状態で，その原因はさまざまだが，治療にはNOを介した平滑筋の弛緩を増強する薬剤（バイアグラなど）が利用される．

2. 陰 囊 scrotum

陰嚢は精巣，精巣上体を入れる皮膚の袋である．陰嚢皮膚の表皮は薄くメラニン色素に富む．毛包，脂腺および豊富な汗腺をもつ．皮下組織には，脂肪組織を欠くが，真皮の深層から皮下組織にわたって，多量の平滑筋が層をつくる．この平滑筋層を**肉様膜** tunica dartos という（図18-27）．

肉様膜の平滑筋の収縮によって，陰嚢の皮膚にはこまかいシワができる．外気温が高いと，平滑筋は弛緩して陰嚢皮膚は延び，外気温が低いときには平滑筋は収縮して陰嚢皮膚は縮む．精子発生は，すでに述べたように（p.428），体温よりも若干低い温度で活発に起こる．肉様膜の収縮や弛緩は陰嚢内の温度を精子発生に好適な温度に調節するのに役立つ．

最初に述べたように，精巣は精管を伴って，腹腔から腹壁を貫いて鼡径管を通過し，陰嚢へ下行する．腹膜も一緒に下行して精巣を袋状に囲む鞘膜をつくり，その後，鼡径管の中を通る腹膜の管は閉塞する．そのため，鼡径管から精巣までの精索は，腹壁の要素である外精膜筋，精巣挙筋膜，内精筋膜からなる皮膜で包まれる．

一方，先天的にこの腹膜の管が閉じず，鼡径管も開大し，ここから腸が精巣鞘膜腔へ進入することがある．先天性外鼡径ヘルニアという．手術により治療する．

3. 生殖器系の発生

胚子の遺伝的性は受精時に決まるが，**性腺原基** gonad（生殖腺）ははじめ男女とも同じく進行し，発生7週で男女差が現れてくる．ここでは生殖腺の発生から男性生殖器，女性生殖器の発生を概観する（図18-28）．

発生4週で体腔の後壁両側に縦に長い膨らむ中腎と**中腎管** mesonephritic duct ができてくる．同時にこの上に体腔の上皮細胞が活発に増殖して縦に長い隆起の**生殖堤** gonadal ridge が現れる．上皮細胞は，増殖しながら間葉内へ進入し，不規則な細胞策を形成する．これより早い発生3週に尿膜管に近い卵黄嚢壁の内胚葉細胞の間に**原始生殖細胞** primitive germ cell が発生し，正中背側の腸間膜の根元を通って体腔上皮を生殖堤へ移動していく．これは発生5週に生殖堤に達し，発生6週でその内部へ進入する．こうして生殖腺が発生する．

一方，発生6週に中腎管の外側に体腔上皮が溝となって陥入し管を形成する．この上端は漏斗状に開き，下端は中央で融合して尿生殖洞の壁に接着する．この**中腎傍管** paramesonephritic duct は，ミュラー管ともいい，将来，卵管と子宮になる．中腎管はウォルフ管ともいい，将来，精巣輸出管，精巣上体管，精管になる．

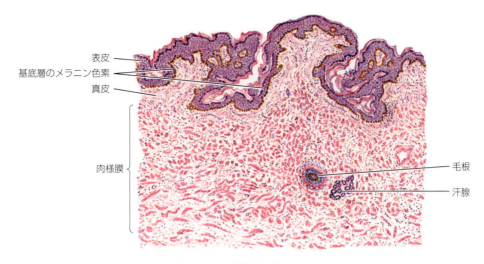

図 18-27　陰嚢（皮膚）×25

a. 男性生殖器の発生

　発生7週以降，生殖腺は，Y染色体の影響で精巣に向けて分化していく．すなわち，生殖腺内で増殖する体腔上皮細胞の原始生殖索は深く髄質内に進入し，精巣索として精細管と精巣網に向けてさらに増殖し，同時に原始生殖細胞も増殖し，胎生4ヵ月には精巣索はセルトリ細胞と精祖細胞からなる精細管となってさらに発達する．この間，発生8週から間質の細胞は，ライディッヒの間質細胞としてテストステロンを分泌し始める．この男性ホルモンの作用により，精巣はさらに精細管を発達させ，さらに生殖管および外性器が分化発達する．また，セルトリ細胞はミュラー管抑制物質（抗ミュラー管ホルモン）を分泌し，ミュラー管は退縮していく．また，表層の間質は厚い結合組織の膜である白膜を形成し，内部の精巣索を表面の腹膜上皮から分離する．胎生4ヵ月で，男性生殖器の原型ができあがる．

　精粗細胞は，思春期になって大量の男性ホルモンが分泌されるようになると，減数分裂により精子をつくり始める．

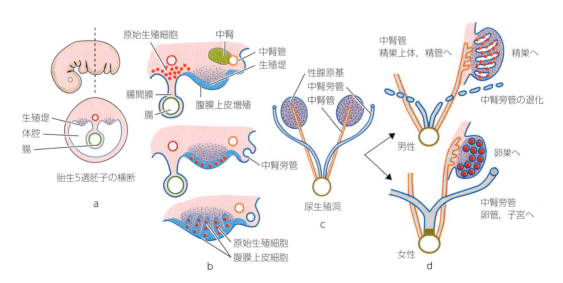

図 18-28　生殖器系の発生
胎生5週で中腎堤から生殖堤が発生し，6～7週で中腎管（ウォルフ管）と中腎傍管（ミュラー管）ができる（a～c）．生殖堤発生に先だち，胎生3週で，卵黄嚢壁に原始生殖細胞が出現，腸管壁，腸間膜根部，さらに生殖堤へ移動する（b：上から下へ）．男性ではY染色体の存在によりできてきた精巣のセルトリ細胞から8週でミュラー管抑制因子が分泌され，ミュラー管は消えていく（d：上）．さらに，ライディッヒ細胞から分泌されるテストステロンにより男性生殖器完成へ向けて分化していく．一方，女性では発生の原型を保ちつつ分化していく

d. 女性生殖器の発生

　発生7週で，生殖腺は，Y染色体がないことで，深部まで進入していた原始生殖索は退化し始める．一方，表面の上皮細胞は増殖し続け，表層の原始生殖索の細胞は表層にとどまりながら皮質索として増殖する．同時にそこに含まれる原始生殖細胞も増殖する．胎生4ヵ月には，皮質索はばらばらに分離し，それぞれは1個あるいは数個の原始生殖細胞を囲む細胞群となる．次いで生殖細胞は卵祖細胞となり，原始卵胞の原型ができあがる．男性との精祖細胞と異なり，胎生4ヵ月以降，減数分裂を開始し，出生時にはすべてが第一次卵母細胞となっている．

　一方，ミュラー管抑制物質はないので，ミュラー管は分化，発達していく．下端は左右が縦に融合し，胎生9週ではその隔壁が消失していき子宮腔ができてくる．これより上方は，上端が体腔に開く卵管となる．尿生殖洞に接するミュラー管の下端と尿生殖洞の壁の上皮は互いに癒合したまま長い棍棒状に増殖し，ここに腔ができてきて腟が形成される．その下端は，処女膜として残る．ウォルフ管は，男性ホルモンがないことで発達せず，卵巣，卵巣索と卵管の間にある卵巣間膜に卵巣上体や卵巣旁体として残存する．

Chapter 19 女性生殖器系
female reproductive system

女性生殖器 female reproductive organs は卵巣，卵管，子宮，胎盤，腟および女性外陰部（大陰唇，小陰唇，陰核，腟前庭）からなる（図19-1）．

卵巣，卵管，子宮，腟は，骨盤内に位置する．子宮と腟は小骨盤の中央で，直腸と膀胱の間にあり，子宮体部は膀胱の上に乗るように前傾，前屈している．子宮底から横に伸びる卵管は，小骨盤の上縁側の下で後に曲がり卵管采となり，卵巣に近接する．子宮と卵管は子宮底からたちあがる腹膜により子宮広間膜で前後から覆われ，小骨盤腔を前後にしきる．直腸と子宮の間の骨盤腔は深く腟円蓋まで陥凹し，女性の腹膜腔で最も下にある直腸子宮窩（**ダグラス窩** Douglas pouch）となる．卵巣は，子宮広間膜の外背側からたちあがる卵巣間膜に包まれる．子宮頚部は，骨盤壁の左右および前後へ靱帯で固定されている．

A 卵巣 ovary

卵巣は，骨盤内に左右2個あり，重さ4〜10g，長さ3cm，幅1.5〜2cm，厚さ1cmのアーモンド形を呈し，小骨盤側壁の卵巣窩という浅いくぼみに位置する．

卵巣は，上端を腹腔後壁から卵巣動脈が走る卵巣提索，下端を子宮底外側角と固有卵巣索で固定されている．

卵巣の表面は腹膜（**中皮** mesothelium）で覆われる．この上皮は**表面上皮** surface epithelium と呼ばれ，単層の立方ないし扁平上皮である（図19-2）．

上皮下には，密性結合組織でできている薄層がある．これを**白膜** tunica albuginea という．

表面上皮は幼若期では背が高く，立方上皮であるが，成人では扁平上皮である．

卵巣の発生において，卵細胞になる**原始生殖細胞** primordial germ cells は卵巣になる**性腺原基** gonad 表面の腹膜上皮内に移動する．この際，原始生殖細胞があたかも上皮内に生ずるようにみえるので，これを**胚上皮** germinal epithelium という．

卵巣は表層部をつくる卵巣皮質と，中央部にある卵巣髄質とに分けられる．皮質と髄質は徐々に移行し，境界は明瞭でない．

卵巣皮質 ovarian cortex（実質帯）は厚く，ここに卵胞や黄体などを含む．間質は多数の紡錘形細胞

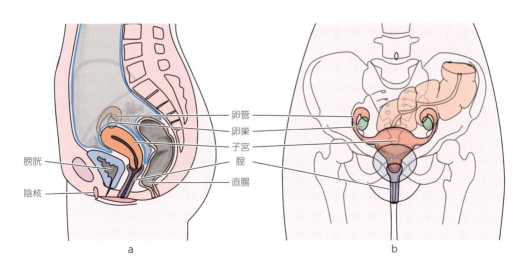

図19-1 女性生殖器
a：側面像，b：正面像

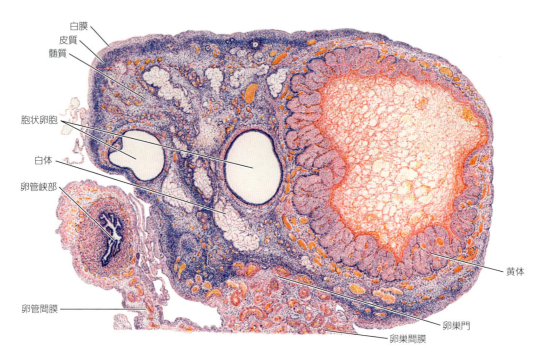

図 19-2　卵巣と卵管　×10

からできており，**卵巣支質** ovarian stroma と呼ばれる．特に皮質では，紡錘形細胞が密集し，細胞性結合組織である．細胞は平滑筋に似るが，線維芽細胞の性状をもつ間葉性細胞である．

卵巣髄質 ovarian medulla（**血管帯** zona vasculosa）は疎性結合組織でできており，弾性線維や平滑筋を含む．ここには，多くの血管が存在する．その他，リンパ管や神経もみられる．

1. 卵巣皮質 ovarian cortex

a. 卵子発生 oogenesis（ovogenesis）

卵巣の発生において，胎生5週頃に**卵黄嚢** yolk sac に出現した**原始生殖細胞** primordial germ cell は尿膜管基部から腸間膜を通って卵巣原基の表面上皮（**胚上皮** germinal epithelium）の中に移動する．

次いで原始生殖細胞は**卵祖細胞** oogonium となり，上皮細胞を伴って卵巣内に陥入するように進入し，細胞分裂によって増殖する．卵祖細胞は増殖すると，分裂をやめ，**一次卵母細胞** primary oocyte となる．こうして，卵祖細胞は胎生4ヵ月以後出生時までにすべて一次卵母細胞となる．したがって，卵祖細胞は生後にはみられない．

一次卵母細胞はまわりを腹膜上皮細胞を起源とする上皮細胞で包まれ，全体として**卵胞** ovarian follicle を形成する．卵胞で，一次卵母細胞は第一減数分裂の前期に入り（p.44），細糸期，合糸期，厚糸期，複糸期と進むが，分裂を完了せず，途中の段階

（複糸期）で長い休止状態にとどまる．このような卵母細胞の核は繊細な染色質をもち，極めて明調にみえ，1〜2個の大きな核小体を備える．このうち排卵準備状態になったものが，下垂体からの**黄体化ホルモン** luteinizing hormone（LH）の排卵直前の**大量放出**によって第一減数分裂を再開，終了して二次卵母細胞となって排卵する．二次卵母細胞は第二減数分裂を開始するが，通常のように受精しない場合には，卵管内で変性，破壊される．一方，精子に出会うと，受精直前に第二減数分裂を完了し，成熟した**卵子** ovum になる（図19-4）．こうしてみると，女性の一生の間に，成熟卵子の数は妊娠の回数しか形成されないことになる．

b. 卵　胞 ovarian follicle（図19-3）

前述のように，生後には卵祖細胞はみられず卵胞も新生されない．両側の卵巣で胎生期から約200万個できた卵胞は出生時には約40万個となり，さらに出生後次第に変性退化して減少し，思春期では約12万〜13万個となる．思春期以後，卵胞は排卵に伴って数百個ずつ失われて減少し，**閉経** menopause 以後ほとんど消失する．この際，女性は一生の間に約400個を排卵するが，その他は排卵に至る過程で変性退化，消失する．

月経初潮から閉経までの期間に，卵胞は周期的に発育，成長，排卵に伴って一連の変化を示し，次のような各段階に分けられる．

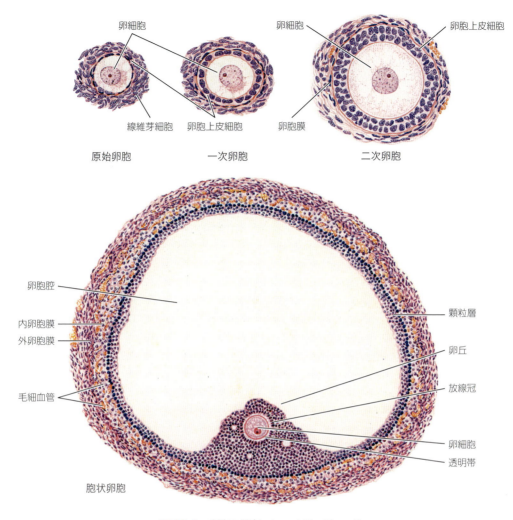

図 19-3 卵胞の発育　上：×160，下：×45

　(1) **原始卵胞** primordial follicle：皮質の表層で，白膜下にある最も未熟な卵胞である．卵胞は直径 30〜40 μm の球形で，その中央に一次卵母細胞があり，そのまわりを卵胞上皮が囲んでいる．

　卵母細胞 oocyte は大きな球形の細胞で，やや偏在する明るい核をもつ．核は微細な染色質網と比較的明瞭な核小体を含む．細胞質には，核の付近に発達するゴルジ装置，ミトコンドリアの他に，自由リボソーム，多胞小体や有窓層板などがみられる．

　卵胞上皮 follicular epithelium は厚さ 7〜10 μm で，単層の扁平細胞（**卵胞上皮細胞** follicular epithelial cells）でできている．上皮の外側には，基底膜がみられる．

　(2) **一次卵胞** primary follicle：原始卵胞は最も未熟な卵胞で，いわば休止状態にあるが，発育を始めると，一次卵胞になる．一次卵胞はすでに胎生後半期に現れ，新生児の卵巣では原始卵胞とともに多数の一次卵胞が存在する．

　一次卵胞では，卵母細胞とともに，卵胞上皮や卵胞を囲む卵巣支質の結合組織（の細胞）が次第に発育している．

　卵母細胞は核や胞体ともに次第に大きくなる．細胞質には少数の脂質滴や**卵黄顆粒** yolk granules などが現れる．卵母細胞は，これを囲む上皮細胞の増殖を促す**アクチビン** activin を産生する．

　卵胞上皮の上皮細胞は次第に高くなり，立方形ないし円柱状になり，次いで有糸分裂によって増加して重層になる．上皮細胞の増殖は，卵母細胞によって産生されるアクチビンによる．

　卵母細胞が大きくなって，径 60〜80 μm に達すると，細胞の表面にエオシンに好染する無構造の薄層，すなわち**透明帯** zona pellucida が現れる．透明帯は，多量の糖タンパクを含むゲル状物質でできており，卵母細胞から形成される．電子顕微鏡でみると，透明帯には卵母細胞から極めて多数の微絨毛が出ている．また，卵胞上皮細胞も細長い不規則形の

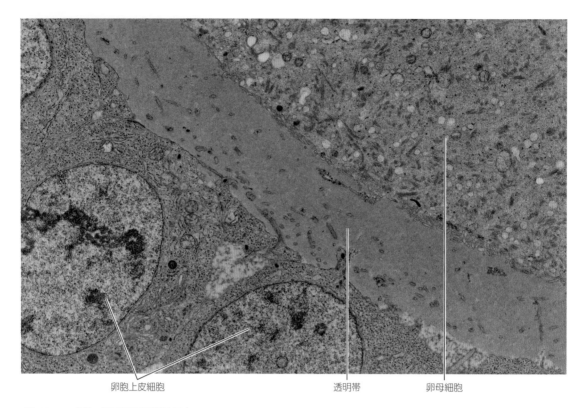

卵胞上皮細胞　　　　透明帯　　卵母細胞

図19-4　卵胞の透過電子顕微鏡写真　×6,500

胞体突起を透明帯の中に伸ばし，突起は卵母細胞の突起とギャップ結合によって，連結する．一部は卵母細胞の表面にも達する．

　卵胞が大きくなると，外側に接する結合組織は卵胞を包むように配列し，**卵胞膜** theca folliculi と呼ぶ層をつくる．卵胞膜ははじめ数層の紡錘形の**間質細胞** stromal cells と銀好性線維とでできており，卵胞上皮とは基底膜で境される．

　(3) 二次卵胞 secondary follicle：一次卵胞がさらに大きくなり，直径約 0.2 mm に達すると，二次卵胞になる．

　卵母細胞は大きくなり（径 120～150 μm），偏在するようになる（図19-4）．

　卵胞上皮も6～12層となって，上皮細胞の間に不規則な空隙が現れる．この空隙を**卵胞洞** follicular antrum と呼ぶ．内部には透明で粘稠な，ヒアルロン酸などムコ多糖に富む**卵胞液** follicular fluid を満たす．卵胞液は，卵胞上皮細胞の分泌液である．

　卵胞膜の細胞と線維群は，卵巣表面側で円錐形の**卵胞膜錐** theca cone をつくって伸び，卵胞を卵巣表層組織に固定する．卵胞が発育しても，卵巣表層にとどまり，卵胞が卵巣中央で大きくなり，皮質を圧迫することを防ぐ．

　(4) 胞状卵胞 vesicular follicle：成熟につれて，二次卵胞の卵胞液は次第に増加し貯留するとともに，卵胞膜からの滲出液も加わって，卵胞洞は大きくなり融合して，一つの大きな腔となる．このような卵胞を胞状卵胞，または**三次卵胞** tertiary follicle という．

　卵胞上皮は重層の細胞層となり，**顆粒層** granular layer (stratum granulosum) といわれる．卵母細胞は大きな卵胞洞の一側に顆粒層で囲まれて存在する．したがって，顆粒層は，卵母細胞を囲むところでは，卵胞洞に向かって半球状に突隆する**卵丘** cumulus oophorus をつくる．顆粒層細胞は FSH 受容体をもち，FSH の刺激により分裂増殖していく．

　卵胞膜 theca folliculi，すなわち卵胞を包む結合組織層は，内層の**内卵胞膜** theca interna と外層の**外卵胞膜** theca externa の2層を区別できるようになる．内卵胞膜は，大きな紡錘形ないし多角体形の細胞（**莢膜細胞** theca cell）からなり，その間に豊富な毛細血管が存在する．莢膜細胞は細胞質に脂質滴を含み，球形ないし卵円形の核をもち，上皮様を呈する．この細胞は，FSH の働きで，表面に LH 受容体をもつようになる．ステロイド産生細胞に特徴的微細構造を示し，男性ホルモンの**アンドロステネディオン** androstenedione を含む．この男性ホルモンは顆粒層に入り，**アロマターゼ** aromatase により**エストラジオール** estradiol へ転換される．そのため顆粒層には多量のアロマターゼが含まれる．外卵胞

膜は，平滑筋，線維芽細胞と膠原線維とが層状に配列する．

大多数の胞状卵胞は閉鎖し，消失するが，FSH感受性が高いものが，さらに発育し，最も高いもの1個が成熟卵胞となって，排卵に至る．

(5) 成熟卵胞 mature follicle（**グラーフ卵胞** Graafian follicle）：胞状（三次）卵胞が次第に発育すると，皮質の表層から深側に向かって大きくなる．卵胞が直径10～12 mmに達すると，皮質全体の厚さを占め，次いで卵巣表面に半球状に膨隆するようになる．このように，大きく発達した卵胞を成熟卵胞（グラーフ卵胞）という．

成熟卵胞では，卵胞洞は大量の卵胞液を満たし，顆粒層の卵丘に卵母細胞を含む．卵母細胞は透明帯に包まれ，さらにその周囲は顆粒層細胞で囲まれる．このように卵母細胞を囲む顆粒層細胞は円柱状で，互いに緩く結合し，1～3層に放射状に配列し，これを**放線冠** corona radiataという．

顆粒層は一般に卵巣表面側では薄く，深側では比較的厚い．顆粒層に卵胞液が浸潤するので，顆粒層細胞はやや疎に配列するようになる．

卵胞膜は卵巣の表面側では薄くなるが，深側ではよく発達し，ことに内卵胞膜は多数の多角体形の細胞でできており，**男性ホルモン** andorogenの一種であるアンドロステネディオンをさらに分泌する．

c. 排　卵 ovulation

成熟卵胞では，発達，成熟すると，排卵12～15時間前の黄体化ホルモン（LH）の多量放出に刺激され，顆粒層細胞は粘稠性の薄い卵胞液（**二次卵胞液** secondary follicular fluid）を多量に分泌し，成熟卵胞は急激に大きくなり，卵巣の表面に膨隆する．顆粒層の卵胞上皮細胞（顆粒層細胞）はさらに連結が緩くなり，顆粒層の卵胞液側が凹凸を示し，卵母細胞は透明帯と放線冠とに包まれて顆粒層から離れ卵胞液の中に浮かぶようになる．一方，外卵胞膜の平滑筋が収縮してくる．排卵の数10分前には，卵巣の表面に膨隆した卵胞の頂点にあたるところで白膜，卵胞壁（顆粒層と卵胞膜）は薄くなり，血行が断たれ，小さな卵円形の透明部となって膨れる（**透明斑** macula pellucida）．次いで，この部位が乳頭状に突出して破れ，小孔を生ずる．この小孔を**卵胞口** stigma of follicleといい，ここから卵母細胞が放線冠に包まれて，卵胞液とともに卵巣から腹膜腔へ放出される．このように，成熟卵胞が破れ，卵母細胞が放出されることが排卵である（図19-5）．

腹膜腔へ放出された卵母細胞は，これを囲む顆粒層細胞とともに，卵管采から卵管内へ吸入される．

卵母細胞は排卵が近づくと，第一減数分裂が進行し，**二次卵母細胞** secondary oocyteになる．第一減数分裂で生ずる娘細胞は染色体数を半減して一倍体細胞になるが，細胞質はほとんど一方の娘細胞のみにひき渡される．このように細胞質の大部分を受けた娘細胞は大型で，二次卵母細胞である．しかし，もう一方の娘細胞は小型の**一次極体** primary polar bodyとなる．

二次卵母細胞は排卵後に直ちに第二減数分裂に入るが，精子と出会わないときには，中期で分裂を停止し，退化変性する．一方，精子が透明帯に進入すると，分裂を継続し，精子が二次卵母細胞に進入した場合のみ，分裂を完了する．その際，第一減数分裂におけるように，娘細胞は大型のものと小型のものとになる．大型のものは，細胞質の大部分を受けて**卵子（成熟卵子）** ovumである．小型のものは，**二次極体** secondary polar bodyである．なお，一次極体は退化するが，さらに分裂して2個の極細胞になることもある．いずれにしても，極体はすべてまもなく変性退化する（図19-6）．

d. 黄　体 corpus luteum（図19-7）

排卵のあと，卵巣に残った卵胞は急速に内分泌組織，すなわち黄体になる．すなわち，排卵で卵子とともに，卵胞液が放出されると，卵胞の内腔は空になり，卵胞壁をつくる顆粒層と卵胞膜，特に内卵胞膜とがヒダをつくるように内腔に入りこむ．この際，顆粒層の基底膜は消失し，卵胞膜から毛細血管が顆粒層に進入する．また，卵胞が破裂する際に，卵胞膜の血管が破れて出血が起こり，血液は卵胞腔に残った卵胞液と混じて，凝血し貯留する．こうして，卵胞は赤色にみえる**赤体** corpus rubrum（**出血体** corpus hemorrhagicum）となる．凝血塊はまもなく吸収される．

一方，排卵前に下垂体から黄体化ホルモン（LH）が放出されると，内卵胞膜細胞は，黄体ホルモン（**プロゲステロン** progesterone）を分泌し始め，排卵後，大きな上皮様細胞となって**卵胞膜黄体細胞** theca luteal cellsとなる．卵胞膜黄体細胞は，次に述べる顆粒層黄体細胞に比べるとやや小型で，核も小さく濃染する．

顆粒層の細胞は，排卵後，肥大し，大きな多角体形細胞の**顆粒層黄体細胞** granulosa luteal cellsになる．細胞質は，多数の脂質滴と黄色の色素（**ルテイン** lutein）を含み，核は大きく球形，かつ明調で1～2個の核小体をもつ．

こうして排卵後の卵胞は，卵胞膜黄体細胞と顆粒層黄体細胞とからなる黄体となる．顆粒層黄体細胞はほぼ10～15層に並び，黄体の大部を構成し，卵胞膜黄体細胞は顆粒層黄体細胞層の間および辺縁側

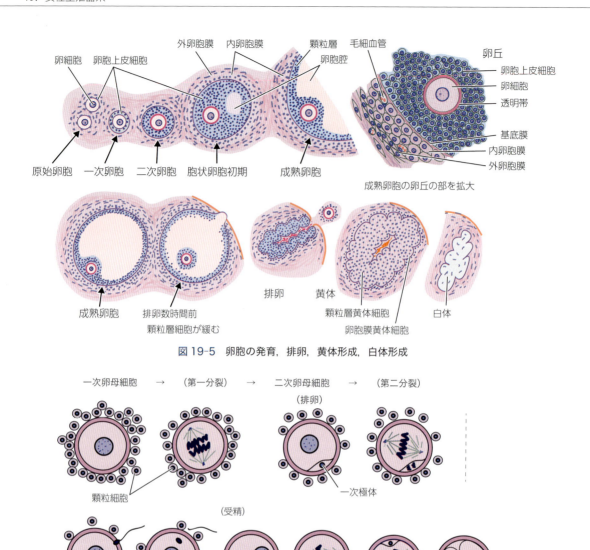

図 19-5　卵胞の発育，排卵，黄体形成，白体形成

図 19-6　受精と卵子の成熟の過程
　成熟卵胞の一次卵母細胞は，排卵直前に第一分裂を終えて二次卵母細胞となり排卵される．二次卵母細胞は，排卵後，卵管内で第二分裂に入るが，精子と出会わないと，分裂中期で退化する（点線まで）．分裂中の二次卵母細胞が卵管膨大部で精子と出会い，精子が透明帯に侵入すると，分裂を完了して卵子となり，女性前核ができる．精子も卵子内で，男性前核をつくり，両前核は合体して受精が完了し，直ちに卵割に入る．

に群在する．
　ヒト黄体は黄体細胞のもつ黄色色素によって黄色にみえるが，動物によっては，色素を欠き淡明な色調を呈するものや，色素が特に豊富で橙黄色にみえるものなどがある．
　黄体細胞 luteal cells (lutein cells) はいずれも多量の脂質滴と色素顆粒とをもち，電子顕微鏡でみると，細胞質には滑面小胞体が発達し，ミトコンドリアは細管状のクリスタを有し，ステロイド分泌細胞の特徴を示す．

　黄体に進入した血管は，豊富な毛細血管網をつくる．また，毛細血管は一般に洞様を呈する．
　卵胞膜黄体細胞は，プロゲステロンの他に，アンドロゲンとエストロゲンを分泌する．顆粒層黄体細胞はプロゲステロンを産生，分泌する．また，卵胞膜黄体細胞によって産生されたアンドロゲンをエストロゲンに変換する．また，黄体細胞により分泌されるプロゲステロンとエストロゲンは，下垂体のLHとFSHの分泌を抑制し，排卵と卵胞の発育を抑制する．また，子宮内膜を分泌期とするとともに，

女性生殖器系

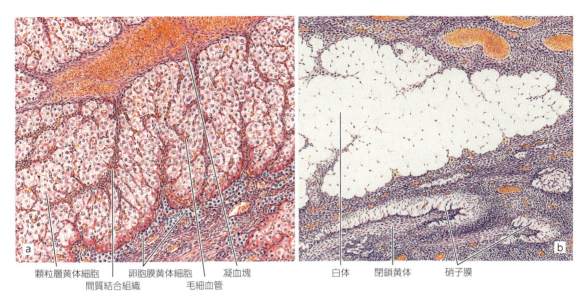

顆粒層黄体細胞　卵胞膜黄体細胞　凝血塊　　　　白体　閉鎖黄体　硝子膜
　　　間質結合組織　　　毛細血管

図19-7　黄体（a）と白体（b）　a：×38, b：×30

その維持にも関与する．

　黄体の発達と運命は，排卵された卵子に受精が起こらない場合と，起こる場合とで異なる．

　黄体は排卵後約9日で直径1〜2cmに達するが，受精が起こらない場合には，黄体細胞はその後次第に小さく萎縮し，細胞質には大きな中性脂肪滴が現れ，排卵2週間後には変性，退化して死滅する．この際の黄体を**月経黄体** corpus luteum of menstruation という．黄体が退化すると，通常排卵後約2週で月経が起こる．黄体の退化，萎縮とともに，黄体内の結合組織は増加し，黄体は結合組織塊となる．これを**白体** corpus albicans という（図19-7b）．白体は次第に縮小し，結合組織線維は硝子様変性に陥り，徐々に吸収される．

　排卵された卵子に受精が起こり，受精後1週間で胚が子宮内膜に着床し，妊娠が成立すると，胎盤ができ，ここから胎盤性の**性腺刺激ホルモン** human chorionic gonadotropin（hCG）が分泌され，黄体をさらに発達，発育させる．このような黄体は，さらに大きく，かつ長く存続し，**妊娠黄体** corpus luteum of pregnancy と呼ばれる．妊娠黄体は直径約3cmにも達し，妊娠5〜6ヵ月までよく保たれる．妊娠黄体は月経黄体に比べて大きく発達するが，その構造は本質的に同様である．

　妊娠黄体は妊娠6ヵ月以後次第に退化し始め，分娩後は急速に変性して白体となる．

e. 卵胞の閉鎖

　すでに述べたように，新生児では，左右両側の卵巣はあわせて約40万個の卵胞をもつ．卵胞は生後次第に減少し思春期で約12万〜13万個となる．女性において，生殖能力をもつ期間，すなわち**初潮** menarche から**月経閉止** menopause までの約30年間に，卵胞はほぼ28日に1個ずつ完全に成熟し排卵に至る．したがって，成熟し排卵に達する卵胞は生涯約400個にすぎない．このように成熟に達する卵胞以外の卵胞は変性退化し死滅する．この現象を**卵胞の閉鎖** atresia of ovarian follicles といい，その卵胞を**閉鎖卵胞** atretic follicle という．

　卵胞の閉鎖はいろいろな発育段階の卵胞で起こる．最も多い閉鎖は原始卵胞に起こる．この際には，卵細胞がまず変性退化に陥り，次いで卵胞上皮が変性して，卵胞は吸収されて消失する．

　卵胞洞が現れない一次卵胞や小さな二次卵胞の閉鎖の場合でもほぼ同様で，はじめに卵母細胞が，次いで卵胞上皮が変性退化する．このように比較的小さな卵胞に閉鎖が起こる場合には，変性細胞は吸収され，ほとんど痕跡を残さない．

　胞状卵胞，すなわち卵胞液を貯留する大きな卵胞が閉鎖する場合には，さらに複雑な変化がみられる．この際にも，変性はまず卵母細胞に始まり，次いで卵胞上皮，すなわち顆粒層に起こる．卵母細胞は細胞質に脂肪を蓄積して脂肪変性に陥り，核も変性溶解する．しかし，透明帯は厚いヒダ状にかなり長く残存する．顆粒層の細胞はアポトーシスを起こし，細胞の配列がまばらとなり，次第に変性に陥る．卵胞膜から顆粒層内に血管が進入する．同時に，マクロファージや線維芽細胞が進入し，退化した顆粒層細胞や卵胞液は吸収される．顆粒層を外側から囲む基底膜は厚くなり屈曲して走り，**硝子膜** glassy membrane となる．

449

内卵胞膜の細胞は大きな多角体形の上皮様細胞となり，黄体細胞に似た構造を示し，索状あるいは小群をつくり，その間には毛細血管網が発達する．このような閉鎖卵胞は黄体に似た構造をもち，**閉鎖黄体（退行黄体）** atretic corpus luteum と呼ばれる．閉鎖黄体も急速に線維性結合組織で置換され白体となる．閉鎖黄体に由来する白体は一般に小さく，かつ不整形である．

前述のように，胞状卵胞の閉鎖に伴って現れる内卵胞膜の上皮様細胞は，動物によっては，黄体細胞のように分泌機能をもち，全体として**間質腺** interstitial gland と呼ばれる．特に，ウサギなど齧歯類で著しく発達し，卵巣支質の大部を占める．ヒトでは，生後約1年までは，極めて多数の卵胞の閉鎖が起こり，間質腺も発達する．しかし，思春期以後，胞状卵胞の閉鎖に続いて現れる間質腺様の細胞は速やかに退化消失して，ほとんどみられないか，あるいは小さな細胞索として少量に存在するにすぎない．ただ，妊娠期，特に末期には増加する．

f. 卵巣周期

成熟女性では，卵巣に約28日を1周期とする周期的変化が起こる．これを**卵巣周期** ovarian cycle と呼び，子宮粘膜にみられる周期的変化，すなわち月経周期と密接に関連し，両周期をあわせて**性周期** sexual cycle という．

性周期においては，月経が最も顕著な現象であるから，これを指標として日数をかぞえ，一般に月経第1日から次の月経第1日までを1周期とする．

卵巣周期は，次の卵胞期，排卵期，黄体期の3期に分けられる．卵巣周期は，視床下部と下垂体前葉のホルモンで調節される．視床下部では，**性腺刺激ホルモン放出ホルモン** gonadotropin releasing hormone (GnRH)（すなわち **LH放出ホルモン** LHRH）により，下垂体前葉から FSH と LH が分泌される．FSH と LH によって卵胞の発育，排卵とが調節される．

1) 卵胞期（排卵前期）
follicular phase (preovulatory phase)

卵胞の成熟が起こる期で，月経第1日から排卵期までをいう．月経の始まる1〜2日前から6〜12個の一次卵胞が発育を開始し，次第に二次卵胞，胞状卵胞となる．この際，FSH感受性の最も高い卵胞の1個だけが最終的に発育を遂げて成熟卵胞となり，残りの卵胞は途中で発育を停止して閉鎖に陥り閉鎖卵胞となる．

卵胞は発育とともに卵胞ホルモンを分泌する．卵胞ホルモンは**エストロゲン** estrogen（主として**エストラジオール** estradiol）で，顆粒層細胞が内卵胞膜細胞との協同のもとに産生する．

内卵胞膜細胞はコレステロールからプロゲステロンを経てアンドロゲンを産生する．アンドロゲンは顆粒層細胞に移り，エストロゲンに転換されて分泌される．エストロゲンへの転換にあずかるアロマターゼは下垂体の卵胞刺激ホルモン FSH によって活性化される．

エストロゲンは卵胞の発育とともに増加し，排卵の前に最高レベルに達する．

2) 排卵期 ovulatory phase

卵胞期に卵胞が成熟すると，エストロゲンの分泌は著しく増加し，高濃度の血中エストロゲンは，視床下部に働いて黄体形成ホルモン放出ホルモン LH-RH の産生を高め，これを介して，下垂体前葉を直接的に刺激する．その結果，下垂体から大量の黄体形成ホルモン LH の放出が起こり，LH の急激な一過性大量放出（**LH サージ** LH surge）を生ずる．このような LH サージによって排卵が誘発される．このように排卵が起こる期が排卵期である．

3) 黄体期（排卵後期）
luteal phase (postovulatory phase)

排卵の後，黄体が形成され，維持される期間で，排卵から月経第1日までである．黄体期の長さは卵胞期よりも一定で約2週間である．

黄体から分泌されるホルモン，すなわち**黄体ホルモン** corpus luteum hormone は**プロゲステロン** progesterone である．このホルモンとともにエストロゲンの分泌量も再び増加し，排卵後約1週でピークに達し，その後次第に減少する．

プロゲステロンは顆粒層黄体細胞で産生され，エストロゲンは内卵胞膜に由来する卵胞膜黄体細胞で産生される．

黄体の維持には LH の作用を要するが，LH 分泌量は一過性大量放出（LH サージ）の後次第に低下し，やがて黄体は退化する．

受精によって妊娠が成立すると，子宮に着床した胚子（胚盤胞）の栄養膜から**絨毛性性腺刺激ホルモン** human chorionic gonadotropin (CG) が分泌される．このホルモンは LH と同様の作用をもつので，それによって黄体は維持され，妊娠黄体となる．

2. 卵巣髄質 ovarian medulla

卵巣髄質は，疎性結合組織でできており，弾性線維や平滑筋も含む．髄質には，迂曲して走る血管が多数みられる．

髄質には，精巣網にあたる**卵巣網** rete ovarii という索状ないし網状構造がみられる．卵巣網は胎児や

新生児では発達しているが，成人では発達に個体差が大きく，みられないことも多い．

卵巣に脈管，神経が出入する部，すなわち**卵巣門** ovarian hilum には，しばしば大型の上皮様細胞が群在する．この細胞は**門細胞（間質内分泌細胞）** hilus cells と呼ばれ，精巣の間質細胞に似た性状をもち，男性ホルモン（アンドロゲン）を分泌する．特に妊娠期や閉経期のはじめに発達するといわれる．

3．卵巣の脈管・神経

腎動脈の下方の腹部大動脈からでて卵巣提靱帯に沿って下行する卵巣動脈と子宮と卵巣を結ぶ固有卵巣索に沿って走る子宮動脈の卵巣枝は吻合し，ここからの動脈が卵巣門から卵巣へ進入し，髄質で分岐する．この動脈枝は著しく迂曲しらせん状に走り，**ラセン動脈** helicine arteries とも呼ばれる．動脈枝は皮質と髄質との境界部で互いに吻合して網をつくる．ここから皮質に向かって放線状に分枝が出て卵胞膜や黄体で毛細血管網を形成する．

静脈は動脈に沿って走り，髄質で静脈叢をつくったのち，門からでる．動脈との間に動静脈吻合がある．

リンパ管は卵胞の周囲から起こり，髄質を経て，門から血管とともにでる．

神経は血管とともに門から進入する．主として自律神経性無髄線維で，主として血管の平滑筋に分布する．少数の有髄線維もみられ，知覚線維として皮質に分布する．

4．胎生組織の遺残

卵巣の付近には，精巣におけるように，ときに胎生組織の遺残がみられる．

1）卵巣上体 epoophoron

卵巣と卵管との間にあって，数本の横走する管（**横細管** ductulus transversus）と1本の縦走する管（**縦管** ductus longitudinalis）からなる．胎生期の中腎の中腎細管と中腎管（ウォルフ管）との遺残で，精巣上体垂や迷管にあたる．卵巣上体をつくる管は盲管で，単層の立方ないし円柱上皮でできており，その周囲に平滑筋が混じる結合組織層がある．

縦走する管の上端はときに膨らんで，**胞状垂** appendix vesiculosa（**モルガニ包** hydatid of Morgagni）という．また，下部が子宮に沿って伸び，**ガルトナー管** duct of Gartner という．

2）卵巣旁体 paroophoron

卵巣門の結合組織内にあって，卵巣上体と同様の構造をもつ不規則な細管である．中腎の遺残で，精巣旁体にあたる．

B　卵　管 oviduct

卵管は，子宮から左右にでる長さほぼ12 cmの管で，**漏斗** infundibulum，**膨大部** ampulla，**峡部** isthmus，**子宮部** pars uterina の4部に分けられる（図19-8〜10）．漏斗の端は，多数の房状の**卵管采** fimbriae tubae となって，腹膜腔に開放している．卵管采は卵巣をなかば囲むように位置し，その中で特に長い1本の卵巣采は卵巣の上端に接する．

管壁は粘膜，筋層，漿膜の3層からなる．

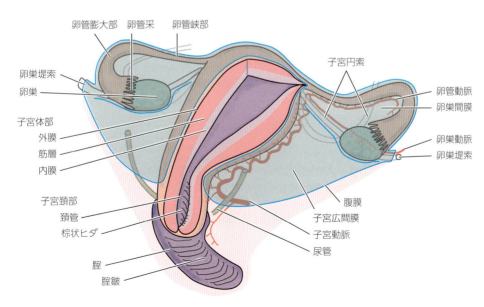

図 19-8　卵巣，卵管，子宮，腟（全体を裏面からみる）

19. 女性生殖器系

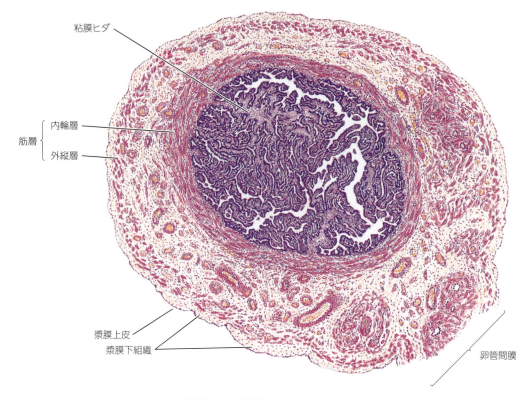

図 19-9　卵管膨大部（横断）×25

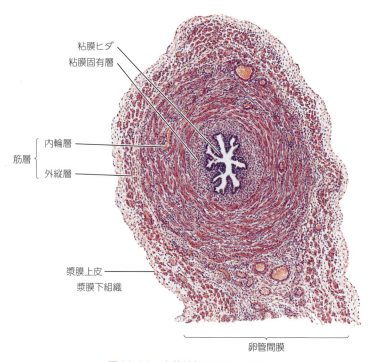

図 19-10　卵管峡部（横断）×26

女性生殖器系

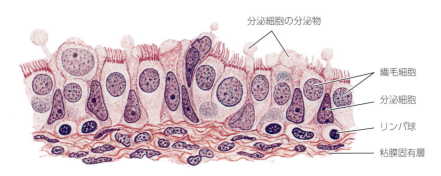

図19-11 卵管粘膜上皮 ×560

a. 粘 膜

粘膜には，多くの**ヒダ** plica がある．膨大部では，粘膜ヒダは著しく発達し，内腔に向かって突出して，二次そして三次と分岐を繰り返し，吻合して，極めて複雑な形状を示す．漏斗では，粘膜ヒダが腹腔に向かって突出し，卵管采をつくる．峡部では，ヒダは次第に低く単純となり，子宮部では，ほぼ縦走する低い隆起にすぎない．

上皮は単層の円柱上皮であるが，ところどころで2列または2層となっている．上皮は膨大部では高いが，子宮に向かうとともに次第に低くなる．

上皮細胞は2種を区別する．すなわち，自由面に繊毛をもつ**繊毛細胞** ciliated cells と，繊毛を欠く**無繊毛細胞** nonciliated cells（微絨毛細胞 microvillous cells）とである（図19-11）．

繊毛細胞は卵巣に近い部位ほど多く，漏斗で最も多数にみられ，峡部では最も少ない．細胞は自由面に繊毛を備え，ほぼ球形の核を細胞の中央にもつ．

繊毛運動の方向は子宮に向かい，この運動と平滑筋の律動性収縮によって，卵子，特に受精卵は卵（分）割を営みつつ子宮に運ばれる．

無繊毛細胞（微絨毛細胞）は分泌細胞で，楕円体形の核を細胞の基底側にもち，細胞質には発達したゴルジ装置や多量の粗面小胞体などがみられる．細胞は核上部に多数の分泌顆粒をもち，自由面は微絨毛をもち，しばしば内腔に向かって膨隆する．分泌物は粘稠なムコ多糖で，精子の**受精能獲得** capacitation に関わる物質を含み，卵管内を運ばれる卵子の栄養と維持に役立つ．

一部の上皮細胞は退化し，内腔に剝脱する．

卵管の粘膜上皮には，性周期（卵巣周期）に伴って変動がみられる．卵胞期（排卵前期）では，繊毛上皮は高く，排卵期に繊毛細胞は最も著明となる．そのため繊毛運動は，特に排卵直前から排卵時に活発となる．これは排卵時に卵巣に近接する卵管采から卵管への吸引力をつくる．排卵された卵母細胞はこうして卵管内に吸い込まれる．卵管内はヒダにより複雑な迷路状であるが，繊毛運動がすべて子宮へ向かうので，卵母細胞，あるいは受精により形成される胚は，正しく子宮方向へ運ばれる．黄体期（排卵後期），特にその後半期には繊毛上皮は低くなり，繊毛細胞は減少する．妊娠期には，上皮は低く，剝脱する繊毛細胞は多くなる．一方，無繊毛細胞（微絨毛細胞）は黄体期に比較的多く，妊娠期には増加する．

卵管の粘膜上皮における**繊毛の形成** ciliogenesis はエストロゲンの作用を受ける（図19-12）．プロゲステロンは繊毛運動を促進し，のちに繊毛を消失させる働きをもつ．

粘膜固有層は膨大部では多いが，子宮に向かうとともに，次第に減少する．細胞性結合組織でできており，少量の弾性線維を含む．細胞に富み，線維芽細胞の他に，マスト細胞やリンパ球が出現する．リンパ球はしばしば上皮内にも遊出する．

固有層には腺および粘膜筋板は存在しない．

b. 筋 層

筋層は，粘膜ヒダと反対に，膨大部では薄く，峡部では発達し厚い．筋層は平滑筋でできており，**内輪層** circular muscle layer と**外縦層** longitudinal muscle layer の2層が区別できる．両層の間には，多量の結合組織が存在し，大きな血管がみられる．内輪層は発達がよいが，外縦層は薄く，まばらに配列する縦走筋束からなる．

c. 漿 膜

疎性結合組織でできており，その外側は単層扁平上皮で覆われる．

d. 卵管の脈管と神経

卵管は，卵巣動脈の卵管枝と子宮動脈の卵管枝の吻合血管から豊富な血管分布を受ける．大きな動・

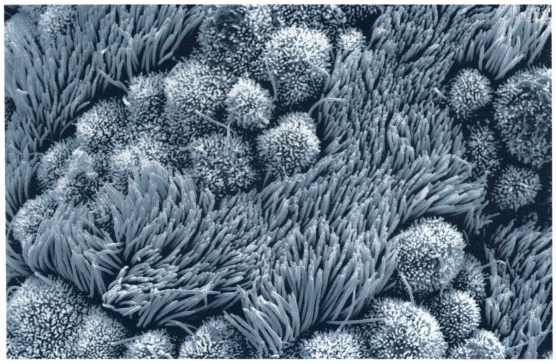
図 19-12　卵管粘膜上皮の走査電子顕微鏡写真　×4,500

静脈が筋層の輪層と縦層との間にみられる．また，比較的大きな動脈が粘膜ヒダの基部を走り，固有層に枝を送って毛細血管網をつくる．

リンパ管は血管に沿って走り，比較的豊富である．粘膜ヒダの固有層には，内腔の広いリンパ管がみられる．

神経は漿膜や筋層の両層間に存在する．無髄線維は血管，平滑筋に分布する．

C　子宮 uterus

子宮は，小骨盤の中央に位置し，重さ約 50 g，長さ 7 cm，幅 4 cm，厚さ 2.5 cm のやや扁平な西洋梨形で，**子宮体** uterine body（corpus uteri）と**子宮頚** uterine cervix（cervix uteri）の 2 部に大別され，小骨盤の下方に向かう子宮頚の反対側を**子宮底** fundus という．

子宮体と子宮頚との境界は，やや細くなっていて子宮峡部という．子宮頚は管状で，峡側の入り口を内子宮口，腟側の出口を外子宮口という．子宮頚の半分は腟に露出する．

子宮は，子宮頚と骨盤腔の恥骨，仙骨，両側の骨盤壁を結ぶ 4 つの靱帯で，子宮頚が固定される．また，子宮体は，固有卵巣索と卵巣堤索で側方へ，子宮円索で前下部腹壁から鼠径管を通じて恥丘へ固定されている．

子宮頚は腟の軸に対して，ほぼ 90°前に傾いている．これを**前傾** anteversion という．さらに子宮体は子宮頚の軸に対して約 10°前へ屈曲している．これを**前屈** anteflexion という．妊娠分娩後，子宮の支持組織が緩み，**後屈** retroflexion となることがある．

子宮の壁は，子宮内膜，子宮筋層，子宮外膜の 3 層からなる．

a. 子宮体

1）子宮内膜 endometrium

子宮内膜（粘膜）は上皮と固有層とからなり，粘膜筋板はない（図 19-13）．

上皮は単層の円柱上皮である．上皮細胞は明るい細胞質と基底側に偏在する核とをもつ．一部の細胞には，卵管におけるように，繊毛を備える．

固有層は**内膜支質** endometrial stroma ともいわれ，間葉組織に似た特異な網状の細胞性結合組織でできている．線維芽細胞は胞体突起を出して星形を呈し，比較的大きな楕円体形の核をもつ．銀好性線維が網工をつくり，リンパ球や顆粒球などがみられる（図 19-14）．

表面上皮は固有層に向かって垂直に深く陥入して筋層にまで達し**子宮腺** uterine gland をつくる．子

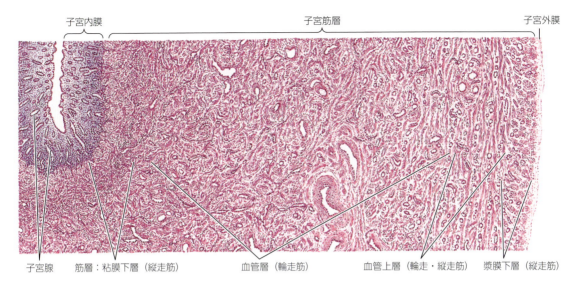

図 19-13 子宮壁：子宮体部（横断）×12

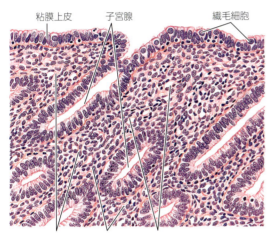

図 19-14 子宮内膜：子宮体部（増殖期）×140

宮腺は単管状腺で，ときに腺底で分岐する．腺上皮は表面上皮と同様の構造をもつ．

子宮体の内膜は，月経に関連して著しい周期的変化を繰り返す（p.450）．

2）子宮筋層 myometrium

筋層は厚さ約 12〜15 mm で，子宮壁のうちで最も厚く，平滑筋束からできている．平滑筋束は結合組織線維で隔てられ，大小さまざまで，かつ互いに交錯して走る．平滑筋線維は長さ約 50 μm である．

妊娠期には，平滑筋の数は増加し，大きさも増し，長さ 500 μm にもなる．平滑筋の増加は細胞分裂による．分娩後，平滑筋は急速に小さくなり，一部は変性退化する．

筋線維束の結合組織には，膠原線維の他に弾性線維がある．弾性線維は筋層の外側に向かうとともに増加する．結合組織に細胞は少ないが，線維芽細胞，マクロファージ，肥マスト細胞，リンパ球，顆粒球がみられる．

妊娠期には，筋線維とともに，結合組織も増加し，脂肪滴を含むマクロファージが出現する．

筋層では，筋線維の走行による区別は明瞭でないが，内側から次の 4 層に分けられている．

(1) **粘膜下層** submucosal layer：粘膜に密接する薄層で，筋束は主として縦走，一部斜走または輪走する．

(2) **血管層** vascular layer：筋層のうちで最も厚く，主として輪走する筋束でできている．筋束間の結合組織に大きな血管が存在する．

(3) **血管上層** supravascular layer：主として輪走および縦走する筋束でできている．

(4) **漿膜下層** subserosal layer：最も外側にある薄層で，縦走筋束でできている．

3）子宮外膜 perimetrium

筋層に密接する薄い結合組織層で，子宮体の前面と後面では漿膜上皮で覆われる．

子宮の左右両側では，子宮を覆う**子宮広間膜** broad ligament of uterus の腹膜両葉の間に疎性結合組織があり，子宮の外膜に続く．この結合組織を**子宮旁組織** parametrium といい，ここに血管，神経が存在する．

4）子宮内膜の周期的変化

思春期の月経の開始（初潮）から月経閉止（閉経）に至るまで，子宮体の内膜は約 28 日を 1 周期とする周期的変化を繰り返す．この場合，内膜の大部

占める表層が著しく変化し，剥離し放出されて**月経** menstruation となる．このような内膜の表層を**(子宮内膜)機能層** functional layer という．一方，月経の際にも剥離しない内膜の最深層を**(子宮内膜)基底層** basal layer という．

子宮内膜に分布する動脈は，筋層内を走る**弓形動脈** arcuate artery が内膜の最も深側の基底層に枝，すなわち**基底動脈** basal artery（straight artery）を送る．一方，機能層に分布する動脈枝は表側に向かいらせん状に強く迂曲しつつ上行する**ラセン動脈** spiral artery である．一方，子宮内膜の毛細血管は，ところどころにある管腔の広い**洞様血管** sinusoid に流れこみ，ここから流れる静脈が合流しながら筋層の静脈へ向かう（図19-15）．

子宮内膜にみられる**月経周期** menstrual cycle は，卵巣にみられる卵巣周期（p.450）と密接に関連し，あわせてこれを**性周期** sexual cycle という．月経周期は月経第1日から次の月経の第1日までを1周期とし，増殖期，分泌期，月経期の3期に分けられる（図19-16）．

月経周期は，受精によってできる胚が子宮内膜に着床し，発育していくことに備える変化であり，新しい子宮内膜を毎回の排卵ごとに交換する（図19-17）．

(1) 増殖期 proliferative phase：この期は月経が終わるとともに始まる．月経で内膜の大部を占める機能層が剥離すると，残存する内膜の最深層，すなわち基底層にある子宮腺の腺底の上皮細胞が分裂，増殖して，露出した内膜固有層の表面を覆うようになる．上皮細胞の分裂，再生とともに，固有層の線維芽細胞も活発に分裂して増殖する．

こうして，内膜は次第に厚くなり，子宮腺も再び発達して長くなる．固有層を走るラセン動脈も表側に向かって伸びるが，なお内膜の表側1/3部には達しない．増殖期に子宮内膜は約1mmから2〜3mmの厚さとなる．

増殖期は卵巣周期の卵胞期にあたり，内膜の増殖は卵胞ホルモンであるエストロゲンの分泌増加によるものである．増殖期は排卵の1日後まで続き，28日周期のうち約14日である．

(2) 分泌期 secretory phase：増殖期に続いて分泌期になる．分泌期では，子宮内膜はさらに厚くなり，4mm以上の厚さに達する．このような内膜の肥厚は，子宮腺の発達や分泌亢進と，固有層の浮腫とによる．

増殖期の終わりから分泌期のはじめ，すなわち排卵直後では，子宮腺の上皮細胞は，一過性に基底側の胞体に大量のグリコーゲンを貯え，核は表側に偏在する．一般の染色では，核の基底側が明るい空胞状にみえるので，**核下空胞** infranuclear vcuole とい

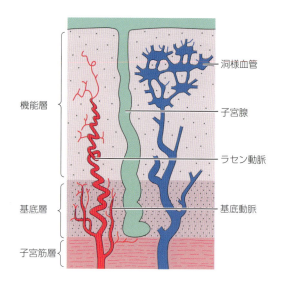

図19-15　子宮内膜の血管分布

う．次いで，グリコーゲンは核上部にも蓄積し，細胞は背が高く肥大する．そのため腺は長く，かつ強く迂曲するようになり，腺腔に分泌物を貯えて著しく拡張する．分泌物はグリコーゲン，ムコ多糖類，脂質などに富む．

固有層の線維芽細胞は肥大し，グリコーゲンや脂肪を貯える．一部は上皮細胞様となり，核も大きく明調で，脱落膜細胞（p.463）に似た性状をもつようになる．ラセン動脈も長くなり，内膜の表層にまで達する．毛細血管は充血し，分泌期の終わりには固有層にリンパ球など白血球が多数に遊出する．固有層は細胞間質における無定形基質の増加によって浮腫状に肥厚する．

前述のような変化によって，分泌期の内膜機能層はさらに2層に区別できる．すなわち，機能層のうちで，表側の薄層では子宮腺は直走し，腺腔の拡張も著しくなく，固有層の浮腫も軽微である．このような機能層の表層を**(子宮内膜)緻密層** compact layer of endometrium という．一方，機能層の大部を占める深層では，固有層は浮腫状で，子宮腺は強く迂曲し，腺腔が広く，断面で凹凸に富む鋸歯状の輪郭を示す．このような機能層の深層は厚く，これを**(子宮内膜)海綿層** spongy layer of endometirium と呼ぶ．

分泌期は排卵後1〜2日に始まり，約12〜13日間続く．分泌期は卵巣周期の黄体期に一致し，内膜変化は黄体から分泌されるプロゲステロンとエストロゲンによるもので，子宮腺の成長やラセン動脈の成長，発育はエストロゲンにより，子宮腺の分泌亢進はプロゲステロンによる．

(3) 月経期 menstrual phase：分泌期における内膜変化は受精卵を着床させるのに好都合な準備状態

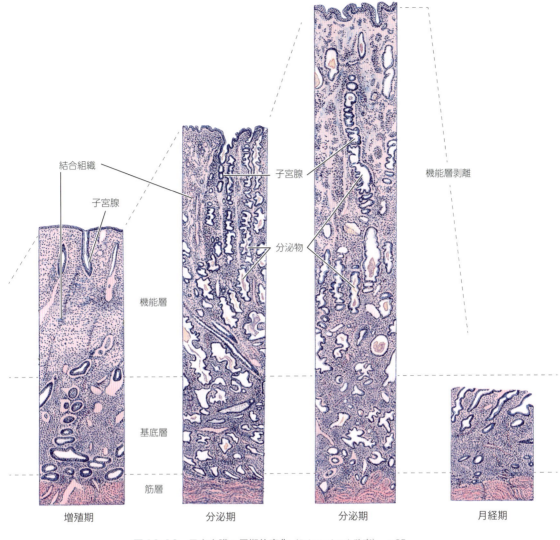

図 19-16　子宮内膜の周期的変化（Schroederを改変）×25

である．しかし，受精が起こらず，妊娠が成立しない場合には，内膜は月経期に入る．

分泌期の終わり，すなわち排卵後 13〜14 日になって，黄体が退化し，プロゲステロンとエストロゲンが急激に減少すると，内膜のラセン動脈に間欠的に収縮（**攣縮** spasm）が起こる．すなわち，ラセン動脈は，一定の間隔で収縮，弛緩を繰り返すようになる．収縮時には，内膜機能層の血流は停滞して，内膜は局所的に虚血（乏血）に陥る．この期を**虚血期** ischemic phase（**月経前期** premenstrual phase）という．このような攣縮が繰り返されると，機能層の組織が変性に陥り，洞様毛細血管のうっ血に続いて，ラセン動脈の弛緩の際に，大量の血液が流入し，組織破壊が起きる．こうして機能層内膜は壊死，融解に陥り，間欠的に流れる血液とともに子宮腔から排出される．すなわち月経である．

月経期は約 2〜5 日間続き，出血量は約 40 mL である．その血液は動脈血と静脈血とが混じ，子宮内膜に含まれる抗凝血物質のために凝固しにくい．

次いで，卵巣で卵胞が発育し，エストロゲンが増加し始めると，血液凝固は回復し，出血が停止すると，残った基底層から内膜が新生，修復される．すなわち，再び増殖期に移る．

b. 子宮頸

1）子宮内膜

子宮頸では，内膜はやや厚く 2〜3 mm で，特に前壁と後壁に極めて多数の複雑なヒダ，すなわち**棕状ヒダ** plicae palmatae をつくる．

棕状ヒダは，妊娠時に発達する．これは，分娩時

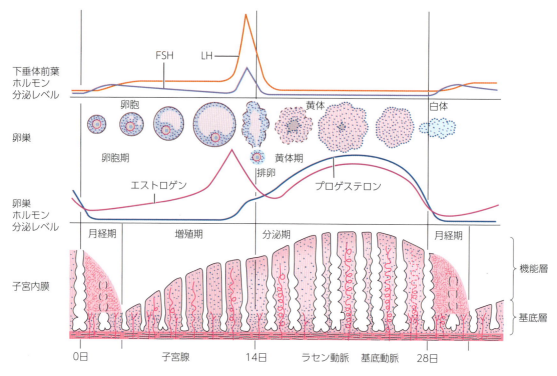

図 19-17　性周期
排卵の数時間前に，LH が高濃度に分泌され（LH サージ），成熟卵胞の排卵に向けた変化の引き金となる．子宮分泌期の終わりにプロゲステロンとエストロゲン分泌が減少し，子宮内膜のラセン動脈の間歇的収縮が始まり，月経へ向かう

に胎児頭が通過する際に**子宮頸管** uterine cervical canal が拡張するための準備となる．

上皮は単層の高円柱状細胞でできている．核は楕円体形で，基底側に偏在する．胞体は核上部に粘液様分泌顆粒を満たす．少数の細胞には，繊毛がみられる．

子宮頸の下部，すなわち腟に向かって突出する**腟部** portio vaginalis では，上皮は重層扁平上皮となる（図 19-18，19）．

固有層は子宮体と同様に結合組織でできているが，結合組織はさらに密な配列を示す．

固有層には，多数の**子宮頸腺** uterine cervical gland がみられる．これは単管状胞状腺であるが，分岐が多く，腺腔も広い．腺上皮は高い円柱状で，極めて粘稠な粘液を分泌する．

子宮頸腺の分泌物は粘稠な物質で，糖質に富む糖タンパク質である．分泌物は子宮頸の内腔，すなわち**子宮頸管** uterine cervical canal を満たす．排卵時には，大量のアルカリ性の漿液が分泌され，精子が進入しやすくする．黄体期には，プロゲステロンにより分泌物は特に粘稠となり，精子や細菌などの進入に対する障壁関門となっている．

子宮頸腺の導管が閉塞されて，腺腔が貯留した分泌物で満たされて嚢状となることがある．これを**子宮頸小胞** cervical vesicle（**ナボット嚢胞** nabothian cyst）という．

子宮頸の内膜は子宮体と異なり周期的変化を示さず，月経の際にも剥離しない．

2）筋　層

主として密な膠原線維からなり，そこに平滑筋が混在する．平滑筋は少なく疎で，組織成分の約 15％ を占めるにすぎない．平滑筋は主として輪走する筋束をつくるが，その外側に薄い縦走する筋束がある．

なお，腟部には平滑筋は存在しない．

c. 子宮の脈管と神経

1）動　脈

内腸骨動脈から分岐する子宮動脈は，子宮広間膜の下部から子宮体と頸の境に達し，子宮体の側縁に沿って上行し，多数の枝を子宮体に送る．一方，子宮頸外側を下行する枝は，子宮頸へ枝をだすとともに，腟動脈とも吻合する．子宮動脈が子宮に達する部のすぐ下には尿管が背側から前の膀胱へ走る．

子宮体に沿って走る子宮動脈の枝は子宮の前壁と後壁との子宮筋層（血管層）を子宮の正中に向かっ

女性生殖器系

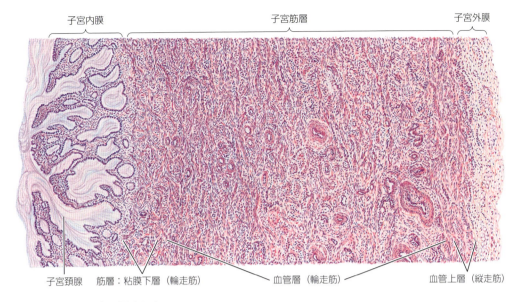

図19-18 子宮壁：子宮頚部（横断）×12

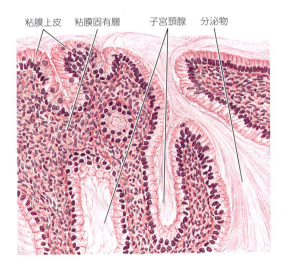

図19-19 子宮壁：子宮頚部（横断）×140

て走る**弓状動脈** arcuate artery となる．

弓状動脈は筋層の血管層を走りつつ，内側と外側とに多数の枝を送っている．内膜に分布する動脈は基底動脈，ラセン動脈となる．

2) 静　脈

静脈は内膜の固有層で小さな静脈叢をつくり，さらに筋層の血管層で静脈叢をつくる．

3) リンパ管

リンパ管は豊富で，内膜，筋層，外膜で，それぞれ，リンパ管網をつくる．これらのリンパ管網は互いに連絡する．

4) 神　経

大部分が無髄線維，一部が有髄線維である．

子宮旁組織には神経叢があり，ここには神経細胞やクロム親性細胞（特に小型蛍光濃染細胞 small intensely fluorescent cell，SIF細胞）が含まれる．その神経線維は筋層の血管層に進み，主として筋層や血管の平滑筋に分布する．

- **幼小児期の子宮**：幼小児期では，子宮は小さく，内膜の上皮は主として繊毛をもつ円柱状細胞でできている．
- **閉経期後の子宮**：閉経期後では，子宮は萎縮し小さくなる．内膜は低円柱ないし立方上皮で覆われ，萎縮状になり，血管も減少する．子宮腺は少なく，かつ短くなるが，ときに嚢腫状を呈することもある．筋層では，線維性結合組織が増加する．

D　胎盤と臍帯

1. 胎　盤 placenta

a. 胎盤の形成（図19-20）

ヒトでは，受精は卵管膨大部で起こる．受精卵は，卵管を子宮に向かって運ばれながら，透明体の中で，2，4，8細胞と**卵割** cleavage を繰り返し，3日で16細胞の**桑実胚** morula となり子宮に達する．卵割により生じる細胞を**割球** blastomere という．桑実胚は，子宮に入って4日もさらに卵割が進むが，透明体は子宮腔内の酵素の働きで溶解消失し，5日には胚の中に子宮腔の液体が入って膨らみ**胚盤胞** blastocyst になる．胚盤胞は外側が単層の細胞層で

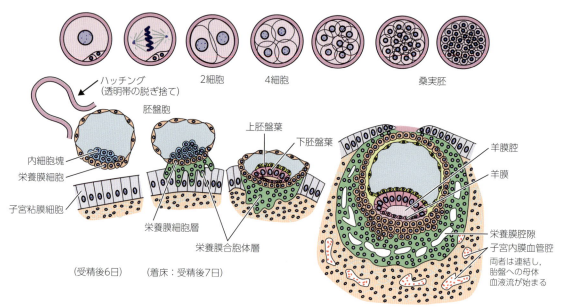

図 19-20　胚子・胎盤形成
受精卵は，卵管を下降しながら，透明帯内で，2細胞，4細胞と卵割していく．
桑実胚は受精後4日には子宮に達し，分裂増殖した細胞群の中に胞胚腔ができ始めて胚盤胞となり，透明帯を脱ぎ捨てて（ハッチング），受精後7日に子宮内膜へ着床する．

覆われ，内部に腔と**内細胞塊（胚結節）**inner cell mass をもつ．内細胞塊は，胚盤胞の一極に密接する．内細胞塊は将来，胎児を形成する細胞群である．外側の細胞層の**外細胞塊**outer cell mass は，**栄養膜** trophoblast と呼ばれ，将来，胎盤になる．

一方，このときは子宮内膜は分泌期にあって，胚盤胞を受け入れるのに好適な状態にある．

子宮腔に浮遊していた胚盤胞は受精後7日目に子宮内膜に付着し，胚盤胞の外側の細胞が分裂増殖しながら，子宮内膜固有層に根をおろすように侵入する．これが**着床**implantation で，一般に子宮体上部の後壁に起こる．子宮内膜へ直に接する栄養膜の細胞は子宮内膜を溶解し侵蝕して，胚盤胞は内膜固有層に進入し埋没する．着床した胚盤胞は8日には内膜に完全に埋没している．

胚盤胞が内膜に付着した部位は，まもなく修復される．

内膜に埋没した栄養膜の細胞はさかんに分裂増殖し，栄養膜は外層と内層との2層を区別するようになる．外層は細胞境界なしに増殖する**栄養膜合胞体層** syncytial trophoblast，内層は**栄養膜細胞層** cytotrophoblast である．栄養膜の内面は薄い間葉（胚外間葉）で裏打ちされるように覆われる．

栄養膜合胞体層は厚くなり，その中に多くの空隙，すなわち**栄養膜腔隙**trophoblastic lacunae ができ，これらは次第に融合して大きくなり，かつ互いに連なって網状の腔となる．このような網状の腔の間にある網工にあたる部は小柱状で，これを**栄養膜小柱**trophoblastic trabeculae という．網状腔は子宮内膜の洞様毛細血管に連なり，ここに母体の血液が流入する．

栄養膜小柱は次第に放射状に配列する突起となる．このとき栄養膜合胞体層でできる突起の中に，栄養膜細胞層が進入するため，外層が栄養膜合胞体層で，内部が栄養膜細胞層からなる**一次絨毛**primary chorionic villi ができる．やがて，一次絨毛の中軸にさらに間葉が進入し，**二次絨毛**secondary chorionic villi となる．こうして，栄養膜は絨毛を形成し，全体として**絨毛膜**chorion と呼ばれる．

絨毛は，はじめは栄養膜の全表面にわたって形成されるが，やがて胚子の付着側以外では消失する．このように，絨毛が消失する部は**絨毛膜無毛部**chorion laeve，絨毛をもつ部は**絨毛膜有毛部**chorion frondosum という．後者は胎盤の胎児部の形成に関与する．

一方，子宮内膜も妊娠とともに変化する．内膜は大部分が分娩の際に剝離し排出されるので，**脱落膜** decidua と呼ばれる．

脱落膜は**基底脱落膜**decidua basalis，**被包脱落膜** decidua capsularis，**壁側脱落膜**decidua parietalis の3部を区別する．基底脱落膜は着床した胚子と子宮筋層との間にある部であり，被包脱落膜は胚子の子宮腔側を覆う部である．基底および被包脱落膜以外の部が壁側脱落膜である．

胎児が成長すると，被包脱落膜は薄くなり，ついには認められなくなり，絨毛膜無毛部は対側の壁側

女性生殖器系

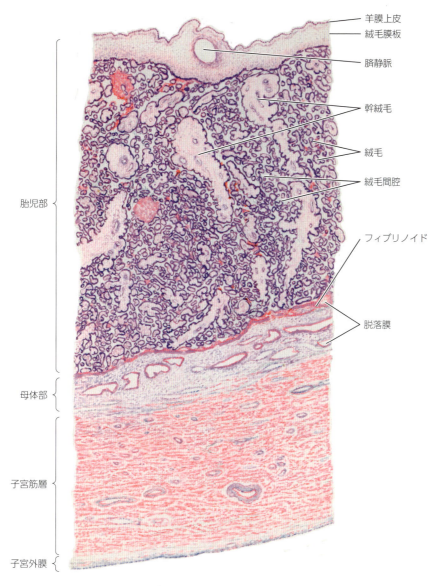

図 19-21　胎盤（妊娠6ヵ月）×12

脱落膜と密着する（図 19-21）．

基底脱落膜が胎盤の形成に関与し，胎児の母体部（子宮部）となる．

b. 胎盤の構造

絨毛膜有毛部は胎児の発育とともに円盤状になり，次第に基底脱落膜に深くくいこみ，胎盤を形成する．こうして，胎盤は胎児側の絨毛膜有毛部からできる胎児部と母体側の子宮内膜である母体部（子宮部）からできている．

胎盤は円盤状の器官で，臍帯によって胎児と連絡し，胎児と母体との間の物質交換の場となる．満期胎盤は直径約 20 cm，重さ 500〜800 g の円盤状器官で，胎児の分娩に続いて，**後産** afterbirth として排出される．

c. 胎児部 fetal part

胎児部は絨毛膜板と，それから突出する絨毛膜絨毛とからなる（図 19-22）．

1）絨毛膜板 chorionic plate

絨毛膜の間葉に由来する板状の結合組織層でできており，胎児側の面は羊膜で覆われ，母体側の面からは絨毛間腔に向かって，多くの幹絨毛が突出している．

絨毛膜板の結合組織ははじめ膠様結合組織である

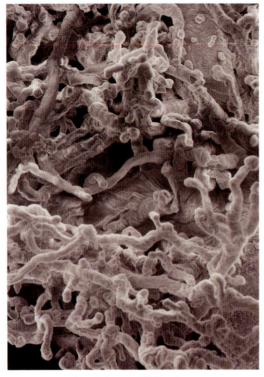

図 19-22　胎盤の走査電子顕微鏡写真（妊娠9ヵ月）
絨毛がみられる　×55

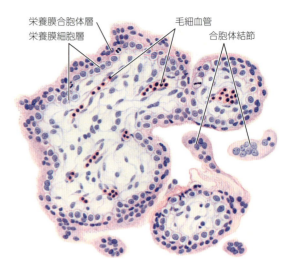

図 19-23　胎盤の絨毛（妊娠1ヵ月）
絨毛の毛細血管内の胎児赤血球は有郭である　×140

が，次第に線維性結合組織になり，平滑筋線維を含む．結合組織には，臍帯に連なる胎児側の大きな血管が存在する．

羊膜 amnion は単層の立方上皮と，上皮下の薄い結合組織層でできている（図19-23）．

羊膜は胎盤のうちで最内側にあり，胎児を直接に覆う膜である．

羊膜上皮は妊娠前半期では単層扁平上皮で，豊富なグリコーゲンをもつ．妊娠後半期には，上皮は立方形となり，細胞質のグリコーゲンは減少し，しばしば脂質滴が出現する．電子顕微鏡でみると，上皮細胞には，ゴルジ装置，粗面小胞体が発達するものと，細胞小器官に乏しく多量のフィラメントをもつものがみられるが，機能相による差異による．

2）絨毛膜絨毛 chorionic villi

絨毛膜板から母体側に向かって十数本の太い**幹絨毛** stem villi が出る．幹絨毛は樹状に多数の**分枝絨毛** branch villi に分かれ，さらに無数の細い**終末絨毛** terminal villi に分かれて終わる．

絨毛間腔に遊離して終わる絨毛を**自由絨毛** free villi という．一方，子宮内膜，すなわち脱落膜や胎盤中隔の表面に癒合し付着する絨毛もあり，**付着絨毛** anchoring villi という．幹絨毛および絨毛の間にある腔を**絨毛間腔** intervillous space という．

胚子が成長するとともに，絨毛は脱落膜に付着し，これを侵触して，絨毛間腔は次第に広くなる．同時に脱落膜の血管も破壊され，そこから血液が絨毛間腔に流出する．こうして，絨毛間腔は母体の血液で満たされる血液腔で，絨毛は母体の血液に浸っていることになる．

絨毛間腔は，脱落膜から突出する板状の**胎盤中隔** placental septum によって区画されている．胎盤中隔によって，胎盤は十数個の**胎盤葉** placental lobe, cotyledon に分けられる．

娩出された胎盤を母体面からみると，胎盤葉の区画は明瞭で，各葉はそれぞれ1本の幹絨毛をもち，それから分岐する無数の絨毛で満たされる．胎盤中隔は絨毛膜板にまでは達しないので，各葉の絨毛間腔は絨毛膜板の下で互いに交通している．

絨毛は膠様結合組織が芯となり，表面が栄養膜に由来する上皮で覆われている．

絨毛，特に太い幹絨毛では，膠様組織はやがて線維性結合組織となる．絨毛の膠様組織には，特に妊娠早期に泡沫状の胞体をもつ大型細胞が散在する．この細胞は**ホーフバウエル細胞** Hofbauer cell と呼ばれるマクロファージで，絨毛の成長，分岐などに伴って生ずる間質の再改築に関与する．

また，結合組織には臍動，静脈に連なる毛細血管網があり，ここを胎児の血液が循環している．

絨毛の上皮は栄養膜に由来する細胞層で，**栄養膜合胞体層** syncytiotrophoblast と**栄養膜細胞層** cytotrophoblast との2層に区別できる．すでに述べた着床したばかりの胚盤胞の表面構造が原形である．

栄養膜合胞体層は外層で，細胞は細胞境界がなく，塩基好性に濃染する細胞質をもつ．細胞質は脂質滴や鉄を含み，コリンエステラーゼ，酸性および

アルカリホスファターゼなどいろいろな酵素反応が陽性である．核は球形ないし楕円体形で，染色質に富む．合胞体層はところどころで増殖し，結節状の膨隆をつくる．**合胞体結節** syncytial knot という．結節は絨毛の表面から分離して，絨毛間腔に島状の多核の巨細胞（**栄養膜島** trophoblastic islands）となることも多い．さらに子宮内膜の中に進入し巨細胞（**栄養膜巨細胞** trophoblastic giant cells）となることもある．

絨毛間腔の巨細胞は母体の循環系に入り，肺の毛細血管にも到達する．

合胞体層の細胞は，電子顕微鏡でみると，自由面に多数の微絨毛をもつ．微絨毛をもつ自由面は腸や腎臓の近位尿細管の上皮細胞のように強いアルカリホスファターゼ活性を示す．細胞質には，飲小胞や空胞が含まれ，ミトコンドリア，小胞体，脂質滴がみられる．ミトコンドリアは細管状のクリスタをもつ．妊娠早期には管状の小胞体が豊富にみられ，妊娠後半期には粗面小胞体が発達する．

栄養膜細胞層は合胞体層の内側にある単層の細胞層である．細胞は**ラングハンス細胞** Langhans cell とも呼ばれ，多角体形で，明瞭な細胞境界を示す．細胞質は明るく，細胞小器官に乏しく，特に妊娠早期にはグリコーゲンを貯える．核は合胞体細胞層に比べて大きく，かつ明調である．細胞は活発に分裂増殖し，合胞体層に加わる．妊娠4ヵ月以後，分裂は少なくなり，細胞は合胞体層に加わる．こうして，ラングハンス細胞は妊娠後半期には次第に消失し，認められなくなる．このように，栄養膜細胞層は胎盤の発育成長に伴う絨毛の成長のために細胞を供給する．

3）絨毛間腔 intervillous space

絨毛間腔は絨毛膜板および絨毛と母体側の基底脱落膜との間を占める間隙で，先に述べたように，母体の血液で満たされる．胎盤の辺縁部では，血液腔は輪状に連なる**辺縁洞** marginal sinus となる．

絨毛間腔の血液は子宮内膜，すなわち基底脱落膜のラセン動脈から流入して，絨毛の間を流れ，脱落膜の開放された静脈に入り，たえず循環している．

絨毛の表面には，合胞体層に接して，ところどころにエオシンに好染する線維状あるいは均質無構造の物質が付着する．この物質を**フィブリノイド（類線維素質）** fibrinoid といい，脱落膜の表層や内部にもみられる．

フィブリノイドは，一部は栄養膜細胞が変性して生じ，一部は合胞体層によって侵蝕され変性した脱落膜組織に由来する．フィブリノイドは妊娠末期に増加し，その出現は胎盤の老化に関連がある．

d. 母体部 maternal parts

胎盤の母体部は基底脱落膜と胎盤中隔とからなる．

脱落膜は肥大した子宮内膜で，浅側の**緻密脱落膜** decidua compacta と深側の**海綿脱落膜** decidua spongiosa との2層に分けられる（図19-24）．

緻密脱落膜は絨毛間腔に面する浅層で，子宮腺は圧迫され，その間に固有層の線維芽細胞が変化した**脱落膜細胞** decidua cell と呼ぶ大型細胞が密在する．

脱落膜細胞は直径30～100μmの大きな多角体形の上皮様細胞で，1～2個の球形核をもち，胞体には多量のグリコーゲンを含む．細胞はときに融合して多核の巨細胞を形成する．なお，巨細胞には，絨毛の合胞体層から遊離し，脱落膜に進入して生ずる多核巨細胞もある．

海綿脱落膜は子宮筋層に近い脱落膜の深層である．子宮腺の腺腔が著しく拡張し，かつ横に広がって，その間に脱落膜細胞が散在する．分娩の際，海綿脱落膜に横に広がる裂隙状の間隙が生じ，ここで胎盤は剥離して，胎児の娩出に続いて，子宮筋層の律動的収縮によって娩出される（後産）．

e. 胎盤の血管 （図19-25）

子宮内膜のラセン動脈は基底脱落膜で絨毛間腔に開放する．その血液は絨毛間腔を絨毛膜板に向かって流れ，絨毛膜板の下側に沿って辺縁洞に集まり，子宮内膜の静脈に流入する．なお，絨毛間腔の血液は基底脱落膜の静脈にも流入する．いずれにしても，絨毛間腔を母体の血液が循環している．

ラセン動脈は絨毛間腔に開く前に括約装置によって膨大する．流入する血液量を調節する．

一方，胎児側からは，臍帯の動脈が絨毛膜板を経て幹絨毛から絨毛に入り，毛細血管となる．毛細血管は臍静脈に流入し，動脈に沿って胎児に戻る．静脈は幹絨毛の中で括約装置をもち，その血流を調節している．

f. 胎盤の機能

1）母体と胎児間の物質交換

胎児は胎盤で母体側の血液から酸素，栄養，ビタミン，無機質などを受け，炭酸ガス，不要の代謝産物などを母体血液に送り出す．

母体循環と胎児循環，すなわち母体側の血流と胎児側の血液とは，胎盤の構造にみられるように，絨毛の栄養膜（特に合胞体層），基底膜，絨毛結合組織および絨毛内血管壁で隔てられ，これが薄い透過膜となって物質移動が行われる（図19-26）．こうし

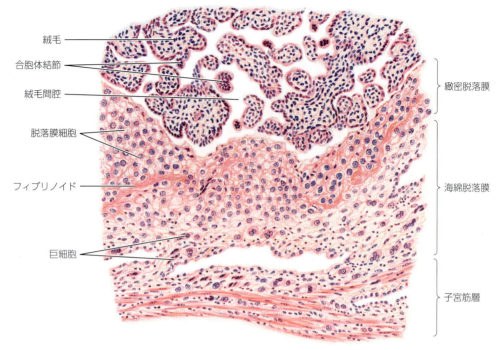

図 19-24 胎盤の母体部側（妊娠 6 ヵ月）×100

て，胎盤は胎児にとっていわば肺，腸，腎臓，肝臓としての機能をもつとともに，いろいろな物質，特に大きな高分子物質の移動，通過に対して選択性をもち，いわば**胎盤関門** placental barrier として胎児を保護している．

満期胎盤では，絨毛の表面積は約 10 m^2 で，胞体層の細胞自由面にある微絨毛によって，その表面積はさらに 9 倍にも拡大されている．このように，胎児の絨毛は広い面積で母体血液と接する．

2) 内分泌器

胎盤はいろいろなホルモンを産生する．これらのホルモンは妊娠において極めて重要な内分泌作用を営む．

例えば，エストロゲン，プロゲステロンのような性ホルモンが分泌されると考えられる．また，重要なホルモンとして，**絨毛性性腺刺激ホルモン** chorionic gonadotropin（CG）が分泌される．性腺刺激ホルモンは特にヒトで大量に分泌される．この**ヒト絨毛性性腺刺激ホルモン** human chorionic gonadotropin（hCG）は，主として卵胞刺激ホルモン（FSH）と黄体形成ホルモン（LH）の作用をもつ．その他に**ヒト絨毛性乳腺刺激ホルモン** human chorionic somatomammotropin（hCS）も分泌され，成長ホルモン（GH），乳腺刺激ホルモン（PL）として作用する．

これら絨毛性ホルモンはタンパク質性で，合胞体層細胞で産生される．

2．臍　帯 umbilical cord

臍帯は表面が羊膜に連なる単層立方上皮で覆われ，内部は膠様組織でできている．膠様組織は**ワルトンのゼリー** Warton's jelly（p.80）といわれ，固有の血管，リンパ管や神経は存在しない（図 19-27）．

膠様組織の中を，2 本の**臍動脈** umbilical artery と，1 本の**臍静脈** umbilical vein が走る．

臍静脈も胎生早期には 2 本存在するが，胎生 1 ヵ月で 1 本は退化消失する．

臍動脈では，内膜は内皮と極めて薄い内皮下層とからできており，内弾性膜を欠く．中膜は厚い平滑筋層で，少量の弾性線維を含む．平滑筋は内縦，外輪の 2 層になる．外膜は存在せず，中膜が膠様組織へ直に接する．

臍静脈は動脈とほぼ同様の構造で，内腔は広く，中膜は薄く，内縦，外輪の 2 層に区別される．

膠様組織には，臍動・静脈の他に，**尿膜管** allantoic duct や**卵黄嚢管** yolk sac duct が存在する．卵黄嚢管は早期に消失するが，尿膜管は退化ののち，索状の遺残として残る．

E　腟 vagina

腟は，直腸と膀胱，尿道の間で外陰部と子宮頸を結ぶ長さ 8 cm ほどの管で，上端は，子宮頸腟部を

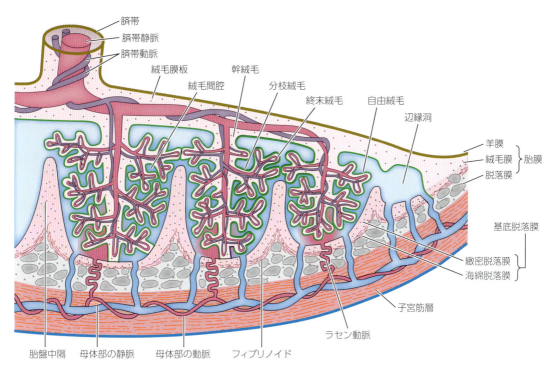

図 19-25　胎盤の血管

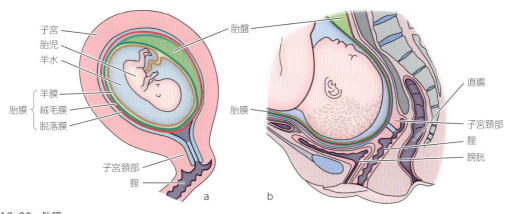

図 19-26　胎膜
a：妊娠 3 ヵ月，b：妊娠 10 ヵ月

円く囲む**腟円蓋** vaginal fornix，下端は外尿道口と肛門の間で左右を小陰唇で囲まれる腟前庭に**腟口** vaginal orifice として開口する．処女では腟口の後縁に沿って半月形に薄い粘膜の**処女膜** hymen がある．腟の軸は，直立位で骨盤軸に一致し，水平面に対して後方で約 60°と傾いている．腟の下部は，尿生殖隔膜を貫く．

腟の壁は，粘膜，筋層および外膜からなる（図 19-28）．腟円蓋の後側は特に深く，外膜は，女性腹膜腔で最も低い位置にあるダグラス窩と接する．

a. 粘　膜

粘膜は，断面が H 字形を呈する．腟の壁が前後に圧平され，前壁と後壁が互いに接することによる．さらに粘膜は，横走するヒダすなわち**腟粘膜ヒダ** vaginal rugae がある．粘膜の断面の形とヒダは，分娩時に胎児頭が通過する際に拡張するための仕組みである．

上皮は重層扁平上皮である．表層の上皮細胞にはケラトヒアリン顆粒があるが，完全な角化はみられない．上皮細胞は胞体にグリコーゲンを含むので，通常の切片標本ではグリコーゲンが溶け去り，胞体

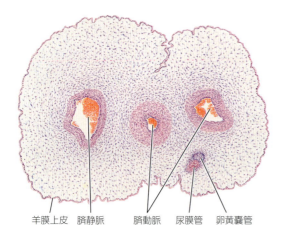

図19-27　臍帯（3ヵ月胎児）×14

羊膜上皮　臍静脈　臍動脈　尿膜管　卵黄嚢管

は明るくみえる（図19-29）．

　上皮には，軽微ではあるが，周期的変化がみられる．変化は特にエストロゲンと関連し，エストロゲンの分泌レベルが高くなると（卵巣の卵胞期），上皮は基底層の細胞の増殖によって厚くなり，中間層の細胞にもケラトヒアリン顆粒が出現し，上皮のグリコーゲンは増加する．グリコーゲンは特に排卵期に最も大量となる．

　上皮は月経期には中間層より表層が次第に剥離する．また，妊娠期には，上皮は肥厚し，グリコーゲンも増加する．

　ラットやマウスのような齧歯類では，腟上皮に性周期（発情周期）に一致する著しい変化が起こる．すなわち，明瞭な**腟周期** vaginal cycle がみられる（図19-30）．

　発情間期 diestrus には上皮は薄く，少数の多形核白血球がみられ，**発情前期** proestrus には上皮は厚く，表層に粘液細胞がみられる．**発情期** estrus には上皮表層は角化し，**発情後期** metestrus には上皮の角質層は剥脱し，白血球が著しく浸潤する．また，妊娠期には上皮は厚く，重層円柱上皮状となり，グリコーゲン含有量が増加し，また円柱状細胞は粘液を分泌する．

　このような発情周期に一致して起こる変化は腟内容の塗抹標本（**腟スミア** vaginal smear）で明瞭に認められ，性周期の時期を判別できる．

　固有層は上皮下で乳頭をつくる．

　乳頭は腟前壁では少なく，低く小さいが，腟後壁では多く，高い．

　固有層は比較的に緻密な結合組織からなるが，深層では疎性結合組織となる．膠原線維のほかに，弾性線維は繊細な密網をつくる．

　固有層には，リンパ球や顆粒球が存在する．リンパ球は多く，特に腟円蓋では，しばしばリンパ小節をつくる．リンパ球は顆粒球とともに上皮内に進入する．特に月経期とその前後にはリンパ球の進入がみられる．

　固有層には，粘膜筋板はなく，腺も存在しない．

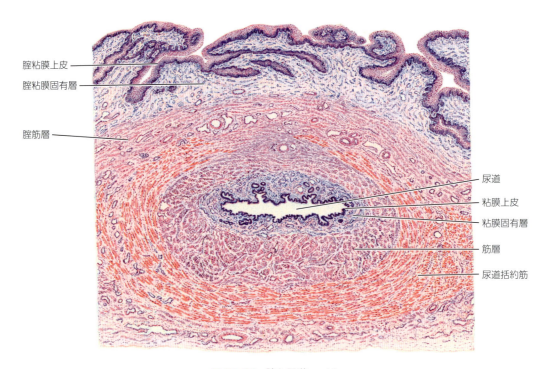

腟粘膜上皮
腟粘膜固有層
腟筋層

尿道
粘膜上皮
粘膜固有層
筋層
尿道括約筋

図19-28　腟と尿道　×10

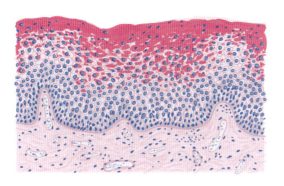

図 19-29　腟粘膜（PAS＋ヘマトキシリン染色）
上皮表層細胞は多量のグリコーゲンを含む　×150

腟粘膜には，腺は存在しないが，子宮頚腺から分泌された粘液で潤される．

腟の内容は強い酸性（pH 4〜5）を呈する．腟の内腔には，**デーデルライン杆菌** Döderlein's bacillus と呼ばれる乳酸菌の一種が常在する．前述のように，グリコーゲンをもつ上皮細胞が剥離すると，グリコーゲンがデーデルライン杆菌によって乳酸に分解される．こうして生ずる乳酸によって，腟の内容は酸性化し，いろいろな病原細菌の侵入発育を防ぎ，腟の自浄化に役立つ．

腟上皮はエストロゲンの支配を受け，特に上皮細胞のグリコーゲン蓄積はエストロゲンによって促進されるので，腟内容の酸性化による自浄作用はエストロゲンと関連する．思春期以前や閉経期以後では，上皮は薄く，自浄作用も弱いので，感染に対する抵抗も弱い．

b. 筋層

筋層は平滑筋でできている．ほぼ内輪，外縦の2層に分けられるが，区別はあまり明瞭でなく，特に内層の**輪筋束** circular fasciculus は発達が悪い．

平滑筋束は疎に配列し，その間には弾性線維を含む線維性結合組織が多量に存在する．

妊娠期には，筋線維は増加かつ肥大し，弾性線維も増加する．こうして，分娩時に起こる腟の伸展に対応する．

c. 外膜

外膜は薄く，線維性結合組織からなり，直接に，あるいは疎性結合組織によって隣接器官と結合する．

d. 腟の脈管・神経

腟は血管，リンパ管に富む．動脈は内腸骨動脈の枝の腟動脈が外膜から入り，筋層を経て，粘膜固有層に進入し，上皮下で毛細血管となる．

静脈は粘膜固有層と外膜で，それぞれ静脈叢をつくる．外膜は特に静脈に富む．また，粘膜ヒダも静脈に富み，性的興奮の際に血液で満たされるといわれる．妊娠期には，血管，特に静脈は拡張する．

リンパ管は粘膜固有層に多い．

神経は有髄および無髄線維である．無髄線維は外

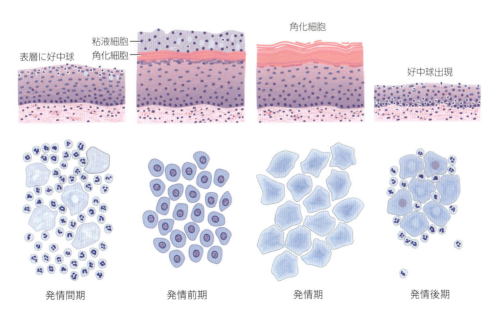

図 19-30　マウス腟周期（上：腟組織，下：腟塗抹標本ギムザ染色）
マウスは4日あるいは5日の発情性周期を示し，腟粘膜上皮の変化は腟塗抹標本でとらえることができる

膜や固有層で神経叢をつくり，神経細胞も混在する．神経は筋層や血管壁に分布する．固有層に陰部神経小体やファーター-パチニ小体がみられる．

F 女性外陰部
pudendum femininum, vulva

女性外陰部（**陰門** vulva）は尿道と腟の外口およびその周囲を総称し，大陰唇，小陰唇，陰核，腟前庭からなる（図19-31）．

外生殖器（外陰部）は男性と女性で異なる形態をとるが，発生学的には同じ形態から分化する．すなわち，発生の初期は左右の**尿生殖ヒダ**に囲まれた**尿生殖洞**と，その前方の**生殖結節**，尿生殖ヒダの外側にある**生殖隆起**からなる．胎生7週に，尿生殖洞と肛門が分かれるまでは男女の区別はつかないが，8週以降では，胎児精巣由来のアンドロゲンと胎盤由来のエストロゲンによって外生殖器の分化が誘導され，男女それぞれの特有な分化をとげる（図19-32）．

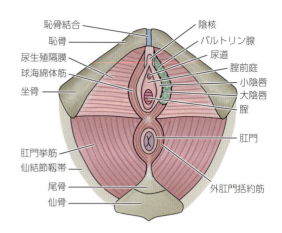

図 19-31　骨盤下口と女性外陰部
球海綿体筋，バルトリン腺の上を大陰唇の皮膚が覆う

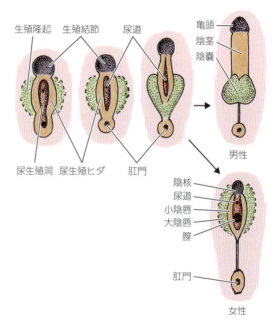

図 19-32　外生殖器の発生
外生殖器は，発生の初期には男女とも同じ形態である．男女の分化で，亀頭と陰核，陰嚢と大陰唇は相当の起源となる

a. 大陰唇 labium majus pudendi

大陰唇は男性の陰嚢にあたる皮膚の高まりで，多量の皮下脂肪組織をもつ．真皮には，陰嚢のように平滑筋線維が存在する．思春期以後，大陰唇の外面には，毛すなわち**陰毛** pubes が生える．汗腺，脂腺が存在する．汗腺には，エクリン汗腺の他に，アポクリン汗腺もある．アポクリン汗腺は特に大陰唇の内面にみられる．

b. 小陰唇 labium minus pudendi

小陰唇は男性の陰茎の皮膚に相当し，重層扁平上皮で覆われる粘膜ヒダである．上皮は基底層に多量のメラニン色素をもつ．粘膜固有層は疎性結合組織でできており，上皮に向かって高い乳頭を形成する．固有層に脂肪組織はない．毛はないが，脂腺は多い．

c. 陰　核 clitoris

陰核は男性の陰茎にあたる．先端は**陰核亀頭** glans clitoridis となり，**陰核包皮** prepuce of clitoris（preputium clitoridis）で覆われる．陰核の粘膜は上皮と固有層とからなる．上皮は重層扁平上皮である（図19-33）．固有層は疎性結合組織でできており，上皮に向かって小さな乳頭がみられる．固有層は血管，神経に富む．特にマイスネル小体，ファーター-パチニ小体，陰部神経小体などの知覚神経終末がみられる．

なお，陰茎海綿体にあたる**陰核海綿体** corpus cavernosum clitoridis が左右一対ある．陰核海綿体は，陰茎海綿体に比べて小さく発達は悪いが，同様の構造をもつ．

d. 腟前庭
vestibule of vagina（vestibulum vaginae）

腟前庭は重層扁平上皮で覆われ，その下側に高い乳頭をもつ．次の構造がみられる．

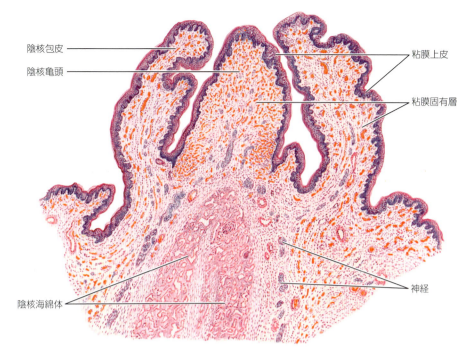

図19-33　陰核　×10

1) 前庭球 vestibular bulb

尿生殖隔膜の外側で，腟前庭の左右両側にある．男性の尿道海綿体にあたり，極めて発達した静脈叢でできている．

2) 大・小前庭腺
major・minor vestibular gland

大前庭腺はバルトリン腺 gland of Bartholin とも呼ばれ，腟口の後部の左右両側にある．男性の尿道球腺にあたり，構造も同様で，分泌物は粘液性である．導管は小陰唇の内面に開く．

小前庭腺は尿道の開口付近にある小腺で，男性の尿道腺にあたり，粘液を分泌する．

e. 女性外陰部の血管，神経

女性外陰部には，血管，神経が豊富に分布する．特に陰核では神経線維は豊富で，知覚線維に富む．上皮には自由神経終末がみられ，乳頭にはマイスネル小体が，固有層には陰部神経小体がみられる．固有層の深部にはファーター-パチニ小体も存在する．

日本語索引

あ

アイマー器官　247
アウエルバッハ神経叢　329
アクチビン　445
アクチン　24, 97, 148
アクチンフィラメント　24, 97
アグリカン　85
アクロシン　427
味細胞　312
アジソン病　217
アズール顆粒　155, 166
アセチルコリン　10, 122
アセチルコリンエステラーゼ
　　　　　　　　　　123, 245
アデニル酸シクラーゼ　421
アデノイド　335
アテローム　137
アドヒーレンス結合　59
アドレナリン　217
アドレナリン細胞　217
アドレナリン作動性　123, 246
アブミ骨　298
アブミ骨筋　298
アブミ骨底　298
アブミ骨輪状靱帯　298
アポクリン汗腺　270
アポクリン腺　68
アポトーシス（枯死）　47
アポトーシス小体　47
アミラーゼ　337
アルデヒドフクシン　201, 204
アルドステロン　217, 408, 412
アルファ鎖　72
アルブミノイド　291
アレルゲン　78
アロマターゼ　446
アンギオテンシノーゲン　408
アンギオテンシン　408
アンキリン　10, 148
暗細胞　216, 268, 312, 410
暗調域　187
暗調小体　108
暗調小リンパ球　155
暗調野　108
アンドロゲン結合タンパク質　423, 430
アンドロステネディオン　446

い

異型等皮質　233
異型分裂　44
移行域　387
移行上皮　51
異好性白血球　152
遺残細胞質（遺残体）　22, 285, 424
異質腺　67
胃小窩　349
胃小区　348
異数体　41
異染色質　34, 42
異染性　70, 78, 154
I型細胞（主細胞）　220, 312
I型線維　104
一酸化炭素ヘモグロビン　149
一次海綿骨　319, 321
一次顆粒　152, 166
一次極体　447
一次血栓　158
一次骨化中心　320
一次骨髄　320
一次絨毛　460
一次髄腔　320
一次精母細胞　425
一次突起　402
一次肺小葉　387
一次卵胞　445
一次卵母細胞　444
一倍体　41, 44, 426
一倍体細胞　44, 46
胃腸内分泌細胞　352, 358
一般体性運動核　227
胃底腺　350
遺伝子　5
伊東細胞　370
胃内因子　352
胃粘膜バリア　350
胃粘膜ヒダ　348
異物巨細胞　77
胃抑制ペプチド　359
陰窩　327, 333
陰核　468
陰核海綿体　468
陰核亀頭　468
陰核包皮　468

陰茎　438
陰茎海綿体　438
陰茎深静脈　439
陰茎深動脈　438
陰茎中隔　438
陰茎背動脈　438
陰茎皮膚　438
飲作用（ピノサイトーシス）　10
飲小胞　11, 130
インスリン　378
インターロイキン　151, 163, 169
インテグリン　10, 56, 61, 153
咽頭　346
咽頭円蓋　347
咽頭腺　346
咽頭扁桃　335, 347
陰嚢　440
インパルス　116
陰部神経小体　249
陰毛　468
陰門　468

う

ウィルヒョウ・ロビン腔　238
ウォルフ管　424, 432, 440
右脚　144
運動終板　244
運動性終末　243
運動性ニューロン　224
運動単位　244

え

永久歯　338
エイズ　176
衛星希突起膠細胞　126
栄養動脈　170
栄養膜　460
栄養膜巨細胞　463
栄養膜腔隙　460
栄養膜合胞体層　460, 462
栄養膜細胞層　460, 462
栄養膜小柱　460
栄養膜島　463
エーラス・ダンロス症候群　73
エオシン小体　230
液性免疫　173

索引

液性免疫反応　173
液相エンドサイトーシス　10
エキソサイトーシス（開口分泌）
　　　　　　　　11, 67, 123
エクリン汗腺　268
エコノミークラス症候群　159
壊死　47
エストラジオール　446, 450
エストロゲン　450
エックリン腺　67
エナメル芽細胞　345
エナメル器　344
エナメル質　339
エナメル小柱　340
エナメル小皮　345
エナメル髄　344
エナメル成長線　341
エナメル叢　341
エナメル層板　341
エナメル紡錘　341
エナメル網状層　344
エピトープ　173
エブネル腺　333
エラウニン線維　74
エラスターゼ　74
エラスチン　74
エリスロポエチン　164
エルガストプラスム（作業形質）　17
エレイジン　256
遠位曲尿細管　407
遠位中心子　426
遠位直尿細管　407
遠位尿細管　407
円蓋域　360
沿岸細胞　189
塩基好性　17
塩基好性細胞　201
塩基好性白血球　154
縁帯　226
縁帯細胞　226
円柱上皮　49
円柱上皮細胞　301
エンドサイトーシス　10, 123
エンドソーム　11
エンドルフィン　203

お

横細管　451
黄色結合組織　82
黄体　447
黄体期　450
黄体細胞　448
黄体刺激ホルモン　201
黄体ホルモン　222, 428, 450
黄斑　289

オートクリン　197
オートラジオグラフ法　43
オーバーラップ帯　71
オキシタラン線維　74
オキシトシン　204
オクルディン　56
オステオカルシン　88
オステオネクチン　88
オステオン　89
遅い軸索流　117
オッディ括約筋　373
オドランド小体　255
オプシン　286
オプソニン化　173
オルセイン　73
オルテガ細胞　126

か

外エナメル上皮　344
外界側割面　8
外核膜　32
外顆粒層　287
外環状層板　90
外境界細胞　306
外境界層（外境界膜）　287
外境界膜　287
外筋　383
外グリア境界膜　124, 238
外形質　5, 26, 167
壊血病　73
開口分泌　11, 67, 123
外肛門括約筋　364, 468
外呼吸　387
外根鞘　265
介在細胞　410
介在静脈　365
介在層板　90
介在導管　65
介在ニューロン　224
介在板　106
外細胞塊　460
外耳　296
外支持細胞　306
外指節細胞　306
外耳道　297
外縦筋層　413, 416
外縦層　266, 433, 453
外鞘　293
外上皮細胞層（ヘンレ層）　265
外錐体層　232
外生色素　32
外腺　435
外層（髄質外層）　398
外側溝細胞　308
外弾性膜　135

外柱　306
外柱細胞　305
解糖　15
解糖型速筋線維（Ⅱb型線維）　104
外透明板　403
外トンネル　306
海馬　235
外バイヤルジェ線　233
灰白交連　224
灰白質　223
灰白線維　120
外板〈細胞膜の〉　7
外板〈硬膜の〉　236
外板〈基底膜の〉　62
外皮　253
回復打　55
外分泌細胞　62, 375
外分泌腺　63
外分泌部　375
開放循環系　194
開放小管系　158
蓋膜　304
外膜細胞　130
外ミトコンドリア膜　13
海綿骨　89, 319, 321
海綿質　315
海綿状細胞　216
海綿層　417
海綿帯　226
海綿体洞　438
海綿体部　416
海綿脱落膜　463
外網状層　234, 287
外有毛細胞　308
外葉　7
外ラセン溝　308
外卵胞膜　446
カイロミクロン（乳び粒）　76, 159, 357
カウパー腺　437
カエス・ベヒテレフ線　233
化学シナプス（小胞シナプス）　122
化学受容器　222
下下垂体動脈　205
蝸牛　299
蝸牛管　302
蝸牛孔　302
蝸牛軸　299
蝸牛窓　299
蝸牛頂　299
蝸牛底　299
蝸牛迷路　302
蝸牛ラセン管　299
架橋結合　71
核　32
　　——の空胞化　47
角化　256

索 引

核下空胞　456
角化重層扁平上皮　50
顎下腺　338
核型　40
核基質　34
核球　207
核鎖線維　251
拡散関門　57
核質　5, 32
角質器　262
角質産生細胞　256
角質層　256
角質鱗　256
核周域　167
核周部　113
核小体　35
核小体形成体　36
核小体形成領域　40
核小体糸　36
核小体付属染色質　36
核内有糸分裂　43
核濃縮　46
核嚢線維　250
核板　33
核分裂　36
核壁濃染　46
核崩壊　46
核膜　32
角膜　276
角膜移植　278
角膜縁　278
核膜孔　34
核膜孔複合体　34
角膜固有質　278
角膜混濁　278
角膜細胞　278
角膜上皮　277
核膜槽　33
角膜内皮　278
角膜内皮細胞　278
隔膜　34, 130, 416
核溶解　47
下結膜円蓋　295
下瞼板筋　295
下行脚　406
籠細胞　64, 228, 273
仮骨　324
芽細胞　162
渦静脈　293
下垂体　198
下垂体隙　203
下垂体嚢　198
下垂体柄　198
下垂体門脈　205
カスパーゼ　47
下爪皮　268

滑液　317
割球　459
褐色脂肪細胞　82
褐色脂肪組織　82
滑膜　317
滑膜細胞　317
滑膜絨毛　317
滑膜性の連結　317
滑膜層　317
滑膜ヒダ　317
滑面小胞体　17
カテコールアミン　122
カテニン　59
カテプシン　22
果糖　424
カドヘリン　10, 56
化膿　153
カベオラ（表在小胞）　108
カミロ・ゴルジ　17
下迷管　432
顆粒型皮質　233
顆粒球　151
顆粒球コロニー刺激因子　164
顆粒球生成　161
顆粒球—単球コロニー刺激因子　163
顆粒巨核球　167
顆粒細胞　229, 232
顆粒小胞　123
顆粒層　255, 446
顆粒層黄体細胞　447
顆粒部　36, 158
顆粒球前駆細胞　162
カルシトニン　212
カルタゲナー症候群　55
カルデスモン　107
ガルトナー管　451
カルバミノ化合物　149
カルポニン　107
カルミン染色　30
カルモデュリン　51
カロテン　32
眼　275
肝外胆路　373
感覚細胞　306
感覚神経節　239
汗管　270
肝管　373
眼球　275
眼球感覚膜　283
眼球血管膜　279
眼球結膜　295
眼球鞘　276
眼球線維膜　275
眼球内膜　283
管腔側区画　423
眼瞼　293

眼瞼結膜　295
眼瞼動脈弓　295
還元ヘモグロビン　149
汗口　270
嵌合　60
幹細胞　155, 176
肝細胞　366
幹細胞因子　163
肝細胞索　365
肝細胞板　365
肝細葉（肝腺房）　371
間質結合組織　80
間質細胞　420, 446
間質細胞刺激ホルモン　202, 428
肝実質細胞　366
間質成長　87
間質腺　450
間質内分泌細胞　451
管周象牙質　340
幹絨毛　462
杆状核白血球　151
管状筋細胞（筋管）　98
管状腺　65
杆状体　285
杆状体円板　286
杆状体視細胞　285
杆状体小球　287
杆状体錐状体層　285
杆状体線維　287
杆状内皮細胞　194
管状胞状腺　66
肝静脈　365
肝小葉　364, 371
肝星細胞　370
関節　317
関節円板　318
関節腔　317
関節神経小体　249
関節軟骨　317, 322
関節半月　318
関節包　317
汗腺　268
肝腺房　371
肝臓　364
貫通線維　90, 315, 341
貫通動脈　219
肝動脈　365
管内消化　355
眼杯　283
眼胞　283
眼房水　282, 292
肝三つ組　371
間葉細胞　76, 79, 318
間葉組織　79
眼輪筋　294

473

索引

き

キアズマ 45
キーセルバッハ部位 383
ギールケ・ウィルヒョウ細胞 226
記憶細胞 176, 190
気管 385
気管筋 387
気管支 385
気管支筋 387
気管支枝 388
気管支樹 387
気管支静脈 395
気管支腺 387, 389
気管支動脈 395
気管支軟骨 387, 389
気管腺 387
気管軟骨 387
奇形赤血球症 150
偽好酸性白血球 152
基質 69
基質小胞 91
起始リンパ管 146
偽単極神経細胞 112
基底顆粒細胞 352
基底根 54
基底細胞 51, 253, 311, 431
基底線条 60, 405
基底層 253
基底足 54
基底側区画 423
基底脱落膜 460
基底動脈 456
基底板 54, 103, 208, 401
基底膜 61, 265, 304
基底面 51
基底稜 308
気道 381
希突起膠細胞 125
キナクリン 41
キヌタ骨 298
キネシン 27, 117
ギムザ染色 147
逆行性軸索流 117
ギャップ結合 10, 57, 92, 106, 122
ギャップ帯 71
嗅覚器 310
球間区 340
嗅球 234
球形嚢 300
球形嚢斑 300
嗅細胞 311
休止期核 32
休止帯 320
吸収上皮細胞 355

弓状核 205
球状核 230
球状細胞 311
弓状集合管 409
弓状静脈 411
球状赤血球 150
球状帯 215
弓状帯 305
弓状動脈 410, 459
嗅上皮 311
嗅小胞 311
嗅神経 311
求心性終末 246
急性退縮（偶発性退縮） 182
嗅腺 312
弓線維 135
嗅繊毛 311
嗅粘膜 310
嗅部 310, 383
嗅毛（嗅繊毛） 311
境界肝細胞板 368
胸管 146
頰筋 330
橋結節 59
凝固 47
狭窄 40
頰脂肪体 330
凝集 158
胸髄核 226
胸腺小体 179
胸腺 177
頰腺 336
胸腺依存域 183, 187
胸腺細胞 178
胸腺上皮細胞 178
胸腺ナース細胞 178
胸腺由来リンパ球 156
峡部 451
強膜 275
強膜外隙 276
強膜褐色板 276
強膜距 278
強膜溝 278
莢膜細胞 446
強膜篩板 276
強膜静脈洞 279
強膜輪 278
巨核芽球 167
巨核球 167
巨核球前駆細胞 162
巨核球生成 167
局所接着 61
極性 51
曲精細管 421
曲部 398
極放線 38

鋸状縁 289
去勢細胞 202
巨赤血球 150
虚脱 392
近位曲尿管 404
近位中心子 426
近位直尿管 405
近位尿細管 404
筋衛星細胞 103
筋芽細胞 98, 107
筋型動脈 133
筋管 98
筋形質 101, 107
筋原線維 97, 106
筋腱連結 326
銀好性細胞 358
筋細管 101
筋細胞 97
筋細胞膜 103
筋色素細胞 283
均質部 36, 74
筋周膜 324
筋上皮細胞 64, 269
筋小胞体 101
筋上膜 324
銀親和性細胞 358
筋性細静脈 138
筋性膜 397
筋節 98
筋線維 97
銀染色 207
筋層 281, 328
筋層間神経叢 329, 354
筋束 324
筋組織 97
筋弾性支質 436
筋弾性層 142
緊張部 297
筋内膜 324
筋軟骨層 389
筋フィラメント 98
筋紡錘 249
筋紡錘ニューロン 224
筋膜 326
筋様細胞 180, 422
筋様層 422

く

区域気管支 388
区域動脈 410
偶発性退縮 182
空胞 19, 427
クチクラ板 308
クッシング症候群 217
クッパー細胞 77, 369

索引

クモ膜　237
クモ膜下腔　237
クモ膜顆粒　237
クモ膜顆粒小窩　237
クモ膜関門細胞　237
クモ膜絨毛　237
クモ膜鞘　293
クモ膜小柱　237
クラークの背核　226
グラーフ卵胞　447
クラインフェルター症候群　41
クラウゼ小体　249
クラウディウス細胞　306
クラスリン　389
クラブ細胞　389
グランドリー細胞　248
グランドリー小体　248
グリア　123
グリア境界膜　124
グリア構築　223
グリア小足　124
グリア細胞（神経膠細胞）　123, 207
グリア線維　124
グリア線維性酸性タンパク質
　　　　　　　　125, 208, 221
グリア斑　208
グリオーシス　125
グリオフィラメント　125
グリコーゲン　30
グリコサミノグリカン　69
グリコフォリン　150
クリスタ　13, 217
クリスタリン　291
グリセロホスホコリン　432
グリソン鞘　364
グリソン嚢　364
グルカゴン　378
クローディン　56
グロームス小体　140
グロビン　149
クロム親性細胞（SIF細胞）　217, 459
グロムス細胞　220
クロム明礬ヘマトキシリン　204
クロモグラニン　218

け

形質細胞　79, 175
形質性星状膠細胞　125
形成面　19
経線状線維　281
頸動脈糸球　222
頸動脈小体　220
頸部粘液細胞（副細胞）　352
係留細線維　62, 72
係留フィラメント　146

毛髄質　262
血影　150
血液　147
血液凝固　158
血液胸腺関門　182
血液精巣関門　423
血液脳関門　125, 130, 239
血液網膜関門　285
血管運動神経　135
血管運動性　245
血管外遊出　153
血管間膜　402
血管極　399
血管系　127
血管構築　223, 239
血管作動性腸管ペプチド　359
血管周囲グリア境界膜　124
血管条　308
血管上層　455
血管層　282, 419, 455
血管束　411
血管帯　444
血管乳頭　260
血管の血管　128, 135
血管の神経　128, 135
血管板　279
血球　147
月経　456
月経黄体　449
月経周期　456
月経閉止　449
結合管　302
結合茎　287
結合細管　409
結合繊毛　287
結合組織　69
結合組織性骨化　318
欠失　41
血漿　147, 159
血漿タンパク質　159
血小板　147, 157
血小板活性化因子　78
血小板血栓（一次血栓）　158
血小板減少性紫斑病　159
血小板生成　161, 167
血小板由来成長因子　158
結晶様封入体　32
血清　147
結節状のリンパ組織　177
血栓細胞（栓球）　158
結腸ヒモ　363
血管外造血　170
血島　161
血餅　147
結膜　295
結膜半月ヒダ　295

ゲノム　41
ケバ状の構造　53
ケモカイン　153
ケラチノサイト（角質産生細胞）　256
ケラチン　256
ケラチンフィラメン　26
ケラトヒアリン顆粒　255
毛・ルフィニ小体　266
腱　324
限界膜　7
原核細胞　5
腱器官　251
原形質　5
腱細胞　81
原始上皮芽　342
原始生殖細胞　422, 440
腱周膜　324
鎌状赤血球貧血　150
腱上膜　324
原始卵胞　445
減数分裂　44
原線維　97
腱束　324
原尿　404
瞼板　294
瞼板腺　294
原皮質　231
腱紡錘　251
研磨標本　88

こ

孔　130
好塩基顆粒　154
好塩基球　154
好塩基球前駆細胞　162
好塩基性巨核球　167
好塩基性後骨髄球（幼弱好塩基球）　167
好塩基性骨髄球　167
好塩基性赤芽球　164
口蓋　330
口蓋筋　331
口蓋腺　330, 336
後外側路　226
口蓋扁桃　334
効果器　243
後角（後柱）　226
後角固有核　226
後角尖　226
効果細胞　176
効果打　55
交換血管　131
交感性パラガングリオン　220
後眼房　292
後眼瞼縁　293
後期エンドソーム　11

索引

好気解糖型速筋線維（IIa型線維） 104
好気型遅筋線維（I型線維） 104
好気呼吸 15
後期鐘状期 344
恒久性皮質 216
後境界板（デスメ膜） 278
好銀性線維 73, 345
口腔 329
後屈 454
硬ケラチン 256, 267
抗原 173
抗原決定基 173
膠原細線維（コラーゲン細線維） 70
膠原線維 70
抗原提示細胞 175
硬口蓋 330
後骨髄球 167
虹彩 282
虹彩角膜角隙 278
虹彩支質 282
交叉（キアズマ） 45
後索 227
後産 463
好酸球 79, 153
好酸球減少症 154
好酸球前駆細胞 162
好酸球増多症 154
好酸球由来ニューロトキシン 153
好酸球陽イオン性タンパク質 153
好酸性後骨髄球（幼弱好酸球） 167
好酸性骨髄球 167
構成性分泌 21
厚糸期 44
合糸期 44
交織線維性結合組織 80
後色素性上皮 283
格子線維 73
光受容細胞（視細胞） 285
甲状腺 209
甲状腺刺激ホルモン 201, 209
甲状腺刺激ホルモン産生細胞 201
甲状腺ペルオキシダーゼ 210
甲状披裂筋 385
口唇 329
口唇縁 330
後腎憩室 409
口唇腺 329, 336
後正中溝 223
後舌腺 334
酵素原顆粒 337, 375
抗体 173
後柱 226
好中球 79, 151
　──の特殊顆粒 152
好中球減少症 151
好中球増多症 151

好中性骨髄球 167
後天性免疫不全症候群（エイズ） 176
喉頭 383
喉頭蓋腺 385
喉頭筋 383
喉頭腔 383
喉頭室 383
喉頭室腺 385
喉頭腺 385
喉頭軟骨 383
喉頭部 346
高内皮細静脈 138, 189, 335
口部 346
興奮収縮連関 103
合胞体結節 463
硬膜 236
硬膜下腔 237
硬膜境界細胞 237
硬膜鞘 293
硬膜上腔 237
硬膜静脈洞 237
抗ミュラー管ホルモン 424
肛門 364
肛門管 364
肛門周囲腺 364
後葉〈下垂体の〉 204, 273
膠様骨髄 169
後葉細胞 204
膠様質 226
後葉〈前立腺の〉 435
膠様組織 80
抗利尿ホルモン 205, 410
絞輪間節 119
口輪筋 329
交連線維 236
ゴーシェ病（βグルコセレブロシダーゼ欠損） 24
コート小胞 11
コートマー 19
呼吸域 387
呼吸細気管支 388, 399
呼吸上皮 382
呼吸粘膜 382
呼吸部 381
黒質 228
古細菌 5
鼓室 298
鼓室階 300
鼓室階層 305
鼓室唇 303
鼓室粘膜 299
骨化 87, 91
骨格筋細胞 97
骨格筋組織 97
骨芽細胞 91, 315, 319
骨化帯 321

骨化中心 319
骨幹中心 320
骨基質 88
骨吸収窩 94
骨形成細胞 90, 315, 318
骨形成層 315
骨原性細胞（骨形成細胞） 90, 315, 318
骨細管 92
骨細胞 92
骨小腔 92
骨小柱 315
骨髄 168
骨髄芽球 165
骨髄球 166
骨髄系造血細胞 161
骨髄由来リンパ球 156, 168
骨折 323
骨層板 89
骨組織 88
骨粗鬆症 91, 323
骨単位（オステオン） 89
骨端線 322
骨端中心 321
骨端軟骨板 322
骨内膜 315
骨発生 318
骨半規管 299
骨膨大部 299
骨膜 315
骨迷路 299
骨ラセン板 299, 303
骨梁 89
固定細胞 74
固定マクロファージ（組織球） 76
古典的肝小葉 372
ゴナドトロピン放出ホルモン 206
コネキシン 57
虎斑物質 113
虎斑融解 114
コヒーシン 38
古皮質 213
鼓膜 297
鼓膜臍 297
鼓膜張筋 298
固有胃腺 350
固有グリア 124
固有食道腺 348
固有層 422
コラーゲン 61, 70, 72
コラーゲン細線維 70
孤立リンパ小節 359
コリン作動性 123, 246
ゴルジ細胞 229
ゴルジ相 426
ゴルジ装置 17
ゴルジ複合体 17

ゴルジ・マッツォニ小体　249
コルチ器　305
コルチコイド　217
コルチコトロピン様中葉ペプチド　203
コルチゾル　217
コルヒチン　27, 41
コルフ線維　345
コロイド　64, 209
コロイド滴　209, 211
コロニー形成細胞　162
コロニー刺激因子　169
混合型動脈　137
混成型動脈　137
混濁腫脹　47
コンデンシン　37
コンドロイチン硫酸　70
棍毛　266

さ

細管　17
細管部　101
細気管支　388
細気管支分泌細胞　389
サイクリン　44
サイクリン依存性キナーゼ　44
細隙　57
細隙結合　135
鰓後体　212
細糸期　44
細糸部　74
細静脈　137
臍静脈　464
再生細胞　352
再生性移動　151
細線維間質　70
臍帯　464
細動静脈吻合　140
細動脈　132
臍動脈　464
細動脈硬化　137
サイトカイン　151, 156, 162, 197
サイトカラシン　25
細胞　5
細胞外マトリックス　69
細胞核　5
細胞間橋　59, 254
細胞間交通路　59
細胞間質　69
細胞間分泌細管　64
細胞構築　223, 231
細胞呼吸　13
細胞骨格　6, 24
細胞質　5
細胞質基質　5
細胞質橋　428

細胞質側割面　8
細胞質封入体　6, 30
細胞周期　43
細胞傷害性キラーT細胞　156
細胞小器官　6
細胞小足　402
細胞性輝板　279
細胞性細網　178
細胞性免疫　173
細胞性免疫反応　174
細胞接着分子　56
細胞セメント質　341
細胞層　315
細胞体　5
細胞体分裂　36
細胞内消化　22
細胞内分泌細管　64, 352
細胞の連結　56
細胞皮質　26
細胞表面マーカー　155
細胞分裂　36
細胞壁　8
細胞膜　6
細胞膜の基底陥入　60
細胞領域基質　86
細網細胞　83, 169
細網線維　62, 73, 83, 169
細網組織　83, 177
細網内皮系　78, 83
サイロキシン　209
サイログロブリン　210
杯細胞　63, 357, 385
左脚　144
作業形質　17
柵状神経終末　266
刷子縁　51, 405
刷子細胞　385
サプレッサーT細胞　156
左方移動　151
莢動脈　193
Ⅲ型細胞　313
酸化ヘモグロビン　149
酸好性細胞　200, 214
酸好性白血球　153
三次顆粒　152
三次卵胞　446
酸性ホスファターゼ　22
酸性ムコ多糖　69
三連微小管　28, 54

し

シアル酸　432
ジェンナリ線　233
耳介　296
耳介筋　296

耳介軟骨　296
視覚器　275
耳下腺　337
歯冠　339
耳管　299
歯冠腔　339
耳管骨部　299
歯間細胞　303
耳管腺　299
耳管軟骨　299
耳管軟骨部　299
弛緩部　297
耳管扁桃　299, 335
色質融解　114
色素　31
色素嫌性細胞　203
色素好質　113
色素細胞　79
色素上皮　282
色素上皮層　285
色素組織　83
色素沈着　258
色素保有細胞　79
子宮　454
子宮外膜　455
子宮筋層　455
子宮頚　454
子宮頚管　458
子宮頚小胞　458
子宮頚腺　458
子宮広間膜　455
糸球状細胞　240
糸球状動静脈吻合（グロームス小体）
　　　　　140
子宮腺　454
子宮体　454
糸球体　234, 399
　──の濾過関門　403
糸球体外メサンギウム細胞　408
糸球体上皮細胞　401
糸球体層　234
糸球体嚢　400
　──の外壁（壁側葉）　400
　──の内壁（臓側葉）　400
糸球体旁細胞　400, 408
糸球体旁装置　407
糸球体毛細血管網　399, 410
糸球体濾液（原尿）　404
糸球体濾過　404
子宮底　454
子宮内膜海綿層　456
子宮内膜基底層　456
子宮内膜機能層　456
子宮内膜緻密層　456
子宮内膜（粘膜）　454
子宮部　451

索 引

子宮膀胱筋　416
子宮旁組織　455
軸索　116
軸索間シナプス　121
軸索形質　116
軸索樹状突起間シナプス　121
軸索小丘　114, 116
軸索突起　111, 115
軸索反応　114
軸索胞体間シナプス　121
軸索膜　116
軸索輸送　116
軸索流　116, 117
軸糸　426
歯頸　339
刺激伝導系　107, 143
止血　158
視紅　286
耳垢　297
自己分泌（オートクリン）　197
自己融解　23
歯根　339
歯根顆粒層　340
歯根管　339
歯根上皮鞘　345
歯根尖孔　339
歯根膜　342
視細胞　285
視索上核　204
視色素　286
支持細胞　203, 301, 422
支持組織　69
脂質　30
脂質代謝　372
脂質滴　30
歯周靱帯　342
歯周組織　339, 342
歯状回　235
歯状核　230
視床下部下垂体路　204
視床下部漏斗系　205
指状嵌入細胞　175, 180
耳小骨　298
糸状乳頭　332
茸状乳頭　333
歯小嚢　344
歯小皮　345
篩状野　398
自食作用　23
自食胞　23
視神経　289, 293
視神経円板　289
視神経鞘　293
視神経乳頭　289
歯髄　339, 341
耳垂　296

歯髄腔　339
歯髄細胞　342
シス面　19
耳石　302
指節　306
指節突起　306
脂腺　271, 294
脂腺嚢　271
自然免疫　173
自然リンパ球　168, 174
歯槽骨膜　342
持続性収縮　103
櫛状靱帯　278
櫛状帯　305
室頂核　230
室傍核　204
歯堤　342
歯堤遺残　344
シデロソーム（鉄小胞）　165
耳道腺　297
シトクロム　15
シナプス　121
シナプス下ヒダ　244
シナプス間隙　121, 245
シナプス後膜　122, 244
シナプス後膜ヒダ　244
シナプス小胞　122
シナプス前膜　121, 244
シナプスボタン　121
シナプス膜　121
シナプスリボン　287
歯肉　342
歯乳頭　344
歯胚　343
ジパルミトイル・ホスファチジルコリン
　　　392
脂肪芽細胞　76
脂肪細胞　76
脂肪摂取細胞　370
脂肪層　260
脂肪組織　81
脂肪滴　271
脂肪被膜　214
耳毛　297
シャーピー線維（貫通線維）
　　　90, 315, 341
射精管　434
射線維　236
射乳　204
視野の盲点　289
車輪核　79
シャルコー・ベッチャーの類結晶　422
周縁域　167
縦管　451
周期間線　119
周期線　119

縦筋層　328, 416
集合管　398, 409
集合管細胞　410
集合細静脈　137
集合静脈　365
集合リンパ管　146
集合リンパ小節　359
自由絨毛　462
舟状窩　416
自由神経終末　246
自律神経節　240
重層円柱上皮　50
縦走筋層　413
重層上皮　49
縦走柱　428
重層立方上皮　50
終足　402
終帯　226
十二指腸腺　360
周皮細胞　129
周皮細胞性細静脈　137
周辺軸糸　54
重層扁平上皮　50
柔膜　237
終末グリア細胞　244
周膜線維部　242
自由マクロファージ　76
終末球　245
終末細気管支　388
終末細動脈　132
終末絨毛　462
終末消化　355
終末扇　51
終末前球　245
終末前突起　287
終末槽　101
終末部　63
終末分枝　116
終末網構造　301
終末リング　34
自由面　51
絨毛　327
絨毛間腔　462
絨毛支質　359
絨毛性性腺刺激ホルモン　450, 464
絨毛膜　460
絨毛膜絨毛　462
絨毛膜板　461
絨毛膜無毛部　460
絨毛膜有毛部　460
自由リボソーム　15
主気管支　387
縮合　210
粥腫　137
粥状硬化（アテローム）　137
縮毛　263

主細胞　213, 312, 410
樹状細胞　77, 175, 258
樹状細網細胞　187
樹状突起　111, 115
樹状突起間シナプス　121
樹状突起棘　115, 229
樹状突起系球　240
樹状突起流　115
数珠状線維　34
受精能獲得　453
酒石酸耐性酸性ホスファターゼ　95
出血体　447
受動輸送　8
主部〈下垂体の〉　199
主部〈精子の〉　428
シュミット・ランターマン切痕　119
主要塩基性タンパク質　153
主要組織適合性遺伝子複合体　183
受容体　10, 78, 197
受容体依存性エンドサイトーシス　11
シュレーゲル線条　341
シュレム管　279
シュワイゲル・ザイデル鞘　193
シュワン細胞　120
シュワン鞘　120
順行性軸索流　117
瞬膜　295
上衣　123
上衣細胞　123
上下垂体動脈　205
上衣線維　124
小陰唇　468
漿液細胞　67
漿液腺　67
漿液半月　67, 338
小窩　327
消化管　327
消化腺　327
松果体　206
松果体細胞　207
松果体柄　206
小顆粒細胞　385
鞘間隙　293
上眼瞼挙筋　294
小管小胞系　352
上結膜円蓋　295
上瞼板筋　295
上行脚　406
小虹彩動脈輪　282
小膠細胞　126
小根　54
娘細胞　36
小細胞部　228
常在マクロファージ　76
小歯　340
硝子形質　5

硝子体　292
硝子体腔　292
硝子軟骨　84
硝子部　157
硝子膜　265, 449
小離出分泌　68
鞘小皮　264
小静脈　138
小食細胞　153
小腎杯　412
常赤芽球　164
小赤血球　150
小節周囲皮質洞（中間洞）　188
常染色体　40
娘染色体　38
小前庭腺　469
上爪皮　268
上体小葉　430
小帯線維　292
小唾液腺　336
小柱　184, 278, 438
小柱間質　340
小柱網（線維柱帯）　278
小腸　354
静的核嚢線維　250
小動脈　133
小児斑（蒙古斑）　259
漿粘液腺　67
小嚢　18
小脳　228
小脳核　230
小脳糸球体　230
小脳髄質　230
小脳皮質　228
上皮　327
小皮縁　355
上皮外腺　63
上皮下乳頭内毛細血管ループ　260
上皮細胞　308
上皮細網細胞　178
小皮質細胞　228
上皮小体　213
上皮小体ホルモン　213
上皮性真珠　344
上皮性毛包　264
上皮性リンパ器官　183
上皮組織　49
上皮内腺　63
上皮様筋細胞　140
小胞　17, 19
小帽　302
小胞シナプス　122
鞘膜　419
漿膜　190, 329, 353
漿膜下層　455
漿膜下組織　329

鞘膜腔　419
漿膜上皮（中皮）　329
漿膜性心膜　145
静脈　137
静脈性脚　411
静脈弁　139
静脈弁洞　139
上迷管　432
睫毛　294
睫毛筋　294
消耗性色素　32
睫毛腺　294
小葉　178, 207, 336
小葉下静脈　365
小葉間結合組織　272
小葉間静脈　365, 411
小葉間胆管　370
小葉間中隔　272, 374
小葉間導管　336, 375
小葉間動脈　365, 410
小葉内導管　336
小リンパ球　155
触覚円板　247
触覚板　248
食細胞　10
食作用（ファゴサイトーシス）　10
食小体　10, 22
食道　347
食道噴門腺　348
食リソソーム　22
処女膜　465
女性外陰部　468
初潮　449
初乳　272
初乳小体　273
白子症　283
塵埃細胞　77, 393
深陰茎筋膜　438
深陰茎背静脈　439
腎盂　412
腎盂括約筋　413
心外膜　142
心外膜下組織　142
真核細胞　5
心筋細胞　105
心筋線維　104
心筋層　142
腎区域　410
神経核　223
神経芽細胞　111
神経下垂体　198, 203
神経管　123
神経節細胞　240
神経筋シナプス　244
神経筋終末　244
神経形質　113

神経ケラチン　118
神経原線維　113
神経孔　300, 304
神経膠細胞（グリア細胞）　123, 207
神経膠フィラメント　26
神経細胞　111
神経細胞層　289
神経細胞体　111
神経絨　223
神経周膜　242
神経周膜上皮　242
神経上皮性小体　390
神経上膜　242
神経節　220
神経線維　111, 116
神経線維層　234, 289
神経腺終末　245
神経線維鞘　120
神経組織　111
神経堤　79
神経伝達物質　122
神経突起（軸索突起）　111
神経内膜　243
神経内膜鞘　243
神経乳頭　260
神経微小管　27, 113
神経フィラメント　113
神経分泌　114
神経分泌細胞　114, 204
神経分泌物　204
神経葉　199
進行波　309
新産線　341
尋常性痤瘡　271
腎小体　398
深静脈　260
腎静脈　411
深真皮静脈叢　260
腎髄質　398
腎錐体　398
真正細菌　5
心性終末　243
腎臓　397
心臓運動性　245
心臓血管系　127
心臓骨格　143
心臓上パラガングリオン　222
心臓病細胞　393
心臓弁　142
靭帯結合　316
腎単位　398
腎柱　398
伸張受容器　251
腎洞　412
腎動脈　410
心内膜　142

心内膜下組織　142
心軟骨　143
腎乳頭　398
深乳頭下静脈叢　260
真皮　259
新皮質　231
腎皮質　398
真皮神経叢　261
真皮動脈網　260
真皮乳頭　259
深皮膚毛細リンパ管網　260
深部静脈血栓症　159
心房性ナトリウム利尿ペプチド　142
心膜下組織　145
心膜　145
腎門　397
腎葉　398

す

随意筋　97
膵液　376
水解酵素　22
髄外造血　192
膵外分泌部　375
髄核　316
膵管　376
髄構築　223, 231
髄索　188
水酸化アパタイト　89
水酸化プロリン　73
水酸化リジン　73
髄質　179, 188
髄質外層　398
髄質細胞　217
髄質集合管　409
髄質内層　398
髄鞘　116
髄鞘形成　126
髄鞘節　119
髄鞘切痕（シュミット・ランターマン切痕）　119
錐状体　285
錐状体円板　287
錐状体オプシン　287
水晶体核　291
錐状体視細胞　285
水晶体質　290
錐状体小足　287
水晶体上皮　291
水晶体線維　291
錐状体線維　287
水晶体皮質　291
水晶体包　291
水晶体胞　291
水晶体放線　291

膵小葉　374
膵腺房　375
膵臓　374
錐体細胞　232
錐体底　398
膵島　376
髄洞　189
膵島腺房門脈系　379
錘内筋線維　250
膵内分泌部　376
水平細胞　288
髄旁腎小体　399
髄放線　233, 398
髄旁ネフロン　406
髄膜　236
スコトプシン　286
ステロイドホルモン　10
スフィンゴミエリン　7
スペクトリン　10, 51
頭帽相　426
スリット膜　402

せ

精液　434, 437
正円窓　299
精管　433
精管膨大部　433
精細管　419
星細胞　370
精細胞（生殖細胞）　422
精索　433
精子　427
　──の頭　427
　──の尾（鞭毛）
　──の中部　427
精子形成　424
精子細胞　426
精子細胞形成　424
精子受精能獲得　432
精子発生　424
精子発生周期　428
性周期　450, 456
成熟血液細胞　162
成熟分裂　44
成熟卵胞　447
精漿　437
星状筋上皮細胞　64, 273
星状膠細胞　124
星状細静脈　411
星状細胞　203, 228
精上皮　422
生殖細胞　422
生殖子　46
生殖腺　440
生殖堤　440

性腺原基　422, 440
性腺刺激ホルモン　202, 420, 449
性腺刺激ホルモン産生細胞　201
性腺刺激ホルモン放出ホルモン　450
性染色質　35
正染色質　34, 42
性染色体　40
正染性赤芽球　164
精巣　419
精巣間質　419
精巣挙筋　434
精巣実質　419
精巣縦隔　419
精巣上体　430
精巣上体管　431
精巣上体垂　432
精巣小葉　419
精巣垂　432
精巣中隔　419
精巣動脈　433
精巣旁体　433
精巣網　421, 424
精巣輸出管　430
精祖細胞　424
声帯筋　385
声帯靱帯　385
声帯ヒダ　383
正中隆起　199
成長　319
成長期　266
成長ホルモン　200, 464
成長ホルモン産生細胞　200
成長ホルモン放出ホルモン　206
成長ホルモン抑制ホルモン　206
精嚢　434
青斑核　228
精母細胞　425
西洋ワサビペルオキシダーゼ　117
石灰化　87, 91
石灰化帯　321
赤芽球島　165, 170
赤核　227
赤筋　103
赤筋線維　104
赤血球　147
赤血球影（血影）　150
赤血球減少症　150
赤血球生成　161, 164
赤血球前駆細胞　162
赤血球増加症　150
赤血球大小不同症　150
脊索　317
赤色骨髄　169
赤唇縁　330
脊髄　223
脊髄神経節　239

赤体　447
赤道板　38
赤道部　427
赤脾髄　192
石綿変性　87
セクレチン　56
舌　331
舌下腺　338
舌筋　332
舌腱膜　332
接合線　90
舌小胞　333
接触分泌　197
舌腺　334
接線線維　233
接着装置　56
接着帯　59
接着斑　59
接着板　59
接着野　59, 106
舌中隔　332
舌乳頭　332
舌粘膜　332
舌扁桃　333
セメント芽細胞　346
セメント細胞　341
セメント質　339, 341
セメント小管　341
セメント小腔　341
セラミド　255
セリンプロテアーゼ　437
セルトリ細胞　422
セルロース　8
セロトニン　78, 208
セロトニン作動性ニューロン　227
線維芽細胞　74
線維間希突起膠細胞　126
線維筋層　431
線維柱帯　278
線維構築　223
線維細網板（線維網状層）　62
線維三角　143
線維鞘　427
線維性輝板　279
線維性結合組織　80
線維性星状膠細胞　125
線維層　297, 315, 422
線維中心　36
線維軟骨　87
線維軟骨結合　316
線維軟骨輪　297
線維板　33
線維被膜　397
線維膜　190, 364
線維網状層　62
線維輪　142, 316

線維肋　428
浅陰茎筋膜　438
浅陰茎背静脈　439
前角　224
腺下垂体　198
前眼房　292
前期鐘状期　344
栓球　158
前境界板（ボーマン膜）　277
前巨核球　167
前駆細胞　176
浅グリア境界膜　124, 230
前骨髄球　166
前索　227
前色素性筋上皮　283
前障　236
線条縁　51, 355
栓状核　230
線条柱　427
線条導管（線条部）　65
腺上皮　49
染色糸　42
染色質　34, 39
染色質糸　37
染色質線維　39
染色体　37, 45
染色体地図　41
染色体テリトリー　34, 43
染色分体　37
仙髄副交感神経核　224
前正中裂　223
前舌腺　334
前先体顆粒　426
腺体　64
先体顆粒　426
先体小胞　426
先体相　426
先体反応　427
先体帽　426
前単球　168
前柱　224
前中心子　28, 54
前庭　299
前庭階　300, 309
前庭球　469
前庭唇　303
前庭窓　299
前庭ヒダ　383
前庭膜（ライスネル膜）　309
前庭迷路　300
先天性白皮症（白子症）　283
セントロメア　38
浅乳頭下静脈叢　260
前破骨細胞　95
全分泌腺　68
腺胞　272

腺房細胞　375
腺房中心細胞　65, 375
繊毛運動　55
繊毛運動不全症候群　56
繊毛（結合繊毛）　53, 287
　——形成　453
繊毛細胞　385, 453
繊毛上衣細胞　124
前毛様体静脈　293
前毛様体動脈　292
前葉（主部）　199
腺蕾　63
前立腺　435
前立腺管　436
前立腺静脈叢　436
前立腺石　435
前立腺特異抗原　437
前立腺肥大　437
前立腺部　416

そ

槽　17
爪郭　267
早期エンドソーム　11
双極細胞　288
双極神経細胞　111
象牙芽細胞　340
象牙芽細胞下神経叢　342
象牙芽細胞突起　340
象牙細管　340
象牙質　339
象牙質瘤（小歯）　340
象牙小球　340
象牙線維　340
象牙前質　344
造血　161
造血幹細胞　162
造血系幹細胞　156
造血系細胞　161
造血成長因子　162
造血前駆細胞　162
造血組織　161
造血誘導微小環境　170
造後腎芽体　409
爪根　267
双糸期　44
桑実胚　459
爪床　267
爪床溝　267
棕状ヒダ　457
爪床稜　267
増殖因子　75
黄色骨髄　169
増殖帯　320
双心子　28

総胆管　373
総胆管括約筋　373
相動性収縮　104
相同染色体　41
爪胚芽層　267
層板　17, 19
爪板　267
層板顆粒　255
爪半月　268
層板骨　90
層板状骨　323
層板小体　248, 392
層板性骨　319
僧帽細胞　234
僧帽細胞層　234
爪母基　267
速筋線維　104
側索　227
束状帯　216
促進拡散　9
側柱核　224
足突起　402
側副枝　116
側葉　435
組織液　70, 145
組織間隙　243
組織球　76
組織好塩基球　78
組織トロンボプラスチン　158
組織プラスミノーゲン活性化因子　159
疎性結合組織　176
ソマトスタチン　206, 378
粗面小胞体　17, 113
ゾル　5

た

ターナー症候群　41
大陰唇　468
退行黄体　450
退行期　266
大虹彩動脈輪　282
大細胞部　228
第三眼瞼　295
胎児性皮質　216
胎児部　461
体循環系　127
苔状線維　230
大静脈　139
退色　286
大食細胞　10, 76, 179
大腎杯　412
大赤血球　150
大前庭腺　469
大唾液腺　336

大腸　362
タイチン（チチン）　100
ダイテルス細胞　306
大動脈　135
大動脈小体　222
タイト結合　56
ダイニン　27, 54, 117
大脳　230
大脳皮質　231
大肺胞上皮細胞　392
胎盤　459
胎盤関門　464
胎盤中隔　462
胎盤葉　462
大皮質細胞　228
大網　177
ダウン症候群　41
唾液　335
唾液小体　334
唾液腺　335
楕円体エリプソイド　287
多核細胞　32
多極神経細胞　112
ダグラス窩　443
多形核白血球　151
多細胞腺　63
他食作用　23
他食胞　23
多染性赤芽球　164
脱灰標本　88
脱核　149
脱顆粒　78
脱髄　126
脱落膜　460
脱落膜細胞　463
多胞小体　12
多能性骨髄系幹細胞　162
多胞性脂肪細胞　82
多能性造血幹細胞　162, 168
多能性リンパ系幹細胞　162, 168
多倍体　366
タリン　61
多列円柱繊毛上皮　51
多列上皮　50
多列繊毛上皮　51
田原結節　144
単位膜　7, 17
単芽球　168
単核食細胞系　77, 83, 157
単核白血球　151
胆管腺　373
単球　79, 157
単球系　162
単球コロニー刺激因子　164
単球生成　161, 168
単極神経細胞　111

単屈折帯 98
短後毛様体動脈 292
単細胞腺 63
炭酸脱水酵素 149, 352
単純拡散 9
単純腺 66
単純動静脈吻合 140
胆小管 370
弾性円錐 385
男性外生殖器 438
弾性型動脈 136
男性生殖器 419
弾性線維 73
弾性線維板 387
弾性層 331
弾性組織 82
弾性軟骨 86
弾性板（弾性膜） 82
男性ホルモン 447
弾性膜 82
単層円柱上皮 49
単層円柱繊毛上皮 49
単層結合タンパク質 7
単層上皮 49
単層繊毛上皮 49
単層扁平上皮 49
単層立方上皮 49
胆嚢 374
胆嚢管 373
単能性幹細胞 162
タンパク質代謝 372
タンパク質分解酵素 24
タンパク腺 67
単非分枝腺 66
単分枝腺 66
単胞性脂肪細胞 82
淡明層 255
短毛様体神経 293
短ループネフロン 406

ち

チアミンピロホスファターゼ活性 20
遅栄養組織 86
知覚神経線維 246
置換骨 319
遅筋線維 104
恥骨結合 316
恥骨膀胱筋 416
チチン 100
腟 464
腟円蓋 465
腟口 465
腟周期 466
腟スミア 466
腟前庭 468

腟粘膜ヒダ 465
腟部 458
緻密骨 89
緻密質 315
緻密線維 426
緻密線維部 36
緻密層 61
緻密脱落膜 463
緻密斑 408
緻密板 403
緻密板（緻密層） 61
着床 460
チャネル 9
中央着糸染色体 40
中隔孔 391
中間域 167
中心灰白質 224
中間筋線維 104
中間区画 19
中間径フィラメント 26
中間結合 59
中間質 224
中間質外側核 224
中間質中心部 224
中間質内側核 224
中間消化 355
中間線 59
中間体 38
中間帯 372
中間長ネフロン 406
中間洞 188
中間皮質 231
中耳 297
柱状部 305
中心窩 286, 289
中心管 89, 225
中腎管 432
中心膠様質 225
中心子 28
中心軸糸 54
中心静脈 170, 219, 365
中心性色質融解 114
中心体 28
中心帯 372
中心帯壊死 372
中心動脈 191
中心乳び腔 361
中心微小管（中心軸糸） 54
中腎旁管 432
中心リンパ管 361
中枢神経系 223
中枢性グリア細胞 123
中枢リンパ器官 177, 183
中性好性白血球 151
中動脈 133
中胚葉膠 126

中皮 49
中膜 128, 132, 135
中葉〈前立腺の〉 435
中葉〈肺の〉 381
中輪筋層 413
中リンパ球 155
チュブリン 27
腸陰窩 357
腸液 354
腸肝循環 372
腸管付属リンパ組織 168, 335, 360
腸クロム親和性細胞 358
張原線維 254
長後毛様体動脈 292
腸細胞 355
聴索 305
聴歯 303
腸絨毛 354
超生体染色 13
調節血管 132
調節性分泌 21
腸腺 357
超低比重リポタンパク質 76
張フィラメント 26, 254
頂部細管 405
腸扁桃 364
長命型リンパ球 183
頂盲端 302
長毛様体神経 293
跳躍伝導 119
直細血管 411
直集合管 409
直精細管 421, 424
直腸膀胱筋 416
直毛 263
チロシナーゼ 257
チロシン 210, 257

つ

ツァイス腺 294
椎間円板 316
椎間結合 316
ツチ骨 298
ツッケルカンドル器官 220
爪 267
爪体 267
蔓状静脈叢 434

て

低色素性貧血 150
ディジョージ症候群 184
ディッセ腔 368
低比重リポタンパク質 76
低密度リポタンパク質 367

索引

デーデルライン桿菌　467
デオキシリボ核酸　32
デオキシリボ核タンパク質　42
テストステロン　420
デスミン　100, 129
デスミンフィラメント　26
デスメ膜　278
デスモグレイン　59
デスモコリン　59
デスモソーム　26, 59
デスモプラキン　59
鉄小胞　165
テノン腔　276
テノン鞘　276
デフェンシン　152
デルタ細胞　199, 201
テログリア　244
テロメア　40, 47
テロメラーゼ　47
転移RNA　15
電解質コルチコイド　217
電気シナプス（無小胞シナプス）　122
転座　41
伝達動脈　136
伝導心筋細胞　107
伝令RNA　15

と

糖衣　8, 53
導管　63
導管域　387
導管膨大部　348
同系細胞群　87
同型等皮質　233
同型分裂　44
凍結割断エッチングレプリカ法　8
凍結割断レプリカ法　7
連結装置（接着装置）　56
動原体　38
動原体微小管　38
瞳孔　282
瞳孔括約筋　282
瞳孔散大筋　283
糖質コルチコイド　217
同質腺　67
透出分泌　68, 217
糖新生　24, 217, 378
糖代謝　372
糖タンパク質　70
動的核嚢線維　250
頭板　306
等皮質　231
洞房結節　143
動脈　132
動脈硬化症　137

動脈周囲リンパ鞘　191
動脈性脚　411
動脈蕾　212
動脈瘤　239
透明帯　445
透明斑　447
透明板（透明層）　61, 403
動毛　301
洞毛　247
洞様血管（類洞）　129, 170, 456
洞様毛細血管　129, 131
洞様毛細血管網　205
ドーパ反応　257
ドーパミン　122, 228
ドーパミン作動性ニューロン　228
特異的抗原　173
特殊顆粒　166
特殊感覚　275
特殊上皮　49
特殊白血球　152
独立脂腺　271
登上線維　230
トムス線維　340
トムス突起　345
トムスの顆粒層　340
トランスゴルジ網　19
トランスサイトーシス　131
トランス面　19
トリグリセロール　76
トリコヒアリン顆粒　262, 265
トリソミー　41
トリプターゼ　79
トロポコラーゲン　71, 74
トロポニン　99
トロポミオシン　99, 107
トロンビン　158
トロンボポエチン　164
貪食性滑膜細胞　317

な

内因子　352
内エナメル上皮　344
内核膜　32
内顆粒層　288
内環状層板　90
内球　248
内境界細胞　306
内境界層　289
内筋　383
内形質　5
内肛門括約筋　364
内根鞘　264
内細胞塊（胚結節）　460
内耳　299
内支持細胞　306

内指節細胞　306
内縦筋層　413, 416
内鞘　293
内上皮細胞層（ハックスレー層）　265
内錐体層　233
内生色素　32
内節　287
内腺　435
内層（髄質内層）　398
内臓性運動核　227
内弾性膜　133
内柱　305
内柱細胞　305
内透明板　403
内バイヤルジェ線　233
内板〈細胞膜の〉　7
内板〈硬膜の〉　236
内皮下層　134, 142
内皮細胞　127, 129, 369, 401
内分泌　62, 197
内分泌細胞　62
内分泌腺　63, 197
内分泌部　375
内膜支質　454
内ミトコンドリア膜　13
内網状層　234, 288
内網装置　18
内有毛細胞　306
内葉　7
内ラセン溝　303
内卵胞膜　446
内輪層〈毛包の〉　266
内輪層〈卵管の〉　453
内リンパ　300
ナスミス膜　345
ナボット嚢胞　458
軟ケラチン　256
軟口蓋　330
軟骨外骨化　321
軟骨外骨輪　321
軟骨芽細胞　87
軟骨基質　84
軟膜グリア膜　238
軟骨結合　316
軟骨細胞　84
軟骨細胞柱　320
軟骨小腔　84
軟骨性外耳道　297
軟骨性骨　319
軟骨性連結　316
軟骨前組織　87
軟骨単位　86
軟骨内骨化　320
軟骨膜　84
軟骨様組織　87
軟膜漏斗　238

索 引

軟膜　237
軟膜鞘　293

に

二価染色体　45
II型細胞（支持細胞）　220, 312
II型線維　104
肉様膜　260, 438, 440
二次海綿骨　321
二次顆粒　152
二次極体　447
二次骨化中心　321
二次骨髄　321
二次絨毛　460
二次精母細胞　425
二次象牙質　340
二次乳頭　332
二次肺小葉　387
二次卵胞　446
二次卵胞液　447
二次卵母細胞　447
日光皮膚炎　258
ニッスル小体　113
二倍体細胞　44
乳管　273
乳管洞　274
乳歯　338
乳腺　271
乳腺細胞　272
乳腺刺激ホルモン　201, 464
乳腺小葉　272
乳腺葉　271
乳頭　274, 327
乳頭郭　333
乳頭下動脈網　260
乳頭管　409
乳頭孔　398
乳頭溝　333
乳頭層　259
乳斑　177
乳び　146, 159
乳び管　361
乳び粒（カイロミクロン）　76, 159, 357
乳房　271
乳輪　274
乳輪腺　274
ニューロピル（神経絨）　223
ニューロフィジン　204
ニューロフィラメント　26
ニューロン　111
尿管　413
尿管芽（後腎憩室）　409
尿管極　400
尿管周囲鞘　413
尿管膀胱弁　413

尿細管　398, 404
尿細管極　400
尿細管周囲毛細血管網　411
尿道　416
尿道凹窩　416
尿道海綿体　438
尿道括約筋　416
尿道球腺　437
尿道腺（リトル腺）　416
尿膜管　464
二量体　27
妊娠黄体　449
妊娠期　272
妊娠細胞　201

ぬ

ヌエル腔　306
ヌクレオソーム　34
ヌクレオポーリン　34
ヌクレオリン　36

ね

ネキサス　57
ネキシン　54
ネクローシス（壊死）　47
ネブリン　100
ネフロン（腎単位）　398
粘液　63, 66
粘液原顆粒　63
粘液細胞　66
粘液腺　66
粘膜　327, 454
粘膜下血管叢　329
粘膜下神経叢　328, 354
粘膜下腺　360, 435
粘膜下層　455
粘膜下組織　327, 353, 360
粘膜下動脈叢　353
粘膜下動脈網　361
粘膜筋板　327, 353, 360
粘膜固有層　327, 359
粘膜腺　435
粘膜層　297
粘膜部　329

の

ノイマン鞘　340
膿　153
脳幹　227
脳幹網様体　227
脳砂　208
脳室周囲グリア境界膜　124
濃縮胞　21

囊状腺　66
囊状動脈瘤　239
脳脊髄液　237
脳脊髄神経節　239
濃染小体　179, 187
脳腸ペプチド　358
能動的輸送　9
能動輸送　8
囊胞　203
ノルアドレナリン　122, 217
ノルアドレナリン細胞（NA細胞）　218
ノルアドレナリン作動性ニューロン
　　228

は

歯　338
パーキンソン病　123, 228
バーグマン細胞（ベルクマン細胞）　230
バーベック顆粒　258
肺　387
パイエル板　359
胚芽層　254
肺胸膜　387
肺区域　388
胚結節　460
肺サーファクタント　392
肺細葉　387
肺循環　127
杯状終末　301
胚上皮　422
肺静脈　393
肺小葉　387
倍数体　41, 43
胚中心　177, 185, 187
胚中心芽細胞　175
肺動脈　393
排尿筋　416
胚盤胞　459
内皮　49, 129, 142
肺表面活性物質　392
バイベル・パラーデ小体　136
肺胞　390
肺胞管　388, 390
肺胞樹　388
肺胞上皮細胞　391
肺胞前房　391
肺胞中隔　391
肺胞囊　388, 391
肺胞マクロファージ　393
肺門　387
排卵　447
排卵期　450
ハウシップ窩　94
白筋　103
白筋線維　104

485

白血球　150
白血球減少症　151
白血球増多症　151, 153
白質　223, 227
白色脂肪組織　82
白色線維　121
薄層　147
白体　449
白内障　292
薄板細胞　248
白脾髄　191
白膜　419, 438, 443
破骨細胞　77, 94, 319
破歯細胞　95, 341
波状縁　95
波状毛　263
バセドウ病　211
バゾプレッシン　204, 412
ハックスレー層　265
ハッサル小体（胸腺小体）　179
発情期　466
破軟骨細胞　95, 320
パネート細胞　357
歯の発生　342
歯の萌出　346
ハバース管（中心管）　89
ハバース系　89
ハバース層板　89
歯蕾　343
パラガングリオン　220
パラクリン　197
バル小体　35
バルトリン腺　469
半規管　302
伴行静脈　137
半接着斑　61
反応中心　190

ひ

ヒアルロニダーゼ　70
ヒアルロン酸　70
皮下静脈叢　260
皮下神経叢　261
皮下組織　260
皮下リンパ管叢　260
皮丘（皮膚小稜）　253
皮筋　260
鼻腔　381
非クロム親和性パラガングリオン　220
皮溝（皮膚小溝）　253
鼻甲介海綿叢　383
尾骨小体　140
微細線維　74
微細ヒダ　51, 360
脾索　192

皮脂　271
皮質　178, 184
　　──の尿細管周囲毛細血管網　410
皮質遠心性線維　233
皮質求心性線維　233
皮質集合管　409
皮質小葉　398
皮質腎小体　399
皮質深層　187
皮質浅層　184
皮質地図　233
皮質ネフロン　406
皮質迷路（曲部）　398
微絨毛　51, 355
微絨毛細胞　453
糜粥　348
尾鞘　426
尾状核　236
微小管　6, 26
微小管形成中心　28
微小血管系　138
微小循環　138
皮小節　184
脾小節　191
皮静脈　260
脾髄　190
ヒス束　144
ヒスタミン　78
ヒストン　34
鼻腺　331, 382
鼻前庭　382
脾臓　190
ヒダ　327, 433, 453
肥大　103
肥大帯　320
ビタミン・ホルモン代謝　372
脾柱　190
脾柱動脈　193
ピット細胞　370
筆毛動脈　193
脾洞　192, 194
脾動脈　193
ヒト絨毛性性腺刺激ホルモン　464
泌尿器　397
ピノサイトーシス　10
非倍数体（異数体）　41
皮膚　253
　　──の付属器　262
鼻部　346
皮膚帯　364
被覆小窩　11
被覆小胞　11
皮膚糸球　141, 260
皮膚支帯　260
皮膚小溝　253
皮膚小稜　253

皮膚腺　268
皮膚層　297
皮膚部　329, 382
皮膚紋理　253
被包神経終末　248
被包神経小体　248
被包脱落膜　460
被膜　178, 190, 206
被膜下洞　188
被膜細胞　240
びまん性神経内分泌系　358
ビメンチン　129
ビメンチンフィラメント　26
脾門　193
逆行性変性　114
表在小胞（カベオラ）　108
標識酵素　22
表層細胞　268, 315
表層粘液細胞　349
標的器官細胞　197
表皮　253
表皮下神経叢　261
上皮様細胞　140
表面上皮（保護上皮）　49, 443
表面被覆　8
ビリルビン　372
ビリン　51
ビルロート索　192
非連続性毛細血管　131
ビンクリスチン　41
ビンクリン　59, 61
貧血　150
ビンブラスチン　27, 41

ふ

ファーター・パチニ小体　248
ファゴサイトーシス　10
ファブリキウス嚢　156, 168, 176
ファブリシウス嚢由来リンパ球　168
ファブリ病（αガラクトシダーゼA欠損）
　　　　24
フィブリノイド（類線維素質）　463
フィブリノーゲン　158, 434
フィブリラリン　36
フィブリリン　74
フィブリン　158
フィブロネクチン　61, 70, 403
フィラグリン　255
フェリチン　165, 195
フェリチン顆粒　32
フォトプシン　287
フォルクマン管（貫通管）　90
フォン・ヴィレブランド因子　136, 158
フォンタナ腔　279
付加期　344

付加骨　319
付加成長　87
副眼器　275, 293
複屈折帯　98
副交感性パラガングリオン　220
複合連結　56
副細胞　352
副上皮小体　213
副腎　214
副腎アンドロゲン　217
副腎髄質　217, 220
副腎パラガングリオン　220
副腎皮質　215
副腎皮質刺激ホルモン　202, 217
副生殖腺　434
副鼻腔　383
腹膜上皮　353
副涙腺　295
浮腫　70
不随意筋　97
付随体染色体　40
付着絨毛　462
付着リボソーム　15
不等皮質　231, 233
ブドウ膜　279
不動毛　53, 301, 431
プラコグロビン　59
プラスミノーゲン　158, 159
プラスミン　159
フラビン　434
ブリュッケ筋　281
プルキンエ細胞　229
プルキンエ線維　107, 145
ブルック膜　280
ブルンネル腺　360
プレプロインスリン　378
プレプロホルモン　214
プレメラノソーム　257
プレリソソーム　12
プロアルファ鎖　74
プロインスリン　378
ブロードマン　233
プログラム死　47
プロゲステロン　447, 450
プロコラーゲン　74
プロコラーゲンペプチダーゼ　74
プロスタグランディン　434
プロチロシナーゼ　257
プロテアーゼ　24
プロテアソーム　24
プロテオグリカン　69
プロテオリピドタンパク質　118
プロトロンビン　158
プロフィラグリン　255
プロホルモン　214
プロラクチン　201

プロラクチン産生細胞　201
プロラクチン抑制ホルモン　206
プロリン　74
分枝絨毛　462
分子層　228
分配動脈　133
分泌顆粒　21, 114
分泌性　245
分泌性滑膜細胞　317
噴門　349
噴門腺　352
分葉核好中球　151
分離膜　167
分裂間期細胞　32

へ

平滑筋細胞　107
平滑筋組織　107
閉経　444
平衡砂　302
平衡砂膜　302
平行線維　229
平行線維性結合組織　81
平衡聴覚器　296
平衡斑　300
閉鎖黄体（退行黄体）　450
閉鎖循環系　194
閉鎖堤　56
閉鎖斑　57
閉鎖卵胞　449
ベータ細胞　199, 201
壁細胞　352
壁側脱落膜　460
壁側葉　400
ペクトリン　148
ベッツの巨大錐体細胞　233
ヘテロファジー　23
ヘパラン硫酸　403
ヘパリン　70, 78
ペプチド作動性　123
ペプチド分泌ニューロン　115
ヘマトクリット　147
ヘミデスモソーム　26, 60
ヘム　149
ヘモグロビン　147
ヘモジデリン　31
ベリーニ管　409
ペリセントリン　28
ヘリング管　370
ヘリング小体　204
ペルオキシソーム　24, 368
ペルオキシダーゼ　24
ベルクマン細胞　230
ヘルトヴィッヒ上皮鞘　345
ヘルパーT細胞　156

辺縁帯　192, 372
辺縁帯壊死　372
辺縁洞　188, 463
辺縁微小管（周辺軸糸）　54
辺縁ヒダ　129
変性移動　152
ヘンゼン細胞　306
扁桃陰窩　334
扁桃小窩　334
扁平上皮　49
扁平肺上皮細胞　391
鞭毛　55, 427
ヘンレ線維層　288
ヘンレのループ　406

ほ

ホイエル・グロッセル器官　141, 260
縫合　316
膀胱　414
膀胱三角　414
膀胱尿管逆流　414
傍糸球体細胞　234
房室結節　144
房室束　144
放線上交織　233
放射状スポーク　54
放射状微小管　38
放出ホルモン　206
房飾細胞　234
房状神経終末　251
胞状垂　451
胞状腺　65
房状腺　66
胞状卵胞　446
紡錘糸　38
紡錘状筋上皮細胞　64
紡錘体（有糸分裂紡錘）　38
縫線　227
縫線核　227
放線冠　447
放線間交織　233
放線状グリア細胞　289
放線状線維　281
放線状層　297
放線線維　135
放線束　233
放線部　398
膨大部　451
膨大部稜　302
包内腔（ボウマン腔）　400
包皮　438
傍皮質　187
包皮腺　438
傍分泌　197
泡沫細胞　137

ボウマン腔　400
ボウマン囊　400
傍濾胞域　360
ホーフバウエル細胞　462
ボーマン腺　312
ボーマン膜　277
保護上皮　49, 443
母細胞　36
ポジトロン断層法　82
ホスファチジルエタノールアミン　7
ホスファチジルグリセロール　392
ホスファチジルコリン　7
補体　173
母体部　463
勃起　440
ポリソーム　15
ポリン　15
ホルモン　63, 197
ポンペ病（αグルコシダーゼ欠損）　24

ま

マイクロフィラメント　6, 24
マイクロボディ　24, 368
マイスネル触覚小体　248
マイスネル神経叢　328
マイボーム腺　294
マウトナー鞘　119
前眼瞼縁　293
膜外在性タンパク質　7
膜間隙　13
膜貫通タンパク質　7
膜消化　357
膜小器官　6
膜性円板　286
膜性骨　319
膜性壁　387
膜内骨化　319
膜内在性タンパク質　7
膜内粒子　8
膜表在性タンパク質　7
膜膨大部　302
膜迷路　300
膜輸送　8
マクロファージ（大食細胞）
　　　　　　　　10, 76, 179
マスト細胞　78
末梢神経　241
末梢神経終末　243
末梢神経節　239
末梢性グリア細胞　123
末梢リンパ器官　176
末端着糸染色体　40
末毛細血管　194
マラッセの上皮遺残　346
マルピギー小体　191, 398

マルピギー層　254
マルファン症候群　74
マントル層　187

み

ミエリン　118
ミエリンp0タンパク質　118
ミエリン塩基性タンパク質　118
ミエリン像　118
ミエリン層板　119
ミエロペルオキシダーゼ　152
ミオイド　287
ミオグロビン　103
ミオシン　51, 97, 99, 107
ミオシンフィラメント　25, 97, 99
ミオメシン　100
味覚器　312
味管　312
ミクログリア　77
ミクロファージ（小食細胞）　153
味孔　312
味腺　333
三つ組　101
密細管系　158
密糸球　37
密性結合組織　80
ミトコンドリア　13
ミトコンドリア顆粒　13
ミトコンドリア基質　13
ミトコンドリア鞘　426, 428
ミトコンドリア封入体　13
ミトコンドリア膜　13
未分化細胞　352
未分化造血前駆細胞　162
味毛　312
脈絡外隙　279
脈絡固有質（血管板）　279
脈絡上板　279
脈絡上皮　238
脈絡叢　238
脈絡組織　238
脈絡膜　279
脈絡膜メラニン細胞　279
脈絡毛細血管板　280
ミュラー管　424, 432, 440
ミュラー筋　281
ミュラー細胞　289
味蕾　312
味蕾内線維　313

む

無顆粒型皮質　233
無顆粒球　151
無顆粒小胞　246

無極神経細胞　111
無血管　86
無血管層　282
無細胞セメント質　341
無色素上皮　282
無軸索細胞　288
無小胞シナプス　122
無鞘無髄神経線維　120
無鞘有髄神経線維　121
無繊毛細胞　453
無窓内皮細胞　130
ムチカルミン　63
ムチン　63, 66, 350
無定形質　69, 85, 88

め

眼　275
明域　79
迷管　432
メイ・グリュンワルト染色　147
明細胞　216, 268, 312, 431
明主細胞　213
明小胞　123, 246
明調域　187
明調小リンパ球　155
明調帯　95
メサンギウム（血管間膜）　402
メサンギウム細胞　402
メサンギウム増殖　403
メゾグリア（中胚葉膠）　126
メタクロマジー（異染性）　70
メタ細動脈　132
メタ動脈　128
メラトニン　208
メラニン　31, 114, 256
メラニン顆粒　257
メラニン細胞刺激ホルモン　203
メラニン細胞　31, 79, 256
メラニン色素　79
メラニン小体（メラノソーム）　31, 257
メラニン生成　257
メラニン前小体（プレメラノソーム）
　　　　　　　　　　　　257
メラニン保有細胞　79
メラノサイト　31, 79, 256
メラノソーム　31, 257
メラノファージ　259
メルケル円板　147
メルケル細胞　247, 258
メルケル小体　147
メロミオシン　25
免疫　173
免疫芽細胞（リンパ芽球）　155, 175
免疫グロブリン　79, 173
免疫反応　176

メンケベルグ型硬化　137

網状骨　90
網状赤血球　149, 165
毛幹　262
毛球　262
蒙古斑　259
毛根　262
毛棍　266
毛細血管　127
毛細血管後細静脈　137, 187, 334
毛細血管床　128
毛細血管前括約筋　128, 132
毛細血管前細動脈　132
毛細血管網　205
毛細胆管　368
毛細リンパ管　146
毛脂腺　262
網状線維性骨　319, 323
網状層　260
網状帯　216
毛小皮　263
網状部　101
網状膜　306
毛乳頭　262
毛盤　247
毛皮質　262
毛包　262
毛包幹細胞　266
毛包頸　262
毛包底　262
毛母基　265
毛母基細胞　266
網膜　283
網膜虹彩部　282
網膜視部　284
網膜中心静脈　290
網膜中心動脈　290
網膜剥離　285
網膜盲部　283
網膜毛様体部　282
網様核　227
毛様体　280
網様体　225, 227
毛様体冠　281
毛様体筋　281
毛様体小帯　292
毛様体突起（毛様体ヒダ）　280
毛様体ヒダ　280
毛様体輪　281
毛隆起部　266
モータータンパク質　28
モール腔　368
モデリング　90, 94, 319

モノアミン分泌ニューロン　115
モノカイン　151
モノソミー　41
モルガニ包　451
モル腺　294
モルヒネ様ペプチド　203
門細胞（間質内分泌細胞）　451
モントゴメリー腺　274
門脈　365
門脈域　371
門脈管　371
門脈小葉　371

ヤヌス緑　13
ヤング症候群　55

有郭乳頭　333
有棘細胞　253
有棘層　253
有芯小胞　123, 246
有糸分裂　37
有糸分裂紡錘　38
輸出リンパ管　184
有鞘無髄神経線維　120
有鞘有髄神経線維　121
有線野　233
有窓細胞　240
遊走細胞　74
有窓性毛細血管　130
有窓弾性膜　82
有窓内皮細胞　130
遊走マクロファージ　76
有毛細胞　301
幽門　349
幽門括約筋　353
幽門腺　352
輸出細動脈　399, 410
輸送小胞　19
輸入リンパ管　184
輸尿管　398
ユビキチン　24

よ

葉　387
葉間静脈　411
葉間導管　336
葉間動脈　410
葉気管支　387
溶血　150
幼弱好塩基球　167
幼弱好酸球　167

葉状乳頭　333
羊膜　462
ヨードチロシン　210
ヨードプシン　287
翼細胞　81
抑制ホルモン　206
予備石灰化　320
IV型細胞　313

ら

蕾状期　343
ライスネル膜　309
ライディッヒ細胞　420
ライト染色　147
ラインケの結晶　420
ラシュコフの神経叢　342
ラセン器　305
　──の外壁　308
ラセン筋　389
ラセン神経節　309
ラセン靱帯　303, 308
ラセン動脈　438, 451, 456
ラセン板縁　303
ラセンヒダ　373
ラセン膜　303
ラセン隆起　308
らせん輪状神経終末　251
ラッセル小体　79
ラトケ嚢　198
ラミニン　33, 61, 403
ランヴィエ銀十字　119
ランヴィエ絞輪　119
卵円窓　299
卵黄顆粒　445
卵黄嚢　444
卵黄嚢管　464
卵割　459
卵管　451
卵管采　451
卵丘　446
ラングハンス細胞　463
卵形嚢　300
ランゲルの裂線　260
ランゲルハンス顆粒　258
ランゲルハンス細胞　77, 175, 258
ランゲルハンス島　376
卵子　444
卵巣　443
卵巣支質　444
卵巣周期　450
卵巣上体　451
卵巣髄質　444, 450
卵巣皮質　443
卵巣旁体　451
卵巣網　450

卵巣門 451
卵祖細胞 444
卵胞 444
卵胞液 446
卵胞期 450
卵胞口 447
卵胞刺激ホルモン 202, 428
卵胞上皮細胞 445
卵胞洞 446
卵胞膜 446
卵胞膜黄体細胞 447
卵胞膜錐 446
卵母細胞 444

り

リーベルキューンの陰窩 357
リオランの筋 294
リガンド 9
離出分泌 270
離出分泌腺（アポクリン腺） 68
梨状上皮細胞 301
リジン 74
リソソーム 22
リゾチーム 152, 357
立方上皮 49
立毛筋 262
リトル腺 416
リボソーム 15
リポフスチン 23, 33, 114
リモデリング 91, 323
隆起血管 308
隆起部細胞 203
流動モザイクモデル 7
領域間基質 86
両親媒性分子 7
両能性幹細胞 162
緑内障 292
輪筋層 328, 416
輪筋束 467
輪状細網線維 194
輪状靭帯 387
輪状声帯膜 385
輪状線維 281
輪状層 297

輪状ヒダ 354
輪層 433
輪走筋層 413
リンパ 145, 159, 300
リンパ咽頭輪 335
リンパ芽球 155, 175
リンパ管 146
リンパ器官 177
リンパ球 79, 155
　──の再循環 190
リンパ球減少 155
リンパ球浸潤 177
リンパ球生成 161, 168
リンパ球増多 155
リンパ系造血細胞 161
リンパ漿 159
リンパ小節 177, 184
リンパ節 184
リンパ組織 177
リンパ洞 188
リンパ本幹 146
リンパ濾胞 185
リンホカイン 151, 156

る

涙器 295
涙丘 295
類結晶 420
類骨 91, 319
涙小管 295
類上皮部 242
涙腺 295
類線維素質 463
類洞 129, 170, 369, 456
類洞周囲腔 368
涙路 295
ルテイン 447
ルフィニ小体 249
ルフィニ紡錘 249

れ

齢退縮 182
レイリー散乱 283

レシチン 392
レゾルシン・フクシン 73
レチウス線条 341
レチナール 286
レニン 400, 408
レニン・アンジオテンシン系 217
レニン顆粒 408
連結複合体 56
連合線維 236
攣縮 457
レンズ核 236
連銭形成 148
連続性毛細血管 130
連嚢管 300

ろ

ロイコトリエン 78
老化色素 32
老視 292
漏出分泌腺 67
老人環 278
漏斗 198, 451
漏斗突起 198
漏斗柄 199
濾胞 64, 209
濾胞細胞 203, 209
濾胞樹状細胞 187
濾胞星状細胞 203
ローリング 153
濾過 131
濾過隙（濾過スリット） 402
ロカスパーゼ 47
ロキタンスキー・アショッフ洞 374
ロドプシン 286
濾胞域 334, 360
濾胞傍細胞 212

わ

ワイゲルト 73
ワサビペルオキシダーゼ 403
ワルダイエルの扁桃輪 335

外国語索引 index

A

A 型細胞　317
A 型精祖細胞　425
A 細胞（α 細胞）　377
A 線維　121
A 帯　98
α アクチニン　100
α チュブリン　27
α デフェンシン　357
α 運動ニューロン　224
α 粒子　31
aberrant ductule　432
absorptive epithelial cell　355
accessory genital glands　434
accessory lacrimal gland　295
accessory organs of the eye　293
accessory parathyroid gland　213
accompanying vein　137
acellular cementum　341
acetylcholine　10, 122
acetylcholinesterase　123, 245
acid mucopolysaccharide　69
acid phosphatase　22
acidophil　79
acidophilic cell　200
acidophilic leucocyte　153
acidophilic metamyelocyte　167
acidophilic myelocyte　167
acinar cell　375
acinous gland　66
acne vulgaris　271
acquired immunodeficiency syndrome
　　　　　　　　　（AIDS）　176
acrocentric chromosome　40
acrosin　427
acrosomal cap　426
acrosomal granule　426
acrosomal vesicle　426
acrosome phase　426
acrosome reaction　427
ACTH 関連ペプチド　203
ACTH 放出ホルモン（CRH）　206
actin　24, 107, 148
actin filament　24, 97
active transport　8
activin　445

acute involution　182
Addison disease　217
adenohypophysis　198
adenoids　335
adenylate cyclase　421
adherens junction　59
adipoblasts　76
adipocyte　76
adipose tissue　81
adluminal compartment　423
adrenal androgen（AA）　217
adrenal cortex　215
adrenal gland　214
adrenal medulla　217, 220
adrenalin　217
adrenalin cell　217
adrenergic　123, 246
adrenocorticotropic hormone（ACTH）
　　　　　　　　　　　　202, 217
adventitial cell　130
aerobic respiration　15
afferent ending　246
afferent fiber　246
afferent lymphatics　184
age involution　182
aggrecan　85
aggregated lymph follicles　359
aggregation　158
agranular cortex　233
agranular vesicles　246
agranulocytes　151
albino　283
albuminoid　291
albuminous gland　67
aldehyde-fuchsin　201, 204
aldosterone　217, 408, 412
allantoic duct　464
allergen　78
allocortex　231, 233
alveolar atrium　391
alveolar duct　388, 390
alveolar gland　65
alveolar macrophage　393
alveolar periosteum　342
alveolar pore　391
alveolar sac　388, 391
alveolar tree　388
alveolus　272

amacrine cell　288
ameloblast　345
aminergic neuron　115
amnion　462
amorphous ground substance　69, 85
amphipathic molecule　7
ampulla　451
ampulla ductus　348
ampulla of deferent duct　433
ampullary crest　302
amylase　337
anagen phase　266
anal canal　364
anal of Hering　370
anchoring fibrils　62, 72
anchoring villi　462
andorogen　447
androgen-binding protein（ABP）
　　　　　　　　　　　　423, 430
androstenedione　446
anemia　150
aneuploid　41
aneurysm　239
angioarchitecture　223, 239
angiotensin　408
angiotensinogen　408
anisocytosis　150
anisotropic band　98
ankyrin　10, 148
annular ligament　298, 387
annulospiral ending　251
annulus fibrosus　142
anterior chamber　292
anterior ciliary artery　292
anterior ciliary vein　293
anterior column　224
anterior funiculus　227
anterior horn　224
anterior limiting lamina　277
anterior lingual gland　334
anterior lobe　199
anterior median fissure　223
anterior palpebral margin　293
anterior pigment myoepithelium　283
anterograde axonal flow　117
antibody　173
antidiuretic hormone（ADH）　205, 410
antigen　173

antigen determinant 173
antigen epitope 173
antigen presenting cell 175
antimüllerian hormone 424
anulus fibrosus 316
anus 364
aorta 135
aortic body 222
apex of posterior horn 226
apical foramen 339
apical tubules 405
apocrine secretion 270
apocrine sweat gland 270
apolar nerve cell 111
apoptosis 47
apoptotic body 47
apparatus reticulatus internus 18
appendix epididymidis 432
appendix testis 432
appendix vesiculosa 451
appositional growth 87
appositional stage 344
aqueous humor 292
arachnoid barrier cell 237
arachnoid granulation 237
arachnoid villi 237
arachnoidal sheath 293
arachnoidal trabecula 237
arachnoidea 237
arc fiber 135
archaea 5
archaeocortex 231
arcuate artery 410, 459
arcuate collecting tubule 409
arcuate nucleus 205
arcuate vein 411
area cribrosa 398
areola 274
areolar gland 274
argentaffin cell 358
argyrophil cell 358
argyrophil fibers 73
aromatase 446
arrector pili muscle 262
ars tensa 297
arterial bud 212
arterial limb 411
arteriole 132
arteriolosclerosis 137
arteriosclerosis 137
arteriovenous anastomosis 140
artery 132
artery of hybrid type 137
artery of mixed type 137
articular capsule 317
articular cartilage 317, 322

articular disc 318
articular end bulb 249
articular meniscus 318
asbestos degeneration 87
ascending limb 406
asophilic myelocyte 167
association fiber 236
astigal nucleus 230
astral microtubule 38
astral rays 38
astrocyte 124
atheroma 137
atherosclerosis 137
ATPアーゼ 53, 99, 104
atretic corpus luteum 450
atretic follicle 449
atrial natriuretic peptide（ANP) 142
atrioventricular bundle 144
atrioventricular node（AV node) 144
attached ribosome 15
attachment plaque 59
auditory ossicles 298
auditory teeth 303
auditory tube 299
Auerbach's myenteric plexus 329
auricle 296
auricular cartilage 296
auricular lobule 296
auricular muscle 296
autocrine 197
autolysis 23
autonomic ganglion 240
autophagic vacuole 23
autophagosome 23
autophagy 23
autoradiography 43
autosome 40
avascular 86
axoaxonic synapse 121
axodendritic synapse 121
axolemma 116
axon 116
axon hillock 114, 116
axonal flow 116
axonal process 111, 115
axonal reaction 114
axonema 426
axoplasm 116
axoplasmic transport 116
axosomatic synapse 121
azurophilic granule 155, 166

B

B型精祖細胞 425
B線維 121

B端 25
Bリンパ球（B細胞) 155, 317
βリポトロピン（β-LPH) 202
β粒子 31
band neutrophil 151
band of Kaes-Bechterew 233
Barr body 35
basal artery 456
basal cell 51, 253, 268, 311, 431
basal compartment 423
basal foot 54
basal granular cell 352
basal infolding 60
basal lamina 61, 103, 401, 422
basal layer 253, 456
basal membrane 265
basal root 54
basal striation 60, 405
basal surface 51
base 298
basement membrane 304
basilar crista 308
basket cell 64, 228, 273
basophil 154
basophilia 17
basophilic cell 201
basophilic erythroblast 164
basophilic granules 154
basophilic leucocyte 154
basophilic megakaryocyte 167
basophilic metamyelocyte 167
beads-on-a-string fiber 34
bile canaliculi 368
bile duct 373
bile duct gland 373
bile ductule 370
bilirubin 372
bipolar cell 288
bipolar nerve cell 111
bipotential stem cell 162
Birbeck granule 258
bivalent chromosome 45
blast 162
blastocyst 459
blastomere 459
bleaching 286
blind spot 289
blood 147
blood capillary 127
blood cell 147
blood clot 147
blood coagulation 158
blood ghosts 150
blood island 161
blood plasma 147, 159
blood platelet 147, 157

blood serum 147
blood vascular system 127
blood-brain barrier 125, 130, 239
blood-retinal barrier 285
blood-testis barrier 423
blood-thymus barrier 182
bone canaliculi 92
bone cel 92
bone fracture 323
bone lacuna 92
bone marrow 168
bone marrow-derived lymphocyte
　　　　　　　　　　　　156, 168
bone matrix 88
bone tissue 88
bone trabeculae 89
bony ampulla 299
bony labyrinth 299
bony part 299
bony semicircular canals 299
bony spiral lamina 299, 303
Bowman's capsule 400
bradytrophic tissue 86
brain sand 208
brain stem 227
brain stem reticular formation 227
brain-gut peptides 358
branch villi 462
breast 271
bridge corpuscle 59
broad ligament of uterus 455
Brodmann's cortical map 233
bronchi 385
bronchial artery 395
bronchial branch 388
bronchial cartilage 387, 389
bronchial gland 387, 389
bronchial muscles 387
bronchial tree 387
bronchial vein 395
bronchiolar secretory cell 389
bronchiole 388
bronchopulmonary segment 388
brown adipose tissue 82
brown fat tissue 82
Brücke's muscle 281
brush border 51, 405
brush cell 385
buccal pad 330
buccales gland 336
buccinator muscle 330
bud stage 343
buffy coat 147
bulbar conjunctiva 295
bulbous corpuscle of Golgi-Mazzoni
　　　　　　　　　　　　　　249

bulbous corpuscle of Krause 249
bulge area 266
bundle 70
bundle of His 144
bursa of Fabricius 156, 168, 176
Bursa-derived lymphocyte 168

C

C 細胞 212
C 線維 121
C タンパク質 100
cadherin 10
cadherin 10, 56
calcification 87, 91
calcitonin 212
caldesmon 107
callus 324
calmodulin 51
calponin 107
Camillo Golgi 17
cap phase 426
capacitation 432, 453
capillary bed 128
capsula adiposa 214
capsular space 400
capsule 178, 184, 190, 206, 209
capsule cell 240
carbamino compound 149
carbonic anhydrase 149, 352
carboxyhemoglobin 149
cardiac cartilage 143
cardiac gland 352
cardiac muscle cell 105
cardiac muscle fiber 104
cardiac myocyte 105
cardiac skeleton 143
cardiac valve 142
cardiomotor 245
cardiomyocyte 105
cardiovascular system 127
carmine stain 30
carotene 32
carotid body 220
cartilage bone 319
cartilage cell 84
cartilage matrix 84
cartilages cavity 84
cartilaginous external acoustic meatus
　　　　　　　　　　　　　　297
cartilaginous joints 316
cartilaginous part 299
cartwheel nucleus 79
caspase 47
castration cell 202
catagen phase 266

cataract 292
catecholamine 122
catenin 59
cathepsin 22
caudate nucleus 236
caveola 108
cavernous plexus of concha 383
cavernous sinus 438
cavity of tunica vaginalis 419
cell 5
cell adhesion molecules 56
cell body 5
cell cortex 26
cell cycle 43
cell cycle check point 44
cell division 36
cell membrane 6
cell nucleus 5
cell of Claudius 306
cell of Hensen 306
cell organelles 6
cell respiration 13
cell surface marker 155
cell wall 8
cell-mediated immune response 174
cell of Bergmann 230
cell of Deiters 306
cell of Gierke-Virchow 226
cellular cementum 341
cellular immunity 173
cellular layer 315
cellular tapetum 279
cellulose 8
cement canalicule 341
cement lacuna 341
cement line 90
cementoblast 346
cementocyte 341
cementum 339, 341
central artery 191
central canal 225
central chromatolysis 114
central gelatinous substance 225
central gliocyte 123
central gray matter 224
central lacteal 361
central lymphatic organ 176
central lymphatics 146, 361
central microtubules 54
central necrosis 372
central nervous system 223
central retina artery 290
central retina vein 290
central vein 170, 219, 365
central zone 372
centriole 28

索引

centroacinous cell　65
centroblast　175
centromere　38
centrosome　28
ceramide　255
cerebellar cortex　228
cerebellar glomeruli　230
cerebellar medulla　230
cerebellar nuclei　230
cerebellum　228
cerebral cortex　231
cerebral medulla and basal nucleus
　　　　　　　　　　　236
cerebrospinal fluid　237
cerebrum　230
cerumen　297
ceruminous gland　297
cervical vesicle　458
cervix of hair follicle　262
channel　9
chemical synapse　122
chemokine　153
chemoreceptor　222
chiasma　45
cholinergic　123, 246
chondroblasts　87
chondroclast　95, 320
chondrocyte　84
chondroid tissue　87
chondroitin sulfate　70
chondron　86
chorda dorsalis　317
choriocapillary layer　280
chorion　460
chorion frondosum　460
chorion laeve　460
chorionic gonadotropin(CG)　450, 464
chorionic plate　461
chorionic villi　462
choroid　279
choroid epithelium　238
choroid plexus　238
choroid tissue　238
chromaffin cell　217, 459
chromatid　37, 39
chromatin　34, 39
chromatin fiber　39
chromatolysis　114
chromatophilic substance　113
chromatophore　79
chrome-alum hematoxylin　204
chromogranin　218
chromonema　42
chromophobic cell　203
chromosome map　41
chromosome territory　34, 43

chromosomes　37, 39
chyle　146, 159
chylomicron　22, 76, 159, 357
chyme　348
cilia　53
ciliary body　280
ciliary crown　281
ciliary gland　294
ciliary movement　55
ciliary muscle　281, 294
ciliary part of the retina　282
ciliary processes　280
ciliary ring　281
ciliary zonule　292
ciliated cell　385, 453
ciliated ependymocyte　124
cilium　287
circular fasciculus　467
circular fiber　281
circular fold　354
circular layer　297, 413, 416
circular muscle layer　328, 413
circulatory system　127
circumanal glands　364
circumvallate papilla　333
cis face　19
cistern　17
classic hepatic lobule　372
clathrin　19
claudin　56
claustrum　236
clear area　79
clear cell　268, 431
clear vesicle　123, 246
clear zone　95
cleavage　459
climbing fiber　230
clitoris　468
closed circulation　194
cloudy swelling　47
club cell　389
club hair　266
cluster of differentiation (CD)　176
coagulation　47
coated pit　11
coated vesicle　11
coatomer (COP)　19
coccygeal body　140
cochlea　299
cochlear apex　299
cochlear base　299
cochlear duct　302
cochlear labyrinth　302
cochlear spiral canal　299
cochlear window　299
cohesin　38

colchicine　27, 41
collagen　61, 70, 72
collagen fiber　70
collagen fibril　70
collapse　392
collaterals　116
collecting duct cell (CD cell)　410
collecting lymphatic vessels　146
collecting tubule　398, 409
collecting vein　365
collecting venule　137
colloid　64, 209
colloid droplet　209
colony forming cell (CFC)　162
colostrum　272
colostrum corpuscles　273
column of chondrocyte　320
columna longitudinalis　428
columna striata　427
columnar epithelial cell　301
columnar epithelium　49
commissural fiber　236
communicating junction　59
compact bone　89, 315
compact layer of endometrium　456
complement　173
complex intercellular junction　56
condensin　37
condensing vacuoles　21
conducting artery　136
conducting cardiac myocyte　107
conducting portion　381
conductive zone　387
cone　285
cone cell　285
cone disc　287
cone fiber　287
cone opsin　287
cone pedicle　287
conjunctiva　295
conjunctival semilunar fold　295
connecting cilium　287
connecting stalk　287
connecting tubule　409
connective tissue　69
connective tissue basophils　78
connective tissue ossification　318
connexin　57
constitutive secretion　21
continuous capillary　130
conus elasticus　385
convoluted seminiferous tubule　421
cord of Billroth　192
cornea　276
corneal　278
corneal endothelium　278

corneal epithelium　277
corneal limbus　278
corneal opacity　278
corneal stroma　278
corona radiata　447
corpus albicans　449
corpus cavernosum clitoridis　468
corpus cavernosum penis　438
corpus hemorrhagicum　447
corpus luteum　447
corpus luteum of menstruation　449
corpus luteum of pregnancy　449
corpus rubrum　447
corpus spongiosum penis　438
corpuscle of Vater-Pacini　248
corpuscles of Ruffini　249
cortex　178, 184
cortex of hair　262
cortical collecting tubule　409
cortical corpuscle　399
cortical labyrinth　398
cortical lobule　398
cortical nephron　406
cortical nodule　185
cortical perinodular sinus　188
cortical peritubular capillary net　410
cortical nodule　184
corticofugal fiber　233
corticoid　217
corticopetal fibers　233
corticotroph　202
corticotropin-like intermediate lobe peptide（CLIP）　203
cortisol　217
costa fibrosa　428
cranial ganglion　239
craniospinal ganglion　239
cremaster muscle　434
cricovocal membrane　385
crista　13
crista ampullaris　302
crista cutis　253
cross linking　71
crypt　327, 333
crypt of Lieberkühn　357
crystal of Reinke　420
crystallin　291
crystalloid　420
crystalloid inclusions　32
crystalloid of Charcot-Böttcher　422
cuboidal epithelium　49
cumulus oophorus　446
cuppling　210
cupula　302, 336
cupular caecum　302
curly hair　263

Cushing syndrome　217
cutaneous appendages　262
cutaneous glomus　141, 260
cutaneous layer　297
cutaneous muscle　260
cutaneous part　329
cutaneous vein　260
cutaneous zone　364
cuticle of the root sheath　264
cuticular border　355
cuticular borderbrush and border　51
cuticular plate　308
cutis penis　438
cyclin　44
cyclin-dependent kinase（CDK）　44
cyotochalasin　25
cyst　203
cystic duct　373
cytoarchitecture　223, 231
cytochrome　15
cytokine　151, 156, 162, 197
cytokinesis　36
cytoplasmic bridge　428
cytoplasmic inclusion　6, 30
cytoplasmic matrix　5
cytoplasmic organelles　6
cytoplasmic ring　34
cytoskeleton　6, 24
cytosol　5
cytotrophoblast　460, 462

D

D 細胞（δ 細胞）　199, 201, 378
dark cel　216, 268, 312, 410
dark region　187
dark small lymphocyte　155
daughter cell　36
daughter chromosome　38
decalcified section　88
decidua　460
decidua basalis　460
decidua capsularis　460
decidua cell　463
decidua compacta　463
decidua parietalis　460
decidua spongiosa　463
deep artery of penis　438
deep cortex　187
deep fascia　438
deep vein thrombosis　159
deep veins of penis　439
defencine　152
deferent duct　433
degenerative shift　152
degranulation　78

deletion　41
demarcation membrane　167
demyelination　126
dendrite　111, 115
dendritic cell　77, 175, 258
dendritic flow　115
dendritic glomerulus　240
dendritic reticular cell（DRC）　187
dendritic spine　115, 229
dendrodendritic synapse　121
dense area　108
dense body　108
dense connective tissue　80
dense fibrillar portion　36
dense irregular connective tissue　80
dense regular connective tissue　81
dense tubular system　158
dental crown　339
dental cuticule　345
dental lamina　342
dental papilla　344
dental pulp　339, 341
dental root　339
dental saccule　344
dentate gyrus　235
dentate nucleus　230
denticle　340
dentin　339
dentinal fiber　340
dentinal globule　340
dentinal root granular layer　340
denucleation　149
deoxyhemoglobin　149
deoxyribonucleic acid　32
deoxyribonucleoprotein（DNP）　42
dermal arterial plexus　260
dermal gland　268
dermal nerve plexus　261
dermal papillae　259
dermal ridge of nail bed　267
dermatoglyphics　253
dermis　259
descending limb　406
desmin　100, 129
desmin filament　26
desmocollin　59
desmoglein　59
desmoplakin　59
desmosome　26, 59
diacrine secretion　68, 217
diapedesis　153
diaphragma　34, 130
diaphyseal center　320
diffuse endocrine system　358
diffuse lympoid tissue　177
diffusion barrier　57

DiGeorge syndrome　184
digestive gland　327
digestive tract　327
diiodothyrosine (DIT)　210
dilator papillae muscle　283
dipalmitoyl phosphatidylcholine　392
diploidea　44
diplosome　28
diplotene　44
disc membrane　286
discontinuous capillary　131
distal centriole　426
distal convoluted tubule　407
distal straight tubule　407
distal tubule　407
distributing artery　133
Döderlein's bacillus　467
DOPA reaction　257
dopamine　122, 228
dopaminergic neuron　228
dorsal artery of penis　438
dorsal nucleus of Clarke　226
dorsal veins of penis　439
dorsolateral tract　226
Douglas pouch　443
Down syndrome　41
drainage system　145
duct of Bellini　409
duct of Gartner　451
ductulus transversus　451
ductus longitudinalis　451
ductus reuniens　302
duodenal gland　360
dura mater　236
dural border cell　237
dural sheath　293
dust cell　77, 393
dynamic bag fiber　250
dynein　27, 54, 117

E

Eカドヘリン　59
E面　8
ε細胞　199
early bell stage　344
early endosome　11
earwax　297
eccrine gland　67
eccrine sweat gland　268
edema　70
effector　243
effector cell　176
effector layer　233
efferent ductule　430
efferent ending　243

efferent glomerular artery　399, 410
efferent lymphatics　184
EF面　8
Ehlers-Danlos syndrome　73
ejaculatory ductus　434
elastase　74
elastic artery　136
elastic cartilage　86
elastic fiber　73
elastic fiber lamina　387
elastic lamella　82
elastic layer　331
elastic tissue　82
elastin　74
elaunin fiber　74
electrical synapse　122
eleidin　256
ellipsoid　287
emboliform nucleus　230
enamel　339
enamel cuticule　345
enamel lamellae　341
enamel organ　344
enamel prism　340
enamel pulp　344
enamel spindle　341
enamel tuft　341
enameloblast　345
encapsulated afferent ending　248
encapsulated corpuscle　248
end-foot　402
endocardium　142
endochondral ossification　320
endocrine　62, 197
endocrine cell　62
endocrine gland　63, 197
endocrine pancreas　375
endocrine system　197
endocytosis　10, 123
endogenous pigment　32
endolymph　300
endometrial stroma　454
endometrium　454
endomitosis　43
endomysium　324
endoneural sheath　243
endoneurial space　243
endoneurium　243
endoplasm　5
endorphin　203
endosome　11
endosteum　315
endothelial cell　127, 129, 369, 401
endothelium　49, 129, 142
enin granules　408
ental neck　339

enterochromaffin cell　358
enterocyte　355
enterohepatic circulation　372
entinal tubule　340
eosin bodies　230
eosinopenia　154
eosinophil　153
eosinophyl cationic protein (ECP)　153
eosinophyl-derived neurotoxin (EDN)　153
ependyma　123
ependymal cel　123
ependymal fibers　124
epicardium　142
epidermis　253
epididymal duct　431
epididymal lobule　430
epididymis　430
epidural space　237
epiglottic gland　385
epimysium　324
epineurium　242
epiphyseal cartilage plate　322
epiphyseal center　321
epiphyseal line　322
episcleral space　276
epithelial pearl　344
epithelial rests of Malasse　346
epithelial reticular cell　178
epithelial root sheath　264, 345
epithelial sheath of Hertwig　345
epithelial tissue　49
epithelioid cell　140
epithelioid myocyte　140
epithelium　327
epitheloid part　242
epitope　173
eponychium　268
epoophoron　451
equatorial plate　38
equatorial segment　427
erection　440
ergastoplasm　17
erythroblastic island　165
erythrocyte　147
erythrocytosis　150
erythropenia　150
erythropoiesis　161, 164
erythropoietin　164
esophageal cardiac glands　348
esophageal glands proper　348
esophagus　347
estradiol　446, 450
estrogen　450
estrus　466
ES面　8

eubacteria 5
euchromatin 34, 42
eukaryotic cell 5
exchange vessel 131
excitation-contraction coupling 103
excretory duct 63
exocrine cell 62, 375
exocrine gland 63
exocrine pancreas 375
exocytosis 11, 67, 123
exoepithelial gland 63
exogenous pigment 32
exoplasm 5, 26, 167
external anal sphincter muscles 364
external auditory meatus 297
external ear 296
external gland 435
external gliae limiting membrane
　　　　　　　　　　　124, 238
external lamina 7, 62, 236
external plexiform layer 234, 287
external pyramidal layer 232
external respiration 387
extracellular matrix 69
extraglomerular mesangial cell 408
extrahepatic bile duct 373
extramedullary hematopoiesis 192
extravascular hemopoiesis 170
extrinsic membrane protein 7
extrinsic muscles 383
eye 275
eyeball 275
eyeball sheath 276
eyelashes 294
eyelid 293

F

Fアクチン 99
Fabry disease 24
Fab 領域 174
facilitated diffusion 9
fascia 326
fascia adherens 59, 106
fasciculus 227
fascin 51
fast glycolytic fiver 104
fast muscle fibers 104
fast oxidative glycolytic fiver 104
fast retrograde flow 117
fat cell 76
fat-storing cell 370
fatty layer 260
Fc 領域 147
fenestrated capillary 130
fenestrated cell 240

fenestrated elastic membrane 82
fenestrated endothelial cell 130
ferritin 165, 195
ferritin granules 32
fetal cortex 216
fetal part 461
fibirinogen 158, 434
fibrillar center 36
fibrillarin 36
fibrillin 74
fibrin 158
fibrinoid 463
fibroarchitecture 223
fibroblast 74
fibrocartilage 87
fibrocartilaginous ring 297
fibrogenesis 74
fibromuscular layer 431
fibronectin 61, 70, 403
fibrous astrocytes 125
fibrous capsule 364, 397
fibrous connective tissue 80
fibrous layer 297, 315, 422
fibrous part 242
fibrous sheath 427
fibrous tapetum 279
fibrous trigone 143
fibrous tunic of eyeball 275
fibrous tunica 190
filaggrin 255
filiform papilla 332
filtration 131
filtration barrier 403
filtration slit 402
fimbriae tubae 451
fixed cell 74
fixed macrophage 76
flagellum 55
flavin 434
flower spray ending 251
fluid mosaic model 7
fluid-phase endocytosis 10
fluorescence in situ hybridization
　（FISH） 41
foam cell 137
focal attachment 61
foliate papilla 333
follicle 64, 209
follicle-stimulating hormone（FSH）
　　　　　　　　　　　　　　202
follicular antrum 446
follicular area 187, 334, 360
follicular cell 203, 209
follicular dendritic cell 187
follicular epithelial cell 445
follicular epithelium 445

follicular fluid 446
follicular phase 450
folliculo-stellate cell 203
Fontana's space 279
foot process 402
foramen papillare 398
foramina nervosa 300
foreign-body giant cell 77
forming face 19
foveola 327
free afferent ending 246
free ribosome 15
free surface 51
free villi 462
fructose 424
functional layer 456
fundus 349, 454
fundus gland 350
fundus of hair follicle 262
fungiform papilla 333
fusiform myoepithelial cell 64
fuzzy coat 53

G

Gアクチン 99
γ 細胞 199, 203
γ-アミノ酪酸（GABA） 123, 228
γ 運動ニューロン 224
gallbladder 374
gamete 46
ganglion 220
ganglion cell 240
ganglion cell layer 289
gap junction 57, 135
gap zone 71
gastric areas 348
gastric folds 348
gastric glands proper 350
gastric inhibitory peptide（GIP） 359
gastric intrinsic factor 352
gastric mucosal barrier 350
gastric pit 349
gastro intestinal endocrine cell
　　　　　　　　　　　352, 358
Gaucher disease 24
geiminative layer of nail 267
gelatinous marrow 169
gelatinous tissue 80
gene 5
general somatic motor nuclei 227
genital end bulb 249
genome 41
germinal center 177, 185, 187
germinal epithelium 422
germinal layer 254

gestation stage 272
giant pyramidal cell of Betz 233
Giemsa stain 147
gingiva 342
gland of Bartholin 469
gland of Bowman 312
gland of Brunner 360
gland of Cowper 437
gland of Meibom 294
gland of Moll 294
gland of Montgomery 274
gland of Zeis 294
glandula bulbourethralis 437
glandular bud 63
glandular epithelium 49
glandular portion 64
glans clitoridis 468
glassy membrane 449
glaucoma 292
glia plaque 208
glial fiber 124
glial fibrillary acidic protein (GFAP)
　　　　　　　　　125, 208, 221
glial filament 26
glial limiting membrane 124
glial pedicles 124
glioarchitecture 223
gliofilament 125
gliosis 125
Glisson's capsule 364
Glisson's sheath 364
globin 149
globose cell 311
globose nucleus 230
glomeriform arteriovenous
　　anastomosis 140
glomerular capillary net 399, 410
glomerular capsule 400
glomerular cell 240
glomerular epithelia cell 401
glomerular filtrate 404
glomerular layer 234
glomerulus 234, 399
glomus body 140
glomus caroticum 222
glomus cell 220
glomus compactum 37
glomus dispersum 37
glucagon 378
glucocorticoids 217
gluconeogenesis 24, 217, 378
glycerophosphocholine 432
glycocalyx 8, 53
glycogen 30
glycolysis 15
glycophorin 150

glycoprotein 70
glycosaminoglycan 69
glycosylation 21
goblet cell 63, 357, 385
Golgi apparatus 17
Golgi cell 229
Golgi complex 17
Golgi phase 426
gonad 422, 440
gonadal ridge 440
gonadotropin 202
gonadotropin releasing hormone
　　　　　　　　　(GnRH) 450
Graafian follicle 447
gracile fasciculus 227
Grandry cell 248
Grandry corpuscle 248
granular cortex 233
granular foveola 237
granular layer 229, 234, 255
granular layer of Tomes 340
granular megakaryocyte 167
granular portion 36
granular vesicle 123, 246
granule 229, 232
granulocytes 151
granulomere 158
granulopoiesis 161
granulosa luteal cell 447
gray commissure 224
gray fiber 120
gray matter 223
great alveolar cell 392
greater omentum 177
groove of nail bed 267
ground preparation 88
growth factor 75
growth hormone (GH) 200
growth line 341
gustatory apparatus 312
gustatory gland 333
gut associated lymphatic tissue 168
gut-associated lymphatic tissues
　　　　　　　　　335, 360

H

H帯 98
hair bulb 262
hair cell 301
hair club 266
hair cuticle 263
hair follicle 262
hair follicle stem cell 266
hair matrix 265
hair matrix cell 266

hair papilla 262
hair root 262
hair shaft 262
half desmosome 26, 61
haploid 41, 426
haploidea 44
hard keratin 256, 267
hard palate 330
Hassall body 179
Haversian canal 89
Haversian lamella 89
Haversian system 89
head 305, 427
head cap 426
head plate 306
heart failure cell 393
heavy meromyosin (HMM) 25, 99
helicine arteries 438, 451, 456
helicotrema 302
helper T cell 156
hematocrit 147
hematopoiesis 161
hematopoiesis-inductive
　　microenvironment 170
hematopoietic cell 161
hematopoietic precursor cell 162
hematopoietic progenitor cell 162
hematopoietic stem cell 162
hematopoietic tissue 161
heme 149
hemoglobin 147
hemolysis 150
hemorrhoids 364
hemosiderin 31
hemostasis 158
Henle's fiber layer 288
heparan sulfate 403
heparin 70, 78
hepatic artery 365
hepatic cell cord 365
hepatic cell plate 365
hepatic duct 373
hepatic lobule 364, 371
hepatic parenchymal cell 366
hepatic portal vein 365
hepatic stellate cell 370
hepatic triad 371
hepatic vein 365
hepatocyte 366
Herring body 204
heterochromatin 34, 42
heterocrine gland 67
heterophagic vacuole 23
heterophagosome 23
heterophagy 22
heterophilic leucocyte 152

heterotypic division 44
heterotypic isocortex 233
high endothelial venule(HEV) 187, 335
high-endothelial venule 138
hilus cell 451
hippocamcus 235
histamin 78
histone 34
Hofbauer cell 462
holocrine gland 68
homocrine gland 67
homologous chromosome 41
homotypic division 44
homotypic isocortex 233
horizontal cell 288
hormone 63, 197
horny layer 256
horny organ 262
horse radish peroxidase (HRP)
　　　　　　　　　　　117, 403
Hortega's cell 126
Howship's lacuna 94
Hoyer-Grosser organ 141, 260
human chorionic gonadtropin (hCG)
　　　　　　　　　420, 449, 464
humoral immune response 173
humoral immunity 173
hyaline cartilage 84
hyalomere 157
hyaloplasm 5
hyaluronic acid 70
hyaluronidase 70
hydatid of Morgagni 451
hydrolase 22
hydroxapatite 89
hydroxylysine 73
hydroxyproline 73
hymen 465
hyperchromatosis of nuclear
　　membrane 46
hypertrophic zone 320
hypertrophy 103
hypochromatic anemia 150
hyponychium 268
hypophyseal cleft 203
hypophyseal portal veins 205
hypophyseal pouch 198
hypophyseal stalk 198
hypothalamo-hypophyseal system
　　　　　　　　　　　　204
hypothalamo-hypophyseal tract 204
hypothalamo-infundibular system 205

I

I带 98

immotile cilia syndrome 56
immunity 173
immunoblast 155, 175
immunoglobulin (Ig) 79, 173
implantation 460
impulse 116
impulse conducting system 107, 143
inactive gland 272
incisure of Schmidt-Lanterman 119
incus 298
independent sebaceous gland 271
inferior aberrant ductule 432
inferior conjunctival fornix 295
inferior hypophysial artery 205
infranuclear vcuole 456
infundibular process 198
infundibular stem 199
infundibulum 198, 451
inhibiting hormone 206
initial lymphatics 146
innate lymphoid cell (ILC) 168, 174
inner band of Baillarger 233
inner bulb 248
inner cell mass 460
inner circular layer 266, 453
inner circumferential lamella 90
inner ear 299
inner epithelial layer 265
inner hair cell 306
inner limiting cell 306
inner limiting layer 289
inner longitudinal layer 413, 433
inner medulla 398
inner mitochondrial membrane 13
inner nuclear layer 288
inner nuclear membrane 32
inner phalangeal cell 306
inner pillar 305
inner pillar cell 305
inner plexiform layer 288
inner root sheath 264
inner segment 287
inner sheath 293
inner spiral sulcus 303
inner sustentacular cell 306
inner tunnel 305
insular-acinar portal system 379
insulin 378
integral monotopic protein 7
integrin 10, 56, 61, 153
integument 253
interalveolar septum 391
intercalated cell (IC cell) 410
intercalated discs 106
intercalated duct 65
intercalated vein 365

intercellular bridge 59, 254
intercellular communication channel
　　　　　　　　　　　　59
intercellular junction 56
intercellular secretory canaliculi 64
intercellular substance 69
interdental cell 303
interdigitating cell (IDC) 175, 180
interdigitation 56
interfascicular oligodendrocyte 126
interfibrillar substance 70
interglobular area 340
interleukin (IL) 151, 163, 169
interlobar artery 410
interlobar duct 336
interlobar vein 411
interlobular artery 365, 410
interlobular bile duct 370
interlobular duct 336, 375
interlobular septum 272, 374
interlobular vein 365, 411
interlocking 56
intermediate digestion 355
intermediate fiber 104
intermediate junction 59
intermediate line 59
intermediate nephron 406
intermediate zone 167, 372
intermediomedial nucleus 224
intermembranous space 13
internal anal sphincter muscle 364
internal enamel epithelium 344
internal gland 435
internal lamina 236
internal plexiform layer 234
internal pyramidal layer 233
internal tunic of eyeball 283
interneuron 224
internodal segment 119
interphase cell 32
interphase cell 32
interphase nucleus 32
interprismatic substance 340
interradial network 233
interstitial cell 420
interstitial cell-stimulating hormone
　　　　　　　(ICSH) 202, 428
interstitial connective tissue 80
interstitial gland 450
interstitial growth 87
interstitial lamella 90
interterritorial matrix 86
intervaginal space 293
intervertebral disc 316
intervertebral symphysis 316
intervillous space 462

索引

intestinal crypt　357
intestinal gland　357
intestinal juice　354
intestinal tonsils　364
intracanal digestion　355
intracellular canaliculi　352
intracellular digestion　22
intracellular secretory canaliculi　64
intraepithelial gland　63
intraepithelial papillary capillary loop
　　260
intrafusal muscle fiber　250
intragemmal fiber　313
intralobular duct　336
intramembranous ossification　319
intramembranous particle　8
intrinsic factor　352
intrinsic membrane protein　7
intrinsic muscles　383
iodination　210
iodopsin　287
iridial part of the retina　282
iridial stroma　282
iris　282
islets of Langerhans　376
isocortex　231
isogenous cell group　87
isotropic band　98
isthmus　451

J

Janus green　13
joint　317
joint cavity　317
junctional apparatus　56
junctional complex　56
juxtacrine　197
juxtaglomerular apparatus　407
juxtaglomerular cell　400, 408
juxtamedullary corpuscle　399
juxtamedullary nephron　406

K

Kartagener's syndrome　55
karyolysis　47
karyorrhexis　46
karyotype　40
keratin　256
keratin filament　26
keratin tonofilaments　59
keratinization　256
keratinized stratified squamous
　epithelium　50
keratinocyte　256

keratocyte　278
keratohyalin granules　255
kidney　397
Kiesselbach area　383
killer T cell　156
kinesin　27, 117
kinetochore　38
kinetochore microtubule　38
kinocilium　301
Klinefelter syndrome　41
Korff's fiber　345
Kupffer cell　77, 369

L

labial gland　329, 336
labium minus pudendi　468
lacrimal apparatus　295
lacrimal canal　295
lacrimal caruncle　295
lacrimal gland　295
lacteal　361
lactiferous duct　273
lactiferous sinus　274
lactocyte　272
lactotroph　201
lacuna cartilaginea　84
lamella　17, 19
lamella ossea　89
lamellar body　392
lamellar bone　90, 319, 323
lamellar corpuscle　248
lamellar granule　255
lamina cribrosa of the sclera　276
lamina densa　61, 403
lamina externa　7, 62, 236
lamina fibroreticularis　62
lamina fibrosa　33
lamina fusca of the sclera　276
lamina interna　7
lamina lucida　61
lamina muscularis mucosae　327
lamina propria　327
lamina rara　403
lamina rara externa　403
lamina rara interna　403
laminal vestige　344
laminar cell　248
laminin　33, 61, 403
lanceolate nerve ending　266
Langerhans cel　77, 175, 258
Langerhans granule　258
Langhans cell　463
large artery　135
large cortical cell　228
large granular vesicles　123

large intestine　362
large vein　139
laryngeal cartilage　383
laryngeal cavity　383
laryngeal gland　385
laryngeal muscles　383
laryngeal ventricle　383
laryngeal ventricular gland　385
laryngopharynx　346
larynx　383
late bell stage　344
late endosome　11
lateral column　224
lateral funiculus　227
lateral horn　224
lattice fibers　73
layer of rods and cones　285
lecithin　392
left bundle　144
lens capsule　291
lens cortex　291
lens epithelium　291
lens fibers　291
lens nucleus　291
lens substance　290
lens sutures　291
lens vesicle　291
lentiform nucleus　236
leptomeninx　237
leptotene　44
leukocyte　150
leukocytosis　151
leukopenia　151
leukotriene　78
levator palpebrae superioris muscle
　　294
Leydig cell　420
LHサージ　202, 450
LH放出ホルモン LHRH　450
ligand　9
light cell　216, 312, 410
light meromyosin (LMN)　99
light principal cell　213
light small lymphocyte　155
light-insensitive part of retina　283
light-sensitive part of retina　284
limbic system and hippocampas　235
limiting hepatic plate　368
lines of Schreger　341
lingual aponeurosis　332
lingual follicles　333
lingual gland　334
lingual muscles　332
lingual papilla　332
lingual septum　332
lingual tonsil　333

lining cell 315
lip margin 330
lipid 30
lipid droplets 30, 271
lipofuscin 23, 33, 114
lips 329
littoral cell 189
liver 364
liver acinus 371
lobar bronchus 387
lobe 387
lobus nervosus 199
long ciliary nerve 293
long posterior ciliary artery 292
longitudinal layer 413
longitudinal muscle layer 266, 328, 433
long-lived lymphocytes 183
loop of Henle 406
loose connective tissue 80, 176
low-density lipoprotein (LDL) 137
lucid layer 255
lung 387
luteal cell (lutein cell) 448
luteal phase 450
lutein 447
luteinizing hormone (LH) 222, 428
luteotropic hormone (LTH) 201
lymph 300
lymph follicle 185
lymph node 184
lymph nodule 177, 184
lymph plasma 159
lymphatic anchoring filaments 146
lymphatic capillary 146
lymphatic organ 177
lymphatic sinus 188
lymphatic tissue 177
lymphatic trunk 146
lymphatic vessel 146
lymphoblast 175, 187
lymphocyte 79, 155
lymphocyte infiltration 177
lymphocyte recirculation 190
lymphocytosis 155
lymphoepithelial organ 183
lymphoid cell 161
lymphokine 151, 156
lymphopenia 155
lymphopoiesis 161, 168
lysine 74
lysosome 22
lysozyme 152, 357

M

M 期 43

M 細胞 360
M 線 98
macrocyte 150
macrophage 10, 76, 179
macula adherens 59
macula densa 408
macula occludens 57
macula of saccule 300
macula pellucida 447
macula statica 300
major basophilic protein (MBP) 153
major dense line or period line 119
major histocompatibility complex (MHC) 183
major iridial arteriolar circle 282
major renal calyx 412
major salivary gland 336
major vestibular gland 469
male external genital organ 438
male reproductive organs 419
malleus 298
Malpighian corpuscle 191, 398
malpighian layer 254
mamma 271
mammary lobe 271
mammary lobule 272
mammotroph 201
mantle zone 187
Marfan's syndrome 74
marginal cell 226, 308
marginal fold 129
marginal sinus 188, 463
marginal zone 167, 192, 226
marker enzyme 22
mascularis 328
mast cell 78
maternal parts 463
matrix 69
matrix vesicles 91
maturation division 44
mature blood cell 162
mature follicle 447
Mauthner sheath 119
May-Grünwald stain 147
medial compartment 19
median eminence 199
medium lymphocyte 155
medium-sized artery 133
medulla 179, 188
medulla of hair 262
medullary cell 217
medullary collecting tubule 409
medullary cord 188
medullary peritubular capillary net 411
medullary ray 233, 398

medullary sinus 189
medullary segment 119
megakaryoblasts 167
megakaryocyte 167
megakaryopoiesis 167
megalocyte 150
meiosis 44
Meissner's submucosal plexus 328
melanin 31, 114, 256
melanin granule 257
melanin pigment 79
melanocytes 31, 79, 256
melanocyte-stimulating hormone (MSH) 203
melanogenesis 257
melanophage 259
melanophore 79
melanosome 31, 257
melatonin 208
membrana elastica externa 135
membrananous urethra 416
membrane bone 319
membranous ampulla 302
membranous digestion 357
membranous labyrinth 300
membranous organelles 6
membranous transport 8
membranous wall 387
memory cell 176, 190
menarche 449
meninges 236
menopause 444
menstrual cycle 456
menstruation 456
meridional fiber 281
Merkel cell 258, 247
Merkel disc 147
mesangial cell 402
mesangial proliferation 403
mesangium 402
mesenchymal cell 76, 79, 318
mesenchymal connective tissue 79
mesocortex 231
mesoglia 126
mesonephric duct 432
mesothelium 329, 353, 387, 447
messergerRNA 15
metacentric chromosome 40
metachromasia 78, 154
metamyelocyte 167
metanephrogenic blastem 409
metaphase 38
metarteriole 132
metarteriole 128
MHC II 分子 155
microapocrine secretion 68

microcirculation 138
microcyte 150
microfibrils 74
microfilament 6, 24
microfold 360
microglia 77, 126
microphage 153
microplicae 51
microtubule 6, 26
microtubule organizing center(MTOC) 28
microvasculature 138
microvilli 51, 355
microvillous cell 453
midbody 38
middle circular layer 413
middle ear 297
milk ejection 204
milk teeth 338
milky spot 177
mineralocorticoids 217
minor dense line or intraperiod line 119
minor iridial arteriolar circle 282
minor renal calyx 412
minor salivary gland 336
minor vestibular gland 469
miting membrane 7
mitochondria mitochondrion 13
mitochondrial granules 13
mitochondrial inclusions 13
mitochondrial matrix 13
mitochondrial membrane 13
mitochondrial sheath 426, 428
mitosis 37
mitotic spindle 38
mitral cell 234
mitral cell layer 234
mixed gland 67
modeling 90, 94, 319
molecular layer 228
Mönckeberg 型硬化 137
Mongolian spot 259
monoblast 168
monocyte 79, 157
monocyte colony-stimulating factor (M-CSF) 164
monoiodothyrosine (MIT) 210
monokine 151
mononuclear leukocyte 151
mononuclear phagocyte system (MPS) 77, 83, 157
monopoiesis 161, 168
monopotential stem cell 162
monosomy 41
morula 459

mossy fiber 230
mother cell 36
motor end plate 244
motor ending 243
motor protein 28
motor unit 244
mRNA 15
mucicarmine 63
mucigen granule 66
mucin 63, 66, 350
mucosa 327
mucosal part 329
mucous cell 66
mucous connective tissue 80
mucous gland 66
mucous layer 297
mucous neck cell 352
mucus 63, 66
Müller's cell 289
Müller's muscle 281
Müllerian duct 432, 440
multicellular gland 63
multilocular fat cell 82
multinucleated cell 32
multipolar nerve cell 112
multipotent lymphoid stem cell (CFU-L) 162
multipotent myeloid stem cell (CFU-GEMM) 162
multivesicular bodies (MVB) 12
muscle bundle 324
muscle cell 97
muscle fiber 97
muscle satellite cell 103
muscle spindle 249
muscle tissue 97
muscular artery 133
muscular layer 281
muscular membrane 397
muscular venule 138
musculo cartilaginous layer 389
myelin 118
myelin basic protein (MBP) 118
myelin figure 118
myelin lamellae 119
myelin protein zero (P0) 118
myelin sheath 118
myelinated nerve fiber with neurolemma 121
myelination 126
myeloarchitecture 231, 233
myeloblast 165
myelocyte 166
myelogram 171
myeloid cell 161
myeloperoxidase (MPO) 152

myenteric nerve plexus 329, 354
myoblasts 98, 107
myocardium 142
myocyte 97
myoelastic layer 142
myoelastic stroma 436
myoepithelial cell 64, 269, 337
myofiber 97
myofibril 97, 106
myofilament 98
myoglobin 103
myoid 287
myoid cell 180, 422
myoid layer 422
myomesin 100
myometrium 455
myopigmentocytes 283
myosin 51, 97, 107
myosin filament 25, 97, 99
myotendinous junction 326
myotubes 98

N

Nabothian cyst 458
NADP 活性 20
nail 267
nail bed 267
nail body 267
nail fold 267
nail lunula 268
nail matrix 267
nail plate 267
nail root 267
naked axon 120
napocrine gland 68
nasal cavity 381
nasal gland 331, 382
nasal vestibule 382
Nasmyth's membrane 345
nasopharynx 346
navicular fossa 416
nebulin 100
necrosis 47
neocortex 231
neonatal line 341
nephron 398
nerve calyx 301
nerve cell 111
nerve fiber 116
nerve fiber layer 289
nerve fiver 111
nerve plexus of Rashkow 342
nerves 241
nerves of the vessel 128, 135
nervous papilla 260

nervous system　223
nervous tissue　111
N-ethyl-maleimide-sensitive factor
　　　　　　　　　　　（NSF）　122
Neuman's sheath　340
neural crest　79
neural tube　123
neurite　111
neuroblast　111
neuroepithelial bod y　390
neurofibrils　113
neurofilament　26, 113
neuroglandular ending　245
neuroglia　123
neuroglia proper　124
neuroglial cell　123, 207
neurohypophysis　198, 203
neurokeratin　118
neurolemma　120
neuromuscular ending　244
neuromuscular synapse　244
neuron　111
neurophysin　204
neuropil　223
neuroplasm　113
neurosecretion　114
neurosecretory cell　114, 204
neurosecretory substance　204
neurotransmitter　122
neurotubule　27, 113
neutropenia　151
neutrophil　79, 151
neutrophil leukocyte　151
neutrophilia　151
neutrophilic myelocyte　167
neutrophil-specific granule　152
nexin　54
nexus　57
nhematopoietic growth factors　162
nictitating membrane　295
nintermediate filament　26
nipple　274, 327
Nissl body　113
NK リンパ球　157
NK 細胞　173
nnate immunity　173
node of Ranvier　119
node of Tawara　144
nodular lymphatic tissue　177
non-chromaffin paraganglion　220
nonciliated cell　453
nonfenestrated endothelial cell　130
nonpigmented epithelium　282
nonvascular layer　282
nonvesicular synapse　122
noradrenalin　122, 217

noradrenalin cell（NA cell）　218
noradrenergic neuron　228
normoblast　164
nstratified squamous epithelium　50
nternal elastic membrane　133
ntracristal space　13
nuclear bag fiber　250
nuclear chain fiber　251
nuclear lamina　33
nuclear matrix　34
nuclear membrane　32
nuclear pore complex　34
nuclear pores　34
nuclear sphere　207
nuclear vacuoles　427
nucleokinesis　36
nucleolar margination　36
nucleolar organizer　36
nucleolonema　36
nucleolus　35
nucleolus organizer regions（NORs）
　　　　　　　　　　　　　　40
nucleolus-associated chromatin　36
nucleoplasm　5, 32
nucleoporin　34
nucleorin　36
nucleosome　34
nucleus　32, 223
nucleus proprius of posterior horn
　　　　　　　　　　　　　　226
nucleus pulposus　316
nucleus ruber　227
nutrient artery　170
nvoluntary muscle　97

obules　178, 207, 209
occludin　56
ocus ceruleus　228
odiolus　299
Odland body　255
odontoblast　340
odontoblastic process　340
odontoclast　95, 341
odontogenesis　342
olfactory apparatus　310
olfactory bulb　234
olfactory cell　311
olfactory cilia　311
olfactory epithelium　311
olfactory gland　312
olfactory mucosa　310
olfactory nerve　311
olfactory region　310, 383
olfactory vesicle　311

oligodendrocyte　125
onula adherens　59
oocyte　445
oogonium　444
open canalicular system　158
open circulation　194
opioid peptide　203
opsin　286
opsonization　173
optic cup　283
optic nerve　289, 293
optic nerve disc　289
optic nerve papilla　289
optic nerve sheath　293
optic vesicle　283
ora serrata　289
oral cavity　329
orbicularis oculi muscle　294
orbicularis oris muscle　329
organ of Corti　305
organ of Zuckerkandl　220
oropharynx　346
orthochromatophilic erythroblast　164
ossification　87, 91
ossification center　319
ossification zone　321
osteocalcin　88
osteoclast　77, 94, 315
osteogenesis　318
osteogenetic cell　315
osteogenic cell　90
osteogenic layer　315
osteoid　91, 319
osteon　89
osteonectin　88
osteoporosis　91
otolith　302
otolithic membrane　302
oute circumferential lamella　90
outer band of Baillarger　233
outer bulb　248
outer cell mass　460
outer cortex　184
outer dense fiber　426
outer epithelial layer　265
outer glial limiting membrane　238
outer hair cell　308
outer leaflet　7
outer limiting layer　287
outer longitudinal layer　413, 416
outer medulla　398
outer mitochondrial membrane　13
outer nuclear layer　287
outer nuclear membrane　32
outer phalangeal cell　306
outer pillar　306

outer pillar cell　305
outer root sheath　265
outer sheath　293
outer sulcus cell　308
outer sustentacular cell　306
oval window　299
ovarian contex　443
ovarian cycle　450
ovarian follicle　444
ovarian hilum　451
ovarian medulla　444, 450
ovarian stroma　444
ovary　443
overlapping zone　71
overlying bone　319
oviduct　451
ovulation　447
ovulatory phase　450
ovum　444
oxiphil cell　214
oxyhemoglobin　149
oxytalan fiber　74
oxytocin　204

P

Pセレクチン　153
P端　25
P面　8
pachytene　44
palaeocortex　213
palate　330
palatinae gland　330, 336
palatine muscle　331
palatine tonsil　334
palpebral conjunctiva　295
pampiniform plexus　434
pancreas　374
pancreatic acinus　375
pancreatic duct　376
pancreatic islets　376
pancreatic juice　376
pancreatic lobule　374
Paneth cell　357
panniculus adiposus　260
papillary collecting tubule　409
papillary layer　259
paracortex　187
paracrine　197
paradidymis　433
parafollicular area　360
parafollicular cell　212
paraganglion　220
paraganglion aorticum abdominale　220
parallel fiber　229

paramesonephric duct　432
parametrium　455
paranasal sinus　383
parasympathetic paraganglion　220
parathormone　213
parathyroid gland　213
parathyroid hormone（PTH）213
paraventricular nucleus　204
parietal cell　352
parietal layer　308, 400
Parkinson disease　123, 228
paroophoron　451
parotid gland　337
pars amorpha　36, 74
pars distalis　198
pars filamentosa　74
pars flaccida　297
pars magnocellularis　228
pars parvocellularis　228
pars uterina　451
passive transport　8
PAS染色　30
pectinate ligament　278
pedicle　402
pelvic sphincter　413
penicillar arteriole　193
penis　438
peptidergic　123
peptidergic neuron　115
perforating artery　219
perforating canal　90
periarterial lymphatic sheath　191
pericardium　145
pericardium serosum　145
pericentrin　28
perichondral bony ring　321
perichondral ossification　321
perichondrium　84
perichoroidal space　279
pericyte　129
pericytic venule　137
periglomerular cell　234
perikaryon　113
perimetrium　455
perimysium　324
perineurial epithelium　242
perineurium　241
perineuronal oligodendrocyte　126
perinuclear cistern　33
perinuclear zone　167
periodontal ligament　342
periodontal membrane　342
periodontium　339
periosteum　315
peripheral diplomicrotubules　54
peripheral ganglion　239

peripheral gliocyte　123
peripheral lymphatic organ　176
peripheral necrosis　372
peripheral nerve ending　243
peripheral nerves　241
peripheral zone　372
perisinusoidal space　368
peritendineum　324
peritubular dentin　340
periureteral sheath　413
periurethral mucosal gland　435
perivascular glial limiting membrane　124
periventricular glial limiting membrane　124
permanent cortex　216
permanent teeth　338
permanent cell　74
peroxidase　24
peroxisome　24, 368
Peyer's patch　359
PF面　8
phagocyte　10
phagocytic synovial cell　317
phagocytosis　10
phagolysosome　22
phagosome　10, 22
phalangeal process　306
phalanx　306
pharyngeal fornix　347
pharyngeal gland　346
pharyngeal lymphatic ring　335
pharyngeal tonsil　335, 347
pharynx　346
phasic contraction　104
phosphatidylcholine　7
phosphatidylethanolamine　7
phosphatidylglycerol　392
phosphatidylserine　7
photopigment　286
photopsins　287
photoreceptor cell　285
pia mater　237
pia-glial membrane　238
pial funnel　238
pial sheath　293
pigment　31
pigment cell　79
pigment epithelium　285
pigment tissue　83
pigmentation　258
pigmented epithelium　282
pilo-Ruffini corpuscle　266
pineal gland　206
pineal stalk　206
pinealocyte　207

pinocytosis 10
pinocytotic vesicle 11, 130
piriform epithelial cell 301
pit cell 370
pitendineum 324
pituicyte 204
pituitary gland 198
placenta 459
placental barrier 464
placental lobe 462
placental septum 462
plakoglobin 59
plaque 137
plasma cell 79, 175
plasma protein 159
plasmin 159
plasminogen 158
platelet thrombus 158
platelet-activationg factor 78
platelet-derived growth factor (PDGF) 158
plicae palmatae 457
pluripotent hematopoietic stem cell (PHSC) 162
podocyte 401
poikilocytosis 150
polarity 51
polychromatophilic erythroblast 164
polymorphonuclear leukocytes 151
polyploid 366
polyploid 41, 43
polysomes 15
Pompe disease 24
porin 15
portal area 371
portal canal 371
portal lobule 371
portio vaginalis 458
positron emission tomography (PET) 82
postcapillary venule (PCV) 137, 187, 334
posterior chamber 292
posterior column 226
posterior funiculus 227
posterior horn 226
posterior limiting lamina 278
posterior lingual gland 334
posterior lobe 204
posterior median sulcus 223
posterior palpebral margin 293
posterior pigment epithelium 283
postsynaptic membrane 122, 244
postsynaptic plicae 244
PP 細胞 pancreatic polypeptide cell 378
precapillary arteriole 132

precapillary sphincter 128, 132
prechondrial tissue 87
predentinum 344
pregnancy cell 201
prelysosome 12
premelanosome 257
preosteoclast 95
pre-prohormone 214
preproinsulin 378
prepuce of clitoris 468
preputial gland 438
preputium 438
presbyopia 292
presynaptic membrane 121, 244
pre-T cell 176
preterminal bulb 245
preterminal process 287
primary bone marrow 320
primary bronchus 387
primary capillary plexus 205
primary chorionic villi 460
primary constriction 40
primary epithelial band 342
primary follicle 445
primary granule 152, 166
primary hemostasis 158
primary immune response 176
primary lobule 387
primary lymph nodule 185
primary marrow space 320
primary oocyte 444
primary ossification center 320
primary polar body 447
primary processes 402
primary spermatocyte 425
primary spongy bone 319, 321
primitive germ cell 440
primordial follicle 445
primordial germ cell 422
principal cell 213, 410, 431
pro α-chain 74
proacrosomal granule 426
pro-caspase 47
procentriole 28, 54
procollagen 74
procollagen peptidase 74
profilaggrin 255
profound cutaneous lymphatic plexus 260
profound dermal venous plexus 260
profound subpapillary venous plexus 260
profound vein 260
progesterone 447, 450
programmed cell death 47
prohormone 214

proinsulin 378
projection fiber 236
prokaryotic cell 5
prolactin (PRL) 201
proliferative zone 320
proline 74
promegakaryocytes 167
prometaphase 38
promonocyte 168
promyelocyte 166
prophase 37
prostaglandin 434
prostate gland 435
prostate-specific antigen (PSA) 437
prostatic concretions 435
prostatic duct 436
prostatic hypertrophy 437
prostatic urethra 416
prostatic venous plexus 436
protease 24
proteasome 24
proteoglycan 69
proteolipid ptprein (PLP) 118
prothrombin 158
protoplasm 5
protoplasmic astrocytes 125
protyrosinase 257
provisional calcification 320
proximal centriole 426
proximal convoluted tubule 404
proximal straight tubule 405
proximal tubule 404
pseudoeosinophilic leucocyte 152
pseudostratified ciliated columnar epithelium 51
pseudostratified ciliated epithelium 51
pseudostratified epithelium 50
pseudounipolar nerve cell 112
PS 面 protoplasmic surface 8
pubes 468
pubic symphysis 316
pubovesical muscle 416
pudendum femininum 468
pulmonary acinus 387
pulmonary alveoli 390
pulmonary artery 393
pulmonary circulation 127
pulmonary hilum 387
pulmonary lobule 387
pulmonary pleura 387
pulmonary surfactant 392
pulmonary vein 393
pulp cavity 339
pulp chamber 339
pulpocyte 342
pupil 282

Purkinje cell   229
Purkinje cell layer   229
Purkinje fiber   107, 145
pus   153
pyknosis   46
pyloric gland   352
pyloric sphincter   353
pylorus   349
pyramidal base   398
pyramidal cell   232

Q

quadrivalent chromosome   45
quinacrine   41

R

radial bundles   233
radial fiber   135, 281
radial gliocyte   289
radial layer   297
radial spokes   54
radiate part   398
raphe   227
raphe nuclei   227
rapid effective stroke   55
Rathke pouch   198
Rayleigh scattering   283
reaction center   190
receptor   10, 78, 197
receptor-mediated endocytosis   11
rectovesical muscle   416
red blood cell（RBC）   147
red marrow   169
red muscle   103
red muscle fiber   104
red nucleus   227
red pulp   192
regenerating cell   352
regenerative shift   151
regulated secretion   21
regulating vessel   132
releasing hormone   206
renal artery   410
renal column   398
renal corpuscle   398
renal cortex   398
renal hilum   397
renal lobe   398
renal medulla   398
renal papilla   398
renal pelvis   412
renal pyramid   398
renal segment   410
renal sinus   412

renal tubule   398, 404
renal vein   411
renin   400, 408
renin-angiotensin system   217
replacing bone   319
resident macrophage   76
residual body   22, 285, 424
residual cytoplasm   427
resorcin-fuchsin   73
respiratory bronchiole   388, 399
respiratory epithelium   382
respiratory mucosa   382
respiratory zone   387
resting nucleus   32
resting zone   320
rete ovarii   450
rete testis   421, 424
reticular cell   83, 169
reticular element   101
reticular fiber   62, 73, 83, 169
reticular formation   225, 227
reticular layer   260
reticular membrane   306
reticular nuclei   227
reticular tissue   83, 177
reticulocyte   149, 165
reticuloendothelial system   78, 83
retina   283
retinaculum cutis   260
retinal detachment   285
retroflexion   454
retrograde axonal flow   117
retrograde degeneration   114
rhodopsin   286
ribonucleic acid（RNA）   15, 36
ribosome   15
right bundle   144
Riolan's muscle   294
rod   285
rod cell   285
rod disc   286
rod fiber   287
rod spherule   287
rod-shaped endothelial cell   194
Rokitansky-Aschoff sinus   374
rolling   153
root canal   339
rootlet   54
rough endoplasmic reticulum（rER）
   17
rouleaux formation   148
round window   299
Ruffini's spindle   249
ruffled border   95
Russell body   79
ruthenium red   403

S

S 期   43
saccular aneurysm   239
saccular gland   66
saccule   18, 300
sacral parasympathetic nucleus   224
saliva   335
salivary corpuscle   334
salivary gland   335
saltatory conduction   119
sarcolemma   103
sarcomere   98
sarcoplasm   101, 107
sarcoplasmic reticulum   101
sarcotubules   101
satellite cell   126
satellite chromosome   40
scala tympani   300
scala vestibuli   300
scale   256
scavengers   77
Schlemm's canal   279
Schwann cell   120
Schwann sheath   120
Schweigger-Seidel sheath   193
sclera   275
scleral ring   278
scleral spur   278
scleral sulcus   278
scleral venous sinus   279
scrotum   440
scurvy   73
sebaceous gland   262, 271, 294
sebaceous gland saccule   271
sebum   271
secletin   56
secretory   245
secretory granules   114
secretory synovial cell   317
secretory vacuoles   21
segmental arteries   410
segmental bronchus   388
segmented neutrophil   151
semicircular ducts   302
seminal plasma   437
seminal vesicle   434
seminiferous tubules   419
senile pigment   32
senile ring   278
sensory ganglion   239
sensory tunic   283
septum   178
septum penis   438
serine protease   437

seromucous gland 67
serosa 190, 329, 364
serotonergic neuron 22
serotonin 78, 208
serous cell 67
serous demilune 67, 338
serous gland 67
Sertoli cell 422
sex chromatin 35
sex chromosome 40
sexual cycle 450,456
Sharpey's fiber 90, 315, 341
sheathed arteriole 193
shift to the left 151
short ciliary nerve 293
short posterior ciliary artery 292
short-loop nephron 406
sialic acid 432
sickle cell anemia 150
siderosome 165
SIF 細胞 241
silver cross of Ranvier 119
simple arteriovenous anastomosis 140
simple branched gland 66
simple ciliated epithelium 49
simple columnar ciliated epithelium 49
simple columnar epithelium 49
simple cuboidal epithelium 49
simple diffusion 9
simple epithelium 49
simple gland 66
simple non-branched gland 66
simple squamous epithelium 49
sinoatrial node (SA node) 143
sinus hair 247
sinus of dura matter 237
sinus valvulae 139
sinusoid 129, 170, 369, 456
sinusoidal capillary 129, 131
skeletal muscle tissue 97
skeletal myocyte 97
skin 253
skin ligament 260
slit diaphragm 402
slow anterograde flow 117
slow muscle fibers 104
slow oxdative fiber 104
slower recovery stroke 55
small artery 133
small cortical cell 228
small granular cell 385
small intestine 354
small lymphocyte 155
small vein 138

smooth endoplasmic reticulum (sER) 17
smooth muscle cell 107
soft keratin 256
soft palate 330
sol 5
solitary cilium 55
solitary lymphoid nodules 359
somatostatin 206, 378
somatotroph 200
space of Disse 368
space of iridocorneal angle 278
space of Mall 368
space of Nuel 306
spasm 457
special epithelium 49
special leucocyte 152
special sense 275
specific granule 166
spectrin 10, 51, 148
spermatic cord 433
spermatid 426
spermatocyte 425
spermatogenesis 424
spermatogenetic cycle 428
spermatogenetic wave 428
spermatogenic cell 422
spermatogenic epithelium 422
spermatogonium 424
spermatozoon 427
spermiocytogenesis 424
spermiogenesis 424
spherocytes 150
sphincter muscle of the common bile duct 373
sphincter of Oddi 373
sphincter pupillae muscle 282
sphingomyelin 7
spinal cord 223
spinal ganglion 239
spindle fibers 38
spinous cell 253
spinous layer 253
spiral fold 373
spiral ganglion 309
spiral ligament 303, 308
spiral limbus 303
spiral membrane 303
spiral muscle 389
spiral organ 305
spiral prominence 308
spleen 190
splenic artery 193
splenic cord 192
splenic hilum 193
splenic nodule 191

splenic pulp 190
splenic sinus 192, 194
splenic trabeculae 190
spongiocyte 216
spongy bone 89, 315
spongy layer 417
spongy layer of endometirium 456
spongy urethra 416
squama 256
squamous alveolar cell 391
squamous epithelium 49
stapedius muscle 298
stapes 298
statoconia 302
stellate cell 203, 228, 370
stellate myoepithelial cell 64, 273
stellate reticulum 344
stellate venule 411
stem cell 155, 176
stem cell factor (SCF) 163
stem villi 462
stereocilia 53, 301
steroid hormone 10
stigma of follicle 447
straight collecting tubule 409
straight hair 263
straight seminiferous tubules 421, 424
stratified columnar epithelium 50
stratified cuboidal epithelium 50
stratified epithelium 49
stretch receptor 251
stria of Gennari 233
stria vascularis 308
striate area 233
striated border 51, 355
striated duct 65
stroma of bone marrow 169
stroma villi 359
stromal cell 446
subarachnoidal space 237
subcapsular sinus 188
subcutaneous lymphatic plexus 260
subcutaneous nerve plexus 261
subcutaneous tissue 260
subcutaneous venous plexus 260
subdentinoblastic nerve plexus 342
subdural space 237
subendocardial tissue 142
subendothelial layer 134, 142
subepicardial layer 142
subepidermal nerve plexus 261
sublingual gland 338
sublobular vein 365
submandibular gland 338
submetacentric chromosome 40
submucosa 327

submucosal arteriolar network 361
submucosal gland 435
submucosal layer 455
submucosal nerve plexus 328, 354
submucosal plexus 353
submucosal vascular plexus 329
subpapillary arterial plexus 260
subpericardial tissue 145
subserosa 329
subserosal layer 455
substantia gelatinosa 226
substantia intermedia 224
substantia intermedia centralis 224
substantia intermedia lateralis 224
substantia nigra 228
substantia propria choroidea 279
sulcus cutis 253
sunburn 258
superficial cell 268
superficial dorsal veins of penis 439
superficial fascia 438
superficial glial limiting membrane 124, 230, 232
superficial subpapillary venous plexus 260
superior aberrant ductule 432
superior conjunctival fornix 295
superior hypophysial artery 205
supporting cell 301, 311, 422
supporting tissue 69
suppressor T cell 156
suppuration 153
suprachoroid lamina 279
supraoptic nucleus 204
supraradial network 233
supraradiate type 234
supravascular layer 455
supravital staining 13
surface coat 8
surface epithelium 49, 443
surface membrane protein 7
surface mucous cell 349
sustentacular cell 203
suture 316
sweat duct 270
sweat gland 268
sweat opening 270
sympathetic paraganglion 220
symphysis 316
synapse 121
synaptic bouton 121
synaptic cleft 121, 245
synaptic folds 244
synaptic membrane 121
synaptic ribbon 287
synaptic vesicles 122

synchondrosis 316
syncytial knot 463
syncytial trophoblast 460, 462
syndesmosis 316
synovia 317
synovial bursa and synovial sheath 326
synovial cell 317
synovial fold 317
synovial joints 317
synovial layer 317
synovial membrane 317
synovial villi 317
systemic circulation 127

T

T細管（横細管） 101, 106
T細胞受容体（TCR） 156
Tリンパ球（T細胞） 156
Tリンパ球域 183
tachile discoide 248
tactile corpuscle of Meissner 248
tactile corpuscle of Merkel 147
tactile disc 247
talin 61
tangential fiber 233
target organ cell 197
tarsal arch 295
tarsal gland 294
tarsal plate 294
tarsalis inferior muscle 295
tarsalis superior muscle 295
tartrate resistant acid phosphatase 95
taste bud 312
taste canal 312
taste cell 312
taste hair 312
taste pore 312
tectorial membrane 304
tela subserosa 329
teloglia 244
telomerase 47
tendinocytes 81
tendinous fascicle 324
tendon 324
tendon organ 251
tendon spindle 251
tenia coli 363
Tenon's capsule 276
Tenon's space 276
tension line of Langer 260
tensor tympani muscle 298
terminal arteriole 132
terminal bar 56
terminal branch 116

terminal bronchiole 388
terminal bulb 245
terminal capillaries 194
terminal cistern 101
terminal digestion 355
terminal glial cell 244
terminal portion 63
terminal ring 34
terminal varicosity 245
terminal villi 462
terminal web 51, 301
teromere 40, 47
territorial matrix 86
tertiary follicle 446
tertiary granules 152
testicular artery 433
testicular interstitium 419
testicular lobules 419
testicular mediastinum 419
testicular parenchyme 419
testicular septum 419
testis 419
testosterone 420
theca cell 446
theca cone 446
theca externa 446
theca folliculi 446
theca interna 446
theca luteal cell 447
thick myofilament 99
thin myofilament 99
third eyelid 295
thoracic duct 146
thoracic nucleus 226
thrombin 158
thrombocyte 158
thrombocytopenic purpura 159
thrombopoiesis 161
thrombopoietin 164
thyamine pyrophosphatase 20
thymic corpuscle 179
thymic epithelial cell 178
thymic nurse cel 178
thymocyte 178
thymus 177
thymus dependent area 187
thymus-derived lymphocyte 156
thyro-arytenoid muscle 385
thyroglobulin 210
thyroid gland 209
thyroid-stimulating hormone（TSH） 201, 209
thyroperoxidase 210
thyrotroph 201
tight junction 56
tigroid substance 113

tigrolysis 114
tingible body 179, 187
tissue fluid 70, 145
tissue plasminogen activator (t-PA) 158
tissue thromboplastin 158
titin 100
Tomes' fiber 340
Tomes' process 345
tongue 331
tonic contraction 103
tonofibril 254
tonofilament 26, 254
tonsilar crypt 334
tonsilar pits 334
tooth bud 343
tooth eruption 346
tooth germ 343
touch dome 247
trabecula 278, 438
trabeculae 184
trabecular artery 193
trabecular bone 315
trabecular meshwork 278
trachea 385
tracheal cartilages 387
tracheal gland 387
tracheal muscles 387
tragi 297
trans face 19
transcytosis 131
transfer RNA 15
trans-Golgi network 19
transient cell 74
transitional epithelium 51
transitional zone 387
translocation 41
transmembrane protein 7
transport vesicles 19
traveling wave 309
trench 333
triad 101
trichohyalin granule 262, 265
triglycerol 76
trigone of bladder 414
triplomicrotubules 28, 54
trisomy 41
tRNA 15
trophoblast 460
trophoblastic giant cell 463
trophoblastic islands 463
trophoblastic lacunae 460
trophoblastic trabeculae 460
tropocollagen 71, 74
tropomyosin 99, 107
troponin 99

tryptase 79
TSH 放出ホルモン (TRH) 206
tubal cartilage 299
tubal gland 299
tubal tonsil 299, 335
tuberalis cell 203
tubular elements 101
tubular gland 65
tubular pole 400
tubule 17
tubulin 27
tubuloalveolar gland 66
tubulovesicular system 352
tufted cell 234
tunica adventitia 128, 132, 136, 389
tunica albuginea 419, 438, 443
tunica dartos 260, 438, 440
tunica intima 127, 132
tunica media 128, 132
tunica propria 422
tunica vaginalis 419
Turner syndrome 41
tympanic cavity 298
tympanic covering layer 305
tympanic labium 303
tympanic membrane 297
tympanic mucosa 299
tyrosinase 257
tyrosine 210, 257

U

ubiquitin 24
ultimobranchial body 212
ultrafiltration 404
umbilical artery 464
umbilical cord 464
umbilical vein 464
umbo of tympanic membrane 297
undifferentiated cell 352
unicellular gland 63
unilocular fat cell 82
unipolar nerve cell 111
unit membrane 7, 17
unmyelinated nerve fiber with
　neurolemma 120
unmyelinated nerve fiber without
　neurolemma 120
ureter 413
ureteric bud 409
urethra 416
urethral gland 416
urethral lacuna 416
urethral sphincter 416
uretrovesical valve 413
urinary bladder 414

urinary detrusor 416
urinary organs 397
urinary pole 400
uriniferous tubule 398
uroepithelium 51
uterine body 454
uterine cervical canal 458
uterine cervical gland 458
uterine cervix 454
uterine gland 454
uterovesical muscle 416
uterus 454
utricle 300
utriculosaccular duct 300
uvea 279
uzzy layer 8

V

vacuolation 47
vacuoles 19
vagina 464
vaginal cycle 466
vaginal fornix 465
vaginal orifice 465
vaginal rugae 465
vaginal smear 466
vallum 333
valve 139
vaqueous humor 282
varoreceptor 222
vas prominens 308
vasa recta 411
vasa vasorum 128, 135
vascular bundle 411
vascular layer 282, 455
vascular papilla 260
vascular pole 399
vascular tunic of eyeball 279
vasoactive intestinal peptide (VIP) 359
vasomotor 245
vasomotor nerve 135
vasopressin 204
veins 137
venous limb 411
venous sinus 194
ventricular fold 383
venule 137
vermilion border 330
very low-density lipoprotein (VLDL) 76, 367
vesicle 17, 19
vesicoureteral reflux 414
vesicular follicle 446
vesicular labium 303

vesicular synapse　122
vestibular bulb　469
vestibular labyrinth　300
vestibular membrane　309
vestibular window　299
vestibule　299
vestibule of vagina　468
vestibulocochlear apparatus　296
villus　327
vimentin　129
vimentin filament　26
vinblastine　27, 41
vincristine　41
vinculin　59, 61
Virchow-Robin space　238
visceral layer　400
visceral motor nucleus　227
visceromotor　245
visual organ　275
visual purple　286
vitreous body　292
vitreous cavity　292
vitreous membrane　265
vocal fold　383
vocal ligament　385
vocal muscle　385
Volkmann's canal　90
voluntary muscle　97
von Ebner's gland　333
von Willebrand factor(vWF)　136, 158

vorticose veins　293
vulva　468

W

Waldeyer's tonsillar ring　335
wandering macrophages　76
wandering cell　74
waste pigment　32
wavy hair　263
Weibel-Palade body　136
Weigert　73
Wharton's jelly　80
white adipose tissue　82
white blood cell（WBC）　150
white fiber　121
white matter　223, 227
white muscle　103
white muscle fiber　104
white pulp　191
winged cell　81
Wolffian duct　424, 432, 440
woven bone　90, 319, 323
Wright stain　147

X

XXX症候群　41
XYY症候群　41
X染色体　40

Y

Y染色体　40
yellow connective tissue　82
yellow marrow　169
yellow spot　289
ymph　145, 159
yolk granule　445
yolk sac　444
yolk sac duct　464
Young syndrome　55
ytoreticulum　178

Z

Z線　98
zona arcuata　305
zona fasciculata　216
zona glomerulosa　215
zona pectinata　305
zona pellucida　445
zona reticularis　216
zona spongiosa　226
zona terminalis　226
zona vasculosa　444
zonule fiber　292
zygotene　44
zymogen granule　337, 375

著者紹介

阿部和厚（あべかずひろ）
1964年北海道大学医学部卒業．北海道大学大学院医学研究科修了後，北海道大学助手（医学部），講師，助教授を経て，1985年に北海道大学教授（医学部），2002年北海道医療大学教授，2010年退職．専門は解剖学．特に組織学で電子顕微鏡などを用いて，細胞と組織の構造を機能と関連して研究．一方，1996年北海道大学高等教育機能開発総合センター 高等教育開発研究部長となり，全国の大学の教育改革を指導，教養教育・医療系教育で多様な授業を開発，関連してメディア開発センター客員教授，名古屋大学客員教授，北海道医療大学教育開発センター長も歴任．
著書に「いちばんわかりやすい解剖学」（PHP），「学生主体型授業の冒険」（分担，ナカニシヤ出版），「特色GPのすべて―大学教育改革の起動」（分担，ジアース教育新社）など．その他「学研のライブ図鑑―人体」（学研），「からだのふしぎたんけんえほん」（PHP）など監修多数．趣味は絵画，クラシックギター，口琴など．特に口琴は音響学・音声学的に研究し，ライブ活動も行っている．

牛木辰男（うしきたつお）
1982年新潟大学医学部卒業．新潟大学大学院医学研究科修了後，岩手医科大学助手（医学部），講師，北海道大学助教授（医学部）を経て，1995年に新潟大学教授（医学部，医歯学系），2020年より新潟大学長．主な所属学会は日本解剖学会，日本顕微鏡学会（2017～2019年は日本顕微鏡学会会長）．専門は解剖学，特に組織学．おもに電子顕微鏡や走査型プローブ顕微鏡の生物応用と，それによる細胞と組織の微細構造機能解析を研究テーマとしている．
著書に「入門組織学」（南江堂），「ボーニー（人体骨格模型）」（共著，西村書店），「細胞紳士録」（共著，岩波書店），「ミクロにひそむ不思議」（共著，岩波書店）など．その他「小学館NEO人間」（小学館）など監修多数．趣味は絵画，連句，連鶴折り紙，パスタ作りなど．特に最近は旅先でのスケッチを楽しみながら，一方で芭蕉の連句の現代への継承を行っている．

組織学

		©2019
1954年 2月 5日	1版1刷	
2005年 4月25日	19版1刷	
2014年 9月10日	4刷	
2019年 2月10日	20版1刷	
2021年 2月10日	2刷	

著 者
阿部和厚　牛木辰男
（あべかずひろ）（うしきたつお）

発行者
株式会社 南山堂　代表者 鈴木幹太
〒113-0034　東京都文京区湯島 4-1-11
TEL 代表 03-5689-7850　www.nanzando.com

ISBN 978-4-525-11080-2

JCOPY ＜出版者著作権管理機構 委託出版物＞
複製を行う場合はそのつど事前に(一社)出版者著作権管理機構(電話03-5244-5088,
FAX 03-5244-5089, e-mail: info@jcopy.or.jp)の許諾を得るようお願いいたします．

本書の内容を無断で複製することは，著作権法上での例外を除き禁じられています．
また，代行業者等の第三者に依頼してスキャニング，デジタルデータ化を行うことは認められておりません．